现代手术
麻醉与围术期处理

（上）

尚书军等◎主编

吉林科学技术出版社

图书在版编目（CIP）数据

现代手术麻醉与围术期处理/ 尚书军等主编. -- 长春：吉林科学技术出版社，2016.9
ISBN 978-7-5578-1094-8

Ⅰ．①现… Ⅱ．①尚… Ⅲ．①外科手术—麻醉学
Ⅳ．①R614

中国版本图书馆CIP数据核字(2016) 第168042号

现代手术麻醉与围术期处理
Xiandai shoushu mazui yu weishuqi chuli

主　　编	尚书军　王莉娟　朱雅萍　柳　钧　杨卫华　齐志温
副 主 编	倪　娟　李江平　付珍红　王言武
	王　媛　自华芬　何　伟　王国喜
出 版 人	李　梁
责任编辑	张　凌　张　卓
封面设计	长春创意广告图文制作有限责任公司
制　　版	长春创意广告图文制作有限责任公司
开　　本	787mm×1092mm　1/16
字　　数	919千字
印　　张	37.5
版　　次	2016年9月第1版
印　　次	2017年6月第1版第2次印刷

出　　版　吉林科学技术出版社
发　　行　吉林科学技术出版社
地　　址　长春市人民大街4646号
邮　　编　130021
发行部电话/传真　0431-85635177　85651759　85651628
　　　　　　　　　　85652585　85635176
储运部电话　0431-86059116
编辑部电话　0431-86037565
网　　址　www.jlstp.net
印　　刷　虎彩印艺股份有限公司

书　　号　ISBN 978-7-5578-1094-8
定　　价　150.00元
如有印装质量问题　可寄出版社调换
因本书作者较多，联系未果，如作者看到此声明，请尽快来电或来函与编辑部联系，以便商洽相应稿酬支付事宜。

主编简介

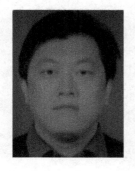

尚书军

　　1970年出生，1993年毕业于广州中医药大学，现任烟台市烟台山医院急危重症医学科副主任，麻醉科、疼痛科副主任，副主任医师，兼任烟台麻醉医师学会常委，在疑难重症患者的麻醉和危重病人的急救方面造诣深厚，擅长各类常见疼痛的规范化治疗。发表多篇国家级、SCI论文。

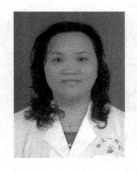

王莉娟

　　1966年出生，1987年毕业于山东菏泽医学院，医学硕士，郑州大学第一附属医院副主任医师，从事临床麻醉、急救复苏20余年，熟练掌握本专业理论及各种技术操作，长期从事神经外科、心胸外科、普外科、耳鼻喉科等特殊危重病人的麻醉，擅长心脏病人非心脏手术的麻醉，在工作中积累了丰富的临床经验，在中华等核心期刊及国家级期刊发表专业论文10余篇，参加河南省教育厅科技攻关项目2项，获省科技进步二等奖1项。

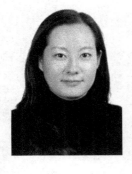

朱雅萍

　　1980年出生，中国共产党党员，郑州市第七人民医院，郑州市心血管病医院麻醉科，主治医师。擅长心胸血管外科手术、肾移植手术和危重病人手术的麻醉以及围术期评估与处理。并从事心脏外科手术体外循环工作、体外生命支持工作（ECMO），2009年在上海儿童医学中心进修半年。发表国家级、核心期刊专业论文10余篇。

　　近年来，随着临床医学的飞速发展，现代医疗条件和技术也不断提高，国内外临床麻醉学及疼痛学的发展也日新月异逐渐成熟，研究范围也日益拓宽且更加系统规范。编者根据自身多年丰富的临床经验，并结合近年来中外临床麻醉专业领域内的最新进展，吐故纳新，倾力合著此书。

　　本书主要论述了现代临床麻醉与疼痛的基本知识及临床各科相关疾病的麻醉要点，麻醉患者的处理和麻醉后并发症的处理也是不容忽视的焦点。全书条理清晰，图文并茂，以理论和实践相结合的原则，突出各种麻醉技术的实施。本书覆盖麻醉学的多个领域，相互联系而不重复，各自独立而无遗漏，全面深入而讲究实用，适合麻醉科、疼痛科医师及其他相关人员使用。

　　本书在编写过程中参阅了许多相关专业的书籍，但由于编者较多，文笔不一，加之写作时间和篇幅有限，难免有纰漏和不足之处，恳请广大读者予以批评指正！

编　者
2016 年 9 月

·目　录·

第一章

现代麻醉范畴

第一节　临床麻醉概述

一、麻醉科工作的特殊性

麻醉科是一个跨学科的科室，它要求麻醉医生应该知识面广，理论与实践并重，麻醉科医生经常要和临床各科打交道，例如外科、内科（含诊断科）、妇产科、五官科、小儿科等，所以一个合格的麻醉医生应该对生理学、药理学、病理学、生物学甚至免疫学等方面有一定的认识和理论基础；对于各专科，包括头颈（含颅脑）、胸科（含心脏体外循环）、腹部（含肝肾移植）、骨科、妇产科以及五官科等许多疾病和手术特点及其对麻醉的要求要详细了解，对于手术危险性评估、麻醉适应证的选择，麻醉方法以及各种监测手段的掌握和手术中出现各种险情时的应对能力等有较高的要求。

外科患者往往并存许多疾病，特别是内科疾病，例如在呼吸系统并存阻塞性或限制性疾病；在心血管系统并存动脉硬化性疾病（高血压、冠心病和心律失常等）；在内分泌系统疾病并存糖尿病、甲状腺病等；此外还可合并肝肾疾病、免疫系统疾病（如类风湿、红斑狼疮等）、神经系统疾病等，所以要求麻醉医生对于其他许多临床疾病的病因、病理、发生机制、临床症状与诊断等也必须有一定的认识，只有这样才能应对在手术中由于各种疾病引起的相应的险情。

随着麻醉学科的进步，要求麻醉医生除了熟练掌握麻醉技能之外，还应该学会掌握各种诊断技术，包括具备 X 线、CT 和磁共振的诊断分析能力、心电图分析以及心脏除颤技术的掌握、血气分析以及其他监测指标的分析能力（例如 SpO_2、$ETCO_2$、血流动力学监测、肌肉松弛监测、麻醉深度监测、二氧化碳曲线图及其临床应用等）。

总之，必须全面充分认识麻醉科这个跨学科的特殊性以及它在临床学科中的重要地位，麻醉医生不仅要做好围术期的医疗任务，还应该走出手术室，建立与自己密切相关的"工作领域"，把麻醉科真正建成名副其实的一级临床科室。

二、麻醉前病情估计与准备

所有麻醉药和麻醉方法都可影响患者生理状态的稳定性；手术创伤和失血可使患者生理功能处于应激状态；外科疾病与并存的内科疾病又有各自不同的病理生理改变，这些因素都将造成机体生理潜能承受巨大负担。为减轻这种负担和提高手术麻醉的安全性，在手术麻醉前对全身情况和重要器官生理功能作出充分估计，并尽可能加以维护和纠正，这是外科手术治疗学中的一个重要环节，也是麻醉医师临床业务工作的主要方面。

全面的麻醉前估计和准备工作应包括以下几个方面：①全面了解患者的全身健康状况和特殊病情；②明确全身状况和器官功能存在哪些不足，麻醉前需要哪些积极准备；③明确器官疾病和特殊病情的危险所在，术中可能发生哪些并发症，需采取哪些防治措施；④估计和评定患者接受麻醉和手术的耐受力；⑤选定麻醉药、麻醉方法和麻醉前用药，拟定具体麻醉实施方案。

三、麻醉前用药

麻醉前用药（也称术前用药）是手术麻醉前的常规措施，主要目的是：①解除焦虑，充分镇静和产生遗忘；②稳定血流动力学；减少麻醉药需求量；③降低误吸胃内容物的危险程度；④提高痛阈，加强镇痛；抑制呼吸道腺体分泌；⑤防止术后恶心、呕吐。针对上述用药目的，临床上常选用五类麻醉前用药：神经安定类药；α_2 肾上腺素能激动药；抗组胺药和抗酸药；麻醉性镇痛药；抗胆碱药。

四、吸入全身麻醉

吸入全身麻醉是将麻醉气体或麻醉蒸汽吸入肺内，经肺泡进入血液循环，到达中枢神经系统而产生的全身麻醉。

吸入麻醉药在体内代谢、分解少，大部分以原型从肺排出体外，因此吸入麻醉容易控制，比较安全、有效，是现代麻醉中常用的一种方法。

五、静脉全身麻醉

将全麻药注入静脉，经血液循环作用于中枢神经系统而产生全身麻醉的方法称为静脉全身麻醉。静脉全身麻醉具有对呼吸道无刺激性，诱导迅速，苏醒较快，患者舒适，不燃烧，不爆炸和操作比较简单等优点。但静脉麻醉药多数镇痛不强，肌松差，注入后无法人工排除，一旦过量，只能依靠机体缓慢排泄，为其缺点。因此，使用前应详细了解药理性能，尤其是药代动力学改变，严格掌握用药指征和剂量，以避免发生意外。

六、气管、支气管内插管术

气管、支气管内插管术是临床麻醉中不可缺少的一项重要组成部分，是麻醉医师必须掌握的最基本操作技能，不仅广泛应用于麻醉实施，而且在危重患者呼吸循环的抢救复苏及治疗中也发挥重要作用。

七、局部麻醉

局部麻醉是指患者神志清醒，身体某一部位的感觉神经传导功能暂时被阻断，运动神经保持完好或同时又程度不同的被阻滞状态。这种阻滞应完全可逆，不产生组织损害。

常用的局部麻醉有表面麻醉、局部浸润麻醉、区域阻滞、神经传导阻滞四类。后者又可分为神经干阻滞、硬膜外阻滞及脊麻。静脉局部麻醉是局部麻醉另一种阻滞形式。

八、神经及神经丛阻滞

神经阻滞也称传导阻滞或传导麻醉，是将局麻药注射至神经干旁，暂时阻滞神经的传导功能，达到手术无痛的方法。由于神经是混合性的，不但感觉神经纤维被阻滞，运动神经纤维和交感、副交感神经纤维也同时不同程度的被阻滞。若阻滞成功，麻醉效果优于局部浸润麻醉。

九、椎管内麻醉

椎管内麻醉含蛛网膜下腔阻滞和硬膜外阻滞两种方法，后者还包括骶管阻滞。局麻药注入蛛网膜下腔主要作用于脊神经根所引起的阻滞称为蛛网膜下腔阻滞，统称为脊麻；局麻药在硬膜外间隙作用于脊神经，是感觉和交感神经完全被阻滞，运动神经部分地丧失功能，这种麻醉方法称为硬膜外阻滞。

十、针刺麻醉的方法

针麻创用以来，种类较多，按针刺部位分，有体针、耳针、头针、面针、鼻针、唇针、手针、足针及神经干针等法；按刺激条件分，有手法运针、脉冲电针、激光照射穴位、水针和按压穴位等法。临床上以体针或耳针脉冲电刺激针麻的应用最为普遍。

（自华芬）

第二节　重症监测治疗

ICU 是在麻醉后恢复室（postanesthesia recovery room，PARR）的基础上发展起来的，真正具有现代规范的 ICU 建立于 1958 年美国 Baltimore City Hospital，属麻醉科管辖。ICU 在英国改名为 ITU（intensive therapy unit）。中文的意思是将患者集中加强监测治疗的单位。因此，国内有些单位称之为"加强医疗病房"，中华医学会麻醉学会则建议称为"重症监测治疗病房"。ICU 的特点有以下几方面：①是医院中对危重患者集中管理的场所；②具有一支对危重病症进行紧急急救与诊治的医师、护士队伍；③配备有先进的监测技术，能进行连续、定量的监测，可为临床诊治提供及时、准确的依据；④具有先进的治疗技术，对重要脏器功能衰竭可进行有效、持久的治疗。ICU 的宗旨是对危重患者提供高水准的医疗护理服务，最大限度地抢救患者。其主要任务是对危重患者进行抢救和实施监测治疗。通过精心地观察护理，对患者内环境及各重要脏器功能的全面监测和及时有效的治疗，从而减少并发症的发生率，降低病死率和提高抢救成功率和治愈率。ICU 的建立促进了危重病医学的崛起。

一、体制

综合来讲，ICU 的建制大致可分为专科 ICU、综合 ICU 和部分综合 ICU 三种形式。

（一）专科 ICU

专科 ICU 是各专科将本专业范围内的危重患者进行集中管理的加强监测治疗病房。例如，心血管内科的 CCU（cardiac care unit），呼吸内科的 RCU（respiratory care unit），儿科的 NCU（neonatal care unit），心胸外科的 TCU（thoracic care unit）等，此外烧伤科、神经科、脏器移植等都可设立自己的 ICU。不同专科的 ICU 有各自的收治范围和治疗特点，留住的时间等方面也不尽相同。专科 ICU 由专科负责管理，通常指派一名高年资的专科医师固定或定时轮转全面负责。专科 ICU 的特点与优势是对患者的原发病、专科处理、病情演变等从理论到实践均有较高的水平或造诣，实际上是专科处理在高水平上的延续。但其不足之处是对专科以外的诊治经验与能力相对不足，因而遇有紧急、危重情况，常需约请其他专科医师协同处理，如气管切开、气管插管、呼吸器治疗、血液透析等。麻醉科是最常被约请协助处理的科室之一。此外，建设 ICU 需要投入大量的财力、物力。因此，即使在经济相当发达国家的医院中，至今仍是根据各医院的优势即重点专科建立相应的专科 ICU。

（二）综合 ICU

是在专科 ICU 的基础上逐渐发展起来的跨科室的全院性综合监护病房（general ICU 或 multi-disciplinary ICU），以处理多学科危重病症为工作内容。综合 ICU 归属医院直接领导而成为医院中一个独立科室；也可由医院中的某一科室管辖，如麻醉科、内科或外科。综合 ICU 应由有专职医师管理，即从事于危重病医学的专科医师。这样的专职医师需要接受专门的培训和学习，取得资格才能胜任。在 GICU，专职医师全面负责 ICU 的日常工作，包括患者的转入转出，全面监测，治疗方案的制订和监督协助执行。以及与各专科医师的联络和协调等。原专科的床位医师每天应定期查房，负责专科处理。

综合 ICU 的特点与优势是克服了专科分割的缺陷，体现了医学的整体观念，也符合危重病发展的"共同通路"特点，其结果必然是有利于提高抢救成功率与医疗质量。但是，另一方面的难度是，要求一个 ICU 专职医师，对医学领域中如此众多的专科患者的专科特点均能有较深入、全面的了解是相当困难的，因而在这种 ICU 中，与专科医师的结合十分重要。

（三）部分综合 ICU

鉴于上述两种形式的优缺点，部分综合 ICU 的建立有利于扬长避短，部分综合 ICU 系指由多个邻近专科联合建立 ICU，较典型的例子是外科 ICU 或麻醉科 ICU（或麻醉后 ICU，PAICU）。两者主要收治外科各专科的术后危重患者，这些患者除了专科特点，有其外科手术后的共性。因此，综合性 ICU 的成立不应排斥专科 ICU 的建立，特别是术后综合 ICU 的建立具有重要价值，也是现代麻醉学的重要组成部分，本章将以此为重点进行介绍。

二、建设

（一）病房与床位要求

PAICU 的位置应与麻醉科、手术室相靠近，专科 ICU 则设置在专科病区内，在有条件的医院内所有的 ICU 应在同一个区域里，共同组成医院的危重病区域。ICU 病床设置一般按医院总床位数的 1%~2%。每张危重病床应有 15~18m² 的面积；除此以外，还要有相同面积的支持区域，作为实验室、办公室、中心监测站、值班室、导管室、家属接待室、设备室、被服净物和污物处理室等。病房应是开放式，一般一大间放置 6~8 张床位，每张床位之间可安置可移动隔档，另设一定数量的单人间，病房内设有护士站，稍高出地面，可看到所有病床，中心护士站应设有通讯联络设备和控制室内温度、光线和通气以及管理控制药物柜的操纵装置。每个床位至少要有 8~10 个 10~13 安培的电源插座，分布于床位的两边。

电源最好来自不同的线路，在一旦发生故障时更换插座仍可使用。所有电源应与自动转换装置连接，电源中断时可自动启用备用系统。每个床位至少要两个氧气头，两个吸引器头，还要有压缩空气、笑气与氧的等量混合气体。

（二）仪器配备

ICU 需购置许多贵重仪器，选择仪器应根据 ICU 的任务，财力及工作人员的情况而定，一般仪器设备包括以下三方面：监测和专项治疗仪器设备；诊断仪器设备；护理设备。

（三）建立科学管理

ICU 的医护人员除执行卫生部颁发的有关医院各级人员职责，为了保证工作有秩序地进行，还需要建立和健全自身的各项制度，包括：早会制度、交接班制度、患者出入室制度、抢救工作制度、保护性医疗制度、死亡讨论制度、医疗差错事故报告制度、会诊制度、护理查房制度、药品管理制度、医嘱查对制度、用药查对制度、输血查对制度、仪器保管使用制度、消毒隔离制度、病区清洁卫生制度、财物管理制度、学习进修制度以及家属探视制度。同时还需要建立健全各种常规，包括体外循环术后监护常规、休克监护常规、呼吸器支持呼吸监护常规、气管造口护理常规、各种导管引流管护理常规和基础护理常规等。

三、人员配备

ICU 中专职医师的人数视病房的规模和工作量需求而定。不同形式的 ICU 应有所区别，医师与床位的比例一般为 0.5 ~ 1.0。ICU 设主任一名（专科 ICU 可由专科主任兼任），主治医师、住院医师按床位数决定。如隶属于麻醉科等一级科室（如内科、外科、急诊科等）管理，则低年资主治医师和住院医师可轮转，高年资主治医师应相对固定，ICU 主任可由一级科室的副主任兼任。ICU 的护士是固定的。不论何种 ICU，均应设专职护士长 1 ~ 2 名，护士人数根据对护理量的计算而确定，一般与床位的比例为 3.0 ：1。护理量根据患者轻重程度一般分为以下四类。

第 I 类：病危，此类患者至少有一个脏器发生功能衰竭随时有生命危险，每日护理量在 24 小时甚至更多，即患者床边不能离开人。第 II 类：病重，主要是术后高危、病情较重，有脏器功能不全或随时有可能发展成为衰竭的患者，每日护理工作量在 8 ~ 16 小时，即每 24 小时至少有 1 ~ 2 个护士在床边监护。第 III 类：一般，每日护理量在 4 ~ 8 小时。第 IV 类：自理，每日护理量在 4 小时以下。在以上各类患者中 ICU 只收治第 I 、II 类患者，根据各医院 ICU 收治患者的特点计算所需护士人数，计算方法是：以每个患者每周所需护理工作时间，病房每周所需总护理小时数，除以一个护士每周可能提供的工作时间数按 40 小时计算，得出所需护士人数。这样的计算结果，加上周末、节假日等，一般 ICU 的床位与护士之比如前所述约为 1：3。

除医师、护士外，ICU 还需要多种专门人才，如呼吸治疗师、管理仪器设备的医学工程师、放射科诊断医师和技术员。营养治疗师、院内感染管理人员、药剂师、实验室技术员、计算机工作人员、护理员、清洁工等。

四、收治对象

ICU 的收治对象来自各临床科室的危重患者如呼吸、循环等重要脏器和代谢有严重功能不全或可能发生急性功能衰竭随时可能有生命危险的患者。在 ICU 收治患者的选择上要明确以下两点：①患者是否有危重病存在或有潜在的危重病或严重的生理扰乱；②患者的危重程度和严重生理紊乱经积极处理后是否有获得成功的可能。

五、日常工作内容

（一）监测

包括呼吸、心血管、氧传递、水电解质和酸碱平衡，血液学和凝血机制、代谢、肝肾功能、胃肠道、神经系统和免疫与感染等。对不同病种的监测应有不同的侧重。

（二）治疗

ICU 治疗的重点是脏器功能支持和原发病控制，有以下几个特点。

1. 加强与集中　加强指对患者的监测、治疗等各方面都要强而有力。集中就是集中采用各种可能得到的最先进医疗监测和治疗手段，各专科的诊疗技术和现代医学最新医疗思想和医学工程最新成果。危重患者的病情有自然恶化的趋势，也有好转的可能，只有经过早期强而有力的治疗，才可能阻断恶化的趋势而争取好的可能。

2. 共同特点　病程的危重期，不论原发病来自哪里，患者都可能表现出许多共同特点，称为各种疾病危重期发展的共同道路。这时的患者不但表现各单个脏器的功能障碍，而且还突出地表现为脏器功能间的相互不平衡，表现为互相联系、互相影响和互为因果。因此对多脏器功能的全面支持成为临床上突出的工作内容。这种支持涉及到各专科的医疗技术的运用，但不是它们的简单相加，而是要特别注意各脏器功能支持的平衡协调，阻断恶性循环，使患者转危为安，应当指出的是所有的治疗措施都可能会影响机体的平衡，越是强有力的治疗措施对平衡的影响也越大。患者的病情如仍集中在某一个脏器，则在支持这个脏器的基础上兼及其他脏器功能，就抓住了恢复平衡的大方向。如果患者的主要问题已突破了某一脏器的范围，而以多脏器功能损害为临床突出表现时，脏器支持的均衡性就成为十分突出的问题。

3. 整体观念　近代医学的进步使分科越来越细，有利于专科治疗成功率的提高，也带来了完整整体被分割的弊端。ICU 的患者其疾病涉及多个脏器，问题就复杂起来，对各个脏器的治疗原则可能是相互矛盾的。这就要求我们的治疗从整体的观念出发，注意各项脏器支持的相互协调。

4. 确定治疗的先后缓急　根据病情轻重缓急，拟订治疗方案，明确哪些病情需要紧急处理，哪些需要稍次之，在病情的发展中，当一个主要的紧急的问题获得缓解或解决，另一个问题可能会上升为主要矛盾，因此对病情作出动态估计并识别特定病变的病理生理影响在治疗中十分重要，也需有相当的经验和较高的临床判断力。

5. 区分和监测原发性治疗和继发性治疗　原发性治疗指针对原发疾病的处理措施，继发性治疗则对受继发影响的其他生命器官和系统，旨在对这些器官功能进行保护。两者在治疗上是既有紧密联系而又有区别的。

6. 区分支持治疗和替代治疗　支持治疗是针对重要器官系统发生严重功能不全，但尚属可逆性病变，旨在努力恢复重要器官系统自身功能的支持措施。若病变不可逆，重要器官系统功能达到不可恢复的程度，需用替代治疗。两种治疗在一定条件下可以互相转化。

六、与一般治疗病室的关系

（1）危重患者转到 ICU 后，ICU 医师应和原病房医师保持联系，使患者不但得到 ICU 的严密监测和积极治疗，同时也得到原病房医师的治疗意见。

（2）有关治疗的重要医嘱及患者转回原病房的决定，应在每日晨间查房或在急诊时与原病房医师共同商定。

（3）原病房医师每日应定期查房，并提出处理意见，非查房期间，原病房医师需更改医嘱时，应征求值班医师的意见，商讨决定。

（4）除执行会诊商定的医嘱外，ICU 值班医师在病情变化时有权作紧急处理。

（自华芬）

第三节　疼痛治疗

人体疾病的麻醉治疗最显著的例子是疼痛治疗，我国从 20 世纪 80 年代初开始有组织地开展了疼痛治疗工作，并逐渐形成规模，大部分三级甲等医院（和部分二级甲等医院）已经有了疼痛治疗门诊，少数医院还设有疼痛治疗病房，许多其他科室无法治疗的顽固性疼痛，经过麻醉治疗得以治愈的病例并不鲜见。规模比较大的一些医科大学附属医院（或专科医院或颇具规模的二级甲等综合医院）还设有麻醉 ICU 和麻醉科门诊，一个有组织的麻醉治疗队伍正在逐渐形成。

麻醉治疗的内容除了疼痛治疗之外，众所周知的重症监测治疗、心肺脑复苏等都属于麻醉治疗的范畴；但是正如我国著名麻醉学专家曾因明教授在《我国麻醉学科的忧虑与对策》一文中所说：作为二级学科的麻醉学没有与自己内涵相应的工作领域，根深蒂固的"辅助"科室，"麻醉师"的称呼也屡屡见于报端。这种现象恐怕目前"在职"的一代人难于改变；记得我见过一位学者撰文，题目是"麻醉学是一门被误解了的学科"。多少年来麻醉工作固守"手术室"这个范围狭小的空间，早晨 8 点"进去"，下午 4 点"出来"，这恐怕不是少数麻醉医生的经历，一天下来已经筋疲力尽，哪有时间和患者"面对面"，即便有术前访视和术后随访，也是"来也匆匆，去也匆匆"一瞬即逝，不会给患者留下多深的印象；再说患者进手术室，也是"昏昏沉沉"而来，"迷迷糊糊"而去，哪儿知道手术的成功，围术期生命的安全保证还有麻醉医生的一份"奉献"，更不知道麻醉科有什么"麻醉治疗"的任务，在这种状态下的麻醉学怎么会不被人误解呢？

事实上麻醉治疗在其他科室不能治疗的疾病（或综合征）中的应用，例如：癫痫发作、顽固性呃逆、破伤风抽搐（急性肌肉强烈收缩）、人工冬眠治疗、甲亢危象的抢救、妊娠子痫的治疗、ARDS 的治疗、带状疱疹的治疗、高位硬膜外神经阻滞治疗心绞痛、下肢神经阻滞治疗血栓闭塞性脉管炎（Thromboangitis obliterans，Buerger 病）、麻醉与药物依赖性患者的戒断治疗、肺动脉高压的一氧化氮（NO）治疗、抗休克、SARS 患者的呼吸治疗、SARS 和癌痛心理治疗等事例，充分肯定了麻醉治疗的作用。麻醉医生可以从事的麻醉治疗工作很多，问题是麻醉科必须要有自己的"工作领域"，掌握自己"命运"的主动权。

癌痛治疗是涉及多个学科和领域的问题，麻醉科如果有自己的疼痛治疗病房，这种麻醉治疗不难实现；针对癌痛首先应该有行之有效的治疗规划：对每个患者肿瘤病变的状况、疼痛的原因、疼痛的程度、疼痛的性质、疼痛治疗反应、患者的身体情况等综合因素进行分析和评价，制订适合每个患者的治疗方案。确定治疗方案后，对疼痛治疗效果进行反复再评价以后得到适合患者用药的药物种类和药物剂量；其次才是解决癌痛治疗的问题，药物治疗应严格规范地按照 WHO 推荐的癌症疼痛患者三阶梯止痛方案，可以使90%的癌症疼痛患者的疼痛得到缓解，使患者提高生活质量。用于癌症疼痛治疗的药物可分为非甾体抗炎药、阿片类止痛药、辅助用药等。实际上这些药物都是麻醉的常用药，因此，在癌症疼痛治疗中，麻醉治疗占重要的地位。全体麻醉医生应该共同为麻醉学科的全面发展而努力奋斗。

（自华芬）

第四节 麻醉治疗效应的机制

一、静脉复合麻醉治疗效应的机制

对采取静脉滴注麻醉药物致意识、疼痛消失，称静脉麻醉。对其用于或选择性治疗病症时显示出的效应，称为治疗效应。对在机体内产生的药物动力作用，称为作用机理。本节主要叙述如下四种效应机理。

（一）东莨菪碱静脉复合麻醉

1. 治疗效应 东莨菪碱与安定或与哌替啶或氯胺酮配伍，静脉滴注于病态窦房结综合征的患者后 5～10min 时，心电图显示心率增快，心功能改善，治愈率43.33%；静脉滴注于房室传导阻滞患者后 5～15min 时，心电图示房室传导阻滞消失，呈窦性心律，冠心病Ⅲ°房室传导阻滞治愈率25.0%，Ⅱ°房室传导阻滞治愈率可达80.0%；药物性房室阻滞治愈率高；静脉滴注吸毒患者后药物瘾综合征消失；静脉滴注休克患者或肺水肿患者后 10～30min后呼吸改善，肺部啰音消失，缺氧症消失，对心源性肺水肿亦有效；静脉滴注癫痫患者，癫痫发作可逐渐减轻、消失、治愈。

2. 作用机制 东莨菪碱，抑制大脑皮层，镇静。与安定或哌替啶或氯胺酮配伍应用，可使意识、疼痛消失，形成全身麻醉。用于治疗方面，笔者实验研究，东莨菪碱可直接兴奋窦房结，调整信息，强化传导系统，扩张冠状动脉，改善微循环，加快血流，心肌能量代谢改善，增加微动脉自律运动的振幅与频率，可形成东莨菪碱控制的心室率，使缺血、缺氧并处于抑制濒死状态的组织得以营养与新生。众所周知，吸毒者连续用药数天就可成瘾，并产生停药后的轻度或部分戒断症状。连续用药数月，则会产生明显耐受性，并会出现停药后的极其严重的戒断综合征。戒断症状和体征主要表现为自主神经系统（交感和副交感神经）机能亢进以及一系列神经内分泌系统的改变。对上述戒断症状若用传统的阿片类代替药物进行递减治疗，则戒断症状不能根本解除，而且会对新的阿片类替代药物产生新的依赖。而东莨菪碱与安定配伍可消除药物瘾综合征，根据莨菪类药既能与乙酰胆碱竞争毒蕈碱（M）受体，又能在大剂量时阻断 α 肾上腺素受体的特点，应用东莨菪碱复合麻醉成毒瘾治疗，拮抗吸毒患者的各式各样的戒断综合征。其机理：吸毒者可在麻醉状态下度过痛苦的毒瘾发作周期，并能拮抗各式各样的戒断症状，通过数次麻醉后，患者的戒断症状逐步缓解并逐渐消失。临床上用东莨菪碱进行戒毒治疗并与美沙酮递减法和可乐定戒毒疗法作随机对照，发现在控制戒断症状方面，在疗程的前半时间东莨菪碱的效果优于美沙酮组，从而证实了用东莨莨碱进行戒毒治疗的可靠性。在脱瘾治疗结束后对东莨菪碱组进行尿吗啡检测，于 10d 后尿吗啡转阴率达 98.6%，而可乐定组吗啡转阴率仅 58%，明显低于东莨菪碱组，表明东莨菪碱能快速促进机体内毒品的排泄。

由于东莨菪碱脱瘾治疗时患者始终处于无阿片毒品状态，且能快速促使毒品的排泄，这极有利于患者快速转入用钠络酮进行预防复吸的康复治疗。实验室研究发现东莨菪碱能呈剂量依赖方式抑制吗啡依赖钠络酮激发的戒断症状。能抑制吗啡依赖猴的停药后戒断症状和钠络酮激发后严重戒断症状。对吗啡镇痛产生耐受的大鼠经东莨菪碱治疗后可恢复对吗啡镇痛的敏感性。用东莨菪碱与吗啡同时处理，可减轻吗啡镇痛耐受的发生。也发现了应用东莨菪碱时吗啡依赖大鼠血清游离吗啡和结合吗啡浓度升高，从而增加和增快了吗啡的排泄。更为明显的是应用吗啡依赖猴自动给药装置，在用东莨菪碱急性处理后可减弱成瘾猴的吗啡静脉自身给药行为，慢性处理后则降低猴的踏板反应率和总强化次数。

临床应用与基础实验研究均证实了东莨菪碱具有控制戒断症状可靠、迅速、自身非成瘾性、能促进体内毒品排泄、可快速转入复吸预防等优点。

对东莨菪碱戒毒的神经生物学机制实验研究发现：①东莨菪碱治疗后能增加吗啡依赖鼠下丘脑 β - 内啡肽含量，并增加垂体中 β - 内啡肽和催产素含量；②东莨菪碱治疗后吗啡依赖大鼠下丘脑 - 垂体 - 性腺轴和肾上腺轴的主要激素血浆促卵泡刺激素、催乳素、促肾上腺皮质激素和皮质醇激素恢复正常；③东莨菪碱可抑制脊髓伤害性刺激传入的神经递质 P 物质的释放；④东莨菪碱对脊髓 5 - 羟色胺以及代谢物 5 - 羟吲哚乙酸有调节作用；⑤东莨菪碱可影响中脑导水管周围灰质区血管紧张素 Ⅱ 含量。

实验研究可说明东莨菪碱对上述神经递质、神经肽、激素的调控是其减轻吗啡依赖和耐受的药理学基础。

近些年来对东莨菪碱做了较多的实验研究，多数认为东莨菪碱可直接兴奋中枢，调节微血管径，解除血管痉挛，使降低阻力的血管保持一定张力，减轻血管内皮细胞损伤，减少血液渗出，改善血液流态，降低全血比黏度，使聚集或附壁的血细胞解聚，增加灌流量，解除气管、支气管痉挛，还可促进抗体产生，增加血中补体含量及诱生干扰素，促进淋巴细胞转化，提高 E 玫瑰花结形成的百分率，调节自主神经的效应。临床证明，某些传染病应用东莨菪碱后可使降低的补体和总补体逐渐恢复，并能增强细胞免疫功能和增强吞噬细胞的吞噬功能，有清除内毒素和各种休克因子功能，同时既能降低乙酰胆碱的积蓄，又能解除免疫复合物引起各种致敏因素，从而有利于休克的逆转和防止并发症的发生。改善肺微循环灌流，拮抗乙酰胆碱所致气道阻力，改善肺泡通气，有利于纠正通气和血流的比率及直接阻断 M - 受体，间接阻断 α - 受体，从而有利于达到自主神经的双向调节作用。因正常和病态机体对莨菪类药所引起的效应不同，故正常可使咳痰抑制，体温升高，耐受量小，而病态则相反，肺水肿消失，痰易咳出，高温下降，耐受量可高几十至几百倍。用于脑缺血性癫痫患者，可改善脑组织循环，增加供氧，消除代谢产物。赵占民研究认为癫痫病可能与脑微循环障碍有关，故采用颈总动脉注药治疗后，其病情逐渐好转，智力恢复，治愈。

（二）利多卡因静脉复合麻醉

1. 治疗效应 利多卡因或与哌替啶或与氯胺酮加入 10% 葡萄糖，静脉滴注于预激综合征、预激综合征并房心颤动、室上性心动过速、室性早搏患者 10min 后心电图示病征消失，呈窦性心律，治愈。滴注于耳鸣、突发性耳聋、眩晕的患者后，其病症消失，治愈。对小脑萎缩手术的患者可提高其疗效。对颅内压性咳嗽症亦有好的治疗效应。利多卡因注入或喷入除绿脓杆菌以外的细菌感染的病灶内具有抑菌效应。

2. 作用机制　利多卡因静脉滴注可产生全身麻醉作用。对用于治疗病症方面，在其静脉滴注后可直接抑制旁道传导，延长旁道有效不应期，终止折反运动；阻滞内耳交感神经，缓解耳蜗毛细血管痉挛，改善微循环，调节代谢供氧。王延涛研究，静脉滴注可稳定细胞膜，使颅内压下降，同时减少脑的氧需，降低脑代谢和提高心血管稳定性。有对2%利多卡因放入细菌培养基上的实验证明，可以抑制除绿脓杆菌以外的多数细菌的生长。

（三）氯胺酮静脉复合麻醉

1. 治疗效应　氯胺酮或与安定配伍，静脉滴注可消除药物瘾综合征、精神分裂症、难治性皮肤瘙痒症、癔症性失语、解除气管痉挛、消除顽固性呃逆。

2. 作用机制　氯胺酮为一种新的非巴比妥类药。静脉注射后首先阻断大脑联络径路和丘脑向新皮层的投射，意识尚还部分存在时，痛觉即完全消失。因此可用于癔症性失语，适时进行人工暗示发音说话治疗。还可随血药浓度升高而抑制整个中枢神经系统，作用快速，而且短暂，能选择性抑制大脑及丘脑、镇静、安定。氯胺酮与安定适量应用东莨菪碱具有麻醉效应及阿片受体激动效应可完全替代阿片类药，消除药物瘾综合征、精神分裂症。氯胺酮可使视丘皮质感觉区对皮肤感受器和传入神经的神经兴奋点不能接受或不能传导这一神经冲动，使皮肤瘙痒消失。氯胺酮可直接或通过释放儿茶酚胺、松弛平滑肌及加深麻醉解除支气管痉挛、顽固性呃逆。

（四）硫喷妥钠静脉麻醉

1. 治疗效应　2.5%硫喷妥钠4~6ml（小儿15~20mg/kg）静脉注射后30~35s（小儿肌内注射3~5min）即进入麻醉。使持续性癫痫、惊厥消失。

2. 作用机制　硫喷妥钠为一超短时作用的巴比妥类药物。有抑制大脑皮层兴奋而降低脑压作用，在脑复苏时虽有争论但在有指征情况下，可用于脑复苏。此外，还可对抗或治疗局麻药中毒。

二、吸入麻醉治疗效应的机制

安氟醚（Enflurane）、氧化亚氮（Nitrous oxide）等属吸入性全身麻醉药。吸入后作用于中枢神经系统，使机体功能受到广泛的抑制，引起意识感觉和反射消失及骨骼肌松弛，一般适用于大型手术。将其用于治疗病症时，称为吸入麻醉治疗方法，近些年来在用于治疗病症方面有新发展。本节对其治疗效应与其作用机理概括于下，但要注意操作技巧，以取良效，严防不良反应。

（一）安氟醚

安氟醚为无色液体，有果香，不燃不爆，性稳定。比重1.52，沸点57℃。20℃大气饱和蒸汽浓度23.3%（分压175）。37℃油/水分配系数98，血气分配系数1.19。

1. 治疗效应　吸入诱导快，消失快，为5~10min。诱导的吸入浓度为1.5%~2.5%，维持麻醉吸入浓度为1.5%~2%。肺泡内最低有效浓度为1.68%。应用于动脉导管未闭、主动脉瘤或大动脉瘤、主动脉狭窄手术在一般情况下，以大于2.5%浓度吸入加深麻醉，血管扩张、血压下降至10.7/6.67kPa（80/50mmHg）、控制低血压短时间后，逐渐减小吸入浓度，血压缓慢回升。对术中出现的血压升高或高血压危象亦有效。

2. 作用机制 安氟醚以一定的浓度吸入后产生抑制心肌及血管运动中枢作用，并阻滞神经节，心率血压遂下降。并可以一定浓度控制血压，用以减少出血与降低动脉的张力，便于大血管手术及微细手术的操作。注意对冠心病患者慎用。

（二）氯化亚氮

本品是气体麻醉剂，其特点为理化性质稳定，对呼吸道无明显刺激性。

1. 治疗效应 吸入诱导快，消失快，吸入80%浓度始有麻醉作用。对分娩痛、吸宫终止妊娠术疼痛以30%～50%浓度经面罩深呼吸数次后疼痛消失，停吸后即刻苏醒。

2. 作用机制 30%～50%氧化亚氮吸入后迅速作用于痛觉中枢，30～45s后，疼痛消失、意识消失，且对血压无影响。在体内消失快，故停吸后苏醒快。

（三）其他吸入性治疗

一氧化氮是气体，性质不稳定，半衰期仅有3～4s，易被氧和超氧阴离子迅速灭活，亦可被血红蛋白和肌红蛋白迅速灭活，在酸性条件下较稳定。近些年来有临床工作者将其用于吸入治疗肺动脉高压。

1. 治疗效应 吸入诱导快，消失亦快。肺动脉高压患者吸入20 000～40 000mg/m³的一氧化氮后肺动脉压下降而停吸5s肺动脉压回升至正常，可重复吸入。但对正常人，不引起肺动脉压的改变。Rich观察研究的结果证明了这一效应。肺动脉压下降可改善心功能及氧合。

2. 作用机制 一氧化氮生物半衰期仅数秒钟，且与血红蛋白亲和力极强，扩张肺血管强，且对体循环无影响。吸收入血的一氧化氮在到达体循环前就已失去活性，仅有极微量的血红蛋白可吸入一氧化氮作用于肺动脉发挥扩张作用，因此，仅能作用于肺血管，致肺动脉压下降。Girard研究，吸入40 000mg/m³的一氧化氮可使肺动脉压从5.47kPa降到4.93kPa，肺血管阻力从42.2kPa降至33.1kPa。而平均动脉压和全身血管阻力无改变。亦有研究发现中度肺动脉高压患者吸入一氧化氮气体20ppm，肺动脉压力从4.0kPa降至3.6kPa，肺血管阻力从26.6kPa降至20.5kPa。而肺动脉压正常者，肺动脉压力和肺血管阻力却无明显改变。Kinsella对持续性肺动脉高压的新生儿，吸入10 000～20 000mg/m³的一氧化氮，氧分压从5.5kPa上升到13.3kPa，而全身血压无变化，吸入20 000mg/m³ 4h，氧合进行性改善。

三、神经阻滞治疗效应的机制

神经阻滞是手术中常用麻醉方法之一，用于治疗病症时，称其为神经阻滞治疗方法。由于其治疗效果确切可靠，在国内外已较广泛的用于临床治疗，尤其近些年在我国发展较快，应用已较普遍，故本节对其治疗效应与作用机理概述如下。

（一）硬膜外阻滞及外周神经阻滞

1. 治疗效应 将局麻药或与维生素B族药物或与激素类药物（也有人与中药制剂）混合行硬膜外腔或头、面、颈、肩、上肢、腹腔、下肢及压痛点神经阻滞，对其部位之病症可有好的治疗效应，仅给予一次或两三次即可治愈，或经数次或需2～3个疗程后其病症消失、治愈或好转。但对中枢性疼痛或癌痛的治疗，仅可缓解症状，不能获得持续性止痛，需长期连续性治疗。即使应用无水乙醇，止痛亦只能维持4～12个月，最长达5年，平均2年。待神经再生后复发，尤其末梢神经复发的更快些。刘凤岐等人最近应用硬膜外阻滞治疗冠心病心绞痛、冠心病心力衰竭、急性心肌梗死后心绞痛及预防泵衰竭、心律失常、心性猝死的研究发现有好的效应。局麻药的选择性效应：临床应用神经阻滞治疗中，可根据神经解剖特点，即神经的粗细度选用药物剂量。

2. 作用机制　调整神经传导系统，稳定细胞膜，修整组织，阻滞恶性循环，净化传导，恢复生理功能；调整血液循环，改善供氧状态，消除酸性代谢产物致病因子，消除水肿、炎症，解除神经压迫；液压冲击松解粘连，修复组织，改善内环境；营养神经，提高抗病能力。

（1）局麻药与神经组织有较强的亲和力，一旦与神经组织接触，被吸收后，立即阻滞或减弱其传导功能。它首先抑制触觉、压觉和痛觉，在浓度增加时，可进一步阻滞运动神经的功能。神经组织被阻滞的程度取决于局麻药效及神经类别，如运动神经直径粗大，需较高浓度用药，感觉神经次之，交感神经最纤细。局麻药具有稳定生物细胞膜的作用、净化生理功能。当局麻药达到一定水平后，必将影响脑细胞功能，多数局麻药对中枢神经具有镇静、镇痛作用，表现为思睡及痛阈提高。

（2）局麻药阻滞交感神经，解除血管痉挛，改善微循环，消除致病因子，消除水肿、炎症，解除神经压迫。局麻药与激素类药应用可加强改善微循环，消除致病因子、水肿、炎症，消除粘连，松解神经压迫。

（3）硬膜外腔或周围神经阻滞时，在一般情况下所用局麻药液的容积以及注射的压力均超过神经阻滞部位容积，可形成液压冲击扩张应力，分离粘连的组织，修复组织，消除对神经的影响。如对腰椎间盘突出症，采用硬膜外阻滞，经过局麻药与激素类药混合液之液压冲击扩张，可镇痛、解痉以及激素药的消炎、消肿、松解、髓核还纳、恢复组织功能。

（4）局麻药与维生素 B 族药合用，可直接营养神经，改善生理功能，提高抗病能力。其机理多是根据临床治疗效应设想，尚需进一步实验研究证实。

（5）局麻药与亚甲蓝合用，亚甲蓝与神经组织有较强的亲和力，可加强止痛作用。其色素受氢后可使无髓鞘神经纤维着色，从而阻止感觉神经的传导。参与糖代谢效应，促进丙酮酸的继续氧化，改变神经末梢膜内外的酸碱平衡和膜电位，使神经冲动受阻。影响细胞内脂质的代谢，使神经受阻滞。作用于神经末梢，损害末梢神经髓质。近有刘义明等人的实验研究，证实亚甲蓝对局部肌肉组织损害较轻，对神经与脊髓组织的损害严重，且不引起永久性损害，提示以低浓度为宜。

（二）星状神经节阻滞

1. 治疗效应　将局麻药或与复方丹参注射液，或与当归液，或与维生素 B 族类药物混合行星状神经节阻滞。可对脑出血性疼痛、带状疱疹、反射性交感神经萎缩症、幻觉痛、灼热神经痛、偏头痛、肌紧张性头痛、丛集性头痛、颞动脉炎、虹膜炎、视神经炎、角膜疱疹、拔牙后疼痛、口腔炎、舌痛、舌炎、牙龈炎、颈椎病、关节炎、腰痛、膝关节痛、冻伤、肢端红痛症等有好的治疗效果，疼痛消失。经一次或数次治疗后治愈，有的减轻，症状好转，或配合一般常规治疗，提高疗效。

对多发性硬化症、甲状腺功能亢进、甲状腺功能低下、原发性高血压症、低血压症、厌食症、过食症、失眠症、发作性多睡症、全身多汗症、无汗症、微热或低体温、慢性疲劳综合征、皮肤瘙痒、全身性白癣、脂溢性皮炎、脱发症、脑梗死、脑血栓、脑血管痉挛、末梢性面瘫、咀嚼肌综合征、下颌关节病、青光眼、眼睛疲劳症、视网膜血管阻塞症、视网膜色素变性症、类囊胞黄斑水肿、过敏性结膜炎、过敏性鼻炎、慢性鼻窦炎、急性鼻窦炎、突发性耳聋、分泌性中耳炎、美尼尔综合征、良性阵发性眩晕、鼻阻塞、扁桃腺炎、耳鸣、咽喉感觉异常、口腔炎、口腔黏膜干燥症、嗅觉障碍、雷诺症、急性动脉闭塞症、颈肩臂综合征、胸腔出口综合征、肩周炎、术后上肢水肿、网球肘、腱鞘炎、手掌多汗症、冻伤、腱鞘囊肿、腋嗅症、心肌梗死、心绞痛、窦性心动过速、神经性循环无力症、慢性支气管炎、肺栓塞、肺水肿、过度通气综合征、支气管哮喘、呃逆、过敏性肠综合征、溃疡性大肠炎、胃炎、胃溃疡、便秘、腹泻、腹部胀满症、更年期障碍、子宫切除术后自主神经功能紊乱、女性不妊症、月经异常、月经困难症、神经性尿频、尿失禁、夜尿症、肾盂肾炎、前列腺炎、糖尿病、男性不育症、肢端发绀症、足癣，均有好的治疗效果，有经一次或反复数次治疗后治愈，恢复正常，且不向反方向发展。有的症状明显减轻、好转，或配合一般常用方法可提高效果。

2. 作用机制　调节自主神经系统效应，改善微循环，调整内分泌系统，提高免疫功能。调整机体内稳态功能，提高生理机制。

近来研究，星状神经节阻滞，不仅对其支配的头、面、颈、肩、上肢、气管、心、肺、上胸部的组织器官部疾病起到治疗作用，而且对全身的自主神经系统、免疫系统、内分泌系统同样发挥作用。

（1）改善由多种应激性刺激通过大脑后刺激了下丘脑的自主神经，尤其刺激了交感神经中枢，引起全身的交感神经过度紧张，致末梢血管收缩引起循环障碍，而发生疾病。尤其对下丘脑的互相联系的神经系统、机体内稳态、内分泌系统、免疫系统功能遭受损害的病症有调节效应。

（2）调节机体内稳态功能，若杉文吉研究发现：对原发性高血压和原发性低血压、微热和低体温、多汗症和无汗症、慢性便秘和慢性腹泻、体重增加和体重减少、甲状腺功能亢进和甲状腺功能低下症、肢端红痛症和肢端紫绀症、过眠症和失眠症、过食和厌食症之两种相反的病情部可纠正至标准值，且不向相反的方向发展。

（3）对内分泌系统治疗发挥作用快，且效果好。

（4）免疫系统：1994年存田恭男对 PHN 患者行 30 次以上星状神经节阻滞，结果：星状神经节阻滞前后自身对照发现 T 细胞比率及 NK 细胞活性皆出现有意义的升高。NK 细胞是 CD_3 抗原阴性，CD_{16} 及 CD_{56} 抗原阳性的大型颗粒淋巴细胞，其功能是通过细胞障碍活性监测肿瘤、防御病毒、产生 Cytokin 等。其激活因素有 IL－2、IL－12，阻滞前用药，肾上腺素，多巴酚丁胺等。肾上腺素及多巴酚丁胺是通过淋巴细胞 β－受体，仅 NK 活性增加。由于这些推断经反复星状神经节阻滞后对淋巴 β－受体起作用。增加丘脑下部血液，NK 活性增加。由精神免疫学来看应激可使 NK 活性减低，星状神经节阻滞可缓解应激反应，致 NK 活性增大，因此不会发生感冒。

1）感冒：破坏丘脑下部后，细胞性及体液性免疫抑制，即或未达到破坏程度，应激等引起的此处微循环损害也使免疫功能减弱即产生免疫功能异常。在这些异常中有某些感染机体不能生成所需要数量的抗体或产生需要以上的过多抗体，都会导致过敏性疼痛及自身免疫性疾病。因此预防产生这些免疫功能异常或发生免疫功能异常后使其功能恢复正常甚为重要。星状神经节阻滞就能起到这些作用。

2）慢性顽固性哮喘：是Ⅳ型变态反应及慢性剥脱性嗜酸细胞性支气管炎，在气管分布的迷走神经传入末端通过轴索反射由感觉神经末梢分泌出神经肽，而使哮喘增剧，这说明交感神经与哮喘因素有关。松木富吉对离不开皮质激素的支气管哮喘患者 3 例，SGD 后皮质激素减量，以至于不用也可控制哮喘，另外 3 例，使哮喘自觉症状改善，发作次数减少。

3）脱发症：脱发症包括圆形脱发症（斑秃）及全头部脱发，病因不明确，但与头皮血液循环障碍、T 淋巴细胞功能异常、自身免疫学说、末梢神经及丘脑下部功能异常有关。日本滋贺医大星状神经节阻滞治疗 5 例，治愈 2 例，好转 2 例，无效 1 例。

综上所述，麻醉治疗的效应与机制的研究，近几年来进展较快，这对发展提高麻醉治疗水平是很重要的。但有些效应机制尤其对局麻药与激素类药物与中药制剂配伍应用尚需进一步研究。

（自华芬）

第五节　麻醉门诊及其他任务

一、麻醉科门诊

麻醉科门诊的主要工作范围：

1. 麻醉前检查与准备　为缩短住院周期，保证麻醉前充分准备，凡拟接受择期手术的患者，在入院前应由麻醉医师在门诊按麻醉要求进行必要的检查与准备，然后将检查结果、准备情况、病情估计及麻醉处理意见等填表送到麻醉科病房。这样一来，患者入院后即可安排手术，缩短住院日期，可避免因麻醉前检查不全面而延期手术，麻醉前准备比较充裕，而且在患者入院前麻醉医师已能充分了解到病情及麻醉处理的难度，便于恰当的安排麻醉工作。

2. 出院患者的麻醉后随访　尤其是并发症的诊断与治疗由麻醉医师亲自诊治是十分必要的，因为某些并发症（如腰麻后头痛）由神经内科或其他科室诊治而疗效不够理想，而在麻醉医师不在场的情况下，把大量责任归咎于麻醉医师，也是对医疗及患者不负责任的表现。

3. 接受麻醉前会诊或咨询　如遇特殊病例，手术科室应提前请求会诊，负责麻醉医师应全面了解患者的疾病诊断，拟行手术步骤及要求，患者的全身状况，包括体检和实验室检查结果及主要治疗过程，麻醉史，药物过敏史，以及其他特殊情况等，从而估价患者对手术和麻醉的耐受力；讨论并选定麻醉方法，制定麻醉方案；讨论麻醉中可能发生的问题及相应的处理措施，如发现术前准备不足，应向手术医师建议需补充的术前准备和商讨最佳手术时机。麻醉科也应提前讨论并做必要的术前准备。

4. 麻醉治疗　凡利用麻醉学的理论与技术（包括氧疗及各种慢性肺部疾患患者的辅助呼吸治疗）进行的各种治疗可称麻醉治疗，麻醉治疗是麻醉科门诊的重要内容。

二、麻醉恢复室

麻醉恢复室是手术结束后继续观测病情，预防麻醉后近期并发症，保障患者安全，提高医疗质量的重要场所。此外，可缩短患者在手术室停留时间，提高手术台利用率。床位数与手术台比例约为 1 ∶ 1.5～1 ∶ 2。麻醉恢复室是临床麻醉工作的一部分，在麻醉医师主持指导下由麻醉护士进行管理。

（1）凡麻醉结束后尚未清醒（含嗜睡），或虽已基本清醒但肌张力恢复不满意的患者均应进入麻醉恢复室。

（2）麻醉恢复室收治的患者应与 ICU 收治的患者各有侧重并互相衔接。

（3）麻醉恢复室应配备专业护士，协助麻醉医师负责病情监测与诊治，护士与床位的比例为 1 ∶ 2～1 ∶ 3，麻醉医师与床位的比例为 1 ∶ 3～1 ∶ 4。

（4）待患者清醒、生命及（或）重要器官功能稳定即可由麻醉恢复室送回病房，但麻醉后访视仍应有原麻醉者负责。

（5）凡遇到患者苏醒意外延长，或呼吸循环等功能不稳定者应及时送入 ICU，以免延误病情。

三、麻醉学研究室或实验室

麻醉科实验室一般可附属在麻醉科内。为了科研工作的需要可成立研究室，成立研究室时必须具备以下条件：①要有学术水平较高、治学严谨，具有副教授以上职称的学科或学术带头人；②形成相对稳定的研究方向并有相应的研究课题或经费；③配备有开展研究所必需的专职实验室人员编制及仪器设备；④初步形成一支结构合理的人才梯队。

（自华芬）

第二章

麻醉安危和质量控制

第一节　麻醉风险

麻醉科是所有临床学科中最具有潜在风险的学科。众所周知，手术前麻醉医师用各种麻醉药和麻醉方法，使患者意识、肢体运动和感觉消失，一旦操作和用药不当，或因患者本身疾病的病理生理影响等，即可导致患者致残或身亡。因此，采取一切有效的措施，不断提高麻醉医师的素质和医疗业务水平，重视术前评估和准备，加强监测，认真执行各项操作规程，参考有关临床指南和专家共识，采取预防措施，可使麻醉风险减少到最低程度。

一、麻醉或与麻醉有关的死亡率

早在 1944 年，Giilispie 已注意分清麻醉与其他原因的死亡，麻醉死亡率为 1 ： 1 000。Keat（1994）分析美国的资料，与麻醉有关的死亡数为每年 200 ~ 1 000 例，死亡率（1 ~ 5）：10 000。作者（1992）分析上海市 11 所医院自 1984—1988 年 5 年中因麻醉或与麻醉有关的死亡为 15 例，死亡率为（1 ~ 1.5）：10 000。杭燕南报道上海仁济医院 1990—1997 年与麻醉有关的死亡率 1 ： 31 634。国内外资料均表明，麻醉或因麻醉有关的死亡逐年下降，死亡率已低于 1 ： 10 000。

2005 年之前近 20 年的麻醉死亡率为（0.05 ~ 10）：10 000，为何会有如此大的差距？这与人员是否经过全面培训、麻醉人员配备是否足够、麻醉医师是否有疲劳工作以及对于使用的仪器状态是否有充分的了解等诸多因素有关。文献报道 348 次事件中，35% 为意外事件（misadventure），60% 为失误（error），人为因素和机械故障是导致麻醉死亡的重要原因，但人为因素居多。此外，美国麻醉学会（ASA）索赔管理委员会的资料显示，因呼吸意外事件所产生的索赔案百分比尽管从 20 世纪 80 年代的 48% 降低到 90 年代的 32%，但仍然持续地占据医疗损伤索赔案的很大部分比重。因此，必须特别警惕呼吸意外。

二、麻醉死亡和不良后果的原因

（一）麻醉器械故障

1. 低氧血症　可导致 Sp（O_2）降低、心动过速、心律失常，严重时心动过缓，甚至心跳骤停。

（1）吸入氧不足：①供氧管道阻塞；②吸入氧浓度低于 21%，如氧与氧化亚氮配比不合或气源搞错；③麻醉机流量表不准确；④供氧中断，压力表漏气；⑤气源污染等。

（2）通气不足：①气管导管误入食管；②通气中断，如气管导管、螺纹管、呼吸机管道等接口脱开，呼吸机丧失功能等；③肺泡通气不足，可因回路系统、气管导管漏气，回路系统梗阻，呼吸机故障等造成。

（3）通气/灌流比（V/Q）不当：①单肺通气，可因气管导管插入过深，导致肺内分流明显增多（V/Q<0.8）；②持续过度通气，V/Q>0.8，严重时可引起低氧血症和肺气肿。

2. 高碳酸血症　可发生出汗、面色潮红、血压升高、心律失常，严重时神志模糊或消失。

（1）通气不足使二氧化碳排出减少：①回路系统泄漏，包括管道脱开等；②气管导管漏气或阻塞；③麻醉机漏气；④通气阻塞；⑤碱石灰耗竭；⑥吸入或呼出活瓣障碍。

（2）气道压过高：可影响静脉回流致使血压下降，也可造成气压伤；原因：①呼出气受阻；②供气压过高；③呼吸机故障等。

（3）气道压过低：①回路内气流不足；②回路内泄漏；③呼吸机故障等。

（4）供气不足。

3. 麻醉过深　可导致低血压、心动过缓，甚至出现心跳骤停，其原因：①挥发罐失效，致使全麻药吸入浓度过高；②挥发罐内全麻药充盈过多，造成全麻药外溢；③挥发罐内误注其他强效吸入全麻药；④挥发罐刻度不准确。

（二）监测仪故障

现代麻醉应用各种监测仪日益增多，各种仪器设备因质量问题，使用不当，以及保管和维修等因素，致使仪器失灵造成失误，而延误及时治疗。

1. 受外来因素的干扰

（1）交流电干扰：如心电（ECG）、脉率－血氧饱和度（Sp（O_2））和呼气末二氧化碳（$P_{ET}CO_2$）等监测仪均受高频电刀、电凝的干扰。

（2）换能器位置移动：如压力换能器位置变动等能影响数值的准确性。

（3）连接患者的电线、电极等位置移动，可引起基线漂移，甚至波形消失。

2. 监测项目数据失真

（1）脉率－血氧饱和度：①电灼干扰；②手术室内灯光干扰；③静脉充血；④指甲涂合成油、污染等；⑤换能器位置移动等。

（2）呼气末二氧化碳：①取样管道裂开或泄漏；②监测接口脱开或阻塞；③监测前未定标等。

（3）无创动脉压监测：①测定部位位置移动；②移动袖带和管道；③患者表现心律失常、低血压等。

（三）麻醉药过量

（1）麻醉药对循环、呼吸、中枢神经系统等均有不同程度的抑制作用，严重时可引起死亡。

（2）麻醉药剂量对人体有明显的个体差异，尤其是手术患者常存在着病理生理变化，即使剂量很小，却可表现异常反应。

（3）预防麻醉药过量的措施：①熟悉麻醉药的药理作用及用药方法和剂量；②先开始

最小推荐剂量；③严密观察给药后机体的各种反应；④一旦出现异常反应，应及时处理。

（四）药物不良反应

（1）麻醉期间用药。

（2）用药前应熟悉该药有哪些不良反应，注意预防措施和不良反应的处理。

（3）按常规剂量也可产生不良反应，不应视为用药错误。

（4）为了挽救患者生命，在治疗过程中可能出现难以避免的险情，如药物不良更应。

（五）术前患者准备不足

（1）对重要器官功能估价不足：术前可通过病史、体检、化验、X线和超声检查等，对患者的心肺等重要器官功能做出初步评估。但麻醉和手术对患者生理功能的干扰和影响有时难以估计，故必须重视初步评估的结果，并预计可能发生的意外而采取预防措施。

（2）术前准备不够完善：患者术前常伴高血压、贫血、血容量不足、低血钾等。由于种种原因会忽视对上述情况，术前未及时纠正。

（六）麻醉操作和管理因素

1. 气管插管引起的危险性

（1）导管本身引起：如导管漏气、扭曲和阻塞等，可造成通气不足、气流中断等。

（2）操作和管理不当：①插管误入食管；②导管接口与回路接卸管脱开；③导管过深造成单肺通气或肺不张；④损伤：如气压伤、气道穿透伤、咽喉和声门水肿等。

（3）患者原因：①婴幼儿和妇女的气道狭小；②各种原因的气道困难，如病理性瘢痕挛缩等；③自主神经反射：通常表现为高血压、心动过速等，有时出现支气管痉挛、分泌物外溢等；也可出现心动过缓和低血压。

2. 误吸与窒息

（1）诱发因素：①胃液 pH、容量和胃内压；②胃食管括约肌张力；③喉部功能异常：声带损伤、声带麻痹、喉部肌肉萎缩、吉兰-巴雷综合征等；④镇静药过量；⑤全身麻醉；⑥急症手术：由于疼痛、创伤能抑制肠道运动，使胃排空时间延迟；⑦精神状态：如焦虑可促使胃液分泌增加；⑧气道问题：如喉痉挛、支气管痉挛、困难插管，以及其他呼吸系统问题等。

（2）特殊危险因素：①妊娠：由于机械、内分泌和医源性等原因；②孕妇：巨大子宫压迫胃而延迟内容物排空，促使食管反流增加；③分娩期间常用许多镇静和镇痛药，使胃排空延迟；④分娩时由于取半卧位，食管下端括约肌压力明显下降。上述因素都能导致误吸的危险剧增，常可延长至分娩后48h，而胃排空时间又能延长至哺乳期12~14周。

（3）严重心律失常：有关发生原因和严重后果参见有关部分。

（七）变态反应

变态反应指异性蛋白或其他物质引起的"爆发性、不良的生理反应"。抗生素、异性蛋白、某些药物、乳胶和某些食物等，即使数量极少，也能通过 IgE 发生变态反应。

1. 原因

（1）麻醉药和麻醉用药能引起变态反应，但发生率低。

（2）约有 10% 接受输血患者可出现变态反应。

（3）乳胶是术中变态反应的来源，约占 10%，医疗器械中许多产品选用乳胶。

2. 临床表现　因变态反应导致死亡的患者中，1/4 是因心血管虚脱所致，而 2/3 由呼吸衰竭引起，表现为支气管严重痉挛，迅速出现低氧血症，数分钟内随即身亡（表 2 - 1）。

表 2 - 1　变态反应的临床表现

呼吸	紫绀、喘鸣、气道峰压升高（23%）
	急性肺水肿、支气管痉挛（23%）
心血管	心动过速
	心律失常
	肺高压
	体血管阻力下降
	心血管虚脱 >68%
	心跳骤停（11%）
皮肤	荨麻疹
	潮红（55%）
	咽喉水肿
	眼周水肿

（王莉娟）

第二节　麻醉意外防治

做好每例患者麻醉，防止发生一切不良后果，尤其是防止致残和死亡，是临床麻醉医师应尽的职责。必须采取以下措施。

一、加强麻醉住院医师培训

由于历史的原因，至今我国许多医院麻醉医师学历仍不高，数量仍不足。近几年来各地对麻醉医师队伍的培训受到重视，上海市政府已规定医学院毕业的本科、硕士及博士生，必须在有资格的大学附属的综合性医院里进行 2～3 年正规的住院医师培训，经过考试及格才能成为正式的执业医师。同时，随着国家卫生部门对临床医师的管理重视，并逐渐与国际接轨，必须具备医师资格，并获得医师执业证书的麻醉医师，才能从事麻醉工作。但是我国地区差别很大，发展很不平衡，住院医师的培训任重道远。

二、继续教育，提高麻醉医师的素质和业务水平

（一）素质培养

从事麻醉工作是一项非常崇高的职业，需要培养具有德才兼备的医师，重视素质培养。
（1）具有优良的医德和医风。
（2）体贴关心患者，尽可能减少痛苦。
（3）思想要集中，认真观察病情变化。
（4）工作细心，认真核对，实事求是。
（5）虚心好学，总结经验和教训，不断提高。

（二）提高业务水平

麻醉学是一门独立的专业学科，与生理学、药理学等基础医学有着密切的关系，又与许多临床学科如外科、内科、小儿科等学科有关。培养一名优秀的麻醉医师必须具有以下：

（1）扎实的基础知识，又有丰富的临床经验。

（2）全面的理论知识，熟练的操作技能。

（3）以理论指导实践，发展新的技术，做到精益求精。

（4）加强继续教育，定期和不定期参加各类学习班、专题讲座和学术活动，不断充实自己。

（5）制订培养计划，并指定高年医师负责检查和指导，定期考核。

三、改善麻醉设备，加强围术期监测

（一）改善设备

有资料表明，按标准和需要应配备：

（1）性能良好、质量可靠和功能齐全的麻醉机；并有中心供气装置。

（2）手控简易呼吸器。

（3）一次性硬膜外包、气管导管（含优质咽喉镜）、吸痰管、鼻氧管等。

（4）动静脉穿刺导管及其配套装置，包括压力换能器、输液器等。

同时，要熟悉和掌握运用仪器的方法，注意保养和定期维护各种设备。

（二）加强围术期监测

（1）基本监测项目：心电图（ECG）、无创动脉压（NIBP）和脉搏血氧饱和度（SpO_2），小儿增加体温监测。

（2）呼吸机和气管内全身麻醉：应呼气末二氧化碳（$P_{ET}CO_2$）、气道压力、气体流量、潮气量、呼吸频率、通气量、肌松药监测等，对并存呼吸系统疾患、呼吸功能障碍者，可增加顺应性、流速和压力曲线描记等检查项目。

（3）吸入麻醉药浓度监测：包括异氟醚、七氟醚和 N_2O 等，有条件可配备双频谱指数仪（BIS）、听觉诱发电位（AEP）等。

（三）麻醉器械故障的预防和处理

（1）使用新的麻醉器械前须详细阅读使用说明。

（2）掌握器械的性能和技术关键。

（3）使用麻醉机及附件前应按程序逐项检查，其他器械也应按要求逐一查看。

（4）加强器械的检查、维修和保养。

（5）使用器械毕，除一次性用品外，须按要求予以清洗、保管。

（6）一旦发现器械故障，须及时由有关人员检测和维修。

（7）当器械发生故障，并经专业人员证明确已耗损时，应向有关部门申请报废。

四、做好麻醉前访视工作

（1）了解患者的主要病情、麻醉和手术史，以及药物过敏史。

（2）准确评估心、肺等重要脏器功能，术前进行必要的检查，如心电图、肺功能测定等。

（3）按不同麻醉方法有重点的体检，如硬膜外麻醉，检查脊柱、穿刺点皮肤，四肢运动感觉等。

（4）术前用药：①注意给药时间；②根据患者情况、麻醉方法等给药，剂量要适当；③根据药物相互作用的原则，明确禁用和可用的药物。

（5）做好思想工作，消除患者对麻醉和手术的顾虑。

（6）选择合适的麻醉方法和麻醉药。

五、重视术前准备和术后管理

（一）选择性手术准备

（1）尽可能纠正患者术前异常情况，使患者处于"最佳"状态进行手术。

（2）纠正贫血、血容量不足、低血钾、高血压等。

（3）术前禁食、小儿术前 2h 禁饮。

（4）遇特殊情况时，进行会诊解决。

（5）按选择性手术常规进行各项准备。

（二）急症手术准备

（1）手术前必须治疗和纠正严重心律失常和心力衰竭。

（2）手术时积极治疗脱水、血容量不足、电解质紊乱和酸碱度失衡。

（3）按急症手术术前常规进行各项准备，参见有关部分。

（三）术后处理

（1）常规在麻醉后恢复室（PACU）复苏。

（2）椎管内麻醉后可按常规检查肢体感觉和运动恢复等情况。

（3）按指征拔除气管导管管，进行全麻术后护理。

（4）制定术后处理规程。

（5）大手术、重症患者等术后要送 ICU 继续治疗，可参见有关部分。

六、加强围术期监测

其包括麻醉诱导、术中、术毕、护送患者和术后监测，详见有关部分。

（一）常规监测

患者进手术室常规监测 NIBP、ECG、HR、SpO_2，全身麻醉增加 $P_{ET}CO_2$、吸入麻醉药浓度、神经肌肉功能、气道压力、潮气量、通气量和呼吸频率等基本监测项目。

（二）需做中心静脉压（CVP）、有创动脉直接测压（IBP）、尿量等情况

（1）全身麻醉施行大手术，如体外循环心内直视术等。

（2）有并存病，如高血压、缺血性心脏病等。

（3）大出血或血容量变化大，如创伤失血多及脑膜瘤摘除术等。

（4）术中使用控制性降压术。

（5）术中发生严重低血压、心律失常，且治疗后病情仍不稳定。

（6）多脏器功能低下和老年重危。

（三）各种特殊手术患者则需测定以下项目

（1）血气分析。

（2）血钾等电解质、凝血功能测定。

（3）漂浮导管测定肺小动脉楔压（PAWP 或 PCWP）、心排血量（CO）等血流动力学参数。

（4）其他：如食管超声心动图、脑电双频指数等。

七、维护循环系统功能稳定

作者分析上海市 38 例患者麻醉期间心跳骤停的发生原因中，以循环因素占第一位的，共 19 例，约占 50%。为降低心跳骤停的发病率，应采取以下措施：

（1）术前充分估价循环功能：尤见于心肺功能低下的患者，术前宜做进一步检查，以明确诊断。

（2）术前改善循环系统功能：择期手术患者术前应做必需的准备，使循环系统功能处于"最佳"状态。

（3）加强术前、术中和术后对循环系统的监测。

（4）保持呼吸道通畅和良好的通气，避免低氧和二氧化碳潴留。

（5）维护内环境稳定。

（6）纠正血容量不足，及时补充失血，但也应注意过量。

（7）及时纠正低血压、低排综合征和休克。

（8）维持合适的麻醉深度。

（9）体循环血管阻力增高，而心排血量下降者，宜及时使用血管扩张药。

（10）及时治疗各种严重心律失常。

八、重视呼吸管理，预防和及时处理低氧血症和高碳血症

在上述 38 例心跳骤停中，因呼吸因素所致有 11 例，占 29%；也有文献报道为 50% ~ 65%。因此，麻醉手术期间必须重视呼吸管理，要做到：

（1）术前充分估价呼吸功能：对心呼力及功能低下的患者应做进一步检查，可疑时宜抽动脉血做血气分析。

（2）鼓励术前咳痰、深呼吸锻炼：凡施行心肺等大手术，老年患者选择全麻者，于术前应由护士指导如何排痰、深呼吸等锻炼，以便术后早期让患者进行咳痰深呼吸，以预防肺部并发症。

（3）加强术前、术中和术后呼吸系统监测：应根据不同手术、肺功能减退的程度，以及麻醉不同时期选择监测项目：如 SpO_2、$P_{ET}CO_2$、呼吸频率（f）、潮气量（VT）、通气量（VE）、气道压（PA）、顺应性（CL）以及两肺听诊等。

（4）充分供氧：①任何时候都要保证患者供氧充分，可通过鼻导管、面罩和经气管导管供氧；②注意气源标记和压力表，监测吸入氧浓度 FiO_2 和 SpO_2；③施行部位麻醉时也不要忽视供氧，尤其使用镇静、镇痛药时，应密切注意呼吸。

（5）估计气管插管的困难程度。

（6）加强气道管理，保证气道通畅：①全麻气管插管后必须保证导管位置正确，气道通畅，充分供氧和通气；②对重症患者做血气分析，随时调节各项呼吸参数，及时纠正通气不足或过度通气，以及低氧血症；③术毕拔管时应完全符合拔管指征；④拔管后继续加强观察，防止气道梗阻、低氧血症和二氧化碳潴留；⑤术毕，一旦出现低氧血症或通气不足时，应继续用手法或机械通气支持呼吸，直到符合管指征。

九、积极开展麻醉质量控制，制定和执行诊疗常规

患者的生命高于一切，麻醉质量的保证（或控制）是麻醉科的头等大事。加强科室管理、严格规章制度是预防麻醉意外或差错事故发生的重要保障。

（1）组建业务水平较高、具有奉献精神和以身作则的主任、副主任及骨干为核心的领导与管理团队。

（2）制定和不断完善科室各项规章制度。

（3）严格执行诊疗常规。

（4）做好医疗差错登记，典型病例讨论，吸取经验教训，防止重复发生。

（5）重视麻醉前讨论和患者、器械与药品准备。

（6）做好一切抢救准备，保证人力、物力，随叫随到，行之有效。

（7）加强监督和检查，确保落实各项措施。

（赵鹏鹏）

第三节　麻醉质量控制

既往资料表明麻醉意外的发生率为 0.7% ~ 0.97%，而近年麻醉安全率正在逐渐提高。许多麻醉专家、行政管理部门、医疗保险行业等都十分重视风险的防范和麻醉质量的控制或保证。良好的麻醉质量控制能有效降低麻醉意外和并发症，提高麻醉质量和安全。

一、建立健全的麻醉质量控制体系

（一）建立有权威性的质量控制机构

1. 任务

（1）制定麻醉规范，包括麻醉科人员结构、设备要求、操作规范和流程。

（2）开展督察活动，实施标准化、规范化、科学化管理，开展室内、室间质量控制活动。

（3）加强麻醉科队伍建设，培训麻醉人员，进行科学评估，业务指导和培训，促进麻醉技术水平的提高和学科的发展。

（4）开展调查研究，收集相关数据资料。

（5）领导和组织各医院的麻醉科参加麻醉工作的质量控制体系，建立质量控制网络，实行全面覆盖。

2. 要求

（1）必须具有权威性和广覆盖性。

（2）质量控制中心负责人要热爱本职工作，有强烈责任心，并有较高的专业水平。

（3）在卫生行政部门（如医政处）的领导下，建立麻醉质量控制专家委员会，成员10~15名。

（4）设立办公室，并设专职或不脱产工作人员（如秘书等），以便进行日常工作。

（5）由卫生行政部门和挂靠单位给予经费和物质的保证，以有助于工作顺利进行。

（二）开展调查研究，了解麻醉科的现状和麻醉质量

1. 调查要求　为了保证调查研究工作顺利进行，必须做到以下几点：

（1）有专人负责。

（2）调查项目合理、实用。若项目多时，可采用多选题法，表格简明。

（3）采用微机处理，包括记录、统计、分析、结果和储存等。

（4）必须实事求是，防止虚假、遗漏，尽可能采取前瞻性方法，克服回顾性弊端。

2. 调查基本项目

（1）各医院麻醉人员，包括性别、年龄、学历、各级人员人数。

（2）手术床位、各类手术数。

（3）各类麻醉例数。

（4）麻醉机和监测仪的品种、数量等。

（三）调查特殊项目

（1）手术患者的并发症：包括：①神经系统疾病：如脑血管意外、一过性脑缺血、脑内压增高、癫痫史、脊髓损伤、神经肌肉病变、精神问题、认知功能障碍等；②心血管病：如心律失常、冠状动脉病变、高血压、心衰等；③呼吸系统疾病：如哮喘、胸腔积液、慢性阻塞性肺疾病、气胸、肺炎等；④肝、肾和内分泌病：如肾功能不全、慢性肝炎、肝硬化、腹水、HbsAg（＋）、黄疸、糖尿病、肥胖等。

（2）麻醉相关并发症：①神经损伤、脊麻后头痛等；②硬脊膜穿破、连硬导管折断等硬膜外阻滞并发症；③术中和术后恶心呕吐、肠胃功能恢复缓慢、尿潴留等；④气管插管失败、声音嘶哑、肺部感染等；⑤动静脉穿刺并发症，如失败率、血肿形成、栓塞和感染等；⑥围术期循环病症如心跳骤停、心衰、肺水肿、低血压、高血压、心肌缺血、心动过速、心动过缓和心律失常等。

（3）术后镇痛方法：如 PCA（PCEA、PCIA 和配方等）、使用解热镇痛药等。

（4）死亡率、死亡原因分析：与麻醉、手术的相关性等。

（5）患者对麻醉满意度：可分满意、较满意、一般和不满意。

（四）制定各项制度、标准、条例、常规和指南，建立质量控制规程

为了促进麻醉科工作的现代化、制度化和规范化，加强麻醉科学管理，建立一个健全和合格的科室，必须建立相应的规范。

1. 必须制定科室管理各项制度，做到有章可循

（1）临床麻醉任务。

（2）麻醉各级人员的职责，建立麻醉主治医师负责制。

（3）麻醉科各种制度。

（4）岗位责任制等。

2. 临床麻醉的管理和操作技术上，制定标准、条例，以及常规和指南

（1）术前评估会诊、讨论制度。

（2）术后访视制度。

（3）术后恢复制度，包括出入恢复室的标准、监测项目、人员配备等。

（4）疑难重病例讨论制度。

（5）安全防范制度。

（6）业务学习制度。

（7）药品管理制度。

（8）仪器设备保管制度。

（9）术前谈话签署和知情同意书制度。

（10）输血同意制度。

（11）麻醉用具消毒隔离制度。

（12）临床麻醉操作规程。

（13）麻醉效果评级标准。

（14）麻醉事故、差错意外、并发症的认定。

（15）各级医院麻醉科标准等。

此外，美国麻醉医师协会、中华麻醉学会制定了一些标准和指南可供参考。上海市医学各专科学会在上海市卫生局领导下编著出版了《上海市诊疗护理常规》一书供临床医师学习和执行。

（五）麻醉质量控制的贯彻、监控和评估

为了切实做好麻醉质量控制工作，必须制定有关质量控制的贯彻、监控和评估的实施程序和保障措施。关键在于医疗卫生行政领导的重视，以及广大医务人员的积极、认真参与。

（1）每年召开科主任会议，研讨质量控制工作，定期相互交流，学习提高。

（2）定期举行专家小组会议，讨论制订质量控制实施计划，评估程序和时间等。

（3）建立和加强室内和室内质量控制工作，室内质量控制要求落实到个人。

（4）统计工作量和各类不正常医疗事件。

（5）室内质量控制每季度报告一次，并每年评价。

（6）省或市和分中心或领导小组定期或突击抽查和调查。

（7）各省市可按实际情况制定麻醉质量控制的贯彻、监控和评估方案。

二、重视继续教育，不断提高麻醉人员的素质和业务水平

有资料表明，在同一所医院中，采纳增加聘用麻醉高级医师等措施，可使与麻醉有关的死亡率大幅下降。要改善和提高麻醉质量，必须提高麻醉医师素质，培养引进高级人才。同时，应重视继续教育工作，提高在职麻醉人员的业务水平。

（1）按国家人事部门、卫生部门制定的各级人员培养、晋升制度加强继续教育。

（2）规范住院医师培训，在职人员须参加进修、培训等学习，提高专业水平。并为在职医护人员创造条件参加地区性、全国性以及国际性学术交流会。

（3）制定学习制度：麻醉科应制定经常性学习制度，如每周业务学习，术前讨论，疑难病例讨论，并发症、死亡病例讨论等。

三、不断改善麻醉科的仪器设备

按照通行的规定和临床上的实际需要，每一例手术麻醉患者，必须配备基本的监测仪，最低要求的监测项目为心电图、脉率－血氧饱和度和无创血压监测等。全身麻醉时必须监测呼气末二氧化碳。每一间手术室需配备一台麻醉机、中心供气（或氧气钢瓶）以及急救设施和药品、输液等。

（1）质量控制领导小组或中心通过调查和研究国内外资料，可因地制宜制定麻醉科基本仪器标准。

（2）制定麻醉后监护室（PACU）设备基本要求。

（张芳磊）

第三章

围麻醉期液体治疗技术

第一节　体液治疗的基础概念

一、体液的总量、分布和组成

（一）体液的总量

成人体液约占体重的60%。年龄、性别及组织不同，体液所占的比例也有所不同。胎儿体液含量较高，在妊娠后期和出生后3~5岁内逐渐降低。出生0~1月婴儿体液约为体重的76%，1~2月时约为65%。1~10岁小儿的体液则约为体重的62%。男性成人体液含量比女性多，约占体重的61%，女性成人为50%。这是因为女性体内脂肪含量比男性多。同理，肥胖和老年人水分含量也下降。60岁以上男性为52%，女性为16%。参见下表3-1。体液越少，对液体丧失的耐受能力越差，调整也越困难。

表3-1　不同年龄体液占体重的比例

出生0~1月	1~2月	1~10岁	男性成人	女性成人	60岁以上男性	60岁以上女性
76%	65%	62%	61%	50%	52%	46%

正常成年人每天摄水量大约为2 500ml，其中包括300ml能量代谢产物。每天水分丢失量也大约为2 500ml，其中大约1 500ml尿量，400ml呼出蒸汽，400ml皮肤蒸发，100ml出汗，100ml通过大便排出。

（二）体液的分布

体液分为细胞内液（intracellular fluid，ICF）及细胞外液（extracellular fluid，ECF）两大部分，细胞外液又可以分为血浆和组织液。组织间液包括所有细胞和血管内皮外的液体。液体在每个空间中体积是由其组成成分所决定的，其成分则主要由分割其间的膜的生理特性所决定。水可以自由通过细胞膜。

ICF是细胞进行生命活动的基质，约占体重的40%，平均为400ml/kg~450ml/kg。细胞外膜的特性决定了细胞内液的体积和成分。细胞膜上的$Na^+ - K^+ - ATP$酶以3：2的比例交换钠离子和钾离子。由于细胞膜对钠离子通透性相对小，对钾离子大，所以钾和钠分别是决定细胞内、外渗透压的主要因素。细胞膜对蛋白质不通透，因此细胞内蛋白质浓度较高，从而引起细胞内高渗透压。$3Na^+$和$2K^+$的不平等交换即是部分抵消由蛋白质引起的细胞内

— 27 —

高渗透压。缺血缺氧时 $Na^+ - K^+ - ATP$ 酶活性减弱，可致细胞水肿。

ECF 是细胞进行新陈代谢的周围环境。婴儿 ECF 约占体重的 45%，随年龄增加逐渐降低，成人约占体重的 20%，平均为 $150 \sim 200ml/kg$，年轻成年男性的 ECF 比女性及老年人多。ECF 可分为血浆和组织间液两部分。血浆约占体重的 5%，为 $30 \sim 35ml/kg$；组织间液则随年龄增长而变化较大：婴儿约占体重的 40%，1 岁小儿为 25%，2 岁～14 岁为 20%，成人为 15%，相当于 $120 \sim 165ml/kg$。血容量约 $60 \sim 65ml/kg$，15% 分布于动脉，85% 分布于静脉系统。绝大部分电解质均可自由通过血管壁，所以血浆和组织间液间有着相似的电解质成分。而血浆蛋白质（主要为白蛋白）无法通过毛细血管壁，因此，白蛋白在维持血浆渗透压上起重要作用。细胞外液容量的增加成比例地影响到血管内液和组织间液。保持正常的细胞外液，尤其是循环系统内液体容量至关重要。由于钠离子是决定细胞外液渗透压和体积的重要因素，因此细胞外液体积的改变必将导致体内钠离子含量的变化。

组织间液的基本成分与血浆类似，绝大部分液体都与蛋白多糖结合形成凝聚体。绝大部分的组织间液能迅速与血管内液体或 ICF 进行物质交换，并取得相互平衡，在维持机体的水和电解质平衡方面起重要作用，而称为功能性 ECF。非功能性 ECF，指不能或仅缓慢地与血浆或 ICF 进行物质交换，虽有一定的生理功能，但在正常情况下对维持机体水和电解质平衡所起的作用甚微，包括结缔组织水和跨细胞液，如胸、腹膜液、房水、淋巴液、脑脊液、关节液、消化道分泌液、尿液、汗液等，约占体重的 1%～2%。在病理情况下，后者的产生量或丢失量显著增多时，也可致水、电解质代谢紊乱。组织间液的渗透压力应该是负值（$-5mmHg$），当组织间液压力变为正值时，引起组织间液体积迅速膨胀，大量液体涌入组织间隙形成水肿。血浆内的蛋白质极少量可以通过毛细血管壁进入组织液，因此组织液中蛋白浓度相对很低（$2g/dL$）。进入组织液中的蛋白通过淋巴回流入血液循环。

临床上体液的分布与转移涉及到"第三间隙"的概念。一般而言，第一间隙是指组织间液，第二间隙是指快速循环的血浆水，血容量的增加或减少主要指血浆水的增加或减少。第一间隙和第二间隙在毛细血管壁侧相互交换成分，处于动态平衡状态，都属于功能性 ECF。手术创伤、局部炎症可使 ECF 转移分布到损伤区域或感染组织中，引起局部水肿；或因疾病、麻醉、手术影响致内脏血管床扩张淤血；或体液淤滞于腔体内（如肠麻痹、肠梗阻时大量体液积聚于胃肠道内），这部分液体虽均衍生于 ECF，但功能上却不再与第一间隙和第二间隙有直接的联系，故称这部分被隔绝的体液所在的区域或部位为第三间隙。

（三）体液的组成

组织间液与血浆的电解质浓度类似，区别在于前者的蛋白质含量明显少于血浆。由于血浆富含蛋白，故血浆胶体渗透压明显高于组织间液。ECF 的电解质浓度与 ICF 的差异很大。ECF 中主要阳离子为高浓度的 Na^+、阴离子为 Cl^-、HCO_3^-。ICF 中主要阳离子为 K^+，其次为 Mg^{2+}，阴离子以磷酸根和蛋白质为主。

二、机体对水、电解质的调节

人从饮食中摄入的盐和水有差异，但 ECF 在正常人却维持在较小的波动范围，说明机体有精细的调控系统不断地监控和调节体液、电解质的平衡。该系统内含有感知渗透压、容量改变的感受器，存在各种信息物质的交换过程。肾脏是该系统中主要的效应器官，通过对尿液的稀释和浓缩及对各种电解质的排出与重吸收，发挥调节水、电解质平衡的作用（见表 3 – 2）。

表 3 – 2　容量调节与渗透压调节

	容量调节	渗透压调节
目的	控制细胞外容量	控制细胞外渗透压
机制	肾钠排出	水摄入
		肾脏排水
感受器	肾动脉	下丘脑渗透压感受器
	钡动脉压力感受器	
	心房牵张感受器	
影响因素	肾素 – 血管紧张素 – 醛固酮系统	口渴
	交感神经系统	抗利尿激素（ADH）
	球管平衡	
	压力性排钠	
	心房钠尿肽（ANP）	
	抗利尿激素（ADH）	
	脑尿肽（BNP）	

参与水钠代谢调节的因素有：

1. 容量感受器　体内主要的容量感受器实际上是压力感受器。血压由心输出量和血管张力决定，因此血容量减少不仅使心输出量降低，也引起血压下降。颈动脉窦和肾脏入球小动脉内的压力感受器可以反应血管容量的变化，颈动脉窦的压力感受器调节交感神经系统的变化和非渗透性 ADH 的分泌，而肾脏入球小动脉的压力感受器调节肾素 – 血管紧张素 – 醛固酮系统的分泌。

2. 容量改变的影响

（1）心房钠尿肽（atrial natriuretic peptide，ANP）：是心房肌合成的多肽类激素，由 28 个氨基酸组成，能明显促进钠和水的排出。当它与集合管上皮细胞的心房钠尿肽受体结合时，激活鸟苷酸环化酶，使细胞内 cGMP 含量增加，后者使集合小管基底侧膜上的 Na^+ 通道关闭，抑制 Na^+ 重吸收，从而促使 Na^+ 排出。ANP 可使肾血管平滑肌舒张，增加肾血流量和肾小球滤过率，并能抑制肾素、醛固酮和抗利尿激素的分泌。此外，ANP 可使所有血管壁对水的通透性明显增加，使血管内容量下降，起到调节 ECF 的作用。

（2）脑尿肽（brain natriuretic peptide，BNP）：ANP、BNP 和 C – 型尿肽密切相关。当心室容积和压力增加及心室过度扩张时，心室细胞分泌脑尿肽增多。一般 BNP 水平比 ANP 低 20%，但当急性充血性心衰时，BNP 水平超过 ANP。临床上可以测得 BNP 水平，且其重组物（nesiritide）是治疗失代偿性充血性心衰的药物。

（3）抗利尿激素（antidiuretic hormone，ADH）又称血管加压素（vasopressin，VP）：由 9 个氨基酸残基组成的短肽。是下丘脑视上核及室旁核神经元分泌的一种激素，能提高远曲小管和集合管上皮细胞对水的通透性，从而增加水的重吸收，使尿液浓缩，尿量减少。ADH 还增加髓袢升支粗段对 NaCl 的主动重吸收和提高内髓部集合管对尿素的通透性，从而增加髓质组织间液的溶质浓度，提高髓质组织间液的渗透浓度，利于浓缩尿液。引起 ADH 合成及分泌的因素有渗透性及非渗透性两类。血浆渗透压升高可刺激 ADH 的释放，促进肾脏重吸收，使血浆渗透压降低，反之则抑制 ADH 释放，尿量可以增加到每天 10～20L。非渗透性刺激因素指血管内容量的变化，在血容量相对不足时，如在血容量减少 5%～10% 时，可刺激 ADH 的释放。其他促进其释放的非渗透压性原因还有疼痛，情感压力和缺氧等。

（4）醛固酮（肾素 - 血管紧张素 - 醛固酮系统）：醛固酮促进近端肾小管对钠离子的重吸收，血管紧张素 II 本身就是血管收缩剂，且可增强去甲肾上腺素的作用，在调节水、钠、钾平衡中起重要作用。

（5）前列腺素（prostaglandin，PG）：前列腺素按分子结构的差别，可以分为多种类型，如前列腺素 E_2（PGE_2）有强烈的舒血管作用，前列腺素 F_2（PGF_2）则使静脉收缩。前列腺素可使血管对去甲肾上腺素和血管紧张素的敏感性降低。血管平滑肌生成的前列腺素在神经 - 平滑肌接头间隙作用于交感神经纤维末梢的前列腺素受体，使交感神经末梢递质释放减少。在低血容量时前列腺素使肾血管舒张，对维持肾血流量有重要意义。

（6）口渴机制：为正常机体最有效补充失水的机制。各种原因致 ECF 渗透压增高时，刺激下丘脑视上核和室旁核的渗透压感受器，当兴奋传至大脑即感口渴，引起机体饮水的欲望，大量饮水后，血浆渗透压恢复正常，渴感解除，起到调节水、盐平衡的作用。

（7）交感神经系统：肾交感神经由 T_{6-12} 脊髓侧角发出，交感兴奋，引起入球小动脉和出球小动脉收缩，肾小管周围血流量减少，肾小球滤过率减少，从而刺激近球小体中的颗粒细胞释放肾素，致体循环中血管紧张素和醛固酮的含量增加，从而增加肾脏对 Na^+ 和水的重吸收。Na^+ 在近端小管的重吸收增加也与 β 肾上腺素能受体的作用有关，肾交感神经的兴奋可以提高钠泵活力，有利于 Na^+ 的重吸收。

（8）多巴胺受体：小剂量多巴胺可扩张肾血管，增加肾血流量，从而增加尿量。

（9）球管平衡：不论肾小球的滤过率增加或减少，近端小管的重吸收始终占肾小球滤过率的 65%～70%，该现象称为球 - 管平衡。

（10）肾小球滤过率（glomerular filtration rate，GFR）和血浆钠离子浓度：肾脏滤过的钠离子和肾小球滤过率及血浆钠离子浓度成正比，而 GFR 又与血容量成正比。因此，血容量多就可增加钠离子排出。

（11）压力性排钠：即使是血压轻微升高，都会引起大量尿钠排出。这种压力性利尿似乎是独立于任何已知的体液或神经介导机制。

（柳　钧）

第二节　围麻醉期电解质及酸碱平衡失调的特点

围术期水电解质紊乱非常常见。大量的液体需要输入以纠正液体不足及补充术中血液丢失。因此麻醉医生需要对正常的水电解质平衡生理有一定的认识。水电解质平衡紊乱会改变心血管，神经及肌肉的功能。

一、钠代谢紊乱的临床表现和处理

（一）低钠血症

指血清钠低于135mmol/L。这是临床上最常见的水、电解质代谢紊乱之一。低钠血症的原因一般为液体总量的增加或者 Na^+ 丢失多于水容量丢失。肾脏有着强大的尿液稀释功能，尿液渗透压 <40mOsm/kg（尿比重 <1.001）时肾脏仍能分泌大量水分稀释尿液。但在肾脏稀释功能减退时，就有大量水分潴留体内，尿液渗透压 >100mOsm/kg（尿比重 >1.003）。也有极少数肾脏稀释功能正常的低钠血症（尿液的渗透压 <100mOsm/kg）。

1. 低钠血症的原因和分类

（1）伴体内总钠降低的低钠血症：水和钠同时大量丢失时可引起细胞外液量显著减少。当减少至5%～10%时，就可引起非渗透压性的 ADH 分泌增多。随着容量进一步减少，非渗透性 ADH 分泌增多超过了低钠引起的 ADH 分泌抑制。为保存一定的血容量，而使血浆渗透压降低。其原因见表3-3。

表3-3 伴体内总钠降低的低钠血症的原因

肾内（尿钠 >20mEq/L）	肾脏外（尿钠 <10mEq/L）
噻嗪类利尿剂	呕吐
盐皮质激素减少	腹泻
失钠性肾病	皮肤丢失（出汗，烧伤）
渗透性利尿（葡萄糖，甘露醇）	第三间隙
肾小管酸中毒	

（2）伴体内总钠正常的低钠血症：多见于糖皮质激素不足、甲状腺激素缺乏、药物治疗（环磷酰胺和氯磺丙脲）和抗利尿激素分泌异常综合征（syndrome of inappropriateantidiuretic hormone，SIADH），与肾上腺皮质激素缺乏有关。因为 ADH 和促肾上腺皮质激素（adrenocorticotropic hormone，ACTH）释放有关。AIDS 患者常伴有低钠血症，是因为肾上腺损伤引起 ACTH 分泌减少。SIADH 系 ADH 分泌不按血浆渗透压浓度调节而异常增多，导致体内水分潴留，尿排钠增多，稀释性低钠血症等一系列临床表现。很多恶性肿瘤，肺部疾病和中枢神经系统疾病都与 SIADH 有关。在 SIADH 患者中，血浆中的 ADH 水平不但不升高，反而因为血浆渗透压的降低而异常抑制，尿渗透压 >100mOsm/kg，而且尿钠浓度 >40mEq/L。研究表明，外伤性脑损伤（Traumatic Brain Injury，TBI）后急性期由于抗利尿激素不足则为21%～26%，抗利尿激素释放不当综合征（SIADH）为14%，分别有5.8%、9.8%、41.6% 和20.4%的患者促甲状腺素、促皮质激素、促性腺激素和生长激素缺乏，均可导致患者发生低钠血症。而尿崩症患者有3%可发生严重高钠血症；但在 TBI 后一年，仍有25%～50%的患者发生持续的垂体功能降低，包括生长激素17.6%～37.7%、促性腺激素7.7%～13.4%、促皮质激素8.4%～19.2%、促甲状腺素4.3%～5.8%。大多数为单个腺体功能失调，有9%～10%的患者合并两个或两个以上的下丘脑－垂体－肾上腺皮质轴功能障碍，继续影响钠代谢。

（3）伴体内总钠增高的低钠血症：由于水肿性疾病，引起体重和钠总量增加，当水增加超过钠增加时，就引起低钠血症，但有效循环血容量反而降低。包括充血性心衰，肝硬化，肾衰竭和肾病综合征，其病理生理机制可能是非渗透性 ADH 释放和到达肾单位的血流量减少。

2. 临床表现　低钠血症的临床表现依据其发病急缓，可分为急性低钠血症（48h 内）及慢性低钠血症。主要表现为细胞水肿引起的神经系统症状及体征，症状的严重程度与细胞外液渗透压降低速度相关。轻中度低钠血症（Na^+ 浓度 >125mmol/L）一般无症状。早期的症状不典型，包括食欲减退，无力和呕吐。当血浆 Na^+ 浓度 <120mmol/L，出现严重脑水肿症状，包括头痛、嗜睡，木僵、惊厥、昏迷甚至死亡。

由于血钠降低后，血浆渗透浓度下降，ICF 相对高渗，水从 ECF 转移到细胞内，可引起脑细胞水肿。急性低钠血症时，因脑细胞尚无适应性反应，水进入较多较快，临床症状及体征较显著。慢性低钠血症时，细胞内的溶质可外移，初始为 Na^+ 和 K^+，而后为氨基酸，从而使神经细胞内的渗透克分子浓度也下降，与血浆的渗透克分子浓度达平衡状态，故临床症状及体征较轻。而其引起的神经系统症状则是因细胞外 Na^+ 浓度减少引起的细胞膜电位变化。

3. 治疗　轻度或无症状性低钠血症一般不必治疗，主要以处理原发性疾病为主。严重低钠血症或伴有明显症状的低钠血症应及时处理。治疗低钠血症的目的是纠正血浆渗透浓度接近正常水平，以利于脑组织细胞内水外移，减轻脑水肿。伴体内总钠减少的低钠血症治疗应补充等张溶液，一旦细胞外液量得到纠正，ADH 分泌减少，尿量增加，低钠血症自然得到纠正。而对于伴体内总钠正常或增多的低钠血症患者则要限制液体入量，其他治疗则包括肾上腺激素和甲状腺激素的补充，纠正心功能等。

急性症状性低钠血症需要紧急治疗，使 Na^+ 大于 125mmol/L，一般可以缓解症状，但速度不能太快，否则会产生渗透性脱髓鞘作用，造成中枢神经系统的损害。推荐补钠速度：轻度低钠：≤0.5mmol/（L·h），中度：≤1.0mmol/（L·h），重度：≤1.5mmol/（L·h）。

治疗的原则和方法：

（1）急性低钠血症治疗

1）治疗目标在于使已经肿胀的脑细胞回缩，以控制抽搐和昏迷等神经症状。血浆 Na^+ 浓度不低于 110mmol/L，可首选等张 NaCl 溶液，用量可用下述方法计算：

需补充的 $[Na^+]$ = 总体液量（total body water，TBW）×（Na - 的期望值）-（Na^+ 实际测得值）

如：60kg 女性患者，血浆 Na^+ 118mmol/L，需要升至 130mmol/L：需 Na^+ 量 = TBW ×（130 - 118），女性 TBW 约为体重的 50%，则 = 60 × 0.5 ×（130 - 118）= 360mmol

0.9% NaCl 溶液每升含 Na^+ 154mmol/L，所以其用量应为：

360/154 × 1 000 = 2 300ml，以 0.5mmol/L·h 的速率输注，维持输注 24h（平均 97ml/h）。

用髓袢利尿药可加速纠正低钠血症，而当血浆 Na^+ 浓度低于 110mmol/L，伴显著临床症状时，可用 3% NaCl，但应注意可能诱发肺水肿、低钾血症、高氯性酸中毒、暂时性低血压及由于 PT、APTT 延长所致出血。

预期 Na^+ 升高程度 ×（体重 × 0.5）= 补充的 Na^+ 量

如：女性患者体重 60kg，血浆 Na^+ 低于 110mmol/L，计划在 1h 内使 Na^+ 升高 5mmol，则：5 ×（60 × 0.5）= 150mmol

3% NaCl 溶液每升含 Na^+ 514mmol/L，所以其用量应为：

150/514 × 1 000 = 290ml

2）用以上溶液静滴，一旦抽搐停止，即减慢滴速，在严密监测血浆 Na^+ 的条件下，使血浆 Na^+ 每小时增高 $1\sim2mmol/L$，直至达到 $130mmol/L$。

3）维持血浆 Na^+ 于 $130mmol/L$ 水平直至 ADH 活性消退。为防止输入等张盐水后被肾"脱盐"（即排出高渗尿），在体内留下新的无电解质水（electrolyte free water，EFW），而使血浆 Na^+ 再度下降，可采取"张力平衡"（tonicity balance）策略：①输入与尿量和尿渗透克分子浓度（urine osmotic pressure，Uosm）相等的高张盐水；②使尿排 Na^+ 减少。若尿液为高渗，可应用袢利尿药或渗透性利尿药，使尿转呈等渗后才开始输入与尿量相同的等张盐水，直到刺激 ADH 释放的诱因消退。随患者开始排稀释尿，血浆 Na^+ 将自行回升。

（2）慢性低钠血症治疗：慢性低钠血症在住院患者中并不少见，一般无明显与低血浆渗克分子浓度（plasma osmolality，Posm）有关的症状，往往在术前或术后作常规血液电解质测定时发现，病程早已超过 48h，机体组织细胞（尤其是脑细胞）已早完成了"适应性反应"，脑细胞容积已恢复正常，ICF 的张力已经与 Posm 取得平衡。在治疗时为防止渗透性脱髓鞘综合征（osmotic demyelination syndrome，ODS）的发生，应采取按部就班的策略，使ICF 已经低渗的脑细胞有充分的时间重新适应而复原。

存在水肿状态的低钠血症患者，原来总体钠并未减少，且有钠和水潴留。基本处理的重点在于限制钠和水摄入，同时改善循环和促进利尿。对肾衰患者还可应用血液透析和超滤，调整总体水和电解质内稳态。

在处理原发病的前提下，处理慢性低钠血症低渗状态的要点：

1）若患者存在昏迷、抽搐等严重症状，可按急性低钠血症处理，静脉输入高张盐水，至症状消退为度。此为"快处理"。

2）因这类患者脑细胞的大小已近乎正常，为免发生 ODS，不容许使其快速改变。若静脉输入高张盐水，原则是 Na^+ 增高的速率不能快于 $8mmol/（L\cdot24h）$；若患者还伴有低钾血症、营养不良或处于分解代谢状态（例如灼伤患者），补钠速度应更减慢。此为"慢处理"。

3）在慢处理中，输用高张盐水时，宜同时考虑以下三方面：①为使脑细胞内过多的EFW 缓慢消失，除限制输入水量外还可适量选用利尿药等其他措施；②在 EFW 负平衡的同时造成钠正平衡，使 ECF 成分恢复正常；③同时补充 KCl 和其他营养物质，使脑细胞 ICF的组成重新恢复正常状态。

4）与麻醉的关系：低钠血症常常说明患者术前有一系列严重问题，需做仔细的术前评估。所有择期手术，即使没有症状，血浆钠离子浓度均应纠正至大于 $130mmol/L$。严重低钠血症引起脑水肿可表现为术中 MAC 减低或术后易激惹，嗜睡和昏迷。经尿道前列腺切除术（transurethral resection prostate，TURP）患者很容易引起严重的水中毒。

（二）高钠血症

血清 Na^+ 浓度大于 $145mmol/L$。高钠血症多伴有血浆渗透浓度升高，机体钠含量可升高、正常或降低，ECF 容量可正常、减少或增加。高钠血症在开始阶段为 ECF 失水，但随着血浆渗透浓度升高，细胞内水分转移到 ECF，能暂时维持血容量。如缺水不能及时中止，病情进一步加重则会有血压下降。

1. 引起高钠血症的主要原因

（1）口渴反射损坏：昏迷，严重的高钠血症。

（2）利尿：渗透性利尿，酮症酸中毒，非酮症性高渗性昏迷，甘露醇应用。

（3）过度水分丢失：肾脏（神经性糖尿病性尿崩，肾源性糖尿病性尿崩），肾外（出汗）。

（4）混合原因：昏迷加上高张性食管胃反流。

高钠血症一般见于机体丢失水分多于钠盐（低渗性脱水）或者大量 Na^+ 摄入潴留。通常，即使存在肾脏代偿功能损伤，也可以通过口渴反射摄水以避免血浆高渗透压。但是口渴反射只存在于意识正常者。在一些谵妄或过度年幼、年老而无法自觉饮水的病人，就可能发生高渗透压。高渗透压的患者一般血钠水平偏低，正常或者偏高。

最常见的是高钠血症伴有 ECF 量减少，钠与水均丢失，但水的丢失量大于钠的丢失量，形成高渗状态合并脱水。由于低渗性液体的丢失和水的入量不足，一旦发生高钠血症，多表示水丢失量已相当大。

1）伴体内总钠正常的高钠血症：水主要通过皮肤、呼吸道或肾脏丢失。患者主要表现为失水，直至水分大量丢失，才会表现出低血容量，而体内总钠量不低。短暂性高钠血症见于运动、惊厥和横纹肌溶解后大量水进入细胞内。最常见的体内总钠正常的高钠血症，是糖尿病性尿崩（有意识的患者）。糖尿病性尿崩的原因是由于 ADH 分泌减少（中枢性糖尿病性尿崩）或肾小管对正常 ADH 失去反应（肾源性糖尿病性尿崩），引起严重的肾脏浓缩功能损伤。极少数患者出现"本质性高钠血症"，这些患者因为有中枢神经系统疾患，渗透压感受器对渗透压感受压力的基线提高。

2）伴体内总钠减少的高钠血症：高钠血症伴总钠量减少的患者同时丢失水和钠，但水分丢失多于钠盐丢失。这种低渗性脱水可见于肾性（渗透性利尿）和非肾性（腹泻和出汗），患者均表现为低血容量。前者尿 Na^+ 浓度可 >20mmol/L，后者尿 Na^+ 浓度 <10mmol/L。

3）伴体内总钠增多的高钠血症：主要是由于摄入大量高张 Na^+ 溶液（3% NaCl 或 7.5% $NaHCO_3$）所致。也可发生在原发性醛固酮升高和库欣（Cushing's）综合征患者。

4）高渗透压和高钠血症：高渗透压的原因主要为机体总离子浓度增加，常伴有高钠血症（Na^+ 浓度 >145mmol/L），但并非所有的高渗透压都伴有高钠血症。高血糖及其他成分异常增多时，因高渗透压使大量液体由细胞内进入血液，血浆 Na^+ 浓度反而降低。血糖每增加 100mg/dL，血浆 Na^+ 浓度则相应减少 1.6mmol/L。

2. 临床表现　一般表现为低血压、心率加快、中心静脉压降低、少尿及体温上升。由于机体口渴机制的存在，血钠浓度轻微升高（如 3～4mmol/L），即可引起强烈的口渴感。如高钠血症时无口渴感，应警觉患者渗透压感受器或大脑皮质口渴中枢存在缺陷。高钠血症导致脑细胞脱水，将出现中枢神经系统症状与体征，表现为嗜睡或精神状态改变，进一步可发生昏迷、惊厥最终死亡。症状的严重性与水从细胞内移出速度相关，而与单纯 Na^+ 浓度关系不大。其他症状和体征可有休克、肌阵挛、肌震颤、肌强直、腱反射过度等。严重或急性高钠血症，因血浆渗透浓度迅速升高，神经细胞内水分向细胞外快速转移，致脑组织萎缩，脑膜血管撕裂，甚至颅内出血。急性高钠血症血浆 Na^+ 超过 158mmol/L 时，特别在小儿常见惊厥和系列神经系统损伤。慢性高钠血症耐受较好，24h 后随细胞内酸性物质增多，渗透压增加，脱水逐渐停止。

3. 治疗　治疗的目的包括纠正原发病和维持正常血浆渗透压，水容量也应该在48h内补足（用5%葡萄糖低张溶液）。在总体内钠减少的高钠血症患者，因为其失水多于失钠，往往伴有显著的低血容量，因此应先给予等张溶液补充血容量而非低张溶液。而在总体内钠增多的高钠血症患者，则应在给予5%葡萄糖低张溶液的同时给予袢利尿剂。总体内钠正常的高钠血症的患者则多由于糖尿病性尿崩。

治疗高钠血症时，切记不要纠正过快，若血浆渗透浓度迅速降低，神经细胞来不及重新适应，水将从血浆转移进入细胞内，导致脑水肿，出现抽搐，造成脑损害，严重者可致死。故多主张血清钠降低的速度以不超过 0.5mmol/（L·h）为妥。在48h 内，降到 150mmol/L 即可，血清钠不应低于正常。

（1）高钠血症伴有 ECF 容量正常：用下列公式计算体内缺水量。

体内缺水量（L）= 体重（kg）×0.6×（测得血清钠值÷140 − 1）

或假设患者仅有缺水，推理所得：

正常人总体液量为体重（kg）×0.6，正常 Na^+ 浓度 140mmol/L，则该等式应成立：体重（kg）×0.6×140 = 患者目前体液量×实测 Na^+

即：患者目前体液量 = 体重（kg）×0.6×140/实测 Na^+

失水量 = 正常人总体液量 − 患者目前体液量（L）

例如：体重 70kg 男性，测得血 Na^+ 为 170mmol/L，则其缺水量为：

70×0.6×（170÷140 − 1）= 42×0.21 = 8.8（L）

用推算法，则：失水量 = 70×0.6 − 70×0.6×140/170

= 42 − 42×140/170

= 7.4（L）

女性计算体内缺水量时为体重×0.5，瘦人则为体重×0.4。公式中 140 代表正常血清钠水平（mmol/L）。

补充方法：能口服尽量口服，若不能口服可改用鼻饲方法给予。否则用 5%葡萄糖液静脉滴注。补液种类依病因而定，单纯失水者用 5%葡萄糖水，必要时给予少量胰岛素；若同时合并失盐，补液总量的 3/4 可为 5%葡萄糖水，另 1/4 为生理盐水。一般以每小时 180ml 补充所需水为宜，48h 将所需水补完。大量补水时应注意电解质和血流动力学的监测。

（2）高钠血症伴 ECF 容量减少：先给予生理盐水纠正血容量，当血容量基本恢复后，再用 5%葡萄糖液补充所缺的水，调整血清钠的浓度，使其逐步恢复正常。

（3）高钠血症伴 ECF 容量增多：在以 5%葡萄糖液补水稀释血清钠浓度的同时，辅用袢利尿药，排钠利尿，使血清钠和机体含水量都得到纠正。若伴肾衰竭，用透析方法纠正。

在发病较慢的高钠血症中，脑组织通过适应性反应调节自身体积。治疗多用低张晶体溶液、利尿药和/或除去过多钠的方法恢复正常渗透量，纠正速度依据高钠血症发展的速度及相关症状。慢性高钠血症多可以耐受，快速治疗不仅无利反而有害，甚至因脑水肿而致死。

（4）对麻醉的影响：动物试验表明高钠血症增加吸入麻醉药的 MAC。但临床上主要与液体的丢失量有关。低血容量增强麻醉药的血管扩张作用和心脏抑制作用，更容易发生低血压和组织低灌注。血容量减少使静脉麻醉药的用量减少，而心输出量减少，使吸入麻醉药用量增加。显著高钠血症（>150mmol/L）患者择期手术应予延期，直至血容量得到纠正。

二、钾代谢紊乱的临床表现和处理

K^+ 在细胞膜电生理及碳水化合物和蛋白质合成中均起重要作用。细胞膜静息电位取决

于细胞内外 K^+ 浓度之比。细胞内 140mmol/L，细胞外 4mmol/L。细胞外 K^+ 浓度调节主要由细胞膜 $Na^+ - K^+ - ATP$ 酶（细胞内外 K^+ 分布）和血浆 K^+ 浓度（肾脏 K^+ 排泄）决定的。

影响 K^+ 移动的因素：K^+ 移动与细胞外 pH 值、胰岛素和儿茶酚胺水平，血浆渗透压及低温有关。细胞外 H^+ 浓度的变化（pH）也直接影响 K^+ 浓度。酸中毒时，细胞外 H^+ 进入细胞内，取代 K^+，为保持阳离子数目平衡，K^+ 转移出细胞，引起细胞外和血浆 H^+ 浓度增高。碱中毒时则相反。胰岛素和儿茶酚胺可以通过影响 $Na^+ - K^+ - ATP$ 酶而降低细胞外 K^+ 浓度。血浆渗透压急性升高（高钠，高血糖或给予甘露醇）可以引起血钾增高（每 10mOsm/L 相当于 0.6mEq/L）。低温时由于细胞对 K^+ 摄取而引起低血钾。如在低温所致低血钾时补钾，则很可能在复温后引起暂时性血钾升高。运动也可以间接提高细胞外 K^+ 浓度。

K^+ 经肾脏排泄与血浆 K^+ 浓度相平行。高血钾可以刺激肾上腺分泌醛固酮，增加远曲小管对钾的排泄。而肾小管内流量增高（如渗透性利尿）时，K^+ 排出增多。

（一）低钾血症

血钾低于 3.5mmol/L。一般来说，血清钾的浓度与体内钾的总储备成正比。血清钾从 4mmol/L 降到 3mmol/L 时，体内钾的总量约缺失 100~400mmol。

1. 引起低钾的原因　①钾离子进入细胞内：主要是碱中度，胰岛素治疗，应用 β_2 受体激动剂，低温和低钾周期性麻痹及输注冰冻红细胞过程中；②丢失过多；③摄取太少。

2. 临床表现　低钾血症引起的各种症状及其严重程度与血清钾降低程度有关。出现临床症状时，血清钾一般在 3mmol/L 以下。但不同患者之间存在很大的个体差异。其临床表现有以下几方面。

（1）神经肌肉症状：骨骼肌表现为肌无力，严重者累及呼吸肌，可出现软瘫和呼吸肌麻痹。部分患者甚至发生肌纤维溶解。平滑肌无力或麻痹可表现为腹胀、便秘和麻痹性肠梗阻。

（2）心脏症状：是最突出的表现，由于低钾血症影响心肌细胞的除极和复极进程，所以常有心电图改变，其特征性改变是心室复极延迟。表现为 ST 段低平，T 波低平或倒置，u 波增高达 1mV 以上，P-R 和 Q-T 间期延长。因动作电位 0 期去极化速度减慢，导致传导减慢，易发生各种类型的心律失常（见图 3-1），心肌收缩力减弱及由自主神经功能紊乱引起的血压不稳定，慢性低血钾还可以引起心肌纤维化。

（3）肾损害：由于肾小管病变，肾脏浓缩功能明显障碍，引起多尿、夜尿和烦渴。

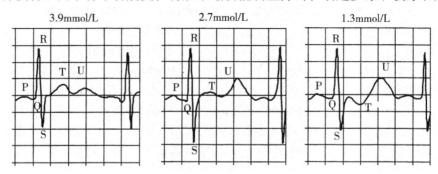

图 3-1　低钾血症心电图改变

（4）酸碱失衡：当 ECF 失 K^+，细胞内 K^+ 移至细胞外，等最 H^+ 和 Na^+ 反向转移，H^+ 进入细胞内增多，致细胞内酸中毒；ECF 中 H^+ 减少，致 ECF 碱中毒。肾小管上皮细胞内 K^+ 减少，而 H^+ 与 Na^+ 交换增加，结果尿液呈酸性。缺钾时，因 K^+ 贮备不足，肾脏保留 Cl^- 的功能减退，肾排出 Cl^- 增多，当 Na^+ 重吸收时，不能与 Cl^- 同时吸收，而与 HCO_3^- 同吸收，结果 HCO_3^- 吸收增加。因此，低钾血症时可出现代谢性碱中毒，而尿呈酸性这一重要特征。

3. 治疗

（1）病因学的治疗：积极防治原发病，如库欣综合征可进行手术治疗。预防导致低钾血症的诱因，如对呕吐、腹泻的患者除补液外尚需补钾。

（2）缺钾量的评估：一般认为血清 K^+ 低于 3.5mmol/L 时，体内缺钾量约为 300 ~ 400mmol，若血清钾为 2.1mmol/L，缺钾量约为 400 ~ 800mmol。但所补充的钾在细胞内外达到平衡约需 15 ~ 18h，故正确估算体内缺钾量相当困难，因而宜边补充边复查，逐步纠正血钾水平。

（3）补钾的方法

1）口服钾盐：轻度低钾血症，口服钾盐即可。

2）静脉滴注补钾：静脉治疗的目的在于使患者脱离急性危险而非完全纠正失钾。外周静脉补钾速度不能超过 9mmol/h，快速静脉补钾（10 ~ 20mmol/h）需要通过中心静脉给药而且需要心电监测。静脉补钾的速度不应超过 240mmol/d。

多采用 10% 氯化钾。1g 氯化钾含 K^+ 量为 13mmol。应注意：①"见尿补钾"，少尿或无尿时，应暂缓补钾。尿量在 30 ~ 40ml/h 以上时较为安全；②补钾速度不宜过快，多限制在 0.5 ~ 1.0mmol/（kg·h）以下，以免发生高钾血症；③补钾速率如达 10 ~ 20mmol/h，应严密监测心电图，同时监测血清钾；④因葡萄糖可刺激胰岛素释放，使 ECF 中 K^+ 转移入细胞内，因此有人建议将钾盐溶解于生理盐水内补充较好。若每升葡萄糖液中只加入氯化钾 20mmol（1.5g），则输入 1L 此溶液可使血钾降低 0.2 ~ 1.4mmol/L。故轻中度低钾血症者合并应用洋地黄时，以此种方式补钾有促发心律失常可能；⑤顽固性低钾血症往往伴有低镁血症，应同时补镁。

合并代谢性碱中毒时首选氯化钾，合并代谢性酸中毒时需补充碳酸钾或者等量的钾盐（醋酸钾或柠檬酸钾），而合并低磷（糖尿病性酮症酸中毒）时应补充磷酸钾。

虽然补充氯化钾是纠正低钾血症最常用的办法，但研究表明，在某些情况下，尽管持续低钾，补充的钾也会随尿排出，或进入细胞内，血钾并不升高，其机制尚有待探讨。

4. 对麻醉的影响 有些患者对肌松药敏感性增加，肌松药量应减少 20% ~ 25%，并应使用肌松监测仪。如无心电图改变，而血钾浓度在 3 ~ 3.5mmol/L，并不增加麻醉风险。但如果患者正在接受洋地黄类药物治疗，则血钾浓度必须在 4mmol/L 以上。

（二）高钾血症

血清钾大于 5.5mmol/L。

1. 高钾血症的原因

（1）钾离子由细胞内转移出：琥珀胆碱、酸中毒、溶血、广泛外伤、高渗透压、横纹肌溶解、精氨酸、β_2 受体拮抗剂及高钾性周期性麻痹等均可引起。在严重烧伤和肌肉失神经支配的患者，琥珀胆碱升高血钾作用增大。洋地黄类药物抑制细胞膜上 $Na^+ - K^+ - ATP$

酶，洋地黄过量可以升高血钾。精氨酸用于治疗碱中毒，精氨酸阳离子进入细胞内，为了保持电位平衡，K^+ 移出细胞外引起高钾。

（2）肾脏排泄 K^+ 减少：肾小球滤过率小于 5ml/min 时容易引起高钾，且尿毒症本身会损伤 $Na^+ - K^+ - ATP$ 酶的活性。醛固酮活性下降可由于原发性肾上腺激素合成障碍或肾素 - 醛固酮系统功能受损。原发性肾上腺功能不全和 21 - 羟化酶缺乏的患者存在肾上腺激素合成障碍。非甾体抗炎药（non - steroidal anti - inflammatory drugs，NSAIDS）、血管紧张素转化酶抑制剂（angiotensin - converting enzyme inhibitor，ACEI）、大剂量肝素和螺内脂等药物也可以通过影响肾素 - 醛固酮系统而引起高钾。

（3）钾摄取过多：除非大量快速静脉补钾，一般不会因为单纯摄入过多而引起高钾。而容易被忽视的 K^+ 来源还有青霉素钾，钾盐和库血的输注。每输注 1U 库血，血钾会增加 30mmol/L。

2. 临床表现　主要症状为肌无力和心律失常。

（1）神经肌肉症状：与低钾血症一样可有肌无力，主要累及骨骼肌，甚至产生肌麻痹、腱反射减低或消失。高钾血症使静息电位降低，当降到与阈电位或以下时，细胞不产生动作电位即出现上述症状。

（2）心脏：出现传导阻滞及各种快速性室性心律失常，严重时能导致心室纤颤和停搏。心电图改变可分为以下几个阶段：第一阶段（早期），因复极加快，出现高尖 T 波，血清钾在 5.5 ~ 6.0mmol/L 水平；第二阶段，QRS 波变宽，Q - R 间期延长和 ST 段降低；第三阶段，P 波降低增宽，最后消失。QRS 时间和 P - R 间期进一步延长，此时血清钾往往大于 8.0mmol/L。第四阶段，QRS 波群极度增宽，因与 T 波融合呈正弦曲线；第五阶段，出现心室纤颤或停搏。上述五个阶段的心电图变化除与血钾的上升高度有关外，还与血钾上升的速度有关（见图 3 - 2）。

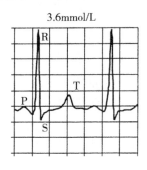 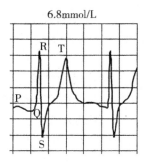 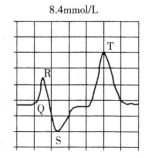

3.6mmol/L　　　6.8mmol/L　　　8.4mmol/L

图 3 - 2　高钾血症心电图改变

（3）中枢神经系统症状：可出现淡漠、迟钝、嗜睡、昏迷等。

3. 治疗

（1）治疗原则

1）限制钾的摄入，停用导致高钾的药物，有醛固酮降低者应用盐皮质激素治疗。

2）促进钾的排泄以及向细胞内转移。

3）拮抗钾的心肌毒性作用。

一般认为血 K^+ > 6.5mmol/L ~ 7.0mmol/L 即为危险水平，对少尿、无尿的患者尤应警惕。

（2）高钾血症的治疗措施

1）拮抗 K^+ 对心肌的毒性作用，常用钙盐，钠盐制剂。①当发生心律失常时可用 10% 葡萄糖酸钙或 5% 的氯化钙 10ml 缓慢静注；②伴低钠血症时，可用 3% ~5% 的氯化钠 100 ~ 150ml 静脉滴注，心、肾功能不全慎用。

2）促进 K^+ 进入细胞内：①静脉滴注葡萄糖－胰岛素液，一般用量为 10% 葡萄糖 500ml + 胰岛素 12.5u；②用 5% 碳酸氢钠 100 ~150ml 静脉滴注，可促使 K^+ 进入细胞内；③β_2 激动剂也可以有效促进 K^+ 进入细胞内，也可用肾上腺素 0.5 ~2mg/min；④术中过度通气。

3）促使钾排出体外：①应用排钾利尿药；②透析。

4）治疗原发病。

临床上治疗高钾血症除要根据心电图及血钾浓度而定外，尚要考虑心脏的稳定性和静脉滴注钙的效应以及钾由血浆进入细胞内再分布的情况而综合制定。

4. 对麻醉的影响　高钾患者择期手术应推迟进行。术中心电监护，在降低血钾同时防止血钾进一步升高。禁用琥珀胆碱，尽量避免输注包括林格液等含 K^+ 溶液，同时避免发生代谢性或呼吸性酸中毒。轻度加大容量负荷，注意监测肌松情况。

三、钙代谢紊乱的临床表现和处理

血浆总钙浓度为 2.1 ~2.6mmol/L。其中 50% 为血清游离钙，40% 为蛋白结合钙，主要与白蛋白结合，10% 与阴离子结合。血浆白蛋白含量的变化可以影响总钙浓度，但对游离钙影响不大，白蛋白每减少 1g/dL，总钙浓度增加 0.8 ~1.0mg/dL。血浆 pH 通过改变蛋白结合率而影响游离 Ca^{2+} 浓度，pH 每下降 0.1u，钙增加 0.16mg/dL。

钙通过胃肠道吸收或者从骨骼重吸收进入细胞外液，但只有 0.5% ~1% 骨钙会被重吸收入细胞外液。钙通过吸收入骨、尿液排泄、胃肠道和汗液排泄等方式从细胞外液中移出。细胞外钙离子浓度受甲状旁腺激素（parathyroid hormone，PTH），维生素 D 和降钙素三种激素的调节，这些激素作用于骨骼，远端肾小管和小肠。PTH 是最重要的钙调节激素，Ca^{2+} 浓度降低刺激 PTH 释放；维生素 D 在体内经肝、肾转化为 1，25－二羟胆钙化醇后，刺激 PTH 释放，促进肠和肾小管部位钙的吸收；由甲状腺滤泡旁细胞分泌的降钙素通过抑制骨钙吸收、增加尿钙排出而降低血钙。

（一）低钙血症

血清钙低于 2.10mmol/L。

1. 低钙的原因　甲状旁腺功能减退是引起低钙的主要原因，包括手术、原发性、内分泌功能缺陷（肾上腺功能不足）或低镁（可引起 PTH 分泌不足），高磷（尤其是慢性肾衰者）及维生素 D 代谢障碍也可引起低钙。

围术期低钙的主要原因为钙离子和库血中柠檬酸离子相螯合，快速大量输注白蛋白也可引起暂时性血钙降低，急性胰腺炎时胰腺炎症坏死释放的脂肪酸与钙结合形成钙皂，引起暂时性血钙降低。少见的原因包括甲状腺髓样癌分泌降钙素、成骨细胞性转移癌（乳癌或前列腺癌），假性甲状旁腺功能减退（遗传性甲状旁腺激素抵抗）。应用肝素、鱼精蛋白、胰高血糖素及大量输血时也会引起暂时性低钙血症。

2. 临床表现　主要为神经肌肉的应激性和兴奋性增高，低钙血症的出现及其严重程度不仅与血钙降低的幅度有关，而且与降低的速度有关。其常见症状有：①神经肌肉症状：有感觉异常，四肢刺痛、发麻，可出现典型的手足搐搦发作；②支气管平滑肌痉挛、喉痉挛、胆绞痛、呃逆见于重度低钙血症者；③神经精神症状：焦虑，烦躁，小儿易激惹；④心血管系统症状：主要为传导阻滞，心律紊乱。心电图 Q－T 间期延长，T 波异常，可有窦性心动过速伴心律失常。心肌收缩力下降可以引起心力衰竭和低血压。对地高辛和 β－受体激动剂的敏感性降低。

3. 治疗　慢性低钙血症可口服钙剂、维生素 D。低血钙危象（血钙＜0.87mmol/L）时，可发生喉痉挛、窒息或惊厥发作，须立即处理，可采用下列措施。

（1）以 10% 葡萄糖酸钙或 10% 氯化钙 10～20ml，缓慢静脉推注，必要时可在 1～2h 后再重复一次。1g 氯化钙含有 272mg Ca^{2+}，而 1g 葡萄糖酸钙含有 93mg Ca^{2+}。

（2）若抽搐不止者，可用上述药物 20mmol 放入 5%～10% 葡萄糖溶液 500ml 中，持续滴入，每小时每公斤体重不超过元素钙 4mg（10% 葡萄糖酸钙 10ml 含元素钙 40mg）。每 2～3h 测血钙一次，以血钙达 2.2mmol/L 左右为宜。

（3）若经上述方法补钙效果不好，应考虑低镁血症。可用 25% 硫酸镁 20ml 肌肉注射或将 25% 硫酸镁 10ml 溶于 5%～10% 葡萄糖液 100～200ml 中静脉滴入。

（4）若抽搐严重，可辅用镇静剂如水合氯醛、苯二氮䓬类等药物。

4. 对麻醉的影响　术前有低钙者术中应监测 Ca^{2+} 浓度，避免碱中毒引起血浆钙进一步减少。大量输注含柠檬酸的库血或者白蛋白时，应静脉补充 Ca^{2+}。低钙可增强巴比妥类和吸入麻醉药的负性肌力作用，对肌松药影响不一，需进行肌松监测。

（二）高钙血症

血清钙大于 2.6mmol/L。

1. 高钙血症的原因　高钙的原因很多，原发性高甲状旁腺激素患者，PTH 释放不受钙离子浓度影响。而继发性高甲状旁腺激素患者，往往因慢性低钙而引起 PTH 增高。肿瘤患者无论是否有骨转移都会有高钙，长期卧床患者因骨质脱钙而血钙升高。维生素 D 中毒、乳碱综合征及肉芽肿性疾病可引起胃肠道钙吸收增多而致高钙。

2. 临床表现　高钙血症最初可出现中枢神经系统改变，如精神错乱、抑郁、反应迟钝、注意力不集中、肌无力、共济失调、易激惹、昏睡甚至昏迷。胃肠道症状有食欲减退、恶心、呕吐、腹痛、便秘，同时胰腺炎和消化性溃疡发病率增高。肾脏表现有多尿、肾结石、少尿性肾衰。心电图特征性改变是 Q－T 间期缩短。严重高钙血症（血清钙大于 4.0mmol/L）时，T 波增宽，顶端圆钝，有 Q－T 间期延长倾向，并可发生心律紊乱。高血压比低血容量更早出现，高钙可以增强洋地黄对心肌的毒性。

3. 治疗　血钙急剧增高超过 3.7～4.5mmol/L，可发生高血钙危象。患者常因心律失常、心跳骤停、循环衰竭而致死，须行紧急处理。

（1）大量给予生理盐水稀释血浆钙浓度和襻利尿剂（200～300ml/h）加速钙排出。此类患者常有脱水，以致使肾小球滤过率降低，减少了钙从肾脏的排出，从而形成恶性循环。故首选静脉滴注生理盐水，不仅能纠正脱水和扩容，改善肾脏灌注，尚能使肾脏排钠增加的同时促使钙大量排出体外。输入生理盐水 1 000～2 000ml 后，如血容量补足，可静脉推注呋塞米 40～80mg，必要时 2～6h 后重复一次。

（2）给予钠制剂（如磷酸二氢钠 60～90mg 静脉注射），抑制肾脏对钙的重吸收；或使用降钙素 2~8U/kg 皮下注射。与肿瘤相关的高钙血症可以用光辉霉素、糖皮质激素拮抗甲状旁腺素的作用。

（3）透析：适用于肾衰、心衰患者。

在抢救的同时，密切监测电解质、血流动力学指标，并寻找病因、治疗原发病。如血磷降低，可口服补充磷酸钠盐；如系维生素 D 中毒，可用皮质激素。

4. 对麻醉的影响 麻醉时，应使用含钠液体扩容稀释血清钙，促使钙从肾脏排出，术中防止酸中毒引起血钙进一步升高。同时注意监测 K^+ 和 Mg^{2+}，对于心电图有异常（P－R间期、Q－T间期延长和 QRS 波增宽）的患者同时行心电监护，肌无力患者应减少非去极化肌松剂的用量。

四、镁代谢紊乱的临床表现和处理

镁是细胞内重要的阳离子，镁参与很多酶的活化过程。只有 1%~2% 镁离子存在于ECF，67% 储存于骨骼内，31% 在细胞内。正常血浆镁离子浓度在 0.7~1mmol/L，主要由胃肠道（吸收）骨骼（贮藏）和肾脏（排泄）三者的相互作用有关。约 50%~60% 的血浆镁是游离状态。

低镁、甲状旁腺激素、低钙、ECF 减少和代谢性碱中毒均增加肾脏对镁的重吸收，而高镁、急性血容量增多、醛固酮增多症、高钙、酮症酸中毒、利尿剂、磷酸盐减少和酗酒均增加肾脏对镁的排泄。

（一）低镁血症

血清镁低于 0.7mmol/L。

1. 低镁血症的原因 低镁很常见但容易被忽视，尤其是病情非常严重的患者。低镁往往伴随着低钾和低磷。低镁的主要原因为摄入过少，胃肠道重吸收减少或者肾脏排泄增多。β 受体激动剂可使脂肪组织吸收镁而引起暂时性低镁。茶碱、利尿药、氨基糖甙类及环孢霉素等多种药物可引起肾脏排镁增加。

2. 临床表现 临床上低镁血症常与原发疾病的临床表现混杂或为后者所掩盖；亦可被其他电解质紊乱所掩盖。轻度低镁血症一般无症状，当血清镁下降到 0.5mmol/L 时，才出现症状和体征，故临床上不易识别，需仔细观察临床表现和分析病情，并进行有关的实验室检查。

1）神经肌肉症状和体征：面神经叩击试验和束臂加压试验阳性，手足搐搦，全身痉挛，肌纤维震颤。

2）精神症状：情感淡漠，抑郁，谵妄，人格改变。

3）中枢神经系统症状和体征：头晕，眼震颤，吞咽困难，手足徐动样运动，腱反射亢进，偏瘫，失语。

4）心脏症状和体征：包括电兴奋和地高辛毒性增加。室性或室上性心律失常，扭转型室速，非特异性 ST－T 改变。低钾可更进一步加重其作用，低镁增加房颤的风险，尤其在伴随低钙时，可出现 P－R 间期和 Q－T 间期延长。

5）电解质紊乱：伴随低钾血症，低钙血症。

3. 治疗 单纯低镁，或由于联合应用利尿药和洋地黄引起的低镁血症可口服镁剂治疗，选用氯化镁，1~2g/d，分次服用。在麻醉手术过程中，低镁血症有增加围术期心律紊乱的危险，并可造成呼吸肌无力，因而在麻醉或术后恢复过程中产生严重后果。可在严密监测下静滴 $MgSO_4$ 1g。治疗急性心律失常时，常用 $MgSO_4$ 8～12mmol/L（200～300mg）于 1～5min 内静脉注射。由于镁对心血管和神经系统具有抑制作用，因此在治疗中监测动脉压、深腱反射及血镁浓度很重要。

4. 低镁对麻醉的影响　虽然低镁本身对麻醉没有太大影响，但其伴随的低钙、低钾和低磷容易引起心律失常，需在术前予以纠正。另外，镁离子本身具有抗心律失常和潜在的脑保护作用，体外循环前常应用镁。

（二）高镁血症

血清镁超过 1.25mmol/L。

1. 高镁血症的原因　血浆镁离子增高主要是由于摄入过多（含镁的抗酸药或泻药）和/或肾脏损害（GFR＜30mL/min）。用镁剂治疗的妊高征孕妇和胎儿可发生医源性高镁。其他少见的原因包括肾上腺功能不全，甲状腺机能减退，和应用锂剂。

2. 临床表现　高镁血症的症状主要是中枢神经及周围神经和心血管系统的抑制。低反应性，镇静，骨骼肌无力是典型表现。高镁可以抑制乙酰胆碱释放，并且使神经肌接头对乙酰胆碱的反应性降低，从而抑制神经、骨骼肌兴奋的传递。镁拮抗钙使血管扩张，心率减慢，心肌受抑制，从而引起低血压。临床表现与血镁水平相关。血镁水平大于 2.0mmol/L 时血压下降，皮肤潮红。大于 3.2mmol/L 时则抑制心脏传导，QRS 波增宽，P－Q 间期延长，自主神经功能障碍，出现恶心、呕吐。在 4.8～6.0mmol/L 时神志淡漠、昏迷、低通气、深反射受抑制和消失、肌无力及麻痹。大于 7.2mmol/L 时可发生完全性传导阻滞及心脏停搏。根据上述情况，临床上用镁治疗的患者应密切监测，以防镁中毒。

3. 治疗　切断所有镁的来源（主要为抗酸药）。高镁血症的治疗包括补液与利尿药的配合使用，袢利尿剂联合 5% 葡萄糖配成 1/2 张溶液可以增加镁从肾脏排泄，但不推荐用大量盐水利尿，因可产生低钙反而加重高镁引起的危害。钙剂可临时用于逆转镁作用，常用 10% 葡萄糖酸钙 10～20ml 缓慢静脉推注以缓解症状，但与高钙血症并存时应慎用钙剂。有肾衰的患者应选用透析治疗。

4. 对麻醉的影响　术中密切监测心电、血压和神经肌肉功能。肌松药应减量 25%～50%。当用利尿剂和低张溶液利尿排镁时需监测尿量。术中最好持续监测镁离子和钙离子浓度。

（柳　钧）

第三节　手术患者的体液平衡与管理

一、体液状态评估

术前访视通过询问病史，体检和实验室检查结果，可对手术患者的体液状态进行初步评估，为制定术前、术中液体治疗方案提供参考依据。

1. 病史　患者的年龄，性别，体重，此次手术治疗的疾病和并存的内科疾病的情况，手术的方式，术前禁食时间等均会影响水、电解质平衡。应详细了解患者饮食、摄水量、尿量、失血量和出汗量、有无呕吐、腹泻病史及口渴感等。急诊危重患者，应在手术抢救生命的同时，积极纠正其水、电解质紊乱。

2. **体检** 须注意因水、电解质紊乱对中枢神经系统、循环系统、消化系统、肾脏和外周灌注的影响。

（1）神志：反映了脑血流灌注和脑细胞功能情况。严重脱水时，患者嗜睡，表情淡漠，意识丧失。脑水肿时，患者可出现头痛，昏迷，呕吐，抽搐。

（2）皮肤：皮肤可反映外周组织灌注情况。脱水时皮肤干燥，无光泽，弹性差；末梢循环差时皮肤四肢厥冷；有水钠潴留时皮肤凹陷性水肿。

（3）颈静脉充盈情况：血容量不足时颈静脉塌陷；钠水潴留时颈静脉怒张并伴眼球结膜水肿。

（4）心率和血压：在血容量相对不足时，机体交感神经兴奋，引起外周血管收缩，心肌收缩力加强和心率加快，无明显低血压；只有血容量减少超过体重的30%时，血压才明显下降。仅以心率和血压尚不足以明确判断是否存在低血容量，还应结合病史，体位试验加以判断。患者由仰卧位改为直立体位时，每分钟心率增加10次，或收缩压降低超过20mmHg，提示患者存在血容量不足。

（5）尿量：机体缺水或容量不足、肾血流量及灌注压降低时尿量减少或无尿。

3. **实验室检查**

（1）血清钠：水、钠代谢密切相关。血清钠 < 135mmol/L，提示低钠血症伴低渗性状态。血清钠 > 145mmol/L，提示高钠血症，水分丢失多于钠丢失，处于高渗性状态。

（2）尿生化检查：尿量，尿钠浓度及渗透压监测是常用的监测体液紊乱指标。除尿量反映了容量和组织灌注情况外，尿渗透压、电解质浓度和 pH 有助于鉴别体液紊乱的病因。脱水时尿比重 > 1.010，尿钠低于 10mmol/L，尿渗透压高于 450mOsm/kg，尿素氮与肌酐比值 > 10：1。

（3）血液成分：容量不足，机体缺水时，Hct，Hb，BUN 均上升，进行性代谢性酸中毒；反之，水相对过剩，血液被稀释。

二、常用液体治疗的制剂

常用输液制剂分为晶体液与胶体液二大类。全血制品及常用输液制剂的成分与渗透量见表 3 - 4。

表 3 - 4 常用输注溶液的成分（mmol/L）与渗透压（mOsm/L）

溶液名称	Na⁺	K⁺	葡萄糖	渗透量	pH	其他
正常血浆	135 ~ 155	4.5 ~ 5.4	3.3 ~ 5.0		7.35 ~ 7.45	
库存全血（1 ~ 21d）	168 ~ 156	3.9 ~ 2.1	–	–	7.20 ~ 6.84	Hct = 35% ~ 40%
浓缩红细胞						
（42d）	117	? ~ 49	552		6.6	Hct = 59%
（35d）	169 ~ 111	5.1 ~ 78.5	–	–	7.55 ~ 6.71	Hct = 65% ~ 80%
（21d）	–	? ~ 95	–	–	6.6	Hct = 77%
新鲜血浆	154	–	–	–	–	–
5% 白蛋白	145 ± 15	< 2.5	0	330	7.4	COP = 32 ~ 35mmHg

溶液名称	Na$^+$	K$^+$	葡萄糖	渗透量	pH	其他
2.5% 白蛋白	145 ± 15	< 2.0	0	330	—	—
血小板	145 ± 15	< 2.0	—	—	7.4	CCP = 20mmHg
10% 右旋糖苷溶液	0	0	50	278	4.0	—
羟乙基淀粉	154	0	0	308	5.9	—
明胶	154	< 0.4	0	274	7.4	
乳酸林格氏液	130	4.0	0	273	6.5	乳酸盐 = 28
勃脉力 A	140	5	0	294	7.4	醋酸根 = 27
						葡萄糖酸根 = 23
						Mg = 3
生理盐水	154	0	0	308	6.0	—
3% 盐水	513	0	0	1026		
5% 盐水	855	0	0	1710		
7.5% NaHCO$_3$	893			1786		HCO$_3$ = 893
5% 葡萄糖溶液	0	0	50	278	4.5	

（一）晶体液

晶体溶液含有水和电解质，包括平衡盐溶液、高张盐水和低张盐水。液体治疗时晶体溶液可提供水分及电解质，并能起扩容作用。用等张晶体溶液扩容的量必须是失血量的 3 ～ 4 倍。

1. 乳酸钠林格液　乳酸钠林格氏液的电解质浓度与 ECF 相似。钠离子浓度低于生理盐水，渗透量比生理盐水低。该溶液增加了乳酸钠 28mmol/L，经肝脏代谢后变为等当量的 HCO$_3$，有缓冲酸性物质作用。术前、术中使用乳酸钠林格氏液具有降低血液黏稠度，稀释血液，有利于微循环灌注，扩容，保护肾功能和纠正酸中毒的功能。

2. 勃脉力　属平衡盐溶液，除不含 Ca^{2+} 外，其组成成分与 ECF 更近似。pH 值与血浆相同，故不易引起静脉炎，与碱性药物合用时不会产生浑浊沉淀。其所含 Cl$^-$ 浓度为 98mmol/L，低于生理盐水与乳酸林格氏液，大量应用不会引起高氯性酸中毒。以醋酸根和葡萄糖酸根作为抗酸的缓冲物质，可避免肝肾功能差时，大量使用乳酸钠林格氏液所致的血浆乳酸根浓度增高（乳酸酸中毒）。适用于术中液体治疗，失血性休克的液体复苏及防治代谢性酸中毒。

3. 生理盐水　0.9% NaCl，等渗等张，但 Cl$^-$ 含量超过 ECF，大量使用会产生高氯血症。因不含缓冲剂和其他电解质，用于颅脑外伤、代谢性碱中毒或低钠血症患者，优于乳酸钠林格氏液。因不含 K$^+$，更适合于高血钾患者（如肾衰需反复行血管造瘘者），主要用于补充 ECF 丢失和扩容。

4. 高张盐溶液　高张盐溶液的钠浓度达 250 ～ 1 200mmol/L，临床应用较少。其特点为用较小的容量可获得较好的复苏效果。钠浓度越高，复苏所需的溶液量就越少。近年来在创伤（包括战伤）中的应用价值受到人们重视。其原理是利用高张盐溶液的渗透力使水从相对低渗的细胞内转移到血管内，不仅输注的容量小，而且能减轻组织水肿。常用制剂有

3%、5%、7.5%氯化钠和高张复方乳酸钠溶液。

5.5%葡萄糖溶液 为不含电解质的晶体液。因为糖可代谢，所以5%葡萄糖的功能就如无电解质水一样。静注单纯水会使红细胞溶解，但5%葡萄糖溶液是等渗溶液，输注时不会发生溶血。手术创伤刺激会引起儿茶酚胺、皮质醇、生长激素释放增加，导致胰岛素分泌相对不足，葡萄糖利用率下降，形成高血糖，故一般不作为术中补液，主要用于纠正高钠血症和糖尿病患者胰岛素治疗致血糖偏低者。

（二）胶体液

胶体溶液因初始分布容积等同于相应的血容量，故常用于补充等量的血液丢失量。白蛋白半衰期一般是16h，但在病理状态下可以变为2～3h，如果存在感染，合成胶体、白蛋白制剂及蛋白片断的半衰期更短。血浆替代品对于暂时性扩容很有效，常作为进一步治疗的基础；并具有价廉、能长期保存和减少病毒性疾病传播的优点。

1.5%白蛋白溶液 5%人体白蛋白溶液是从健康人血液中分离的天然等渗胶体液，在60℃下加热至少10h，以减少肝炎病毒或其他病毒类传播疾病。其渗透压接近生理胶体渗透压，若晶体液不能有效维持血容量时可用5%白蛋白扩容，尤其适用于血浆白蛋白丧失的患者（如大面积烧伤）。25%白蛋白制剂为高渗溶液，使用时可用生理盐水稀释至5%。

2.6%右旋糖酐液 右旋糖酐溶液根据分子量的大小分为D40和D70两种。D40的平均分子量40 000，为低分子右旋糖酐。而D70的分子量为70 000，属中分子右旋糖酐。国内还有分子量为20 000的D20，属小分子溶液。右旋糖酐由蔗糖分解而来，最终都可被酶分解为葡萄糖。6%的D70所产生的胶体渗透压高于白蛋白溶液和血浆，适合用于扩充血容量，作用可持续4h。D40在血中停留时间短，扩容作用只持续1.5h，很少用于扩容，常用于改善微循环和血管手术后预防栓塞。右旋糖酐可引起血小板的黏附力下降，剂量为20ml/（kg·d）时，出血时间相应延长。

3.羟乙基淀粉 羟乙基淀粉溶液是从玉米淀粉合成的高分子量支链淀粉。由于支链淀粉会迅速被α-淀粉酶降解，为减少这种降解，在其C2、C3和C6位置上以羟乙基基团取代原葡萄糖基。因此羟乙基淀粉的分类主要参考其两个数值：平均分子量（MW）和取代程度。以平均分子量划分：MW小于100 000称为低分子羟乙基淀粉；在100 000～300 000之间为中分子羟乙基淀粉；大于300 000为高分子羟乙基淀粉；以取代程度（用平均克分子取代级MS表示）：MS 0.3～0.5为低取代级，Ms 0.6为中取代级，MS≥0.7为高取代级。早期使用的706代血浆为低分子量高取代级羟乙基淀粉（MS 0.91，20 000）。因低分子量扩容时间过短，而高取代级使其不易被清除，蓄积后易引起出、凝血障碍，故706代血浆已弃用。目前国内使用的是HAES（商品名：贺斯）和Voluven（商品名：万汶），并逐渐以Voluven取代HAES。它是中分子量低取代级的羟乙基淀粉（MS 0.5，200 000和MS 0.4，130 000）。

现认为在改善休克和低血容量患者的血流动力学效能方面，羟乙基淀粉是代血浆中作用最强、扩容时间最长和较平稳的一种。以目前最常用的6% Voluven为例，其血浆增量效力（即实际血浆增加量/输入量×100%）为100%，以后维持4～6h，可用于血液稀释和扩容，在血浆白蛋白>3g/dl时，可替代白蛋白，维持胶体渗透压，并可改善组织氧供，降低血液黏度。即使是肾功能不全的患者，只要有尿液排出，也可安全应用。其过敏反应少，在临床应用广泛。因其可能因血液稀释而干扰凝血机制，而建议应用剂量为50ml/（kg·d）。

4. 明胶溶液　是人造胶体溶液，临床用于补充血浆容量。目前常用制剂为改良液体明胶，佳乐施（商品名：血定安）分子量为 30 000，浓度为 4%，血管内停滞时间为 3 ~ 4h，低于中分子右旋糖酐和羟乙基淀粉。可反复使用，对凝血系统无明显影响。有报道抢救患者中 24h 内用量高达 10 ~ 15L。适用于低血容量时的扩容，血液稀释，人工心肺孔的预充液。尚有尿素交联明胶，分子量为 27 500 ~ 39 500，浓度 6.4%，半衰期 4 ~ 6h。输注明胶制剂后，偶可出现一过性变态反应，如荨麻疹、低血压、呼吸困难等。

（三）其他特殊液体

1. 高渗氯化钠羟乙基淀粉 40（商品名：霍姆），为 4.2% 的氯化钠与羟乙基淀粉 40 的复方制剂，系高渗晶胶液，与等渗胶体液作用相同。可防止或减轻组织水肿，减轻脑组织水肿、降低颅内压而提高脑灌注压，并有快速扩容，改善微循环的作用。

2. 右旋糖酐 40 与乳酸钠林格液的复方制剂（商品名：绅水清）可用于扩充血容量，改善微循环而防止血栓形成，有渗透性利尿，并补充电解质和水分作用。

3. 复方乳酸钠山梨醇注射液　每 1 000ml 含乳酸钠 3.1g、氯化钠 6g、氯化钾 0.3g、氯化钙 0.2g、D - 山梨醇 50g。

用于代谢性酸中毒或有代谢性酸中毒并需要补充热量的脱水患者，也用于失血、手术时出血、失水症及电解质紊乱，适用于糖尿病患者。成人一次 500 ~ 1 000ml，按年龄、体重及症状不同可适当增减。给药速度成人每小时 300 ~ 500ml。快速大量给药时可能形成水肿或体内离子失去平衡。

禁用于乳酸血症患者及高钾血症、少尿、阿狄森氏病、重症烧伤、高氮血症患者及遗传性果糖不耐受症。

三、术中液体补充方案的设计和实施

术中补液的目的是保持组织的有效灌注压，维持氧运输、体液、电解质浓度和血糖水平在正常范围。一般术中所需输入液体总量为：补偿性扩容 + 生理需要量 + 累计缺失量 + 继续损失量 + 第三间隙缺失量。

1. 术中输液方案的制定和步骤

（1）术前评估患者生理状态，计算已缺失量。

（2）计算每小时生理需要量。

（3）计算禁食所造成的缺失量。

（4）评估麻醉方式将引起的相对容量不足，所需扩容量。

（5）评估手术中的出血量。

（6）评估手术方式所将引起的第三间隙丢失量。

2. 补偿性扩容（compensatory intravascular volume expansion，CVE）　由于麻醉本身可引起血管扩张和心功能抑制，故麻醉前应进行适当的 CVE，以弥补麻醉导致的相对性容量不足。一般在麻醉前或诱导同时静滴 5 ~ 7ml/kg 平衡盐液。

3. 生理需要量　第一个 10kg 的液体量以 4ml/kg 计算，第二个 10kg 的液体量以 2ml/kg 计算，其余公斤体重所需液体以 1ml/kg 计算，可算出机体每小时基本需水量。如果当日尚有额外丧失量（如胃肠引流等），必须同时补充已丧失的水与钠。

4. 累计缺失量　累计缺失量 = 生理需要量 × 禁食时间 + 术前额外缺失量和第三间隙丢

失量。

麻醉诱导前最好输注充足的液体量以恢复血压、心率，使灌注压接近正常。若时间允许，最好也使尿量恢复到正常水平 [>0.5ml/（kg·h）]。

累积缺失量应在入院后 8～12h 内补充。对于择期手术且无额外液体丧失的患者，可在麻醉、手术时间内补完。

5. 继续损失量 术中额外损失的量（如血、腹水）等应得到相应的补充，以维持正常血容量和 ECF 组成。液体治疗时失血量与晶体容积比例为 1：3，而胶体液则为 1：1。

腹水和胸膜腔渗出液在手术中引流速度较快，其电解质组成与 ECF 相似，蛋白含量是血浆的 30%～100%。适合用平衡盐溶液补充。若患者 COP 低于 15～17mmHg 时，需用胶体液补充。

6. 再分布 也称为第三间隙丢失，主要是由于组织水肿或跨细胞液体转移所致，不能参与维持血容量。胶体进入损伤组织的速度虽比进入正常组织要快，但慢于电解质液。第三间隙液的组成与 ECF 相似，适用平衡盐溶液补充。再分布量的多少与手术部位和方式有关。较小的手术，约需 2～3ml/（kg·h），中等程度手术，需 4～6ml/（kg·h），有较大暴露创面的手术，则需 7～10ml/（kg·h）。

7. 术中输液的监测

（1）患者临床症状或体征观察：如皮肤弹性、眼球压、口腔黏膜干湿程度及婴儿囟门是否下陷或饱满，是估计缺水或水过多的重要体征。

（2）呼吸系统监测：①存在自主呼吸的患者，若出现呼吸急促，甚至出现呼吸肌麻痹，应考虑高镁血症；②出现过度通气，应考虑是否存在酸血症；③低通气，须注意是否有碱血症；④若有湿性啰音，乃至泡沫样痰，是肺水肿的征象。

（3）循环系统监测：①颈静脉怒张是水过多征象；颈静脉塌陷多为液体欠缺；②心率增快多由于缺水或低钠血症所致；③低血压见于高镁血症及低钠血症；④心律失常：低钾、高钾、高钙、低镁均可出现心律失常，房室传导阻滞，严重者可致心跳骤停。

有创血流动力学监测：当其他方法无法评估血容量时，CVP 是一个有效手段。但应根据具体临床表现，CVP <5mmHg 可以是正常血容量的表现。补液试验也同样重要，如果 CVP 升高 1～2mmHg，则说明患者血容量欠缺，需要补充更多的液体，如果升高超过 5mmHg，则应适当减慢输液速度。若无右室功能不全、胸内压增高或缩窄性心包炎存在，CVP >12mmHg 则说明血容量过多。而动态监测 CVP，则更有临床指导意义。

如果 CVP 数值与临床表现不相符或有原发或继发性右心功能不全，则需要进行 PAP 监测。继发性右心功能不全常由于肺部疾病或左室疾病引起。有相应临床征象的情况下，PAOP 小于 8mmHg 提示血容量不足。小于 15mmHg 可能是心室顺应性降低引起的相对低血容量，而大于 18mmHg 提示左室容量负荷过重。二尖瓣疾病（尤其是狭窄）、严重主动脉狭窄、左房黏液瘤或血栓可改变 PAOP 与左室舒张末容量间的相关性，胸内压或气道压增加也会引起数据偏差。因而，必须在呼气末监测压力值，并与结合临床表现考虑。

更精确的心室容量监测包括经食道超声或放射性同位素检测，但这些方法不常用。

（4）精神症状观察：①清醒患者出现精神症状：多由于低钠血症或低镁血症；②渴感：只出现于清醒患者，是缺水或高钙所致；③嗜睡：可为低钠血症或酸血症所引起，神志不清则可能为低钠血症所致；④木僵：见于水过多或代谢性碱中毒；⑤肢体麻木：可见于高钙血症。

（5）肌力的改变：①手足搐搦：提示低钙、低镁；②肌无力：提示低钾、高钙或低镁；③肌麻痹：见于低钾、代谢性碱中毒。应用肌松药的患者不能显示肌无力或肌麻痹，但呼吸长时间不恢复或运动肌长时间麻痹，应该考虑到电解质失衡。

另外，若不明原因的体温升高应考虑缺水或低钠血症。未作气管切开的患者，出现喉鸣音，有可能为低钙。

总之，临床实施液体治疗时应加强监测，及时了解手术和病情变化，依据血流动力学和组织氧合等指标，相应地调整输液量、种类和补液速度，从而达到维持手术患者循环稳定，组织灌注良好的目的。

（李淑芬）

第四章
围麻醉期恶心呕吐和误吸的防治

围麻醉期恶心呕吐（postoperative nausea and vomiting，PONV）和误吸可发生在麻醉期间及手术后。围麻醉期恶心呕吐和误吸不仅给患者增添了经济负担，还容易造成食道损伤、颅内高压、水电解质紊乱、影响切口愈合和吸入性肺炎，严重者导致呼吸道梗阻，以致患者死亡。近年来的研究发现，除麻醉因素外，许多与麻醉没有直接关系的因素也可影响患者的围麻醉期恶心呕吐和误吸的发生率，对其好发因素进行正确的评估并积极的采取预防措施，是非常重要的。

第一节　围麻醉期恶心呕吐

一、概念和发生率

恶心是一种心理性感受，通常是呕吐的前驱症状，是一种模糊的、难以描述的咽部和上腹部的不适感，有想要呕吐的感觉。持续时间或长或短，常为间歇性，可单独存在。呕吐可减轻恶心的程度。

呕吐是由位于延髓外侧网状结构呕吐中枢介导的复杂反应，这一中枢能接受神经系统中许多部位发出的冲动，如化学感受器，前庭器，小脑，皮层，脑干和孤束核，这些部位富含多巴胺能、毒蕈碱能、5 - HT 能、组胺能和阿片能受体。呕吐中枢发出冲动，兴奋迷走神经，膈神经和支配腹部肌肉的脊神经，协调完成呕吐动作，导致胃内容甚至小肠内容从口腔排出。

围麻醉期恶心呕吐的发生受多种因素的影响，如患者年龄、性别、手术种类、麻醉方法和手术时间等，其发生率一般处于 20% ~ 40% 之间，而在中耳手术和扁桃体摘除术等手术时其发生率可高达 70%。PONV 的发生有较大的个体差异，目前认为，女性、使用阿片类镇痛药、非吸烟、有 PONV 史或运动史是 4 种主要危险因素。无以上 4 种情况发生率 10%，每具备以上一种情况发生率增加 20%，如患者以上 4 种情况均具备，则发生率高达 90%。

二、解剖和生理学基础

（一）外周感受器

恶心呕吐的外周感受器有两类。

1. 机械感受器　位于肠道肌肉壁上，可被肠道的收缩和扩张激活。胃窦部扩张（如进食过量）和近端小肠扩张（如肠梗阻）均可刺激这些感受器而引起恶心呕吐。

2. 化学感受器　位于肠壁黏膜，控制肠腔内环境的变化，对酸碱、高渗溶液、温度和化学刺激（如硫酸铜）的反应敏感。迷走神经是感受呕吐刺激的主要神经。80% ~ 90% 支配腹腔脏器的迷走神经均为传入纤维，部分为交感神经传入纤维。通过这些传入纤维，把外周感受器接受的冲动传送至中枢神经系统。

（二）呕吐中枢

1. 呕吐中枢　呕吐中枢位于延髓外侧网状结构的背侧部，在迷走神经背侧运动核水平位的孤束核（nucleus tratus solitarius，TNS）附近，也被称为小细胞性的网状结构或催吐中枢。呕吐中枢接受来自咽部、GI 束、纵隔、高级皮层中枢（如视觉、味觉、嗅觉和前庭中枢）及化学感受器触发区（chemoreceptor trigger zone，CTZ）的刺激而引起呕吐。呕吐中枢通过刺激呼吸中枢（吸气中枢和呼气中枢）、血管舒缩中枢、涎核、延髓的兴奋和抑制中枢等，调节呕吐的内脏和躯体反应。

2. 极后区　化学物质刺激脑干背侧可引起呕吐，过去一直认为是直接刺激呕吐中枢所致。研究证明，极后区可感受多种刺激，继而激活呕吐中枢，所以将此区称为 CTZ。而循环中的化学物质均通过这一途径诱发呕吐。

CTZ 位于第四脑室的底部，在极后区中。极后区是脑中包绕脑室的器官之一，位于血 - 脑脊液屏障之外，因此只有血液和脑脊液中的极小分子才能渗透到极后区。

3. 前庭系统　前庭迷路系统是引起运动性呕吐的关键所在，但其发生过程一直不清楚。前庭系统在手术后恶心呕吐中也起一定的作用，某些疾病如中耳炎、迷路的血管病变及肿瘤，某些药物（如毛果芸香碱）能刺激前庭传入神经而诱发呕吐。

4. 高级中枢的影响　大脑对呕吐反射的影响尚不清楚，某些区域（如边缘系统）传入的冲动可诱发呕吐。

5. 呕吐反射的递质　已经证明 CTZ 位于极后区，孤束核是迷走神经传入冲动的初级处理点。一般来说，在脑干的极后区有丰富的多巴胺受体、阿片受体和 5 - HT$_3$ 受体，孤束核富有脑啡肽、组胺和 M - 胆碱受体，外周的小肠壁内神经丛也有 5 - HT$_3$ 受体，这些受体在冲动传递到呕吐中枢的过程中起重要作用，阻断这些受体是目前抗吐药的重要机制。很多研究表明在引起呕吐的因素中，5 - HT 起主要作用，5 - HT 在人类胃肠黏膜的肠嗜铬细胞及血小板中浓度最高，占人体总量的 80%。5 - HT 受体共有四种，其中主要是 5 - HT$_3$ 受体。

（金　胜）

第二节　围麻醉期恶心呕吐的易发因素

研究表明，成人的术后恶心呕吐发病率随着年龄的增加而降低，儿童和青春期患者的手术后恶心呕吐发生率最高；女性患者手术后恶心呕吐的发生率是男性患者的 2 ~ 4 倍；术后恶心呕吐的个体差异较大。麻醉方法和用药以及手术时间及类型均与围麻醉期恶心呕吐的发生密切相关。

一、麻醉因素

(一) 麻醉方法

普鲁卡因等局部麻醉药及其添加剂去氧肾上腺素和肾上腺素均增加手术后恶心呕吐的发生率。在排除低血压和高平面阻滞的前提下，椎管内麻醉后 PONV 的发生率为 13% ~ 42%。术中低血压及缺氧与 PONV 相关，原因可能为呕吐中枢缺血缺氧而导致呕吐。阿托品和安定作为术前用药可以减少麻醉和手术后的恶心呕吐，提示降低迷走神经张力可能对预防 PONV 有一定的作用。

(二) 镇静药物

镇静药物（如地西泮）通过抑制情感激动和诱导睡眠而避免由感官和紧张所引起的恶心呕吐。在发生恶心呕吐后可采用这类药物进行处理，以达到充分的镇静作用。但在呕吐未控制的情况下，切不可应用大剂量的镇静药物，以免影响患者的意识而造成误吸。

(三) 吸入麻醉药

吸入麻醉药引起 PONV 的发生率相对较低。而 N_2O 可能引起 PONV，Nader 等在膝关节手术的全麻患者中发现，N_2O 通过改变中耳鼓室压力而具有明显的致吐作用。N_2O 引起呕吐的其他机制可能为：①作用于中枢性阿片受体，使胃肠道扩张；②N_2O 有增加脑血流量和升高颅内压的作用；③长时间 N_2O 麻醉可使肠腔积气增加；④N_2O 麻醉可冲淡肺泡内的氧浓度，引起弥散性缺氧等。

吸入麻醉药如安氟烷、异氟烷和氟烷等均可导致恶心呕吐，这三种药物与芬太尼联合应用可明显增加手术后恶心呕吐的发生率。

(四) 静脉麻醉药

引起 PONV 最主要的药物是阿片类药物。手术前给予阿片类药物可明显增加手术后恶心呕吐的发生率，一般是未应用阿片类药物患者的 3 倍。在芬太尼家族中，雷米芬太尼引起的 PONV 显著多于阿芬太尼和芬太尼。在小儿患者手术前给予芬太尼，手术后恶心呕吐的发生率可高达 60%。手术前给予吗啡 10mg 可使手术后恶心呕吐的发生率增加至 66.7%。哌替啶对手术后恶心呕吐发生率的影响与其使用剂量有关。阿片类药物所致的呕吐的可能机制为：①与其结构中吗啡母核本身的活性有关，而与其代谢产物无关；②阿片类药物可减慢胃排空的速度，引起胃分泌液和唾液的蓄积导致胃膨胀；③阿片类药物通过刺激迷路增加催吐反射的敏感性，增加小肠 5 - HT 的释放，故而与运动性恶心呕吐具有密切关系；④阿片类药物还促进垂体后叶释放加压素，可减少胃肠活动，与恶心呕吐密切相关。

丙泊酚是新型的麻醉药，围术期恶心呕吐的高危人群，使用丙泊酚进行麻醉诱导和维持时，围术期恶心呕吐的发生率明显下降，说明丙泊酚具有抗呕吐作用。动物实验研究发现，丙泊酚通过对 GABA 受体的抑制和降低极后区中枢催吐感受器的组胺含量而起镇吐作用。

硫喷妥钠可使贲门括约肌松弛，使胃内容物反流，而反流引起的误吸易造成窒息。氯胺酮可以引起 PONV。羟丁酸钠麻醉后患者可发生恶心呕吐。依托咪酯也可使手术后恶心呕吐的发生率增加。咪达唑仑对围术期恶心呕吐的发生率无明显影响。

（五）肌肉松弛药及其拮抗药

有研究表明，N 乙酰胆碱和 5 - HT$_3$ 受体具有基因序列的高度同源性，某些非去极化肌松药可以显示出和 5 - HT$_3$ 受体阻断剂相似的临床作用，故而可以明显抑制 5 - HT$_3$ 受体的表达，从而减少 PONV 的发生。而用新斯的明逆转神经肌肉阻滞作用后可能会导致 PONV 的发生，原因可能为新斯的明通过兴奋胆碱受体、增加胃肠蠕动而增加手术后恶心呕吐的发生率。手术中使用作用时间短的肌肉松弛药如阿曲库铵和维库溴铵时，由于手术后不需要应用新斯的明进行拮抗，故患者的恶心呕吐发生率明显降低。

（六）麻醉操作的影响

插入气管导管时，咽部刺激是不可避免的，这些刺激可引起呕吐反射，持续刺激可诱发干呕甚至呕吐。气管插管操作完成后，呕吐反射反而平息，这可能是对传入冲动的适应与麻醉深度加深联合作用的结果。

拔管时恶心呕吐的发生率也很高，这也是由于气管导管对咽部的刺激所致。有人认为，一旦患者在麻醉后恢复自主呼吸且无需控制呼吸时，就应考虑尽早拔管，以减少拔管时高血压及恶心呕吐。在麻醉恢复期和浅麻醉状态或清醒患者吸痰时，对气管及咽部的刺激极易引起恶心呕吐。

（七）麻醉药物的剂量及麻醉时间

麻醉药物的作用时间越长，其手术后恶心呕吐的发生率越高；麻醉药物的剂量越大，恶心呕吐的发生率也就越高。所以，通过应用较大剂量麻醉药物来维持较深的麻醉是不可取的。如何联合用好麻醉药物，维持麻醉过程平稳是临床麻醉医师应重视的问题。

二、手术因素

手术操作对胃肠道功能的抑制作用比麻醉更强。按手术部位和手术类型，手术后恶心呕吐发生率高的手术有以下几种。

（1）胃肠道手术：因其直接刺激胃肠道和兴奋胃肠道机械感受器，通过迷走神经的传入而引起恶心呕吐。在此类手术患者，手术后恶心呕吐的发生率可高达 70%，不同腹部外科手术操作对胃肠道功能影响的顺序为：切皮 < 分离肌肉 < 开腹 < 游离肠道。

（2）妇产科手术：可能是腹腔内操作和性激素联合作用的结果。

（3）腹腔镜检查和腹腔镜手术：在腹腔镜检查和腹腔镜手术时，应用 CO_2 形成气腹可使腹腔过度膨胀，恶心呕吐的发生率增加。

（4）耳鼻咽喉科手术：与头颈部手术相比，耳部手术 PONV 发生率较高，为 40% ~ 60%，可能与刺激面部神经的分支耳大支（外耳手术）和迷路通路（中耳手术）有关。实施扁桃体摘除术的小儿，手术后恶心呕吐的发生率可高达 80%。这与血液刺激胃化学感受器、手术刺激前庭窝神经或三叉神经、给予氯胺酮、阿片类药物等因素有关。

（5）眼科手术：眼科手术通过前庭系统影响手术后恶心呕吐的发生率，接受斜视矫正术的儿童，手术后恶心呕吐的发生率可高达 85%，可能与牵拉眼内肌引起眼心反射和视觉变形有关。

（6）整形外科手术：手术后恶心呕吐的发生率大约为 40%。

（7）急诊手术：尤其是创伤患者手术，往往由于没有禁食，极易发生恶心呕吐甚至窒息。

三、其他因素

其他因素包括缺氧、低血压、早期进食、提前下床活动等，都与 PONV 有关。但很少有研究认为单个因素有显著性意义。

（金　胜）

第三节　围麻醉期恶心呕吐的处理和防治技术

一、一般措施

（一）解除患者的思想顾虑和急躁情绪

术前术后与患者充分的交流，将手术目的、麻醉方式、手术体位以及手术过程中可能出现的不适等情况，用恰当的语言作具体的解释，针对存在的疑问进行交谈，取得患者的信任，争取充分合作。

（二）禁食

手术前适当禁食的目的在于防止手术中或手术后发生呕吐和反流，避免误吸、肺部感染或窒息。但手术患者可能会出现液体量不足，术后有口渴、眩晕、乏力、恶心等症状。对于围术期严重脱水的患者，补液速度在 20ml/（kg·h）以上可以有效减少术后恶心及口渴、眩晕、乏力等情况发生。

（三）清醒患者避免过度咽部刺激

在过浅麻醉下进行口咽部吸引和拔管，容易使患者发生恶心呕吐。当患者自主呼吸恢复后尽早拔除气管导管，拔管后尽量避免放置口咽通气道，避免反复吸引等对咽部的过度刺激。在饱胃和肠梗阻患者拔管时更要谨慎，以防止恶心呕吐、误吸及窒息。

（四）避免胃部过度膨胀

麻醉诱导期进行面罩加压给氧时，需采用正确的手法托起下颌，以保持呼吸道通畅。另外，面罩通气的压力也不宜过大。同时，在环状软骨和胃部适当加压亦有助于避免气体进入胃内和降低手术后恶心呕吐的发生率。

留置胃肠减压可以缓解胃胀避免胃肠潴留，有助于降低 PONV 的发生。但术后留置的鼻胃管可能刺激咽部引起咽反射而导致恶心和呕吐的发生。

（五）维持呼吸和循环功能稳定

由于低氧血症和低血压也可引起恶心呕吐，所以整个手术过程及手术后都应维持患者的呼吸和循环功能稳定。

吸氧是治疗低氧血症的重要措施，但病因治疗更为重要，如呼吸道梗阻则以通畅呼吸道和增加潮气量最为关键。腹部手术 PONV 高发生率可能与手术操作挤压引起的局部组织缺血、胃肠道组织释放 5 - HT 有关。吸氧可以改善缺氧状态，从而防止 5 - HT 的释放。但也有报道高浓度吸氧并不能有效降低 PONV 的发生率。低血压也应进行病因治疗，同时给予输血、补液，以及使用血管活性药物等。

（六）适当的镇痛处理

由于麻醉性镇痛药如哌替啶也可导致恶心呕吐，因此使用前要权衡利弊，选择适当的药物、给药途径和给药剂量。

（七）其他

手术后应尽量减少患者的移动，避免使用对胃肠道具有严重刺激的药物，对容易引起恶心呕吐的药物如麦角制剂等应慎用。颅内压增高患者应先适当脱水，以降低颅内压，减少围术期恶心呕吐的发生。

二、药物治疗

镇吐药物是通过抑制脑内第四脑室的化学感受区、大脑皮层和耳前庭器、或者直接作用于呕吐中枢而防止或缓解围术期恶心呕吐。

（一）5 – HT$_3$ 受体阻滞剂

它是目前临床应用最广泛的镇吐药，其作用机制是选择性阻断位于化学感受器诱发区和迷走神经末梢的 5 – HT$_3$ 受体，从而达到中枢外周双重抑制作用。属于此类药物的有昂丹司琼（ondansetron）、格拉司琼（grasetron）、达拉司琼（dolasetron）、托烷司琼（tropisetron）、阿扎司琼（azasetron）等。5 – HT$_3$ 受体阻滞剂的药效及安全性相似，仅存在强度与半衰期差异，与传统型镇吐药相比，药效相当甚至更好，而副作用少，偶见有头痛、便秘、肝转氨酶升高、心电图改变等，临床上个别患者可能存在较明显的剂量相关效应。

（二）吩噻嗪类

吩噻嗪类药物通过拮抗多巴胺受体产生镇吐作用，它是作用较强的镇吐药物。其主要作用机制是抑制脑内催吐化学感受器，也具有抗组胺和抗胆碱能作用，除对运动性呕吐无效外，对其他各种呕吐均有效。属于此类药物的有氯丙嗪（chloropromazlne）、异丙嗪（promethazine）、硫乙拉嗪（tiethylperazine）、丙氯拉嗪（prochlorperazine）以及奋乃静（perphenazine）等。这类药物的成本效益此值较低，但不良反应较大，如镇静过度、低血压、锥体外系反应等，故目前临床已少用于治疗 PONV。

（三）丁酰苯类

丁酰苯类药物具有很强的镇静和镇吐作用。这类药物通过阻滞边缘系统、下丘脑和黑质 – 纹状体系统等部位的多巴胺受体而发挥作用，因此不仅具有镇静、抗精神病和镇吐作用，而且对内分泌系统具有明显影响，并能导致锥体外系症状。属于此类药物的有氟哌利多（Droperidol）、氟哌啶醇（Haloperidol）等。近年来，由于氟哌利多引起心脏意外和并发症的报道，美国 FDA 对氟哌利多的使用多次发出警示，建议即使使用小剂量氟哌利多，也应在其他一线药物使用无效时才考虑使用，在使用过程中应监测 12 导联心电图，术后还应观察心电图 2 ~ 3h。虽然有报道小剂量氟哌利多（0.625 ~ 1.25mg）与生理盐水相比，引起的 QT 间期延长没有显著性差异。但随着新型镇吐药的使用，氟哌利多在防治恶心、呕吐中的应用明显减少。

（四）苯酰胺类

常用药物为甲氧氯普胺（metoclopramide）又名胃复安、灭吐灵，为苯胺类替代物。通过阻滞多巴胺受体而作用于延髓催吐化学感受区，有强大的中枢性镇吐作用。同时能兴奋上部胃肠道的活动，使食管括约肌静息张力增加，而幽门括约肌张力松弛，胃肠蠕动增加，胃排空加速，从而加强镇吐作用。该药已广泛应用于化学治疗引起的恶心呕吐，也用于手术后恶心呕吐的预防。

（五）抗组胺类药物

抗组胺类药物主要作用于迷路系统，阻断前庭器的乙酰胆碱受体和孤束核的 H_1 受体，用于防治运动性眩晕和控制中耳手术后的呕吐，此类药最常见的副作用为眩晕、倦怠及头痛。

异丙嗪（promethazine）除具有抗组胺类药物的特性外，还具有明显的中枢抑制、抗晕动病、镇吐、抗胆碱和抗 5-HT 作用。能有效预防手术中和手术后呕吐。但可导致患者手术后麻醉苏醒延迟，在老年患者还可致口干及谵妄。

（六）抗胆碱能药物

包括阿托品和东莨菪碱，能拮抗大脑皮质、脑桥中的 M_1 受体和下丘脑、呕吐中枢的 H_2 受体，同时抑制去甲肾上腺素能系统，使前庭对各种刺激的适应性增强。视物模糊和口干是最常见的副作用，其次为眩晕和精神兴奋等。对儿童、老年及肝肾功能不全患者禁忌使用。目前在围术期主要应用其减少分泌物和拮抗迷走神经效应。

（七）皮质激素类

地塞米松对接受化疗的癌症患者是一种有效的止吐药物。它的作用机制尚不十分明确，可能是通过拮抗前列腺素或释放内啡肽来改善情绪和自我感觉并促进食欲，有可能与抗感染效应及稳定细胞膜有关。

（八）丙泊酚

丙泊酚作为静脉麻醉药用于临床后，便有报道该药物可以大大降低 PONV 的发生。其作用机制可能与其抑制 CTZ、迷走神经及其他相关中枢有关。

（九）联合用药

联合应用作用于不同受体位点的抗呕吐药物较单一药物更能有效的防治 PONV。在这方面已经进行了大量的临床研究，现在已经发现到三联模式，这样不仅可以减少每种药物的剂量，减少其不良反应，而且可以增强疗效。5-HT$_3$ 受体拮抗剂联合氟哌利多或地塞米松是研究较多的联合用药方法。由于地塞米松没有氟哌利多过度镇静、锥体外系反应及心脏意外等不良反应，所以 5-HT$_3$ 受体拮抗剂伍用地塞米松这种组合方式得到了较为广泛的应用。临床上术前评估为 PONV 高危的患者应采用联合用药的防治方法，但对术后已经出现的恶心、呕吐，联合用药是否较单一用药更为有效尚缺乏证据，预防性联合用药的最低有效剂量仍需进一步研究。

三、预防技术

（1）在全身麻醉下或麻醉恢复期出现呕吐时，应立即使患者处于头低位，使声门裂高于食管入口，使胃内容物离开声门，储留在鼻咽腔处。再把患者的头部偏向一侧，大量胃内容物即从口角流出。

在麻醉诱导中发生呕吐时，首先应采取上述体位，如果胃内容物顺利流出，可继续加深麻醉，至反射消失后再彻底清除鼻咽腔内的胃内容物，否则在浅麻醉下清除胃内容物，刺激咽喉部更易诱发呕吐。如果加深麻醉困难，也可使患者清醒，自行吐出胃内容物后重新进行麻醉诱导。

（2）手术后患者严重呕吐可继发严重水、电解质紊乱，尤其是老年人、婴儿和儿童。应严密监测水、电解质平衡，根据需要进行及时补充。如果呕吐影响摄食而致营养障碍时，可给予静脉高营养。

（3）去除病因：如果致呕吐的病因明确，应及时给予处理。如饱胃、胃内积存气体和血液、疼痛、恐惧以及患者咳嗽和挣扎等。

（4）干呕及呕吐时，剧烈的腹肌运动可使上腹部缝线及伤口紧张，甚至可导致伤口裂开。呕吐可使患者头颈部及上胸部小血管内压显著增加，增加了手术后出血的危险性。这些因素都将影响手术患者的预后。所以，呕吐时应加强伤口区的护理、如腹部手术后应用腹带缓解伤口的张力；头面部手术用绷带进行加压包扎等。如果呕吐物将覆盖伤口的敷料污染，应及时给予更换。

（5）因反复发生恶心、呕吐而使患者出现疲劳、不适、紧张和恐惧时，可给予镇静治疗和精神支持疗法。

（齐志温）

第四节　围麻醉期呼吸道误吸

胃内容物误吸是常见的围术期呼吸道合并症，引起了人们的极大关注。一旦发生误吸性肺炎，其治疗方法均为非特异性支持措施，患者的预后极差。

一、概述

误吸是指来自胃、食管、口腔或鼻的物质从咽进入气管的过程，这些物质可以是固体，如食物和异物；也可以是液体，如血液、唾液或胃肠液等。误吸导致急性肺损伤的因素甚多，形成机制比较复杂。

（一）发生率

关于围术期呼吸道误吸的发生率已进行了长期大量的前瞻性及回顾性研究，伴有或不伴有临床不良后果的寂静性误吸（silent aspiration）大约发生在 16% ~ 27% 的麻醉患者，原因是气管插管前面罩通气操作中的胃充气或腹部手术中的肠道操作。对住院手术患者的研究发现，具有明显临床症状的误吸发生率大约为（1.4 ~ 6.7）/10 万，其中大约一半是发生在手术后。在 50 多万门诊麻醉患者进行的多中心研究发现，误吸的发生率大约为 1.7/10 万。

（二）胃内容物反流、误吸的诱发因素

生理情况下，机体主要依靠食管下段括约肌（lower oesophageal sphincter，LES）、食管上段括约肌（upper oesoppageal sphincter，UOC）和各种气道保护反射，来预防胃内容物的反流、误吸。围术期患者发生反流、误吸，主要与患者、手术、麻醉和通气道等因素有关。

1. 患者因素　不同的疾病常引发患者解剖、病理生理变异，其相关诱发因素可使得胃

内容物增加（延迟性排空、胃液分泌增多、未行禁食等）、胃反流增多（LES 功能降低、胃食管反流、贲门痉挛、高龄、糖尿病自主神经病）、喉机能不全（醉酒、脑外伤、脑梗死、脑出血、多发性血管硬化、帕金森病、格林 - 巴利等神经肌肉障碍、颅内肿瘤及创伤等）等。饮酒或低血糖发作可刺激胃酸分泌，而吸烟则一过性降低 LES 张力。另外，胃液酸度、咖啡、巧克力和脂肪食物等亦能降低 LES 的张力。

研究发现，小儿和老年人在围术期更易发生误吸。

一般认为，肥胖患者具有相当高的呼吸道误吸危险性，因为其胃液容量和酸度、胃内压以及胃 - 食管反流发生率增加。

2. 手术因素　急诊手术患者误吸的相对危险性较择期手术患者高 4 倍；较高的 ASA 病情评估分级亦伴有较高的误吸危险性。消化道梗阻是误吸最常见的可预测的因素。

妊娠患者可同时存在数种可能的危险因素。虽然手术前长时间禁食可减少胃内容物的容量，但高达 90% 禁食患者的胃液 pH 值低于 2.5。

3. 麻醉因素　胃内容物反流、误吸不仅受麻醉药、麻醉操作（喉罩置入、气管插管、口咽、气管内吸引等）影响，还与麻醉深度密切相关，若全身麻醉深度不足以抑制气道反射（咳嗽、呃逆或喉痉挛）、胃肠动力反应（作呕、反复吞咽），将会使胃扩张，增加胃内容物反流、误吸的危险。

当麻醉（尤以急诊手术麻醉为甚）结束后，患者未清醒前，胃肠、气道反射已经恢复，此时为呕吐、误吸的高发时期，吸痰、拔管均易诱发。

二、临床表现和病理生理学

（一）临床表现

1. 呼吸系统　除有固体食物误吸造成的明显呼吸道梗阻外，还可出现喘鸣、湿啰音、干啰音、呼吸浅快和心动过速。研究发现，喘鸣不是误吸性肺炎患者常见的临床表现，仅见于大约 1/3 的误吸性肺炎患者。发生喘鸣的原因是支气管黏膜水肿和酸性物质刺激呼吸道引起的反射性反应。清醒患者可感到明显的呼吸困难，咳粉红色泡沫状痰、低氧血症。误吸量较少的部分患者在发生数小时后也可出现明显的临床表现。

2. 循环系统　误吸性肺炎患者可出现需要治疗的血流动力学紊乱。由于肺泡 - 毛细血管膜的完整性遭到损害，所以血浆从肺血管内漏出。循环血容量丧失可造成血液浓缩、低血压、心动过速、甚至休克。肺血管痉挛亦是造成右心功能不全的重要原因。

3. X 线检查　如果误吸量大，肺部可很快出现误吸的放射学表现，或在延迟几小时后出现。胸部 X 线检查中的肺浸润灶分布取决于吸入物的量和误吸发生时患者的体位。根据支气管解剖学，仰卧位误吸最常影响右肺下叶，其次是左肺下叶，而左肺上叶受累的机会则最小。如果肺误吸未合并继发性问题，症状有望在 24h 内出现改善，但放射学表现仍可持续恶化 1 天。

（二）病理生理学

1. 盐酸相关的直接性肺损伤　Mendelson 医师在 1946 年对 44 016 例产科麻醉中由于胃内容物的误吸而导致的急性呼吸衰竭的 66 例（0.15%）作了详尽的报道，此后，以他的名字命名了该综合征，Mendelson 综合征是指少量的酸性物质反流、误吸进入肺内引起的严重肺损伤，常发生在全麻且意识不清时，主要表现为发绀、窒息、心动过速、呼吸困难、肺不张、肺水肿、心力衰竭等。盐酸作为一种强酸性化学物质，对肺可产生直接的损害，使肺泡上皮和肺毛细血管通透性增加，发生出血、坏死、淤血等病理改变。盐酸1h内对肺造成的损伤是盐酸直接作用于肺泡上皮和肺毛细血管所致，其发生是由于盐酸的直接化学灼伤和/或由辛辣素敏感的传入神经介导，速激肽参与的气道黏膜水肿。盐酸吸入后能迅速被中和，因此盐酸直接引起的肺损伤是有限的。多形核中性粒细胞（PMN）与盐酸吸入引起的继发性肺及肺外器官的损害有密切关系，PMN介导的免疫炎症反应是其中的一个重要原因。盐酸吸入后通过补体和细胞因子的激活，白三烯及血栓素的产生，使PMN大量聚集在肺血管床内并通过肺泡-毛细血管屏障进入肺组织。聚集、浸润到肺及肺外器官的PMN可释放多种活性氧代谢物和酶类使组织损伤。

2. 颗粒相关的误吸性肺损伤　肺损伤的严重程度随吸入颗粒的体积和浓度的增加而增加。误吸大的颗粒，可能引起主支气管或叶、段支气管阻塞，出现某一肺段或肺叶以致一侧肺不张，一般多见于右下肺叶。若大量固态食物误吸堵塞主气道而未及时抢救，则迅速导致窒息死亡。胃酸、颗粒或二者的结合物的吸入均可产生一系列肺部炎症反应，但后果有所不同。含颗粒酸性液的吸入在广泛酸损害的基础上，增加了局部的炎症的改变和异物反应，小颗粒成分引起白细胞介素-8（IL-8）的表达强于盐酸。因此，迅速气管插管，清除大的吸入颗粒，改善氧合，阻止进一步的误吸是抢救成活的关键，而这些措施在围术期通常是可行的。

3. 细菌相关的误吸性肺损伤　误吸早期的肺损伤主要归因于炎性反应而不是感染，但误吸后由于吸入物中细菌的直接侵入或后期由于肺部防御结构的降低和破坏，而使细菌感染的几率显著增加。致病菌通常是厌氧菌，且多为口咽部寄居菌。革兰阴性菌和机械通气获得性肺炎中，有34%是由于胃内容物或口咽分泌物的误吸引起，并且是术后致死性肺炎的主要发病原因。

4. 血液相关的误吸性肺损伤　血液的误吸在意外创伤患者中有较高的发生率，尤其是严重颅脑创伤患者往往伴饱胃、颅底骨折和颌面部的创伤，其本身就是误吸性肺损伤的高危人群，出血使血液进入咽喉部，加之意识障碍和气道保护性反射机制的减弱，大大增加了误吸性肺损伤的发生。血液的误吸不仅造成严重的呼吸功能障碍，而且激活凝血系统，从而使血液误吸后早期的局部肺损伤演变为全身凝血功能障碍，继发性加重出血倾向，促进多器官功能障碍的发生。

（刘宏强）

第五节　误吸的预防技术

其主要预防措施包括：消除呼吸道误吸诱因，如手术前禁食、胃肠减压和增强LES的屏障压；防止胃内容物进入肺内，如满意的呼吸道管理；防止和减轻误吸物对肺组织的损伤，如预先应用药物来降低胃液的量。

一、消除误吸的诱因

（一）手术前禁食
择期手术前常规禁食禁饮（nin per os，NPO）目的在于使胃充分排空，以预防麻醉期间由于误吸胃内容物所致的吸入性肺炎，即 Mendelson 综合征。一定时间内的术前禁食禁饮是预防术中反流及误吸的重要措施。国外 NPO 大多从术前一天午夜开始，我国教科书也建议择期手术前至少禁食 12h，禁饮 4～6h。近年来的大量研究表明，如果禁食禁饮时间过长，则会适得其反，导致患者出现一系列不良反应，直接影响麻醉、手术的安全性及患者术前的舒适度，甚至使手术延期。长时间禁食禁饮所致的不良反应包括：①烦渴、饥饿。随着禁食禁饮时间的延长，患者口渴、饥饿等不适会随之增加；②外周循环不良。尤其是对于老人和婴幼儿，增加了术中静脉穿刺的难度；③加重原有的慢性疾病。如消化道溃疡，高血压，糖尿病等；④麻醉安全性和手术耐受性差。患者出现虚汗、面色苍白、心慌、发抖、血压下降等症状，不但影响手术麻醉的安全性，而且术中稍失血即可发生血压下降甚至休克，影响手术顺利进行；同时患者血压低，术中血循环差，术后伤口愈合不良的发生率增加；⑤加重应激反应。如烦躁、头痛、焦虑等。

对此，美国麻醉医师协会于 1999 年在 Anesthesiology 刊出了"术前禁食和应用药物减少肺部误吸危险实用指南"，其中提出降低肺误吸危险的禁食建议（见表 4-1）。

表 4-1　降低肺误吸危险的禁食建议

摄入物质	最小禁食时间（h）	摄入物质	最小禁食时间（h）
清液体	2	非母乳	6
母乳	4	便餐（清淡食物）	6
婴儿制品	6		

此建议适用于身体状况好的择期手术患者，不包括孕妇，指南不能保证完全胃排空。其禁食时间适用于所有年龄。清液体包括水、不含果肉的水果汁、碳酸饮料、清茶及黑咖啡。由于非母乳胃排空时间与固体食物一样，当确定合适的禁食时间时，必须考虑摄入量的多少。便餐主要包括面包和清液体。进食油炒或肉或油脂食物会延长胃排空时间。当确定合适禁食时间时，应考虑摄入量及类型等因素。

需要注意的是：①在创伤性患者，NPO 时间不是胃排空的准确指标。一般来讲，明显的严重创伤可完全停止胃排空，所以最后摄食至创伤发生之间的时间才是胃内容物排入十二指肠的确切时间；②目前积累的资料显示，成年手术患者在麻醉诱导前 2～3h 摄入少量清亮液体并不增加胃酸误吸的危险性。但值得注意的是，这些研究包括的仅是健康、非妊娠、非肥胖患者，而且无消化道疾病，未应用阿片类药物或能干扰胃排空的其他药物，所以这些研究结果不适用于上述条件以外的患者；③在正常情况下，成年人摄入的清亮液体能够被快速从胃中排除。给成年人一次饮用 750ml 等张盐水，30min 内 90% 以上可以从胃排至十二指肠内。禁食 2h 后，胃内的液体主要是胃分泌的酸，所以外源性清亮液体趋于稀释内源性胃酸，甚至可加速胃排空；④固体和脂肪食物以及高渗液体能延迟胃排空，正常成年人的胃排空时间为 4～6h，而患者紧张的心理变化和疾病等因素可使胃排空时间明显延长，故成年人一般应在麻醉前禁食 8～12h。

（二）减少胃容量

减少胃内容物潴留是预防围术期反流误吸的最根本措施。对于肠梗阻、上消化道出血、幽门狭窄等患者，在全身麻醉诱导期极易发生呕吐、胃内容反流和误吸，可在手术前插入管腔粗大的硬质鼻胃管，行单次抽吸或留胃管持续引流。研究发现，手术中持续胃减压亦能降低麻醉后反流和误吸的危险性。但另一方面，保留胃管可降低 LES 的括约能力，有助于胃内容物隐匿性反流。应注意在清醒状态下插入鼻胃管，可造成患者明显的不适，诱发患者的恶心呕吐。

（三）促进胃排空和增强 LES 屏障压

1. LES 张力和胃 – 食管运动　　由于胃内容物进入咽部和气管前必须首先通过食管，所以 LES 是人们关注的重点。LES 属功能性描述，而非具有解剖学特征的平滑肌，长度大约为 $2 \sim 4\text{cm}$，靠近胃近端。括约肌通过紧张性收缩机制维持食管远端的关闭，此种关闭状态在食管腔内可形成高压区。正常情况下，当胃内压或腹内压增高时，胆碱能神经反射激活可增加 LES 的张力。LES 和胃之间的压力差通常称为屏障压，是预防胃 – 食管反流的关键。

LES 的功能受神经 – 体液因素的调节。多巴胺和肾上腺素能刺激可降低 LES 的收缩性。已证实 β 受体激动剂和茶碱可降低 LES 的压力和促进胃 – 食管反流。茶碱所致的 LES 松弛可持续数小时之久。β 受体阻滞剂可增加 LES 张力，而抗胆碱药物则降低 LES 张力，并能对抗具有增加 LES 屏障压作用药物的效应。

可降低 LES 张力的其他药物尚有苯二氮䓬类药物、阿片类药物、巴比妥类药物、多巴胺、三环类抗抑郁药、钙拮抗药、硝酸甘油和硝普钠等。虽然琥珀胆碱引起的成束肌纤维收缩可升高腹内压，但 LES 的张力亦升高，从而屏障压维持不变或升高。除了药物影响外，在自主呼吸患者的麻醉中，插入喉罩通气道亦可降低 LES 的屏障压。

在许多情况下，增加 LES 收缩性的药物亦促进胃内容物向前推进而被排入十二指肠，而降低 LES 张力的因素则可延迟胃排空。在小儿和成年人，阿片类药物和抗胆碱药物常抑制消化道活动，从而增加呕吐或反流量。虽然疼痛和焦虑通过兴奋交感神经延迟胃排空，但应用阿片类药物进行镇痛处理可更明显地抑制胃内容物向小肠的蠕动。

2. 常用的胃动力促进药　　使用胃动力促进药可在增强 LES 屏障压的同时促进胃、幽门和十二指肠活动，甲氧氯普胺是此类药物的代表。甲氧氯普胺的作用机制包括：①中枢性多巴胺能作用；②刺激催乳素分泌；③在上消化道阻滞多巴胺能作用和促进胆碱能兴奋作用。

在迷走神经切除的患者，甲氧氯普胺可恢复其胃动力作用。甲氧氯普胺可提高 LES 的收缩性和屏障压，并能加速胃排空。甲氧氯普胺加速胃排空的机制是：①增加胃长轴肌肉收缩的频率和强度，同时松弛胃、十二指肠括约肌；②提高消化道蠕动的协调性。甲氧氯普胺对胃酸分泌无影响。

给患者口服或静脉注射甲氧氯普胺（$10 \sim 20\text{mg}$），无论是否联用 H_2 受体阻滞剂，均能降低胃液残留量。口服甲氧氯普胺的起效时间为 $30 \sim 60\text{min}$，作用时间为 $2 \sim 3\text{h}$。静脉注射甲氧氯普胺（$10 \sim 20\text{mg}$），可在 $10 \sim 20\text{min}$ 内有效排空胃内容物。但在应用阿片类药物或近期摄入有固体食物的患者，甲氧氯普胺并不能有效降低所有患者的胃容量。甲氧氯普胺的副作用有：嗜睡、头晕和无力。虽然锥体外系反应可造成严重问题，但文献报道的发生率仅为 1%。

多潘立酮可特异性抑制上消化道的多巴胺能神经，从而引起锥体外系副作用的可能性低于甲氧氯普胺。西沙比利可促进消化道胆碱能神经的活动，从而可增强消化道的顺行性蠕动，且无明显的中枢神经副作用。但一般不主张将胃促动力药物用于肠梗阻患者。

（四）降低胃液酸度

误吸性肺炎的化学预防法也包括抑制胃酸分泌或中和胃中已存在的胃酸。抑制胃酸分泌能增高胃内容物的 pH 值和降低胃内容物的量，但对胃中已有的酸性液体无影响。虽然中和胃酸能够升高胃液的 pH 值，但也增加胃液的量。正如前述。误吸颗粒性抗酸药物的有害作用雷同于误吸胃酸，所以目前口服使用的预防性抗酸药物仅包括水溶性非颗粒药物。

1. 枸橼酸　最常见的清亮型抗酸溶液是 0.3M 的枸橼酸钠溶液。Bicitra 是一种含枸橼酸钠和枸橼酸的市售制剂。枸橼酸钠溶液的 pH 值大于 7.0，而 Bicitra 的 pH 值为 4.3。在应用 Bicitra 治疗的患者中，低胃液 pH 值见于胃液容量低于 25ml 的患者，从而认为，在胃排空较快的患者，抗酸药物的作用减弱。

值得注意的是，中和胃内容物失败可能与枸橼酸和胃液混合不满意有关。满意的混合不仅需要足够的时间，而且需要患者满意的运动。枸橼酸钠用量较大时可引起恶心、呕吐或腹泻。

2. H₂ 受体阻滞剂　H₂ 受体阻滞剂能抑制基础胃酸分泌以及胃泌素或食物刺激造成的胃酸分泌。目前已有多种 H₂ 受体阻滞剂，最常用的是西咪替丁和雷尼替丁。

（1）西咪替丁（cimetidine）：在择期手术前应用，各种西咪替丁治疗方案均能保证大部分患者的胃液容量和（或）pH 值处于研究者所设定的安全范围。常用的有效给药方案为：手术前夜入睡时口服或肌内注射西咪替丁 300mg；手术当日起床后口服或肌内注射 300mg；手术前 1.5～2h 口服 300～600mg 或手术前 1h 静脉注射 200mg。手术前联合应用西咪替丁和甲氧氯普胺能最准确地将胃内容物的量控制在安全范围内；如果是在手术前夜和手术日早晨用药，一般可使西咪替丁的准确性得到改善。

为了能够尽快达到胃酸中和，并抑制壁细胞的活动，已将西咪替丁 800mg 和枸橼酸钠 1.8g 制成联合片剂，此种制剂形式称泡腾性西咪替丁（effervescent cimetidine）。在健康择期手术患者，麻醉诱导前 2h 服用 1 片泡腾性西咪替丁能明显升高胃内容物的 pH 值和降低胃内容物的容量。在择期或急诊剖宫产前 10～50min 口服半片泡腾性西咪替丁，可使 98%～100% 患者在麻醉诱导和拔管时的胃液 pH 值升高至 2.5 以上。

已确切证实，短期应用西咪替丁相当安全，但快速静脉注射大剂量西咪替丁（400～600mg）能引起低血压和危险的室性心律失常。所以一般认为，静脉应用西咪替丁至少应在 10min 内缓慢给予。在哮喘患者，阻断 H₂ 受体有加重呼吸功能障碍的可能。

（2）雷尼替丁（ranitidine）：是继西咪替丁之后用于临床的另一有效的 H₂ 受体阻滞剂，雷尼替丁基本摒弃了西咪替丁所致的一些不良反应。雷尼替丁的作用时间（6～8h）亦比西咪替丁长，其作用强度大于或等于较老的 H₂ 受体阻滞剂。西咪替丁和雷尼替丁的起效时间相似。

在成年患者，单次静脉应用雷尼替丁（40～100mg）亦能确切升高胃液 pH 值至 2.5 以上，并且其效果明显优于静脉注射西咪替丁 300mg。

大量研究证实，短期内应用西咪替丁和雷尼替丁可安全有效地降低胃液酸度和容量，较新的 H₂ 受体阻滞剂，如法莫替丁（famotidine），一般认为亦能达到同样良好的效果。虽然一般不主张给手术患者常规使用，但在具有误吸胃内容物高度危险的患者，通常推荐应用 H₂ 受体阻滞剂作为药理学预防措施。由于围术期误吸性肺炎的发生率极低，所以该措施的确切临床有益作用仍有待进一步研究。

3. 奥美拉唑　除 H₂ 受体阻滞剂外，奥美拉唑（omeprazole）是用于抑制胃酸分泌最新的药物。奥美拉唑为苯并咪唑衍生物，为一前体药物，在小肠被肠浅表颗粒所吸收，只有在胃壁细胞的高酸性环境中才能转化成活性形式。激活的奥美拉唑可保留在胃壁细胞中长达48h，以长效非竞争形式抑制 H^+ 泵，从而奥美拉唑是选择性抑制胃酸分泌的最终步骤。

奥美拉唑不仅能够长时间近乎完全性地抑制胃酸分泌，而且无明显的副作用。单次应用奥美拉唑（20～40mg）可降低胃酸分泌长达48h。奥美拉唑40mg和80mg可分别使胃泌素刺激的胃酸分泌降低65%和90%。在手术前夜或手术前2h给健康患者口服奥美拉唑40mg，与应用安慰剂的患者相比，奥美拉唑能明显升高胃液的平均pH值，但其效果较泡腾性西咪替丁差。另外，奥美拉唑还可明显降低胃液容量。

二、正确的管理呼吸道

（一）环状软骨压迫操作

1. 操作方法　在麻醉诱导中应用环状软骨压迫法不仅能控制胃或食管内容物反流至口咽部，而且亦可防止胃充气（此乃造成反流和误吸的潜在原因）。麻醉诱导前，应触摸环状软骨，并轻轻将其握持在操作者的拇指和食指之间。在麻醉诱导开始时，主要采用食指对环状软骨加压，一旦患者的意识消失，应采用更高的力量进行压迫，在不造成呼吸道梗阻的情况下密封食管。

2. 环状软骨压迫操作无效的原因　环状软骨压迫操作并不能对具有高度呼吸道误吸危险的患者提供绝对的保护作用，因为多种原因可导致环状软骨压迫操作失败，如：①未能正确确定患者颈部的体表标志，从而在颈部外施加的压力并未真正作用于环状软骨本身；②在麻醉诱导前即应开始环状软骨压迫操作，否则在患者意识丧失和开始环状软骨压迫操作之间的时间间隙内有发生呼吸道误吸的高度危险；③在气管插管和套囊充气前意外性松开对环状软骨的压迫；④当环状软骨压迫操作持续30s以上时，所施加的压力可逐渐下降，说明在困难气管插管的处理中，随着时间延长，环状软骨压迫操作预防呼吸道误吸的效能可能降低。另外，环状软骨压迫操作亦可使气管插管操作过程复杂化，以致气管插管操作的时间延长或气管插管失败，从而增加误吸的危险性。

3. 注意事项　在麻醉诱导中进行环状软骨压迫操作时，即使患者出现呕吐亦不应松开对环状软骨的压迫。如果在麻醉诱导中出现呕吐时松开对环状软骨的压迫，可造成致命性呼吸道误吸。

环状软骨压迫操作可造成呼吸道梗阻，尤其是意外性施加较高压力时。另外，环状软骨压迫操作亦可使患者的头部在颈上发生屈曲，从而影响直接喉镜操作。在环状软骨压迫操作中，试图维持头后仰的操作均能改善直接喉镜显露声门的条件，在操作中，助手可用另一只手放在患者的颈后并将其托起或在颈后放置一小型支撑物。

（二）其他措施

（1）胃肠膨胀患者应该首选清醒气管插管，尤其是合作性良好的患者。临床发现，如果手术前向患者充分说明呼吸道误吸的危险性，大多数患者均能给予满意地合作。如果患者不合作，可采取快速麻醉诱导，对患者先用100%氧去氮，并用小剂量非去极化肌肉松弛药作预箭毒化，以免在注射琥珀胆碱后发生剧烈的肌纤维收缩而增加腹腔内压力。

（2）对于具有呕吐高度危险的患者，气管插管时可采取半坐位或头高足低位，这样由于重力的关系，可使胃内容物保持在胃内。但是，如果出现腹内压明显增高仍可造成反流，因为此时食管入口正好覆盖于声门口，更易造成误吸。

（3）麻醉中采用带有高容量低压套囊的气管导管，以密闭呼吸道。

（4）全身麻醉时或麻醉恢复期出现呕吐时，应立即置患者于头低位，以使声门口高于食管入口，并使胃内容物离开声门和潴留在鼻咽腔处。再把头偏向一侧，大量胃内容物即可从口角流出。

（5）在饱胃患者麻醉结束时，应在患者完全清醒后，于头低位情况下拔除气管导管。如过早拔管则需使患者处于侧卧位或半俯卧位。

（刘宏强）

第六节　误吸性肺炎的处理技术

一旦发生误吸，应立即将患者置于头低位，吸除口咽部反流物，行气管插管，并予机械通气，自主呼吸恢复前，进行气管内误吸物清除；为减少肺损害可给予类固醇、雾化吸入、支气管扩张剂，必要时进行气管内冲洗；及早应用抗生素以防肺内感染；进行血气、胸部 X 线监测，评估肺损害全程和治疗后的转归。

一、清理呼吸道

当发生胃内容物误吸时，应尽快清除口咽部和呼吸道内的固体以及液体物质，以保证呼吸道通畅。可使患者处于头低足高位，并转为右侧卧位。因受累的大多为右侧肺叶，因此可保持左侧肺有效的通气和引流。必要时可迅速用直接喉镜显露口腔和咽喉部，以便在明视下进行吸引和清理。如系固体物可用手法直接清除。

从原则上讲，一旦发生呼吸道误吸应尽快给患者实施气管插管，但在许多患者反流和误吸发生前，可能存在呼吸道管理困难。气管插管后如果患者的病情许可，应尽快实施支气管镜检查，以清除阻塞下呼吸道的物质以及减少肺不张和感染的发生。

二、机械通气

胃内容物误吸的另一重要处理措施即是维持满意的动脉氧合，常需进行机械通气，以克服支气管痉挛、肺水肿和肺通气/血流比率失调所致的通气功能障碍。对于伴有严重支气管痉挛的患者，则需静脉滴注氨茶碱或吸入 β 肾上腺素能支气管扩张剂。

在因误吸性肺炎而需进行机械通气的患者，需要保持一定程度的呼气末正压（PEEP）。但需注意，如果通气压过高使肺单位出现过度膨胀，则可加重肺泡 - 毛细血管膜的损伤。

急性肺损伤可诱发恶性循环，即肺水肿和肺泡表面活性物质丧失互相加重。当肺毛细血管漏出的液体进入肺泡内时，肺泡表面活性物质被稀释或洗出，从而肺泡表面张力增加。肺泡表面张力增加趋于从毛细血管吸出更多的液体进入肺泡，使洗出的肺泡表面活性物质更多。研究发现，只有在同时应用 PEEP ［0.8kPa（$8cmH_2O$）］的情况下，治疗性吸入外源性肺泡表面活性物质才可减轻肺水肿和肺动、静脉血混合。

三、抗生素和激素的应用

一般认为，在误吸胃内容物后，不应预防性应用抗生素。常规应用抗生素不但对继发的细菌性肺炎无预防作用，反而可促进耐药菌株造成的继发性感染。但在误吸污染性物质的患者，则需给予抗生素治疗。

虽然细菌性肺炎不会在误吸发生后立即出现，但肺损伤可降低其对继发性感染的抵抗力，40%的患者可发生重复性细菌感染。当误吸性肺炎合并有细菌感染时，如果患者先前住院时间不长，主要微生物多是口咽部的厌氧菌；如果患者先前住院或患病时间甚长，口咽部菌群中更可能包含有金黄色葡萄球菌、假单孢菌和沙雷菌。虽然酸性胃内容物正常为无菌性，但长期抑制胃酸分泌可使细菌在胃内过度繁殖。

通常将糖皮质激素作为误吸性肺炎治疗中的辅助药物。可能的有益作用包括：①稳定细胞和溶酶体膜；②维持肺毛细血管完整性；③抑制肺泡和呼吸道炎症；④维持远端呼吸道的结构；⑤减轻肺水肿的形成。

四、循环功能支持

剧烈的恶心呕吐可致迷走兴奋，导致心率减慢，血压下降，严重者出现心律失常甚至心脏停搏。应密切观察患者的血流动力学变化，必要时给予血管活性药。PONV 发生后，体液从损伤的肺毛细血管床外渗可造成低血容量性循环功能不全，所以需要大量补充液体。当毛细血管的完整性被破坏时，胶体液在血管内滞留的时间不比晶体液长，所以胶体液在治疗方面并无明显的优点。在此种患者，最常选择晶体液来补充血管内血容量。

（齐志温）

第五章

麻醉并发症防治

第一节 呼吸系统麻醉急危重症

一、呼吸道梗阻

麻醉期间的呼吸道梗阻多为急性梗阻，按发生部位可分为上呼吸道阻塞和下呼吸道阻塞。如未及时处理可造成急性二氧化碳蓄积或（和）低氧血症，严重者可导致心搏骤停。

1. 原因 引起呼吸道梗阻常见的原因有舌后坠、分泌物过多、呕吐和反流、喉痉挛和支气管痉挛、麻醉操作失误或麻醉装置不当、颈部或纵隔肿块、血肿、炎性水肿等均可使气管受压，喉水肿、两侧声带麻痹。

2. 临床征象 ①患者呼吸困难，有强烈的呼吸动作，但无通气或低通气量，呼吸"噪声"增加；②吸气困难，辅助呼吸肌肉参与呼吸运动；③胸部和腹部呼吸运动反常，吸气时胸部不扩张，而腹部隆起，严重者出现胸骨上凹和锁骨上凹下陷以及肋间隙内陷的"三凹征"；④进行性的低氧血症，严重者可有心律失常，乃至心搏呼吸骤停。

3. 处理 ①停止刺激或手术操作，高浓度或纯氧面罩吸入或辅助通气；②迅速查明原因，对因处理。如舌后坠可采取仰头抬颏法或托颌法解决，长时间者可用口咽或鼻咽通气道。紧急气管内插管，如失败可行喉罩通气、迅速环甲膜切开或粗针头穿刺，纯氧或高频通气。气管导管远端梗阻者，可经气管导管插入导管芯使导管通过远端或将阻物推向一侧支气管；必要时气管切开。

二、喉痉挛

1. 原因 多见于全身麻醉插管及苏醒拔管时，呼吸道被刺激而发生。常见的因素有：①浅麻醉下吸痰、放置口咽通气道、气管插管或拔管；②喉头及呼吸道的分泌物、血液、呕吐物等刺激；③浅麻醉下剥离骨膜，扩肛手术，扩张尿道，牵拉内脏，外周疼痛刺激等。④药物如静脉注射硫喷妥钠、吸入难闻的挥发性麻醉药及搬动患者等。

2. 临床征象 ①声带反射性关闭导致声门部分或完全关闭，可出现哮鸣样呼吸困难或"摆动样"阻塞性呼吸，形成吸气时胸壁随膈肌收缩而抬起，但因气体吸入受阻，胸部回缩而不能膨胀，呼气时腹壁因膈肌松弛而下降；②缺氧、高碳酸血症、酸中毒，开始可导致高血压和心动过速，如不及时解除，窒息数分钟后即可出现低血压、心律失常以致心脏停搏；③喉痉挛可分为轻、中、重度。轻度：吸气性喉鸣声调低（鸡啼样喉），无明显通气障碍；

中度：吸气性喉鸣声调高、粗糙，呼吸道部分梗阻，呼吸"三凹征"（锁骨上凹，胸骨上凹，肋间凹）；重度：具有强烈的呼吸动作，但呼吸道接近完全梗阻，无气体交换，发绀，意识丧失，瞳孔散大，心搏微弱甚至骤停。

3. 处理 ①立即停止一切刺激和手术操作，面罩纯氧加压吸入；②轻提下颌可缓解轻度喉痉挛，加深麻醉可缓解轻、中度喉痉挛；③上述措施不能缓解或重度喉痉挛者可应用咪达唑仑 0.08mg/kg 及琥珀胆碱 1.5mg/kg 静注后快速气管插管控制呼吸，以保安全。

三、支气管痉挛

支气管痉挛是指呼吸道反应性亢进，支气管和小支气管平滑肌痉挛性收缩引起呼吸道阻力增加，表现为气管黏膜水肿、分泌物增多，平滑肌收缩。多见于有哮喘史的患者或近期有呼吸道感染者。

1. 原因 ①常发生于对患者气管或支气管的局部刺激（如各种分泌物和支气管插管）；②某些药物或输血的过敏反应时；③释放组胺类药物（如吗啡、右旋筒箭毒碱、阿曲库胺）可加重支气管收缩；④手术操作如浅全身麻醉时剥离骨膜，扩肛手术，肺门、腹腔或盆腔等部位的操作；⑤哮喘、慢性阻塞性肺病史。

2. 临床征象 ①特征是哮鸣样呼吸，呼气时呼吸困难更明显。麻醉中则表现为呼吸道阻力增加，挤压呼吸囊困难，甚至不能压入气体；②双肺布满哮鸣音；③严重者可出现静脉回流受阻、导致心排出量减少和严重低血压。

3. 处理

（1）如系全身麻醉插管后发生，应首先检查气管导管位置和深度是否正确，避免插入过深刺激支气管和隆突。

（2）提高吸入氧浓度和加深麻醉：可缓解因麻醉过浅导致的支气管痉挛，因呼吸道阻力大，宜加用静脉全身麻醉药。首选氯胺酮，因该药此时兼有加深麻醉和内源性儿茶酚胺释放作用，可促使支气管扩张。其次可用丙泊酚，该药较巴比妥类药更少引起支气管收缩。

（3）支气管解痉药物治疗：吸入或静注选择性 β_2 受体激动药，如沙丁胺醇、奥西那林、抗胆碱药（如阿托品）、茶碱类药，顽固者可加用皮质类固醇类药。

四、缺氧

1. 原因 ①通气不足，呼吸抑制、呼吸道梗阻、肌松药残余作用、限制性通气障碍等；②FiO_2 降低，中心供氧中止（或氧气筒用尽）、氧流量不足等；③通气血流比例失调，见于肺不张、肺水肿、气胸、单肺通气、术中填塞物和牵引器对肺的压迫等；④弥散障碍如肺水肿；⑤心脏右向左分流；⑥携氧能力下降，见于贫血、二氧化碳蓄积、正铁血红蛋白血症；⑦氧解离曲线左移，见于碱中毒、低碳酸血症、低温、2，3-DPG 浓度降低。

2. 临床征象 根据缺氧的原因和血氧变化，一般将缺氧分为低张性缺氧、血液性缺氧、循环性缺氧、组织性缺氧 4 种类型。麻醉中以低张性缺氧最为常见，PaO_2 降低的原因有吸入气氧分压过低、外呼吸（通气或换气）功能障碍、静脉血分流入动脉。

3. 处理 ①保持呼吸道通畅，纯氧吸入，加大通气量。但氧疗的效果因缺氧的类型而异，对低张性缺氧效果最好；但由于静脉血分流入动脉引起的，因分流的血液未经过肺泡而直接掺入动脉血，故吸氧对改善缺氧的作用较小。血液性缺氧、循环性缺氧和组织性缺氧者

PaO_2 和 SaO_2 正常，吸氧虽可明显提高 PaO_2，SaO_2 的增加却很有限，但吸氧可增在血浆内溶解的氧，对缺氧也有所改善；②在全身麻醉插管状况下，应首先以纯氧手控通气检查两肺呼吸音，观察胸廓和膈肌运动是否充分，评估肺顺应性、气管导管有无阻塞或脱出错位，并及时纠正。如麻醉机及呼吸环路有漏气，应先用简易呼吸器供氧维持人工呼吸，脱机检查纠正故障后再用；③对其他原因进行针对性治疗，如因弥散障碍则加用 PEEP。

五、高碳酸血症

1. 原因

（1）通气不足：①插管全身麻醉时呼吸机设置不当，导致分钟通气量不足或氧流量过低。亦可见于高频通气时间过长；②呼吸道阻力增加：见于上呼吸道阻塞、支气管痉挛、单侧肺通气、慢性阻塞性肺疾病、气胸或血胸等；③延髓呼吸中枢抑制：见于非全身麻醉插管机械通气状况下使用阿片类镇痛药、苯二氮䓬类药的副作用，延髓区的原发疾病与手术创伤；④呼吸肌运动抑制：见于椎管内麻醉时阻滞平面过高、区域神经阻滞时并发膈神经阻滞、全身麻醉拔管后的神经肌肉阻滞药的残留作用。

（2）呼出气体再吸入：见于全身麻醉控制呼吸时钠石灰失效或呼气瓣失灵。

（3）二氧化碳产生过多：可见于腹腔镜手术时外源性二氧化碳吸收过多、超高代谢状态（如恶性高热）。

2. 临床征象

（1）中枢神经系统：烦躁、定向障碍、焦虑不安或嗜睡、肌肉抽动、极度兴奋、惊厥、甚至意识丧失。

（2）循环系统：皮肤颜面潮红，湿热，血压升高，收缩压较舒张压升高更显著，脉压差增大。心率加快，脉搏洪大。椎管内麻醉或使用神经节阻断药者，血压可显著下降，严重者循环抑制，血压进一步下降，心律失常（阈值 $PaO_2 > 92mmHg$），甚至心搏骤停，尿量减少或无尿。

（3）呼吸系统：呼吸急促，加深、加快，通气量可超过正常人 1 倍以上，严重者呼吸抑制，变浅、变慢。

（4）其他：$P_{ET}CO_2$ 和 $PaCO_2$ 均升高。

3. 处理　①对症对因治疗，如全身麻醉插管时可调高分钟通气量、增加氧流量、排除呼吸道阻力、更新钠石灰、胸膜腔闭式引流、拮抗阿片类镇痛药和肌松药、间歇性过度通气；延髓中枢损伤性抑制及椎管内麻醉平面过高时，则须机械辅助呼吸治疗等；②避免出现二氧化碳排出障碍综合征。

六、气胸

1. 原因　常见于肺大疱自发性破裂、过度正压通气肺泡破裂、穿透性胸外伤、手术意外创伤（如上腹膈下、腹膜后、胸壁、颈部手术）、可能损伤胸膜的各种穿刺意外损伤（如锁骨下或颈内静脉穿刺、心包穿刺、胸腔穿刺、肋间神经阻滞等）。

2. 临床征象　取决于容量和膨胀速度，小量气胸可无明显的呼吸循环障碍；大量气胸可导致明显的肺萎陷和低氧血症；当气体单向进入胸膜腔时则出现张力性气胸，使胸膜腔内压进行性升高，导致纵隔移位、大血管受压、心排血量下降。临床检查可见喘息样呼吸困难、患侧呼吸音减弱、肺顺应性降低、吸气峰压升高、低氧血症。

3. 处理　症状明显者应立即面罩吸氧，并以大号套管针（14～16 号）在患侧锁骨中线第 2 肋间穿刺接 20ml 注射器抽吸并确诊，然后于腋后线第 8 肋间置入胸膜腔引流管。

七、肺水肿

1. 原因　肺内之所以积聚液体，出于以下两种情况。一是肺血管内压增高，即心源性肺水肿；二是非心源性肺水肿，即肺泡、毛细血管的膜渗透性增加，使血管内液迅速外渗出血管。形成这两类肺水肿的病因不同。

（1）心源性急性肺水肿：多因心脏过荷等原因致毛细血管压过高所致。如左室功能衰竭，严重二尖瓣狭窄，全肺切除术，大量、快速输血或输液致容量过荷。

（2）非心源性肺水肿：如肺毛细血管壁通透性增加（氧中毒、尿毒症、成人呼吸窘迫综合征、革兰阴性菌败血症、超敏反应）、血浆渗透性减低（低蛋白血症）、肺部淋巴回流堵塞、未明确原因的肺水肿（如神经源性肺水肿、术中复张性肺水肿、高原性肺水肿、急性肺栓塞）。

2. 判断依据　急性肺水肿有以下共同征象。①呼吸困难显得又急又浅；清醒患者神态焦急、多汗、心率快、颈静脉怒张。呼吸困难症状可以越来越重，发绀，并咯出大量粉红色泡沫痰，这是急性肺水肿的特殊症状；②发病之初，两肺听诊可无异常；随着病情加重，两肺可满布湿啰音和哮鸣音；③血气分析，PaO_2 进行性下降。$PaCO_2$ 在呼吸增快期间，可以正常或低下；待至进入呼吸衰竭，$PaCO_2$ 即可上升。动脉血酸碱度先正常，肺水肿严重时则出现代谢性及呼吸性酸中毒，酸碱度下降；④如做肺动脉舒张压及肺动脉楔压测定，都有上升，中心静脉压亦可升高。

一些较为特殊的肺水肿，麻醉时可能遇到，虽不多见，却须想到。

（1）神经源性肺水肿：颅内病变，如肿瘤、癫痫、颅脑外伤、血肿或颅内高压，患者在这些病变出现不久或经若干天后，突然出现呼吸急促、费力，至病情加重，呼吸可出现不规则或突然停止。患者原无心肺疾患。其症状与一般肺水肿无异，即神经源性肺水肿。

（2）复张性肺水肿：萎缩肺经胸膜腔抽吸或胸膜剥脱复张后所引起的肺水肿，即复张性肺水肿。其主要症状除原有的肺萎陷或不张病史及体征之外，尚有胸膜腔吸引或手术操作史如胸膜剥脱术。多数患者具有急性肺水肿症状，少数仅有胸片 X 线显示。

（3）麻醉性肺水肿：一是呼吸道梗阻引起胸膜腔负压增加；二是过于膨肺，均与麻醉有关。前一类因呼吸道梗阻所致的急性肺水肿，其梗阻可能在术前已存在（巨大扁桃体、甲状腺巨大瘤体压迫呼吸道、会厌炎、呼吸道异物等），也可能原无梗阻，麻醉时发生喉痉挛或严重哮喘或拔管过早，致患者大力吸气，胸膜腔负压增加及缺氧，一旦气管插管成功，症状缓解，即可出现急性肺水肿。后一类过于膨肺，是肺原有残气量增大的情况下（如哮喘、肺气肿等），积极压气入肺；或因气管插管误入单侧主支气管，并用大气量压入，导致急性肺水肿的发生。

3. 处理　立即暂停手术及麻醉，同时积极进行下述处理。

（1）测定：对所有急性肺水肿患者，不论病因如何，都须在治疗开始前建立一些测定，如血气分析、电解质等，这些测定的目的一在掌握病情变化，二在了解疗效，以便作进一步处理。

（2）改善通气：早期可用鼻管、鼻塞或面罩吸氧，严重者应立即做气管插管机械通气，必要时考虑用呼气末加压通气，以提高 PaO_2、减少静脉回心血量。

（3）降低肺动脉楔压：减慢呼吸率、减少静脉回心血量，并继发降低肺动脉楔压，可减轻肺水肿，包括静注吗啡、利尿以减轻前负荷、用血管扩张药以降低后负荷。

（4）增强心肌收缩力：心源性急性肺水肿，静注短效强心苷。经上述处理疗效不明显，应考虑正性肌力药的应用，以多巴胺或多巴酚丁胺较为合适。

八、急性呼吸衰竭

围术期吸入气体与机体组织之间的气体交换障碍即称为呼吸衰竭，其发生原因主要取决于 3 个因素的异常变化：通气、弥散和血流。

1. 原因　主要有中枢性通气障碍、神经肌肉功能障碍、呼吸肌功能障碍（胸或上腹部手术创伤、废用性萎缩、肌营养不良等）、异常通气阻抗（支气管痉挛、支气管内大量分泌物、呼吸道受压或狭窄、气管导管内径过小或扭曲成角、胸膜炎、气胸等）、弥散障碍（石棉肺、结节病、胶原血管疾病、弥漫性肺间质纤维化及广泛性肺细胞癌）、通气-血流障碍（ARDS、COPD、肺炎、肺水肿、间质性肺疾病等）。其他原因可见于低血容量、充血性心衰、休克、贫血、高铁血红蛋白症、围术期高代谢状态如高热、寒战、抽搐、甲亢及脓毒血症等。

2. 诊断

（1）临床表现：自主呼吸可出现呼吸困难，呼吸急促而表浅、频率增快（>30 次/min）；辅助呼吸运动不协调并出现发绀。

（2）辅助检查：急性呼吸衰竭时，吸氧状态下 $SpO_2 < 90\%$，动脉血气分析 $PaO_2 < 60mmHg$、$PaCO_2 > 40mmHg$、pH 下降；X 线床边胸片可发现心源性肺水肿、肺炎、肺不张、气胸及胸膜炎等致病因素；多导心电图可发现心脏病变（心肌缺血、心肌梗死、心律失常），后者可能是急性呼吸衰竭的诱因或继发症。

3. 治疗　包括充分供氧，清除呼吸道分泌物，拮抗残余的麻醉性镇痛药及肌松药对呼吸的抑制作用，机械通气治疗，针对诱因及并发症的治疗，如抗休克、纠正贫血、心律失常、必要的抗生素治疗等。

（柳　钧）

第二节　循环系统麻醉急危重症

一、高血压及高血压危象

高血压指血压升高超过麻醉前血压的 20% 或血压升高 >160/95mmHg。高血压能增加心肌做功和心肌氧耗，对缺血性心脏病患者的危害尤为明显。血压急剧升高可导致急性左心衰、肺水肿和脑血管意外（脑出血）。舒张压 >110mmHg 则为高血压危象，在临床实践中可分为高血压危症（高血压脑病、急性左心衰等）和高血压急症。当患者术前存在高血压、未治疗的临界高血压或不稳定高血压时，术中血流动力学紊乱的可能性较大。

1. 原因

（1）麻醉过浅或镇痛不全：手术刺激强烈时可引起血压升高，心率增快。

（2）麻醉操作：当麻醉诱导后进行气管内插管时，尤其是浅麻醉情况下，喉镜窥视以及气管插管均可发生血压升高（和）或心率增快和心律失常。拔管及气管内吸引操作亦可诱发高血压。局部麻醉的心血管反应，除与局麻药液中加入肾上腺素有关外，在甲状腺手术患者施行颈丛阻滞时，注射不加肾上腺素的利多卡因或丁哌卡因后也可出现血压升高。

（3）二氧化碳蓄积和缺氧：当 $PaCO_2$ 升高时，通过主动脉、颈动脉体的化学感受器可反射性地兴奋延髓心血管中枢，使心率加快、心肌收缩增强，而引起血压升高。轻度缺氧时可兴奋化学感受器而使血压升高，但严重缺氧则抑制循环。

（4）颅内压增高和颅内手术：颅脑外伤或颅内占位性病变患者，当颅内压升高时可出现高血压，经颅骨翻开减压后血压即可下降。颅脑手术时，当牵拉额叶或刺激第 V（三叉神经）、IX（舌咽神经）、X（迷走神经）等脑神经时，可引起血压升高。脑干扭转时也可出现高血压和心率减慢，提示病情危重。

（5）升压药使用不当：升压药单次注入剂量过大或静滴速度过快，均可使血压急剧升高，有的患者即使剂量不大，也会出现血压急剧升高。三环类抗抑郁药或单胺氧化酶抑制药（MAOI）同麻黄碱合用可致严重的高血压反应。

（6）反跳性高血压：见于可乐定、β 受体阻断药或甲基多巴的停药反应。

（7）儿茶酚胺大量分泌：嗜铬细胞瘤患者手术中挤压刺激肿瘤，甚至术前翻动患者，叩击腰部，即可使大量儿茶酚胺进入血循环，从而出现血压剧烈升高。

（8）体外循环中流量过大或周围血管阻力增高：当平均动脉压 > 100mmHg 时，可能出现脑部并发症。

（9）其他：膀胱膨胀、止血带反应。

2. 处理

（1）核实血压数值：间接测压可能与实际血压不符，应仔细核准，直接测压应重新调零。

（2）纠正潜在的病因：加深麻醉，重新评估麻醉深度。

（3）暂停手术操作。

（4）抗高血压药：常用的有乌拉地尔、拉贝洛尔。高血压急症，可选用硝普钠、硝酸甘油静脉滴注输入，伴有心动过速者可合用艾司洛尔、美托洛尔。

二、低血压

血压下降超过麻醉前血压的 20% 或收缩压 < 80mmHg 为低血压。

1. 原因　引起低血压的原因很多，除因每搏量（SV）、心排血量减少和心泵功能低下等因素导致低血压外，尚有以下方面。

（1）血容量不足（前负荷降低）：①术前血容量不足，如术前禁食时间较长，术前失液量过多（幽门梗阻，用利尿药或脱水剂），大量出血或血浆丧失（上消化道出血、肠梗阻和大面积灼伤等）；②术中发生血容量不足，见于手术创伤，失血；手术创面大，失液多，但输注量不足；某些手术如心内直视术使用肝素化，或进行人工心肺机后，因血容量估计不足所致；术中使用大量利尿药，如在脑疝、左心房压力过高时。

（2）麻醉及用药：凡药物直接或间接作用于周围血管而引起血管扩张者，均可因有效循环血容量不足而导致低血压。如吸入全麻药氟烷、恩氟烷和异氟烷均可直接作用于周围血管。在 1～2MAC 时，异氟烷与恩氟烷的降压作用相似，但比氟烷稍强；椎管内麻醉由于交感神经的节前纤维被阻滞，血管扩张，有效循环血量相对减少，可使血压降低。硬膜外阻滞对循环的干扰虽较腰麻为轻，但若阻滞范围过广，尤其对体弱、老年或心血管疾病等代偿功能差的患者低血压的发生率仍高。

（3）心排血量减少：除麻醉药物、低血容量外，尚有心律失常、心肌缺血等心源性因素。

（4）体位和手术干扰：坐位和头高足低位时，由于重力影响，血液多聚集在下肢和内脏血管，不恰当的俯卧位、仰卧位时妊娠子宫（仰卧位低血压综合征）或腹内肿瘤压迫下腔静脉等，均可阻碍静脉回流而致血压下降；手术刺激干扰循环系统的正常调节功能可发生低血压，诸如颅内手术，特别是后颅窝手术刺激血管运动中枢，颈部手术时触压颈动脉窦，剥离骨膜以及牵拉内脏、腹膜和手术直接刺激迷走神经等，均可致反射性低血压，甚至发生心搏骤停。据统计，胆道和胃手术中低血压发生率可高达 65%，腹膜炎和化脓性胆总管炎伴感染性休克时，在低血压的基础上手术刺激易诱发心搏骤停。胸腔或心脏手术中，直接压迫心脏和大血管，常可使血压急剧下降。

（5）输血反应：包括致热原反应、超敏反应、血液污染和溶血反应。前者发生率较高，但一般并不发生低血压；后三者虽较少见，但可并发严重低血压，尤其以输入污染血液最为显著，可发生严重中毒性休克。

（6）其他：如超敏或类超敏反应、肾上腺皮质功能低下等。

2. 处理 ①重新证实血压数值；②减浅麻醉，保持呼吸道通畅；③调整体位（头低位或抬高下肢），排除压迫因素。仰卧位低血压综合征则左侧倾斜30°体位，或垫高产妇右髋部或将子宫推向左侧；④判断原因或容量、阻力、心肌收缩力三者的关系，对因处理。包括扩容、强心、血管收缩药的应用等。

三、心律失常

麻醉中心律失常并非少见，手术前存在疾病或并发症的患者，如各种心血管患者、电解质紊乱、麻醉药、麻醉操作和手术刺激均可导致心律失常的发生，恐惧的患者可发生期前收缩，甚至在麻醉开始前即能发生。麻醉诱导后，最常见的心律失常原因是因呼吸抑制而使血中二氧化碳蓄积，或因外科手术刺激而使交感神经活性增强（特别在敏感部位手术，如眼肌、鼓膜和上腹部）。

心律失常治疗在基本治疗原则指导下应个体化。无器质性心脏病、心功能良好基础上发生的快速心律失常、血流动力学耐受好者，治疗选择余地大，药物耐受好，使用 IC 类药物有良好的疗效；有器质性心脏病、在心功能不全的基础上发生快速心律失常、血流动力学耐受差，尤其有舒张功能障碍者，心动过速发作使血流动力学迅速恶化，心动过速发作时猝死率高，对治疗选择余地小，药物耐受性差，促心律失常发生率高，ＩＣ类药物就不宜选用，胺碘酮为首选防治药物。

心律失常治疗应选最佳治疗方法，各种方法都有自己最佳适应范围，心动过缓有 ny 症状者应起搏治疗。药物治疗最适范围为心房颤动和各种室律不齐。对器质性心脏病伴室性心动过速或室颤动者，Ⅰ类药物已不作为长期的防治药物，胺碘酮优于Ⅰ类药物，植入埋藏式心律转复除颤器（ICD）又优于胺碘酮。

心律失常治疗应在搞清楚性质基础上进行，常规心电图是心律失常诊断的必备工具。根据心电图，心动过速基本可分为 QRS 波正常或 QRS 波增宽。QRS 波正常，R-R 均齐者为阵发性室上速；R-R 不齐者，多为心房颤动，按各自要求加以治疗。QRS 波增宽者基本为室性心动过速（室速），表现单一的 QRS 波形为单形性室速，表现 2 种或 2 种以上的 QRS 波形为多形性室速。单形性室速心功能良好者可接受普罗帕酮治疗，心功能不全者以胺碘酮为安全；多形性室速治疗较为复杂，病因治疗应放在首位，改善心肌供血、纠正心功能不全、纠正电解质紊乱至关重要；长 Q-T 者不宜选用Ⅲ类药物。可见根据心电图特征，不难确定心动过速性质，做出治疗上的选择。

大多数术中或术后发生室上性心动过速的患者血流动力学稳定而不需电复律。在这些患者中，控制心室率是主要治疗措施。延长舒张期能增加左室充盈，增加每搏量；减慢心室率能降低心肌氧耗和心肌缺血的危险。术中可以使用各种房室结阻滞剂控制心率。在静脉用的 β 受体阻断药中，艾司洛尔有快速消除的特点，以分钟为基础静滴使用，便于在引起术中血流动力学变化（出血、腹部牵引）时进行剂量调整。

尽管艾司洛尔有相对 β_1 受体选择性，呼吸道反应性患者对它耐受良好，但其负性肌力作用对左室功能不全的患者有影响。维拉帕米和地尔硫䓬都是钙拮抗药，它们的可调控性不如艾司洛尔，可在数分钟内减慢心室率。另外，地尔硫䓬的负性肌力作用小于维拉帕米和艾司洛尔，较适用于心力衰竭的患者。

许多麻醉状态下发生的室上速会自行缓解，因此在手术室中需要使室上速转为窦性心律的主要适应症为不能耐受或对心率控制疗法无反应，并且据判断有高度缺血发生的危险或血流动力学不稳定者；相反对于术中较稳定的室上速选择性直流电复律会有危险（室颤、心搏骤停、卒中）。而且，术中或术后短时间内导致室上速的因素可能在心脏复律后持续存在并再次导致室上速。

房室交接区性室上过速由包括旁路的折返环路产生（不经房室结旁路的先天性心房心室电偶联），需特别的治疗措施。窦性节律期间，经旁路的顺行传导冲动提前激动心室（预激综合征），心电图表现为 P-R 间期较短（＜0.12 秒），QRS 起始部分粗钝（δ 波）和宽大的 QRS 复合波。房室交接区性室上速的发作通常不会显著影响血流动力学。然而，有室上速和预激综合征的患者有时会发生房颤。

在这种情况下，快速心房冲动（＞300 次/min）经旁路传导束快速传到心室，而在正常情况下相当部分被窦房结系统过滤后传到心室。此时发生室颤的危险可能被房室结阻断药恶化（地高辛、钙拮抗药和 β 受体阻断药），因为它们降低了旁路传导束的不应期。因此，预激综合征患者发生室上性心动过速时不能使用这些房室结阻断药。由于腺苷的半衰期短，可用于阻断预激综合征发生的室上速。除颤设备须准备好，以备万一发生房颤或室颤。普鲁卡因胺能减慢旁路传导束的传导，在不太紧急的情况下或房颤时，可用于逆转预激综合征发生的室上速。

加速性交接区自主心律：异位节律点位于房室交接区，频率多为 70～130 次/min。见于心肌炎、下壁心肌梗死、心脏手术后、洋地黄过量，也可见于正常人。积极治疗基础疾病后心动过速仍反复发作并伴有明显症状者，可选用 β 受体阻断药。如系洋地黄过量所致，应停用洋地黄，并给予钾盐、利多卡因、苯妥英钠或 β 受体阻断药。

宽 QRS 心动过速指发作时 QRS 间期≥0.12 秒的心动过速。以室速最为常见，也可见于下列室上性心律失常：伴有室内差异性传导或窦律时存在束或室内传导阻滞的室上性快速心律失常，部分或全部经房室旁路前传（房 – 室传导）的快速型室上性心律失常（如预激综合征伴有房颤/房扑，逆向折返性心动过速）。血流动力学不稳定的宽 QRS 心动过速，即使能立即明确心动过速的类型，也应尽早行电复律；血流动力学稳定者首先应进行鉴别诊断，可根据病史、既往心电图、发作心电图特点和食管心电图区别室上性快速心律失常或是室速。有冠心病或其他器质性心脏病往往提示室速。既往心电图有差异性传导、束支传导阻滞（或频率依赖性束支传导阻滞）、房室旁路，发作时心电图 QRS 图形与以往相符者提示室上性来源。

在能够明确诊断的情况下可按照各自的治疗对策处理。如经过上述方法仍不能明确心动过速的类型，可考虑电转复，或静脉应用普鲁卡因胺或胺碘酮。有器质性心脏病或心功能不全的患者，不宜使用利多卡因，也不应使用索他洛尔、普罗帕酮、维拉帕米或地尔硫䓬。

手术期室性心律失常的处理：室性心律失常可以根据形态再分类，但对药物治疗的反应不如室上速有特点。非持续性室速（NSVT）是指在心率 >100 次/min 时出现≥3 次的心室异位搏动，持续≤30 秒而且没有血流动力学的波动。对心室功能正常的患者，NSVT 并不预示着更严重的室性心动过速。

如果血流动力学稳定，无须抗心律失常药物治疗。同时，应重视术中新出现的室性期前收缩，要迅速判断潜在的病因（如低血压、缺氧、心肌缺血、电解质紊乱、麻醉过浅等），并做出相应处理。对心室功能较差或左室明显增大的患者来说，NSVT 的出现可能预示将有更严重的心律失常。此时，常常预防性地使用利多卡因，尽管没有在高危患者中评价这一做法的临床统计报道。

大多数类型的持续性室速（单一形态或多形态）或室颤的治疗基本相似。伴有 Q – T 间期明显延长的室速（尖端扭转）的处理较为特殊。像所有伴有血流动力学障碍的持续性室性心律失常一样，尖端扭转需非同步直流电抗休克治疗。其他治疗主要是为了防止心律失常复发，包括镁（2~4g）、钾的补充，提高心率（阿托品，异丙肾上腺素或临时心室起搏），很少需用到 I B 类抗心律失常药（利多卡因或苯妥英钠）。如果尚不明确多形性室性心动过速是否与 Q – T 间期延长有关，可经验性地使用镁和钠通道阻滞剂。

伴有器质性心脏病患者的室性期前收缩，特别是复杂（多形、成对、成串）室性期前收缩伴有心功能不全者预后较差，应该根据病史、室性期前收缩的复杂程度、左室射血分数，并参考信号平均心电图和心律变异性分析进行危险分层。越是高危的患者越要加强治疗。首先应治疗原发疾病，控制促发因素。在此基础上用 β 受体阻断药作为起始治疗，一般考虑使用具有心脏选择性但无内源性拟交感作用的品种。

在下列情况下的室性期前收缩应给予急性治疗：急性心肌梗死、急性心肌缺血、再灌注性心律失常、严重心力衰竭、心肺复苏后存在的室性期前收缩、正处于持续室速频繁发作时期的室性期前收缩、各种原因造成的 Q – T 间期延长产生的室性期前收缩、其他急性情况（如严重呼吸衰竭伴低氧血症、严重酸碱平衡紊乱等）。

四、心肌缺血和心肌梗死

围术期心肌缺血是在手术治疗过程中心脏的严重并发症之一，发生率高达 24% ~ 39%，冠心病患者中更高达 41%。因此围术期心肌缺血发生的评估、预防和有效的诊疗有助于患者近期的康复和远期的预后。常用于手术中监测心肌缺血的方法有心电图、肺动脉压（PAP）和经食管超声心电图（TEE）。其中 ECG 最常用，但要注意 ECG 监测的效率，首先应将监测仪中 ECG 监测调节为诊断模式，以检测 ST 段变化，其次，ECG 导联的数量与位置可影响心肌缺血的检出结果，多数推荐 Ⅱ、V_5 导联（检出率 80%），Ⅱ、V_5、V_4 检出率 96%，也有人认为联合 V_3、V_4、V_5 检出率最高。此外必须知道并不是所有 ST 段变化都是缺血所致。TEE 是监测心肌缺血的高度敏感性指标，PAP 不应作为主要的监测方法。

1. 原因　当冠脉血流减少或（和）心肌机械做功增加而致心肌氧需超过氧供时，就导致心肌缺血。其主要原因有：

（1）原发疾病：冠心病是心肌缺血的最常见原因（90%），当冠脉管腔狭窄 > 50% 时，在 ECG 上即可出现 ST 段改变。此外心肌炎、心包炎、糖尿病、甲亢以及高血压伴左室肥厚者均可发生心肌缺血。

（2）手术应激、神经反射、血流动力学剧烈变化、心动过速或严重的心动过缓、低氧血症、贫血、低温、镇痛不全常可诱发心肌缺血。对高危患者要特别注意避免可控制的临床因素。手术损伤、应激等均可导致心脏的并发症，急诊手术引起的并发症约是择期手术的 2 ~ 5 倍；紧急手术术前常不能对患者的心脏情况进行评估，不能将其状态调整至最佳水平。择期手术心肌缺血的危险性多取决于手术的类型大小，其中已有冠心病病史，发生心肌缺血的可能也高于其他类型的手术。

麻醉方法及药物的选择直接影响患者术中的病理生理变化情况、术后的恢复和心肌缺血的发生率。阿片类对维持心血管的稳定性有较好的作用，吸入麻醉药都具有相似的降低心肌收缩力及心脏后负荷的作用。

（3）危险因子：可能包括已患冠心病、充血性心力衰竭诚、外周血管疾病、高龄、体力严重受限、慢性肾功能不全、未控制的高血压与左心肥厚以及应用洋地黄者，失代偿心脏病如心律失常或慢性充血性心衰与不良后果尤其相关。Lee 等最近确定与不良后果相关的术前危险因子包括高危手术、缺血性心脏病、充血性心衰病史、脑血管病史、术前接受胰岛素治疗，术前血清 Cr > 110μmol/L。

高龄增加了冠脉疾病的发病率，而且由于心肌老化，心肌细胞的储备减少，急性心肌梗死死亡率随着年龄的增长迅速增加。对糖尿病患者应高度重视冠心病的存在，而且应意识到在这些患者中心肌缺血甚至心肌梗死常无临床症状，糖尿病既增加了患冠心病的机会及其严重程度，其并发症如高血糖及低血糖的发生，又会增加围术期血流动力学的应激反应。外周血管疾病而致跛行，行动受限常常掩盖了冠心病的症状。

贫血引起的冠脉系统的应激常加剧心肌缺血的病情，此外，红细胞增多症、血小板增多症及其他致血液黏滞度增高的疾病，影响了冠脉血流，增加了血栓形成的危险性。

2. 临床征象

（1）心绞痛

1）特点：胸闷或心前区压迫感，常位于胸骨后，并向颈部、上肢或肩部放射。

2）伴随症状：气促、出汗、焦虑和疲乏。

3）发作与缓解：发作后数分钟内疼痛达到高峰，休息后减轻；舌下含硝酸甘油后症状在 3～10 分钟内缓解。持续时间一般 <1～10 分钟。

4）ECG：ST 段下移和 T 波倒置，变异型心绞痛者 ST 段升高。

（2）心肌梗死

1）特点：胸骨后压榨、压迫、挤压或钳夹感，疼痛向颈部、牙齿、上肢、肩部、肘部或上、下颌放射，持续时间为半小时至数小时。

2）伴随症状：恐惧，气急，出汗，恶心，呕吐或便意等。

3）ECG：ST 段抬高伴 T 波倒置，异常 Q 波，R 波高度降低。

4）血清酶：肌酸激酶（CK）活性于梗死后 4～6 小时内升高，24 小时达高峰，释放 CK 总量与梗死面积明显相关。乳酸脱氢酶（LDH）于梗死后 1～2 天开始升高，3～6 天达高峰。

5）其他：冠脉造影及 CT 检查。

3. 心肌缺血的预防

（1）加强麻醉管理，尽力维持心肌氧供耗平衡：心动过速是围术期心肌缺血和心肌梗死的主要因素，应予以避免。

（2）预防性和治疗性应用硝酸盐、β 受体阻断药或钙拮抗药可能减轻围术期心肌缺血，但预防性应用硝酸盐是有争议的，目前不支持应用硝酸盐来减轻心肌缺血。也没有研究显示钙拮抗药能预防围术期心肌缺血。β 受体阻断药目前被认为是最有效的预防和治疗围术期心肌缺血的药物，Parermsack 等的研究表明有预防作用的药物是 β 受体阻断药，内源性儿茶酚胺对心脏 β 受体的刺激使心脏耗氧增加，导致了心肌缺血的发生。而 β 受体阻断药阻断了此效应，降低了心脏的氧耗，因而具有保护作用。应用了药物的患者不但减少心肌缺血的发生次数，而且缩短了心肌缺血的持续时间，有利于心肌缺血的尽快恢复。

（3）术后 48～72 小时内心肌缺血的发生率最高，手术的应激、麻醉的影响、血流动力学的改变及疼痛的作用均可导致心肌缺血的发生。因此，术后的处理除了常规的内科药物治疗外，镇痛、镇静日益受到重视。留置硬膜外导管行术后镇痛不仅可以在术后降低交感神经系统的兴奋性，减低疼痛的不良影响，而且可减少术后的高凝状态，降低血液黏滞度，此外对心绞痛、心肌梗死的疼痛亦有作用，胸段硬膜外镇痛（TEA）较腰段置管的硬膜外镇痛（LEA）更有效，现已有研究应用 TEA 治疗恶性、顽固性、内科药物治疗无效的心绞痛并取得较好的效果。

4. 心肌缺血的治疗　一旦发生心肌缺血，首先应排除诱发因素，纠正缺氧、心律失常、电解质失衡以及血流动力学紊乱。需用药物治疗时，可选用以下几种。

（1）β 受体阻断药：能抑制围术期心动过速，在防止围术期心肌缺血方面似最有效。该类药物用于大多数手术患者，并可能减少远期心脏事件。常用的有美托洛尔、艾司洛尔等。目前已证实，β 受体阻断药可用于治疗高血压、室上速、室性心律失常、心绞痛和心肌梗死。该类药物可降低心肌梗死后的再梗死发生率，因此是心肌梗死后长期治疗用药中的基础药物。在气管插管、气管拔管和开胸等肾上腺素能兴奋时，β 受体阻断药可发挥其抗高血压作用，还可减轻心动过速，这是其抗心肌缺血的主要机制。哮喘和 COPD 患者相对禁忌 β 受体阻断药，但是通常可以应用选择性短效 β 受体阻断药，而不会增加呼吸道阻力。

（2）硝酸甘油：此药对全身动、静脉均有扩张作用，可降低左室舒张压和室壁张力，有利于冠脉血流从心外膜流向心内膜，从而改善心肌缺血。

（3）钙拮抗药：常用的有硝苯地平、维拉帕米和尼卡地平等，此类药物有减慢心率、扩张冠脉而防止心肌缺血。但维拉帕米有心肌抑制作用，一旦产生冠脉"窃血"；硝苯地平可致心率增快，且可能增加急性心肌梗死后的死亡率，因此不应作为控制急性高血压的一线药物。

5. 心肌梗死的治疗　术中发生心肌梗死虽然少见，性质却严重，治疗又受限制（如溶栓等关键性治疗，对手术患者则多顾虑或无法施用），这是此类患者处理的困难所在。应尽早请心内科医师会诊。治疗原则包括：充足的灌注（血管成形或CABG，而手术后一般禁忌溶栓），应用阿司匹林和β受体阻断药，避免应用钙拮抗药，左室功能差者选用血管紧张素转化酶抑制药（ACEI）。主动脉内气囊反搏（IABP）在进行性心肌梗死患者可改善冠状血流，但是降低心脏做功，而且用于外周血管疾病患者尤其危险。

五、心搏骤停

1. 病因

（1）患者：原有心脏病，尤其是有室性心律失常的冠心病或心肌病、房室传导阻滞、病态窦房结综合征、Q-T间期延长等，平时就有发生心搏骤停的危险，麻醉手术期间更易发生。有水与电解质紊乱的患者，尤其是潜在血容量不足的患者，低钾血症和高钾血症患者，麻醉手术期间其原有的紊乱进一步发展，可导致心搏骤停。

（2）麻醉处理：有许多心搏骤停与麻醉失误或麻醉管理不当有关。常见的原因有：全身麻醉药绝对或相对过量所致的心血管严重抑制；呼吸道梗阻或通气不足未及时处理而致缺氧和二氧化碳蓄积；硬膜外阻滞时局麻药误入蛛网膜下腔而造成全腰麻；局麻药过量或误入血管而致局麻药中毒。有些麻醉用药在特定条件下可诱发心搏骤停，如琥珀胆碱用于截瘫、严重烧伤等患者可引起一过性高钾血症而致心搏骤停；氟烷麻醉时应用肾上腺素，可诱发室性心律失常，甚至心室颤动。还有些药物由于本身的药理作用，如使用不当可造成心搏骤停，例如用于拮抗非去极化肌松药的新斯的明，用于催醒的毒扁豆碱，用于处理心动过速的普萘洛尔。

（3）手术操作：手术操作可直接引起心功能紊乱或间接通过反射途径而导致心搏骤停。直接在心脏上的操作诸如心外探查、剥离粘连的心包、抬起心尖、分离二尖瓣交界等，可造成室性心律失常或心排血量急剧下降，如不及时处理可迅速发展为心搏骤停；许多部位的手术操作可通过迷走神经反射而致心搏骤停，其中最突出的是眼心反射和胆心反射。眼心反射主要发生于斜视矫正术等眼科手术中牵拉眼肌（尤其是内直肌）时；胆心反射发生于刺激胆囊颈或胆总管时，尤其在硬膜外阻滞不全或全身麻醉过浅时更易发生。另外各种原因所致大失血也可引起心搏骤停。

（4）其他方面：对循环状态不稳定的患者或全肺切除的患者突然变动体位，由于血流动力学急剧改变或纵隔移位，可引起心搏骤停；手术室内一些医用电气设备，如高频电凝刀器、电动手术台、胸腔照明灯、电针麻仪等，由于设备漏电、接地不良等原因，可引起触电而致心搏骤停；大量快速输血时，将刚从血库中取出的冷血大量快速输入，可使心脏温度急剧降至28℃以下而诱发室颤；快速加压输血时如不加注意而误将大量空气输入，可引起空气栓塞而致心搏骤停。心源性休克、过敏性休克均可导致心搏骤停。

2. 处理 与心肺脑复苏处理方法相同。

（柳 钧）

第三节 体内代谢失常引起的麻醉急危重症

一、腺垂体功能减退危象

1. 原因 ①垂体肿瘤、炎症、供血障碍及先天发育不全；②垂体手术切除或放射治疗后；③产后腺垂体坏死或萎缩；④下丘脑及周围病变，发生垂体卒中；⑤在垂体功能不足的基础上出现诱因，如各种感染、手术创伤、精神刺激、麻醉镇静药等。

2. 症状 ①有腺垂体激素分泌不足的临床表现；②精神萎靡不振，淡漠、嗜睡，低血压，低体温或高热；③用镇静药、麻醉药后诱发昏迷，或因其他病因发生低血糖性昏迷、感染性昏迷、水中毒性昏迷、低温型昏迷、失钠型昏迷等；④实验室检查，血促肾上腺皮质激素（ACTH）、促黄体素（LH）、促卵泡激素（FSH）明显低于正常，血糖、血钠、血氯等降低，胆固醇增高。

3. 防治 ①迅速查明发病原因及诱因进行对症处理；②纠正低血糖，静注50%葡萄糖液40~60ml，然后静滴10%葡萄糖注射液；③纠正水、电解质紊乱；④补充血容量、纠正休克；⑤补充肾上腺皮质激素，静注氢化可的松100~500mg/d；⑥对吗啡类、巴比妥类、吩噻嗪等药慎用或禁用；⑦全身麻醉时控制麻醉药剂量浓度，防止发生缺氧和二氧化碳蓄积。

二、甲状腺危象

1. 原因 ①术前甲亢未得到充分控制；②麻醉偏浅。

2. 症状 ①轻者仅有不能自制的精神激动、血压升高、心率显著增速、体温上升及手颤；②重者可发生谵妄、昏迷、大小便失禁等。

3. 防治 ①严格掌握手术时机，甲亢症状未完全控制或实验室检查未达正常之前，应推迟手术；②对术前准备较好的患者，如在局部麻醉下手术，术中应给予适量的镇静；对较重患者宜在全身麻醉下手术，麻醉应适当加深；③选用相应的药物，如卢戈碘液、β受体阻断药等；④体表降温等对症处理。

三、肾上腺危象

1. 原因 ①慢性肾上腺皮质功能不全患者，因感染、创伤、手术、麻醉等应激情况下发生；②长期应用大剂量肾上腺皮质激素中断用药后，发生各种应激情况；③急性肾上腺出血、坏死；④肾上腺手术切除后；⑤先天性肾上腺皮质综合征。

2. 症状 ①慢性肾上腺皮质功能减退症状，如面部四肢色素沉着、头晕、视物模糊、衰弱无力、厌食、恶心、呕吐、腹痛、腹泻等；②低血压，心率快，脉压差小，周围循环衰竭，苍白，四肢厥冷；③神志淡漠，精神萎靡，嗜睡，烦躁不安，谵妄，昏迷；④低温或高热、脱水；⑤实验室检查，如血皮质醇降低、低血糖、低血钠、高血钾、白细胞计数增高、尿素氮增高。

3. 防治　①对慢性肾上腺皮质功能减退的患者，慎用镇静镇痛类药物；②麻醉前和麻醉期间，静脉输注氢化可的松 100～200mg 溶于 5% 葡萄糖液中。严重低血压经一般抗休克治疗效果不显著者，应加大氢化可的松剂量至 300～500mg；③有低血钠时给予盐皮质激素，醋酸去氧皮质酮 1～3mg 肌内注射，1～2 次/d；④纠正脱水和电解质紊乱，一般补液 3 000ml/d，常用 5% 葡萄糖盐水溶液。低血钾时补钾。当尿量 >30ml/h，在 1 000ml 液体中加入 2g 氯化钾静脉滴注；⑤防治低血糖，综合抗休克治疗。

四、恶性高热

1. 原因　①家族遗传因素和诱发因素相结合而发病；②患者有先天性骨骼肌异常，如脊柱侧弯、肌肉抽搐、上睑下垂、斜视等肌肉疾病；③麻醉药如氟烷、琥珀胆碱、甲氧氟烷、恩氟烷等。

2. 症状　恶性高热的症状多种多样，主要取决于麻醉用药、年龄、环境等因素。

（1）急性危象的早期表现：①注射琥珀胆碱后肌肉僵硬，呈痉挛强直性状态，肌松药不能使其减轻，如术前使用颠茄类药物更易发生；②心动过速和其他心律失常，未给予琥珀胆碱的易患者最先出现的为心律失常，以心动过速最常见，其次为室性期前收缩；③呼吸增快，为最早出现的征象；④皮肤潮红、发热；⑤体温异常升高，血压波动，最初升高，以后下降。

（2）后期表现：①全身骨骼肌僵硬；②高热，常 >41℃，与所用麻醉药物有关，如同时应用琥珀胆碱和氟烷，上升速度更快，数分钟即上升 1℃；③皮肤表现，呈大理石样花纹状，发暗，大汗淋漓；④凝血障碍，如弥散性血管内凝血（DIC）；⑤左心室衰竭和肾衰竭。

3. 血液生化和其他检查改变

（1）血气改变和酸碱失衡：pH 下降，$PaCO_2$ 上升，中心静脉血氧分压下降，代谢性和呼吸性酸中毒，高乳酸血症。$P_{ET}CO_2$ 上升，是最早出现的征象之一，常在体温升高之前出现。

（2）血清电解质改变：钾离子升高，钙离子最初上升，以后因转移到细胞内而下降。

（3）血液学改变：溶血，血小板减少，DIC。

（4）酶学改变：C 反应蛋白、乳酸脱氢酶、天冬氨酸氨基转移酶等均上升。

（5）尿液改变：有肌红蛋白尿。

4. 发作后表现

（1）肌痛：持续数天或数周，肌肿胀，以后肌无力。

（2）中枢神经系统损害：昏迷，惊厥。

（3）肾功能损害：少尿，甚至无尿，BUN 和 Cr 上升。

（4）其他：有些病人数小时后又复发。

对于有典型症状的恶性高热，诊断并不困难，关键在于早期诊断，对有下列情况之一者要高度警惕：①注射琥珀胆碱后发生咬肌痉挛；②$P_{ET}CO_2$ 急剧上升；③最先出现的体征一般是不明原因的心动过速；④呼吸急促。但确诊却有赖于肌肉活检，进行咖啡因和氟烷激发试验。

5. 防治

（1）一般处理

1）请求帮助，由于需要进行各种系统处理，一个人难以单独完成。

2）立即停止使用吸入麻醉药物和琥珀胆碱，加快或终止以及推迟手术。采用纯氧进行过度通气。

3）更换不含吸入麻醉药的麻醉机管道，最好也更换呼吸器和钠石灰罐。用纯氧进行过度通气，以排出二氧化碳，连续监测呼吸末二氧化碳和动脉血气的变化。

4）纠正代谢性酸中毒，输注碳酸氢钠 1~2mmol/kg，根据血气分析结果进行调整。

5）利用多种方式积极降温，体表降温，冰盐水洗胃或灌肠，静脉输冷盐水，必要时血流降温。身边放置冰袋，待体温降至38℃左右停止降温。

6）纠正高钾血症，可在30%葡萄糖50ml中加胰岛素10U静注，禁用钙剂，因可加重恶性高热危险。

7）纠正室性心律失常，禁用利多卡因，因可加重恶性高热发作，可给予普鲁卡因胺200mg，在监测心电图的情况下静注，必要时重复注射。

8）扩充血容量，以补偿转移到受损肌肉中的液体丢失。

9）监测尿量，必要时给予呋塞米等利尿药，加速排尿，以维持尿量 >2ml/（kg·h）。

10）尽可能早期静注特效药丹曲林（2.5mg/kg），应根据动脉血气、心率和体温的情况，反复给药（最大用量为10mg/kg）。

11）发病后应加强 DIC 和肾衰竭的治疗。

（2）特异性治疗：目前认为治疗恶性高热最有效的药物是丹曲林，此药直接作用于肌肉，使之松弛，其机制是抑制钙从肌质网释出，可破坏依赖于钙的肌肉收缩。丹曲林本身对心肌无影响，但与维拉帕米合用时可产生显著心肌抑制作用，因此对恶性高热时的心律失常禁用维拉帕米治疗。如无丹曲林，可用普鲁卡因胺治疗。

（3）后续治疗：①防止复发，维持丹曲林治疗，每3小时给予 1~2mg/kg 静注；病情稳定后改为口服丹曲林，可持续数天；②注意液体和电解质平衡，补充大量液体和白蛋白；③置 Swan-Ganz 管，监测肺动脉压和心排血量，必要时应用正性肌力药；④对患者家属作筛选试验，以确定是否有易患者。

（柳　钧）

第四节　中枢神经系统麻醉急危重症

一、脑血管意外

1. 诊断与病因分析　围术期脑血管意外指的是在术中或术后一段时间内（通常多发于术后7天内，而术后24小时为高峰期）发生的脑梗死或脑出血。它与一过性短暂脑缺血的区别是后者神经功能障碍持续时间 <24小时。围术期脑血管意外的发生与患者本身情况、手术及麻醉管理有关。

（1）年龄：老年患者，尤其是合并有严重动脉粥样硬化和隐性脑血管疾病，术中发生脑血管意外的危险性明显提高。有资料表明围术期发生各种类型脑血管意外的概率在65岁以下为 0.2% ~ 0.3%；在 65 ~ 80 岁为 0.5%；在 80 岁以上则为 3.4%。

（2）伴随的疾病：以往有脑梗死、短暂脑缺血、风湿性心脏病伴心房颤动、主动脉或颈动脉有病变的患者，围术期脑血管意外的发生率较高。统计资料显示，以往有脑血管病史的患者围术期脑血管意外的发生率可增加 10 倍，而且这种增加与间隔前次发生脑血管疾病的时间长短无关；经多普勒超声诊断有颈动脉病变的患者，其围术期脑血管意外的发生率增加 3 倍，且与疾病的严重程度正相关；主动脉弓有活动性粥样硬化斑块的患者，围术期脑血管意外的发生率为 25%，而斑块固定的，其发生率只有 2%。另外，高血压、血黏滞度高和糖尿病患者也易发生脑血管意外。在血压正常的患者，其脑血管自身调节的低限大约为 50mmHg（MAP），高血压时脑血管自身调节的低限上移，此时如果发生低血压，脑血管就不能代偿性地扩张，大脑很容易出现缺血、缺氧的状态。

（3）手术与麻醉管理：心脏大血管的手术、周围血管重建术、头颈部手术、矫形手术、下肢人工关节置换术、长骨干或骨盆等手术围术期脑血管意外的发生率相对较高。有研究显示，围术期脑血管意外的发病率在周围血管手术中为 0.8% ~ 3.0%，而在头颈部手术则为 4.8%。Rosendo 等在儿童脊柱弯曲的矫形术中用经颅多普勒超声发现，13 例患者中有 2 例大脑中动脉出现一过性的高密度影。Cheri 等用多普勒超声发现在 15 例行单侧膝关节置换术的患者中，有 9 例发现有高密度影，他认为这可能与术中使用止血带有关。值得庆幸的是这些患者都没有出现明显的神经功能异常；另有报道中心静脉穿刺操作也可导致脑梗死的发生。

高血压动脉硬化、脑血管畸形及脑动脉瘤是围术期发生脑出血的病理基础，而麻醉或手术中血压异常增高则是其诱因。另外，血小板减少性紫癜、凝血功能障碍的患者，围术期也易于发生脑出血。

2. 预防及治疗　处理上应把对围术期意外的预防放在首要位置。

（1）术前准备：术前准确评估患者的情况，纠正围术期脑血管意外的易发因素。如高血压及心律失常的处理，特别是房颤应尽量能转复为窦性心率；对平时使用抗凝血药的患者，术前应用肝素代替用至术前 6 小时方可停药，而且要在术后 24 小时恢复使用；以往发生过脑血管意外的患者，择期手术最好推迟 4 ~ 6 周进行，因为病变周围的脑组织在发病后的短时间内很容易因血压的轻微降低而出现不可逆的损害。另外，对高度危险的患者，术前应行心脏及周围大血管的多普勒超声检查。

（2）术中麻醉管理：术中维持适当深度的麻醉，保证手术过程中血压平稳，以维持脑血流、脑灌注压和脑氧供需的平衡；避免高碳酸或低碳酸血症，防止脑血管出现"盗血"或"反盗血"现象；高血糖可加重缺血性神经功能的损害，应予以纠正；术中避免头颈部旋转过度，有研究提示当头颈部从 60° 转到 80° 时可导致对侧椎动脉供血完全停止；条件许可的情况下对高危患者术中可行经颅脑血管的多普勒超声监测。

（3）术后处理：术后 24 小时内为脑血管意外发病的高峰期，所以应给予高度重视。麻醉清醒拔管期间应避免血压过高，防止脑出血的发生；术后的低血压可能是要发生脑梗死的前兆，应及时给予纠正；脱水和术后的血液黏滞度增高也可诱发脑梗死，特别是对房颤的患者，必要时应使用适量的抗凝血药。

围术期脑血管意外的诊断一旦确立，首要的紧急处理是防止脑损害的进一步加重。具体措施包括纠正缺氧，对昏迷较深的患者，必须保持呼吸道通畅并用麻醉机面罩作辅助或控制呼吸，必要时行气管插管；低血压可引起脑的低灌注，使大脑能量物质的供应及代谢产物的排除发生障碍，对脑极为不利，所以应及时纠正低血压及严重心律失常；若患者同时存在惊厥，在解除缺氧及低血压之后，应先予以制止。解痉药物，一般选用地西泮 3～10mg 静脉注射。反复发作的惊厥或癫痫，可考虑用苯妥英钠，用量 10～15mg，缓慢静脉注射（50mg/min），以免引起心律失常。

二、术中惊厥

1. 诊断与病因分析　所谓惊厥是指患者的神志、精神、运动、感觉及交感－副交感神经等功能上的一种突发改变。惊厥发作，若其运动症状明显，就出现全身抽动，容易引起重视。惊厥病因众多，主要分 2 类：

（1）癫痫：是大脑皮质突发过度、异常放电的结果。放电仅限于一侧皮质，就是部分癫痫，出现的症状（包括感觉、运动和行为上的异常）只限于身体局部；弥漫性或全身性癫痫，放电在全大脑皮质，故其症状也都是全身性的。癫痫的诊断除依据症状和体征之外，有类似的发作病史极为重要。

（2）非癫痫惊厥：单纯从症状上与癫痫区分较为困难，除非病因明确（如局麻药引发的惊厥），有时需做相应的辅助检查（如脑电图）来加以鉴别。此类惊厥可见于高热、局麻药中毒、各种原因导致的急性脑缺血或脑缺氧、药瘾发作（戒断综合征）以及一些神经系统疾病的并发症等。

2. 紧急处理　惊厥可加重全身代谢紊乱及病情（包括缺氧、心脏及脑等重要内脏器官的损害），故一旦发生惊厥，须立即处理，迅速制止抽动。

（1）立即托起下颌，麻醉机面罩给氧或间断正压控制呼吸。不宜扳嘴或强行置入口咽通气道或气管插管，任何外界刺激，均会加重惊厥。

（2）快速静脉注射地西泮 5～10mg（视惊厥轻重而定），或 2.5% 硫喷妥钠 3～5ml。重症惊厥，用上述药物无法控制者，可考虑静注少量琥珀胆碱（15～30mg），但须注意呼吸功能的维持。

（3）暂时制止惊厥后，要迅速查找原因，并作针对性处理。如明确为癫痫，应继续用抗癫痫药，以免再次发作。常用抗癫痫药有苯妥英钠和丙戊酸。对持续严重的癫痫，也可考虑静滴硫喷妥钠或丙泊酚，同时加强生命体征的监控。如果所有药物皆无效，则须应用肌松药、气管插管，并作控制呼吸，这是最后的处理手段。

三、术后精神障碍

有关术后精神障碍的名词很多，主要有术后急性精神混乱状态、术后谵妄、术后认知障碍和术后认知缺陷、术后急性脑衰竭、术后器质性脑综合征以及术后毒性精神病等。归纳起来，术后精神障碍是指在术后数天内发生的一种可逆的和波动性的急性精神紊乱综合征，它包括意识、认知、记忆、定向、精神运动行为以及睡眠等方面的紊乱。

1. 发病因素　近年来国外资料显示，老年患者术后精神障碍发生率在经历主动脉瘤手术患者为 46%；心内直视手术为 7%～77%；肝、肺移植术为 50%；骨科大手术可达 13%～41%；上腹部手术为 7%～17%。小儿停循环心脏手术后认知功能障碍发生率为 25%～45%。Tim Johnson 等报道，中年人非心脏手术后认知功能障碍发生率为 19.2%。

术后精神障碍常常是多种因素协同作用的结果。易发因素包括：

（1）高龄，尤其在年龄＞70岁的老年人。已有的研究表明，年龄≥65岁老年患者术后精神障碍发生率是年轻患者的2～10倍。这可能与老年患者血流动力学调控能力及中枢神经系统功能减退有关。

（2）心脑代谢疾患，研究显示，术前合并糖尿病和（或）高血压的老年患者术后精神障碍的发生率显著增高。

（3）长期服用某些药物、酗酒，尤其是苯二氮䓬类药物和抗胆碱能药物，可增加老年患者术后精神障碍的发生率；另外，长期服用三环类抗抑郁药、抗癫痫药物、组胺 H_2 受体拮抗药、心脏药物如地高辛、β受体阻断药、皮质甾体类、非甾体消炎药也使发生术后精神障碍的危险性增加。

（4）感官缺陷、营养不良、心理因素等，研究显示，有精神疾病家族史的患者术后容易出现精神症状。

（5）促发因素包括：应激反应、手术创伤、术中出血和输血、脑血流降低、脑血管微栓子的形成、低血压、术后低氧血症、电解质紊乱以及术后疼痛等。手术对术后精神障碍有显著影响。研究证实，体外循环手术尤其是冠脉旁路移植术，术后精神障碍的发生率比其他手术高许多倍，这与体外转流时间、低温、血流－代谢匹配、复温速率以及脑部气栓有关。有报道常温不停跳心脏手术搏动性体外循环手术以及降低复温速率，术后精神障碍发生率显著降低。骨科大手术术后精神障碍发生率也相当高，可能与脂肪栓塞有关。

2. 发病机制　术后精神障碍发生的机制至今仍不清楚，涉及中枢神经系统、内分泌和免疫系统的紊乱。目前认为，术后精神障碍是在老年患者中枢神经系统退化的基础上，由多种因素造成中枢神经递质系统的进一步紊乱所引起的急性精神紊乱综合征。

3. 临床表现和诊断　术后精神障碍通常发生在术后的前4天，夜间容易发生，具有晨轻夜重的特点，主要表现在意识障碍、认知障碍和精神运动异常等方面。临床表现可轻可重，轻者精神异常轻微，持续时间短且可自愈；较重的则可出现判断能力丧失、记忆力下降、人格改变或发展成为老年痴呆症，临床上要予以足够的重视。许多患者出现错觉和幻觉，常导致躁狂和恐惧行为。根据临床特征，术后精神障碍可分为2种类型：躁狂（高警觉－高反应）型和抑郁（低警觉－低反应）型。躁狂型表现为交感神经过度兴奋，对刺激的警觉性增高以及精神运动极度增强；抑郁型表现为对刺激的反应下降和退却行为；而有些患者可表现为混合型，在躁狂和抑郁状态间摆动。

急性躁狂型术后精神障碍很容易被识别，而抑郁型常被误认为痴呆或抑郁，特别是当与痴呆共存时更难以诊断。精神量表测试对精神状态的诊断非常有帮助，脑电图对术后精神障碍的诊断有一定的价值。大多数术后精神障碍时脑电波节律普遍减慢，尤其是α节律，而且减慢的程度与认知损害的严重性相关。α节律减慢也见于高龄和痴呆的患者，因此需要连续动态脑电图来进行动态观察。

对发生术后精神障碍的患者应进行全面仔细的检查，包括血浆尿素氮，葡萄糖和电解质浓度，肝功能，动脉血气分析，血细胞计数，尿、血和痰液细菌培养，心电图和胸片等，以便排除重要脏器功能损害引起的精神异常。

4. 预防　对非心脏手术来说，术后认知功能障碍的研究不多，其防治的重点还是要对术后谵妄的发生早期做出诊断，并及时处理出现的并发症。近来对心脏术后认知功能障碍的预防与治疗研究较多。

（1）低温：低温可降低脑的代谢并可抑制兴奋性神经递质的释放，因而对预防术后认知功能障碍有帮助。研究发现将人体温度降低至30℃以下与降低至30～35℃之间相比，它们对术后认知功能障碍的预防并无显著区别。

（2）血气酸碱的处理：在低温下血气酸碱的处理方法有α稳态处理和pH稳态处理2种。前者适用于变温动物血气分析，后者则适用于恒温动物血气分析。研究发现，按α稳态处理的患者，其术后认知功能障碍的发生率较低。在pH稳态下，脑血流量、脑代谢及脑的高灌注之间的偶联机制被破坏，这有可能使到达脑部的微小栓子增多。

5. 治疗

（1）积极采取脑保护措施：目前有学者认为钙通道阻滞药、巴比妥类药、前列腺素以及兴奋性神经递质拮抗药可能对减轻各种症状有帮助。

（2）药物治疗：主要针对谵妄、躁狂等兴奋状态患者，常用药物有氟哌啶醇、苯二氮䓬类药物、丙泊酚及氯丙嗪等。

（3）心理治疗：主要针对抑郁型患者，亲人安慰及交流效果较好。

（4）其他：有学者提出使用主动脉滤过装置，这种办法从理论上讲可消除空气、脂肪及其他血管内物质所致的脑部微小栓子，但临床使用经验尚不多另外，有学者指出减少使用体外循环可能有助降低术后认知功能障碍的发病率。

（柳　钧）

第五节　产科麻醉危急重症

一、羊水栓塞

羊水栓塞是由于胎膜早破，子宫收缩时宫内压力增高，羊水受压，通过子宫颈内膜静脉、胎盘边缘血窦或剖宫产子宫切口进入母体循环，引起：①肺动脉栓塞，继发循环衰竭、肺水肿、低氧血症；②弥散性血管内凝血（DIC）；③宫缩无力，产后出血不止。典型表现包括突发胸闷、呼吸窘迫、发绀、虚脱、肺水肿、抽搐、昏迷，继而广泛出血（DIC所致），重者于数分钟内死亡。临床表现多变，所以往往是先有印象诊断，然后逐一排除其他病症才能确诊。有条件时应做肺动脉导管采肺血标本，查鳞状细胞和羊水残渣等确诊。诱发因素有：多胎、高龄产妇、宫缩混乱、宫缩剂使用不当或加速产程、羊水明显胎粪污染、胎儿过大、宫内死胎、胎盘剥离、阴道操作或剖宫产术等。

凡怀疑产妇可能发生羊水栓塞时，应立即取出胎儿并采取各种急救措施进行对症处理，包括气管插管、吸入高浓度氧及呼吸末正压通气（PEEP），维护血流动力学，纠正凝血异常的同时进行成分输血，必要时行心肺复苏。

二、先兆子痫和子痫

先兆子痫是一种高血压、全身水肿和蛋白尿的综合征，发生率为全部孕妇的7%。无论何种程度的高血压，如发生抽搐，则称为子痫，发生率为0.3%。该病多见于年轻初产妇，也见于葡萄胎、多胎妊娠、糖尿病和Rh血型不合者。

迅速娩出胎儿是确定性治疗措施，病情通常在产后 48 小时内缓解。在此之前，首要是治疗高血压、血管内容量缺失和凝血功能障碍，并预防或终止抽搐发作。

先兆子痫患者用椎管内麻醉可降低血压，但术终麻醉阻滞减弱及麦角新碱静注后的作用可致血压升高，发生惊厥。此类患者应禁用麦角新碱，并施行术后镇痛。地西泮仍然是被广泛用于终止惊厥发作的一线药物，可每次追加 5~10mg；硫酸镁是一种强效血管扩张药，也是有力的儿茶酚胺拮抗剂。首次负荷量 25% 硫酸镁溶液 20ml 加 50% 葡萄糖液 10ml 静脉缓慢推注（5~10 分钟推完）；然后再以 25% 硫酸镁 60~80ml（15~20g）加入 1 000ml 葡萄糖液中缓慢滴入，滴注速度以 1~2g/h 为宜。输注镁的主要危险是神经肌肉阻滞，其发生率与血浆镁浓度呈线性关系。

三、新生儿窒息与复苏

新生儿窒息是新生儿死亡的主要原因，争分夺秒、及时有效的复苏处理是降低新生儿死亡率的关键，在美国需要生命支持的新生儿仅为 6%，而体重 <1 500g 的新生儿该百分比迅速升高。

常见病因有：①呼吸道梗阻、吸入综合征、脐带脱垂、绕颈、打结等，产伤致脑水肿、脑出血；②产妇因素，如妊娠中毒、急性失血、严重贫血、心脏病、传染病、应用麻醉、镇痛药物不当、胎盘血供障碍；③感染，败血症、脑膜炎、肺炎等；④先天性疾病，如大血管转位、先天性心脏病、食管闭锁、气管食管瘘、膈疝、鼻后孔闭锁、巨舌等。

Apgar 评分法是判定新生儿窒息严重程度的常用方法。在胎儿出生后 1 分钟和 5 分钟进行常规评分。通过观察皮肤颜色、呼吸、心率、肌张力和反射来量化判定窒息程度、复苏效果和预后。5 分钟评分多与预后（特别是中枢神经系统后遗症）有关。重度窒息常发生中枢神经系统后遗症如脑性瘫痪、智力低下、耳聋、视力减退、癫痫等。出生后 5 分钟评分低者后遗症发生率高。

新生儿复苏主要针对呼吸停止和窒息缺氧，所以常以呼吸复苏为重点。当胎儿第一次呼吸之前，应立即吸出口咽部的羊水、胎粪及血液，以防进入气管。如仍无呼吸者，可拍打足底或摩擦背部，以促进呼吸功能的恢复。气管插管的指征有：①Apgar 评分 0~3 分；②娩出后 60 秒钟还未呼吸；③心率 <100 次/min，伴肤色苍白；④常规吸氧和面罩加压呼吸无效者；⑤胎粪和黏稠羊水误吸窒息。患儿心率 <80 次/min，经人工通气治疗后，仍无好转者，应行胸外心脏按压。方法为两拇指放在胸骨中部，其余 4 指放在背后支持。深度 1~2cm，按压频率 100~120 次/min。当复苏效果欠佳时，应加用药物治疗，可经脐动脉或脐静脉插管。心动过缓者用阿托品 0.03mg/kg 静脉注射，心脏停搏者加用肾上腺素（1：10 000）0.1mg/kg 静注或气管内滴注。

必须指出的是新生儿早期的体温平衡状态，对其存活与健康成长极为重要。低体温可引起新生儿一系列代谢紊乱和器官功能损害，加重窒息的病理生理改变，干扰复苏效果，增加婴儿病死率和伤残率。应特别注意保暖，如出生后立即擦干皮肤，并用温暖包布包裹，保持适宜的室内温度，新生儿复苏操作应在保温台上进行，复苏后再转入温箱内。

（柳　钧）

第六节 区域麻醉和椎管内麻醉危急重症

区域麻醉及椎管内麻醉的并发症及危急事件大体可分为 4 大类型：局麻药及其防腐剂的不良反应、心理反应、意外并发症、技术性损伤。

一、心理反应

恐惧、不适、疼痛所导致的心理反应在任何一种区域麻醉中都普遍存在，这些反应包括忧虑、激动、血管迷走神经性反应以及偶发的严重的心律失常、高血压、神志消失甚至癫痫发作。因此，临床上要合理应用镇静药和镇痛药。

二、局麻药的不良反应

区域麻醉及椎管内麻醉主要是通过局部麻醉药来实现的，由于局麻药的药理特性及人体的个体差异，可引起一系列的局部或全身不良反应。

1. 超敏反应　俗称过敏反应或变态反应。局麻药的超敏反应主要表现为局部和全身超敏反应 2 种形式。局部超敏反应表现为局部红斑、荨麻疹、水肿或皮炎；全身超敏反应罕见，但一旦发生则情况较为危急。当应用小剂量的局麻药，或其用量低于常用量或极量，患者就发生毒性反应的初期症状，应考虑为超敏反应。

2. 毒性反应

（1）局部毒性反应：组织毒性反应少见。大量高浓度或化学污染的局麻药误入蛛网膜下腔能引起神经毒性反应。据报道，5% 利多卡因用于腰麻的神经毒性反应发生率增加。腰麻最好避免用 5% 利多卡因，建议用含葡萄糖的 1.5% 利多卡因或不含防腐剂的 2% 利多卡因。

（2）全身毒性反应：主要是药物注入静脉内或用药过量。通常与下列因素有关：①快速入血；②快速被吸收，如从血运丰富的黏膜吸收；③使用过量。

局麻药过量引起的毒性反应一般先表现为中枢神经系统毒性，随后当血药浓度更高时才表现心血管毒性。急性毒性反应与药物在血中浓度增高的速度有关，因此快速注入少量局麻药也可以引起毒性反应。

（3）毒性反应的预防和处理：预防措施主要有根据千克体重计算药物总量；选用低毒性药物；衰弱和高龄患者应减少用药量；注药速度不能过快（<10ml/min），且注药时应回抽，以防局麻药入血；加用 1∶200 000 肾上腺素（即 200mg 局麻药中加 1μg 肾上腺素）可以减慢药物的吸收速度；麻醉前常规使用地西泮 0.2mg/kg 口服或肌内注射。

麻醉过程中，患者出现任何毒性反应的征象都应立即停止使用局麻药物并仔细观察患者反应。处理包括保持呼吸道通畅；吸氧或面罩辅助通气；镇静、止痉；必要时可用琥珀胆碱 1mg/kg，静脉注射，气管插管、人工呼吸。

三、巧合性并发症

巧合性并发症主要是巧合性损伤。巧合性损伤是指发生于神经阻滞期间的直接性或间接性损伤，直接性损伤通常被认为只由麻醉药引起，然而下腹部手术后大腿感觉异常（侧股神经损伤）或股神经损伤也可以是手术损伤所致（如手术牵拉器对神经的牵拉），而并非都是硬膜外阻滞所致；同样，分娩引起母体损伤如闭孔神经损伤通常也被怪罪于硬膜外阻滞；巧合性损伤的又一个例子是继发于术中止血带使用时间过长或充气压力过高所致的神经或其他组织损伤。对于临床医师来说，重要的是要知道导致巧合性损伤的各种可能性，因为这些可能性很可能在手术麻醉过程中发生。

四、技术性损伤

技术性损伤主要由操作不当或穿刺误伤邻近组织器官所致。常见的有组织损伤、血管损伤和神经损伤。神经阻滞后可发生局部触痛甚至挫伤；潜在的穿刺损伤因神经阻滞部位而异，都影响局部组织的功能；动脉损伤导致血管功能不全、动脉瘘、假性动脉瘤形成；外周神经阻滞导致永久性神经损伤极为罕见。严重慢性隐痛有报道，而持久性感觉迟钝确实罕见。据报道，感觉迟钝 >1 周的为 1%～5%，最高 32%。神经阻滞后神经病变的发病机制可能包括：神经束被穿刺针直接切割；压迫引起缺血性损伤（尤其是神经内注射）；血肿的压迫（神经内或神经外）；注射药物的直接毒性作用；直接损伤导致血管供血障碍；持续性血管收缩；穿刺针刺破神经膜导致神经束疝；穿刺针的结构和形状以及定位也可能是神经损伤的发病机制之一。

研究表明，外周神经刺激器的应用能对穿刺针接近神经起到预警作用，从而降低穿刺针损伤性接触神经的机会，减少神经损伤的发生率。

五、椎管内麻醉的并发症

1. 循环抑制　腰麻或硬膜外阻滞由于广泛的交感神经阻滞而导致血压下降。若平面高于 T_4 时，由于内脏血管床扩张，肋间肌松弛，血压下降更为显著。运动神经阻滞后，使肌泵作用消失，回心血量可进一步减少，导致低血压。硬膜外阻滞中迷走神经张力过高导致的心动过缓，特别是交感神经心支被阻滞后将出现心率减慢，是触发心搏停止的重要因素。

处理：当收缩压下降30%，或 <70mmHg，或高血压患者降至原舒张压时，或心率 <60次/min 并伴有血压下降时，均须进行相应的处理。包括：①麻黄碱 15～30mg 静脉注射，高血压及老年患者应从小剂量开始；②加快补液速度，晶体与胶体均适宜，但对年老及心、肺、肾功能差者应注意；③给氧；④阿托品 0.25～0.5mg 静脉注射，治疗心动过缓；⑤如上述措施无效，血压下降严重时，可给予间羟胺，以免导致心肌缺血，心搏骤停。

2. 呼吸抑制　高平面腰麻时，因腹部及胸壁运动的本体感觉传入神经被阻滞可出现呼吸困难；严重低血压导致延髓供血不足或直接阻滞 C_3～C_5 脊神经（全脊麻）抑制膈神经功能可出现呼吸停止。

处理：①立即面罩给氧，或人工辅助呼吸，甚至须气管内插管；②维持循环稳定，改善机体携氧功能；③如系阿片类所致，可静注钠络酮 0.2～0.4mg；④肾脏手术调升腰桥要注意适度，以免因侧弯过度压迫下胸部和膈肌，并影响下腔静脉的回流，肺的通气量和回心血量减少都已超过了患者的耐受限度，可致呼吸停止意外发生；⑤俯卧位时，膈肌活动受限，如果麻醉平面达 T_4 以上，对呼吸功能影响显著，辅用神经安定镇痛药，对呼吸功能抑制更为显著。因此在俯卧位硬膜外阻滞时，应尽量不辅用或慎用此类药；若确需使用，应加强对呼吸功能的监测和维护。

3. 穿破硬脊膜　意外穿破硬脊膜约占硬膜外穿刺的 1%。一旦穿破硬脊膜，根据此病例对麻醉的要求，麻醉医师可有多种选择。将适当剂量的局麻药注入脑脊液，则变为腰麻；通过穿刺针置入硬膜外导管，可进行连续腰麻。如仍需采用硬膜外阻滞（如准备手术后镇痛），可上移一个椎间隙重新穿刺置管，使硬膜外导管头端远离已穿破的硬脊膜处。但应考虑经此硬膜外导管注药后有发生腰麻的可能性。

4. 全脊麻

（1）原因：①颈丛或臂丛神经阻滞时方向不当，针刺入过深达蛛网膜下腔；②硬膜外导管质地较硬，置管时穿破硬脊膜未发觉，而将大剂量局麻药注入蛛网膜下腔所致；③硬脊膜被硬膜外穿刺针穿通后更换间隙再行阻滞时，用药不当，发生"延迟性"全脊麻；④腰麻－硬膜外阻滞联合穿刺法出现高平面阻滞和全腰麻已有报道。尽管腰穿针极细，但当硬膜外腔注药与腰穿在同一节段上，硬膜外腔压力增高，药物是否进入蛛网膜下腔，进入多少，不能为临床所见。

（2）临床表现：注药后数分钟内出现全部脊神经支配的区域均无痛觉，低血压，意识丧失及呼吸停止。若处理不及时可发生心搏骤停。

（3）处理：①立即面罩给氧、人工呼吸或气管插管；②维持循环稳定、快速输液及应用升压药物；③尽早抽出部分脑脊液，能减轻全腰麻的合并症，有利于局麻药作用的消退；④心搏停止者立即心肺复苏。

应注意预防全脊麻的发生，当药物误入蛛网膜下腔后，关键在于及时判断与处理，但更重要的是应以预防为主。

5. 神经系统并发症

（1）颅腔积气和空气栓塞：利用硬膜外注气试验来确定硬膜外穿刺成功被临床广泛应用。但可能导致许多潜在的并发症，如颅腔积气致脊髓和神经根受压、静脉空气栓塞等；硬膜外注气试验也有可能导致阻滞不全和感觉异常；医源性的颅腔积气可以表现为伴有颈肩腰背不适的头痛，也可表现为精神错乱、精神状态恶化、意识丧失及惊厥，亦可导致短暂或永久的神经后遗症。

据报道，一患者反复多次的硬膜外类固醇类药物注射导致永久性的脑损伤，在发病过程中出现癫痫发作和意识丧失，必须气管插管人工通气，CT 扫描发现心室内和颅内有大量的气体。另有报道一房间隔缺损患者硬膜外注气试验后由于反常的空气栓子导致了循环衰竭及中枢神经系统的损害。

（2）头痛：蛛网膜穿破后，头痛的发生率为 1%～5%。可能有 2 种不同机制：①脑脊液外漏，引起脑压降低有关；②穿刺时用空气作阻力消失试验，把空气注入蛛网膜下腔引起鞘内气泡所致。

治疗：①术后去枕平卧；②静脉输入等渗液体 1 500～2 000ml；③咖啡因治疗：0.45% 氯化钠溶液 500ml 加苯甲酸钠咖啡因（安钠加）500mg 静脉滴注。亦可单次静注 250mg。另外鼓励患者多饮水或含咖啡类成分的饮料（可乐类饮料）；④硬膜外注入生理盐水 20ml、林格液 30～35ml、右旋糖酐 40 或自体血 10～12ml，静脉抽血须无菌操作，注血应缓慢，有异感立即停止注血。

（3）神经损伤：硬膜外阻滞时脊髓的损伤多由穿刺针或硬膜外导管误入脊髓而引起，当损伤发生时，患者立即感到后背剧痛，偶有一过性的意识障碍，随即出现完全的弛缓性瘫痪。如果脊髓损伤为横贯性的伤害，则患者的血压偏低而不稳定。脊髓损伤时感觉缺失的平面往往比穿刺点位置低 1~3 个节段。

神经根损伤一般多发生在后根，损伤当时患者有"触电"或痛感。如果是一过性的且症状较轻，则可能是穿刺针或硬膜外导管刺激了神经根，这种情况临床较多见，术后一般无明显的感觉异常；神经根损伤严重者，术后神经检查可发现患者感觉缺失，但仅限于 1~2 根脊神经支配的区域，且感觉缺失的平面与穿刺点位置一致。神经根损伤后一般以根痛症状为主，在 2 周内可消失，而一些麻木区域则需数月方可痊愈。

（4）药物所致的神经功能障碍：一些高浓度局麻药，如丁卡因或布比卡因与蛋白的结合率高影响了它们的代谢与消除，因而导致神经阻滞出现异常延长的现象，临床上表现为体表局部的感觉减退或肢体的运动功能障碍，有时这些症状可持续数十个小时。有时长时间的硬膜外阻滞可导致膀胱功能失常和马尾综合征。报道较多的是认为由局麻药的神经毒性所引起，其中以利多卡因的发生率最高。另外，有学者认为术中长时间低血压及硬膜外腔中 pH 或渗透压的改变也可引起神经的损伤，出现术后膀胱功能失常等症状。

（5）硬膜外血肿：发生率为（0.12~0.6）/万，虽然发生率低，但却是硬膜外阻滞后并发截瘫的首位原因。一般情况下硬膜外血肿是麻醉操作引起的，而患者凝血功能差却是促发因素。可见于肝硬化患者有凝血障碍时，血小板严重缺少者、血友病患者或抗凝血药治疗的患者及口服阿司匹林者。典型的临床表现是麻醉平面消失后再次出现，有时伴有腰背痛。如果血肿能在发生后 6 小时内用手术或经导管反复冲洗抽吸解除，则神经功能的恢复一般较好。

（6）脊髓前动脉综合征：临床表现以运动功能障碍为主。它并非是硬膜外阻滞所特有的并发症，一些全身麻醉的患者也可发生。其发病的机制是脊髓前动脉的血流障碍引起脊髓前侧角的缺血性坏死。局麻药中肾上腺素浓度过高、长时间低血压及血管本身的病变或血栓形成都可导致脊髓前动脉的血流障碍。处理上应以预防为主。

（7）蛛网膜炎：腰穿针刺破硬膜和蛛网膜后，意味着破坏了中枢神经系统的保护性屏障，存在着感染性物质进入蛛网膜下腔的危险。因此实施腰麻硬膜外联合阻滞，特别是配制术后镇痛药物时，经严格遵循操作规程，并在硬膜外导管的连接处使用 0.2μm 的滤器，以滤过可能引起感染的玻璃碎屑和其他异物。

（8）脑膜炎和硬膜外脓肿：是神经阻滞的特殊并发症，但幸运的是这些并发症非常罕见。据统计，在 65 000 例的腰麻病例中仅有 3 例发生脑膜炎；而在 60 000 例硬膜外阻滞中仅 1 例发生硬膜外脓肿；另有报道，腰麻后脑膜炎的发生率为 1:40 000。脑膜炎和硬膜外脓肿的易感因素包括免疫抑制、类固醇的应用，糖尿病，感染、败血症，导管留置过久和违反无菌操作原则。临床表现主要是局部剧痛和触痛，伴有发热和白细胞增高，如出现进行性神经功能障碍应立即手术减压。

（9）其他区域麻醉可能导致喉返神经阻滞、霍纳综合征、气胸等。

（柳　钧）

第六章

建立危重症患者的麻醉计划

在美国有 6 000 个重症监护室，每天有 5.5 万患者住在这里，这些患者中很多都将在住院期间接受手术治疗或是处理疾病并发症。与一般患者类似，危重患者的麻醉计划应提供管理目标的清晰描述，治疗重点的评估，以及如何防治并发症的供选方案。

研究表明，患者的转归依赖于以下几种因素的相互作用：手术的种类和范围、患者的生理储备、慢性健康问题以及急性期的生理紊乱。ASA 级 3 级和 4 级的患者，麻醉并发症的数量是 ASA1 级或 2 级患者的 8 倍。此外，患者 ASA 分级越高，因麻醉相关并发症导致其不良转归的可能性越大。一项研究发现，术中麻醉医生是否在场，术中和术后治疗的某些特性，都与降低严重的术后发病和死亡风险相关。所以，危重患者的计划应该包括：①术前优化患者身体状况；②按时间顺序规划好患者即将在手术中接受的治疗；③协调手术时机以保证充足人员到场；④确保患者得到完善的治疗，所需的额外设备随时可用；⑤制定一份术后治疗计划。

治疗危重症患者通常需要许多内外科专业技术的人员。为危重患者做好治疗计划是很重要的。麻醉医生、外科医生、重症治疗小组、患者、家属之间应该就可能发生的后果和现实的治疗目标进行开放性的交流。术前，协调者应该安排好治疗小组或个人的任务，并确保每个治疗人员在术前就清楚治疗目标和重点。由于实际情况随时会有变化，所以各方面人员之间的频繁沟通是极其重要的。

这一章我们将集中讨论术前计划的要点和术中管理方面的一些考虑，尽可能完美地为危重患者提供一个安全的麻醉过程。

第一节 术前评估及优化

危重症患者可能会有部分或全部器官的功能不全。在术前应该对器官功能不全的程度进行评估，如有可能应当尽量优化患者身体条件，以确保患者在最好的身体状态下，承受来自麻醉和手术的额外刺激。

一、血流动力学方面的考虑

危重症患者可能存在各种心血管异常，包括血流动力不稳定和心律失常。患者可能表现为继发于低血容量、血管扩张和（或）心功能不全的休克。因为休克反映了循环系统已不能向组织持续运送足够的氧气和营养，所以出现休克就可确定细胞和器官有功能不全。正因为如此，休克患者血流动力治疗最根本的目标就是维持或恢复其组织灌注和器官功能。评价危重症患者血流动力学情况应包括以下几方面：评估患者血容量；决定是否使用加压药或正性肌力药以维持足够的血压和心排血量；了解是否有低灌注的任何临床提示。

二、呼吸衰竭及通气管理

危重症患者可能存在呼吸衰竭，需要机械通气。术前评估时就应当检查呼吸机设置，包括通气模式、呼吸频率、FiO_2 值、呼气末正压通气（PEEP）水平、潮气量、气道压力、吸呼比值（I：E）或吸气时间。为了确认所设置的氧和及通气是否合适，应当进行动脉血气分析。因为手术室的标准麻醉呼吸机可能不能满足严重呼吸衰竭患者的需求，所以如果手术室呼吸机不能支持患者的呼吸模式，应当安排将 ICU 的呼吸机转运到手术室。

三、神经评估

由于药物、感染、代谢紊乱、外伤和脑血管意外等诸多因素影响，危重症患者可能已有神经功能受累。术前评估时就应该建立神经功能的基线，催眠镇静和镇痛药物的剂量和使用频率也应做记录，并且应决定这些药物是否应该在手术中继续使用。

神经肌肉接头阻滞药物与多发性肌病/神经病有关。通常我们推荐，感染的患者如果可能，应当尽量避免使用这些药物，因为停止用药后有神经肌肉阻滞作用延长的风险。然而，有时为了方便手术操作，可能需要使用肌松药，这种情况下我们建议用四连串刺激（TOF）监测阻滞深度。

由于危重患者可能有长时间的制动和严重肌肉病，使用琥珀酰胆碱后可能会有危及生命的反应发生。这些患者使用琥珀酰胆碱还会促发高钾血症和（或）横纹肌溶解。

四、肾功能评价

危重症患者常合并肾功能不全。对肾衰患者的评价应包括对其血容量、电解质和酸碱平衡的评估。因为肾缺血是围手术期发生肾衰竭的主要因素，术中维持足够的血管内容量、平均动脉压和心排血量是维持肾灌注的重要方法。这类患者应避免使用肾毒性药物，防止进一步肾损伤。尽管测尿量是评价肾功能的最重要方法，但是术后有发生肾功能不全风险的危重症患者也需要使用有创监测，以保证血容量的充足。

五、危重症患者的内分泌异常

最近的临床试验集中于危重症患者的两种特殊的内分泌异常："功能性"肾上腺功能不全和"严格的"血糖控制。

1. 肾上腺功能不全　感染性休克的患者通常都存在相对肾上腺功能不全。在一项随机安慰剂对照前瞻性研究中，300 个患者中有 229 人被证明有肾上腺功能不全。对这些患者用糖皮质激素治疗降低了死亡率。目前，静脉用糖皮质激素（氢化可的松 200～300mg/d，分 3～4 次给药或连续滴注，持续用 7 天）被推荐用于补液已充足，但仍需运用血管加压药物治疗才能维持足够血压的感染性休克患者。术中直到在 ICU 进行促肾上腺皮质激素刺激试验为止，临床医生可以考虑使用一定剂量的地塞米松，因为不像氢化可的松，地塞米松不影响通常的皮质轴调控。

2. 血糖控制 危重症患者通常有高血糖。尽管以前只在血糖高达某一指标的时候才进行治疗（如≥200mg/dl），但更多的近期证据指出，保持血浆葡萄糖浓度在80～100mg/dl与降低 ICU 死亡率有关。为了达到这一目标，ICU 患者通常都会接受胰岛素治疗，这时应考虑在术中继续使用胰岛素。而使用胰岛素的患者应该外源性地给予葡萄糖以防低血糖，术中需要频繁地测定血糖水平。

六、凝血功能障碍与贫血

对危重症患者的评价应包括对其循环中血红蛋白或血细胞比容水平以及凝血情况的评估。

有危重疾病的患者通常合并贫血。虽然目前推荐，只有当危重症患者的血红蛋白水平降低至≤70g/dl 时才予输注红细胞，但这些建议不适用于正在短期抢救的个例。在手术室，决定是否输液应基于患者对其他干预的反应如何。这里指的其他干预，包括早期液体负荷冲击复苏。对于有低灌注证据的患者（如中心静脉氧饱和度低、乳酸酸中毒），建议纠正血红蛋白至100g/dl，以使组织的供氧最大化。

危重症患者可发生血小板减少，这可能是败血症、药物以及大量输液导致血液稀释的结果。持续出血，或者因血小板减少或功能障碍导致的有出血风险的患者可予输血小板。血小板数目低于 $50 \times 10^9/L$ 时就会发生外科出血，并且凝血功能异常、发热、肾衰等因素都会使血小板减少，从而增加出血风险。因此，预防性输血小板时，所需血小板的有效阈值应将这些临床问题也考虑进去。肝素所致的 II 型血小板减少患者禁输血小板，因为那会增加血栓形成的风险。

危重症患者会发生凝血功能异常，可依靠凝血酶原时间、部分活化凝血酶原时间以及纤维蛋白原水平来评价。在有创或者外科操作之前，输入血浆制品（如新鲜冰冻血浆或冷沉淀制品）可以纠正凝血功能的异常，防止凝血功能异常相关的急性出血。使用维生素 K 能提高维生素 K 依赖凝血因子（II、VII、IX和X）的水平。

通过激活凝血链式反应中的外源性途径，我们用人重组凝血因子VIIa（rFVIIa）来治疗出血以及促进止血（表6-1）。它能绕过血友病 A 或血友病 B 患者的VIII因子和X因子的抑制物，还能用于治疗由于 vWF 抗体导致 vWF 严重缺乏的患者。rFVIIa 的其他用途包括：先天性或获得性VII因子缺乏，先天性VI因子或X因子缺乏，严重肝功能不全导致的凝血功能异常，由重大手术、创伤引起的止血异常，活动性出血，逆转华法林导致的过度抗凝状态，某些遗传性的血小板功能障碍（如血小板无力症和巨血小板症）和某种血小板减少所致出血。这种血小板减少，专指因产生了一种抗血小板糖蛋白抗体，阻碍了输血小板的效果，从而导致血小板减少。rFVIIa 治疗出血性疾病的最低有效剂量尚未确定。而 rFVIIa 的剂量是依据所治疗的出血性疾病而决定的，在一些研究中剂量范围为 3～320μg/kg。

重组活化蛋白 C（drotrecogin alfa）是一种重要的蛋白，它调整微循环中过度的血栓形成，已经证明了它能降低严重败血症患者的死亡率。而成人败血症患者多合并器官功能不全，死亡风险很高（APACHE II 评分≥25）。由于其抗凝作用，使用重组活化蛋白 C 治疗时最常见的严重不良反应就是出血。故而在进行有创的外科操作，或是进行一些本身就有出血风险的操作之前，应停用重组活化蛋白 C 两小时。较大的有创操作或者手术达到足够的止血要求 12 小时后才能考虑重新开始使用重组活化蛋白 C，而较小操作后可立即重新开始使用。

表 6 – 1　人重组凝血因子Ⅶa 的用途

血友病

有抑制物和获得的Ⅷ和Ⅹ因子抑制物的血友病

其他情况

　　肝衰竭

　　肝移植

　　药物引起的凝血功能异常

　　血小板异常（血小板减少和血小板无力症）

　　骨髓移植后

　　肾衰竭

　　Ⅶ因子缺乏

Ⅺ因子缺乏

严重的血管性血友病

合并Ⅹ因子缺乏的淀粉样变

术后出血或外伤后出血

弥散性血管内凝血

七、老年危重症患者

随着年龄增长，并发疾病增多，生理储备下降。60 岁之前，器官功能和生理储备（即基本器官功能和最大器官功能之间的差值）通常还能很好地维持。随后，生理储备减少。患者的年龄和 ASA 生理分级评分增高，会增加术后并发症的发生率。在那些特别健康的患者当中，ASA 分级Ⅰ级（没有系统疾病）和Ⅱ级（有轻微系统疾病）的患者在 70 岁之前主要并发症的发生率随着年龄的增长缓慢升高。ASA 分级Ⅲ级的患者，包括那些不是很健康的患者，在较早的年龄就有主要并发症，并且其发生率随着年龄增长迅速升高。ASA 分级Ⅳ级患者（患者所患疾病对其生命有着持续性的威胁）的并发症曲线上升得更加陡直。多项研究表明，年龄和并存疾病是一般手术人群和危重症患者的两种独立死亡预测因素。

死亡率和并发症发生率已经在一般手术的老年人（年龄≥65 岁）中做过很好的研究。老年人群的基本特点包括：功能状况下降、急诊手术较多、ASA 分级（20% 的 80 岁以上老人 ASA 分级为Ⅳ级）较高以及经常有放弃抢救的指令（DNR）等。在 80 岁以上的老人，不同类型手术的死亡率变化范围很大，≥80 岁的老人死亡率较高。年龄≥80 岁的老人术后并发症较常见（20% 有一种以上的并发症），而那些存在术后并发症的患者死亡率也更高。有报道，每年 80 岁以上人围手术期死亡风险都增加 5%。

入住 ICU 的老年患者，发病率和死亡率都高过年轻患者。与年轻患者相比，老年患者入住时病得更重，也更可能发生休克和肾功能不全。有报道，70 岁或年龄更大患者的院内死亡率是年龄在 65 岁以内患者的两倍多。

（王莉娟）

第二节　对手术过程的考虑

危重症患者可能要经历诸多手术，如因呼吸衰竭行气管切开，去除感染病灶，或是因创伤行手术等等。手术过程中应采用何种确定的方法，手术是否应先推迟，等到患者复原后再选择，这些取决于患者的情况以及所需干预方法的性质。通常来说，以最简单的干预带来最轻微的生理变化，对危重症患者来说就是最佳选择。决定做手术以及手术范围时应该权衡特殊干预的收益与风险，因为这些干预可能会导致更重的并发症，例如出血或对组织器官的无意损伤。理想情况下，手术只能在充分复苏后进行。然而，在某些情况下，限期或急诊的干预往往性命攸关，如软组织感染坏死和肠缺血的患者。

（王莉娟）

第三节　术中管理

一、危重症患者的转运

除非手术计划在 ICU 内展开，危重症患者都需要从 ICU 转运至手术室。这些患者在途中发生并发症的风险很高。转送途中发生的不良事件包括静脉通路丧失、插管意外脱出、气管内插管堵塞、氧气用尽以及患者的生理情况恶化（如低血压或低氧血症恶化）等严重事件。有研究指出，危重症患者转运途中不良事件发生率为 5.9% ~ 66%。研究表明，在从手术室到 ICU 的转运途中以及转动后，发生需要治疗性干预的血流动力改变的概率也很高。显然，计划并切实地降低这一风险，或将风险最小化，就患者安全来说是很重要的。

转送前，麻醉医生需检查患者静脉内置管的尺寸和位置，评估静脉通路是否通畅。转送途中监护的种类应根据患者的临床需要选择。心律失常患者应有持续的心电监护，血流动力不稳的患者应有持续的血压监测。

应注意加压药的输液速度，待血流动力稳定后再转送，同时应有足够的药量维持转运过程中的输注。抢救需要的常用药品应随时备用，如肾上腺素和阿托品。

患者必须有安全的气道，以确保转运安全。应在转运前评估是否需要气管插管。而在转运过程中，插管的患者通常会脱离机械通气，改用简易呼吸器进行手动通气，手动通气应提供充分的呼气末正压。应检查氧气罐，确保转运中有足够的氧气供应。应准备好备用的面罩、喉镜和气管导管，以防转运过程中气管导管意外脱出。

对各种输注的药物（如镇静药、加压药和胰岛素），要注意输注速度以及它们所输入的静脉通路。如果停止全静脉营养（TPN），应当提供葡萄糖代替。如果转运需要镇静药或肌松药，这些药应当在转送前在 ICU 给予，并监测其血流动力和呼吸副作用（如低血压）。

最后，所有的输液泵都应安放在病床，或是特殊的转运设施上。须有足够的人手协助转送患者并处理一些细小的问题。患者离开 ICU 之前，手术室应该已做好接收患者的准备。

二、监测选择

1. 标准监测　ASA 已建立好基本监测标准，标准同样适用于危重症患者。在整个麻醉过程中，患者氧饱和度（SpO_2）、通气、循环（血压、心率）、核心温度都应有持续评价。

用氧气分析仪测量患者呼吸系统中的氧浓度，定量地评估循环血中的氧合（如通过脉搏氧饱和度仪测 SpO_2），可以确保氧合充足。通气要通过临床体征（如胸廓运动幅度及呼吸音听诊），结合持续定量呼气末二氧化碳（$PECO_2$）水平测定来评价。这里我们强烈建议测定呼出气潮气量。另外，应设有一个报警装置，如果呼吸系统的任何一部分脱落，可以立刻听到警报声。

每个患者都应有持续显示的心电图，动脉血压和心率应最少 5 分钟测定并评估一次。为确保患者有足够的循环功能，应通过触摸动脉搏动、听心音、观察动脉内血压波形、用超声监测外周脉搏速率、监测脉搏氧饱和度等方法，持续地对患者进行评估。

当人体体温可能会有显著变化时，还应监测核心体温。

由于在麻醉过程中，血流动力情况可能会有迅速的变化，ASA 标准还要求所有全身麻醉或区域阻滞麻醉，以及麻醉监护的管理过程中要有有资质的麻醉人员在场。

2. 有创监测　进一步的监测用于更精确地提供患者的血流动力情况。为了指导治疗，优化患者身体条件，有创监测是必要的。然而，所有这些有创监测都有缺点，存在潜在风险。麻醉医生必须认识到这些缺点，权衡利弊，这样才能为危重症患者选择合适的监护。

（1）有创动脉血压监测：由于休克代表循环系统已不能提供足够的组织血流供应，而血流动力学治疗的目标就是恢复充足的组织灌注，所以血压测量是最常用的间接评价灌注的参数。

在健康的个体，无创袖带测得的血压（NIBP）与直接动脉测得的血压平均相差 5mmHg。无创袖带测量的误差来源于袖带的尺寸不适，或是心脏节律高度不规则的迅速变化。而在休克状态下，NIBP 测量通常都是不准确的，因此要置入动脉导管，反复准确的测量动脉血压。有创动脉血压监测显示每次心跳的即时血压，因而可以根据连续的血压分析来决定其治疗。

血压并不总是等于组织血流，也不一定要使每一个患者的平均动脉压都达到相同水平。当平均动脉压低于 60mmHg 时，冠状动脉、肾、中心静脉血管床等的自我调节失效，器官血流才与血压成线性关系。在成人，通常要求维持平均动脉压≥60mmHg，才能维持较好的血流。然而，由于不同器官的自我调节失效的血压水平不同，一些患者也许需要高一些的血压才能维持足够的组织灌注。此外，败血症患者的自我调节功能的完整程度尚不确定。因此，经常需要一些其他评估局部和整体灌注情况的方法（如尿量）来补充血压的测量。

（2）中心静脉压导管：对危重症患者进行有创的中心血流动力学监测，最常见的原因就是低血压。中心静脉压（CVP）反映人体大静脉中的压力。虽然 CVP 反映血管内容量，它并不是直接测量血容量，而且受到右心功能、回心血量、右心顺应性、胸内压以及患者体位的影响。所以，评价 CVP 水平时，应当结合心功能及液体容量等其他结果（如脉搏、血压和尿量）。而且系列 CVP 测量或治疗后的变化比 CVP 绝对值更重要。

对于由于失血或广泛血管扩张而造成低血压但心功能正常的患者测量 CVP 有重要意义，因为这时回心血量的减少就会造成右房压力和 CVP 的下降。计划用升压药或强心药时也应放置中心静脉压导管。

（3）肺动脉导管：除中心静脉压外，肺动脉导管（PAC）能测量肺动脉压、肺动脉楔压（PAWP）、心排血量，以及混合静脉氧饱和度（SvO_2）。PAWP 反映肺静脉压和左室舒张末压（LVEDP），因而可提供左室舒张末容积（LVEDV）的粗略估计值。从上腔静脉和（或）肺动脉（混合静脉）取血样，做血气及饱和度测定，能反映整体的灌注情况。有一种特殊的肺动脉导管，它可以持续地测定混合静脉氧饱和度、心排血量甚至右室容积和收缩功能（通过热稀释法）。

放置肺动脉导管的指征与将行的手术或患者的身体状况有关，抑或与二者都有关。在任何心脏前负荷、后负荷及收缩力有明显变化的手术中，肺动脉导管都能提供有用的信息。例如，可能会有大量失血的手术；或者可能发生部分或全部静脉堵塞，致使心脏前负荷急剧变化的手术；类似的情况还有，近端主动脉钳夹会导致后负荷的迅速升高。需放置肺动脉导管的患者因素有：感染性休克或其他重大的心血管、呼吸和肾脏疾病。感染性休克患者组织灌注障碍的主要原因是低血容量和心肌功能不全。肺动脉导管通常用来监测心排血量，评估心室每搏量。

一项观察性研究结果的公布，使肺动脉导管的使用遭到质疑。这项研究证明，与配对的对照组病例相比，在 ICU 治疗的前 24 小时内使用肺动脉导管的危重症患者死亡率较高。许多随机对照试验研究了在不同患者群中使用 PAC 的情况，结果显示既没有增加整体死亡率，也没有确定的益处。所有这些研究都证明 PAC 是种诊断性的工具。这些研究也表明，就改善危重症患者转归的治疗性干预方面的问题，我们对 PAC 的看法尚未达成一致，也缺乏数据支持。

中心压力监测的主要缺点是，测量到的压力是用来估计容量的，而影响中心压力的主要因素是体循环和肺循环的变化，而不是容量。压力和容量的关系由房室顺应性所决定。左室顺应性异常的患者，PAWP 会高估或低估 LVEDV。危重症患者常见右室（RV）功能不全，这可能是肺栓塞、急性呼吸窘迫综合征（ARDS），或是右室后负荷增加的结果。使右室后负荷增加的因素包括高水平 PEEP、血管、心脏、代谢及肺部疾病导致的肺血管阻力增加等。由于左右心室都被包裹在相对坚实的心包内，右心室容量和压力的超负荷会导致室间隔的运动异常，影响左心室（LV）舒张。在这种情况下，左心室的压力—容积关系会发生改变，从 PAC 得到的信息也就会产生误导。其他能影响中心压力与心室充盈容积关系的因素还有胸腔内压力的增加和瓣膜的病变。PEEP 或腹内压增加都会增加胸腔内压，因而增加中心压力。房室瓣膜狭窄性病变会增加中心压力。

其他潜在的缺点包括换能器系统问题（如不恰当的转换器放置或零点），对波形的不恰当解释，由于注射容量和温度的问题而产生的错误的热稀释法心排血量测量。危重症患者常因肺动脉高压而有明显的三尖瓣反流，这样的反流也会造成心排血量的测定误差。另外如果血气分析不准确，或者在抽血时导管处于肺动脉楔压或部分楔压状态而使肺动脉血样"动脉化"，血气和氧饱和度测量就可能不正确。

还有一些与肺动脉导管本身相关的，比较严重但较少见的并发症。肺动脉破裂很罕见（<1%），但却是有着 50% 死亡率的潜在灾难性事件。有肺动脉高压，或年龄 >60 岁，或正在接受抗凝治疗的患者风险更高。突然发生咯血（特别是在给肺动脉导管气囊打气后）可能就是肺动脉破裂的讯号。立即的处理包括出血一侧在下面的侧卧位，双腔管气管内插管，增加 PEEP。如果出血仍持续或量大，则血管造影栓塞，甚至肺叶切除都是有必要的。肺动脉导管相关的肺梗死发生率小于 7%，而且通常由 PAC 末端无意识地向远端移动所造成。导管相关血栓也是造成肺梗死的原因。肺动脉导管相关感染颇为常见，使用肺动脉导管每天发生败血症的风险<0.5%。

因此，在解释由肺动脉导管获得的血流动力学测量数据时，应当对哪些影响结果的混杂因素有充分的了解。肺动脉导管通常更适合用于反映中心血流动力学的变化趋势（如 PCWP 或 CVP 的缓慢降低），而非绝对值本身。

3. 超声心动　考虑到肺动脉导管使用中存在的利弊，现已建立了许多其他方法用以确定复苏是否充分。超声心动早在 1970 年就开始在手术室中使用了。手术室内更喜欢用经食管超声（TEE），因为经胸壁超声（TTE）的声学影像不如 TEE 影像清晰。需要机械通气或 PEEP 的患者可能不能通过 TTE 充分地显像，尤其当 PEEP 压力超过 $10cmH_2O$ 的时候。况且，诸如患者体位、手术区域、外科设备、无菌单、监护等都可能遮挡患者胸壁，限制 TTE 的使用。

TEE 的使用也存在一些主要的限制。不能看见心脏的某些区域和某些大血管。插入和操控 TEE 探头都可能损伤咽喉部、牙齿、食管，引起心律失常，影响血流动力。不准确地解释 TEE 影像会产生不正确的信息，麻醉医生和外科医生可能因此做出不恰当的临床决定。进行 TEE 还会消耗麻醉医生的时间和分散他们的注意力，使他们因忽略了术中的主要任务而延误重要的治疗。

然而，TEE 在手术室的作用，尤其是在心脏手术中对患者的监测的作用正变得越来越大。目前术中运用 TEE 的指征包括：诊断心肌缺血，确认瓣膜重建充分，确认外科修补足够，确定血流动力不稳定原因，以及确定术中其他并发症的原因。此外，TEE 还能提供心室容量及收缩力、瓣膜问题、室壁运动异常等信息。

围手术期是发生心肌缺血的高风险期，这是手术所带来的血流动力和其他生理压力的结果。心肌发生缺血时，室壁的异常运动通常发生在 ECG 改变之前，于是我们有机会更早地探知缺血的发生。在各种各样的手术人群中，TEE 探测到的局部心室功能不全的发生率为 10% ~60%。术中如果 TEE 探测到缺血，可进行一些纠正性的干预，包括手术的变更，麻醉方面的处理，以及术后医疗分类选择，这样做能防止围手术期并发症发生。目前尚缺少研究证据证明局部心室功能不全或 TEE 的其他缺血证据的探测和治疗，就能够改善这些患者围手术期的临床转归，或者增加长期存活。

围手术期 TEE 常在紧急情况下用于确定急性、持续、危及生命的血流动力学紊乱的原因。然而，在治疗危重症患者时也应考虑选择性使用 TEE。TEE 是一种定性评价血流动力功能以及显示心脏影像（如用于诊断心脏压塞）的工具。它可评估左室功能，能间接地测量心排血量、心收缩力以及左室，亦可能还有右室的心室容积。由于采用导管测压的方法评估 LVEDV 存在种种缺陷，对有左室功能不全的患者，在精确确定引起血流动力学不稳定的原因（如心排血量低）方面，TEE 比肺动脉导管好。

4. 胃张力监测　败血症与微循环异常有关，即使已恢复了血管内容积，这种异常仍存在。这些异常能导致心排血量分布异常、局部灌注不足以及多器官系统衰竭。反映器官功能的指标，诸如心肌缺血的 ECG 证据、尿量、血尿素氮和血肌酐、肝功能测定等，可对间接评估局部灌注情况有所帮助。

胃张力监测是一种评估胃肠道灌注情况的方法。通过在胃内放置的一个气囊测定黏膜下的二氧化碳分压（PCO_2），可间接反应胃肠黏膜 PH（PHi）。低灌注使得黏膜二氧化碳（CO_2）增多，组织酸中毒。由于 CO_2 容易透过细胞膜，肠腔内的 PCO_2 增加了动脉和肠腔

之间的 PCO_2 梯度。这一方法给我们提供了 CO_2 生成－血流比这一指示物。低灌注的时候，不论血流减少还是 CO_2 增多，它都会升高。胃 pH。降低或胃腔 PCO_2 增高都高度预示着术后并发症的发生。然而，尽管有这一作用，由于生理基础和方法尚不确定，张力监测还未成为一种常规有创监测技术。pHi 的计算，不仅需要局部数据，还需要整个人体系统变量的支持，所以容易被机体代谢和呼吸的改变所影响。而方法学方面的考虑有：胃酸分泌是否会影响 pHi 的计算？进食会不会影响 pHi？是否以血或标准液体为基准，校准了血气分析就能准确测定盐或空气中的 PCO_2？虽然张力监测对危重症患者的死亡有相当好的预示作用，但其对于治疗败血症和感染性休克的指导作用还未被证明。

三、气道评估和管理

危重症患者会有很多气管内插管的指征。这些患者通常有中枢神经系统疾病，使用镇静药，外伤导致肋骨骨折，ARDS 致肺实质病变，吸入性肺实质病变，咳嗽和保护气道使肺免于咽部或胃内容物误吸的能力丧失。

一般患者的气管内插管准备应该从气道解剖的评估开始。如果预见到插管可能困难，就应考虑及早准备好纤维喉镜。气道辅助用品，如各种型号的喉罩和口咽气道应随时准备好。另外，应有额外的人员和外科医生待命，在气管内插管不成功，或者面罩或喉罩下通气不足时，立即行环甲膜穿刺或气管切开。

研究表明，高 ASA 分级和急诊手术都会增加患者误吸的风险。诸如患者的近期呕吐、肠梗阻、肥胖、糖尿病、精神抑郁等情况，都应反映在危重症患者的误吸风险评估里面。可能的话，插管前还要确认禁食（NPO）情况。饱胃患者可考虑放置一根鼻胃管排空胃内容物。对清醒患者我们更多地选择清醒插管，当然快速诱导插管也是可以的。

直接喉镜插管会产生明显的应激反应。虽然这种反应时间很短，但对高危患者的冠状动脉和脑血液循环会产生不利影响。因此，必须评估患者是否存在心绞痛、心肌缺血、心律失常或充血性心力衰竭。而患者神经系统情况，则通过评估其是否存在颅内压增高、颅内动脉瘤或颅内出血来体现。这些患者应避免高血压，在放置喉镜和插管过程中其血压和心率应稳定在一个较窄的范围内。另外，插管前应该考虑一些辅助手段，如使用气道局部麻醉药、足够的 β 受体阻滞剂和阿片类或巴比妥类药物。

外伤患者应注意其颈部和下颌是否有骨折或不稳定。所有多处、头部或面部创伤的患者，除已通过完善的查体或影像学证据排除的，都应当按照颈部脊髓损伤来处理。插管时要有第二个技术人员在场，帮助保持头和颈部位置居中，头颈轴稳定。经鼻气管插管是口咽和面部创伤患者的相对禁忌，因为有颅底骨折的可能。

近期有脊髓去神经性损伤、挤压伤或烧伤的患者，不应给予去极化肌松药，因为会有威胁生命的高钾血症出现。此外还应评估患者的凝血功能，若喉镜引起黏膜损伤和出血，会模糊插管视野，增加误吸风险。

四、麻醉选择

出于多种原因，其中包括对其手术和血流动力学方面的考虑，危重症患者的麻醉常选择全身麻醉。然而，局部阻滞作为全身麻醉和术后镇痛过程中的一种辅助手段，也有一定的价值，它能使危重症患者更舒适，减轻患者的生理应激。

硬膜外镇痛也许是在重症监护室中运用最多的局部镇痛技术。它已被广泛用于胸部创伤、胸腹部手术、大型骨科手术后以及顽固心绞痛的镇痛。研究表明，对胸部创伤后患者，硬膜外能提供良好的镇痛效果并改善肺功能。高位胸部硬膜外镇痛（$T_1 \sim T_4$）尚能对传统药物治疗无效的心肌缺血提供有效治疗。这可能是由于降低血压、心率后，冠状动脉扩张，心肌耗氧量减少，从而心脏供氧也得到了改善的结果。但是，诸如局部或全身感染和凝血功能异常等问题会限制，甚至阻碍硬膜外镇痛的运用。而且，目前对于给镇静的患者放置硬膜外管的安全性尚存在争议，如果感觉水平测试不可靠，导管的位置就很难确定。

对危重症患者采用外周神经阻滞麻醉目前尚未经过随机对照临床试验验证。持续的肌间沟、锁骨下和腋路置管能使肩部和上肢达到良好的术后镇痛效果。与之类似，股神经置管联合坐骨神经阻滞能使整条腿感受不到疼痛。这些方法可为许多操作提供外科麻醉，如外固定、大换药、烧伤及大的软组织创伤清创等。对有脑损伤的患者使用阿片类镇痛药会影响到其神经学方面的检查，在这种情况下使用局部阻滞尤其有优势。虽然对由于神经损伤或镇静而存在精神失常的患者使用区域阻滞有一定顾虑，但是利用超声或神经刺激来引导穿刺或置管能使并发症风险降到最低。

（王莉娟）

第四节　术后管理

对危重症患者的血流动力学管理应该规定特定的目标和终点指标。诸如补液、升压药和强心药支持等治疗，应该以滴定的方式使患者的血流动力学达到这些终点指标。这些治疗反应应对通过反映全身和局部灌注的变量进行动态评估。

一、血流动力学管理

1. 早期目标导向治疗（early goal – directed therapy）　危重症患者的治疗大部分是支持性治疗。依据过去的观察，患者的存活与其通过增加心排血量和氧输送量以维持高代谢状态的能力有关，假设理论是通过积极地增加机体供氧率，氧债可被逆转，多器官衰竭的死亡率会减少。尽管一项大的随机对照研究显示，增加氧气运输对危重症患者的转归并没有总体获益，但仍有一些研究发现，高风险外科患者围手术期血流动力的优化与发病率和死亡率下降有关。这一发现与另一项研究结果一致，感染性休克患者的早期目标导向治疗能降低院内死亡率。

难题之一是确定目标导向治疗的目标。一些研究以 $600ml/（min \cdot m^2）$ 体表面积的机体供氧率为目标。另一些研究则以中心静脉氧饱和度大于 70% 为目标。另一难题是确定一种达到这一目标的最好方法。许多研究采用输液（晶体或胶体）和强心剂（多巴酚丁胺和多培沙明）。一项研究中需要输血使血细胞比容 $\geq 30\%$，以实现中心静脉氧饱和度超过 70% 的目标。虽然治疗目标及达到这一目标的理想治疗方法尚未确定，但是很清楚的是早期改善血流动力状态对严重败血症和感染性休克患者的死亡率降低有明显益处。

2. 液体　液体复苏包括天然或人工的胶体或晶体。临床研究荟萃分析显示，在一般患者和手术患者群中，晶体和胶体复苏的临床结果没有显著差异。这个结果可能扩大到危重症患者。由于晶体的分布容量比胶体大，所以用晶体复苏要达到相同的终点需要更多的液体量，更容易发生水肿。

3. 药物　虽然低血容量是导致败血症患者休克的最主要因素，但是在血压下降达一定程度以后，因为血管自身调节能力丧失，所以灌注与血压呈线性关系。因此，严重感染性休克的患者常常需要输注升压药，以维持足够的血压。液体复苏充分（如 CVP 或 PCWP 高）而心排血量低的患者可能需要强心剂以增加其心排血量。

（1）升压支持：去甲肾上腺素是感染性休克时恢复血压的首选血管加压药。人体和动物实验显示，去甲肾上腺素比肾上腺素和去氧肾上腺素具有优势。肾上腺素会导致心动过速，且由于其收缩血管，对内脏循环有不利影响。去氧肾上腺素会引起射血分数减少，但极少致心动过速，因为它是纯 α 激动剂。去甲肾上腺素收缩血管，能提高系统平均动脉压，而其又有弱 β 激动作用，对心率和射血量影响很小。多巴胺也是一种可接受的升压药。多巴胺通过增加射血分数和心率来提高平均动脉压和心排血量。但多巴胺会导致心动过速，产生心律失常，因而使用可能受到限制。去甲肾上腺素比多巴胺更强效，对感染性休克患者的低血压恢复也更有效。

对于已补充足量液体和给予足够剂量的传统升压药之后仍然存在顽固性休克的患者，应考虑静脉输注血管加压素。血管升压素的血管收缩作用是通过外周血管升压素受体介导的。与儿茶酚胺介导的血管收缩相反，即使存在缺氧和严重的酸中毒，血管升压素的作用仍得以保留。外源性输注血管升压素能补充长期休克患者的内生精氨酸血管升压素不足。目前尚不清楚这种作用对其作用机制是否重要。感染性休克患者用血管升压素的其他可能的重要机制包括：协助肌肉细胞去极化和血管平滑肌收缩，通过细胞因子和炎症介导因子使一氧化氮生成减少，增加肾上腺素能反应，刺激强效的内生血管收缩因子，即内皮素－1 的合成。在成人，血管升压素的输注速度为 0.01～0.04U/min。剂量超过 0.04U/min 与心肌缺血、显著的心排血量下降和内脏低灌注的发生有关。

（2）强心支持：重症患者在左室充盈压正常或已充分液体复苏的条件下，如果监测到或怀疑心排血量低，多巴酚丁胺是首选强心药。因为低动脉血压可能是低排血量和血管舒张共同的结果，所以需要在使用强心药如多巴酚丁胺增加心排血量的同时使用血管加压药如去甲肾上腺素维持足够的平均动脉压。

多培沙明是多巴胺受体激动剂，用于治疗心力衰竭和心排血量低的患者。在美国，多培沙明在临床上并不是随时可用的，它只在一些目标导向治疗的研究中用于增加氧供。多培沙明能增加危重症患者的内脏血流，有内在抗炎特性。也由于这些作用，有报道说多培沙明使用能降低败血症相关死亡率。多培沙明的这些临床作用还需要其他临床对照试验证明。

二、保护肾功能

患有败血症、肝硬化、黄疸、肝肾综合征、充血性心力衰竭、恶行高血压、先兆子痫、毒血症、出血所致低血压、近期静脉使用造影剂的患者，术中如再经历缺血事件，就有发生急性肾衰竭的倾向。很少有大型临床随机试验对目前防止手术患者肾损伤方案的有效性进行评估，因此，所有这些方案都尚在试验阶段。

1. 碳酸氢钠和 N－乙酰半胱氨酸　关于肾功能保护的描述最广泛的文献来自对造影剂

肾病的研究。造影剂可引起肾内严重的血流动力改变，导致缺血性损伤。研究表明，使用造影剂前水化能有效降低急性肾损伤发生率。而且，已经证明在预防造影剂肾衰方面，用碳酸氢钠水化比用氯化钠有效。水化的目的是达到较高的 pH 以阻止自由基的生成。N - 乙酰半胱氨酸是一种抗氧化剂，在使用造影剂后预防性使用能改善肾脏情况。虽然没有证据证明这些方法能改善外科监护室患者的转归，因为通常还有其他原因导致肾损伤，但是这些研究结果经常外延运用于高危的手术过程中。

2. 多巴胺　很多研究都证明了"肾剂量"的多巴胺 [1 ~ 2mg/（kg·min）] 对围手术期的肾转归没有益处。然而，在使用多巴胺过程中尿量通常增是都加的。不幸的是，尿量与肾髓质是否有足够的氧合无关。多巴胺导致肾皮质血流增多，提高肾小球灌注，增加钠排出和尿量。这些过程增加了肾的耗氧量。但是，多巴胺还有利尿和利钠的作用，这一作用被认为是抑制了近端小管和髓质厚升支上的腺苷三磷酸激酶（AT - Pase）钠通道的结果。这种抑制作用降低小管能量需要和髓质耗氧量。然而，多巴胺在肾髓质氧合方面的作用尚不清楚。

3. 甘露醇　传统上，甘露醇静脉输注用于急性肾衰高危的患者。它通过脱水作用减轻小管内皮细胞水肿，增加其管径，降低小管内液体流动的阻力，而尿流量的增加有助于防止肾小管堵塞和进一步的肾损伤。甘露醇有很弱的自由基清除作用。虽然甘露醇在动物实验和小型临床研究中显示有一些好处，目前还没有大型前瞻性临床对照研究证明其在肾损伤高危手术患者中的使用是有益的。

通常是在主动脉手术夹闭之前，或心脏手术体外循环之前，单次给予甘露醇（0.5 ~ 1.0g/kg）。给予甘露醇之后，应监测血容量和电解质平衡，尤其是血浆钾离子的变化情况。

4. 呋塞米　呋塞米抑制肾髓质厚升支上能量依赖的重吸收作用，改善了肾髓质的缺氧状态。由于它也能导致皮质血管扩张，从而减少了髓质的灌注，长时间使用呋塞米不但对肾功能保护作用有限，还会有不利影响。因此使用呋塞米应该谨慎，通常在预见到缺氧时单次短期给予一个大剂量。目前还没有随机研究评估呋塞米作为一种单一的保护因素在外科患者中的作用。

5. 甲磺酸非诺多泮　非诺多泮是一种选择性多巴胺 1（DA_1）受体激动剂，用于治疗高血压。不同于多巴胺的是，它没有多巴胺 2（DA_2）受体和 α、β 肾上腺素受体活性，不会造成心动过速或血压升高。非诺多泮能剂量依赖性地降低血压，并保留肾脏灌注和肾小球滤过率。加大其剂量时能抑制钠的重吸收，从而降低髓质的氧需求。关于非诺多泮在人类的肾脏保护作用，目前尚无大型前瞻性研究报道。

6. 多巴酚丁胺　多巴酚丁胺是一种多巴受体（DA_1 和 DA_2）激动剂，兼有 β 肾上腺素活性。基于一种假说，多巴酚丁胺能增加肾脏灌注而不激活 α 肾上腺素活性，人们对其肾保护作用产生了兴趣。虽然能够降低血压，多巴酚丁胺并没有心脏方面的多巴胺作用。其对肾脏的保护作用尚待大型试验来评价。

7. 未来的药物　诸如动脉尿钠肽、利尿素和前列腺素 E_1 等肾血管舒张剂已被证实在造影剂肾病患者中有保护作用。胰岛素样生长因子 - 1 是一种在动物实验中能促进急性肾衰恢复的内生物质。酸性纤维原细胞生长因子 - 1（FGF - 1）在试验中能减少心肌缺血的再灌注损伤，也能减少小鼠的肾缺血再灌注损伤后急性肾衰的发生。一氧化氮的抗炎和血管扩张作用能介导 FGF - 1 的保护效应。所有这些药物都没有用于有肾损伤风险的手术患者的研究，在任何上述药物用于围手术期肾脏保护方案之前，都需要进一步大规模的调查研究。

三、术中血糖管理

麻醉和手术过程都会导致儿茶酚胺水平升高，从而增加糖原分解、糖异生和脂肪合成，进一步导致血糖升高和胰岛素分泌增加。于是，接受麻醉和手术的患者就有发生高血糖的风险，这是胰岛素抵抗及其分泌减少的共同结果。目前缺少关于术中"严格"血糖控制的结果如何的相关数据。一项对接受冠状动脉搭桥手术的糖尿病患者随机性研究表明，"严格"的血糖控制（血浆葡萄糖水平在 125mg/dl 至 300mg/dl 之间）能减少动脉纤维化的发生，缩短术后住院时间。严格控制血糖还对术后头两年的生存有益，减少了难治性缺血事件的发生和伤口感染。其他研究还证明，高血糖对接受需要体外循环的心血管手术患者在神经系统转归和肾衰竭方面有不利的影响。

即使使用大剂量的胰岛素也很难使围手术期的血糖正常。某项研究显示，心脏手术中，使用高胰岛素性正常血糖"钳"的方法可以维持正常血糖。用这一项技术，可以持续以一定速率输注胰岛素，同时用葡萄糖滴定"钳夹"控制静脉血糖在某一特定水平。

四、知晓

知晓是指术后患者对全身麻醉过程中所发生事情的记忆重拾。知晓的发生在一般外科手术患者中很罕见（0.1%～0.2%），而在某些高危人群中，知晓的发生率要高些，尤其是那些由于血流动力学不稳定而接受浅麻醉的患者。有报道，因重大创伤行手术的患者，知晓发生率高达43%。知晓在临床过程中很难检测到，因为典型"浅"麻醉的征象，诸如心率增快、血压升高或体动等等，可能被药物作用或患者的整体情况所掩盖。超过半数报告有术中知晓的患者存在术后精神障碍，如手术后的创伤后应激综合征。如果出于血流动力学方面的考虑，麻醉需要浅些，就应该给一些如咪达唑仑、东莨菪碱或低于麻醉剂量的氯胺酮等有遗忘作用的药物。有可能的话，还应该考虑用一些神经监测技术以探测知晓是否存在。一项随机对照试验发现，对高危患者（定义为行剖腹产或高危手术的患者，有长期苯二氮䓬类，阿片类用药史或酗酒的患者，以及有急性损伤和血容量低的患者）行脑电（EEG）双频指数（BIS）监测，能降低知晓发生率达82%。

（王莉娟）

第五节　术后治疗及与 ICU 交接

危重症患者应该由麻醉师从手术室护送回 ICU。转运回 ICU 的注意事项与运送患者至手术室时类似。转运之前，患者的血流动力要稳定，气道要安全，急救药物、充足的氧气和气道处理用品要随时可用，要有足够的通畅静脉通路，所有的输液应正常运作，药物要足够支撑运送的这段时间，ICU 也要做好随时安顿患者的准备。

麻醉小组要向 ICU 小组提供一份完整的口头报告，并确认 ICU 已接收了这一患者，而在这之前，麻醉科都要负责该患者的治疗工作。在这一点上，麻醉医生是最清楚患者情况的人，因此应随时帮助处理该患者术后突然发生的任何问题。应向该患者的 ICU 医生和护士提供一份完整的报告。报告包括患者的病史、监护部位、麻醉方式及用药的种类和剂量，手术经过，其他医疗操作，评估液体和血液出入量，麻醉和外科并发症，任何特殊的事件（如过敏症、预防性隔离），手术中遇到的特殊问题（如氧合、通气或血流动力的不稳定），对该问题成功或不成功的处理方法，以及采用这种处理的理由。另外，术后疼痛管理的周详计划，任何术后期间的特殊治疗计划，以及潜在的术后问题都应告知 ICU 小组。

（王国喜）

第七章

危重症患者麻醉期间的常见症状处理

第一节　围手术期诱发肺水肿的因素

一、麻醉因素

单纯因麻醉因素引起肺水肿并不多见，往往患者有潜在的肺水肿因素，再加上麻醉因素才能发生。曾有二尖瓣置换术以吗啡麻醉，术毕用纳洛酮拮抗发生肺水肿的报道。可能是由于拮抗药增强交感反应、血管收缩，大量回心血进入肺循环导致肺水肿。还有冠心病患者静脉注射氯胺酮后由于肺动脉压和左房压升高发生肺水肿。有学者报道一例气管内麻醉时气管导管误入右主支气管，出现呼吸阻力增大、发绀及左肺呼吸音消失。拔出导管 3cm，随即从导管中涌出血性泡沫痰，同时左肺听到水泡音，右肺呼吸音清晰。这种复张性肺水肿还可能在气胸排气或大量胸腔积液放水过快，肺迅速扩张后发生。Parlin 及 Cheney 经动物实验证明，单侧萎陷肺再膨胀可使血管周围压下降及肺微血管内液体静水压反跳上升，萎陷肺还使肺毛细血管通透性增加，肺表面活性物质减少，促进肺水肿。肺萎陷超过 8 天以上，复张性肺水肿发生率为 85%，但亦有报道食管手术使肺萎陷仅数小时，未行负压吸引，复张后也发生了肺水肿。此外，胃酸反流误吸及药物过敏均可能发生通透性肺水肿。全身麻醉苏醒期停止间断正压通气可能增加心排血量和肺泡 CO_2 分压，减少肺泡氧分压，也可促进肺水肿发生。呼吸道梗阻和麻醉过浅继发高血压等均能诱发肺水肿。麻醉性镇痛药如海洛因过量中毒也可引起肺水肿，原因可能是呼吸中枢抑制、肺动脉高压、神经源性或过敏反应所致。高浓度或纯氧吸入治疗超过 24 小时可能损害黏膜细胞，增加肺毛细血管通透性，导致肺泡和间质肺水肿。

二、常见的原发疾病因素

（1）心脏病患者术中可能诱发肺水肿，特别是二尖瓣中度狭窄患者，瓣口面积 1.1～1.5cm²，静息时左房压及肺动脉压上升。一旦精神紧张、心动过速、回心血量增加，而左心排血受阻，左房压和肺动脉压进一步上升，极易诱发肺水肿。

（2）心内手术纠正畸形后不适应可能出现急性心衰引起肺水肿，如严重肺动脉瓣狭窄，一旦切开狭窄的瓣膜，肺血流突然增加，肺毛细血管静水压增高诱发肺水肿。左、右心室不等大，术后也易诱发肺水肿，如成人巨大的房间隔缺损使左室发育不全，修补后左室不能排出骤增的血容量，诱发肺水肿。必要时在间隔上切一小口，才能缓解。

（3）重症嗜铬细胞瘤患者在切除肿瘤前，麻醉或探查剥离肿瘤使大量儿茶酚胺释放，周围血管收缩，大量血液进入肺血管床造成肺动脉高压，诱发肺水肿。更严重的是长时间的严重嗜铬细胞瘤可引起儿茶酚胺心肌炎，切除肿瘤后不能耐受血压下降和输液而并发肺水肿。

（4）颈部肿瘤压迫气道、喉水肿或白喉等引起气道梗阻，造成严重缺氧和用力呼吸，往往在气管造口前即可发生肺水肿。

（5）脑动脉血管破裂或重症颅脑创伤，尤其是下丘脑损伤，容易导致神经源性肺水肿。多因颅内压升高，兴奋交感神经中枢，周围血管收缩，血液移入肺血管床。同时左房压显著升高导致肺水肿。所幸非外伤性颅内疾病开颅手术极少引起神经源性肺水肿，可能是交感神经中枢被麻醉抑制所致。

（6）革兰阴性杆菌感染所致的脓毒血症常引起通透性肺水肿，甚至急性呼吸窘迫综合征（ARDS）。流感病毒导致病毒性肺炎也可诱发肺水肿，特别是二尖瓣狭窄患者。

三、手术因素

体外循环转流 2 小时以上可破坏白细胞，分解血小板，使纤维蛋白受损，血红蛋白变性，游离脂质释放形成大量微聚集物，阻塞毛细血管，导致缺氧，改变肺毛细血管通透性，降低胶体渗透压，都可促进肺水肿的发生。体外循环时支气管供血大量回流至左心房或左心房引流不畅引起肺血管扩张引起肺动脉高压，诱发肺水肿。

全肺切除术使两侧肺的循环量灌注到一侧肺血管，必然引起肺动脉高压，增加右心负荷，对输液量极为敏感，稍一过量极易在术中或术后发生肺水肿。尤其慢性肺脓肿患者心肌供氧不足，心肌受累更易发生肺水肿。食管切除术如广泛清除淋巴结，妨碍肺淋巴回流，输液稍多也易诱发肺水肿。

巨脾切除手术常因脾静脉结扎稍晚或暴力搬动巨脾，使大量脾血"挤入"循环，导致回心血量过剧出现肺水肿。有人为了避免结扎脾动脉后出现低血压，有意静脉注射肾上腺素 1mg，使脾血通过"药物挤压"还血后，再结扎脾静脉切除脾，更易出现严重高血压和肺水肿，该方法应该避免。

坐位颅后窝手术可能发生空气栓塞引起肺水肿，突然阻断主动脉也可能诱发肺水肿。预防空气栓塞可应用弹性绷带绑四肢以提高静脉压；阻断主动脉应准备扩血管药，降低上半身血压进行预防。

（自华芬）

第二节　急性肺水肿的治疗

围手术期肺水肿的治疗包括五大方面：①充分供氧和正压通气；②快速利尿，减少肺间质和肺泡内过多的液体；③扩血管药，降低心脏前、后负荷；④增强心肌收缩力；⑤发现和治疗原发病。

一、充分供氧和正压通气

肺间质水肿或肺泡内泡沫分泌液大大阻碍氧弥散，出现不同程度的低氧血症，常需吸入高浓度氧。吸入纯氧动脉血氧分压仍低于 50mmHg，或大量血性泡沫痰不断涌出淹没肺泡时，应立即采用正压通气。正压通气包括间歇性正压通气（IPPV）和持续正压通气（CPAP）或呼气终末正压通气（PEEP）。IPPV 治疗肺水肿的理论依据：增加肺泡压与肺组织间隙压力，阻止肺毛细血管内液渗出和肺水肿的产生；降低胸腔静脉血回流，降低右心房充盈压；增加功能残气量；提高氧的吸入浓度；减少呼吸肌疲劳，降低组织氧耗量；加压气流可使气道内的泡沫破碎。一般采用 IPPV 的潮气量为 12 ~ 15ml/kg，每分钟通气次数 12 ~ 14 次，吸气峰压不应高于 30mmHg。若患者经用 IPPV（$FiO_2 > 0.6$）后仍不能提高 PaO_2，而且存在严重的肺内分流，应改用 PEEP。PEEP 通过开放气道，扩张肺泡，使肺内过多的液体重新分布到影响气体交换较小的部位，提高 PaO_2 和肺顺应性。但是 PEEP 只是一种支持疗法，不能减少血管内液渗出和血管外的液量。PEEP 一般先从 $5cmH_2O$ 开始，逐步增至 $10cmH_2O$，重症 ARDS 可增至 $15 ~ 30cmH_2O$，尽量以不减少心排血量为准。如患者有自主呼吸，可选择 CPAP，对心排血量影响较 PEEP 小。为了保证气道的通畅，吸引分泌物及进行有效的供氧，可考虑行气管内插管。严重肺水肿大量泡沫性分泌物充满肺泡，严重妨碍气体交换，可采用去泡沫剂降低泡沫表面张力，使泡沫破裂。常用 95% 乙醇溶液或 1% 硅酮液于挥发器或湿化瓶内，随正压氧同时吸入。二甲硅油喷雾吸入去泡沫效果更好。

二、快速利尿，减少肺间质和肺泡内过多的液体

减少肺间质和肺泡内过多液体的最有效的药物是利尿剂。尤其对心源性或输液过多引起的急性肺水肿几乎已成为常规治疗方法，静脉注射呋塞米 40mg，不见效时可加倍剂量重复给药。呋塞米可迅速、有效地经肾脏排出过多的液体。而且，静脉注射呋塞米后常在利尿之前肺水肿就已经明显好转，说明利尿剂除了利尿作用外，还能增加静脉容积，降低静脉回流和减轻肺水肿。但大量利尿时应警惕低钾及血容量不足，应及时补充血容量和纠正离子紊乱。

三、扩血管药，降低心脏前、后负荷

如果肺水肿是由于充血性心力衰竭引起，α受体阻滞药和硝酸甘油等降低前负荷的方法非常有益。α受体阻滞药如酚妥拉明可阻断儿茶酚胺、组胺和 5 - 羟色胺等血管活性物质对血管的收缩反应，解除肺小动脉、小静脉痉挛，降低后负荷，增加心排血量。硝酸甘油或硝普钠直接作用于血管平滑肌，降低周围血管阻力，降低后负荷，增加心排血量，从而使肺循环内血液向体循环转移，减轻肺水肿，而且增加冠状动脉灌注，降低心肌耗氧量，改善左心功能。扩血管药降低肺动脉压，可改善 ARDS 患者预后。但是扩血管药增加肺淋巴生成，抑制肺缺氧性肺血管收缩，加重肺内分流和低氧血症。吗啡对肺水肿的有利影响，除了中枢镇静作用减少氧耗量外，还扩张周围血管，降低右心充盈压和左房压，曾是治疗急性肺水肿的常规用药，至今也普遍应用。近年来一氧化氮（NO）治疗肺水肿患者的低氧血症和肺动脉高压备受关注。NO 能降低肺毛细血管静水压和血管通透性，减少肺淋巴流量。

四、增强心肌收缩力

急性肺水肿合并低血压时，多为严重左心衰竭或低心排血量，往往需要正性变力药。正性变力药增加心肌收缩力，增加心排血量，提升血压，改善组织灌注，纠正组织缺血、缺氧，促进肺水肿恢复。一般首选多巴胺 2 ~ 10μg/（kg·min），如升压效果不明显，可并用

肾上腺素 0.1~0.5μg/（kg·min）。急性肺水肿纠正低血压后，再用祥利尿剂，利尿效果更明显。

五、发现和治疗原发病

发现病因是评价自然转归和预后，指导治疗的关键。如二尖瓣狭窄患者由于心动过速诱发急性肺水肿，紧急行二尖瓣口扩张即可缓解。总之，早期诊断和恰当处理是改善预后的关键。

六、液体管理

应用利尿剂减轻肺水肿可能改善肺部病理情况，但是利尿减轻肺水肿的过程可能会导致心排血量下降，器官灌注不足，必须在保证脏器灌注的前提下进行。中华医学会重症医学分会 2006 年制定的急性肺损伤（ALI）/急性呼吸窘迫综合征（ARDS）诊断治疗指南中指出，在维持循环稳定，保证器官灌注的前提下，限制性的液体管理策略有助于改善 ALI/ARDS 患者的氧合和肺损伤。

急性肺水肿是否应用白蛋白应视情况而定。高压力型肺水肿肺毛细血管静水压大于胶体渗透压，大量低蛋白液体溢向肺间质及肺泡内，出现低血容量休克。静脉注射 5% 白蛋白 0.5~2L，很快使血流灌注衰竭逆转，还可增加胶体渗透压，促进肺水肿恢复。而通透性肺水肿患者，由于血管通透性增高，大分子蛋白质容易漏向肺间质及肺泡内，使更多的液体积聚在组织间隙内，应用白蛋白会加重肺水肿。但是如果存在低蛋白血症，可通过补充白蛋白和应用利尿剂，有助于实现液体负平衡，并改善氧合。

近来研究证实，羟乙基淀粉具有防堵毛细血管漏的作用，其机制是：①生物物理作用，羟乙基淀粉具有形状及大小合适的分子筛堵漏；②生物化学作用，抑制炎症介质的表达，减少促炎介质释放，减少白细胞与内皮细胞相互作用（防止中性粒细胞黏附），从而改善微循环、减轻炎症反应、减少内皮损伤。对于通透性肺水肿建议少用天然胶体白蛋白，以人工胶体补充血容量。但是尚需进一步研究以证实其作用。

七、其他治疗

关于大剂量肾上腺皮质激素的应用存在争议。一般认为，皮质激素能改善毛细血管通透性，稳定溶酶体膜，防止液体漏出，尤其对通透性肺水肿有利。但也有人认为收效有限。

（自华芬）

第三节　恶性高热危象的治疗

一旦发生恶性高热要求立即开始干预性治疗。主要方法包括立即阻断诱发因素，吸入 100% 纯氧，过度通气以及使用丹曲林钠治疗。需要呼叫其他人员，因为必须有助手来混合丹曲林。丹曲林是一种与氢氧化钠相混合的难溶解的液体。pH 9~10（否则不能溶解），并且等渗（150mg/mg 丹曲林每小瓶 3g）。20mg 丹曲林必须与 50ml 消毒蒸馏水（没有盐或 D5W）混合。如果没有立即溶解，产生清澈的橙黄色液体，应该在流水下加热。丹曲林的首次剂量为静脉内给药 2.5mg/kg，必要时重复给药直到剂量达 10mg/kg。每 5~30 分钟可重复首次剂量，心率，体温和 $PaCO_2$ 是临床治疗的最佳指导。典型的病例静脉内给予丹曲林后的 6～20 分钟可以看到反应，在 20 分钟内连续血气分析首先出现呼末 CO_2 的下降。在儿童和成人丹曲林的半衰期为 10～12 小时。

其他支持性治疗也是必要的一积极地降温，纠正酸中毒（2～4mEq/kg 碳酸氢钠）及纠正电解质紊乱。治疗高钾血症最有效的方法是通过有效剂量的丹曲林逆转恶性高热。持续性高钾血症可以通过过度通气，碳酸氢钠，静注葡萄糖和胰岛素（10 个单位常规胰岛素溶入 50ml 50% 的葡萄糖溶液中或 0.15U/kg 常规胰岛素溶入 1ml/kg 50% 葡萄糖溶液中）来治疗。仅对严重的心律失常和心功能衰竭的患者使用钙剂，剂量为 2～5mg/kg 氯化钙。治疗心律失常也可以应用普鲁卡因 1.5mg/kg，每 5 分钟一次，总量不超过 15mg/kg 或给予利多卡因 1mg/kg。β 受体阻滞剂艾司洛尔也可用于心动过速。钙通道阻滞剂要避免和丹曲林一起使用，可导致高钾血症和心肌抑制。

在治疗的同时，应监护动脉血压，中心静脉压和肺动脉压。插入尿管并维持尿量。扩容治疗应包括每 10 分钟输注一次 10～15ml/kg 的冰盐水而不是乳酸林格液。降温措施包括冰罩降温和实施胃、创口及直肠灌洗。其中胃灌洗是最迅速最有效的降温方法。腹膜透析和体外循环也是需要的。当体温达到 38℃ 时降温治疗就要停止了，避免体温过低。

更换 CO_2 吸收装置和麻醉回路可去除诱发因素的残留。尽管可利用动脉血气来确定酸中毒的程度，但混合中心静脉血气结果对治疗有更好的指导作用。同时也应监测血生化（电解质、肌酸激酶、肝功能、血尿素氮、乳酸、血糖）和凝血功能（凝血酶原时间、激活的纤维蛋白原、部分促凝血酶原激酶时间、纤维蛋白分解产物、血小板计数、血清血红蛋白和肌红蛋白、尿血红蛋白和肌红蛋白）。

重要的一点是在 45 分钟内患者应完全恢复正常；否则，应实施加强治疗。有 25% 的患者会复发，通常是在首次发作的 4～8 小时之内，但有报道复发最迟在 36 小时之内。如果患者感到烦闷并伴随如下症状，持续性高钾血症、残留肌肉僵直、大量的液体需求及少尿进一步发展为无尿。应重复应用丹曲林，即使在一个 24 小时治疗过程中每 6 小时静脉给予 1～2mg/kg 的剂量成功控制首次发作。如果没有复发的征象，24 小时后可以停用丹曲林。另外，一些指南上推荐每 4～8 小时给予口服丹曲林 1mg/kg，持续 48 小时。

弥散性血管内凝血将发生，可能是由于促凝血酶原激酶的释放继发休克和/或细胞内物质释放或细胞膜的破坏。应立即给予常规的 DIC 治疗。

肌红蛋白尿性肾衰也将发生，严重的肌红蛋白尿在恶性高热发作的 4～8 小时之内出现。持续给予丹曲林治疗对其是有帮助的（每小瓶甘露醇 3g）。也可给予速尿 0.5～1mg/kg。肌酸激酶升高的程度可指导丹曲林持续治疗时间。

附：【丹曲林】

在 1979 年，静脉内注射丹曲林被食品药品管理局批准应用于治疗恶性高热。1979 年之前，丹曲林最初用于治疗肌肉痉挛。其作用于肌肉细胞本身，减少细胞内的钙离子。在肌纤蛋白一肌球蛋白或肌钙蛋白原肌球蛋白或二者共同的水平阻断钙从肌浆网释放并拮抗钙离子。

近来的研究并不认为罗那丹受体是丹曲林的作用位点；但是它有这个受体位点的媒介作用。丹曲林对骨骼肌的作用具有特异性。临床剂量的丹曲林对心肌收缩的影响很小。丹曲林不影响神经肌肉传导，但是能导致肌肉无力，强化非去极化肌松药的作用。患有神经肌肉疾病的患者必须要谨慎使用。

静脉注射 5 ~ 15mg/kg 剂量的丹曲林能产生显著的肌肉松弛，甚至口服丹曲林也会产生无力感（表 7 – 1）。

表 7 – 1 丹曲林

药物相互作用
维拉帕米，心肌抑制剂
副作用
眩晕，轻度头晕，嗜睡，肝功能障碍

静注剂量超过 15mg/kg 对于心血管系统没有什么影响，如果剂量不超过 30mg/kg 也不会导致呼吸抑制。丹曲林最重要的效应之一是将细胞内代谢转化为需氧代谢，呼吸正常化及逆转酸中毒。由于氢离子、钙离子进入细胞内迅速降低了细胞外的钾离子水平并稳定心肌。

（自华芬）

第四节 恶性高热患者的麻醉

恶性高热易感患者的麻醉应使用下列药物：氧化亚氮、巴比妥类药物、依托咪酯、丙泊酚、阿片类镇痛药、镇静剂及/或非去极化肌松药。所有挥发性麻醉药和琥珀胆碱要避免使用。

近来一致认为如果没有使用诱发性药物，则不需要给予丹曲林进行预处理。这可以避免丹曲林的副作用：肌肉无力和恶心。然而，已知的恶性高热高敏患者必须要实施外科手术，就需要提前应用丹曲林了，由于患者和麻醉医生的担心来自于先前发生的恶性高热的严重程度。丹曲林可以口服也可以静注，口服剂量是 4.8mg/（kg·d），在麻醉之前的 48 小时内分 3 ~ 4 次服用，或在诱导前一次性静注 2.5mg/kg。由于口服丹曲林吸收不稳定，副反应明显，所以静注是更好的选择。

为准备一台清洁的麻醉机，所有汽化装置、CO_2 吸收装置、新鲜气体出口管路、环路及面罩都应更换。机器应被 100% 氧气以 10L/分钟的流量净化 10 分钟。

避免诱发恶性高热的其他方法包括：

（1）中至重度的术前用药，使用镇静剂、巴比妥类药物、苯二氮䓬类药物或阿片类药物。

（2）平衡麻醉技术（一氧化二氮/氧气、巴比妥钠、阿片类药物及任何非去极化肌松药）：也可以使用氯胺酮和丙泊酚。另外，严密的监护是麻醉管理的一个重要方面。尤其是呼末 CO_2、脉搏氧饱和度、中心体温。准备好丹曲林可以随时应用也是很重要的。

酯类和酰胺类局部麻醉药用于区域麻醉或局部麻醉是可以的。尤其在产科麻醉，区域传导阻滞麻醉无论对于顺产还是剖宫产都是最好的选择。但是如果必须要实施全身麻醉，琥珀胆碱应避免使用。不需要预防性应用丹曲林，如果认为需要给药，应在胎儿脐带被钳夹之后，避免影响婴儿。

恶性高热易感患者实施日间手术，需要术后监护至少 1 小时。并且要准备丹曲林及监护设备。

（自华芬）

第五节 过敏反应诊断与治疗

一、诊断

全身麻醉状态下发生过敏反应的判别可能是比较困难的。过敏反应的发生和严重程度归因于作用于终末器官的介质产生的效应。过敏反应引起介质释放对于血管的作用与麻醉药物对血管的作用在临床表现上常常混淆不清，可能在早期不易辨别。因此，低血压和心血管性虚脱可能是麻醉期间过敏反应的首要表现。过敏反应的症状和体征详见表 7－2，过敏反应诱发介质详见表 7－3。

表 7－2 过敏反应的症状和体征

系统	症状	体征
呼吸系统	呼吸困难、胸痛	咳嗽、喘鸣、喉头水肿、肺水肿、肺顺应性降低
心血管系统	眩晕、胸骨后疼痛	出汗、意识丧失、低血压、心动过速、心跳停搏、心律失常、肺动脉高压、全身血管阻力降低
皮肤	瘙痒、烧灼	荨麻疹、红肿、口周和眶周水肿

表 7－3 过敏反应的形成介质

血管活性介质	生理反应
组胺	外周血管舒张
	支气管痉挛
	毛细血管通透性增加
白细胞三烯	毛细血管通透性增加
	支气管痉挛
	负性收缩力
	可能冠状动脉血管收缩
前列腺素	支气管痉挛

二、治疗

过敏反应或类过敏反应的治疗必须包括纠正低氧血症、补充循环血容量、抑制作用于血管的介质的释放和维持气道通畅。可以给予 100% 的纯氧，扩充循环血容量，肾上腺素是首选治疗药物。表 7－4 是可采用的有效的必要措施的目录。

表 7－4 治疗过敏反应和类过敏反应的必需条件

氧气
平衡盐溶液
胶体液
肾上腺素
苯海拉明

吸入性 β_2 药物

糖皮质激素

碳酸氢钠

当发生危及生命的过敏反应时，静脉给予肾上腺素是必需的。肾上腺素的剂量可以依据过敏反应的严重程度和机体对初始剂量的反应从 $5 \sim 100\mu g$ 逐渐增加。肾上腺素可以增加循环中腺苷磷酸的浓度，恢复膜通透性，同时还可以降低作用于血管的介质的释放。肾上腺素松弛支气管平滑肌的作用原理源于其 β_2 效应。如果发生的过敏反应并没有危及生命，肾上腺素标准的成人给药剂量为 $0.3 \sim 0.5mg$ 以 $1 : 1\ 000$ 的浓度稀释皮下注射给药。

抗组胺类药物可以与组胺竞争体内受体结合位点，从而降低组胺效应的影响（低血压，瘙痒和支气管痉挛）。然而，作用于血管的介质一旦释放，抗组胺类药物就可能失去作用。值得注意的是，支气管痉挛和组胺对心肌收缩力的抑制作用，都与白三烯的释放有关并非组胺本身的作用。已往发生的过敏反应的不明残留物的作用，可以被 H_2 受体拮抗剂所拮抗。

皮质激素可以增强不同药物的 β_2 - 激动剂的作用，并且可以抑制花生四烯酸的释放。花生四烯酸与白三烯和前列腺素的释放密切相关。它们同样可以增加激活补体系统的潜在危险性。

氨茶碱是温和的支气管扩张药，可以增加左右心室的心肌收缩力，同时可以降低肺循环血管阻力。它对于治疗持续的支气管痉挛和维持血流动力学的稳定具有一定的作用。然而如果在治疗初期，应用吸入的 β_2 受体激动剂似乎更能取得较好的疗效。静脉给药的初始剂量为 $5 \sim 6mg/kg$，20 分钟后可以按 $0.5 \sim 0.9mg/$（$kg \cdot h$）持续静脉输注。持续泵注米力农对于右心功能不全和肺动脉高压具有一定的治疗作用，但是，可引起全身的血管扩张和低血压。表 7 - 5 概述了过敏反应的治疗。

表 7 - 5　过敏反应的治疗

初级治疗措施

1. 认识考虑病情

2. 解除抗原接触

3. 保持纯氧吸入

4. 停用所有麻醉药物、血制品、抗生素和肌松剂

5. 静脉扩容，晶体液成人可达 4L，儿童 $10 \sim 20ml/kg$

6. 成人静脉使用肾上腺素 $5 \sim 10\mu g$，儿童 $0.5 \sim 5\mu g/kg$，每三分钟剂量加倍直到血压维持满意，如果没有静脉通路，可以气管内给药

进一步治疗措施

抗组胺药：苯海拉明 $0.5 \sim 1mg/kg$

支气管扩张剂：沙丁胺醇或特布他林吸入

糖皮质激素：$0.25 \sim 1g$ 氢化可的松或 $1 \sim 2g$ 甲泼尼龙（成人），$0.5mg/kg$ 氢化可的松或 $1mg/kg$ 甲泼尼龙（儿童）

碳酸氢钠：以 $0.5 \sim 1mEq/kg$ 应用于持续性低血压和酸中毒的患者

输入儿茶酚胺：肾上腺素 $5 \sim 10\mu g/min$（成人），$0.05 \sim 4\mu g/$（$kg \cdot min$）（儿童）；去甲肾上腺素 $5 \sim 10\mu g/min$（成人），$0.05 \sim 0.1\mu g/$（$kg \cdot min$）（儿童）；异丙肾上腺素因为其血管扩张作用而禁用，除非发生顽固性哮喘

拔管前进行气道评估

（自华芬）

第六节　乳胶变态反应

对乳胶过敏的手术患者的麻醉存在一系列难题。乳胶过敏属于 I 型变态反应，它是由 IgE 介导，抗原刺激，肥大细胞激活后发生的。临床表现见表 7 – 6。

表 7 – 6　乳胶变态反应的临床表现

血管通透性增加（荨麻疹和喉头水肿）
平滑肌收缩（支气管痉挛）
血管舒张（脸红和低血压）
感觉经验末梢刺激症状（瘙痒症）
心脏组胺受体激活（心动过速和心律失常）

另外，在接触乳胶手套后的接触性皮炎患者，还可出现 IV 型变态反应或细胞介导的免疫反应，该反应是由 T 细胞介导的，在接触后 6~48 小时发生。

乳胶过敏的危险人群包括：

（1）神经管缺陷（特别是儿童）（脊髓脊膜膨出、脊柱裂、先天性泌尿系统异常）和大脑性瘫痪的患者：发病率是 18% ~ 56%，长期接触乳胶、经常或反复置尿管和复杂的手术都可以使危险性增高。接受超过 6 次手术和/或有遗传性过敏史的脊柱裂患者危险性也增高。家庭机械通气的患者因为接触乳胶也可能增加过敏的风险。

（2）特异性体质患者：35% ~ 83% 的乳胶过敏患者属此类。儿童对香蕉、栗子或鳄梨过敏提示是一种蛋白交叉反应。

（3）医务人员：可见于高达 8% 的内科医生、5.6% 的护士和 13.7% 的牙科医生。麻醉医生 IgE 抗体阳性的比率可高达 12.5%。

（4）有复杂接触史的患者：经过多种外科治疗或多次检查涉及黏膜接触乳胶制品的患者。在这群患者中乳胶过敏的危险因素具有特异性，有对某（几）种水果过敏史还有使用乳胶手套后出现皮肤症状史。

（4）橡胶工厂工人：长期接触乳胶抗原使该人群的发病率为 10%。

一、接触途径和临床表现

1. 皮肤直接接触　接触职业性乳胶手套后的接触性皮炎可表现为局部或全身性荨麻疹。

2. 黏膜吸收（鼻腔、小肠、口腔、阴道或直肠黏膜）　可表现为结膜炎、鼻炎、胃炎或伴有血管性水肿的哮喘，可能会导致术中心血管的功能障碍。

3. 乳胶蛋白吸入　气源性过敏原粉末可导致去饱和作用、喘鸣、支气管哮喘和低氧血症——比手套粉末更严重。

4. 抗原直接血液吸收　长时间接触外科手套可导致心动过速、低血压和心肺功能障碍。

二、乳胶变态反应的诊断

术前诊断通常是根据患者继往有对气球或手套不耐受病史，或有对医疗产品（如尿管）的过敏史。测定乳胶敏感的试验列于表 7 – 7。

表 7 – 7　乳胶敏感测定试验

人体试验
皮肤刺痕试验：可靠性最强，无氨试剂诊断乳胶变态反应而无副作用
补片试验：将乳胶手套片覆盖于皮肤划痕上
应用试验：看产品是否产生过敏症状
体外试验
放射性过敏原吸附试验（RAST；放射性强度检测 IgE 抗体）
酶联免疫吸附测定（ELISA）
Alstat – 乳胶特异性 IgE 抗体需要 3.5 小时，敏感度 94%，特异性 81%

乳胶过敏的患者应佩戴医学报警腕带。

三、术前准备

关于术前是否预防性使用 H_1 和 H_2 受体阻滞剂和非甾体类药物现在还存在争论。目前不提倡使用，因为避免乳胶接触是术前准备最重要的方面。建议使用的有效预防措施详见表 7 – 8。

表 7 – 8　乳胶变态反应的预处理

成人
每 6 小时静脉内给予甲泼尼龙 1mg/kg，最高剂量 60mg
每 6 小时静脉内给予苯海拉明 1mg/kg，最高剂量 50mg
每 6 小时静脉内给予雷尼替丁 0.5mg/kg，最高剂量 150mg
儿童
<1 岁
无
1 ~ 12 岁
每 6 小时口服泼尼松 1mg/kg，最高剂量 40mg
每 6 小时口服安泰乐 0.7mg/kg，最高剂量 50mg
12 岁成人
每 6 小时口服泼尼松 1mg/kg，最高剂量 40mg
术前晚上口服氯雷他定 10mg

四、处 理

将初次手术的乳胶过敏高危人群（如脊柱裂和脊髓发育不良的患者）置于无乳胶环境，可降低乳胶敏感和术中过敏反应的发生率。

患者病历上应贴上"乳胶过敏"的标签。手术顺序的安排也很重要，因为乳胶是一种气源性过敏原，使用乳胶手套后一小时就可存在于手术室内，因此在条件允许的情况下，此类患者应安排在当日手术的第一台。2.5 小时不使用该手术室和麻醉机可使空气中乳胶抗原的水平降低 96%。现在很多医院都有无乳胶环境。必要的乳胶防护列于表 7 – 9。

表 7 – 9　手术室的乳胶防护措

使用无乳胶手套——非常重要
如果不能做到使用无乳胶静脉插管，在乳胶接口处使用控制阀
避免使用剂量大的玻璃瓶——玻璃瓶一次穿刺看起来是安全的，但是重复穿刺是不合格的

血压袖带的连接管使用 Webril，或者使用无乳胶袖带

使用尼龙搭链止血带

避免使用组胺释放药物

应用合成橡胶风箱的 Ohmeda 通风机如果有效的气体流量低于 10L/min，应考虑清洗通风机的风箱

回路过滤器例如 Pall TM BB25，可以防止乳胶微粒的吸入，应该放置在呼吸回路和气管导管之间的位置

在手术室门口放置提示患者对乳胶过敏的标记牌

乳胶变态反应车是很有帮助的应该包括：

　　无乳胶注射器，玻璃注射器

　　药物放置在玻璃安瓿中

　　使用无乳胶接口的静脉注射管

　　合成像胶的储存袋

　　带有硅酮瓣膜的人工呼吸器

　　合成橡胶风箱的通气机

五、乳胶过敏反应的诊断

乳胶变态反应一般在接触抗原后 20～60 分钟开始发生（范围在 5～290 分钟）。通常表现为三联征：

（1）低血压，最常见。

（2）皮疹，荨麻疹。

（3）支气管哮喘。

六、手术中乳胶过敏反应的治疗

过敏反应的治疗与前面描述的基本相同。如果患者已经预先给予了 H_2 受体阻滞剂例如雷尼替丁或者由于其他的原因给予了此类药物治疗（如胃食管反流），发生在麻醉状态下的乳胶过敏反应的症状可能有 3：1 为心脏传导阻滞。H_2 受体的兴奋间接的引起冠脉的血管舒张、心率加快、心肌收缩力增加。H_2 受体拮抗剂在抗过敏上的应用，使患者更易于接受心脏功能的进一步下降（通过阻止 H_2 受体对抗过敏介质导致的心脏呼吸抑制作用来达到）并且也使有冠心病的患者易于接受心肌缺血。

记住对抗生素和肌松剂的过敏反应也发生于乳胶过敏的患者，这或许是变态反应（过敏反应）的原因——而不是乳胶。

（自华芬）

第八章
麻醉期间危重症患者的监测

第一节　心电图监测

一、适应证

麻醉及 ICU 中所有患者均应有心电图监测。特别是以下患者。

（1）心脏病患者施行心脏或非心脏手术。

（2）老年和重危患者。

（3）各类综合征如病窦综合征、QT 间期延长综合征等患者。

（4）心律失常和传导阻滞患者。

（5）严重电解质紊乱和 COPD 及呼吸衰竭患者等。

二、方法

（一）心电图监测仪

麻醉期间使用的心电图监测常与血压、SpO_2 等其他生命体征监测组合在一起的多功能监测仪。ICU 中常使用心电监护系统，通常由一台中心监测仪和 4~6 台床边监测仪组成，床边监测仪的 ECG 信号通过导线、电话线或遥控输入中心监测仪。ECG 监测仪具有以下功能：①显示、打印和记录 ECG 波形和 HR 数字；②一般都有 HR 上下限声光报警，报警时同时记录和打印，有心律失常 ECG 分析的监测仪，室性早搏每分钟 >5 次即发生警报；③图像冻结，可使 ECG 波形显示停下来，以供仔细观察和分析。双线 ECG 显示，接连下来的第二行 ECG 波形，可以冻结，并能及时记录；④数小时到 24h 的趋向显示和记录；⑤高级的 ECG 监测仪配有电子计算机，可对多种心律失常做出分析，同时可识别 T 波，测量 ST 段，诊断心肌缺血；⑥ECG 监测仪也常与除颤器组合在一起，以便同步复律和迅速除颤，从而更好地发挥 ECG 监测的作用。

（二）动态心电图监测仪（Holter 心电图监测仪）

动态心电图监测仪分记录及分析两部分。其一为随身携带的小型 ECG 磁带记录仪，通过胸部皮肤电板慢速并长时间（一般 24h）记录 ECG 波形，可收录不同心脏负荷状态下的 ECG，如在术前、术后及重症监测治疗病房内的患者，汇集包括白天或夜间、休息或劳动时的 ECG 变化，便于动态观察，并能发现某些一般 ECG 监测中不易察觉的改变。其二为分析仪,可用微处理机进行识别,节约人力和时间,也可人工观察。由于 Holter 记录仪在记录或放像时也可能产生伪差,所以最好能两者结合。Holter 监测仪主要用于冠心病和心律失常诊断,也用于监测起搏器的功能,寻找晕厥原因及观察抗心律失常药的疗效。

(三)心电图导联及其选择

手术室及重症监测治疗病房内使用的 ECG 导联有 3 只电极、4 只电极、5 只电极三种。3 只电极分别放在左、右臂和左腿,第 4 只电极放在右腿,作为接地用,第 5 只电极放在胸前用于诊断心肌缺血。此外,还有特殊的食管和心内 ECG 探头等,ECG 监测的导联有以下几种。

1. 标准肢体导联 I 导联:左上肢(+)-右上肢(-);II 导联:左下肢(+)-右上肢(-);III 导联:左下肢(+)-左上肢(-)。II 导联的轴线与 P 波向量平行,极易辨认 P 波,虽然 QRS 综合波不一定显示很好,但仍然是 ECG 监测常用的导联之一,不仅可以监测心律失常而且能发现左心室下壁的心肌缺血。

2. 加压单极肢体导联 aVL、aVR、aVF 分别代表左上肢、右上肢和左下肢的加压单极肢体导联。aVF 最易检测左心室下壁的心肌缺血。

3. 胸前导联(图 8-1) 有 V_1、V_2、V_3、V_4、V_5、V_6 等 6 个胸前导联,V_1、V_2、V_3 代表右心室壁的电压,V_4、V_5、V_6 代表左心室壁的电压。V_1 能较好显示 P 波和 QRS 综合波,是监测和诊断心律失常的导联。V_4、V_5、V_6 能监测左前降支及回旋支冠状动脉的血流,提示心肌有否缺血。

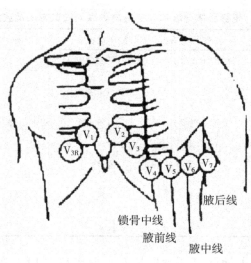

图 8-1 胸前导联位置

4. 改良胸前导联(CM 导联) CM 导联为双极导联,如用 3 只电极的标准肢体导联线,可将正极分别移至 V 导联,负极放在胸骨上缘或锁骨附近(图 8-2),第三只电极为无关电极,置于正极对侧驱干或臀部的侧面。I、II、III 导联的正负极和无关电极(表 8-1)。

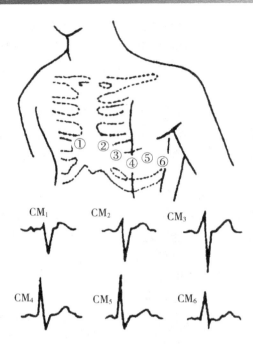

图 8-2 CM1-6 导联及其心电图波形

表 8-1 电极肢体导联和改良胸前导联的安置方法及监测范围

改良导联	右臂电极	左臂电极	左腿电极	选择导联	监测范围
I	右臂（负极）	左臂（正极）	接地（无关电极）	I	左心室侧壁缺血
II	右臂（负极）	接地（无关电极）	左臂（正极）	II	心律失常 左心室下壁缺血
III	接地（无关电极）	左臂（负极）	左腿（正极）	III	左心室下臂缺血
CM_5	胸骨柄	V_5 位置	接地	I	左心室前壁缺血
CS_5	右锁骨下	V_5 位置	接地	I	左心室前壁缺血
CB_5	右肩胛	V_5 位置	接地	I	左心室前壁和侧壁缺血 心律失常
CC_5	右腋前线	V_5 位置	接地	I	心肌缺血

实际应用时，如按下 I 导联键钮，可把左上肢电极（LF）放在 V_5 处，右上肢电极（RA）移至胸骨上缘或右锁骨附近，即为 CM 导联。其他 CM 导联可根据同样方法，变动电极位置。CM 导联在手术中应用不影响胸腹手术切口消毒，具有许多优点。CM 常用于识别心律失常，如 CM_5、CM_6 是监测左心室壁心肌缺血的最好导联。

三、正常心电图

心电图由一系列相同的波群构成，一个典型的心电图包括以下成分（图 8-3）。

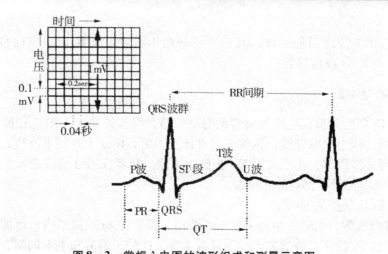

图 8 - 3 常规心电图的波形组成和测量示意图

QRS 起始部位为 QRS 波群、J 点、ST 段和 T 波振幅测量的参考水平

1. P 波 代表左右心房除极的电位变化。心脏激动的起源为窦房结，最先传导至心房，所以在心电图的中首先出现的是 P 波。形态可以为单向（正向和负向）、双向。双向 P 波是指波的描迹线在参考水平线两侧各有一个转折点，起始转折在水平线以上称为正负（＋ －）双向，起始转折在参考水平线以下称为负正（ － ＋）双向。如果正向 P 波终末部在参考水平线以下，但无转折，仍应称为正向 P 波；同样，如果负向 P 波终末部在参考水平线以上，但无转折，仍应称为负向波。

2. PR 段 是继 P 波之后，心脏沿心房肌（结间束）、经房室交界区下传至心室，产生 PR 段。由于激动经过这段传导组织时所产生的电位影响极为微弱，在体表心电图上表现为一段平直的线。

3. TP（或 Ta）波 代表心房复极。位于 PR 段（P 波结束至 QRS 波开始），并延伸至 QRS 波中。通常 TP（Ta）波不易观察到。房室阻滞或心房梗死时，TP（Ta）波可变得明显。

4. QRS 波 代表左右心室除极电位变化。QRS 波群可由一个或多个成分组成。确定 QRS 波成分时，应以 QRS 波起始部作为参考水平线。第一个在参考水平线以上的 QRS 波成分称为 R 波；R 波之前向下的波称为 Q 波；S 波是继 R 波之后第一个向下的波；R′波是继 S 波之后向上的波；如 R′波后有发生一个向下的波称为 S′波；依次类推 R″、S″波等。如 QRS 波只有向下的波，则称为 QS 波。QRS 波结束点称为 J 点或 "ST 连接点"。特指某导联 QRS 波各成分时，可在波名后加上导联下标如 RV_5、SV_1 等。可用小写的 q、r 和 s 符号表示振幅相对较小的 QRS 波各成分。使用 12 导联同步心电图仪记录时，各导联 QRS 波并非同时出现和同时终止。进行同步测量时，某些特定导联 QRS 波前或后可见等电位段，分别用字符 I 和 K 表示。

5. ST 段和 T 波 ST 段是指 J 点与 T 波起点之间的一段。ST 段和 T 波代表左右心室复极过程。ST 段常呈水平或平缓倾斜，并逐渐过渡为 T 波，因此在大多数情况下，不可能将 ST 段与 T 波截然分开。T 波形态可以为单向（正向或负向）、双向（正负双向或负正双向），其定义同 P 波。

6. QT 间期 从 QRS 波群开始至 T 波结束的时间，反映心室肌从开始除极至复极完毕的时间。

7. U 波　位于 T 波之后的小波，其产生机制尚不清楚。正常 U 波极性常与 T 波相同，以 V_2、V_3、V_4 导联 U 波较显著。

四、注意事项

（1）使用 ECG 监测仪前应详细阅读说明书，熟悉操作方法，一般应先插上电源，开机预热，贴好电极，接上电源导线，调整图像对比及明暗，使显示和记录清晰，每次心跳有声音发出，音响可适当调节，然后安置 HR 报警上下限，患者在治疗前或进入重症监测治疗病房时，作一次 ECG 记录，供对照和保存。

（2）造成 ECG 伪差的原因

1）各种肌肉震颤可引起细小而不规则的波动，掺杂在 ECG 波形内，可被误认为心房颤动。细小微密的波纹往往是清醒患者精神紧张所致。此外，麻醉和手术期间，患者发生局麻药毒性或输液反应时，也可发生肌肉震颤，致使观察和记录困难。但较好的 ECG 监测仪均有防止肌肉震颤产生杂波的功能，而能获得清晰的图像。

2）呃逆或呼吸使横膈运动增加，可造成基线不稳，同时影响 QRS 综合波的高度，尤其是Ⅲ和 aVF 导联较明显。呼吸还可使纵隔移位、静脉回流减少、心室末容量增多、QRS 综合波振幅高。失血可导致 QRS 综合波振幅减低。

3）电极与皮肤接触不好及导线连接松动或断裂，可使基线不稳，大幅度漂移或产生杂波。因此，为了避免产生伪差，电极应涂上电极膏，与皮肤必须紧密接触，接牢导线的接头，尽可能避免大幅度呼吸运动。

4）交流电电灼器干扰是手术室中 ECG 监测中最麻烦的问题，此种干扰是射频 800 ~ 2 000Hz、交流电频率 60Hz 及低频电流 0.1 ~ 10Hz 的综合影响，使 ECG 波形紊乱，无法辨认，心率也不能计数。其他电器设备，如电风扇、照明灯、X 摄线机及电动手术床等，也可能干扰 ECG 监测。

（3）消除伪差和防止干扰，应采取以下各项措施

1）国产一次性使用电极，加用电极膏，皮肤用乙醇擦干净，减少皮肤电阻，干后电极紧贴皮肤，使用质量较好的氯化银电极。

2）接紧各种接头，使电流传导良好。

3）暂拔除各种电器插头。

4）接好 ECG 监测仪的地线。

五、临床意义

1. 术前 ECG 检查意义　①可诊断心律失常：如心动过速或心动过缓，室性和室上性心律等；②对缺血性心脏病如心肌缺血或心肌梗死有重要价值；③可判断心脏扩大：如与高血压有关左心室肥大，左心室扩大提示二尖瓣狭窄；④诊断心脏传导阻滞：窦房或房室传导阻滞，决定是否要安置起搏器；⑤对电解质紊乱和某些药物影响有一定意义：如低血钾和洋地黄影响；⑥有助于心包疾病的诊断：如心包炎和心包积液等。

2. 围术期及 ICU 心电图监测意义　①持续显示心电活动，及时发现心率变化；②持续追踪心律，及时诊断心律失常；③持续观察 ST 段、u 波等变化，及时发现心肌损害与缺血

以及电解质紊乱等变化；④监测药物对心脏的影响，作为决定用药剂量的参考和依据；⑤判断心脏起搏器的功能，评估心脏起搏器的功能和药物治疗的效果等。

（王莉娟）

第二节 心血管功能监测

心血管功能监测是可分为无创伤和创伤性两种方法。

一、动脉压监测

动脉压（BP）是反映后负荷、心肌氧耗、心脏做功以及周围循环的指标之一。

（一）适应证

1. 无创血压监测　是麻醉手术围术期的常规监测项目。

2. 有创血压监测　①各类重症休克；②严重心肌梗死和心力衰竭；③体外循环心内直视手术；④低温麻醉和控制性降血压；⑤呼吸衰竭；⑥重危患者接受复杂大手术：如严重高血压及心脏病患者施行大手术、脑膜瘤和嗜铬细胞瘤摘除术等。

（二）监测方法

1. 无创血压测量法

（1）方法：电子血压计最常用的方法。由微型电动机自动充气至袖套内压高于 SBP 后自动放气。当动脉搏动震荡袖套，产生的第一个最明确的信号反映出 SBP。振荡幅度达到峰值时为平均动脉压（MAP），当袖套内压突然降低时为 DBP 并可测知脉率。本法可按需自动定时或手动测压。

（2）注意事项：①袖套宽度要恰当，袖套过大，血压偏低，袖套偏小，血压偏高。袖套松脱时血压偏高，振动时血压偏低或不准确。一般应为上臂周径的 1/2，小儿需覆盖上臂长度的 2/3。放气速度以每秒 2~3mmHg 为准。快速放气时收缩压偏低；放气太慢，柯氏音出现中断。高血压、动脉硬化性心脏病、主动脉狭窄、静脉充血、周围血管收缩、收缩压＞220mmHg 以及袖套放气过慢，易出现听诊间歇。肥胖患者即使用标准宽度的袖套，血压读数仍偏高，与部分压力作用于脂肪组织有关。血压计的零点须对准腋中线水平，应定期用汞柱血压计作校正，误差不可＞±3mmHg；②收缩压＜60mmHg 时，振荡测压仪将失灵，即不适用于严重低血压患者。自动测压需时 2min。无法连续显示瞬间的血压变化。因此，用于血压不稳定的重危患者，显然不够理想，特别是不能及时发生血压骤降的病情突变。

2. 有创血压测量法

（1）测压途径：①桡动脉：为首选途径；②股动脉：桡动脉穿刺困难时可选用，因穿刺部位接近会阴区，应注意预防污染；③足背动脉：是下肢胫前动脉的延伸，并发症较少，但该动脉较细，有时不能摸及，给穿刺带来困难。

（2）器材和仪器：选择动脉测压的专用优质套管针，成人穿刺时用 20G，小儿用 22G。测压仪器主要有：①配套的测压管道系统、肝素稀释液防凝血冲洗装置；②压力监测仪包括压力数字和波形显示和（或）记录仪，以及压力换能器。

（3）动脉穿刺插管术：常用左腕部桡动脉，桡动脉位于桡骨下端（茎突）和桡侧屈腕肌腱之间的纵沟内。桡动脉形成掌深弓，并与尺动脉汇成掌浅弓，掌浅弓血流88%来自尺动脉，故作桡动脉穿刺插管前，用Allen's试验估计来自尺动脉的掌浅弓血流。正常<5～7s，平均3s，8～5s属可疑，<15s系血供不足，但>7s为Allen's试验阳性，不宜选用桡动脉作穿刺插管。

动脉穿刺前宜固定肢体，摸清动脉搏动，局麻下进行穿刺。套管针与皮肤呈30°角，对准手指摸到的动脉向心方向刺入，拔出针芯，若套管已进入动脉，则有血向外喷出，即将套管向前推进。血流通畅后可接上测压导管系统，用肝素稀释液冲洗动脉套管以防止凝血，用一次性导管换能器装置连接，即可显示动脉压波形和各项数值。

（4）注意事项：①有创直接血压测压较无创测压高5～20mmHg，股动脉压较桡动脉压高10～20mmHg，而舒张压低15～20mmHg；②必须预先定标零点。自动定标的监测仪，将换能器接通大气，使压力基线定位于零点即可；③压力换能器应平齐于第4肋间腋中线水平，即相当心脏水平，低或高均可造成压力误差；④压力换能器和放大器的频率应为0～100Hz，测压系统的谐频率和阻尼系数为0.5～0.7。阻尼过高增加收缩压读数，同时使舒张压读数降低，而平均动脉压变化较小。仪器需定时检修和校对，确保测压准确性和可靠性；⑤测压径路需保持通畅，不能有任何气泡或凝血块。经常用肝素盐水冲洗，冲洗时压力曲线应为垂直上下，提示径路畅通无阻；⑥测压装置的延长管不宜长于100cm，直径应>0.3cm，质地需较硬，以防压力衰减，同时应固定好换能器和管道。

（三）临床意义

动脉血压反映后负荷、心肌氧耗、做功及周围组织血流灌注，是判断循环功能的重要指标。组织灌注取决于血压外，还与周围血管阻力有关。若周围血管收缩，阻力增高，虽血压不低，但组织血流灌注仍然不足。不宜单纯追求较高血压。

1. 正常值　随年龄、性别、精神状态、活动情况和体位姿势而变化。各年龄组的血压正常值（表8-2）。

表8-2　各年龄组的血压正常值

年龄（岁）	血压 mmHg	
	SBP	DBP
新生儿	70～80	40～50
<10	110	60～80
<40	140	70～80
<50	150	70～80
<60	160	80～90
<70	170	100

注：小儿SBP=80+（年龄×2），DBP为SBP的1/3～1/2；<1岁SBP=68+（月龄×2）（公式按mmHg计）。

2. 动脉血压组成成分

（1）收缩压（SBP）：主要代表心肌收缩力和心排血量，主要特性是克服脏器临界关闭血压，以维持脏器血流供应。SBP<90mmHg为低血压；<70mmHg脏器血流减少；<50mmHg心肌缺血后易发生心跳骤停。

（2）舒张压（DBP）：与冠状动脉血流有关，因冠状动脉灌注压（CPP）= DBP - PCWP。①脉压：脉压 = SBP - DBP，正常值 30 ~ 40mmHg，代表每搏量和血容量；②平均动脉压（MAP）：是心动周期的平均血压，MAP = DBP + 1/3（SBP - DBP）。

3. 有创血压监测的价值 ①提供正确、可靠和连续的动脉血压数据；②可进行动脉压波形分析；③便于抽取动脉血进行血气分。

（四）创伤性测压的并发症

1. 血栓形成与动脉栓塞 血栓形成率为 20% ~ 50%，手部缺血坏死率 < 1%，分析其原因有：①置管时间过长；②导管过粗或质量差；③穿刺技术不熟练或血肿形成；④重症休克和低心排血量综合征；⑤动脉栓塞发生率桡动脉为 17%，颞动脉和足背动脉发生率较低。防治方法：①常规做 Allen's 试验；②注意无菌操作；③减少动脉损伤；④经常用肝素稀释液冲洗；⑤发现末梢循环欠佳时，应停止测压，并拔除动脉导管，必要时可急诊手术取出血块等。

2. 动脉空气栓塞 严防动脉空气栓塞，换能器和管道必须充满肝素盐水，排尽空气，应选用袋装盐水，外围用气袋加压冲洗装置。

3. 渗血、出血和血肿。

4. 局部或全身感染 严格无菌技术，置管时间最长 1 周，如需继续应更换测压部位。

二、中心静脉穿刺插管和测压

经颈内静脉或锁骨下静脉，将导管插至上腔静脉，也可经股静脉用较长导管插至下腔静脉，测量中心静脉压（CVP），进行肺动脉插管，抽取静脉血，并可输液或输注高渗性溶液，经静脉用药。

（一）适应证和禁忌证

1. 适应证 ①大中手术，尤其是心血管、颅脑和腹部大而复杂的手术；②大量输血；③脱水、失血和血容量不足；④各类休克；⑤心力衰竭；⑥老年危重患者等。

2. 禁忌证 ①血小板减少或其他凝血机制障碍者；②局部皮肤感染者；③血气胸患者。

（二）监测方法

导管插入到上、下腔静脉与右房交界处，常用的方法是采用经皮穿刺技术，将特制的塑料导管通过右颈内（图 8 - 4）、右锁骨下（图 8 - 5）以及左、右股静脉插入上述部位。

1. 器材和装置 ①质量较好的配套的器材（穿刺针、钢丝、中心静脉导管、注射器、消毒巾等）；②测压装置可采用压力监测仪，也可用简易的 CVP 测量装置。

2. 中心静脉穿刺插管术 应熟悉静脉穿刺部位的解剖。以常用的右颈内静脉途径为例，颈内静脉从颅底颈静脉孔内穿出，颈内静脉、颈动脉与迷走神经包裹在颈动脉鞘内，静脉位于颈内动脉后侧，然后在颈内与颈总动脉的后外侧下行。当进入颈动脉三角时，颈内静脉位于颈总动脉的外侧稍偏前方，胸锁乳头肌锁骨头下方稍内侧。右颈内静脉穿刺径路分前侧、中间和后侧，而以中间径路为首选。即在颈动脉三角顶点穿刺进针，必要时让患者抬头，使三角显露清楚，于胸锁乳突肌锁骨头内侧缘，对向同侧乳头方向穿刺（图 8 - 4）。通常先用细针试探颈内静脉，待定位无误，可改用 14 ~ 18G 针，当回抽血确诊后，置入导引钢丝，再将专用静脉导管沿钢丝插入颈内静脉，并将静脉内导管与测压装置连接进行 CVP 监测。

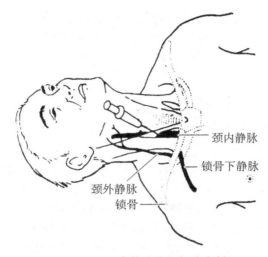

图 8-4　颈内静脉中间径路穿刺

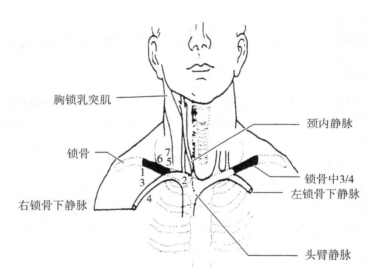

图 8-5　锁骨下径路穿刺

3. 注意事项　①判断导管插入上、下腔静脉或右房，决非误入动脉或软组织内；②将换能器或玻璃管零点置于第 4 肋间右房水平；③确保静脉内导管和测压管道系统内畅通，无凝血、空气，管道无扭曲等；④严格遵守无菌操作；⑤操作完成后常规听两侧肺呼吸音，怀疑气胸者风 ICU 患者摄胸片；⑥穿刺困难时，应用起声引导，提高成功率和减少并发症。

（三）临床意义

1. 正常值　CVP 的正常值为 5 ~ 12cmH$_2$O，< 2.5cmH$_2$O 表示心腔充盈欠佳或血容量不足，> 15 ~ 20cmH$_2$O 提示右心功能不全，但 CVP 不能反映左心功能，LAP 和 CVP 的相关性较差。

2. 影响 CVP 的因素　①病理因素：CVP 升高见于右心衰竭、心房颤动、肺梗死、支气管痉挛、输血补液过量、纵隔压迫、张力性气胸及血胸、慢性肺部疾患、心包压塞、缩窄性心包炎、腹内压增高等。CVP 降低的原因有低血容量及周围血管扩张，如神经性和过敏性休克等；②神经体液因素：交感神经兴奋，儿茶酚胺、抗利尿激素、肾素和醛固酮等分泌增加，血管张力增加，使 CVP 升高。相反，扩血管活性物质，使血管张力减小，血容量相对不足，CVP 降低；③药物因素：快速输液，应用去甲肾上腺素等血管收缩药，CVP 明显升高；用扩血管药或心功能不全患者用强心药后，CVP 下降；④其他因素：缺氧和肺血管收缩，患者挣扎和骚动，气管插管和切开，正压通气时胸内压增加，腹腔手术和压迫等均使 CVP 升高，麻醉过深或椎管内麻醉时血管扩张，CVP 降低。

3. CVP 波形分析　①正常波形：有 3 个正向波 a、v、c 和两个负向波 x、y。a 波由心房收缩产生；x 波反映右心房舒张时容量减少；c 波是三尖瓣关闭产生的轻度压力升高；v 波是右心充盈同时伴随右心室收缩，三尖瓣关闭时心房膨胀的回力引起；y 波表示三尖瓣开放，右心房排空。右心房收缩压（a 波）与舒张压（v 波）几乎相同（图 8 - 6），常在 3 ~ 4mmHg 以内，正常右心房平均压为 2 ~ 6mmHg；②异常波形：压力升高和 a 波抬高和扩大：见于右心室衰竭、三尖瓣狭窄和反流、心包压塞、缩窄性心包炎、肺动脉高压及慢性左心衰竭，容量负荷过多。v 波抬高和扩大：见于三尖瓣反流，心包压塞时舒张期充盈压升高，a 波与 v 波均抬高，右房压力波形明显，x 波突出，而 y 波缩短或消失。但缩窄性心包炎的 x 波均明显。呼吸时 CVP 波形：自发呼吸在吸气时，压力波幅降低，呼气时增高，机械通气时随呼吸变化更显著。

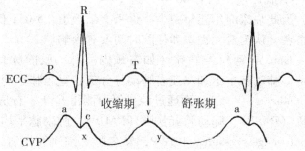

图 8 - 6　CVP 波形分析

4. CVP 与动脉血压相关变化的意义　表 8 - 3 示动脉血压与 CVP 相关变化的意义。通过其相关变化能反映循环改变，有助于指导临床治疗。

表 8 - 3　中心静脉压与动脉血压相关变化的意义

中心静脉压	动脉压	原因	处理
低	低	血容量不足	补充血容量
低	正常	心功能良好，血容量轻度不足	适当补充血容量
高	低	心功能差，心排血量减少	强心，供氧，利尿，纠正酸中毒，适当控制补液或谨慎选用血管扩张药
高	正常	容量血管过度收缩，肺循环阻力增高	控制补液，用血管扩张药扩张容量血管及肺血管
正常	低	心脏排血功能减低，容量血管过度收缩，血容量不足或已足	强心，补液试验，血容量不足时适当补液

（四）并发症防治

根据近年文献报道，中心静脉置管的并发症率为 2%，多数是由于操作失误引起，其中半数是可以预防的。正规训练和正确定位以及对穿刺困难的患者常规使用超声引导是预防并发症的有效措施。

1. 感染　发生率为 2%~10%。革兰阴性杆菌占 75%，阳性球菌占 25%。在操作过程中应严格遵守无菌操作，加强护理，每天要换敷料和输液器料，并用肝素冲洗导管一次。应尽可能缩短置管时间。

2. 出血和血肿　颈内静脉穿刺时，穿刺点或进针方向偏内侧时易穿破颈动脉，进针太深可能穿破颈横动脉、椎动脉和锁骨下动脉，在颈部可形成血肿，或凝血功能不好的患者更易发生。因此，穿刺前应熟悉局部解剖学，掌握穿刺针要领，一旦误入动脉，应作局部压迫，对肝素化患者，更应延长局部压迫时间。

3. 其他　包括气胸和血胸、气栓、血栓形成、栓塞、神经和淋巴管损伤等。发病率并不高，但后果严重，因此，必须加强预防措施，初学者应在指导下认真操作，上级医生需加强指导，一旦出现并发症，应即采取积极治疗措施。

三、肺小动脉插管和测压

Swan-Ganz 漂浮导管临床应用已有 40 年，近 20 年来对该项监测技术能否降低危重患者的死亡率存在争议，因此临床应用逐年减少。近来文献报道，5 051 例应用 PAC 的危重患者，其中 1/2 是外科患者，认为对死亡率和住院时间没有影响。

漂浮导管（Swan-Ganz 导管）经静脉（如右颈内静脉、股静脉）插入上腔或下腔静脉，又通过右房、右室、肺动脉主干和左或右肺动脉分支，直至肺小动脉，称为肺小动脉插管（pulmonary arterial catheter，PAC）。而通过该导管可测得 CVP、右房压（RAP）、右室压（RVP）、肺动脉收缩压（PASP）、肺动脉舒张压（PADP）、肺动脉平均压（PAP）及肺小动脉压（pulmonary arterial wedge pressure，PAWP，又名肺毛细血管楔压，PCWP），可反映左心室前负荷和右心室后负荷，以估价左、右心室功能。通过 PAC 注射 0~4℃生理盐水，可测定心排血量。PAC 导管中加入光纤导管，制成光纤肺动脉导管，能持续监测混合静脉血氧饱和度（$S\bar{v}O_2$）。故通过 PAC，不仅可监测循环变化，同时能反映呼吸功能。

（一）适应证

1. 重危患者　ARDS 发生左心衰竭，低血容量休克，施行重大手术和高危患者。

2. 循环不稳定患者　应用增强心肌收缩性药和扩血管药等危重患者。

3. 急性心肌梗死　PAWP 与左心衰竭的 X 线变化有良好的相关性，根据 CI、PAWP，可对急性心肌梗死患者进行分级，可估价近期和远期预后。

4. 区别心源性和非心源性肺水肿　PAWP 和肺毛细血管静水压基本一致，其升高的常见原因为左心衰竭或输液过量。正常时血浆胶体渗透压（COP）与 PAWP 之差为 10~18mmHg。当减至 4~8mmHg 则发生心源性水肿的可能性明显增加，<8mmHg 不可避免发生心源性肺水肿，左心衰竭的 COP 与 PAWP 的阶差可呈负值。

（二）绝对禁忌证

1. 三尖瓣或肺动脉狭窄　PAC 不能通过狭窄的瓣膜，即使偶尔通过狭窄部位，也可加重阻碍血流通过。

2. 右心房或右心室内肿块（肿瘤或血栓形成）　插管时不慎，可致肿块脱落而引起肺栓塞或阵发性栓塞。

3. 法洛四联症　右心室流出道十分敏感，PAC 通过肺动脉时，常可诱发右心室漏斗部痉挛而使发绀加重。

（三）相对禁忌证

1. 严重心律失常　手术患者伴有心律失常时，插管过程中可引起严重心律失常。是否选用 PAC，需权衡其利弊。

2. 凝血障碍　经大静脉穿刺插管时，可能会发生出血、血肿。伴凝血异常者应慎用。

3. 近期置起搏导管者　施行 PAC 插管或拔管时不慎，可能使起搏导线脱落。

（四）监测方法

1. 器材和监测仪　①Swan - Ganz 漂浮导管，成人用 F7。导管顶端开口供测量 RAP、RVP 及 PAWP 等，并抽取血标本测 $S\bar{v}O_2$。导管近端开口（距顶端 30cm）能测 CVP，并可注入冷盐水测量 CO（即温度稀释法）。第 3 个腔开口于靠近导管顶端的气囊内。于导管顶端近侧 3.5 ~ 4.0cm 处安置热敏电阻，通过金属导线，与生理监测仪连接测 CO；②配套的器材包括导管鞘、静脉扩张器和旁路输液管等；③监测仪包括：ECG、IBP、CO 或 CCO、混合静脉血氧饱和度（$S\bar{v}O_2$）、氧供（DO_2）和氧耗（VO_2）等。

2. PAC 插管方法　通常选择右颈内静脉，导管可直达右房。当颈内静脉穿刺成功后，将特制的导引钢丝插入，沿钢丝将导管鞘和静脉扩张器插入静脉，然后拔除钢丝和静脉扩张器，经导管鞘将 PAC 插入 RA，按波形特征和压力大小，经 RV、PA 进入肺小动脉（图 8 -7），相当于左心房水平，PAC 即停留于肺小动脉内，可测得 PAWP、$S\bar{v}O_2$ 和 CO。

3. 注意事项　①PAC 顶端应位于左心房同一水平，PAWP 才能准确反映 LAP；②PAC 最佳嵌入部位应在肺动脉较大分支，当气囊充气后生理盐水监测仪上即显示 PAWP 的波形和压力值，而放气后屏幕上又显示 PA 波形和 PASP、PADP、PAP 值；③呼吸对 PAWP 有影响，用机械通气或自主呼吸时，均应在呼气终末测 PAWP；④温度稀释法测 CO 时，注射液（又名指示剂）的温度与受试者体温的差别应 >10℃。通常采用 0 ~4℃生理盐水，注射速度不可太慢，一般每秒 2ml，连续测 3 次，取平均值。所选 PAC 规格应与注射容量相匹配；⑤进行 $S\bar{v}O_2$ 监测时，应先抽取肺动脉血做血气，按血气 $S\bar{v}O_2$ 为标准，对 $S\bar{v}O_2$ 监测进行校正。

（五）临床意义

1. 估计左、右心室功能　PAWP 较 LAP 高 1 ~2mmHg，而 LAP 较 LVEDP 高 2 ~6mmHg，即 PAWP 约等于 LAP、LVEDP，由此可反映左心室前负荷和右心室后负荷，在肺与二尖瓣无病变时更正确，RAP、RVP、PAP 等的正常值（表 8 -4）。但压力 - 容量关系受到以下因素的影响：①肺高压；②气道压力；③二尖瓣狭窄；④左心室顺应性。

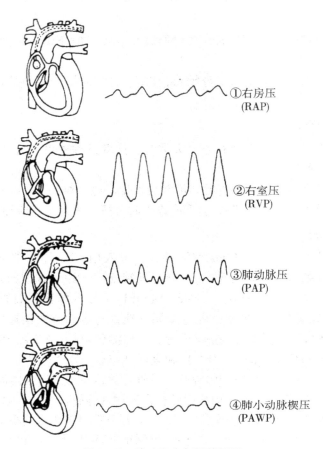

①右房压
(RAP)

②右室压
(RVP)

③肺动脉压
(PAP)

④肺小动脉楔压
(PAWP)

图8-7　肺动脉穿刺插管测压

表8-4　右心腔和肺动脉正常值

	正常值 mmHg	
	平均	范围
RAP	4	-1 ~ +8
RVP	24/4	15 ~ 18/0 ~ 8
PASP	24	15 ~ 28
PADP	10	5 ~ 16
PAP	16	10 ~ 22
PAWP	9	5 ~ 16

2. 区别心源性和非心源性肺水肿

3. 诊断心脏病　①右心室血氧饱和度高于右心房时，可诊断为 VSD；②压力波形出现"V"波为二尖瓣关闭不全；③计算心内分流 $= \dfrac{SaO_2 - SrO_2}{SaO_2 - S\bar{v}O_2}$。

4. 指导液体治疗　根据 PAWP 对容量的反应，运用7-3法测可指导输液（表8-5）。

表8-5 7-3法则指导液体治疗

开始时的 PAWP（mmHg）	输液量 ml/min
10	200/10
10~15	100110
15	50/10
对输液反应 PAWP（mmHg）	处理
↑>7	停止输液
↑3~7	等待10min
仍>3	停止输液
↑<3	继续输液

5. 估计心肌缺血 心肌缺血时，PAWP波形中出现较高的A+V波，可在ECG缺血改变之前出现，与心肌顺应性较差和乳头肌功能异常有关，但不及食管超声心动图敏感。

6. 指导药物治疗 了解药物效果，包括调整心脏前后负荷，增强心肌收缩性，增加心排血量，改善组织灌注和氧合。

7. 计算氧供和氧耗 ①SvO_2与CO的变化密切相关，吸空气时SvO_2正常值为75%；②氧供（DO_2）= $CO×Hb×1.38×SaO_2$，正常值为1 000ml/min。

8. 确定最佳PEEP

9. 波形分析 PAWP升高见于左心衰竭、二尖瓣狭窄和关闭不全、心包填塞、缩窄性心包炎和容量负荷过多等。①二尖瓣狭窄：单纯狭窄，左房扩大，a波明显升高，Y波延迟；②二尖瓣关闭不全：轻度关闭不全，左心室收缩时出现反流，V波明显升高（图8-8A）；③急性心肌梗死伴乳头肌断裂或左心衰竭产生巨大V波（图8-9B）；④心包压塞、缩窄性心包炎和容量负荷过多，PAWP的a波和V波均升高，心包压塞的Y波显著突出，而且两个下降支相等，呈M型。

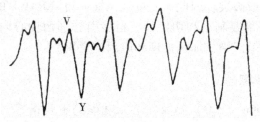

图8-8A 二尖瓣关闭不全的PAWP波形图
（V波抬高，同时快速降为P波）

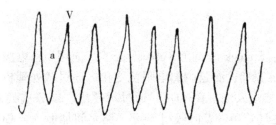

图8-8B 心肌梗死后左心衰竭和乳头肌断裂的PAWP波形（V波明显变尖）

（六）并发症防治

PAC 是一项创伤性监测技术，插导管以及留置导管中，可以并发心律失常（5% ~ 70%），而肺动脉破裂等的发生率虽低，但死亡率高达53%。

1. 心律失常 当导管顶端通过右心时，易发生房性或室性心律失常。尤其常见于导管裸露的顶端触及心内膜时，故导管插入心房后，宜将气囊充气覆盖导管顶端。同时，插管中碰到阻力时不可用力。在 ECG 监测下，以室性早搏为最常见，可吸氧和静注利多卡因进行防治。

2. 气囊破裂 多见于肺动脉高压和重复使用气囊的患者，应注意检查和保护气囊：①导管储藏的环境不宜 > 25℃，因在高温中乳胶气囊易破裂；②从盒内取出及剥开塑料外套时需轻柔；③充气容量不要 > 1.5ml，应间断和缓慢充气。有分流的患者可用二氧化碳充气。

3. 血栓形成和栓塞 导管周围的血栓形成可阻塞插入导管的静脉，出现上肢水肿、颈部疼痛和静脉扩张的患者，提示有深部静脉血栓形成和栓塞，低血压和高凝状态及抽取血标本后没有冲洗则易发生。栓子进入肺循环可引起肺栓塞。应注意经常用肝素生理盐水冲洗，保持导管通畅。

4. 肺栓塞 多见于导管插入较深，位于肺小动脉分支内，气囊过度膨胀或长期嵌入，血管收缩时气囊受压及导管周围血栓形成。所以应持续监测肺动脉压力和波形；充气不可 > 1.5ml，必要时摄胸片，以检查导管顶端的位置及气囊充气情况。

5. 导管扭曲、打结、折断 出现导管扭曲时，应退出和调换。退管困难时，可注入冷盐水 10ml；打结的处理更困难，可在 X 线透视下，放松气囊后退出。若不能解除，由于导管的韧性较好，能将打结拉紧，然后轻轻退出。退管时气囊必须排空，否则易损伤心内结构。导管折断较罕见，主要是导管放置太久，塑料老化，多次使用，可能折断，插管前需仔细检查导管质量。

6. 肺出血和肺动脉破裂 由于位于肺动脉内导管的气囊过度充气，肺高压患者的肺动脉壁脆而薄，则可致出血或破裂。因此不能过度充气，测量 PAWP 的时间应尽量缩短。

7. 感染 可发生在局部穿刺点和切口处，也能引起细菌性心内膜炎。所以操作过程必须严寒无菌原则，防止接触污染，加强护理和应用抗生素。

四、心排血量测定

心排血量（cardiac output，CO）是反映心泵功能的重要指标。可判断心脏功能，诊断心力衰竭和低排综合征，同时估计患者预后。根据 Startling 曲线，临床上能指导输血、补液和心血管药物治疗。

（一）监测方法

1. 无创伤监测法

（1）心阻抗血流图：Sramek 改良了 Kubicek 公式，应用 8 只电极分别安置在颈根部和剑突水平，根据生物电阻抗原理，测量胸部电阻抗变化，通过微处理机，自动计算 CO。

（2）呼气末 CO_2 重复吸入法（RBCO）：通过对呼出、部分重吸入气体中 CO_2 的监测来间接推算 CO 的方法。在气管导管及呼吸机 Y 型环路之间加上一个 CO_2 分析仪、三向活瓣及死腔环路。一个测量周期为 3mm，其中 60s 分析基础值，然后三向活瓣开放，死腔环路内流入上次呼出的部分气体（150~200ml）再重新吸入，持续时间为50s，所测的数值为重吸入期的数值，接着三向活瓣关闭，经过70s恢复到基础状态。基础值与重吸入值的差用于计算CO。与温度稀释法比：相关系数为0.7~0.94，但影响混合静脉血CO_2、解剖死腔/潮气量（VD/VT）及肺内分流的情况均有可能影响RBCO结果的准确性。

（3）FloTrac/Vigileo系统监测心排血量：根据动脉脉搏波形法连续心排血量测定（APCO）。应用FloTrac公式APCO = PR × SV。通过外周动脉置管与FloTrac传感器连接至Vigileo监护仪获取参数，SV的测定以手动输入患者的信息包括年龄、性别、身高、体重为基础，通过两组数值获得。SV与动脉压的标准差成正比，血管顺应性和血管阻力对SV的影响合成一个变量χ搏动性（pulsatility），即SV = SDAP × 搏动性。动脉压以100Hz的频率来取样，其标准差每20s更新一次。X通过主动脉顺应性、平均动脉压、压力波形的偏度和峰度及体表面积各参数的多元回归方程推算，不需要定标。

血管张力是决定每搏输出量与动脉压力之间关系的主要决定因素。FloTrac对动脉脉搏波形分析法测定心排血量（SV × HR）中，还可以显示每搏量变异性（SVV），而SVV则是通过（SVmax – SVmin）/SVmean计算；每搏量变异性（SW）的分析，对患者血流动力学的监测与调控更具临床意义，如机械通气时有助于患者的目标指导化液体治疗。主动脉阻抗的个体差异可能导致心输出量计算的不准确性。动脉压力波形的假象或变更，如动脉瓣膜疾病、运用主动脉球囊反搏装置或体循环血管阻力大量减少，都可能影响测定心排血量的准确性。

（4）食管超声心动图（TEE）：TEE监测有：①每搏量（SV）= 舒张末期容量（EDV）– 收缩末期容量（ESV）；②左室周径向心缩短速率（VCF），正常值为每秒0.92 ± 0.15周径；③左室射血分数（EF）；④舒张末期面积（EDA），估计心脏前负荷；⑤根据局部心室壁运动异常，包括不协调运动、收缩无力、无收缩、收缩异常及室壁瘤，监测心肌缺血。TEE监测心肌缺血较ECG和肺动脉压敏感，变化出现较早。

2. 有创监测法

（1）温度稀释法：利用Swan-Ganz导管施行温度稀释法测量心排血量（CO），是创伤性心血管功能监测方法，结果准确可靠，操作简便，并发症少。适用于心血管和急诊危重的患者。测量时，将2~10℃冷生理盐水作为指示剂，经Swan-Ganz导管注入右心房，随血流进入肺动脉，由温度探头和导管前端热敏电阻分别测出指示剂在右心房和肺动脉的温差及传导时间，经心排血量计算机描记时间温度曲线的面积，自动计算心排血量，并显示和记录其数字及波形。注射应尽可能快速和均匀，理想速度为10ml/4~5s（2ml/s）。连续注射和测量3次，取平均值。

（2）连续温度稀释法：采用物理加温作为指示剂来测定心排血量，可以连续监测CO。连续温度稀释法采用与Swan-Ganz导管相似的导管（CCO mbo）置于肺动脉内，在心房及心室这一段（10cm）有一加温系统，可使周围血液温度升高，然后由热敏电阻测定血液温度变化，加热是间断进行的，每30s一次，故可获得温度–时间曲线来测定心排血量。开机后3~5mm即可报出心排血量，以后每30s报出以前所采集的3~6min的平均数据，连续性监测。该仪器不需定标，加温系统是反馈自控的，温度恒定，导管加温部位表面温度为44℃，功率为7.5W，仅有一薄层血液与之接触，至热敏电阻处血液温度仅高于体温0.05℃（这微小温差在常规热敏电阻是无法测出）。血液和心内膜长时间暴露在44℃未发现有任何问题。目前导管增加了混合静脉血氧饱和度（$S\bar{v}O_2$）测定。

（3）脉搏轮廓分析连续心排血量测定（PiCCO）：采用成熟的温度稀释法测量单次心排血量（CO），并通过分析动脉压力波型曲线下面积与 CO 存在的相关关系，获取连续 CO。PiCCO 技术从中心静脉导管注射室温水或冰水，在大动脉（通常是主动脉）内测量温度 – 时间变化曲线，因而可测量全心的相关参数，更为重要的是其所测量的全心舒张末期容积（GEDV）、胸腔内血容积（ITBV）能更充分反映心脏前负荷的变化，避免了以往以中心静脉压（CVP）、肺动脉阻塞压（PAOP）等压力代容积的缺陷。根据温度稀释法可受肺间质液体量（即血管外肺水，EVLW）影响的特点（染料稀释法则无此特点），目前应用单指示剂法还可测量 EVLW。

PiCCO 技术测量参数较多，可相对全面地反映血流动力学参数与心脏舒缩功能的变化。包括：AP、SVR、GEDV、ITBV、不间断容量反应（SVV，PPV）、全心射血分数（GEF）、心功能指数（CFI）、EVLW、肺血管通透性指数（PVPI）。PiCCO 技术还有以下优点：①损伤小，只需建立一中心静脉导管和动脉通路，无需使用右心导管，更适合儿科患者；②各类参数更直观，无需加以推测解释（如右心导管测量的 PCWP 等）；③可实时测量 CO，使治疗更及时；④导管放置过程简便，无需行胸部 X 线定位，容易确定血管容积基线，避免了仅凭 X 线胸片判断是否存在肺水肿引起的争论；⑤使用简便，结果受人为干扰因素少；导管留置可达 10 日，有备用电池便于患者转运。但有是导管价格昂贵。PiCCO 技术禁用于股动脉移植和穿刺部位严重烧伤的患者。对存在心内分流、主动脉瘤、主动脉狭窄者及肺叶切除和体外循环等手术易出现测量偏差。当中心静脉导管置入股静脉时，测量 CO 过高偏差 75ml/min，应该注意。

（二）临床意义

1. 无创伤方法正常值（表 8 – 6）。

表 8 – 6　心血管系功能参数正常值

作者			Sramek	孙大金等
TFI（Ω）			男 24 ~ 33 女 27 ~ 48	26.9 ± 0.9
LVET（s）			0.35 ± 0.04	0.34 ± 0.02
HR（bpm）			60 ~ 80	73.6 ± 9.6
SV（ml）				104.9 ± 29
Sl（ml/m²）			30 ~ 65（47）	65 ± 10
CO（L/min）				7.3 ± 2.0
CI（L/m²）			2.8 ± 4.2（3.4）	4.41 ± 0.7
SVR（kPa·s/L）				102.37 ± 24.95
EVI（Ω/s）	女	>60 岁	1.0 ~ 2.0	1.79 ± 0.5
		<35 岁	1.2 ~ 2.5	2.33 ± 0.6
	男	>60 岁	0.8 ~ 1.5	1.43 ± 0.8
		<35 岁	1.1 ~ 2.2	1.9 ± 0.5

2. 血流动力学指标计算法（表8-7）。

表8-7　血流动力学指标正常值

血流动力学指标	公式	正常值
心排血量（CO）	$CO = SV \times HR$	$4 \sim 8 L/min$
心指数（CI）	$CI = \dfrac{CO}{BSA}$	$2.5 \sim 4 L/（min \cdot m^2）$
每搏量（SV）	$SV = \dfrac{CO}{HR \times 1\,000}$	$60 \sim 90 m$
每搏指数（SVI）	$SVI = \dfrac{SV}{BSA}$	$40 \sim 60 ml/m^2$
每搏功（SW）	$SW =（MAP - PAWP）\times SV \times 0.136$	$85 \sim 119 g$
右室每搏功指数（RVSWI）	$RVSWI = \dfrac{1.36 \overline{PAP} - CVP}{100} \times SVI$	$5 \sim 10 g/m^2$
体循环血管阻力（SVR）	$SVR（TPR）= \dfrac{MAP - CVP}{CO}$	$90.0 \sim 150.0 kPa \cdot s/L$
肺循环血管阻力（PVR）	$PVR = \dfrac{\overline{PAP} - PAWP}{CO}$	$15.0 \sim 25.0 kPa \cdot s/L$

3. 判断心脏功能　①诊断心力衰竭和低心排血量综合征，估计病情预后；②绘制心功能曲线，分析 CI 和 PAWP 的关系，指导输血、补液和心血管治疗。

（三）注意事项

1. 心阻抗血流图法

（1）选择导电性能良好，一次性使用的氯化银盘状电极，涂导电膏以增强与皮肤接触，皮肤先用75%乙醇（酒精）清洁，然后贴紧电极。

（2）将一对白色电极置于两侧颈部根部，距5cm处按放黑色电极，一对红色电极按放在两侧腋中线相当于剑突水平，下方距5cm处按放绿色电极（以电极中心为准）。

（3）准确测量"L"的距离，成人一般相当于身高的17%，2岁以下小儿应查表。

（4）小儿电极为6只，黑色电极置于额部，绿色电极放在大腿一侧，白色电极置于两侧颈部，红色电极在腋中线剑突水平。

2. 温度稀释法

（1）生理盐水的温度：用$0 \sim 30℃$生理盐水均可测得出 CO。生理盐水与肺动脉血的最佳温差为$10℃$。室温和操作者的手温可影响温度稀释法的准确性，在正常操作的条件下，17.3%的温度稀释作用将消失。

（2）导管和容量的组合：最大注射容量 F7 导管为10ml，F5 导管为5ml，容量太大和注射液温度过低，测到 CO 偏高；容量太小和注射液温度较高，温度变化就少，测到的 CO 偏低或测不到 CO。

（3）注射速度：不可太慢，一般$4 \sim 13 s$，否则测不到 CO 或读数偏低。此外，2次测量的间隔不可太近，否则会出现基线不稳或呈负向基线，延长间隔时间，以使肺动脉血温回升，室温注射液需间隔35s，冰生理盐水间隔70s。

（4）呼吸、心率、体外循环和肢体活动的影响：均使 CO 基线波动。呼吸使肺动脉血温变化$0.01 \sim 0.02℃$，呼吸困难时则变化更大，应用 PEEP 等均可影响测量结果。如不能停用呼吸机，应在 2 次呼吸之间，即呼吸末注射生理盐水测量 CO，取 3 次平均值。

（5）测不到 CO 的原因：温度稀释法测量 CO 的范围是每分钟 0.5 ~ 20L。如果测不到 CO 应分析原因，可能系患者本身的 CO 较低，也可能测量技术有问题，如心脏扩大的患者，漂浮导管在较大的右心室内打圈，注入盐水随血流到肺动脉的时间延长，温差减小，会测不到 CO，此时，应调整导管位置，并加大注射盐水的容量及降低盐水温度，可获得成功。

（6）本法所测的是右心室 CO：正常情况下，左、右心室 CO 应相等，肺内分流（Qs/Qt）增多时，左、右心室的 CO 并不相等，可能发生误差，需要用 Qs/Qt 校正。

五、射血分数（ejection fraction，EF）

EF 为心室舒张末期容量（EDV）和收缩末期容量（ESV）之差与 EDV 的比值。正常值 > 0.55，< 0.50 表示心功能减退。

（一）监测方法

1. 无创性方法　可用同位素超声（如核听诊器）测量和计算 EF。超声心动图（VCG）测量左室舒张末期前后径（EDD）和收缩末期前后径（ESD），$EF = \dfrac{(EDD)^3 - (ESD)^3}{(EDD)^3}$。二维超声心动图能显示心室壁运动图像。此外，EF 也可用 STI 推算，即 $EF = 1.25 - 1.125 PEP/LVET$。

2. 温度稀释法　经技术改进的 Swan - Ganz 导管采用反应时间比普通 Swan - Ganz 导管快的热敏电阻，即可测定传统参数（如 RAP、PAP、PAWP 和 CO），又可测得右心室容量和右心室射血分数（RVEF），还可计算右心室容量的变化，能用于连续监测右心功能。

（二）临床意义

可结合其他心功能指标，精确地进行心功能分级（表 8 - 8）。LVEDP 可用 PAWP 代替，经肺动脉导管测得。

表 8 - 8　用射血分数进行心功能分级

分级	1	2	3	4	5
心功能分级	正常功能	用力时 轻度减退	出现症状 中度减退	休息时 出现症状	濒死
射血分数	正常 > 0.55	0.5 ~ 0.4	0.30	0.20	0.10
休息时	正常	异常			
舒张期末压	≤2.7kPa（20mmHg）	> 2.7kPa（20mmHg）			
运动时	正常	异常			
舒张期末压	≤2.7kPa（20mmHg）	> 2.7kPa（20mmHg）			
休息时	正常 > 2.5	2.5	2.0	1.5	1.0
心脏指数					

六、心肌氧供需平衡

（一）监测方法

1. 心率 - 收缩压乘积（rate - prssure product，RPP）　RPP = SBP · HR，正常值 < 12 000，血压升高和心率加快，心肌耗氧量（MVO$_2$）增加，RPP 与心电图 II 导联缺血性改变有一定关

系，RPP > 12 000 提示心肌缺血，> 15 000 可能出现心绞痛。

2. 三联指导数（triple index，TI）　　TI = RPP · PAWP，正常值 150 000。

3. 张力时间指数（tension time index，TTI）　为心率和主动脉收缩压曲线以下部分面积和乘积，与 MVO_2 有密切关系。

4. 心内膜活力比值（endocardial viability rate，EVR）　$EVR = \dfrac{DDTI}{TTI} - \dfrac{(DBP - PAWP)\,Td}{SBP \times TS}$，或中 Td 为舒张时间，TS 为收缩时间。EVR 正常值 > 1.0，若 EVR < 0.1，提示心内膜下心肌缺血。

5. 冠状动脉灌流压（CPP）　　CPP = DBP - LVEDP。

（二）临床意义

（1）心肌氧平衡的维持：维持心肌供氧和氧需平衡，才能有真正的心肌收缩功能。供氧取决于冠状动脉血流、氧输送、血氧饱和度和血细胞比容；氧需与心率、动脉压（后负荷）、心室容量（前负荷）和心肌收缩性有关。

（2）影响心肌氧需和供氧的因素（表 8 - 9）。

表 8 - 9　影响心肌氧需和供氧的因素

耗氧增加	供氧减少
心率增快	冠状动脉血流不足
前后负荷心室壁张力增加	心动过速；舒张压过低；
心肌收缩性增加	前负荷过低；低碳酸血症；
	冠状动脉痉挛
	氧供应减少
	贫血；缺氧；2，3 - DPG 减少

（3）临床监测中，若发现 RPP 升高、MVO_2 增加等征象时，可及时采用药物治疗，如用硝酸甘油扩张冠状血管和普萘洛尔减慢心率等，维持心肌氧平衡，减少心肌缺血的发生率。

七、全身氧供需平衡

机体细胞活动有赖于持续不断的氧输送，氧耗量反映组织代谢的需求，要达到合适的氧供需取决于心、肺、血液系统功能的相互配合，良好的组织氧合依靠氧供和氧利用之间的动态平衡。机体的氧供需平衡状况可通过监测混合静脉血氧饱和度（SvO_2）、氧供（DO_2）、氧耗（VO_2）和血乳酸浓度测定来获得。

（一）混合静脉血氧饱和度（SvO_2）监测

SvO_2 是反映组织氧供给和摄取关系的有用指标，即通过肺动脉漂浮导管测定肺动脉血中的血氧饱和度（SvO_2），可判断是否有假性呼吸性碱中毒，并分析与心脏指数（CI）之间的关系，可更好地反映患者的氧供与氧耗。但它不能直接测定组织的氧合情况。在脓毒血症、创伤和长时间手术等情况下，组织摄氧的能力下降，仅根据 SvO_2 很难对病情作出正确判断。SvO_2 测定需通过肺动脉导管，既可通过从肺动脉取混合静脉血样作血气分析，也可通过光纤肺动脉导管直接测定，重危患者 SvO_2 正常值为 70%，SvO_2 变化原因（表 8 - 10）。

表 8 - 10　SvO_2 变化原因

临床 SvO_2 范围	产生机制	原因
增高 80% ~ 90%	氧供增加	心排血量增加、吸入氧浓度提高
	氧耗减少	低温、脓毒血症、麻醉、肌松药
减少 <60%	氧供减少	贫血、心排血量降低、低氧血症
	氧耗增加	发热、寒颤、抽搐、疼痛、活动增多

（二）血乳酸浓度

1. 增加血乳酸的原因　引起血乳酸浓度增高的原因有两类：一类是氧的供/需失衡，包括：①休克；②心跳骤停；③严重贫血；④严重低氧血症；⑤癫痫发作，强烈寒颤。另一类是细胞代谢障碍，包括：①苯乙双胍中毒；②酒精中毒；③维生素 B_1 生物素缺乏；④肿瘤性疾病；⑤输注果糖或山梨醇；⑥先天性代谢性疾病；⑦失代偿性糖尿病。

2. 血乳酸检测方法的评价

（1）血乳酸自动分析仪可在床边进行血乳酸酸中毒测定，方法简便。正常浓度是 1mmol/L。组织氧供减少到临界值以下，病理性氧供/需失衡会导致血乳酸浓度增加，当血乳酸浓度超过 1.5 ~ 2mmol/L 时，应当考虑组织氧合不足。血乳酸浓度与循环衰竭具有相关性。通过自动分析仪连续测量血乳酸浓度判断组织氧合情况效果优于单次测量。

（2）血乳酸水平有助于判断 VO_2 是否能满足有氧代谢的需求。因此，氧运输监测中加入乳酸指标时组织氧平衡的评估更趋完善。

（3）乳酸是唯一的对组织氧不足极为敏感的生化指标，也是灌注不足的早期指标。

（4）缺点：①肝功能衰竭能导致血乳酸浓度异常增高；②血乳酸浓度的增高不仅见于循环衰竭引起的组织缺氧，也见于某些细胞代谢障碍、癫痫发作等情；③在内毒素中毒时，即使没有组织缺氧，乳酸产生亦增加。

（三）胃黏膜 pH（pHi）

1. 测定方法

（1）方法：将尖端带有可透过二氧化碳的球囊的胃管送到胃内，球囊的胃管送到胃内，球囊内充满生理盐水约 2.5ml，与胃黏膜的二氧化碳取得平衡后（约 90min），取盐水用血气分析仪测定 PCO，同时抽取动脉血气测定碳酸氢根离子浓度，以 Henderson - Hasselbatch 公式计算 pHi。

pHi = C（HCO_3^-/PCO_2）

pHi = 6.1 + log（HCO_3^-/PCO_2 × 0.003） C 是一个常数，HCO_3^- 是动脉血碳酸氢离子浓度，PO_2 是球囊内二氧化碳分压。pHi 正常表明内脏器官循环氧合良好。而 pHi 下降表明内脏器官氧合不足。

（2）影响因素：①向球囊内注入生理盐水后，需要等到 30 ~ 90min 才能测定，以使二氧化碳球囊与胃黏膜之间取得平衡，所以监测只能间断进行；②一些因素对 pHi 有影响，包括可产生二氧化碳的抗酸药，经肠道营养和胃酸分泌的变化等。当胃黏膜 pH 用作组织氧合的标记时这种变化必须消除。常规剂量的组胺 H_2 受体阻滞剂不足以抑制胃酸。在测定前 1h 静脉注射雷尼替丁 100mg 能有效阻断胃酸分泌 2 ~ 4h；③系统酸 - 碱平衡紊乱也能影响胃黏膜 pH；④改用纤维光导敏感探头，能直接测出胃肠黏膜的 PO_2 和 PCO_2，以反映黏膜的供血情况。

2. 临床意义

（1）在严重感染、创伤、休克等病理条件下，机体血流动力学的一个重要改变是血液的重新分布，使多个组织灌注显著减少，胃肠道是这种变化发生最早、最明显的器官。pHi 还可以指导复苏的治疗，并能预测休克患者的预后。

（2）pHi 是较敏感的指标，适用于重症患者监测，在其他全身血流动力学指标表明氧合良好的患者中，pHi 仍可检测出组织缺血。

（四）氧耗监测方法

VO_2 测定的方法主要有两种：反向 Fick 法和直接测定法，基本原理都是根据质量守恒定律。

1. 反向 Fick 法　根据 Fick 原理，$VO_2 = (CaO_2 - CvO_2) = [(PaO_2 \times 0.003\ 1 + 1.34 \times SaO_2, \times Hb) - (PvO_2 \times 0.003\ 1 + 1.34 \times SvO_2 \times Hb)] \times CO \times 10$。$PaO_2$，$PvO_2$ 分别为动脉和混合静脉血氧分压（mmHg），SaO_2 和 SvO_2 分别为动脉和混合静脉血氧饱和度（%），Hb 为血红蛋白（g/L），CO 为心排血量（L/min），VO_2 单位为 ml/min。VO_2 精确度和误差取决于式中各参数测定的准确性。误差主要来源是 CO 的测定。

2. 直接法　通过分析机体单位时间内吸入气和呼出气中氧含量，并计算其差值，该差值是机体所消耗的氧量。用该法测定 VO_2 费时又不精确，且只能用于自发呼吸状态，应用受到很大限制。目前，由于气体分析技术的进步，已有持续测定 VO_2 的装置问世，包括 Deltatrac 代谢监测仪等，用这种方法测定的 VO_2 精确，变异系数小，测定误差 < 5%，但应注意当 $FiO_2 > 60\%$ 时，测定精确度下降。

3. 两种方法的相关性及差异　严重慢性衰竭的患者处于休息、活动或药物治疗过程中，两种方法所测值均呈良好的相关性。重危患者反向 Fick 法所测值中不包括肺的耗氧量，直接法所测值高于反向 Fick 法，差值为肺的耗氧量。

（朱雅萍）

第三节　凝血功能监测

临床上合并出、凝血机制紊乱的病情较多，如血液病患者，危重、休克、产科、肝病等患者，以及低温、体外循环心内直视手术、大量输血及大手术后等患者，需随时监测出、凝血功能指标，以便及时诊断及治疗。

一、出、凝血功能监测指标

（一）出血时间（BT）

出血时间指皮肤破口出血到出血自然停止所需要的时间，用以测定皮肤毛细血管的止血功能。正常值 Duke 法为 1~3min。BT 缩短，提示血液呈高凝状态，BT 延长，提示血液呈低凝状态，可见于遗传性出血性毛细血管扩张症、血小板减少症、血小板无力症和血管性假血友病等。

（二） 凝血时间 （CT）

凝血时间指血液离体后至完全凝固所需要的时间，用以测定血液的凝固能力。正常值：毛细管法 3~7mm，试管法 5~12min，玻片法 1min30s~6min30s。CT 延长，表示凝血功能障碍，或血中含抗凝物质（如肝素等）。CT 缩短，见于血液高凝状态。因采血不顺利而致血样中混入组织液时，CT 也缩短。

（三） 毛细血管脆性试验 （CFT）

毛细血管脆性试验用暂时阻断肢体血运的方法使静脉充血和毛细血管内压增高，观察皮肤上新出现的出血点的数量及其大小，估计毛细血管的脆性。正常值：男性 0~5 个，女性 0~10 个。毛细血管脆性异常时，CFT 超过正常值，见于坏血病、血小板减少性紫癜、血小板无力等症。根据 CFT 不能鉴别毛细血管或血小板功能缺陷。

（四） 血小板计数 （BPC）

血小板计数正常值：（100~300）×10^9/L。BPC 减少见于特发性血小板减少性紫癜、再生障碍性贫血、脾功能亢进、急性白血病等症。BPC 增加见于慢性粒细胞性白血病早期、脾切除、急性失血后、特发性血小板增多等症。

（五） 凝血酶原时间 （PT）

将过量的组织凝血活酶（兔脑）和适量的 Ca^{2+}：加入受检血浆，观察血浆的凝固时间，既为 PT；PT 是反映外源性凝血系统较敏感的筛选试验。正常值：12±1s，活动度为 80%~120%。PT 延长（超过正常对照 3s 以上），见于凝血酶原，因子 V、Ⅶ、X 缺陷，纤维蛋白原显著减少或抗凝血酶物质增加，维生素 K 缺乏等。PT 缩短（慢于正常对照 3s 以上），表示因子Ⅱ、V、Ⅶ和 X 的单独或联合增多，见于因子 V 增多症、高凝状态和血栓栓塞症等。

（六） 部分凝血活酶时间 （PTT）

在少血小板的血浆内加入适量的血小板代用品（磷脂悬液）代替浓度不等的血小板。然后，加入 Na^+ 测凝固时间。PPT 是反映内源性凝血系统的指标，可检出Ⅶ因子之外任何血因子水平降低。正常值 60~85s，其延长或缩短的临床意义同 KPTT，但不及 KPTT 敏感和稳定。

（七） 凝血酶时间 （TT）

将标准化凝血酶液加入受检血浆，观察血浆凝固所需的时间，即为 TT。正常值为 16~18s。TT 延长（超过正常对照 3s 以上）提示血液含肝素或类肝素物质、纤维蛋白原减少或纤维蛋白降解产物（FDP）的抗凝活性增高。

（八） 纤维蛋白原

血浆加凝血酶后，纤维蛋白原变成纤维蛋白凝块。正常值：定量法 2~4g/L；半定量法为 1：65。纤维蛋白原含量减少（<2g/L，<1：32）见于 DIC 低凝血期及纤溶期、严重肝病、产科意外、低（无）纤维蛋白原血症等；纤维蛋白原含量增多见于高凝状态，如急性心肌梗死、深静脉血栓形成、烧伤等。

（九） 血浆鱼精蛋白副凝试验 （3P 试验）

在高凝状态和继发性纤溶时，血浆含大量纤维蛋白单体，与纤维蛋白降解产物（FDP）

结合，可形成可溶性复合物。此复合物与鱼精蛋白作用后，可析出纤维蛋白索状物。正常人3P试验为阴性；阳性者见于 DIC 早期，阳性率为 68.1% ~78.9%。假阳性率较高，可见于上消化道大出血、外科大手术后、分娩、败血症等。3P 试验阴性除见于正常人外，还见于晚期 DIC、原发性纤维蛋白溶解症。

（十）D - 二聚体（D - Dimer）

D - Dimer（血浆 D - 二聚体）是交联纤维蛋白的特异降解产物。凝血酶形成后激活因子 XIII 成为 XIIIa，XIIIa 使纤维蛋白单体形成的交链纤维蛋白，后者又经纤溶酶的作用降解成 X、Y、E 碎片。其中 2 个 D 碎片间由绞链形成 D - 二聚体。因此，D - 二聚体可作为体内高凝状态和纤溶亢进的分子标志之一。正常值为 $<250\mu g/L$ 或 $<250ng/ml$，DIC 时升高。诊断肺栓塞有很高的阴性预测价值，用 ELISA 法测定 $<500\mu g/L$ 可排除急性肺栓塞，其敏感性为 100%，特异性为 26%，阴性预测值 100%。

（十一）纤维蛋白降解产物（FDP）

纤维蛋白溶解时产生 FDP，具有与纤维蛋白原相同的抗原决定簇。利用纤维蛋白原抗血清与 FDP 起抗原 - 抗体反应，可检测 FDP。正常值：$1 \sim 6mg/L$。FDP 增高（$10mg/L$）见于原发性和继发性纤溶症或溶栓治疗。

（十二）纤溶酶原

纤溶活性亢进时，纤溶酶原消耗增多，其血浆浓度减低；反之，血浆浓度增高。正常值：$15 \sim 200mg/L$。增高者表示纤溶活性减低，见于高凝状态及血栓栓塞病。降低者表示纤溶活性亢进。

（十三）激活凝血时间（ACT）

血液中加入惰性硅藻土，可增加血浆接触活性和加速血液凝结过程。从血液注入含硅藻土的试管开始，至有血凝块出现的时间，即为 ACT。测定 ACT 可了解凝血状况和监测肝素与鱼精蛋白的用量。正常值：$60 \sim 130s$。体外循环心内直视手术注射肝素后，需每小时测 1 次 ACT，维持 ACT 在 $400 \sim 600s$，可防止凝血和凝血因子的消耗。ACT $>600s$，易发生颅内出血。体外循环结束后测 ACT，根据 ACT 肝素剂量反应曲线（图 8 - 9）可计算出体内残留的肝素量，按肝素 125U 给予鱼精蛋白 1mg，直至 ACT 正常。

（十四）血栓弹性图（TEG）

TEG 是评估血块形成的一种检查方法。分析 TEG 可得到各项参数（图 8 - 10）。在采血标本 30min 即可诊断血小板功能异常、DIC 和纤溶等促凝血质缺陷；用此法可证实术中进行性失血并伴有增加血凝固性的趋势。（图 8 - 11）反映几种凝血障碍的血栓弹性描记图的图解与正常的比较。

缺乏凝血因子（血友病）其特点为 R 延长、缺乏 α^0。血小板减少症或血小板功能障碍时表现为 R 延长，MA 及 α^0 降低。纤维蛋白溶解是 MA、α^0 及 F 均降低。凝血过高表现为 R 缩短，MA、α^0 及 F 均增加。

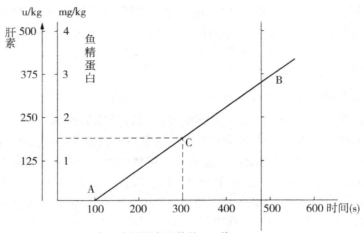

A点：应用肝素以前的ACT值；

B点：应用肝素375U/kg后ACT值；

A、B两点联线为ACT肝素剂量反应曲线

图8－9　ACT肝素剂量反应曲线

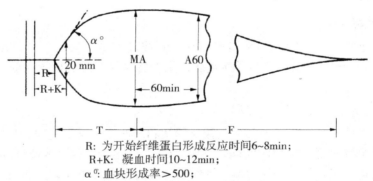

R: 为开始纤维蛋白形成反应时间6~8min；

R+K: 凝血时间10~12min；

α°：血块形成率＞500；

MA: 最大振幅50~70mm；

A60：MA后振幅60mn；

F:块溶解时间＞300min

图8－10　血栓弹性描记图变量的测量与正常值

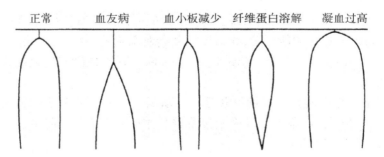

正常　　血友病　　血小板减少　　纤维蛋白溶解　　凝血过高

图8－11　血栓弹性图反映几种凝血液的图解与正常血栓弹性描记的比较

二、围术期出、凝血疾病的诊断

（一）外科出血的常见原因

血管结扎不牢、脱结，血压升高致毛细血管压力增高等，以及合并出血性疾病：①血小板异常如特发性血小板减少性紫癜、血小板无力症；②血管性病变如过敏性紫癜、遗传性出血性毛细血管扩张症；③遗传性或后天性凝血因子缺乏如血友病、DIC等。

（二）出血性疾病的诊断（表8-11）

1. 血小板或血管性疾病　皮肤出现瘀点或瘀斑，常伴黏膜出血。血小板减少者常以瘀点为主，血管疾病者以瘀斑多见。

表 8-11　出血性疾病实验筛选结果分析

血小板计数	出血时间	凝血时间	毛细血管脆性试验	血块收缩试验	凝血酶原时间	白陶土部分凝血活酶时间	提示疾病	进一步检查
正常	正常或延长	正常	（+）或（-）	正常	正常	正常	血管异常	甲皱毛细血管镜检查
减少	延长	正常	+	不良	正常	正常	血小板减少性紫癜	骨髓巨核细胞数及成熟情况
正常或接近正常	延长	正常	（+）或（-）	不良	正常	正常	血小板功能缺陷	血小板功能试验
正常	正常	正常/延长	正常	正常	延长	正常	因子Ⅱ、Ⅴ、Ⅶ、Ⅹ缺乏如阻塞黄疸、肝病等验	凝血酶原时间纠正试验
正常	正常	正常/延长	正常	正常	正常	延长	因子Ⅷ、Ⅸ、Ⅺ、Ⅻ缺乏如血友病	凝血活酶生成试验

2. 凝血因子异常性疾病　表现深部组织或关节出血，发生于凝血因子缺乏症。皮下广泛出血、肌肉出血常由于抗凝物质和纤维蛋白溶解引起。

（三）术中出凝血异常的诊治

1. 血管结扎不牢　观察伤口出血、渗血情况，衡量出血总量；监测血压、脉率；测定血红蛋白、血细胞比容等。

2. 原有出血性疾病（未经准备处理者）　分析出、凝血的实验室筛选结果，确定原有出血性疾病的诊断。血管因素性出血，可压迫止血及应用垂体后叶素。血小板因素性出血，可输注浓缩血小板制剂。免疫性血小板减少症出血，使用肾上腺皮质激素。凝血因子缺乏性出血，输注新鲜血浆及浓缩凝血因子制剂。

3. 手术失血、创伤导致DIC继发性纤溶　应做DIC实验检测。

4. 血型不合性溶血性输血反应　复核血型及交叉配血试验，证实者立即撤走不合血型的血袋和输血器，及时补液、利尿、保护肾功能和防治肾衰竭。

5. 输液输血所致的溶血性输血反应　取输液或血液样本检验；取患者血作细菌培养。

6. 大量输血致稀释性凝血因子缺乏　作血小板计数、凝血时间、凝血酶原时间、纤维蛋白原测定，补充凝血因子。

7. 体外循环术中异常出血　可能与肝素过量或鱼精蛋白中和后反跳有关。体外循环转流中，每小时测 1 次 ACT，计算需追加的肝素量，以维持 ACT 在 500～600s 为准。体外循环结束后测 ACT，计算体内残留肝素量及中和所需的鱼精蛋白剂量，直至 ACT 正常。术后如仍出血，而 ACT＞130 可追用适量鱼精蛋白。

（四）弥散性血管内凝血（DIC）

1. 诊断依据

（1）存在 DIC 病因，如感染、败血症、大手术、创伤或恶性肿瘤等。

（2）存在全身广泛出血，长时间休克、栓塞或溶血，而不能用原发疾病解释者。

（3）存在下列三种以上异常：①血小板计数低于 $100 \times 10^9/L$，或呈动态下降；②凝血酶原时间延长或缩短 3s 以上，或动态性延长；③纤维蛋白原低于 1.5g/L，或高于 4.0g/L 或呈动态性变化；④3P 试验阳性或 FDP 高于 20mg/L，或 D 二聚体水平升高（≥5μg/kg）；⑤血片中破碎红细胞多于 2%。

（4）诊断有困难的病例再做下列检查：①抗凝血酶Ⅲ含量及活性降低；②血小板 β 球蛋白及血小板第 4 因子含量增高；③纤维蛋白原转换率增高；④Ⅷ：C/ⅧR：Ag 比例下降。

2. 监测重点

（1）注意引起 DIC 基础疾病和诱发因素的进展或解除情况。

（2）观察出血进展情况。

（3）必要时进行血涂片检查红细胞形态。

（4）测定血小板计数、凝血酶原时间、纤维蛋白原定量，每日或隔日 1 次。

（5）测定纤溶试验，包括 3P 试验、FDP 测定、KPTT 测定、优球蛋白溶解时间等，每日或隔日 1 次。

（6）采用肝素治疗者，每次给药前必须做试管法凝血时间测定（用 0.8cm 直径试管，正常值是 5～11min）。

三、麻醉与凝血功能障碍

（一）术前准备

外科手术中可致出血，术后又可并发深静脉血栓塞。所有患者术前均要做出凝血试验，以免漏诊有止血异常者。有异常出血史者或某些遗传性血液异常者术前应做全面的系列出凝血功能检查以明确诊断，做好相应的术前准备。

（1）术前已有血小板减少者，一般血小板计数＞$50 \times 10^9/L$ 时，出血机会较低，＜$50 \times 10^9/L$，术中易发生渗血，＜$20 \times 10^9/L$ 可严重出血。血小板＜$75 \times 10^9/L$ 不可施行椎管内阻滞。若系免疫性血小板减少性紫癜，患者又有急症外科情况需要手术者，可给静脉滴注丙种球蛋白 400mg/（kg·d），一疗程用药 5 日，必要时 1 周后再用原剂量加强一次。非免疫性血小板减少需紧急手术者，可输注单采血小板悬液，每单位单（200ml）可使外周血小板上升（20～30）×$10^9/L$。

（2）肝、胆疾病者易有凝血障碍。若有胆道病变，阻塞性黄疸可致维生素 K 依赖凝血因子缺乏，给予维生素 K_1 的疗效好。肝脏疾病者亦可有维生素 K 依赖性凝血因子缺陷，但给维生素 K_1 的疗效欠佳，则要补充缺乏的凝血因子。

（3）若术前已知或疑有血友病者，切勿轻率手术，必须作精确的检测，了解凝血因子缺乏的程度，结合手术范围，计算用药量，治疗后再测凝血因子的水平。这些应在血液科医师的指导下进行，凝血因子要提高到不出血水平，并一直维持到伤口愈合、拆线为止。如血友病甲，因子Ⅷ缺乏者，行大手术时，因子Ⅷ：C 水平需提高到 50%，行小手术时保持Ⅷ：C 水平在 20% ~30%。

（二）麻醉药物的选择

1. 丙泊酚　对血小板的影响尚有争议。丙泊酚为疏水性乳剂，其中的乳化脂肪可能对血小板功能有一定的影响。丙泊酚对血小板聚集和 Ca^{2+} 活动的影响作用主要与剂量有关。体外实验证实，丙泊酚 $5.81 \pm 2.73\,\mu g/ml$ 对血小板有明显抑制作用，而 $2.08 \pm 1.14\,\mu g/ml$ 则无抑制作用。因此认为，大剂量丙泊酚在体外对血小板有抑制作用，原因在于丙泊酚本身而非乳化脂肪的作用，其效应为抑制 Ca^{2+} 的细胞内流入与流出，但对出血时间无影响。一般认为：丙泊酚对体内外血小板有抑制作用，但不损害临床止血功能，对有凝血障碍患者在控制用量下可以使用。

2. 吸入性麻醉药　异氟醚、七氟醚、地氟醚维持麻醉中未发现对凝血功能有抑制作用。氧化亚氮（N_2O）对血小板功能的影响尚有争议。近年研究认为，N_2O 与氟类吸入或静脉麻醉合用或交替给药，对凝血障碍患者不会有更多的不良反应。

3. 其他　静脉麻醉药中的镇痛性药物吗啡类（芬太尼、吗啡）、肌肉松弛药等在对血小板功能及出凝血时间等方面无明显影响。

（三）术后血栓形成的预防织，血小板激活，凝血途径激活，血栓形成。前列环素（PGI_2）及纤溶酶原活化剂（$t-P$）。

血栓形成多见于心脏、血管及肿瘤术后，发生率因手术种类不同而异。血栓形成的机制有：①血管壁损伤，血小板黏附于内皮下胶原的合成减少，但纤溶酶原活化剂抑制物 PAI 增多，使机体对抗血栓形成的功能减弱；②血凝问题，表现在凝血途径激活，同时抗凝系统削弱，此乃由于术后抗凝血酶Ⅲ（AT-Ⅲ）及纤溶酶原降低；③术中出血，麻醉均可致血压下降，导致血流减慢，血液淤滞，或过多地输注红细胞或血容量不足等亦使血流减慢，易致血栓形成。术后卧床少动，特别是一些有高凝倾向的患者很易造成下肢静脉血栓。出现血栓及栓塞首先要鉴别是动脉还是静脉栓塞，再根据不同部位考虑治疗方案，首先要查原因，去除病因，重要器官血管栓塞者，有的需外科手术，有的可用重组组织纤溶酶原活化剂（$t-PA$）或尿激酶治疗。需抗凝治疗者可选用肝素或口服香豆素类抗凝剂。

四、心脏手术体外循环对凝血功能的影响

体外循环过程中导致的出血，涉及多方面的原因。

1. 血小板的量与质　转流过程中，血小板与人工心肺机及其管道接触产生黏附、聚集，引起血小板的破坏。血小板的激活，产生释放反应，进一步使血小板聚集，导致血小板减少。预充库血中几乎不含有血小板。预充库血量与血小板的影响呈正比。转流开始时血小板数即可下降，甚者可下降 50%。随着体外循环时间的延长，血小板数有所回升。血小板减

少于术后数天可恢复。此外，体外循环可引起血小板聚集功能降低，转流 30min 后，血小板最大聚集率仅为转流前的 30%。血小板的释放反应增强，血浆中血小板球蛋白，血小板第 4 因子及颗粒膜糖蛋白 140 均见升高。血小板功能缺陷的原因是转流过程中的纤溶系统被激活，纤溶酶使血小板膜上的糖蛋白 Ib 脱落而减少，影响了糖蛋白与 vWF 的结合，使血小板黏附功能降低。此外，纤溶激活后产生纤维蛋白（原）降解产物，可影响血小板与纤维蛋白原的结合，使血小板聚集功能下降。若出血系血小板数量减少，则可酌情输注单采血小板悬液，若系血小板功能缺陷，除输注血小板悬液外，可给予抑肽酶治疗。在体外循环时，由于纤溶系统的激活，纤溶亢进可影响血小板膜糖蛋白比，使血小板的黏附功能受损，导致创面渗血，而抑肽酶可以抑制纤溶酶的活性，因而可改善血小板的黏附功能。

2. 凝血因子 体外循环可使多种凝血因子降低至术前的 1/3 ~ 1/2，其中以纤维蛋白原、凝血酶原及因子Ⅷ、Ⅶ较为明显。其原因是：①激活了凝血系统，使凝血因子消耗而降低；②灌注时应用库血，凝血因子的降低与库血量有关，亦与各因子的半衰期及库血保存时间有关；③肝素的应用，灭活凝血因子；④若并发 DIC，则更使凝血因子降低。

3. 纤溶亢进 体外循环可激活血小板和激活凝血因子，产生纤维蛋白，必然有纤溶激活，使纤溶酶原激活变为纤溶酶。导致纤溶亢进的原因是体外循环中内皮细胞释放组织纤溶酶原活化剂增多，血液与体外循环的心肺机接触后，使Ⅻ转变为Ⅻa，同时血小板亦激活，一连串的内源性凝血途径的瀑布式反应即开始。若在体外循环中发生 DIC，则 DIC 的病理过程中有纤溶亢进，临床有一般 DIC 的表现及实验室阳性指标。

4. 肝素问题 体外循环时要应用肝素抗凝，结束时要用鱼精蛋白中和肝素，以保持正常的血凝，但有时临床可见出血又见加重，此乃肝素反跳现象，系鱼精蛋白作用消除后，与血浆蛋白结合的肝素又解离起抗凝作用，也可能是使用鱼精蛋白后有部分残留的肝素未被中和所致。

（柳　钧）

第四节　麻醉深度监测

全身麻醉包括镇静催眠和记忆缺失、镇痛、抑制应激和肌肉松弛等四大要素。广义的麻醉深度应该具备上述条件，但目前临床上实用的只有镇静深度和肌松药作用监测。通过镇静深度监测，指导全麻诱导和维持时调节麻醉深度和预防麻醉过深和术中知晓，从而达到理想的麻醉状态。镇静深度监测也可用于 ICU 镇静。

一、判断麻醉深度的临床体征

在全身麻醉的过程中，观察患者的呼吸、循环、眼、皮肤、消化道、骨骼肌张力变化等，是监测麻醉深度的基本方法。判断麻醉深度的临床体征（表 8 - 12）。

表 8 - 12　判断麻醉深度的临床体征

		浅麻醉	深麻醉
呼吸系统	分钟通气量	增加	减少
	呼吸频率和节律	快而不规则	慢而规则→抑制

		浅麻醉	深麻醉
心血管系统	血压	升高	下降
	心率	增快	减慢
眼征	瞳孔	扩大	复合麻醉时变化不明显
	眼球运动	运动增多	运动减少直至固定
	流泪	泪珠增多，溢出眼眶	减少
皮肤体征		出汗，以颜面和手掌多见	
消化道体征	吞咽和呕吐	常发生	受抑制
	肠鸣音	减弱	进行性抑制
	唾液及其他分泌物	减少	进行性抑制
骨骼肌反应		体动	无体动

以上所列各种变化并非绝对，亦受肌松药、系统疾病、失血量、升压药和抗胆碱能药等影响，麻醉中应综合分析各种因素，才能正确判断麻醉深浅。

二、麻醉深度监测的方法

1. 脑电双频指数（BIS）　是通过定量分析脑电图各成分之间相位偶联关系而确定信号的二次非线性特性和偏离正态分布的程度，主要反映大脑皮质的兴奋或抑制状态，并衍化出多个数量化参数，如双频指数、边缘频率（SEF）、中间频率（MF）等。用 0～100 分度表示，85～100 代表正常状态，67～85 代表镇静状态，40～67 代表麻醉状态，低于 40 可能出现爆发性抑制。BIS 与麻醉剂和镇静剂产生的催眠和麻醉程度的变化密切相关。

2. 听觉诱发电位（AEP）　是指听觉系统在接受声音刺激后，从耳蜗至各级听觉中枢，产生的相应电活动。包括三个部分：脑干听觉诱发电位（BAEP），中潜伏期听觉诱发电位（MLAEP），长潜伏期听觉诱发电位（LLAEP）。MLAEP 与大多数麻醉药成剂量依赖性变化，监测麻醉镇静深度更为敏感。临床上根据 MLAEPs 得出的 ARXindex 称为 AAI，AAI 值 60～100 代表清醒状态，40～60 代表嗜睡状态，30～40 代表浅麻醉状态，＜30 代表临床麻醉状态，＜10 是深麻醉状态。

3. 熵指数监测（Entropy）　是采集原始脑电图和肌电图的信号，通过熵运算公式和频谱熵运算程序计算得出。临床采用的 S/5TMM - Entropy 模块，分为反应熵和状态熵。RE，SE 值 85～100 代表正常清醒状态，40～60 代表麻醉状态。在全麻期间，如果麻醉深度适当，RE 与 SE 相等；如果疼痛刺激使面部肌肉出现高频活动，反映熵则迅速发生变化。

4. Nacrotrend 指数　欧洲已用于临床，并已通过美国的 FDA。是一个基于定量脑电图模式识别的新指数，将原始的脑电图分为从 A 到 F 六个阶段，重新形成从 0（清醒）到 100（等电位）的指数。（A 为清醒，B0 - B2 为镇静，C0 - C2 为浅麻醉，D0 - D2 为合适的麻醉深度，E0 - E1 为深麻醉状态，F0 - F1 为麻醉状态伴爆发性抑制）。Narcotrend 指数和预测的丙泊酚效应室浓度之间密切相关。Narcotrend 分级和指数能更好的反映药物浓度变化。采用预测概率（PK 值）衡量，Narcotrend 和 BIS 在预测麻醉诱导时从有意识到无意识或者麻醉恢复时从无意识到有意识的效能是相似的。Narcotrend 和熵指数呈直线相关。

三、麻醉深度监测的临床意义

（一）脑电双频指数

1. 对镇静程度的评估　可用来测定药物的镇静和催眠作用，BIS 值越小，镇静程度越大，两者的相关性良好。①局麻患者用咪达唑仑镇静，根据清醒/镇静（OAA/S）评分标准定时对患者镇静水平进行评定，随镇静程度的加深，BIS 呈进行性下降，两者相关性良好；②丙泊酚麻醉时 BIS 值较血浆丙泊酚浓度能更准确地预测患者对切皮刺激的体动反应。BIS 与 OAA/S 镇静水平相关程度较丙泊酚血药浓度好；③BIS 不能反映氯胺酮的麻醉深度。上海交通大学医学院附属仁济医院麻醉科在用咪达唑仑或丙泊酚复合氯胺酮麻醉时也出现类似现象。当用咪达唑仑或丙泊酚麻醉，患者 BIS 值下降到 70 以下时，再用氯胺酮麻醉，患者 BIS 值会上升到 80 甚至 90 以上，但患者仍呈睡眠状态；④BIS 与吸入麻醉药之间存在线性相关，BIS 对吸入麻醉深度的判断及避免麻醉过浅产生术中知晓较 MAP 和 HR 更有意义、更科学。异氟醚镇静的患者，应用 BIS 判断镇静深度同样有效。地氟醚和七氟醚在镇静剂量下随着浓度增加，BIS 明显下降，几乎呈线性相关。但 BIS 不能用于评价 N_2O 的镇静效果，有报道丙泊酚麻醉加用 N_2O 后，BIS 值上升而患者镇静仍良好；⑤BIS 与芬太尼、阿芬太尼等麻醉性镇痛药的相关性较差。BIS 不能预测芬太尼的镇静和麻醉深度，但在丙泊酚麻醉后用芬太尼或瑞芬太尼可使 BIS 下降。

2. 估计麻醉药量　BIS 能很好地预计患者对切皮的体动反应。异氟醚麻醉患者对切皮刺激无体动反应时的 BIS 值为 55.3 ± 6.3，产生体动反应的 BIS 值为 77.4 ± 3.2。丙泊酚和阿芬太尼或异氟醚和阿芬太尼麻醉时切皮无体动反应的 BIS 值为 55.0 ± 8 和 63 ± 10，有体动反应的 BIS 值分别为 69 ± 9 和 78 ± 8。这说明用肌松药后应用 BIS 来预计麻醉深度仍有一定意义。300 例因不同种类手术而接受全身麻醉的大型随机研究结果显示：BIS 监测组，术中滴注丙泊酚使 BIS 值介于 $45 \sim 60$，手术结束前 15min 使 BIS 回升至 $60 \sim 70$。对照组，通过观察临床体征控制滴注丙泊酚，不监测 BIS。结果使用 BIS 监测的丙泊酚用量明显较少，清醒和撤离 PACU 较早，总体恢复评分也较好，术中没有低血压、高血压或体动反应等发生。BIS 监测提高了麻醉的质量。

3. 判断意识恢复　BIS 用于全麻意识恢复的判断，具有一定的实用意义。BIS 值 <67 时在 50s 内意识恢复的可能性不到 5%，没有一个对指令有反应的患者能回忆起这段情节。当BIS 上升 >60 时，意识恢复是同步的，BIS 在 70 左右拔除气管导管，血流动力学变化较小。BIS >80 时，50% 以上的患者能唤醒。BIS >90 时，几乎所有患者都可唤醒。但有学者发现应用丙泊酚后恢复期的 BIS 值会突然恢复至基础水平，预计性较差。这可能与丙泊酚的药理作用有关。

4. 预防术中知晓　术中知晓的发生率为 0.1% ~0.2%，心脏手术患者术中知晓的发生率为 0.4% ~1%，儿童术中知晓的研究显示其发生率为 0.8% ~1.1%。创伤休克患者手术、全麻剖宫产、支气管镜手术患者及心脏手术患者易发生术中知晓，气管插管及肌松药过量时术中知晓比较常见。世界性多中心研究，2 503 名术中清醒高危人群患者随机进行普通麻醉或 BIS 指导下的麻醉，研究显示 BIS 减少术中知晓发生率 82%。上述情况推荐使用 BIS 监测。但必须注意监测仪总是滞后于麻醉实时状态 15 ~30s。因此在诱导前开始使用，一般BIS 维持在 60 以下。

5. ICU 镇静　　有报道在 ICU 中，BIS 监护不能很好反映有脑病或神经系统损伤患者真实的神志清醒程度。由于自主神经运动对 EEG 的干扰，许多患者测得的 BIS 值高于经临床评估所预测的程度。BIS 在 ICU 患者镇静中应用有待进一步研究。

（二）诱发电位监测

脑的电活动有自发脑电活动和诱发脑电活动。外周神经或颅神经受到外界刺激后，在神经传导通路上任何一点所记录到的电位变化，即称为诱发电位。诱发电位可分为躯体感觉诱发电位、听觉诱发电位和视觉诱发电位。多种吸入和静脉麻醉药对上述三种诱发电位都有剂量相关的影响，即随麻醉药剂量或浓度的增加诱发电位的潜伏期延长和波幅下降。只有少数静脉麻醉药如丙泊酚、依托咪酯、咪达唑仑等可使诱发电位第一个正波幅增加，其余的波同样表现为潜伏期延长和幅度减小。中潜伏期听觉诱发电位（MLAEP）较 AEP 中的其他成分更适合于麻醉深度的判断。MLAEP 在声音刺激后 10～100ms 内出现，由 Na、Pa、Nb 和 P1 等一系列组成，反映原始听皮质的电活动。氟烷、安氟醚呼气末浓度与 Pa、Nb 潜伏期、波幅的变化呈线性关系。异氟醚的研究结果也与此相同。呼气末异氟醚浓度为 2.72%，Pa、Nb 波几乎变平。对静脉麻醉药的研究也表明 Pa、Nb 的变化与血药浓度呈线性相关，但氯胺酮除外。

听觉诱发电位指数（AEPindex）可反映 AEP 波形形态，其计算方法为波形上相隔 0.56ms 的数个点，每相邻两点振幅绝对差的平方根之和。

1. AEPindex 与意识的关系　　在整个麻醉诱导和维持过程中，有意识和无意识状态下，AEPindex 平均值分别为 74.5 和 36.7，BIS 分别为 89.5 和 48.8。麻醉恢复期 BIS 逐渐升高，而 AEPindex 从无意识向有意识转变的瞬间突然升高。当有意识时唤醒中枢处于"开启"状态，无意识时处于"关闭"状态。BIS 反映皮质 EEG，与稳态下在脑内代谢的麻醉药量相关，麻醉结束后，随着脑内麻醉药的代谢清除，BIS 逐渐升高，此时虽然 EEG 活动逐渐增多，但直到意识恢复前唤醒中枢仍处于"关闭"状态，因此一个监测皮质 EEG 活动的指标（如 BIS）只能显示恢复期麻醉深度的渐进变化，恢复期 AEPindex 的突然升高表明其能监测唤醒中枢活动，即预测意识的恢复。

2. AEPindex 对体动的预测　　AEPindex 是预测体动的可靠指标，50% 患者发生体动时的 AEPindex 值为 45.5，其 <33 发生体动的可能性不到 5%。BIS 是一个准确的镇静深度监测指标，它不能预测七氟醚麻醉切皮时的体动反应，BIS 与麻醉中的镇静催眠程度相关，而在镇静催眠程度相同的情况下，BIS 不能预测对伤害刺激的体动反应。因此，AEPindex 在预测体动方面较自发 EEG 信号（BIS、SEF 和 MF 等）更好。

3. AEPindex、BIS 与血药浓度的关系　　丙泊酚麻醉恢复期，以呼之睁眼作为判断意识恢复的标准，记录睁眼前后 BIS、SEF、MF 及 AEPindex 值，与丙泊酚血药浓度进行比较，其中 BIS 的相关性最好，而 AEPindex 与丙泊酚血药浓度不相关。比较睁眼前后这四个指标，发现 BIS、SEF 和 MF 无显著性变化，而 AEPindex 变化明显。睁眼后 AEPindex 迅速增高与临床上意识出现相一致，这提示 AEPindex 比血药浓度能更好的反映意识水平。BIS、SEF 和 MF 主要反映皮质脑电活动，停药后血药浓度与脑内药物浓度同步下降，因此，它们与血药浓度相关性良好。而 AEPindex 反映皮层和皮层下电活动，较好地预测到意识的恢复，与临床情况一致。

4. AEPindex 与 BIS 用于监测麻醉深度的区别　　麻醉由镇静、镇痛、肌松和对伤害反应的抑制四部分构成（图8-12）。BIS只监测镇静催眠药的作用（A点），即只监测镇静深度；而AEPindex能提供手术刺激、镇痛、镇静催眠等多方面的信息（B点）。当伤害性刺激得到完全阻滞时，只用少量的镇静药就可以获得稳定的麻醉深度，同时麻醉深度的监测只监测镇静深度，用BIS即可做到；如伤害性刺激未得到充分阻滞时，其刺激可激动交感神经系统和提高患者的清醒水平，发生术中知晓及体动。使用大量镇痛药后，BIS又难于预测体动，在这种情况下，只有AEPindex才能全面反映麻醉深度，预测体动和术中知晓。

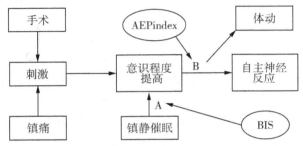

图8-12　手术刺激、镇痛、镇静催眠之间的关系及AEPindex、BIS作用的部位

（柳　钧）

第五节　氧和麻醉气体浓度监测

一、适应证

（1）氧疗或人工呼吸和机械通气。
（2）应用强效挥发性吸入麻醉药。
（3）紧闭低流量吸入全麻，监测O_2、CO_2、N_2O等浓度。
（4）麻醉机和呼吸机的定期检测。
（5）专用挥发罐输出浓度的定期检测，简易挥发罐的输出浓度监测。

二、方法

（一）监测仪

1. 氧浓度监测　氧监测仪是发现吸入低氧混合气体的重要仪器。监测氧浓度传感器目前主要分为两种：①氧电池传感器：较常用，一般使用1年左右需更换氧电池，不使用时将传感器脱离高浓度氧可延长使用时限；②顺磁式氧传感器：使用快速震荡的磁室连续监测每次呼吸的氧浓度，使用时限较长。

2. 麻醉气体监测　根据分析的原理和方法不同可分为：①红外线麻醉气体浓度分析仪：采用分光色谱法和Beer定律连续监测混合气体中麻醉气体和其他气体的浓度，使用方法简便，但仪器的专用性强；②气相色谱仪：通用性强，只能间断采样测定各种不同气体的浓度；③质谱仪：同时连续监测呼吸气中多种气体的浓度，费用较高，维护较复杂；④瑞利折射仪：根据混合气体对光的折射率不同的原理连续监测呼吸气中吸入麻醉药浓度，仪器小巧、操作简便，但需要一定操作经验。

（二）测定步骤

常用红外线分析仪：①仪器预热；②选定拟测气体的按钮和峰值钮；③按下检测钮，采样管通大气，调节零点；④采样管与麻醉机通气环路联接，如接在呼气端，测呼气末浓度；如接在吸入端，测吸入气浓度；⑤数字直接显示浓度值。

现代麻醉机多功能监护仪多已整合了循环和呼吸功能的常用监测模块，还包括氧和麻醉气体浓度等监测，仪器可自动调零和识别气体，并能连续显示各种气体在呼吸周期中的浓度曲线，使用十分方便。

三、注意事项

保持采样管和除水器干燥，监测仪应定期用标准气样进行定标和校核，及时更换有故障的配件。

四、临床意义

（一）氧浓度监测

（1）为麻醉机和呼吸机输送合适浓度的氧提供保证，防止仪器故障和气源错误，保障患者生命安全。

（2）输送精确浓度的氧，以适应治疗患者的需要和防止氧中毒并发症。

（3）测定吸入氧浓度（FiO_2），计算患者 PaO_2、呼吸指数等呼吸功能参数，为病情估计和预后提供有用指标。

（4）测定吸入氧浓度和呼气末氧浓度差（$F_{I-ET}DO_2$），可早期发现通气不足、氧供需失衡和缺氧。

（二）麻醉气体监测

（1）监测吸入气和呼出气中麻醉药浓度，可了解患者对麻醉药的摄取和分布特征，正确估计患者接受麻醉药的耐受量和反应，在低流量、重复吸入或无重复吸入装置中，安全地使用强效挥发性麻醉药。

（2）最低肺泡有效浓度（minimal alveolar concentration，MAC）是反映吸入麻醉药效能的指标，它是指在一个大气压下 50% 的患者对切皮无运动性反应的肺泡麻醉气体最低浓度。MAC 值越低，相对麻醉作用越强，两种麻醉药合用时，其 MAC 值相加。MAC_{95} 是指 95% 的患者于切皮时不发生体动运动反应的肺泡气浓度，通常相当于 $1.2 \sim 1.3MAC$，也即临床麻醉浓度。MACawake 是指停止麻醉后，使 95% 的患者对简单指令（如睁眼、抬头、点头）有正确应答时的肺泡气浓度，为 $0.4 \sim 0.6MAC$；MAC_{EI50} 半数气管插管肺泡浓度，指吸入麻醉药使 50% 患者于喉镜暴露声门时，容易显示会厌，声带松弛不动以及插管时或后不发生肢体活动所需要的肺泡麻醉药浓度。MAC_{EI95} 指吸入麻醉药肺泡浓度使 95% 患者达到上述气管内插管指标的药物浓度；MAC_{BAR50} 和 MAC_{BAR95} 分别是使 50% 和 95% 患者在切皮时不发生交感、肾上腺素等内分泌应激反应所需要的肺泡气麻醉药浓度；$0.68MAC$ 是较为常用的亚 MAC（Sub MAC）剂量；超 MAC（super MAC）一般是指 2MAC。MAC 系数计算方法：某吸入麻醉药麻醉 MAC 系数 = 呼气末浓度/1MAC 时的浓度，如 1MAC 异氟醚浓度为 1.3%，测得某一患者的呼气末异氟烷为 1.7%，则 1.7%/1.3% = 1.3，该患者的麻醉药浓度相当于 1.3MAC。

（3）影响 MAC 的因素：①降低 MAC 的因素：$PaCO_2$ 在 90mmHg 以上或 10mmHg 以下；PaO_2 在 40mmHg 以下；代谢性酸中毒；贫血；MAP < 50mmHg；老年人；使中枢儿茶酚胺减少的药物（利血平等）；术前给巴比妥类及安定药；并用其他麻醉药；妊娠；低体温；②升高 MAC 的因素：体温升高；使中枢儿茶酚胺增加的药物（右旋苯丙胺）；脑脊液中 Na^+ 增加；长期饮酒者。

（4）连续测定吸入气和呼气末麻醉气体浓度，可计算麻醉气体药物代谢动力学的参数，为麻醉气体药物的临床药理学研究提供计算参数。

（5）吸入气中的 O_2/N_2O 比例如发生改变，挥发罐输出麻醉蒸汽的浓度也随之发生变化，因此，监测是非常必要的。

（6）对专用挥发罐性能有怀疑时，应随时监测其输出的麻醉药浓度。

（7）可及时发现挥发罐的故障或操作失误，提高麻醉的安全性。

（柳　钧）

第六节　体温监测与调控

人体通过体温调节系统使产热和散热保持动态平衡，从而维持中心体温在 37℃ ± 0.4℃。麻醉状态下患者体温可随环境温度而改变，可能发生体温升高或降低，引起相应的生理变化。因此，术中体温监测与调控十分重要，尤其老年和小儿必须重视。

一、体温监测技术

（一）体温监测装置

1. 电子测温计　电子温度计分为热敏电阻和热敏电偶两种。测量精确，可直接连续读数、远距离测温，并可用一个电路显示器和多个探测电极，同时测量几个部位体温的优点，是麻醉手术期间测温最好的测温仪。

2. 液晶测温计　液晶测温计由胆固醇组成一条可以黏附于患者皮肤（常用额头）上的液晶贴带，随体温变化颜色而读出温度。具有价廉和无创的优点。

3. 红外线传感器　红外线温度探测器外观上像个圆镜，可用来探测鼓膜温度。

4. 玻璃管型汞温度计　玻璃管型汞温度计是常用诊断的温度计，使用简便。且汞温度计为玻璃制品，易破碎，有汞吸收中毒的危险。一般不用于麻醉手术测温。

（二）测温部位

人体各部的温度并不一致。直肠温度比口腔温度高 0.5～1.0℃，口腔温度比腋窝温度高 0.5～1.0℃。体表各部位的皮肤温度差别也很大。当环境温度为 23℃ 时，足部温度为 27℃，手为 30℃，躯干为 32℃，头部为 33℃。中心温度比较稳定。由于测量部位不同，体温有较大的变化。在长时间手术、危重及特殊患者的体温变化更大。因此，围术期根据患者需要可选择不同部位连续监测体温。

1. 耳鼓膜　鼓膜有丰富的动脉血供，来自颈外动脉分支的耳后及颈内动脉，表示脑内血流温度，反映脑的温度。缺点是可能导致外耳道损伤出血，尤其对肝素化的患者更易出血，罕见有鼓膜穿孔。

2. 鼻咽和深部鼻腔　将测温探头置于鼻咽部或鼻腔顶部，易受吸入气流温度的影响。操作时必须轻柔，以免损伤黏膜而出血。

3. 食管　探头放置的正确部位应在喉下24cm，左心房和主动脉之间。可以反映中心体温或主动脉血液的温度，而且能迅速显示大血管内血流的温度。因此，心脏手术人工降温和复温过程中监测食管温度最常用。

4. 直肠　是测量体内温度常用部位，特别适用小儿。测温探头成人应超过肛门6cm，小儿2~3cm。

5. 膀胱　将探头放入膀胱测温比直肠测温能更好地反应中心体温。经常受尿液流速、泌尿、生殖器手术操作的影响，因此不常用。

6. 口腔　方法简单，但常受食物、高流量通气等因素影响。对昏迷、不能合作及危重患者需连续监测体温时不适用。

7. 腋窝　测温时必须将上臂紧贴胸壁使腋窝密闭，同时探头应放在腋动脉部位，测出的温度接近中心温度。受测量血压及静脉输液用药的影响。

8. 皮肤　皮肤温度能反映末梢循环状况，在血容量不足或低心排综合征时，外周血管收缩，皮肤温度下降。皮肤各部位温差很大，受皮下血运、出汗等因素影响。

记录皮肤温度图可确定交感神经阻滞的平面，也可区别外周神经急性期与慢性期损伤。

9. 肌肉　恶性高热发作前，肌肉温度的升高往往先于其他部位的温度。

10. 肺动脉　应用肺动脉导管插入肺动脉测定混合静脉血温度是中心体温和血液温度最好的指标。

二、低温对生理功能的影响

低温的主要优点是降低氧耗量（VO_2），体温每下降1℃，VO_2下降约7%，有利于神经外科和主动脉内膜剥离术等手术的开展；低温有利脑复苏；有利于移植器官的冷却保存，低温可预防恶性高热发生，如一旦发生恶性高热也可显著减轻其严重并发症。归纳低温对人体生理功能的影响（表8-13）。

表8-13　低温对人体生理功能的影响

组织系统	低温影响
心血管	34℃　血管收缩，心脏后负荷增加
	32℃　抑制心肌应激性
	31℃　传导异常
	30℃　J波、心室游走节律
呼吸	28℃　室性纤维颤动
	（心肌缺血、心绞痛后负荷增加，复温后血管扩张）
	削弱低氧性血管收缩
	降低CO_2产生（高流量机械通气致呼吸性碱中毒）
	通气减少可产生低氧和高CO_2血症

组织系统	低温影响
	氧离曲线左移，组织缺 O_2
神经	34℃　脑代谢降低
	33℃　反应迟钝，麻醉苏醒延迟
	30℃　昏迷、瞳孔扩大
	20～18℃　脑电波呈一直线
血液	体温每下降1℃，血液黏度升高 2.5%～5%
	（淤血、低灌注、缺血、血栓形成）
	血小板及凝血因子减少
	凝血机制受损，出血时间延长
代谢	高血糖，（儿茶酚胺释放，胰岛素释放受抑）
	甲状腺素、促甲状腺激素释放增加
肾脏	肾血流量减少
	多尿（Na^+重吸收增加）
肝脏	代谢率、清除率降低
	麻醉药蓄积或作用延长

三、围术期低温

围术期体温低于36℃称为体温过低。当体温在34～36℃时为轻度低温，低于34℃为中度低温。

麻醉期间体温下降可分为三个时相，第一时相发生早且体温下降快，通常发生在麻醉诱导后40min内，中心体温下降近1℃。第二时相是以后的2～3h，每小时丢失 0.5～1.0℃。第三时相是患者体温与环境温度达到平衡状态时的相对稳定阶段。常见围术期低温的原因如下。

（一）术前体温丢失

患者术前外科手术区皮肤用冷消毒液擦洗，如裸露皮肤的面积大，时间长，通过皮肤的蒸发、辐射丢失热量。

（二）室温

室温对患者的体温影响较大，当室温21℃时，患者散热明显增加。其原因是患者通过皮肤、手术切口、内脏暴露以及肺蒸发增加。

（三）麻醉作用

全麻使体温调节的阈值改变，冷反应自37℃降至34.5℃，热反应则自37℃增至38℃，阈间范围增大。健康成人用氟烷可降低外周血管收缩阈值2.5℃，异氟醚降低血管收缩阈值为1%异氟醚降低3℃；异氟醚-氧化亚氮麻醉对体温调节影响更大。安氟醚和异氟醚也产生一定程度的肌肉松弛，并抑制产热。芬太尼、舒芬太尼和阿芬太尼抑制机体对低温的交感反应。肌松剂的应用由于降低肌肉张力和抑制寒颤，促使热量丢失。局部阻滞麻醉由于阻滞区内肌肉松弛，热量生成减少，而阻滞区内血管扩张，热量丢失增加。蛛网膜下腔或硬膜外腔注入局麻药或镇痛药可降低脊髓温度调节中枢作用。末梢温度感受区亦能被局部或区域阻滞麻醉所阻断。

（四）产热不足

危重患者失去控制热量丢失和产生热量的能力，极度衰弱的患者，往往体温过低，则死亡率增加。严重创伤患者可发生低温，且创伤程度和中心体温呈负相关。休克时伴有体温过低死亡率明显升高。当皮肤的完整性受到损害如严重烧伤、剥脱性皮炎等使皮肤温度感受器受损、截瘫、尿毒症、糖尿病患者对寒冷刺激明显敏感，热量丢失增加。黏液性水肿、肾上腺功能不足导致产热减少。

（五）年龄

老年患者体温调节功能较差，其原因包括肌肉变薄，静息的肌张力较低，体表面积/体重之比增大、皮肤血管收缩反应能力降低及心血管储备功能低下。

早产儿及低体重的新生儿体温失调更易发生，过多的热量丢失是由于体表面积/体重之比较大，呼吸水分丢失较多，代谢率低，皮下组织较少及缺乏寒颤反应。

（六）术中输血补液

通常输入 1L 室温晶体液或一个单位 4℃库血可使体温下降 0.25℃。当大量快速输血，以每分钟 100ml 4℃库血连续输注 20min，体温可降至 34～32℃。在经尿道前列腺电切除术（TURP）、大量室温液体冲洗胸腔或腹腔、肝移植术时冷灌注液冲洗后供肝植入及大量输血均可使体温降低。

（七）术后热量丢失

术后将患者从手术室运送到麻醉后苏醒室或病房，热量会丢失。当手术后引起患者体温下降的原因已不存在时，而患者的中心体温仍在继续下降，称为迟发性体温下降。

四、体温调控

虽然围术期有多种预防低温的方法，然而单一的方法往往不能达到预期的效果。多种方法的结合应用是可以有效地预防及治疗低温。

（一）保温措施

1. **术前评估和预热** 术前根据患者的病情、年龄、手术种类、胸、腹腔内脏暴露的面积、手术时间，以及皮肤的完整性（如烧伤、皮炎、皮疹、褥疮）等来评估手术期间是否有体温下降的可能以及其下降的程度，并制定保温措施，记录基础体温。

2. **体表加热**

（1）体表保暖：由于代谢产生的热量大部分是通过皮肤丢失，因此，有效的无创性保温可降低皮肤热丢失。

（2）红外线辐射器：红外线辐射器应放在近患者约 70cm 处，对成人很少有用，因其暴露于红外线辐射范围内的体表面积相对小，而且设备庞大，造成手术人员不便。然而对小儿保温有用，目前国内常用于剖宫产新生儿的保温。

（3）循环水毯：常用 54cm×15cm 可流动的循环水毯，水温可调控在 40℃，循环水毯一条覆盖在患者身上，另一条垫在手术台上，患者就像"三明治"有效的保温作用。但手术开始后覆盖的面积减少，同时垫在手术台上的水毯，由于人体重力作用压迫毛细血管使其保温作用减弱，但仍然是目前最常用的术中保暖措施之一。

（4）压力空气加热器：Bair Hugger 压力空气加热器是由空气注入用塑料/纸制作的间隙中，使患者体表周围形成一个暖空气外环境。成人型压力空气加热器有"低"（≈33℃）"中"（≈38℃）"高"（≈43℃）三档。低中档和循环水毯可使体表热损耗减至接近零，可使具有正常基础代谢率的术后患者的平均体温增加约1℃/h。"高"档是最有效的加热手段，可使患者平均体温增加近1.5℃/h。循环水毯和 Bair Hugger 压力空气加热器内的温度不可过高，以免皮肤烫伤。

3. 术中预防热量丢失　皮肤消毒液及冲洗液应加热，手术期间应用热盐水纱布垫盖在暴露的浆膜面上。切口手术巾的血液及时吸引并用于暖纱布覆盖，切口周围保持干净。

需输入大量液体和库血的患者都应加温后再输入，目前国产和进口的各种血液加温器效果较肯定，尤其是进口血液加温器温度可调控，对高流速输入时效果也肯定，但价格较贵。

胸、腹腔冲洗液，老年前列腺电切术膀胱灌注液都应加温后应用。

（二）低温治疗

1. 呼吸支持　已发生低温的患者往往存在窒息或气道不通畅，易发生低氧血症。因此必须保持呼吸通畅，同时吸氧，对情况紧急的患者应行气管插管机械通气维持呼吸功能。

2. 心血管治疗　30℃以上的患者心律失常发生率不高，严重心动过缓的患者用阿托品治疗。如发生心室纤维颤动立即电除颤。一般避免使用抗心律失常的药物。循环功能不稳定可用正性肌力药物。

3. 药物治疗　积极复温的同时应抑制寒颤，哌替啶是对寒颤有抑制作用的最有效的药物之一，对下丘脑温度调节中枢有直接作用，静注0.5～1mg/kg。皮质类固醇氢化可的松200mg，或甲泼尼龙4h内静滴30mg/kg，可以稳定溶酶体膜，补充低温引起的肾上腺皮质激素，肾上腺素抑制，预防脑水肿的作用。甲状腺功能低下引起低温可使用三碘甲状腺氨酸。

4. 复温措施　围术期保温措施对复温都有用。常用的方法有两种：外部复温和内部复温（表8-14、表8-15）。

表8-14　体表复温方法

方法	优点	缺点
热化环境	不需外加设备	在热环境中工作不适
毛毯	医院均有	仅减少温度下降，不能有效升高深部温度
遮盖头部	头部可使全身热量丢失60%	家人及患者感觉不太美观
液循环毯	恒温	在无热装置时，水温下降
辐射热	热环境直接包围患者	患者必须暴露于此光照中

表8-15　体内复温方法

方法	优点	缺点
心肺转流	血液加热	需要转流泵和管道，特需时使用
热化气体	术后氧气可被加热	常需湿化器
热化液体	有助于机体深部复温	需复温器，常为麻醉科专用

方法	优点	缺点
血透	直接使血液复温	可能引起严重血流动力学变化，术后需肝素化
腹透	直接使腹膜加热	增加外周阻力和减少心排血量而影响血流动力学，可致肺水肿
直肠冲洗	肠脏加热	患者不便于改变体位
胸腔冲洗	直接使纵隔和喉部加热	难以准确估计胸腔引流量

5. 复温注意事项　复温时注意事项包括：①操作处理宜轻柔，避免诱发室颤；②保证充分氧供，密切监测 pH，防止发生碱中毒，加重低温引起的氧离曲线左移；③注意血钾变化；④复温可引起外周血管明显扩张，并伴有全身血管阻力降低。临床表现为突然血容量减少，伴充盈压和全身血压降低，称为复温性休克。如发生复温性休克，应及时补充血容量和应用血管活性药。复温速度不宜过快，以 0.5 ~ 1.0℃/h 为宜；⑤意外深低温患者复温后常易发生肺炎，可使用抗生素。

五、围术期体温升高

围术期体温升高后新陈代谢相应增高，体温每升高 1℃，新陈代谢增高 10%；而新陈代谢增高，体热产生也增加，体温更升高，两者互为恶性循环。体温升高使氧耗量增高，产生呼吸性及代谢性酸中毒，增加呼吸和心脏做功，同时由于蒸发出汗过多，造成血容量减少和电解质紊乱。由于上述病理生理，组织极易缺氧，心脑等重要器官缺氧，可产生低血压、面肌抽搐，惊厥等征象，严重缺氧可引起不可逆组织损害，甚至死亡。恶性高热死亡率更高。故麻醉手术期间必须进行体温监测，如有体温升高，必须积极采取措施降温。

围术期引起体温升高的因素很多，主要有：①手术室温度及湿度过高：室温高妨碍辐射传导和对流散热，湿度高影响蒸发散热，因而患者可有体热潴留，引起体温升高，在小儿手术较多见。随着手术室空调设备的配置，夏季也可保持室温在 25℃，相对湿度 60% ~ 70%，因室温高而导致体温升高已少见；②手术时消毒巾覆盖过多，使皮肤辐射、传导、对流散热均难以进行，只能通过蒸发出汗散热。长时间手术灯光的辐射热可使患者体温升高，胸腹腔手术用热盐水灌洗或盐水纱布热敷，均可使体温升高；③麻醉影响：阿托品抑制汗腺分泌，影响蒸发散热。全麻时诱导不平稳或麻醉浅，肌肉活动增加，产热增加，气管导管过细或未作控制呼吸，呼吸肌做功增加，气管导管过深、单肺通气，尤其是小儿 CO_2 潴留，更使体温升高；④患者情况：术前有发热、感染、菌血症、脱水等均使体温升高。甲状腺功能亢进手术中如发生甲状腺危象，体温可显著升高。脑外科手术在下视丘附近操作也可出现体温升高。骨髓腔放置骨水泥可因化学反应引起体温升高。术中输血输液可引起发热反应；⑤保温和复温过度；⑥恶性高热。

围术期高热的防治原则：①正确连续测温可做到早期发现体温升高，是预防术中高温的先决条件；②术前根据患者的病情、年龄、麻醉及手术方式，正确选用抗胆碱能药物，术前已有发热的患者，应针对病因进行相应处理后再麻醉；③手术室温度应控制在 23 ~ 25℃，需采取的保温和复温的患者不应过度；④麻醉诱导及维持力求平稳，麻醉不过浅。维持正常的呼吸和循环功能，避免由于气管导管、呼吸机条件等原因引起的缺氧，尤其是 CO_2 积聚；⑤术中胸、腹腔各种冲洗液、输血补液及吸入气体的加温应适度；⑥由于脱水、输血补液反应等引起的高热作相应的处理；⑦一旦发生高热同时应用药物及体表降温，常用的药物有安乃近、赐他静及柴胡注射液。用冰水湿敷前额及大血管处（颈部、腹股沟、腋窝等）或头下置冰袋，亦可用75%酒精擦浴，物理降温时加深全麻深度，清醒患者需镇静或冬眠治疗，以免发生惊厥。目前已广泛应用体表降温机降温，降温效果确切且能控制，不良反应少。

（倪　娟）

第九章

五官科手术的麻醉

第一节　眼科手术的麻醉

眼科手术的麻醉常可影响手术效果，眼科手术的麻醉不仅要求麻醉医师具有麻醉专业知识，而且要了解眼科的解剖、生理及药理知识。复杂而精细的眼内手术对麻醉有较高的要求。根据手术部位可将眼科手术分为内眼和外眼手术，内眼手术的麻醉重点是防止眼内压增高，外眼手术的麻醉重点是预防和处理眼–心反射。

一、眼的解剖

供给眼球的血液主要来自眼动脉。眼动脉是颈内动脉在 Willis 环前的分支。静脉血从上、下眼静脉直接回流到海绵窦。

眼球是受睫状神经支配的。睫状神经含有感觉、交感和副交感纤维。它又分为睫状长神经和睫状短神经。睫状长神经为第 V 对脑神经的鼻睫状神经的分支。睫状短神经发自睫状神经节。睫状长神经和睫状短神经组成神经丛，支配着虹膜、睫状体、角膜和巩膜的知觉，以及瞳孔开大肌、瞳孔括约肌和睫状肌的运动。视神经（第 II 对脑神经）把感觉信号从视网膜传输到大脑。刺激副交感神经，可引起瞳孔括约肌收缩，引起瞳孔缩小，并同时伴有眼内压的降低。刺激交感神经，可引起瞳孔开大肌收缩，引起瞳孔开大，并同时伴有眼内压的升高。眼球壁的最内层是视网膜，可把光转化为神经信号，通过视神经传送到大脑。眼的中央充满了晶状体。晶状体黏附在视神经和大血管上，受牵拉时可引起视网膜脱落。

脉络膜中富含血管，为视网膜供应营养物质。脉络膜出血是术中突然大量出血的主要原因。

二、眼科手术的麻醉特点

眼科手术虽然局限，但是在麻醉选择和设计时，必须对患者全面考虑。

1. 麻醉前评估　眼科手术多为老年及小儿患者。老年患者常并存呼吸、循环、内分泌或肾脏疾病，因此，对患者的心、肺功能应有充分的评估。

小儿眼科手术常伴有先天性疾病，如先天性白内障的患儿可能伴有腭裂－小颌－舌下垂综合征（Pierre – Robin 综合征）、唐氏综合征、马方综合征、半胱氨酸血症和眼脑肾血管瘤（Lowe 综合征）。麻醉医生必须了解这些疾病的病理生理及对麻醉的影响。颅面部畸形患者，如 Pierre – Robin 综合征，行气管插管可能比较困难。对唐氏综合征患儿，医师应关注其心脏缺损及甲状腺功能减退、巨舌、癫痫和寰枢椎不稳。马方综合征麻醉应考虑患者有胸主动脉瘤、主动脉瓣或二尖瓣反流和二尖瓣脱垂等。半胱氨酸血症的患者有主动脉及脑、肺、肾血管的血栓形成，并发高胰岛素血症的患者还可出现血小板减少和低血糖。眼脑肾血管瘤的患者常同时伴有肾损伤和智力障碍。风疹患者也可出现白内障和青光眼，并常伴有血小板减少性紫癜、间质性肺炎、中枢神经系统疾病和充血性心力衰竭。伴有充血性心力衰竭的患者可表现为动脉导管未闭、肺动脉及肺动脉瓣狭窄、主动脉弓异常和室间隔缺损。白内障还可伴有其他综合征。

2. 眼科用药对麻醉的影响　眼科治疗用药常给患者造成明显的生理紊乱。如为降低青光眼患者的眼内压，长期服用碳酸酐酶抑制性利尿药（如乙酰唑胺），可引起代谢性酸中毒和低钾血症，使用该药的患者术前应检查电解质，给予适当纠正。甘露醇是一种渗透性利尿药，可降低眼内压，作用维持 5~6 小时，心功能差的患者可能会发生心衰。使用长效胆碱酯酶抑制药碘依可酯（echotiophate iodide）滴眼治疗青光眼，可使血中胆碱酯酶的活性下降50%，延长琥珀胆碱的肌松时间，并可抑制酯类局麻药的代谢，小剂量使用就可能引起毒性反应。停止用药 4~6 周后胆碱酯酶的活性才能恢复正常。去氧肾上腺素是一种 α-受体激动药，主要用于散瞳。使用其 10% 的溶液滴眼，全身吸收可引起严重的高血压，增加冠心病患者的心脏负荷。2.5% 浓度较安全，但在某些心功能差的患者仍可引起严重的高血压。近年还有用 β 受体阻滞药治疗青光眼的。噻吗洛尔（timolol）滴眼经全身吸收后可引起心动过缓、支气管痉挛和充血性心力衰竭。环丙甲氧心安（betaxolol）是一种新型的治疗青光眼的药物，是 β_1 受体阻滞药。其全身作用很小，但在伴有阻塞性肺部疾患的患者仍可引起呼吸衰竭，禁用于有窦性心动过缓、充血性心衰、一度以上房室传导阻滞、心源性休克和阻塞性肺部疾患的患者。毛果云香碱和乙酰胆碱可引起瞳孔缩小，可用于治疗青光眼和虹膜炎，可引起心动过缓、支气管痉挛和心衰。阿托品和东莨菪碱有散瞳作用，可用于检查眼底、验光配镜和虹膜睫状体炎的治疗。用量过大可引起心动过速、皮肤干燥、体温升高和激惹症状。

3. 眼-心反射的预防和治疗　眼部手术中压迫眼球、牵拉眼外肌、行眼窝内操作时，出现心率减慢、房室阻滞、交接处性心律、二联律甚至一过性心跳停止，即眼-心反射。压迫眼球所引起的心脏反应要比牵拉眼肌少。眼-心反射是由三叉神经传导的。传入神经发自眼球，到达睫状神经节，再经三叉神经的眼支到达第四脑室附近的三叉神经感觉神经核。传出神经发自脑干并由迷走神经传入心脏。眼科手术中极易发生眼-心反射，在小儿斜视手术中最易发生。停止刺激或反复刺激则反射减弱。浅麻醉、缺氧和二氧化碳蓄积都可加重这种反射。全麻、局麻均可发生，小儿比老人多见。

球后神经阻滞或在手术操作前经静脉注射阿托品预防眼-心反射尚存争议，有人认为球后阻滞不能有效地防止这种反射，甚至会加重。眼-心反射多为一过性，应密切观察其经过，轻者暂时中断手术即可缓解，重者或持续的心动过缓可经静脉给予（7μg/kg）阿托品，如伴有低血压，应加用血管收缩药，可选用麻黄碱静脉注射。一旦发生心跳停止，应立即实施心肺复苏术。有房室传导阻滞、迷走神经兴奋性增高或使用 β 受体阻滞药的患者，可预防性使用格隆溴铵（glycopyrronium bromide）。因此，眼科手术的患者应有心电监测，麻醉医生应确保全麻的深度适当，防止缺氧和 CO_2 蓄积，并要求术者操作轻柔。

4. 眼内压增高的预防和处理　正常情况下眼内压为 10~20mmHg，影响房水循环、脉络膜血容量、中心静脉压和眼外肌张力的因素均可影响眼压。眼内压升高可使眼内灌注压降低，减少毛细血管的血流，损伤视神经的功能。在青光眼、眼内手术、角膜裂伤、脉络丛血流突然增加和穿通性眼外伤等情况下，眼内压增高可使出血增加，严重时可使眼内容脱出，有造成失明的危险。因此，麻醉及手术过程中要避免麻醉过浅、呛咳、血压过高。对眼内压增高的患者（如青光眼及眼外伤）应给 20% 甘露醇溶液 200ml 或乙酰唑胺 500ml 静脉滴注。手术时压迫眼球、牵拉眼睑和眼上直肌或眼轮匝肌收缩，患者屏气、呛咳、恶心、呕吐以及控制呼吸、气道梗阻、头低位及任何使颅内压增高的因素，均能引起静脉压升高，从而引起眼内压升高。氯胺酮可使眼内压轻度升高。麻醉诱导时面罩扣压不当也可使眼内压升高。吸入麻醉药、镇静药、麻醉性镇痛药及神经安定药等可引起剂量依赖性眼内压下降。静脉注射丙泊酚 1mg/kg 可显著降低眼内压，如果需要使用镇痛药，则必须使用止吐药如昂丹司琼（0.08mg/kg，静脉注射）以抵消其可能引起的恶心、呕吐。

5. 麻醉方法及原则

（1）术前药的选择：避免用易引起恶心、呕吐的吗啡和哌替啶等，除狭角性青光眼以外，不应禁忌阿托品，东莨菪碱升高眼压的作用较弱，必要时可代替阿托品。狭角性及广角性青光眼均避免用地西泮。

（2）麻醉方法：眼科手术多可在局麻下进行。其术后恶心、呕吐的发生率相对较低，且可产生一定的术后镇痛作用。局麻时要注意的是，局麻药滴眼有散瞳和使角膜混浊的作用，青光眼患者禁用。球后神经阻滞应注意眼－心反射和误入血管引起局麻药中毒反应。老年人白内障手术局麻药中所加的肾上腺素量以不引起肾上腺素反应为度。为防止术中牵拉眼睑和眼轮匝肌收缩而升高眼内压，可对眼轮匝肌施行局部浸润麻醉。

眼科手术常要求患者安静不动，对紧张、躁动、不能很好配合手术的患者或小儿可给予镇静药，必要时可行全麻。麻醉诱导可用咪达唑仑（0.1～0.2mg/kg）、芬太尼（1.25～5μg/kg）、硫喷妥钠（1.5～2mg/kg）或丙泊酚（0.8～1.5mg/kg），可同时降低眼内压。使用面罩位置应得当，不压迫眼球。麻醉维持多用异氟烷、七氟烷或静－吸复合麻醉。麻醉深度要维持适宜，避免屏气、呛咳或恶心、呕吐等动作，更应注意拔管前麻醉不宜过浅，以免吸痰及拔管操作引起剧烈呛咳而造成眼内压升高。

肌肉松弛药应首选非去极化类，如维库溴铵、阿曲库铵或罗库溴铵。去极化肌松剂琥珀胆碱升高眼内压，可先用非去极化肌松剂或先注射小剂量的琥珀胆碱防止或减轻肌颤，抑制眼内压升高。

因患者的面部盖有消毒巾，麻醉医生常离患者的头部较远，没有气管插管的患者气道通畅不易保证，全麻时应加强管理。另外，消毒巾覆盖过严，气体流通较差，不易散热，容易造成体温升高及 CO_2 蓄积。可采用混合面罩法，即在消毒巾下吹入 30L/min 的空气－氧混合气，以排除聚积的 CO_2。

近年来，对于需要全麻下行眼科手术的患者，喉罩由于其使用便捷和有效已被广泛接受。与气管插管相比，喉罩不会对喉头和气管造成损伤，在插入和拔出时对眼内压影响小，很少发生呛咳反应。但对于有反流误吸危险或潜在的气道梗阻的患者不宜使用喉罩。术中应注意观察喉罩位置的变化。

部分眼科手术在局麻的基础上，监测下麻醉管理（MAC）可减轻患者焦虑和恐惧的程度。成年人可用咪达唑仑首次量 25～60μg/kg 静脉注射，0.25～1.0μg/（kg·min）静脉输注，或丙泊酚首剂量 0.25 ~ 1.0mg/kg 静脉注射，10 ~ 50μg/（kg·min）静脉持续输注。术中应有心电监测，并随时了解镇静程度，调节输注速度。

（3）术后镇痛：术后患者躁动不安可增加眼内压，为保持安静，必要时可给予地西泮或氟哌利多等镇静药。

（三）几种常见眼科手术的麻醉处理

1. 内眼手术　除了斜视矫正术、视网膜剥离修复术和冷冻术外，其他手术的疼痛很小，多数成人的手术可在局麻下完成。内眼手术时要求控制眼内压，以防止房水流出、脉络膜突然出血以及虹膜和晶状体脱出。眼球穿通伤的麻醉处理要点是防止眼内压增高，眼内压轻微的升高就可引起眼内容物流出。如全麻诱导前 3 ~ 5 分钟静脉注射利多卡因（1.5mg/kg）可减轻气管插管引起的眼内压增高。全麻要选择对眼内压影响小的药物。肌松药可用非去极化肌松药泮库溴铵（0.08 ~ 0.15mg/kg）或维库溴铵（0.15 ~ 0.3mg/kg）。局麻常采用球后神经阻滞。球后神经阻滞最常见的并发症是球后出血，因此必须监测眼内压。如眼内压明显升高，要行侧眦切开以降低眶部压力。眼周围出血可表现为下联合部淤血，而不是眼球突出。虽然球后神经阻滞所给的局麻药量仅为 2 ~ 3ml，但如不慎注入动脉，可经颈内动脉逆行入脑，引起中枢神经兴奋和肌肉震颤等局麻药中毒反应。视神经鞘与蛛网膜下隙相连，局麻药误入视神经鞘可引起感觉迟钝和呼吸停止。球后神经阻滞中还有可引起视神经损伤、眼球穿孔、视网膜脱落和晶状体出血的报道。为了避免球后出血和其他合并症，现也常采用球周围阻滞。该方法的缺点是起效慢（9 ~ 12 分钟）、可能并发完全性运动不能和眼球穿孔，但发生率低。眼球的穿通伤常为急诊，患者可能为饱胃，要注意呼吸道的保护，防止误吸的发生，如有可能，早期应用 H_2 受体拮抗剂，如甲氧氯普胺（0.15mg/kg，静脉注射），可减少胃内容物，有助于减少误吸。

小儿的手术常在全麻下进行。需注意的是所伴有的先天性疾病。伴有脑三叉神经血管瘤的患儿可能会出现抽搐和口腔及咽部血管瘤。插管和拔管时动作应轻柔，以防碰破瘤体，导致大量出血，引起低血容量性休克和误吸。如瘤体过大，不能行快速诱导，可行清醒插管。必要时可行气管造口。斜视矫正术是小儿眼科最常见的手术。斜视患者有恶性高热的危险，术后常发生恶心、呕吐。应避免使用琥珀胆碱和氟烷。斜视患者在全麻期间应严密监测体温、ECG，特别是呼气末二氧化碳浓度，以确保及时发现恶性高热。术中牵拉眼外肌，眼-心反射的发生率较高，应予以注意。患者术后出现恶心、呕吐，可给予 5 ~ 75μg/kg 的氟哌利多，可明显降低其发生，也可联合应用小剂量昂丹司琼（50μg/kg）和地塞米松（150μg/kg）。在视网膜剥脱修复术中，为了加快视网膜附着的速度，有时眼内注射六氟化硫（sulfur hexafluoride）和其他全氟碳 perflurocarbon，要在注入这些气体前 15 分钟停止使用 N_2O，以防止玻璃体内气泡体积的变化。如在玻璃体内注气后，患者行再次手术或全麻，在使用 sulfar hexafluoride 后 10 天内禁止使用 N_2O。

2. 外眼手术　眼眶手术常在全麻下进行。翼状胬肉切除术可在局麻下完成。

（四）与麻醉有关的眼部损伤

有很多医源性的眼部合并症的报道。视网膜中央动脉是眼动脉的分支，供应视神经的营养。眼部受压可引起视网膜中央动脉栓塞。患者在仰卧位、侧卧位或俯卧位手术扣压面罩时可能压迫眼部。患者如主诉有视物模糊，就必须考虑其发生的可能。防止这种压迫的发生较治疗视网膜中央动脉栓塞更为重要。视网膜中央动脉和后毛细血管栓塞也可因头的位置放置不当或体循环低血压引起。因此，避免眼睛受压、正确安放头的位置和防止低血压可防止全麻中视网膜中央动脉栓塞的发生。另一医源性的眼部损伤是角膜划伤。全麻可引起泪液的产生减少。在意识消失后于眼部放一无菌纱布，闭合患者的眼睛，可防止从面罩中泄漏的干燥气体与眼睛接触。扣压面罩不当也可损伤角膜。如行全麻的患者术后眼睛有异物感，就要怀疑有角膜划伤的可能，要立即进行诊断和治疗，否则角膜划伤就可能发展为角膜溃疡。

（倪　娟）

第二节　耳鼻喉科手术的麻醉

一、耳鼻喉的解剖

咽是一肌肉管道，其前为口腔，后接喉部，两侧有颈动脉鞘，包裹着颈内动脉、颈内静脉和迷走神经。扁桃体突出到咽腔内，突出程度与其大小有关。扁桃体的血管非常丰富，包括来自颈外动脉的分支、上颌动脉、面动脉和其他血管。喉是一空腔器官，连接着咽与气管。喉是由三块较大的不成对的软骨（甲状软骨、环状软骨和会厌软骨）以及三对软骨（杓状软骨、小角状软骨和楔状软骨）组成。连接甲状软骨和环状软骨前面的黏膜为较薄的环甲膜，当上气道梗阻时，用粗针头易经此穿刺，以开放气道。会厌到声带的感觉神经来自迷走神经的分支喉上神经，声带以下的感觉神经来自喉返神经，它还同时支配着除了环甲肌以外的喉内部肌肉的运动。喉上神经的外侧分支支配着环甲肌和部分杓状肌的运动。

鼻后孔为约 $2.5cm \times 1.5cm$ 的椭圆形，鼻咽部通过它与咽部相连。鼻窦和咽鼓管都开口于鼻咽部。因此，经鼻插管可引起鼻窦炎，尤其易引起上颌窦和中耳炎。耳鼻喉部的血液非常丰富，主要来自颈内和颈外动脉的分支。血液经颈内静脉和无名静脉回流入上腔静脉。因此，耳鼻喉手术较易出血。

二、耳鼻喉科手术和麻醉的特点

1. 气道通畅维持困难　耳鼻喉疾病本身及手术操作常可影响气道通畅，如血液、分泌物、切除的组织碎片和咽喉部手术本身都可影响气道通畅。耳鼻喉科手术时，术者和麻醉医生经常要共享同一气道。为给术者提供足够的术野和保证术野的无菌，麻醉医生常距患者的头部较远，患者的头部被消毒巾覆盖，给麻醉医生的管理造成不便，有时气道梗阻的症状会被掩盖。因此，耳鼻喉手术时要仔细观察患者的血压、脉搏和呼吸等生命体征，同时进行血气分析、呼气末 CO_2、脉搏血氧饱和度和心电图的监测，使患者的安全更有保障。鼻咽部手术术野出血多流向咽喉部，表面麻醉抑制咽喉反射，有可能造成误吸。因此，为了确保气道通畅，还是采取气管内麻醉较为安全。术终必须待咽喉反射恢复后才能拔管。对于已有气道梗阻的患者，如喉癌、会厌癌，患者在麻醉前即有明显呼吸困难时，不应给抑制呼吸的麻醉前用药，应在局麻下气管造口插管后再行全身麻醉。气管内插管虽能防止误吸，但是应注意手术操作时头颈位置的变化（如垂头位或抬头位）容易使气管导管折曲、阻塞、脱出声门或插入过深。因此，对气管导管要妥善固定。手术结束时更应充分吸引，去除填塞纱条时要清点纱条数目，万一遗漏，拔管后可引起窒息。鼻咽部纤维血管瘤有时呈分叶状，可有部分瘤组织脱落至咽喉部，应在拔管前用喉镜明视下检查咽喉部，清除异物以确保气道通畅。

2. 术野出血多，止血困难　头颈部血运极其丰富，耳内及鼻咽部术野小，显露困难，操作深在，不便止血，因此出血量较多。为减少出血，可局部用肾上腺素。表面麻醉加肾上腺素引起心动过速时，可静脉注射普萘洛尔 0.008mg/kg，局部改用去氧肾上腺素。另外，为减少手术出血，可采取颈外动脉结扎或控制性低血压等方法。如鼻咽纤维血管瘤手术时出血很多且急，控制性低血压可收到良好效果。中耳手术视野极小，特别是耳硬化症镫骨手术或手术切除镫骨换用修补物等。术野内极小量的出血也会影响手术操作。抬高头部可增加静脉回流，减少出血。现认为更满意的方法是行控制性降压。健康年轻人的平均动脉压降到 60～75mmHg（8～10kPa），老年人至 75～90mmHg（10～12kPa）即可。

3. 防止颈动脉窦反射　在耳鼻喉科领域，进行颈外动脉结扎术、因恶性肿瘤施行颈廓清术、颈部淋巴结转移瘤摘除术，以及喉癌等手术，常因刺激颈动脉窦而引起颈动脉窦反射，出现血压急剧下降和心动过缓。该反射个体差异较大，老年人、动脉硬化的患者容易发生。甚至因结扎颈外动脉引起此反射，导致术后意识未恢复而死亡，应引起严密注意。一旦发生颈动脉窦反射，可暂停手术，给予静脉注射阿托品或以局麻药阻滞颈动脉分叉部等处理。

4. 慎用肌松药　耳鼻喉手术很少需要肌肉松弛，但在临床上对气道通畅、无插管困难的患者，应用肌松药可使麻醉诱导迅速方便。但对于扁桃体肥大、咽喉肿瘤、小颌畸形和舌体异常等患者，在诱导时用静脉麻醉药或肌松药容易发生气道梗阻，多采取清醒插管、逆行引导气管插管或纤维支气管镜协助，甚至还要气管造口。

三、常见的耳鼻喉手术的麻醉处理

1. 耳手术　耳部常行的手术是乳突切开术、鼓膜切开术或鼓室重建术。多为年轻健康的患者。镫骨切除术常见于老年人，常在局麻下进行。因为多数患者的听力下降，与之交流可能会困难。迷路疾病者常伴有眩晕、眼球震颤和恶心、呕吐。

显微耳科手术要求患者安静不动，而不需要完全的肌松。吸入麻醉药具有良好的镇痛、镇静作用，并可产生一定程度的肌松。因术野狭小，即使一滴血也会使手术操作困难，使用吸入麻醉药时还易于实施控制性低压。

氧化亚氮在血中的溶解度比氮大 34 倍，通过血管扩散到中耳的速度远快于氮。这可引起中耳的压力升高。对于正常的耳，压力升高到一定值时咽鼓管可被动开放，升高的压力可通过咽鼓管传到鼻咽部；但这可损伤患病耳，如移植的镫骨移位，鼓室黏膜受损。甚至有中耳进行过手术的患者用 N_2O 麻醉时耳道内出现新鲜血液或出现中耳破裂，导致听力丧失。中耳压力的变化还可导致术后的恶心、呕吐。在手术结束停用氧化亚氮时，因氧化亚氮从中耳快速弥散出去，可引起继发性中耳负压。当中耳压力低于周围压力时，咽鼓管对中耳压力的平衡作用更好。但中耳压低于大气压时可引起术后短暂耳聋，并可能与严重的中耳炎有关，在镫骨置换术中中耳一直处于开放状态，直至把移植骨覆盖在鼓室膜上。氧化亚氮应在覆盖鼓室膜前 15 分钟停止吸入，鼓膜关闭前用空气冲洗中耳室，可以避免中耳压力的降低。

2. 鼻和鼻窦手术　慢性鼻窦炎行引流术的患者常为健康成人，可在局麻下进行。但要注意这样的患者通常有反应性气道疾病，使用某些可增加迷走神经兴奋性的药物可引起气管和支气管痉挛。恶性肿瘤的患者常伴有老年人其他系统的疾患，同时肿瘤可侵袭口腔和鼻腔，给全麻插管造成困难，必要时可行气管造口。

鼻黏膜富含血管，术中出血量较大，且不易止血。为减少术野渗血，可取头高15°～20°，为避免麻醉过深，可合用尼卡地平降压。还可向鼻黏膜滴用可卡因以减少出血。因可卡因可阻滞交感神经末梢对去甲肾上腺素的再摄取而引起血管收缩。但可卡因在气管和喉黏膜吸收过多可引起交感神经兴奋的症状，如高血压和心动过速，严重者可引起惊厥或冠状动脉痉挛，导致心肌缺血或心律失常。可卡因引起的高血压和心动过速可用普萘洛尔0.5～1.0mg或静脉滴注依托咪酯治疗。鼻内使用4%可卡因溶液，推荐最大安全剂量约为1.5mg/kg。可卡因经喉黏膜和气管黏膜的吸收速度与静脉注射一样快。可卡因是酯类麻醉药，可被血浆中的假性胆碱酯酶水解。假性胆碱酯酶缺乏症或使用假性胆碱酯酶抑制药，如碘依可酯等，可减少可卡因的代谢，增加其全身的毒性作用。

鼻窦腔是闭合的空腔，氧化亚氮可很快扩散入内。但鼻窦手术中压力升高所引起的不良反应不如中耳手术时的严重。

鼻窦手术结束时必须去掉咽后壁填塞的纱布，应在彻底清理咽部，患者清醒，气道反射完全恢复后拔管。

3. 喉镜和支气管镜等检查的麻醉　多数的声带息肉切除、声带活检、声带剥离和其他咽喉部的小手术可在局麻和表面麻醉下完成，行喉上神经阻滞、舌咽神经阻滞和气管内注射局麻药。但要注意此部位黏膜的血管丰富，局麻药容易吸收入血，用量过大容易引起中毒。因咽喉部麻醉抑制了喉的保护性反射，分泌物、血液和切除组织容易进入气管内，引起误吸，所以全麻可能更有益于患者。因手术时间较短，应使用短效麻醉药和肌松药，并行肌松监测。待患者清醒，肌张力和喉反射完全恢复才能拔管。如气管导管妨碍术者的视野，可用喷射通气和文邱里（venturi）管通气。在这种条件下不能用呼气末二氧化碳监测通气，应仔细观察患者胸廓起伏情况并进行脉搏血氧监测。

直接喉镜检查多可在表面麻醉下完成，现多选用2%的利多卡因溶液，也可使用1%的丁卡因溶液，但要注意其毒性反应。

临床上常用支气管镜检查来诊断和治疗支气管和气管病变。在成人进行支气管镜检查时，一般表面麻醉即能满足检查要求。即使有呼吸困难，只要检查过程中尽快缩短操作时间，并给以适当供氧，亦能顺利完成。但如支气管镜柔软性差，患者不能耐受，应行全麻。可经支气管镜的输氧孔插入一细导管，行喷射通气。麻醉过浅、高CO_2血症和低氧血症都可引起喉和支气管痉挛及心律失常。因此要行脉搏血氧监测，并仔细观察患者的胸廓起伏情况，防止缺氧和CO_2蓄积。

4. 气管异物取出术的麻醉　气管内异物在小儿多见，由于小儿常不能很好配合，多采用全麻。在全麻下患儿安静，肌肉松弛，呼吸道黏膜反应降低，呛咳动作减少；另外，机体对缺氧的耐受力增加，从而为长时间的操作提供了保证。静脉麻醉为经静脉给丙泊酚、咪达唑仑或芬太尼后，用2%的利多卡因溶液喷喉，用这两种方法多可完成支气管镜的操作，也可使用吸入麻醉。吸入麻醉多用七氟烷诱导至意识消失，眼球活动停止，肌肉松弛以后开始操作。麻醉维持七氟烷经支气管镜后端的供氧接头吹入。对较复杂的病例，用细塑料管（内径1～2mm）置于气管或支气管内充入氧和麻醉气体的混合气，可保证持续操作。

尽管如此，支气管镜检查中如何维持适宜的麻醉深度，保证连续操作，在钳取异物时如何管理呼吸，特别是麻醉诱导时异物在气道内突然移位，或在钳取异物时发生"窒息性异物移位"，或异物脱落在声门下窒息等，仍是麻醉者感到棘手的问题。为防止麻醉诱导的窒息意外，应仔细了解麻醉前在短时间内如有反复发生异物变位刺激症状及通气障碍者，麻醉诱导更应慎重。气管异物有可能活动变位的患者，有以下几个特点：①病史短且反复出现阵发性咳嗽和呼吸困难；②胸部X线检查无明显改变或改变不定；③形体小而尚未膨胀的异物，如瓜子、豆类等，多不易固定而变动于声门与支气管之间。因此，对这样的患者在麻醉中应及时发现并处理因异物变动而发生的意外。异物可能暂时固定于一侧支气管，也可在麻醉后使异物再度活动。所以，麻醉诱导力求平稳、迅速，一般七氟烷诱导为宜。在诱导中仍应注意，一旦出现气道内异物冲击声响和通气障碍，应立即"捞取"异物，或将异物推至一侧支气管，解除潜在危险、保证通气后，重新加深麻醉。另外，对于病史长而无异物活动史；异物形体大或能膨胀增大，可嵌于一侧支气管；X线片显示患侧肺不张的病例，在麻醉诱导时，只要充分供氧减轻缺氧症状，一般多很平顺。但是，在钳取异物时对患者的最大威胁是发生"窒息性异物移位"，即在钳取异物时，异物从异物钳脱落，异物及不张肺贮留的脓性分泌物必然随吸气流入健侧并阻塞支气管，而此时不张侧肺虽有通气可能，但尚不能立即膨胀，不能立即发挥换气功能，因此，几乎如同窒息一样危及患者生命。为此，对可粉碎的异物应将其粉碎"化整为零"取出。不能粉碎的异物，应先行气管造口，再经声门或经气管造口钳取。不过只能使异物脱落机会减少和防止异物卡在声门处造成的窒息，尚不能完全避免"窒息性异物移位"。因此，对气管内存在异物的患者的麻醉，特别是有可能窒息的病例，提高吸氧浓度对保证安全有重要意义。

为防止小儿气管镜检后发生喉水肿，镜检结束后肌内注射地塞米松5～10mg，并要密切观察、及时发现和处理喉水肿。

5. 食管镜检的麻醉　食管镜检常用于食管疾病的诊断性检查，或用于扩张食管良性狭窄及食管异物取出术等。为使咽喉及食管入口处肌肉松弛良好，最好在全麻下进行操作。一般性食管镜检，患者合作，可以在局麻下进行。不过当食管镜插入后，可因体位不当或镜管偏粗，在操作中压迫气管后壁（即气管膜部），而影响患者通气，甚至出现窒息感，个别病例可出现迷走神经反射。如为食管异物，形体较大，形状不整或在取出时可能损伤气管及食管的情况下，则必须采取全身麻醉的方法才方便操作和保证安全。

表面麻醉时，麻醉前应给抗胆碱类药抑制唾液分泌，提高麻醉效果和避免迷走反射。表面麻醉多采用2%的利多卡因溶液10ml或1%的丁卡因溶液2～3ml先对咽喉喷雾2～3次，然后再涂抹两侧梨状窝，数分钟后即可进行镜检。

全身麻醉时，可采取静脉快速诱导气管内插管，循环密闭式麻醉机管理呼吸，根据时间长短、复杂程度来选择麻醉维持用药及方法，与一般麻醉无很大区别。不过对于食管异物较大，或在取出有可能造成副损伤的情况下，应保留自主呼吸且通气足够，选择细的气管导管，套囊不充气才能方便手术操作。为便于食管镜检操作，应将气管导管（或塑料管）和牙垫分别固定在口角两侧，或用中空的金属牙垫套在导管外边，固定在一侧口角等办法，均收到良好效果。

6. 扁桃体摘除术的麻醉　扁桃体摘除术是耳鼻喉科常见的手术，手术虽小，但出血和气道梗阻是对患者的严重威胁，应予以足够重视。

成人扁桃体摘除术可在局部浸润麻醉下完成。因局部血运丰富，局麻药内应加入少许肾上腺素，但切勿注入血管。局麻后喉反射受到抑制，因出血急剧、量多，也有发生误吸窒息的危险。因此，麻醉前用药必须减少剂量。成人全身麻醉机会较少。在小儿进行扁桃体摘除术时一般在全麻下进行。全麻应选用气管内插管，注意开口器放置不当可压迫导管。麻醉可采用丙泊酚静脉麻醉并同时吸入 N_2O 或少量其他强效吸入麻醉药。手术结束前，在患者的保护性反射恢复之前，麻醉医生应听诊双肺以判断是否有吸入血和分泌物的可能，用直接喉镜检查口腔和咽部是否有活动性出血，如有，请术者给予有效止血。

扁桃体切除中出血量较大，平均为 4ml/kg。必须认真进行监测，尤其是小儿。在手术结束时必须彻底清理喉部，拔管时患者应完全清醒。拔管后应将患者置于"扁桃体位"，即一侧头部低于臀部。这有利于血和分泌物从口腔引流，而不进入声门，引起气道梗阻和喉痉挛。扁桃体切除后的出血常是渗出而不是快速出血。这些患者在发现出血前可能已吞入大量的血。行再次手术止血时可引起恶心、呕吐、反流和误吸的发生。应选择清醒或快速插管，麻醉诱导时，须压迫患者的环状软骨，并保持轻度头低位，并有气管切开的准备。备好吸引器，随时清理咽喉部。患者麻醉后应插入胃管吸出胃内的血液或凝块，以减少术后恶心、呕吐的发生。

扁桃体周围脓肿的患者，应先行穿刺排脓后，再行麻醉诱导插管较为安全。

梗阻性睡眠呼吸暂停可引起缺氧，导致肺动脉高压。扁桃体切除术可治疗该症，以减少上呼吸道的梗阻。伴有这种综合征的成人常较肥胖，并伴有高血压和心肌缺血。喉部软组织肥厚，增加了窥喉的困难。即使术前患者呼吸道通畅，也应考虑进行清醒插管。术前应全面了解和正确估计循环与呼吸的代偿能力，对预计插管困难的患者，应充分表面麻醉，用2%的利多卡因溶液 2~3ml 局麻下行环甲膜穿刺，为便于手术操作，以经鼻插管为宜。在特殊情况下可能要行气管造口，以彻底解除梗阻。小儿梗阻性睡眠呼吸暂停常同时伴有先天性疾病，如下颌骨发育不良（如 Pierre Robin 综合征或 Treacher Collins 综合征），增加了维持气道通畅和插管的困难。气管导管易被开口器压住或扭曲，因此，在放置开口器后要听呼吸音，观察气道峰压。在放置开口器时还可能发生脱管等意外。手术结束后应给予地塞米松 10mg，必须在患者完全清醒后方可拔管，同时做好再插管和气管切开的准备，并进入麻醉恢复室观察。

7. 颈部癌症手术的麻醉　患颈部肿瘤的患者多为老年人，多有长期吸烟和酗酒的历史，常伴有阻塞性肺部疾病、高血压及冠状动脉疾病。因食欲差，吞咽困难，通常营养状况较差，甚至有恶病质状态。术前看患者时应注意这些情况。对这些患者行术前气道的检查是非常重要的。肿瘤可直接压迫气道，以前的放疗和手术可产生水肿、纤维化或瘢痕而使气管扭曲。头颈部手术术前应进行直接或间接喉镜检查。如没有气道受压，可行静脉诱导，然后用直接喉镜进行插管。有气道受压时应行清醒插管，在严重气道受压的情况下，在全麻诱导前，应在局麻下行气管造口。应注意在全麻插管后可出现气道梗阻或梗阻加重，因此，麻醉诱导前就应给患者吸入纯氧，以保证在有气道梗阻时患者有一定的氧代偿能力。

在浅麻醉下因导管的刺激可能会出现支气管痉挛。头颈部血管丰富且压力较高，癌瘤可能侵袭到颈部的大血管，术中极易引起大量出血。要做好动脉和中心静脉穿刺，以指导术中的输血、补液，尤其在心功能不佳的患者。中心静脉穿刺应避免使用颈内静脉，因后者易受颈部操作的影响。还要监测血细胞比容和血气。轻度抬高头部可减少出血。术中至少开放一条静脉，及时地予以输血、补液。因手术时间常较长，应注意患者的保温。

颈部手术中应注意颈动脉窦受压所引起的迷走神经反射，这可引起心动过缓和血压下降。治疗包括停止挤压，静脉使用阿托品，必要时可用利多卡因行局部浸润麻醉。在切开颈部大的静脉时可发生空气栓塞。可根据呼气末 CO_2 分压突然下降，并伴有血压下降做出诊断。治疗包括使用正压通气或压迫颈静脉以增加静脉压、轻度头低脚高位、左侧卧位、吸入100% 氧气，如果可能，也可经中心静脉导管抽吸空气。

颈部手术恢复期间的问题包括气胸、因颈部伸展受限或血肿而引起的气道不畅，以及喉镜检查后出现的发音困难。

（倪　娟）

第三节　口腔颌面外科手术的麻醉

一、先天性唇、腭裂手术的麻醉

（一）麻醉前准备

做好口腔、鼻腔和全身检查，包括体重，营养状态，有无上呼吸道感染和先天性心脏病。应详细掌握血尿常规，钾钠氯离子情况及胸部 X 线检查。

唇裂病儿体重 >5kg，血红蛋白 >100g/L，年龄 >10 周，血细胞计数 $< 10 \times 10^9/L$，才是手术的良机。腭裂手术多在 2 岁以后，上述各项检查在正常范围内才可实施。

（二）麻醉处理

1. 唇裂修复术的麻醉　均在全麻下进行，虽然有人提出不必气管内插管，但是为确保安全，选择经口气管内插管全麻的方法比较安全可靠。因术中创面渗血、分泌物一旦阻塞通气道，就会导致病儿呼吸气流受阻，乏氧、喉痉挛，误吸窒息，甚至心跳骤停。

唇裂修复术病儿体重常小于 15kg，术前 30min 肌注阿托品 0.01～0.03mg/kg，入室前以氯胺酮 5～8mg/kg 基础麻醉，入睡后开放静脉，再经静脉滴注羟丁酸钠 80～100mg/kg。待睑毛反射消失后窥喉用 2% 利多卡因喷喉及会厌，实施表面麻醉插管，用橡皮膏将导管固定在下唇正中位置。接 T 形管装置供氧及辅助呼吸。术中可根据麻醉深浅情况分次静脉注入氯胺酮 1～2mg/kg。此法的优点：①诱导迅速，病儿可平稳进入睡眠的麻醉状态，镇痛效果好，心律、血压较稳定。可保持病儿自主呼吸存在；②麻醉用药对呼吸道黏膜无刺激，无肺部并发症安全性好；③羟丁酸钠可降低咽喉反射和气管内的敏感性，防止插管后或麻醉变浅时的呛咳反应，减少或避免喉黏膜损伤；④年龄 >2 岁的病儿术中可持续泵入异丙酚 3～4mg/kg，0.5% 氯胺酮间断给药，术毕拔管后病儿清醒哭闹，各种反射均已恢复，是比较安全可靠的麻醉方法。但偶尔可见体质弱小，用药量偏大，术终尚有呼吸抑制及喉痉挛发生的病例，应予以注意。

2. 腭裂修复术的麻醉　小儿气管导管应选择 U 形导管，将导管固定在开口器的凹槽下防止外脱导管，以避免脱管窒息的意外发生。行咽后瓣成型手术操作时，如果麻醉深度不够容易引起迷走神经反射。故麻醉深度应控制得当，即达到抑制咽喉反射力度。

对 15kg 以上病儿可用快速诱导插导，阿曲库铵、芬太尼维持控制呼吸；15kg 以下的病儿可采用氯胺酮 5～6mg/kg 基础麻醉，入睡后缓慢静注羟丁酸钠 80～100mg/kg，利多卡因喷喉插管。术中间断静注氯胺酮 1～2mg/kg 或复合吸入安氟醚维持，亚利式或 Bain 环路扶助呼吸。

腭裂咽后瓣修复术出血相对较多，应重视输血补液问题。小儿血容量少，每公斤体重 70～80ml。6个月婴儿失血 50ml 相当于成人失血 400ml，因此准确判定失血量并予等量补充。输血补液速度以不超过每公斤体重 20ml 为宜，严防肺水肿。体质好的病儿失血量不超过血容量的 10%～15%，也可根据具体情况输乳酸林格氏液 10ml/（kg·h）。

3. 唇、腭裂修复术术中管理 术中监测血压、脉搏、体温、心音、心率、心律和两肺呼吸音，合并先天心脏病者应监测心电图。还应采取预防喉水肿的措施，必要时静注地塞米松 0.2～0.4mg/kg。

腭裂术后拔管的注意事项：

（1）对腭裂同时合并有扁桃体 Ⅱ 度以上肿大；咽喉腔深而狭窄；瘦小体弱自控调节能力较差的病儿，应在气管拔出前先放置口咽通气管，用以支撑明显变小的咽喉腔通道通畅。

（2）维持腭裂患者术后的呼吸道通畅，要依靠口腔和鼻腔两个通道。切不可忽视任何一方。有时腭裂同时修复鼻畸形后用碘仿纱条包绕胶管以支撑鼻翼，固定支撑鼻翼的橡皮膏不应封闭鼻腔通气道。

（3）随着手术结束时间的临近，麻醉应逐渐减浅，以便确保患者迅速清醒拔管，缩短气管导管留置在气管内的时间。

二、颞颌关节强直患者的麻醉

（一）麻醉前准备

（1）颞颌关节强直患者几乎全部需要盲探经鼻气管内插管或行气管造口插管，因此术前必须作好患者细致的解释工作，取得患者的信任与合作，为清醒插管作准备。

（2）对有仰卧位睡眠打鼾甚至憋醒的患者禁用吗啡等抑制呼吸的药物作为麻醉前用药。

（3）选择气管导管内口径大，管壁薄的导管为宜。条件允许时可参考 X 线片气管口径，选适当口径弹性好的附金属螺旋丝的乳胶导管。

（4）备好气管造口的器械，做好应急准备。

（二）麻醉处理

颞颌关节强直患者需实施颞颌关节成形术同时矫正小颌畸形。须在全麻后下颌松弛，无痛状态下才能顺利进行，因此多采取经鼻插管的气管内麻醉。为保证安全应采用清醒盲探插管方法，但对完全不能张口的患者表麻很难完善，加上患者紧张，肌肉松弛不佳，咽喉反射敏感，且患者异常痛苦。为此，最好选择浅全麻状态下，配合表面麻醉保留自主呼吸行盲探气管内插管。由于喉头位置高，下颌后缩畸形，插管时导管不易达到声门高度。因此，在导管接近声门附近时应根据呼吸气流声判断导管位置，调节头位及导管位置，以其接近声门口。如估计导管在声门左侧，可将头转向右侧，导管也往右侧旋转。若想抬高导管前端高度可使患者头极度后仰，导管前端可随之抬高，头低导管可往下后方调整。如患者喉头过高，多次盲探插导管均入食管，可将导管留置在食道内，经另一侧鼻孔再插入更细的导管，沿留在食管导管的表面滑入声门，即所谓双管盲探气管内插管法。对插管异常困难经 1～2 小时探索插管仍不能到位时，应果断决定经气管造口插管。否则术后的喉水肿往往给拔管带来严重后果。一旦插管成功，麻醉可用全凭静脉复合麻醉维持。

颞颌关节成形术虽然缓解了关节强直，但下颌后缩畸形不能立即解除，舌后坠仍可能发生，致使拔管意外。因此，拔管时应遵守几条原则：①麻醉必须完全清醒；②口腔及气管导管内分泌物必须彻底吸净，特别对日内有创口的患者；③拔管前静注地塞米松；④拔管前备好口咽导气管；⑤必要时应备好气管造口设备，以防拔管后气道梗阻行紧急气管造口。

三、口腔颌面部恶性肿瘤联合根治术的麻醉

（一）麻醉前准备

（1）因患者多为中老年人，所以术前对心肺肝肾等功能应作充分了解，以正确判断患者的全身情况和耐受麻醉及手术的能力。

（2）了解张口程度（正常 4～6cm），口内肿瘤大小，所处的位置是否影响喉镜置入和气管导管能否顺利通过声门；恶性肿瘤复发再次手术时还要了解气管是否有移位，颈部伸展和头后仰是否受限，根据上述情况综合分析判断，以选择适宜的麻醉诱导方法及插管途径。

（3）肿瘤已影响气道通畅，麻醉前慎用镇痛、镇静药以免呼吸抑制。

（二）麻醉处理

口腔颌面部恶性肿瘤联合根治术范围包括：舌（颊部、口底组织）上或下颌骨切除和颈部淋巴结根治性清扫。麻醉不但要确保气道通畅，且要下颌松弛，镇痛完善，麻醉深度足够并保持血流动力学平稳。同时防止颈动脉窦反射和植物神经功能紊乱，术后苏醒快。因此，必须采取气管内全麻。因手术操作涉及到口腔，故经口腔插管不仅会影响手术操作，更不便于导管固定，因而采取经鼻腔气管内插管较稳妥。舌体，口腔颊部，腭部肿物尚未超过中线，张口属正常，头后仰不受限者可行快速诱导插管；舌根部、口底部，软腭部恶性肿物生长已侵袭或已压迫气道，张口轻度受限或癌肿术后复发需再次手术时，气管已有移位。头后仰有受限的患者需行浅全麻下，保留自主呼吸经鼻盲探或明视插管；如舌根及口底巨大肿瘤已阻挡声门而无法实施插管操作时，应先行气管造口然后再经造口插入气管导管。目前多选用静脉复合麻醉，吸入 $N_2O - NO_2$，安氟醚或异氟醚以补不足。术终能尽快清醒。

（三）术中管理

术中除监测血压，脉搏，呼吸，心电图外还应监测血氧饱和度，尿量。有心血管病变的需监测中心静脉压。另外应注意患者体位和头位变动而影响气管内导管通畅和头部血液循环，因为颌面部和颅内静脉均无静脉瓣，如果头部位置不当，颈部大静脉或椎静脉丛受压，可使颈内静脉压升高，患者头颈、颜面部静脉回流障碍，面部及眼球结膜会发生水肿，颌面部术野渗血增加，血色呈暗红。处理不及时将会使颅内压增高。因此应及时调整头位，使颈部充分舒展，改善头颈部淤血状态。

上、下颌骨病灶切除时，出血多而急剧，为减少出血和维持血流动力平稳，在无禁忌证的情况下可行控制性降压。老年人对低血压耐受性低，因此降压幅度不宜过大，时间不能过长，术野出血要及时补充。对于双侧颈淋巴清扫的病例应注意脑静脉血回流及有无颅内压升高，慎防脑水肿引起的昏迷。颈廓清扫术偶尔可发生纵隔气肿或胸膜损伤而致张力性气胸，必须予以有效处理。

　　舌颌颈联合根治术，一侧下颌骨体部切除或下颌骨矩形切除，尤其是下颌骨超半切除术，其口底肌肉组织与颌骨间离断后，舌体会因失去下颌骨的牵拉和支持而容易发生舌后坠，舌及口底组织被切除损伤的创面水肿及转移皮瓣组织修复部位包扎压迫止血，使舌体的自如活动能力和范围严重受限，咽喉腔间隙明显变窄。虽说术后患者完全清醒时拔管可避免窒息，但从临床上观察对联合根治术的病例，清醒后拔管仍有窒息发生。而且窒息不一定发生在拔管当时，待数分钟后假道消失就会造成气道梗阻－延迟窒息发生，故可采用延迟拔管方法。

　　术毕患者清醒并对指令能正确反应，循环稳定，呼吸正常；呼吸频率＞14次/分，潮气量＞8ml/kg，分钟通气量＞90ml/kg可拔除气管导管。

四、口腔颌面外伤与急症手术患者的麻醉

（一）麻醉前准备

（1）全面细致的了解病史和临床检查指标，特别是颌面部创面的范围及损伤程度。有无危及生命的气道梗阻或潜在的危险，及时清除口腔、鼻腔内的积血、凝血块、骨折碎片及分泌物、将舌体牵拉于口腔之外。放置口咽或鼻咽通气管等，并应即刻建立通畅的气道。如上述处理气道梗阻仍不能缓解，可采用自制环甲膜喷射通气套管针做应急处理。具体操作方法：先行环甲膜穿刺表麻，然后置入长8cm带硬质塑料的套管针（可用16号静脉穿刺套管针改制弯成135°，适宜总气管走行的弧度），穿刺成功后将其塑料外套管留置于总气管内6cm深度，退出针芯，接通（喷射）呼吸机供氧。喷射通气压力为1.25kg/cm^2，常频通气后即可开始麻醉诱导。

（2）对外伤时间较长的病例，应特别注意有无严重出血性休克或休克早期表现，包括口腔急症颌骨中枢血管的突发性大出血，急剧、呈喷射状，处理不及时患者很快进入休克状态，甚至发生大出血性心跳停止。因此尽早建立静脉输液通道补充血容量是抢救成功的关键一环。

（3）注意有无合并颅脑、颈椎骨折或脱位、胸腹脏器损伤等。如果有明确诊断可同步处理。

（4）了解患者进食与外伤的时间，创伤后胃内容排空时间显著延长，麻醉诱导插管时应采取相应措施，防止误吸发生。

（二）麻醉处理

对口内及颌面部软组织损伤范围小的，手术可在1小时之内完成，患者合作，呼吸道能保持通畅者，可在局麻下实施。小儿及成人有严重的口腔颌面部创伤，即下列情况之一的均应采取气管内插管全麻方法：①面部挫裂伤合并面神经，腮腺导管断裂；需行显微面神经吻合，腮腺导管吻合；②面部挫裂伤合并上或下颌骨骨折，行骨折固定；③口腔颌面损伤合并气管、食管或颈部大血管损伤，颅脑、脑腹脏器损伤；④头皮及面部器官（耳鼻、口唇）撕脱伤需要行显微血管吻合回植手术者。

麻醉诱导和插管方法选择：3岁以下婴幼儿氯胺酮基础麻醉后，静注羟丁酸钠，咽喉及舌根部表麻诱导插管，T形管小呼吸囊供氧，氯胺酮间断给药维持。婴幼儿舌体肥大，口内组织损伤后由于出血，水肿使原来相对较小的口腔更加变小，而手术恰在口内操作。因此首

选经鼻插管。但婴幼儿气管细，麻醉导管过细会影响通气，婴幼儿鼻黏膜脆弱血管丰富容易造成鼻衄。因此对舌前 2/3、牙龈、硬腭损伤的病员可经口腔插管并固定于健侧口角部位。而对悬雍垂、软腭口咽腔深部损伤需行经鼻插管或者口腔插管。插管前用 2% 麻黄碱数滴分次点鼻，收缩鼻黏膜血管扩大鼻腔通道空间，导管前端应涂滑润剂。只要管径粗细合适，操作动作轻柔，一般不会有鼻黏膜损伤及鼻出血现象。导管选择 F16 ~ 20 号，术中充分供氧，有条件监测血氧饱和度，防止通气不足。

4 岁以上患者无异常情况均可采取快速诱导，根据手术操作需要经口或经鼻腔明视插管。估计术毕即刻拔管会发生上呼吸道梗阻窒息者应长时间留置导管，首选经鼻气管内插管。

下列情况应首选清醒插管较为安全：①伤后已发生气道梗阻并有呼吸困难；②颌骨颏孔部骨折常伴有严重错位，不仅造成张口困难，且有口底变窄，声门被后缩的舌根阻挡；③上或下颌骨骨折致口内外相通，致使面罩加压给氧困难。下颌骨骨折连续性中断或有错位时，若经口置入喉镜，骨折断端有切断血管和损伤神经的危险性，应尽量采用盲探经鼻腔插管。麻醉维持可行全凭静脉或静吸复合麻醉维持。

口腔颌面部外伤患者术毕清醒即可拔管。但估计拔管后可能发生急性气道梗阻，又不能强行托下颌骨时，应留置气管导管延迟拔出。

五、术后常见并发症及预防

口腔颌面部手术，特别是口腔内病灶切除后有大型缺损或洞穿缺损，利用各种皮瓣，肌瓣或多种复合组织瓣一次性修复手术后创面慢性渗血，组织水肿和分泌物积存，口内转移组织瓣修复后臃肿致咽喉腔狭窄，舌体活动受限，排痰能力减弱等因素，应在患者完全清醒后拔管。

1. 呼吸道梗阻　出血、误吸、喉头水肿或术后解剖位置的改变，失去颌骨的支撑出现舌后坠。口腔内出血，可以造成血液直接误吸入呼吸道或血块阻塞呼吸道。手术后应在没有明显渗血的情况下，吸尽口腔内的血液分泌物后再拔管。Treacher - Collins 综合征或 Robin 畸形，行咽成形修复术后咽喉腔变窄明显，尤其对年龄小，体质差，适应能力低下的病儿拔管前应常规放置口咽导管，吸出分泌物，直至咽反射强烈，耐受不住时再拔出。对舌根及口底组织广泛切除或双侧颈淋巴结清扫患者，术后颈部包扎敷料较多，可在拔管前放置口咽导管协助通气。口腔颌面部外伤，同时有上或下颌骨骨折，舌及口底，颊黏膜组织严重撕裂伤，出血、软组织水肿明显使口咽腔变窄，舌体程度不同的失去了正常活动能力，应考虑留置导管延迟拔出。

上述手术术后防止气道阻塞的最有效、最安全的措施是预防性气管造口。但是为了颈部转移皮瓣的成活和免遭感染，临床常以延迟拔除气管内导管方法保证呼吸道通畅。待舌及口底黏膜组织水肿减轻，咽喉间隙增大，舌体在口内活动及外伸 1.0cm 以上，再在引导管协助下试行拔管。

2. 咽痛及咽喉部水肿　口腔、颌面及整形外科手术时间长，气管插管放置时间长，手术操作又在头部，头部位置不稳定，气管插管与气管黏膜总处于摩擦状态，咽喉部水肿和损伤明显，术后患者明显咽痛。因此，口腔、颌面部手术患者术中应常规应用激素（氢化可的松 100mg 静滴或地塞米松 5 ~ 10mg 静注），术后应尽早开始雾化吸入可预防术后咽喉部水肿。

（倪　娟）

第十章

颅脑手术的麻醉

近年来，神经外科学飞速发展，越来越多的神经系统疾病可以通过手术进行治疗，也对麻醉提出了更高的要求。神经外科患者常伴有不同程度的颅内高压和脑血流改变，甚至出现意识障碍。因此，神经外科手术的麻醉选择和麻醉管理具有一定的复杂性和特殊性。

第一节　麻醉与颅脑生理

一、脑血流

脑组织的供血来自颈内动脉（67%）和椎动脉（33%）。双侧椎动脉和颈内动脉在脑底部互相吻合形成动脉环，称 Willis 环。脑静脉多不与动脉伴行，细小的静脉由脑实质分出后，汇合成较大静脉。脑静脉血进入静脉窦离开颅腔后，经颈内静脉到上腔静脉。脑深、浅静脉间有广泛的吻合支且无静脉瓣。

1. 正常脑血流量（cerebral blood flow，CBF）　在静息状态时，成人的脑血流量占心排血量的 15% ~ 20%，约 750ml/min，即平均为 54ml/（100g·min），但其部位差异很大，脑灰质与脑白质血流量分别为 80ml/（100g·min）和 20ml/（100g·min）。脑血流量受很多因素影响，但其中两个因素最为重要，即脑阻力血管的口径及脑动脉灌注压（即脑输入与输出血管血压的压差，也就是颅内平均动脉压与平均静脉压之差）。由于颈静脉压（jugular-venous pressure，JVP）与颅内压（intracranialpressure，ICP）十分接近，故脑灌注压（CPP）可用下列公式表示：

$$CPP = MAP - JVP = MAP - ICP$$

脑血管床的口径大小无法测量，但它的大小与脑血管阻力（CVR）成反比，故 CBF =（MAP – ICP）/CVR = CPP/CVR。

脑血流量取决于脑灌注压（cerebral perfusion pressure，CPP）和脑血管阻力（cerebral vascular resistance，CVR）；而 CPP 为平均动脉压与颅内压之差，即 CBF = CPP/CVR =（MAP – ICP）/CVR。

2. 影响脑血流量的因素　病理情况下，脑血流量的自身调节能力受到干扰。如脑组织因外伤、肿瘤、脑血管梗阻及其周围区域内组织缺氧、酸性代谢产物积聚，使局部小动脉扩张，引起病变组织附近超常供血，即超过需要的灌注量，称"灌注过多综合征"（luxury perfusion syndrome）。当局部缺血性脑疾病患者吸入 CO_2 时，可增加正常区的局部脑血流（reginal

cerebral blood flow，rCBF），而缺血区的血管源已极大地扩张，不能进一步产生扩张反应，导致缺血区血液分流到正常组织，剥夺了缺血区及其周围组织的适当供血，即出现"颅内窃血"现象（cerebral steal）。相反，在低 CO_2 血症时，正常组织血管收缩，而缺血区仍能最大地扩张血管，可使血液驱向缺血区，称为"反窃血"现象（Robin Hood syndrome）。

影响脑血流的因素很多（见表 10 -1），主要有下面几个方面。

表 10 -1　影响脑血流的因素

脑血流增加（血管扩张）	脑血流减少（血管收缩）
高二氧化碳	低二氧化碳
低氧	高氧
酸性物质	碱性物质
高温	低温
肾上腺素	去甲肾上腺素
乙酰胆碱	短效巴比妥类
组胺	低钾
高钾	低钙
高钙	
所有麻醉性镇痛药及麻醉药	
黄嘌呤类药加咖啡因等	
长效巴比妥类（苯巴比妥）	
低葡萄糖血症	

（1）血压：当健康人的 MAP 在 50～150mmHg 时，CBF 靠小动脉收缩或扩张维持在一个恒定的水平，即脑血管自动调节机制。但当 MAP 超出一定界限时，CBF 直接受血压的影响。慢性高血压患者的自动调节曲线右移，而以抗高血压药治疗后可使其恢复正常。脑缺血、缺氧、CO_2 蓄积和脑肿瘤、创伤、水肿及一些麻醉药，都可影响其自动调节机制，而使血压对 CBF 的影响更大。

（2）二氧化碳分压（$PaCO_2$）：$PaCO_2$ 通过脑细胞外液 pH 而对 CBF 产生影响。当 $PaCO_2$ 在 20～60mmHg 时，CBF 随 $PaCO_2$ 增加而线性增加。$PaCO_2$ 每增减 1.0mmHg，脑血流量即增减 1～2ml/（100g·min）。然而，由于脑内细胞外液碳酸氢根浓度有缓慢的适应性改变，$PaCO_2$ 对 CBF 的作用经 6～24h 减小。此外，持续的过度通气使脑脊液 HCO_3^- 生成减少，使 CSF 的 pH 逐渐恢复正常。在一段过度通气后，$PaCO_2$ 迅速恢复正常，会使 CSF 的 pH 增高，导致血管舒张，颅内压增高。相反，血管阻力及张力与 $PaCO_2$ 成反比，如过度通气降低 $PaCO_2$ 至正常的 60% 即 28mmHg，可增加脑血管阻力 70%，降低脑血流 35%，即发生脑组织低氧。$PaCO_2$ 为 10～20mmHg，脑血管收缩最显著。吸入 5% 的 CO_2 可增加脑血流 75%，同时减少脑血管阻力，$PaCO_2$ 在 80～100mmHg 时，脑血管扩张显著。

（3）氧分压：缺氧可使脑血管明显扩张。PaO_2 低于 50mmHg 时可引起 CBF 迅速增加，低于 30mmHg 时 CBF 可增加一倍。但 PaO_2 升高仅使 CBF 轻度降低，也不改变脑氧耗量。

（4）血液黏稠度、血管活性物质及神经等因素均可不同程度影响脑血流。

（5）麻醉药：一般深麻醉时均增加脑血流，根据麻醉药的种类，脑血流增加的顺序为乙醚＞氟烷＞恩氟烷＞异氟烷＞氧化亚氮＞七氟烷＞地氟烷。近年研究发现，N_2O 与恩氟烷或氟烷并用，颅内压较单纯用恩氟烷或氟烷还高，且坐位易发生气栓，更应慎用。硫喷妥钠或安定类药降低脑血流 50% 左右，吗啡或芬太尼 $1\mu g/kg$ 轻度增加脑血流。

二、脑代谢

1. 正常脑代谢　脑为高代谢器官，虽重量仅占体重的 2%，而氧耗量却占总量的 20% ~ 25%，葡萄糖消耗量占总量的 65%。在静息状态下，平均耗氧量 $3.5ml/$（$100g \cdot min$），葡萄糖耗量为 $5.5mg/$（$100g \cdot min$）。正常人脑代谢很少发生变化，但年轻人代谢率最高，睡眠时脑的代谢率没有变化。

2. 影响脑代谢的因素　脑代谢受体温影响很大，在 25 ~ 37℃ 间，体温每降低 1℃，脑代谢率减少 7%。在深麻醉时脑代谢率降低，只有氯胺酮使脑代谢率增加，所有挥发性麻醉药均降低脑代谢率。乙醚是先使脑代谢率增加再降低。吗啡、芬太尼使脑代谢率从 $3.2ml/$（$100g \cdot min$）降至 $1.9ml/$（$100g \cdot min$），而巴比妥类及地西泮使脑代谢率明显下降，神经安定药通常不改变脑代谢率。

三、脑脊液循环

脑脊液循环也称第三循环，由侧脑室内的大脉络丛产生，经室间孔流入第三脑室，后经大脑导水管流入第四脑室，再经正中孔与外侧孔流出到蛛网膜下隙，最后大部分脑脊液由脑内静脉、小部分由脊髓静脉回吸，如此循环，每天要更换 3 ~ 4 遍。

四、正常颅内压的调节

颅内压反映了颅内容的体积和颅腔容积之间的关系。ICP 正常值为 5 ~ 15mmHg。在正常情况下，可以把颅腔看做是一个不能伸缩的容器，其总体积固定不变，但颅腔内三个主要内容物（脑组织占 84%，其中含水量为 60%；供应脑的血液占 3% ~ 5%；脑脊液占 11% ~ 13%）的总体积和颅腔容积是相适应的，当其中的一个体积增大时，能导致颅内压暂时上升，但在一定范围内可由其他两个内容物同时或至少其中一个的体积缩减来调整，上升的颅内压可被此代偿机制降低，此现象称颅内顺应性（Intracranial compliance），亦称颅压—容量的相关性。当顺应性降低时，如稍微增加颅内容物，即可引起颅内压大幅度升高，并造成神经组织的损害，应予重视。体温与脑脊液也有一定相关性，体温每下降 1℃，脑脊液压力约下降 $2cmH_2O$。颅内压 15 ~ 20mmHg 为轻度升高，25 ~ 40mmHg 为中度升高，高于 40mmHg 为严重颅内高压。

五、血-脑屏障

血-脑屏障（blood brain barrier，简称 BBB）系指脑内毛细血管有选择性地允许某些物质进入细胞外间隙的功能，这些内皮细胞互相结合得很紧密，空隙很小，形成机械性屏障，且脑毛细血管内皮细胞线粒体比肌肉毛细血管内皮细胞多 5 倍，提示脑毛细血管内皮细胞是一种高代谢活动的细胞。它富于 γ - 谷氨酸转肽酶（γ - glutamyl transpeptidase）和碱性磷酸酶，并能系统调节钾的进出，这些机制有助于控制神经元、神经胶质和生化微环境的稳定，保护脑功能的正常。临床利用此特性可以使用某些大分子质量的药物产生持续性脱水及利尿，如 20% 的甘露醇溶液其相对分子质量为 182.2，性能稳定，不易通过血 - 脑屏障，能长时间停留在细胞外液中。

（倪　娟）

第二节　颅内高压的成因及处理

一、颅内高压的成因及分类

1. 颅内占位性病变　如肿瘤、血肿、脓肿等。

2. 颅脑损伤　如颅骨塌陷及脑组织创伤，产生弥漫性脑水肿，使颅内压增高。

3. 颅内血流增加　当灌注压在 $60 \sim 180mmHg$ 范围内，靠脑血管自身调节能力，脑血流量基本无变化。但在一些情况下，自身调节受到干扰，以致出现所谓的"灌注过多综合征"，而使颅内压升高。如升压药应用不当，使动脉压突然升高，颅内压也可升高。静脉压的变化对颅内压的影响很大，主要由于右心房及腔静脉接近心脏部分没有静脉瓣，所以，中心静脉可以直接传递至颅内静脉。在心力衰竭、肺心病及超量输血和输液、膀胱充盈、腹内压升高等导致中心静脉压上升时，以及咳嗽、屏气、呕吐、气道不通畅、麻醉机活瓣阻力增大、疼痛等，均能使颅内压升高。另外，颈部受压及过度扭转、头低位过久，均使颈静脉回流障碍，导致颅内压升高。

4. 脑脊液受阻　脑室造影或气脑造影后，空气的小泡阻塞了脑脊液循环的通路，使脑脊液的吸收失灵，颅内压增高。麻醉之前应将注入的气体和脑脊液从脑室中放出，使颅内压降至 $18cmH_2O$ 以下，才能防止颅内压升高。

5. 脑缺氧及二氧化碳蓄积　均使脑毛细血管扩张，血管阻力减少，脑血容量和血液循环量均增加。脑缺氧时，脑血管壁的通透性增加，血管内的水分容易转移至血管外，产生脑水肿，颅内压明显上升。

6. 各种麻醉药物　均对颅内压有一定影响，吸入麻醉药均可增加脑血流、脑血容量及颅内压，尤其氟烷对颅内压升高更明显，以往认为氧化亚氮对颅内压影响最小，近年研究报告氧化亚氮与氟烷或恩氟烷并用，颅内压较单纯用氟烷或恩氟烷还高，静脉麻醉药除氯胺酮外，均可使颅内压不同程度地下降，但也需考虑到应用的具体情况，如适当剂量的硫喷妥钠或安定类药可使脑血管收缩，颅内压下降，而大剂量可引起低血压及呼吸抑制，致使脑缺氧，反而使颅内压上升，另外，血管扩张药如硝酸甘油、硝普钠也易使颅内压上升。

二、颅内压升高的临床表现

1. ICP 升高　可降低脑灌注压，压迫脑血管，并引起区域性缺血。由于脑组织缺血使脑血管启动自动调节功能，而使 CBF 更加依赖于血压。血压的波动可加重脑缺血，并加剧脑水肿的形成。

2. 随着 ICP 继续升高　发生脑干移位、缺血及脑疝形成。临床表现为血压升高、心动过缓或心动过速、呼吸节律紊乱、视神经乳头水肿，是颅内高压的主要体征，颅内压增高数小时即可出现轻度视乳头水肿，几天至数周内出现重度水肿。视乳头水肿持续数月后，可继发视神经萎缩，此时视力呈进行性下降、动眼神经麻痹而致同侧瞳孔散大及对光反射消失等，最终导致昏迷和呼吸停止。

三、降低颅内高压的方法

1. 降低脑血容量（CBV）

（1）确保呼吸道通畅，避免缺氧和 CO_2 蓄积。因为缺氧和 CO_2 蓄积都可引起脑血管扩张。

（2）适当过度通气，使 $PaCO_2$ 维持在 25～30mmHg，可产生脑血管收缩，是紧急处理颅内高压的有效方法。对脑外伤后的急性脑肿胀效果最好，是脑外伤后轻、中度颅内压增高的第一线治疗方法，由于 $PaCO_2$ 低于 20～25mmHg 时 CBF 很少再减少，而脑缺血的生化指标进一步改变，所以，应避免过分的过度通气。

（3）置头高30°体位有利于维持头部静脉引流通畅，从而降低颅内静脉血容量。颈部不要过分屈曲和旋转，避免因咳嗽、躁动及气道压升高引起的胸腔内压升高。呼气末正压应降低至有利于供氧的最低水平。

（4）积极治疗高血压、疼痛、恶心、呕吐及躁动不安。

2. 减少脑组织容积

（1）渗透性利尿药与袢利尿药：利尿药是降低颅内压的有效措施。渗透性利尿药化学性能稳定，不能透过血－脑屏障，可使血浆渗透压迅速提高，促使水从脑组织向血管内转移，减少脑容积，降低颅内压。临床上常用甘露醇的剂量为 0.5～2.0g/kg，注药后 10～15min 起效，30min 达高峰，1h ICP 开始回升，4～8h 达治疗前水平。最近研究发现，颅内高压患者应用小剂量甘露醇（0.25～1.0g/kg），颅内压降低效应及维持时间与大剂量相似，且减少副作用。对并发有充血性心力衰竭的患者，应用甘露醇可增加血管内血容量，加重心力衰竭，应迅速改用袢利尿药呋塞米降低颅内压。同样，小儿颅脑外伤在24h 内也不宜应用甘露醇，以免其降颅内压作用出现前先增加脑血流及颅内压而使病情恶化，可使用地西泮或袢利尿药。后者可抑制碳酸酐酶，从而减少脑脊液生成，并使血液浓缩和渗透压升高，达到脑组织脱水和降低颅内压的目的。常用药为呋塞米，用量为 0.5～2mg/kg，静脉注射后 5～10min 起效，1～2h 达高峰。极严重的颅内高压可并用渗透性利尿药及袢利尿药更能显效。同时应用胶体盐溶液可防止反跳性脑水肿及低血容量。

（2）肾上腺皮质激素：有稳定细胞膜，修复血－脑屏障，防止溶酶体酶的活性，改善毛细血管壁的通透性及神经功能的作用，还能降低颅内压及改进颅内顺应性。另外能使脑肿瘤周围的血流增加，而正常区脑血流及颅内压降低，尤其对转移性肿瘤、胶质细胞瘤及脑脓肿所产生的颅内高压效果良好，初次剂量泼尼松50mg、甲泼尼龙40mg 或地塞米松10mg 静脉注射。维持剂量为初量的1/3～1/2，每 4～8h 一次，3d 后逐渐减量。但治疗因创伤或缺氧引起的脑水肿效果不佳。因其起效慢，超过 2h，一般不用于治疗急性颅内压升高。

3. 减少脑脊液容量

（1）CSF 引流：可暂时降低 ICP。

（2）低温：体温降低不仅可减少脑血容量，并能减少 CSF 的形成。随着体温的降低，CSF 的形成呈线性下降。体温降低 5～8℃时，CSF 生成率降低达60%。

（3）其他药物：如乙酰唑胺、强心苷等，可减慢 CSF 的分泌速度。

4. 巴比妥类药 在适当的剂量下，该药在抑制中枢神经的同时，可使脑血流、脑代谢率、颅内高压下降。常用 0.4% ~ 2.0% 浓度的硫喷妥钠 30mg/kg，开始以 1/3 量快速静脉滴入，余 2/3 缓慢滴注，近年有人用苯二氮䓬类药静脉滴入，也可使颅内压下降 50% 左右。

5. 利多卡因 能使颅内高压显著降低，且无中枢抑制和呼吸抑制的优点，其剂量为 1.5 ~ 2.0mg/kg 静脉注射。降低颅内压的机制，一方面是辅助麻醉效果、抑制咳嗽，另一方面是直接减少脑耗氧，增加脑血管阻力，减少脑血流量。

（倪　娟）

第三节　开颅手术时的监测

颅脑手术时，病情变化急剧，应常规监测 ECG、血压、$P_{ET}CO_2$ 和尿量，对于取特殊体位、手术创伤大及需要控制性低血压者，应监测有创动脉压。如合并心血管疾病、颅内高压者，应监测 CVP 和 HCT，必要时放置 Swan - Ganz 漂浮导管监测 PCWP 及全套血流动力学参数，对于创伤大及脑严重外伤者，围手术期应监测 ICP 及体温，以指导治疗。近年来，术中监测也有了较大发展。

一、脑血流监测

测定 CBF 在手术室内操作比较困难，无连续性。目前的监测方法主要有：①放射性氙清除法；②正电子发射断层扫描（PET）；③经颅多普勒超声图（TCD），是一种无创评估脑血流的方法，可以连续无创测定在麻醉过程中脑血流速率的改变及术中对气栓的监测；④激光多普勒血流监测仪，探测脑皮质血流，由于需要开颅和钻孔，且相关组织的深度和面积要求严格，限制了该技术的应用。

二、血气及呼气末 CO_2 测定

PaO_2、$PaCO_2$ 及呼气末 CO_2 分压测定，是近年来用于监测颅脑手术患者麻醉时的重要手段之一。正常人血 $PaCO_2$ 为 35 ~ 45mmHg，但 $PaCO_2$ 迅速增加时脑阻力血管扩张，脑血流增加；反之，$PaCO_2$ 迅速下降时脑阻力血管收缩，脑血流量降低。适当低二氧化碳血症（过度通气）能降低颅内压，防止脑疝，有利于外科手术顺利进行，但严重低二氧化碳血症可导致脑缺血。在手术前正常二氧化碳水平的患者，应避免 $PaCO_2 < 25mmHg$。尤其在颅脑损伤、蛛网膜下隙出血的患者，麻醉时应避免过度通气。因此，保持理想的 PaO_2 及 $PaCO_2$ 是至关重要的。

三、颅内压监测

除麻醉诱导至切开硬脑膜期间可用颅内压观察麻醉药物和手术操作对颅内压的影响外，一般多用于术后监测，以指导降颅内压治疗。监测 ICP 可以估计 CPP。婴儿可触摸前囟门压来估计颅内压，成人一般可采用开式或闭式方法，但常规监测至今仍有争论，因该技术相对不够准确，且多为侵入性而设备又昂贵，很难推广。近年来术前可应用 CT 扫描来诊断，而术中可用多普勒装置提示颅内压的高低。但颅内压连续测定可及早发现颅内高压。

1. 开放测压法 采用针头穿刺脑室或蛛网膜下隙，用测压管或测压表测定其压力。因

颅腔的封闭性被破坏，脑脊液被引流到颅外，易造成误差，因此，开放测压测得的只是一种相对的压力。

2. 闭合测压法　采用平衡装置，不让脑脊液流出颅外，或用压力换能器来测压，比较准确，是目前使用较广的方法。但换能器价格昂贵。临床常用的方法有以下几种：

（1）脑室内测压法：经颅骨钻孔后，在侧脑室内插入导管连接于压力换能器上或压力表上进行监测、记录。优点是简便易行，并可随时放液减压。缺点：①脑室很小或有显著移位时，插入导管及保持导管稳定较困难；②外接管子易受外力干扰；③易发生漏液现象；④并发颅内感染的机会较多，感染率为 1% 左右。作为改进，可用一带有贮液囊的脑室插管代替，贮液囊部分可埋入颅骨钻孔内。头皮切口完全缝合。记录压力时只需用 23 号针，经头皮穿刺此囊，接到监测装置上即可测压。

（2）硬膜下测压法：将特制中空螺栓通过颅骨钻孔放置在硬脑膜下，并与压力传感器及显示系统相连接。操作比较简单，测定较准确，并可测定颅内顺应性。需做颅骨钻孔，因此有漏液、感染、校验困难及元件容易损坏等缺点。

（3）硬脑膜外测压法：将压力传感器置入脑硬膜外间隙，并与显示系统相连接，即可显示 ICP 的波形和数据。此法对脑组织无直接创伤，感染机会减少，因此可延长时间。但所测数值较实际值高 2 ~ 3mmHg。

（4）脑脊液压力测压法：经腰椎间隙穿刺或小脑延髓池穿刺安置导管于蛛网膜下隙或小脑延髓池，将导管连接于监测仪上即可进行工作。此法能了解到椎管内阻塞情况，脑脊液动力学改变及阻塞平面的情况，但不能持久，容易漏液，在颅内压增高的情况下易发生脑疝。

（5）颅内压波形（ICPWF）：通过动脉压波形与脑压波形比率观察脑压改变倾向来判断预后。

（6）耳鼓膜监测脑压及视觉诱发电位间接监测脑压。

四、脑代谢监测

1. 颈内静脉血氧饱和度（$SjvO_2$）　向颈内静脉球部和动脉置管，同步抽血测定二者的血气，可计算出 $CMRO_2$，置入纤维光学导管可以持续监测 $SjvO_2$，正常值波动范围在 60% ~ 70%。颈静脉血氧饱和度是评估脑氧代谢的金标准。监测 $SjvO_2$ 对于监控干预措施如过度通气治疗有帮助。

2. 局部脑血氧饱和度（rSO_2）　近红外光谱仪（NIRS）是一种无创估计局部脑氧合的方法，它测量某些光吸收分子不同吸收光的变化。临床上将 $rSO_2 < 55\%$ 作为脑组织缺氧的极限，且连续监测动态变化规律更具有临床意义。

五、脑电生理监测

脑电生理监测的内容包括脑电图（EEG）、诱发电位（EP）和肌电图等。神经外科手术监测的目的主要为判断麻醉深度，指导手术操作，精确切除病灶，减少手术造成的中枢损伤。

1. EEG　脑电图代表大脑皮质功能自发性电活动，它是皮质神经元兴奋性和抑制性突触后电位的总和。临床实践中常规应用脑电图的原则是诊断和术前评估癫痫患者。

几种自动化的脑电图处理系统可易化持续监测的解释说明，如功率频谱分析、大脑功能监测和 BIS。几乎所有的麻醉药都可以随麻醉深度的增加产生脑电图的演变。然而，随麻醉深度演变的脑电图模式在个体之间具有较大的变异，还未应用于临床。

2. 诱发电位（EP）　诱发电位是大脑皮质、皮质下神经核团、脑干和脊髓对外周感觉性刺激的电反应。神经传导研究和肌电图用来研究周围神经系统。

最常用的视觉诱发电位（VEP）是枕叶皮质对视觉刺激的反应；脑干听觉诱发电位（BAEP）是脑干核团对简单的听觉刺激的反应；体感诱发电位（SEP）是脑皮质和脊髓对外周感觉性刺激（通常为感觉性或混合外周神经的电刺激）的反应。

（倪　娟）

第四节　麻醉前准备

一、麻醉前准备

麻醉前要全面了解患者情况，要注意气道通畅情况、患者的意识状态、颅内高压和水、电解质与酸碱紊乱以及合并伤或并发病等情况。

患者的意识状态可根据（Glasgow）昏迷评分（GCS）来判断（见表 10 - 2）。评分在 8 以上浅昏迷的患者常预后良好，≤7 深昏迷的患者为严重脑外伤，多预后不良。

表 10 - 2　改进的 Glasgow 昏迷分级评分

体征	评价	记分
睁眼	无反应	1
	对疼痛刺激反应	2
	对语言刺激反应	3
	自动	4
语言反应	无反应	1
	语言不可理解（呻吟）	2
	语言不能交谈	3
	对话混乱	4
	正确判断（能定向、知自身）	5
运动反应	无反应	1
	伸展反应	2
	异常屈曲反应	3
	退缩回缩反应	4
	局部肢体疼痛反应	5
	服从命令	6

颅内高压患者常因血压升高，脉搏、呼吸缓慢等症状易掩盖出血性休克的体征，一旦开颅降低颅内压时，即出现严重休克，测不到血压，应提高警惕。

颅脑手术患者多数存在有效循环血量不足。因此，较大手术常规应连续监测平均动脉压、CVP 及尿量，以指导维持循环稳定。对于 ICP 升高者，即使严重脱水也并不一定表现出血压和心率的改变，但 HCT 明显升高。因此，术前应检查血电解质、Hb 和 HCT，并适当纠正。切忌应用葡萄糖液，因其易透过血 – 脑屏障，增加颅内压。长期应用利尿药要注意低钾血症的发生。

麻醉前用药应遵循小量用药原则，不推荐用麻醉性镇痛药。

颅脑手术时间一般较长，故手术体位对呼吸和循环的影响较大，术前必须妥善安置体位。

二、麻醉处理

（一）麻醉处理原则

（1）切开硬脑膜前应做到适当的脑松弛。方法有：充分供氧；调整体位以利于静脉回流；维持肌肉松弛和麻醉深度适当；过度通气使 $PaCO_2$ 维持在 25～30mmHg。必要时可在开颅前半小时给甘露醇 1～2g/kg 静脉滴注，或加用呋塞米 10～20mg。一般均可做到使脑松弛和颅内压降低。

（2）硬膜切开后可适当减少用药量。长效麻醉性镇痛药应在手术结束前 1～2h 停止使用，以利于术毕尽快清醒和防止通气不足。吸入全麻药异氟烷应先于七氟烷和地氟烷停止吸入。

（3）术中间断给予非去极化肌松药，以防止患者躁动，特别在采用全身静脉麻醉时。对上位神经元损伤的患者和软瘫患者，应避免肌松药过量。应用抗癫痫药物（如苯妥英钠）的患者对非去极化肌松药可能呈拮抗，应酌情加大用药剂量或调整用药频率。

（4）术中采用机械通气的参数为潮气量 8～12ml/kg，分钟通气量 100ml/kg，呼吸次数成人为 10～12 次/分，保持 $P_{ET}CO_2$ 在 35mmHg 左右。

（5）苏醒应迅速，不出现屏气或呛咳。控制恢复期的高血压，常用药物有拉贝洛尔、艾司洛尔、尼莫地平、尼卡地平等，以减少颅内出血的可能。肌肉松弛剂拮抗药应在撤离头架、头部包扎完毕后再使用。待患者自主呼吸完全恢复、吸空气后 SpO_2 不低于98%、呼之睁眼、能点头示意后，方可送回病房或 PACU、ICU。

（二）颅脑外伤患者的麻醉

严重的颅脑外伤，由于颅内血肿或脑肿胀压迫可形成脑疝，或同时合并有脑干损伤时，患者都有不同程度的昏迷和气道阻塞，还可出现血压升高、心动过缓及呼吸缓慢三联症。此刻除及时解决气道通畅外，应紧急准备开颅探查，术中撬开颅骨时，血压可能突然下降，甚至测不出来，尤其有矢状窦撕裂的患者，故应及早做好输血准备。此类患者全麻用药均可增加脑血流、脑血容量及颅内压，其中尤以氟烷最为显著，一般多选用七氟烷及静脉用药硫喷妥钠、丙泊酚和依托咪酯或咪达唑仑。另外，要注意其他并存症，如发现高热应及时降温，出现张力性气胸时应及时穿刺抽气或做闭式引流。还应注意脊髓损伤高位截瘫的发生，出现应激性溃疡时应注意胃出血、心内膜出血、胃穿孔、肺出血及肺水肿等体征，及时处理。

（三）脑血管疾病的麻醉

外科治疗原则是，凡因血肿引起脑受压者，应紧急清除进行止血，如因动脉瘤及动、静脉畸形破裂出血，则应予切除或夹闭破裂血管，以免再次出血危及生命，缺血性疾病可根据具体情况行动脉内膜切除术、修补术、搭桥术或颅内、外动脉吻合术。

1. 脑出血血肿清除术 高血压、动脉硬化是最常见的病因，男性发病率稍高，多见于 50 岁以上的患者，但年轻高血压者也可发病，约占 40%，若出血多时，可形成较大血肿或破入脑室或侵入脑干，该类患者病死率很高。

手术的目的在于清除血肿、降低颅内压和解除脑疝。意识障碍不严重、患者尚能合作者，可考虑局麻加神经安定镇痛麻醉；若患者不能合作，多采用气管内全身麻醉，但诱导应平稳，术中要避免呛咳、屏气以免加重出血。高热患者应及时降温，在较深麻醉下进行头部降温至鼻温 34℃。但应避免发生寒战反应，必要时可肌内注射哌替啶 1mg/kg、异丙嗪 0.5mg/kg，可收到较好的效果。

2. 颅内动脉瘤及动、静脉畸形手术 此类患者，如已发生破裂出血，应早期手术，"早期"指出血 72h 内。如果无法早期手术，则应推迟至少 2 周，以期安全渡过血管痉挛的最危险期。目前，一些临床医师倡导超早期手术，即 SAH 后 18h 内手术切除动脉瘤。

麻醉处理的主要问题是全麻诱导及手术过程血管瘤及畸形血管有破裂之可能，其次为脑血管痉挛和颅内压增高。麻醉原则是绝对避免高血压，以免血管瘤再破裂的危险；手术中保持脑松弛，便于动脉瘤手术操作；维持一个较高的正常平均动脉压（灌注压），防止近期周边受累及正常的脑灌注区域 CBF 明显减少；在钳夹动脉瘤或控制破裂的动脉瘤出血时，应精确控制血压。在整个麻醉过程中应注意避免增高动脉瘤的跨壁压（transmural pressure, TMP）。TMP = MAP − ICP，围手术期中，不论 MAP 增高（浅麻醉、通气障碍等），还是 ICP 过度降低（如脑室引流、过度通气、脑过度回缩），都将增加动脉瘤的跨壁压和壁应力，动脉瘤破裂的危险性增高。常用控制性低血压，可减少出血和降低血管壁张力。对于已存在脑血管痉挛和颅内高压的患者，MAP 的低限还应适当提高，以增加安全性。

3. 脑血栓或颅内外血管吻合术的麻醉 该病好发于动脉粥样硬化的患者，多见颈内动脉，尤其常见于大脑中动脉及颈内动脉颅外段，但椎 – 基底动脉亦常受累，脑栓塞发病率远较脑血栓形成低。该类疾病常行颅内、外血管吻合术，手术时间较长，术野小，操作精细，需用手术显微镜进行，故要求有一安静术野，全麻气管插管后应立即用控制呼吸，维持 $PaCO_2$ 在 35 ~ 45mmHg，为了改善微循环，应用小分子右旋糖酐 250 ~ 500ml 或加罂粟碱 5 ~ 10mg 于液体中静脉滴注，另外，要维持血压平稳，适当应用利尿药，防止脑肿胀。

（四）颅内肿瘤切除术的麻醉

颅内肿瘤手术涉及的问题较多，但麻醉时应注意以下几点：①是否存在颅内高压；②病变部位顺应性是否降低；③长期卧床、瘫痪、厌食而出现体弱、营养不良；④常用脱水药可有电解质失调。下面就颅内几种常见肿瘤麻醉的特殊处理介绍如下：

1. 脑深部肿瘤（额叶）切除术 多伴有颅内高压，麻醉诱导后应立刻静脉快速滴注 20% 甘露醇溶液 1 ~ 2g/kg，以利手术进行。如额叶肿瘤接近眶面，牵拉显露术野时，因额叶和丘脑、丘脑下部有关联，可影响到自主神经系统的功能，血压、脉搏和呼吸均可发生变化，应及时提醒术者暂停手术操作，观察变化，及时处理。

2. 脑膜瘤切除术 该肿瘤血运丰富，术中出血较多，一般在分离肿瘤前可施行控制性降压，麻醉力求平稳，降压程度以手术区血管张力降低和出血速度减慢为准，必要时可配合低温（32℃肛温）。

3. 后颅凹肿瘤切除术 以听神经瘤常见，因手术部位邻近脑干生命中枢及其他脑神经，手术难度大、时间长、病死率高。如刺激三叉神经可出现血压突升，牵拉迷走神经又可出现心动过缓、血压下降。若伴呼吸紊乱，提示有脑干损伤，预后不良。

4. 垂体瘤切除术的麻醉 该肿瘤患者伴有肢端肥大症，患者常有舌体肥大、下颌突出，插管可遇到困难，必须注意；另外，有垂体功能不足或下丘脑症状的患者，术中应给类固醇激素，一般给地塞米松 20mg 或氢化可的松 300mg 静脉滴注。对经口鼻蝶窦入路垂体瘤切除术的患者，需严格防止血液流入气道。

三、麻醉中管理

1. 液体管理

（1）神经外科麻醉中液体管理的总原则是：①维持正常血容量；②避免血清渗透压下降。血清渗透压下降可导致正常和异常脑组织的水肿。神经外科患者应维持血清渗透浓度达到 305～320mmol/L 为理想。

（2）在临床上过分严格限制液体，会产生明显的低血容量，导致低血压和 CBF 减少，脑和其他器官面临缺血损害，而脑的含水量仅减少很小。当然，血容量过多会引起高血压和脑水肿。输液方案如下：

颅内手术第三间隙丢失的液体量很小，因此可忽略不计。因术前禁食、禁水可丧失液体量（按 8～10ml/kg），此量可在进入手术室后开始补给。高血糖症对脑缺血和脑水肿有害，不输含糖液，可选用乳酸林格液或生理盐水。必要时输入胶体液以维持适当胶体渗透压。术中可输用生理盐水和乳酸林格液，按 4～6ml/（kg·h）维持。生理盐水略为高渗（308mmol/L），大量使用的缺点是可导致高氯性代谢性酸中毒。而乳酸林格液（272～275mmol/L）是一种低渗透液体，健康动物大量输注乳酸林格液可降低血清渗透压，导致脑水肿。因此，在需输注大量液体时，输注乳酸林格液和生理盐水的比例为 1:1。如果患者长期限制入液量，或已使用甘露醇，且已有明显高张状态者，在需要维持血容量的情况下（多发外伤、动脉瘤破裂等），联合应用等张晶体液和胶体液更为合适。

（3）反复测量血清渗透浓度，作为输液的指南。如果无条件测定，可用晶体液和胶体液按 2:1 的比例输注。

2. 利尿药的应用 对脱水利尿药的使用应持慎重态度。甘露醇（2.0g/kg 静脉滴注）或呋塞米（5～20mg 静脉注射）或二者同时使用，可引起大量利尿，需严密监测血管内容量和电解质水平。

四、术后管理

大部分颅脑手术后患者需在 PACU 或 ICU 严密观察，应详细记录术前神经系统情况、围手术期经过、术后神经系统功能缺陷和其他相关病史，并采取以下重点措施：①床头抬高 30°以利静脉回流；②评估神经功能，包括意识状态、定向力、瞳孔大小、肌张力。任何体征的恶化都可提示脑水肿、脑出血、脑积水或脑疝正在发生或发展；③充分通气和氧合，对意识障碍患者尤其重要；④对颅内压增高而减压又不充分的患者，应监测 ICP；⑤检查血清电解质及血清总渗透浓度；⑥出现低钠血症，血清低渗和尿高渗，即可诊断为 SIADH；⑦颅内手术后可能发生尿崩症，最常见于垂体瘤、颅咽管瘤及第三脑室肿瘤。患者在术中或术后出现多尿，伴高钠血症，血清高渗透浓度和尿低渗浓度，对于意识清楚的患者可增加饮水来代偿，否则需经静脉补充。可用水溶性血管加压素 5～10IU 皮下注射，或 3IU/h 静脉滴注，但应注意由于大量应用血管收缩药可导致高血压。去氨加压素（desmopressin，DDAVP）1～2μg 静脉注射，或 6～12h 皮下注射，可作为替代药使用，其高血压的发生率较低；⑧术后癫痫或抽搐发作，表明存在进行性的颅内出血或水肿，应首先保持气道通畅，吸入纯氧，并采用硫喷妥钠 50～100mg 静脉注射，咪达唑仑 2～4mg/kg 缓慢静脉注射作为负荷量，以后改为每天 300～500mg 口服或静脉用药，可防止其再发作；⑨一旦发生张力性气颅，应积极手术处理。

（倪　娟）

第五节　并发症的防治

一、颅内高压

颅内手术后常由于脑组织的创伤，容易引起脑水肿，有可能发生颅内高压，故应密切观察，及时治疗。

二、惊厥

脑缺氧和脑损害时较常出现惊厥，持续或间断发作能加重脑损害，故应及时控制。除供氧、维持循环及呼吸功能外，应及时抗惊厥治疗。常用咪达唑仑 0.2～0.5mg/kg，或硫喷妥钠，初量每小时 3～6mg/kg，静脉维持量每小时为 0.5～3mg/kg，其他如苯妥英钠、水合氯醛和吩噻嗪类药物均可应用。抗惊厥药剂量不宜过大，可交替使用。若频繁抽搐，在有人工通气的情况下，尽早应用肌松药如维库溴铵等能收到良好的效果。

三、呼吸衰竭

脑损伤、水肿、血肿、脓肿和肿瘤患者易引起中枢性呼吸衰竭。如果是间接压迫所致，应在数分钟内得到解除，即可好转。如是直接病变损害或间接压迫超过 20min，一般不易恢复。由截瘫、偏瘫、低位脑神经损伤引起的呼吸肌麻痹，称周围性呼吸衰竭。处理应保持气道通畅，施行气管插管或气管造口术，进行机械通气，有主张高频通气，频率为每分钟 60～200 次，对心血管的副作用极小，能减少气道压力的峰值，易与自主呼吸同步，对平均颅内压和平均脑灌流压影响不大。治疗时除应用肾上腺皮质激素及脱水药外，还要纠正水和电解质紊乱，适当应用抗生素防止感染。

四、神经源性肺水肿

颅脑创伤后偶尔可并发神经源性肺水肿。发病机制与下丘脑功能失调、交感神经兴奋及周围血管极度收缩，使血液重新分布，增加肺循环容量导致肺负荷过重，引起左心衰竭有关。气管插管后，应给持续正压呼吸，静脉注射呋塞米及血管扩张药如硝酸甘油等进行处理。

五、气栓

空气栓塞应着重预防，如不采用坐位手术，则很少发生气栓意外。如用漂浮导管行右心插管，可及时诊断和抽吸右心气体。一旦发生，应采取头低位及左侧卧位，吸入纯氧、支持循环及高压氧治疗也有一定疗效。

六、心律失常

常见于颅后窝手术，在排除体温升高、缺氧、二氧化碳蓄积外，多由于压迫、扭曲或牵拉脑干和脑神经引起，应立即告诉术者，找出并排除刺激来源，除非有生命危险的心律失常，一般不用抗心律失常药治疗，因为可妨碍对这种不良刺激的发现，增加对脑干生命中枢的手术误伤。只要暂停手术即可好转。

（倪　娟）

第十一章
心脏手术的麻醉

第一节　麻醉对循环系统的影响

对循环系统的了解是麻醉学的重要基础，麻醉和手术可以通过多种途径影响循环系统的功能。循环系统的变化直接影响到患者的生命安全和术后的恢复，近年来，随着人口老龄化和外科技术的发展，围术期麻醉医师经常面临患者的心血管功能变化更加复杂化、多样化。在了解麻醉对心血管功能的影响时，有必要对下述概念予以阐明。①循环功能：指循环系统的功能，包括心脏、血管功能、血容量和微循环等方面的影响。其中任何一项功能衰竭均可导致显著的循环障碍。如低血容量可导致循环衰竭或休克，而心脏功能却可能是正常的；②心脏功能：包括心肌、心脏瓣膜、传导组织和支架结构的功能。其中任何一项功能障碍即可导致心脏和循环衰竭。如瓣膜失去完整性，即使心肌功能正常也可造成心脏衰竭；③心肌功能：心肌功能取决于心肌本身和心肌血液供应，其功能障碍包括心肌病变、损伤、心肌缺血和心肌功能不良，但均可造成心肌功能衰竭，其结局必然导致心脏功能障碍和循环异常。

一、吸入麻醉药对循环的作用

吸入麻醉药是常用的全身麻醉药（简称全麻药），主要依靠肺泡摄取和排除。吸入麻醉药经肺泡进入血流到达脑组织，当脑组织内吸入麻醉药的分压达到一定水平时，即产生临床上的全身麻醉状态。吸入麻醉药有挥发性液体和气体两类。常用的挥发性液体有氟烷、恩氟烷、异氟烷、七氟烷和地氟烷；气体有氧化亚氮。

在一定的浓度范围，所有吸入麻醉药均可降低动脉压和抑制心肌收缩力，都与麻醉药浓度相关。其中异氟烷、七氟烷和地氟烷通过增加交感活性对血压维持有一定帮助。氟烷和恩氟烷使心排血量减少，与其降低平均动脉压平行。异氟烷对心排血量的影响很小，而地氟烷则具有稳定的心血管作用。恩氟烷、异氟烷和地氟烷使外周血管阻力（SVR）减低，其中，异氟烷使 SVR 减低最显著。

吸入麻醉药也可引起心率的变化，改变心率的机制包括：改变窦房结去极化速率；改变心肌传导时间或改变自主神经系统的活动，如吸入氟烷后可见心率减慢。吸入麻醉药对心率的影响应在麻醉前评估中予以考虑。麻醉可消除因术前兴奋和激动而导致的心动过速、血压升高及心排血量增加。如果麻醉前副交感神经活动增强，麻醉又可能使心率和血压升高。氟烷和恩氟烷麻醉有助于减少全身动脉血压和心率的增加，使之转变为临床上可以接受的低血压和心率减慢。吸入麻醉药还通过减少心肌氧耗而降低心肌需氧量。

有人提出，异氟烷的冠状动脉（简称冠脉）扩张作用可引起冠脉窃血，而导致心肌局部缺血，所以曾有一段时间，冠状动脉粥样硬化性心脏病（简称冠心病）患者的麻醉中很少应用异氟烷。然而近来有研究发现，如果冠脉灌注压能充分维持，异氟烷麻醉与其他吸入麻醉一样，并没有窃血现象发生。

研究证实异氟烷对人体心肌有保护作用同动物实验一样，异氟烷的保护作用在它撤离后持续至少15min。异氟烷是通过什么途径来保护心肌的？是否与缺血预处理的心肌保护作用相似呢？为了测定异氟烷是否对钾通道产生直接作用，将异氟烷用于人体心房细胞，在3%的浓度时，对格列本脲敏感的钾通道电流没有受到正或负的影响。这些发现提示异氟烷并不直接影响钾通道活性，而是降低钾通道对ATP的敏感性。另一个可能性是异氟烷的保护作用发生在其他部位，如腺苷受体。腺苷A_1受体阻断剂8-环戊基-1，3二丙基黄嘌呤（8-cyclopentyl，3-dipropylxathine，DPCPX）能抑制异氟烷的心肌保护作用支持后一理论。Kerstan等的研究发现在动物实验中，DPCPX部分地抑制异氟烷的心脏保护活性。

二、静脉麻醉药对心血管的影响

静脉麻醉药本身能产生心血管效应，且在麻醉诱导时通过影响自主神经系统、血管运动中枢、外周血管张力和心肌的机械性能引起血流动力学改变。

1. 硫喷妥钠　对心肌的影响主要是通过减少肌原纤维的钙内流而降低心肌收缩力，同时加快心率，心排血指数没有变化或稍有下降，平均动脉压不变或稍下降。早期血流动力学研究证实硫喷妥钠（100~400mg）明显降低心排血量（24%）和收缩压（10%），因为增加了静脉容量而减少静脉回流。给硫喷妥钠后气管插管有明显的高血压和心率增快，同时应用芬太尼可减少心率的增快。硫喷妥钠减低心排血量的机制有：①直接的负性肌力作用；②因增加静脉容量而减少心室充盈；③暂时降低中枢神经系统输出的交感活性。应用硫喷妥钠引起的心率增快可能是由于刺激心脏的交感神经引起。硫喷妥钠引起的负性肌力作用是由于钙内流减少而致。

2. 咪达唑仑　对循环系统干扰较轻，如对外周阻力及心室收缩功能影响较少，使心肌氧耗减少等，比较适用于心功能较差患者或心脏手术的麻醉。随着苯二氮䓬类的拮抗剂氟马泽尼的应用，临床使用中也比较安全。

3. 氯胺酮　通过中枢介导的交感反应兴奋心血管系统。单独给药时，使心率、血压、全身血管阻力、全身和肺动脉压及心肌耗氧量均增加，因而导致心肌氧供需不平衡。心脏做功增加，尤其是右室，因为肺血管阻力比全身血管阻力升高明显，因此禁用于右室储备差的成年患者。氯胺酮产生心血管效应的程度在治疗剂量范围内与剂量无关，无交感性刺激作用，但有负性肌力效应；氯胺酮可维持血压，通常用于急性休克患者，也可供狭窄性心包炎或心脏压塞患者用作麻醉诱导。

4. 依托咪酯　对心肌收缩力影响较小，仅外周血管稍有扩张；不引起组胺释放；在目前常用的静脉麻醉药中依托咪酯对心血管系统影响最小。与其他麻醉药相比，其产生的心肌氧供需平衡最佳。事实上，依托咪酯对冠状循环可能有弱的硝酸甘油样效应。用依托咪酯诱导后，血流动力学不变或变化小，诱导后前负荷和后负荷均未改变，dp/dt_{max}不变提示心功能未受损害。二尖瓣或主动脉瓣病变患者用依托咪酯诱导麻醉后，全身和肺动脉血压显著降低。血容量过低和心脏压塞或低心排血量患者用依托咪酯比用其他静脉麻醉药对心血管的影响轻。

5. 丙泊酚 有许多研究比较了丙泊酚与常用的诱导药物如硫喷妥钠和依托咪酯的血流动力学作用，然而因为麻醉技术的不同、麻醉药物剂量的不同和监测技术不同，而结果的相互比较较为困难。用丙泊酚静脉诱导（2mg/kg）和静脉维持 [100μg/（kg·min）]，动脉收缩压下降 15% ~40%，动脉舒张压和平均压也有相同的改变。丙泊酚对心率的影响是可变的。如联合氧化亚氮麻醉使交感神经系统活性增加，心率可能增快。丙泊酚并不破坏控制心率的靶受体反射，而是重新调整反射的平衡导致在低水平的血压时心率没有改变，可解释尽管平均压下降而心率仍下降的现象。有证据表明应用丙泊酚出现剂量依赖性的心肌收缩性下降。Coetzee 等测量动物的局部心肌收缩性，证实丙泊酚血浆浓度和心肌收缩性下降有明显的相关性。许多研究发现，应用丙泊酚后 SVR、心排血指数、每搏量和左室收缩做功有明显下降。与硝普钠相比，丙泊酚输注入清醒患者的肱动脉，尽管前臂血管的丙泊酚浓度达到了治疗浓度，但并没有引起明显血管舒张反应。丙泊酚麻醉对前臂血管阻力和前臂静脉顺应性的作用同阻滞颈胸神经节引起的去交感神经效果一样，所以丙泊酚对外周血管的作用表现为抑制以交感神经兴奋为主的血管收缩。有学者研究丙泊酚对兔肠系膜动脉的平滑肌的影响，发现丙泊酚主要是通过抑制钙离子释放和钙离子通过钙通道的流入，从而抑制去甲肾上腺素引起的动脉平滑肌收缩，这些结果也可解释丙泊酚对其他血管平滑肌的作用。

三、阿片类麻醉药对心血管的影响

阿片类的许多血流动力学作用可能与它们对中枢神经系统发出的自主神经的影响有关，特别是迷走神经的作用。吗啡和哌替啶有组胺释放作用，芬太尼类药物不引起组胺释放。阿片类对靶受体反射的抑制引起全身血流动力学反应。芬太尼破坏颈动脉化学感受器反射，这一反射不但能控制呼吸，还是一有力的心血管功能调节反射。

所有阿片类，除了哌替啶外，都引起心动过缓。哌替啶常使心率增快，可能与它和阿托品在结构上相似有关。阿片类诱发心动过缓的机制是刺激迷走神经的作用，用阿托品预处理会减弱这一作用，但不可能全部消除阿片类诱发的心动过缓，特别是用 β 受体阻断药的患者。缓慢应用阿片类可减少心动过缓的发生率。

1. 吗啡 由于抑制交感神经活性，增强迷走神经张力，常引起低血压。即使小剂量静脉使用也可发生低血压。静脉用麻醉剂量（1~4mg/kg）可发生深度的低血压。吗啡的许多血流动力学效应是由于吗啡对血管平滑肌的直接作用和释放组胺的间接作用引起的，用吗啡后发生的低血压并不引起显著的心肌抑制。在心血管手术时，用吗啡麻醉的患者中可能发生高血压。麻醉期间的高血压可因轻度或不充分的麻醉、反射机制、兴奋肾素－血管紧张素机制和交感肾上腺的激活等所致。

2. 哌替啶 应用哌替啶后可发生低血压。哌替啶引起血浆组胺显著升高。大多数研究表明哌替啶降低心肌收缩力，甚至在低剂量也可引起动脉血压、外周阻力和心排血量的显著下降。哌替啶常有心动过速，很少造成心动过缓，这可能和其结构与阿托品相似有关。由于其显著的心血管作用，哌替啶不是理想的麻醉用药。

3. 芬太尼类 很少引起血压降低，即使左室功能较差者也很少出现低血压，与此种阿片类药物不引起血浆组胺变化有关。芬太尼也不引起或很少引起心肌收缩力的变化。在芬太尼家族中，芬太尼对循环功能的影响最小，使用芬太尼后的低血压多与心动过缓有关。芬太尼麻醉时也有突然血压升高的情况，尤其在气管插管或强的手术刺激时发生较多，常与浅麻醉或剂量低出现觉醒有关。芬太尼类药物用于心脏手术的最大的优点是对心血管的抑制小。这在麻醉诱导中特别重要，在劈开胸骨和游离主动脉根部时，可有明显的高血压和心率增快，这时就需要应用辅助药物以保持心血管的稳定性。在劈胸骨时，动脉血压升高，外周阻力升高，心排血量反而下降。有关芬太尼麻醉时血流动力学对手术刺激的反应强度报道差异较大，即使相同剂量的芬太尼，不同的作者有不同的结论。有一个重要的影响因素是 β 受体阻断药，在行冠状动脉旁路移植术（CABG）的患者，用芬太尼 $122\mu g/kg$，未用 β 受体阻断药的患者有 86% 发生高血压，而在用 β 受体阻断药的患者只有 33% 发生高血压。芬太尼和苏芬太尼在诱导期间提供相同的心血管稳定性，而阿芬太尼会引起血流动力学欠稳定和心肌局部缺血。阿芬太尼对刺激引起的交感反射和血流动力学反应的抑制效果比芬太尼和苏芬太尼弱。对于心脏瓣膜置换患者，3 种芬太尼类药物均能提供满意的麻醉。但争论仍存在，尤其是用哪一药物麻醉为 CABG 最好选择，但一般认为麻醉技术的选择对 CABG 术后结果并无明显影响。

有学者考虑到静脉应用芬太尼对心血管影响较大，比较了在大手术中硬膜外和静脉应用芬太尼的效果，结果除了硬膜外应用芬太尼的患者心率减慢的发生率较低外，两者血流动力学差异不明显，同样，血糖、皮质醇、尿肾上腺素和去甲肾上腺素也没有差异。

四、肌肉松弛药对心血管的影响

肌肉松弛药可能干扰自主神经功能而产生多种心血管效应。实验证明各种肌肉松弛药如果给予足够大的剂量均可与胆碱能受体相互作用。然而在临床实践中，副作用一般并不严重，因为肌肉松弛药的 N_1 和 M 性质的剂量－反应曲线与其神经肌肉阻断效应的曲线相隔很远。真正的自主神经反应不因注射速度较慢而减弱，如果分剂量给予，反应则叠加。肌肉松弛药的后续剂量如果与原剂量相同，将产生相似的反应。

许多肌肉松弛药产生心血管效应的另一种机制可能是组胺释放。经静脉途径快速注射大剂量肌肉松弛药时，头颈和上部躯干可出现一定程度的红斑，并有动脉压短暂下降和心率轻、中度升高。支气管痉挛极为少见。这些副作用一般是短时间的，可因注射速度较慢而显著减弱。也可采取将 H_1 和 H_2 受体阻断药联合应用的预防疗法。

1. 琥珀胆碱 由于其在神经肌肉接头处的去极化作用，可导致一系列不良反应，如胃内压、眼压和颅内压增高、高钾血症、麻醉后肌痛和恶性高热等。琥珀胆碱可能是唯一直接参与导致心律失常的肌肉松弛药。由于其结构与乙酰胆碱相似，可刺激全部胆碱能受体包括交感或副交感神经节的 M_1 受体和心脏窦房结 M_2 受体，引起窦性心动过缓、交界性心律和从室性期前收缩到心室颤动（简称室颤）的各种室性心律失常。

2. 潘库溴铵 一般无神经节阻滞和组胺释放作用，但有阻滞心脏 M_2 受体作用，可使心率增快和血压升高。在心血管麻醉中，与大剂量芬太尼合用，可拮抗芬太尼引起的心率减慢，对那些依赖心率维持心排血量的患者是一种较为理想的药物。潘库溴铵和丙米嗪合用时引起心动过速。$0.08mg/kg$ 的潘库溴铵会产生室性期前收缩和心动过速，如给丙米嗪则有可能发展为室颤。有研究发现接受长期丙米嗪治疗的患者应用潘库溴铵和氟烷麻醉可发生严重的室性心律失常。

3. 哌库溴铵 为一长效肌肉松弛药，临床使用剂量能保持心血管功能的稳定。可偶发心率减慢，是由麻醉和手术刺激引起迷走反射间接导致的作用。

4. 阿曲库铵　因其特殊的灭活方式－霍夫曼降解，已成为肝肾疾病和老年患者的首选肌肉松弛药。临床上给阿曲库铵 0.2～0.4mg/kg 时一般心率、血压、心排血量和中心静脉压无明显变化，而给 0.6mg/kg 时可出现剂量相关的组胺释放引起的低血压和心率增快，一般能自行恢复。用组胺 H_1 和 H_2 受体阻断药可预防这一反应。

5. 维库溴铵　是潘库溴铵的衍生物，心血管安全系数高，即使剂量高达 0.4mg/kg，也无心血管不良反应，不产生神经节和迷走神经阻滞，不引起组胺释放，适合心脏患者的手术。但与大剂量芬太尼合用时可发生心动过缓，可用阿托品预防。维库溴铵可抑制缺氧时颈动脉化学感受器的调节功能，因而抑制自发呼吸的恢复。

6. 罗库溴铵　是维库溴铵的衍生物。肌肉松弛作用约为维库溴铵的 1/8～1/5，但其起效较快。用罗库溴铵 1.2mg/kg 和琥珀胆碱 2mg/kg 可在 45s 内使 95% 患者达到 90% 的神经肌肉阻滞，这一资料表明用罗库溴铵 1.2mg/kg，可用于快速起效诱导插管。同维库溴铵一样，罗库溴铵不产生心血管副作用，大剂量时可引起心率增快，可能是迷走神经被阻滞的原因。

7. 顺阿曲库胺　是阿曲库铵的 10 种异构体混合物中的一种，灭活方式也为霍夫曼降解。其神经肌肉阻滞作用与阿曲库铵相同，不产生心血管效果或增加血浆组胺浓度，适合用于危重患者的肌肉松弛。顺阿曲库胺在老年人起效较慢，比年轻人长约 1min。延迟的原因可能是老年人达到生物相平衡较缓慢，但这一不同并不影响恢复时间。

8. 米库氯胺　是短效肌肉松弛药。应用米库氯胺后不拮抗，在成年人残余肌肉松弛作用有发生，而在小儿较少发生，一般 10min 就可恢复。大剂量或快速注射可引起组胺的释放，导致血压下降、心率增快，多发生在给药后 1～3min，可自行消退。临床上为了达到肌肉松弛药的快速恢复，在长效肌肉松弛药后应用短效肌肉松弛药。可是有学者发现在使用潘库溴铵后，再使用米库氯胺，并不表现为短效肌肉松弛作用。

五、肌肉松弛药拮抗药的心血管作用

有报道在使用新斯的明和阿托品后可发生心律失常和心搏骤停，所以常使用各种技术来改善安全性，包括过度通气产生轻微的呼吸性碱血症，同时缓慢应用新斯的明和阿托品，维持充足的氧供应等。

应用新斯的明时，同时使用不充分的阿托品和格隆溴铵，可刺激心脏的胆碱能受体（M_2 受体）产生心搏骤停。阿托品、新斯的明或两者联合使用与心律失常的关系较为复杂，如倒转的 P 波、文氏现象、房性期前收缩、室性期前收缩和二联律。这些情况也常在改变麻醉浓度、手术刺激、从麻醉中恢复时发生。

接受格隆溴铵和新斯的明的患者比接受阿托品和新斯的明的患者心率改变较小。格隆溴铵和新斯的明、吡斯的明或依酚氯铵合用时可降低心律失常的发生率。用阿托品可能有较高的心律失常发生率，而格隆溴铵阻滞抗胆碱酯酶药的心律失常作用比阿托品有效。

依酚氯铵有两个优点：①起效时间比新斯的明或溴吡斯的明短；②仅需要和新斯的明合用时阿托品的一半剂量来防止依酚氯铵不利的心脏 M_2 受体作用。为了减少心率的改变，起效快的依酚氯铵和阿托品应一起使用，慢起效的新斯的明和格隆溴铵应一起使用。依酚氯铵与新斯的明相比有较少的 M_2 受体作用，它主要的作用机制是突触前。

长期三环类抗抑郁药治疗后使用肌肉松弛药拮抗药可导致心电图异常。长期应用阿米替林的猫，用新斯的明或新斯的明和阿托品联合用于拮抗筒箭毒碱时，可观察到 ST－T 改变和心肌传导改变明显增强，这可能归因于新斯的明对心脏的作用结合三环类抗抑郁药的奎尼丁样作用和对心肌的直接作用。

六、局部麻醉药对心血管的影响

局部麻醉药（简称局麻药）对心血管的效应，系局部麻醉期间对自主神经通路阻滞的间接作用（例如高位脊髓或硬膜外阻滞），或对心脏或血管平滑肌或心肌传导系的直接抑制作用。

在心肌细胞4相舒张期自动去极化期间，正常时存在着钾渗透力的逐渐下降。这种效应，尤其在心室肌缺血时，可被抗心律失常剂量的利多卡因所减弱或阻断而造成4相延长或去极化消失。更高剂量的利多卡因使0相去极化减慢，这种效应是由于钠传导的抑制。

正常心电图很少受一般抗心律失常剂量利多卡因的影响，中毒剂量的利多卡因可减慢心内传导，心电图表现为 P－R 间期和 QRS 持续时间延长和窦性心动过缓，所有这些均反映出心肌自律性降低。其他局麻药也已证实具有抗心律失常的效应。

相对的心血管毒性与各种药物固有的麻醉效能一般成比例。此外，心血管系统对局麻药可能的毒性效应抗拒力更强。普鲁卡因比效力较弱、脂溶性较低而且与蛋白结合具有相对更强的心脏毒性。普鲁卡因引起心血管虚脱的剂量比中枢神经系统毒性剂量仅大 3.7～4.4 倍。已有若干普鲁卡因引起快速而深度心血管虚脱病例报道。

1. 利多卡因 临床应用证明它对各种室性心律失常均有迅速而显著的疗效，能改善梗死区心肌的局部供血，故用于心肌梗死急性期防止发生室颤的疗效更好，是室性心律失常的首选药物。

利多卡因直接抑制希－浦氏系统的钠离子内流和促进钾离子外流，对其他心肌组织及自主神经无影响。利多卡因能降低浦肯野纤维的自律性和提高心室肌的致颤阈。在治疗浓度，它对希－浦氏系统的传导速度无影响，但在心肌缺血部位，因细胞外钾离子浓度升高而血液偏酸性，使利多卡因减慢传导作用明显增强。在高浓度时，可抑制钠离子内流，降低动作电位0相上升速率而减慢传导。

2. 布比卡因 一般局麻药中枢神经系统毒性表现多先于心脏毒性，而布比卡因则与此相反。①产生不可逆性心血管虚脱与中枢神经系统毒性（惊厥）间局麻药剂量之比（CC/CNS），布比卡因要比利多卡因低。动物实验表明利多卡因 CC/CNS 为 7.1 ± 1.1，亦即相当于 7 倍的惊厥剂量才引起不可逆的心血管虚脱，布比卡因则为 3.7 ± 0.55；②血管内误入过量的布比卡因能引起室性心律失常与致死性室颤，利多卡因则否；③怀孕患者对布比卡因的心脏毒性更为敏感；④布比卡因引起的心血管意外，复苏困难；⑤酸中毒和缺氧可显著强化布比卡因的心脏毒性。

3. 罗哌卡因 其化学结构与布比卡因相似，但脂溶性小于布比卡因，神经阻滞效能小于布比卡因；对心脏兴奋和传导抑制均弱于布比卡因。

此外，麻醉药物、麻醉深度、通气方式、手术刺激、PCO_2 的变化、麻醉药物对神经调节功能的干扰和麻醉状态下血管张力的改变都直接或间接影响心血管系统功能，所以应对麻醉期间循环功能变化有足够的认识，注意病情的转化，以保证治疗措施具有针对性。

七、心肌缺血预适应的研究

心肌缺血预适应（ischemic preconditioning，IPC）是指心肌在受到短暂缺血缺氧、热休克或给予特定的药物因子后产生的对随后的致死性的缺血缺氧损害的抵抗力。IPC 的效应主要表现为：减少持续的缺血再灌注时的心肌梗死面积，显著改善再灌注后心室尤其是左室功能的恢复，并减少缺血急性期的心律失常；降低心肌能量代谢率，或者在再灌注期增加已耗竭的 Krebs 循环的糖的供应，以使心肌获得能量维持收缩功能。

1. IPC 的触发物质　从 IPC 的触发到产生效应的整个信号传导过程大致分以下 3 个环节。受刺激后机体产生内源性的触发物质；触发物质通过膜受体将信号转导到蛋白激酶；蛋白激酶作用于效应器，产生对抗缺血缺氧的保护作用。IPC 内源性触发物质主要有：

（1）腺苷：是心肌代谢产物，内源性扩血管剂，作用机制是与膜腺苷受体（主要是 A_1 受体）结合，通过 G 蛋白偶联激活磷脂酶 C，后者经过一系列顺序激活蛋白激酶 C（PKC）和胞膜钙通道，信号最终传递至效应器—线粒体的 $K^+ - ATP$ 通道。腺苷受体拮抗剂可阻断 IPC 的形成。

（2）类阿片肽：近年来阿片肽在介导 IPC 中的作用逐渐得到重视。主要激活 G 蛋白，后者激活 PKC，PKC 又可激活线粒体的 ATP 敏感的钾通道。IPC 的保护作用如缓解心绞痛、减小梗死面积等在给予阿片类药物后即刻出现，并且在 24h 后再现。其缓解心绞痛作用不依赖于其镇痛效应。非特异性拮抗剂纳洛酮以及 δ 受体拮抗剂 7 - benzylidenaltrexone 可抑制 IPC。

（3）一氧化氮（NO）：IPC 的延迟效应与 NO 水平中度升高有关。NO 激活鸟苷酸环化酶使 cGMP 增多，后者激活磷酸二酯酶（PDE）使 cAMP 水平下降而产生一系列效应。单磷脂 A（MLA）诱发的心肌延迟性保护作用依赖于诱生型一氧化氮合成酶（iNOS），给予拮抗剂 S - methylisothiourea（3mg/kg）可消除 MLA 的作用，在 iNOS 基因敲除的动物，MLA 根本不能发挥心肌保护作用，因此 NO 被认为在 MLA 药物预适应中起到了枢纽作用。如果 NO 产生过多，导致氧自由基大量产生则可能介导细胞损伤作用。

（4）肾上腺素：一般认为在 IPC 的细胞外信号转导中肾上腺素的 A_1 和 A_3 受体与抑制性的 G 蛋白偶联，通过作用于腺苷酸环化酶（AC）产生心肌保护作用（A_1 和 A_3 受体在心室肌和血管平滑肌呈优势分布）。A_2 受体则与 G 蛋白偶联而产生扩血管作用（A_2 受体在血管平滑肌呈优势分布）。肾上腺素受体激动药诱导 IPC 的研究已经兴起，目前还处于初期阶段。

（5）血管紧张素转化酶（ACE）：ACE 抑制药通过减少缓激肽的降解可以增加其在局部的水平，从而增强缓激肽诱导的 IPC，这种作用出现在缺血 24h 后，表现为心肌梗死面积显著减少。

（6）降钙素基因相关肽（CGRP）：长时间的缺血再灌注后心肌可产生大量的肌酸激酶和肿瘤坏死因子 α（TNF - α），预给 CGRP 诱导 IPC 后心肌组织中的肌酸激酶和 TNF - α 的含量显著减少，心功能显著改善。另有报道 CGRP 在 IPC 时的升高与年龄相关，老龄患者相应的保护作用减弱。

（7）激肽：心脏有独立的激肽系统，在缺血期间释放激肽，具有保护心肌的作用。外源性激肽可模拟 IPC。其具体的信号转导途径可能通过 NO 通路介导心肌保护，其最重要的通路可能是通过 PKC 途径：激肽受体偶联 G 蛋白，后者激活磷脂酶 C（PLC）分解 PIP_2 为 IP_3 和 DG，前者使胞内钙离子增加，后者则激活了 PKC，产生生物学效应。

（8）热休克蛋白（HSPs）：在心肌缺血/再灌注和缺血预适应的延迟相 HSP72 都是心肌自我保护系统中的重要一员。HSPs 的过度表达激活了 5′-外核苷酸酶，后者是合成腺苷的关键酶。因此 HSPs 的延迟性保护作用可能有赖于 5′-外核苷酸酶的作用，给予酶抑制剂 α，β-亚甲基腺苷二磷酸可明显降低 IPC 的保护作用。

2. IPC 的效应器 触发物质通过胞内信号传导激活蛋白激酶系统，后者使得磷酸化过程激活。早年的研究以为 IPC 的最终效应器在胞膜的 ATP 敏感的 K^+ 通道（K^+-ATP），通过胞外钾离子的内流使动作电位时程（APT）缩短，引起 Ca^{2+} 内流而产生作用。但最近几乎所有的目光都集中在线粒体的 K^+-ATP 通道上。其结构上是属于内向整流 K^+ 通道家族和磺脲类药物受体。受体蛋白上有 2 个 ATP 结合位点，当组织缺氧，ATP 浓度降低至某一临界值时线粒体上的 K^+-ATP 通道开放，钾离子内流，有助于重建线粒体内的电化学梯度，增强电子传递链和氧化磷酸化作用。二氮嗪是一类选择性的 K^+-ATP 通道开放剂，对线粒体上的 K^+-ATP 通道作用强大而对胞膜的 K^+-ATP 通道作用微弱，可模拟 IPC，它的作用可被线粒体的 K^+-ATP 通道阻断药格列本脲或 5-OH-癸酸盐（5-HD）取消，而不能被胞膜的 K^+-ATP 通道阻断药 HMR1883 阻断。

3. 药物性诱发 IPC 已见报道的诱发策略大致可分为 2 类，即药物性 IPC 和非药物性 IPC。

（1）作用于信号通路的药物：基于上述的机制，分别有作者提出了使用腺苷、阿片受体激动药、单磷脂 A、肾上腺素、血管紧张素转化酶抑制药（ACEI）、PKC 激动药等作为药物性 IPC 的诱导剂。还有人提出短暂的无钙灌流也可诱发出 IPC。实际上都是作用于不同的信号传导环节而发挥心肌保护作用。

（2）作用于效应器的药物：线粒体的 K^+-ATP 通道开放剂目前备受关注。尼可地尔（nicorandil）作用于 ATP 敏感的 K^+ 通道，属于硝酸盐类药物，可提高缺血心肌心室壁的运动，具有明显的心肌保护效应。其主要的不良反应是头痛，以小剂量开始则可避免之。临床上在行经皮腔内冠脉成形术（PTCA）时静脉内给予尼可地尔可产生药物性 IPC 的作用，可以明显限制心肌梗死的面积。

（3）其他可模拟 IPC 的药物：硝酸甘油被报道预先应用于冠状血管成形术可以模拟 IPC，在硝酸甘油应用 24h 后可发挥类似多次短暂缺血所致的 IPC 作用，即延迟性保护效应。因此预防性使用硝酸盐是保护缺血性心肌的一条新途径。

（4）吸入麻醉药：体外循环冠状血管手术中，在心脏停搏前吸入 0.5%~2.0% 的恩氟烷，然后在体外循环前、后分别评估心脏压力-面积曲线，协方差分析结果显示其心肌保护作用非常显著（P = 0.002）。有关异氟烷、七氟烷、地氟烷的类似报道也分别提示能够使心肌产生预适应效应。

4. 非药物性诱发 IPC

（1）多次反复的缺血再灌注：早在 1986 年就有人发现 4 次 5min 的左旋支缺血可提高对后续 40min 的心肌缺血的耐受。此法已经成为研究缺血预适应常用的经典实验诱导方法。

（2）短期重复运动：心绞痛患者在行走中出现心绞痛，但继续行走疼痛反而减轻，此现象被称为"预热"。临床上采用重复运动试验发现首次运动 10min 后第二次重复运动时心绞痛发生率明显降低，潜伏期延长，ST 段压低程度减小且持续时间缩短。短期锻炼可诱发心肌对抗缺血再灌注损伤的保护作用，这种作用不依赖于 HSP 的升高，但可见到相应的 MnSOD（含 Mn^{2+} 的超氧化物歧化酶）活性升高，提示脂质过氧化水平较低，因此锻炼相关性心肌保护可能部分依赖于内源性抗氧化的防御机制。

（3）远隔器官心肌预适应（Remote organ preconditioning of the myocardiom）：一过性的肾脏或肠缺血也可诱发心肌的 IPC，这种远隔器官诱发的心肌缺血预适应又称为器官间缺血预适应。实际上由于心脏的缺血再灌注后导致远隔器官如大脑的损伤的发生频率也是很高的。有作者做了这样的研究：先阻断肠系膜上动脉 30min，24h 后持续阻断冠脉 30min，再灌注 180min，发现心肌梗死面积比假手术组（未行肠缺血术）显著减少（P < 0.01）。此过程可能由诱生型 NOS（iNOS）介导。这种预适应的重要临床意义在于：对于那些不同病因（严重创伤、血流动力异常、阻塞性疾患等）引起的肠缺血再灌注的患者，在随后可能发生的心肌缺血治疗中有一个更长的治疗时机，以挽救缺血的心肌。

通过对上述的有关 IPC 机制和诱发策略的分析，可以看出实际上有多种策略可供选择，有些方法在临床上已初见效果。尽管如此，对外源性诱发 IPC 的临床应用仍应持谨慎的欢迎态度。前期的机制研究是令人鼓舞的，展示的前景也是诱人的，但使用直接的外推法将实验室的结果应用于临床应予避免。对当前的研究成果进行实事求是的评价是很重要的，应避免对其寄予不切实际的期望，另外还应该通过改良的试验设计来开发这种功能强大的预适应现象的巨大潜力。

（王莉娟）

第二节　缺血性心脏病麻醉

缺血性心脏病指心肌相对或绝对缺血而引起的心脏病，其中约 90% 因冠状动脉粥样硬化引起；约 10% 为其他原因如冠状动脉痉挛、冠状动静脉瘘、冠状动脉瘤、冠状动脉炎等引起。因冠状动脉粥样硬化及冠状动脉痉挛引起的缺血性心脏病，简称"冠心病"。我国 40 岁以上人群中的患病率为 5% ～10% 。缺血性心脏病的临床表现类型包括心绞痛、心肌梗死、心源性猝死及充血性心力衰竭。

一、心脏代谢的特点

1. 心脏耗氧量　居全身各脏器之首，静息时可达 7 ～9ml/（100g·min），因此在正常情况下，心肌从冠状动脉血流中的氧摄取量高达 65% ～75% ，心肌氧储备量很低。当心肌氧耗量增加时，必须通过扩大冠状动脉管腔，增加冠状动脉血流量才能满足耗氧量增加的需求。

2. 冠状动脉的血流量　主要依赖于 3 个因素：冠状动脉管腔的大小、冠状动脉灌注压（体循环舒张压）的高低以及舒张期的时限。正常的冠状动脉具有一定的自主调节功能，当冠状动脉灌注压在 60 ～180mmHg 之间时，冠状动脉能够通过自主调节管腔的大小来维持正常的冠状动脉血流量。然而当冠状动脉灌注压低于 60mmHg 时，冠状动脉的管腔达到最大的舒张状态依然无法满足心肌的氧耗量，患者会出现心肌缺血的表现。但对于冠心病的患者，由于冠状动脉动脉粥样硬化斑块形成、管腔狭窄，冠状动脉失去了自主代偿的功能，冠状动脉狭窄50% ~70%为中度狭窄,患者在运动状态下可能出现心肌供血不足的表现,而冠状动脉狭窄70%以上为重度狭窄,患者在静息状态下即可能出现心肌供血不足的表现。冠状动脉循环的另一特点是心脏收缩期由于心肌毛细血管受挤压,冠状动脉循环血流量反而减少,因此冠状动脉的灌注主要发生在心脏舒张期。当心率增快,心脏舒张期缩短时可能发生冠状动脉灌注不足和心肌缺血。

3. 冠状动脉氧供的因素 冠状动脉狭窄的程度,冠状动脉痉挛,斑块破裂血栓形成,心动过速导致心脏舒张期缩短,低氧血症导致冠状动脉含氧量下降,体循环舒张压降低导致冠状动脉灌注压不足,心肌肥厚导致心肌内毛细血管和心肌细胞的比例降低等。增加心肌耗氧的因素有:①心率加快;②心肌收缩力增强;③心室壁收缩期或舒张期张力增加。

二、术前评估

对于拟行冠状动脉搭桥手术的患者,除了术前常规脏器功能评估外,还需要通过详细的询问病史、细致的体格检查及实验室检查对患者的心脏情况进行充分的评估。

1. 评估冠状动脉粥样硬化的严重程度 特别要注意患者是否存在严重的左冠状动脉动脉主干病变或等位病变,是否存在左冠状动脉前降支近端或三支病变等高危因素。

2. 临床心功能评估 血管造影术或超声心动图等检查来评估左心室的收缩功能。临床心功能评估可按照纽约心脏病协会的心功能分级:Ⅰ级(体力活动不受限,一般活动无症状);Ⅱ级(一般活动引起疲劳、心悸、呼吸困难或心绞痛;休息时感觉舒适);Ⅲ级(轻活动即感心悸、呼吸困难、心绞痛,休息后缓解);Ⅳ级(休息时也有症状或心绞痛)。成人正常左心室射血分数(left ventricularejection fracture,LVEF)为60% ±7%。一般认为LVEF <50%即为心功能下降。心肌梗死患者若无心力衰竭,LVEF多在40% ~50%;如果出现症状,LVEF多在25% ~40%;如果在休息时也有症状,LVEF可能 <25%。LVEF可通过左心室导管心室造影获得,也可通过超声心动图、核素心脏显像获得。LVEF正常或大于50%时,患者术后发生低心排综合征的危险度低,而LVEF在25% ~50%之间的患者具有中等危险度,LVEF低于25%的患者具有高危险度。

3. 评估患者是否存在急性冠状动脉综合征 明显的充血性心力衰竭、严重心律失常以及瓣膜疾病等严重影响围术期生存率的因素。存在上述并发症的患者,围术期发生心梗、恶性心律失常、心源性休克等风险很高。

影响手术效果的危险因素如下:①年龄大于75岁;②女性,冠状动脉细小,吻合困难,影响通畅率;③肥胖;④LVEF <40%;⑤左冠状动脉主干狭窄 >90%;⑥术前为不稳定性心绞痛,心力衰竭;⑦合并瓣膜病、颈动脉病、高血压、糖尿病、肾及肺疾病;⑧心肌梗死后7d内手术;⑨PTCA后急症手术;⑩再次搭桥手术,或同期施行其他手术。

三、术前准备

1. 冠心病二级预防用药 包括降压药、降脂药、控制心率的β受体阻滞剂均口服至手术当日晨,小口水送服;抗血小板药物是否停药及是否使用抗凝治疗需根据患者冠状动脉病变的严重情况和外科医生的要求进行个体化决策;对于病情不稳定继续服用阿司匹林、氯吡格雷等抗血小板药物的患者,术前需备血小板以防因血小板功能不全导致术中止血困难。

2. 对于冠心病患者 特别是存在急性冠状动脉综合征的患者,术前应采取各种措施来缓解患者紧张焦虑的情绪，包括精神安慰和镇静镇痛药物的使用；但对于合并心力衰竭或肺部疾病的患者，术前使用镇痛镇静药物时需注意药物的用量，并加强监测。

3. 对于存在心力衰竭的患者　术前应采取强心利尿等治疗纠正心力衰竭症状。

4. 术前准备过程　需监测并纠正电解质紊乱等情况，尤其需避免低钾血症和低镁血症。

5. 营养状况较差的患者　需加强营养支持治疗，纠正低蛋白血症和贫血。

6. 对于高血压和糖尿病患者　需调整降压药和降糖药的用量，使术前血压血糖控制平稳。

同时麻醉医生应特别关注心电图上的或病史中的异常心律，例如房心颤动或其他室上性心动过速（可能导致血流动力学不稳定或增加栓塞性神经并发症的发生）、左束支传导阻滞、PR 间期延长（可能发展为更进一步的心脏传导阻滞）及完全性心脏阻滞（可能已经安置了起搏器）。应充分了解目前的抗心律失常治疗方法，麻醉前准备好相应的抗心律失常药物。

四、麻醉要点

1. 麻醉监测　标准的常规监测包括：有创动脉血压监测（通常采用桡动脉）、中心静脉压监测、五导联心电图监测、脉搏血氧饱和度监测、鼻温和肛温监测、术中动脉血气分析、ACT 监测等。麻醉深度监测包括 BIS 和 Narcotrend。对于存在肺动脉高压或右心室功能不全的患者可采用肺动脉导管监测，有条件的机构还可采用 TEE 和 PiCCO 等检查来监测术中的血流动力学指标，指导术中补液及血管活性药物的使用。同时 TEE 还能够早期发现心肌缺血的部位和范围，指导外科手术方案，评估心脏瓣膜功能。复杂的神经系统功能监测包括术中脑电图监测、多普勒脑血流图及脑氧监测等，但这些监测手段的使用与神经系统的改善并无直接相关性。

2. 麻醉方法及药物的选择　患者进入手术间后先建立心电图、脉搏氧饱和度、无创袖带血压监测，镇静吸氧，开放 1~2 条 14G 的外周静脉通道，并在局麻下建立桡动脉有创监测。对于存在左冠状动脉主干严重病变或心功能不全的患者，需在麻醉诱导前放置主动脉球囊反搏装置。

目前仍没有确切证据证实某一种麻醉药物明显优于其他药物。所以无论采用七氟醚、异氟醚还是以丙泊酚为基础的静脉麻醉，只要血流动力学控制平稳都能够取得满意的麻醉效果。传统的心血管手术主要依赖于大剂量阿片类药物的使用，但大剂量长效阿片类药物的使用使患者术后麻醉苏醒缓慢，拔管延迟，术后并发症和医疗费用明显增加。目前的临床实践已经证实，使用中小剂量阿片类药物能够达到和大剂量阿片类药物相同的血流动力学效果。

3. 术中注意事项　手术开始后外科医生先取大隐静脉，此过程手术疼痛刺激较小，因此麻醉深度不宜过深，否则容易导致严重的心动过缓和低血压。如果同时取乳内动脉，劈胸骨的疼痛刺激较强烈，需达到足够的镇痛和麻醉深度，以避免心动过速和高血压导致心肌缺血。外科医生取乳内动脉时应将手术床升高并稍向左侧倾斜以便于外科医生操作；同时采用小潮气量、高通气频率的方式以减少胸膜膨胀对术野的干扰。

4. 体外循环　体外循环前需要对患者进行肝素化，肝素的剂量通常为 3mg/kg，ACT 需大于 480s。同时要追加镇痛和肌松药，以弥补体外循环后药物分布容积增大及体外循环机器黏附造成的药物浓度降低。在主动脉插管前，采用 TEE 评估升主动脉或主动脉弓部有无钙化或游离粥样斑块，并确定它们的具体位置以指导插管的位置。主动脉插管时需适当降低血压，收缩压小于110mmHg，对于动脉粥样硬化严重的患者收缩压甚至要降得更低。在动静脉插管期间，由于容量丢失、心脏受压等因素，患者极易发生严重低血压、恶性心律失常等并发症，麻醉医生应密切关注患者的血流动力学情况，随时提醒外科医生。体外循环开始后停止机械通气，采用静态膨肺的方法减少术后肺不张的发生率；定期检查颈静脉的压力，查看患者的颜面部有无水肿，及时发现由于颈静脉梗阻导致的颜面静脉回流障碍；体外循环期间可以采用单次推注苯二氮䓬类药物或持续泵注丙泊酚，定期追加阿片类药物和肌松药物来维持麻醉深度。体外循环期间由于药物分布容积扩大、体外循环机器管壁对药物的黏附作用、机体温度降低导致药物代谢减慢等各种因素的影响，麻醉药物的药代动力学无法按照常规方法进行计算，因此术中加强麻醉深度监测对于避免麻醉过浅和术中知晓极为重要。

5. 心脏复跳前的准备　复查动脉血气分析，确保酸碱平衡及电解质在正常范围内，血细胞比容大于20%；肛温恢复至35℃以上；压力换能器重新调零；各种监护仪工作正常；准备好可能用到的各种血管活性药物，比如硝酸甘油、肾上腺素、去甲肾上腺素、胺碘酮等。

6. 体外循环停机前注意事项　复温完全，肛温大于36℃；电解质在正常范围内，血红蛋白在9g/dl以上；TEE检查示心腔内没有大量的气泡；容量基本正常，在使用或者未使用血管活性药物的情况下，心肌收缩力基本良好；无论是起搏心律还是自主心律，要求没有恶性心律失常；血流动力学基本平稳的情况下可以考虑脱离体外循环。体外循环停机后，给予鱼精蛋白拮抗体内的残余肝素。鱼精蛋白和肝素之比为（0.8~1.0）∶1，之后根据ACT的情况决定是否追加鱼精蛋白。

7. 体外循环后麻醉管理　需要避免容量过负荷，避免左心室室壁张力过高导致心肌氧耗量增加；维持冠状动脉灌注压，对于术前存在心功能不全的患者，可能需使用正性肌力药物及缩血管药物来维持血压，部分患者甚至需要主动脉内球囊反搏来维持冠状动脉灌注压；避免过度通气、麻醉过浅等因素导致的冠状动脉痉挛，尤其是对于搭动脉桥的患者需泵注硝酸甘油或钙通道拮抗剂类药物以防冠状动脉痉挛；输注机血时需适当补充鱼精蛋白，但要避免鱼精蛋白过量导致桥血管血栓形成。

8. 冠状动脉搭桥手术中外科和技术性缺血并发症

（1）移植物近端或远端吻合不佳。

（2）失误导致冠状动脉后壁切口而形成冠状动脉夹层。

（3）冠状动脉缝闭。

（4）静脉移植物长度不够使血管在心脏充盈时受到牵拉。

（5）静脉移植物过长导致静脉扭结。

（6）静脉移植物血栓形成。

缺血的其他原因包括：①冠状动脉气体栓塞或粥样斑块碎片栓塞；②冠状动脉痉挛；③肺过度充气导致的静脉移植物牵拉或乳内动脉血流阻塞。心脏停搏液的残留、室壁瘤或心包炎可能导致在没有真正缺血的情况下出现ST段抬高。

9. 心肌缺血监测　心电图仍然是监测心肌缺血的标准方法。心脏手术患者使用的监护仪应能够同时查看两个导联的心电图，通常是Ⅱ导联和V₅导联，能同时自动分析ST段者更优。但对于心肌缺血的监测，心电图改变的敏感性低于 TEE 监测到的局部室壁运动异常。因此，在血管重建手术中可以采用 TEE 来动态观察心腔半径的缩短和心室壁厚度的增加，用以评价局部心肌是否存在缺血的情况。与其他方法相比，TEE 通常可以提供更好的信息，这对脱离体外循环后患者的评估具有十分重要的价值。

五、术后注意事项

1. 保证氧供

（1）维持血压和心脏收缩功能，必要时辅用小剂量血管活性药物。同时保证足够的血容量，使 CVP 维持在满意的水平。应用小剂量硝酸甘油，防止冠状动脉痉挛，扩张外周血管。

（2）维持血红蛋白浓度，桥血管通畅的患者维持 8g/dl 即可满足心肌氧摄取率、混合静脉血氧张力及冠状窦氧张力。但对于心功能不全、年龄 >65 岁或术后出现并发症导致机体氧耗量增加时，血红蛋白浓度应维持 10g/dl 或更高。

（3）维持血气及酸碱度正常，充分给氧。积极治疗酸中毒、糖尿病及呼吸功能不全。

2. 减少氧耗

（1）保持麻醉苏醒期平稳，避免术后过早减浅麻醉，应用镇静镇痛药以平稳过渡到苏醒期。

（2）预防高血压和心动过速，必要时使用 α 受体阻滞剂（压宁定）、β 受体阻滞剂（美托洛尔）、钙通道拮抗剂等药物。如果仍出现血压升高，试用小剂量硝普钠，但应注意术后患者对硝普钠较敏感，需慎重掌握剂量。控制心率，避免心动过速导致心肌缺血。

3. 早期发现心肌梗死　冠状动脉搭桥患者围术期心肌缺血的发生率为 36.9% ~55%，其中 6.3% ~6.9% 发生心肌梗死。临床上小范围的心肌梗死往往不易被发现；大范围心肌梗死则可引起低心排综合征或恶性心律失常，其中并发心源性休克者为 15% ~20%，病死率高达 80% ~90%；并发心力衰竭者为 20% ~40%。早期发现心肌梗死具有重要性，其诊断依据有：①主诉心绞痛；不明原因的心率增快和血压下降；②心电图出现 ST 段及 T 波改变，或心肌梗死表现；③心肌肌钙蛋白（cTnI）、CK - MB、肌红蛋白（Myo）有重要的诊断价值。

4. 心律失常的防治　心律失常可加重血流动力学紊乱，使心肌氧耗量增加，氧供减少，易导致心肌及体循环灌注不足。因此术后及时纠正心律失常对于维持患者血流动力学平稳，减少术后并发症极为重要。当患者发生心律失常时，首先要去除心律失常的诱发因素，比如电解质紊乱、酸碱失衡、缺氧、二氧化碳蓄积、疼痛刺激、情绪紧张等。去除诱因后若心律失常仍持续存在，则根据患者心律失常的类型选用合适的抗心律失常药物。搭桥手术后器质性的心律失常通常为室性心律失常，可以选用胺碘酮治疗，先给予负荷剂量 150mg 在 10min 内缓慢注射，然后以 1mg/min 速度持续输注 6h，再以 0.5mg/min 的速度输注 18h 进行维持。

5. 术后镇痛　心脏手术后伤口疼痛不仅会增加患者的痛苦，更有可能引起机体一系列的病理生理改变。例如：①患者取强迫体位，不敢呼吸，肺通气量下降，导致低氧血症和 CO_2 蓄积；②患者不能有效咳嗽排痰，易诱发肺不张和肺炎；③患者焦虑、烦躁、睡眠不佳，可使体内儿茶酚胺、醛固酮、皮质醇、肾素 - 血管紧张素系统分泌增多，从而导致高血压、心动过速、心肌耗氧量增加，引起心肌缺血；④引起交感神经兴奋，使胃肠功能受到抑制，引发腹胀、恶心、尿潴留等。综上所述，对于冠状动脉搭桥手术后的患者施行有效的镇痛具有极重要意义。

（王莉娟）

第三节　瓣膜病麻醉

心脏瓣膜病是指由于炎症性、先天性、老年退行性、缺血性坏死或创伤等原因引起瓣膜的结构（如瓣叶、瓣环、腱索或乳头肌）或功能异常，从而导致瓣口狭窄和（或）关闭不全。心室或动脉根部严重扩张也可引起相应瓣膜的相对性关闭不全。

目前我国的心脏瓣膜疾病中以风湿性瓣膜病最为常见。在 20~40 岁的心脏瓣膜病患者中，约70%的患者为风湿性心脏病。成人风湿性心脏病中，1/3~1/2 病例可无明显风湿病史。风湿性瓣膜病以累及左心瓣膜为多见，其中单独二尖瓣病变约占70%，二尖瓣合并主动脉瓣病变约占25%，单独主动脉瓣病变占2%~3%。

风湿性心脏病的发病率在逐年下降，而随着诊疗技术及外科技术的提高，感染性心内膜炎、白塞氏病、梅毒以及马方综合征等原因导致的瓣膜病变比例逐年增加。因此心脏瓣膜置换术仍然是心脏手术十分重要的一个部分。熟练掌握心脏瓣膜疾病的特点及其麻醉处理原则是心血管麻醉医生的基本技能之一。

一、瓣膜病分类

1. 二尖瓣狭窄　正常二尖瓣瓣口面积为 4~6cm^2，瓣口长径为 3~3.5cm。二尖瓣狭窄几乎都是继发于风湿性心脏病。风湿性瓣膜病的病变进展过程较长，患者通常在风湿热后10~20 年甚至更长时间后才出现症状。自然病程是一个缓慢的进行性衰退的过程，首先是劳力性呼吸困难，然后发展为静息性呼吸困难，夜间阵发性呼吸困难，同时可伴有疲劳、心悸、咯血，以及扩大的心房和增粗的肺动脉压迫喉返神经引起声嘶等。随着二尖瓣狭窄病程的延长，左心房逐渐淤血扩大，左心房壁纤维化及心房肌束排列紊乱，导致传导异常，可并发心房纤颤。心房颤动使左心室充盈进一步受限，患者的症状进一步加重；同时增大的心房内形成湍流，易导致血栓形成。血栓脱落可导致体循环栓塞的症状。

随着风湿性瓣膜病病程的进展，二尖瓣狭窄的严重程度可根据瓣口面积的大小分为轻度、中度和重度。①轻度二尖瓣狭窄：瓣口面积达到 1.5~2.5cm^2，此时中度运动可引起呼吸困难，患者处于无症状的生理代偿期；②中度二尖瓣狭窄：瓣口面积达到 1.0~1.5cm^2，轻中度的活动即可引起呼吸困难等症状。此时，由左心房收缩引起的心室充盈量占左心室总充盈量的30%，因此房心颤动或其他原因（如甲亢、妊娠、贫血或发热等）引起的高心排血量状态均可引起严重的充血性心力衰竭。同时左心房压力逐渐升高，肺循环淤血，肺动脉收缩、肺动脉内膜增生、肺动脉中层肥厚，最终造成慢性肺动脉高压，右心功能不全；③重度二尖瓣狭窄：瓣口面积 <1.0cm^2，患者在静息状态下即可出现呼吸困难等症状。此时患者左心房压明显升高，休息状态下出现充血性心力衰竭的表现，同时心排量明显降低，可出现心源性休克。慢性肺动脉高压使右心室扩大，室间隔受压左移使左心室容积进一步减小；右心扩大可致三尖瓣相对关闭不全，出现三尖瓣反流，右心负荷进一步加重，进而出现右心功能不全，引起体循环淤血症状。

2. 二尖瓣关闭不全　二尖瓣关闭不全根据病程的长短可分为急性二尖瓣关闭不全和慢性二尖瓣关闭不全：①急性二尖瓣关闭不全的常见病因包括心肌缺血导致的乳头肌功能不全或腱索断裂，感染性心内膜炎导致的瓣膜损伤等。急性二尖瓣关闭不全患者由于病程进展较快，短时间内左心房压力明显升高可致肺淤血水肿；左心室容量超负荷使左心室舒张末压增高，代偿性交感兴奋使心率增快，外周阻力增加，这两者可增加心肌的氧耗量，加重心肌缺血；②慢性二尖瓣关闭不全的常见病因是风湿性心脏病，但风湿性二尖瓣关闭不全很少单独发生，通常合并有二尖瓣狭窄。风湿性二尖瓣关闭不全的发病也是一个缓慢而无症状的过程。患者在患病后的 20～40 年内可以很好的耐受该疾病，而没有临床不适主诉。但患者一旦出现明显的疲劳、呼吸困难或端坐呼吸等症状，则预示着疾病已进入晚期，未经诊治的患者可在 5 年内死亡。慢性二尖瓣关闭不全根据反流的程度和患者的症状又可分为轻度、中度和重度：①轻度二尖瓣关闭不全为无症状的生理性代偿状态。在这个阶段，随着病程的进展，左心室发生偏心性肥厚，左心室腔逐渐扩大。尽管左心室舒张末容积显著增加，但由于左心室扩大，左心室舒张末压基本维持在正常水平。左心室总每搏量的增加补偿了反流每搏量，因此前向每搏量也基本保持在正常水平。另外左心房体积增大，左心房内压接近正常水平，肺动脉压力也基本在正常范围内。但多数患者最终会出现心房颤动；②中度二尖瓣关闭不全为有症状的损害。持续增大的左心系统使二尖瓣瓣环进一步扩张而致反流量继续增大。此时左心室扩大和肥厚已无法代偿反流量导致的前向心排量减少，患者可出现疲劳、全身虚弱等心力衰竭症状。一旦反流分数超过 60%，患者将发生充血性心力衰竭。二尖瓣关闭不全患者 LVEF 通常较高，如果此类患者的 LVEF 值小于等于 50%，则提示患者存在明显的左心室收缩功能不全；③重度二尖瓣关闭不全为终末衰竭期。重度的二尖瓣反流可使左心房压明显升高，引起肺动脉高压，最终导致右心衰竭；持续而严重的前向心排血量损害可致心源性休克；左心室长期扩大、劳损致收缩功能不全，心肌纤维化，可引发心律失常，加重心源性休克。左心室功能持续恶化的患者，即使瓣膜手术后左心室功能也很难恢复。

3. 主动脉瓣狭窄　正常主动脉瓣口面积 3～4cm²。主动脉瓣狭窄的常见原因包括风湿性心脏病、先天二瓣畸形或老年退行性变等。风湿性主动脉狭窄患者通常伴有关闭不全，患者可出现心绞痛、晕厥、充血性心力衰竭、猝死等临床表现。主动脉瓣狭窄根据瓣口面积和患者的症状也可分为轻度、中度和重度：①轻度为无症状的生理代偿期。患者的左心室收缩压增加，可高达 300mmHg，从而使主动脉收缩压和每搏量保持相对正常。但由于左心室射血阻力增加，左心室后负荷加大，舒张期充盈量增加，心肌纤维伸展、肥大、增粗呈向心性肥厚。此期，左心室舒张末压增高提示左心室舒张功能下降，顺应性降低；②中度为有症状的损害。当瓣口面积达到 0.7～0.9cm² 时，可出现心脏扩大和心室肥厚，左心室舒张末容积和压力升高。但心室肥厚的同时，心肌毛细血管数量并不相应增加。左心室壁内小血管受到高室压及肥厚心肌纤维的挤压，血流量减少；左心室收缩压增高而舒张压降低，可影响冠状动脉供血，因此主动脉狭窄患者心肌氧耗量增加的同时，心肌的氧供却明显降低，严重患者可出现缺血性心肌损伤，进而导致左心室收缩功能受损，LVEF 下降。主动脉瓣狭窄患者左心室舒张末压明显升高，因此左心房收缩可提供高达 40% 的心室充盈量，患者出现房心颤动时可致左心室充盈不足，导致病情急剧恶化；③重度主动脉瓣狭窄为终末衰竭期。此时主动脉瓣指数降至 0.5cm²/m²，LVEF 进一步降低，左心室舒张末压进一步升高。当患者的左心房压超过 25～30mmHg 时，患者可出现肺水肿，充血性心力衰竭等症状。且患者通常会出现猝死。

4. 主动脉瓣关闭不全　主动脉瓣或主动脉根部病变均可引起主动脉瓣关闭不全。①急性主动脉瓣关闭不全可因感染性心内膜炎、主动脉根部夹层动脉瘤或外伤引起。突发的主动脉瓣关闭不全使左心室容量负荷急剧增大，左心室舒张末压升高；同时心室前向心排量减少，交感张力代偿性升高，产生心动过速和心肌收缩力增强，心肌氧耗量增加；患者舒张压降低，室壁张力增加，心肌氧供减少。因此，重症患者或合并基础冠状动脉病变的患者可能出现心肌缺血性损伤。前向心排量减少致心功能不全，液体潴留导致前负荷进一步增加，这种恶性循环可致左心室功能急剧恶化，需紧急手术治疗；②慢性主动脉瓣关闭不全60%～80%由风湿病引起，风湿病可使瓣叶因炎症和肉芽形成而增厚、硬化、挛缩、变形；主动脉瓣叶关闭线上有细小疣状赘生物，瓣膜基底部粘连，因此此类主动脉瓣关闭不全患者通常合并主动脉瓣狭窄。其他病因有先天性主动脉瓣脱垂、主动脉根部病变扩张、梅毒、马方综合征、非特异性主动脉炎以及升主动脉粥样硬化等。慢性主动脉瓣关闭不全根据病情严重程度可分为轻度、中度和重度：①轻度为无症状的生理性代偿期。主动脉瓣反流可致左心室舒张和收缩容量负荷增加，容量负荷的增加伴随着左心室壁增厚和室腔扩大，但左心室舒张末压维持相对正常。反流分数小于每搏量40%的患者基本没有临床症状；②中度为有症状的损害。当主动脉瓣反流量超过每搏量的60%时，可出现持续的左心室扩大和肥厚，最终导致不可逆的左心室心肌组织损害。当患者出现左心室心肌组织不可逆损伤时可表现为左心室舒张末压升高。左心室舒张末压超过20mmHg时表明左心室功能不全。随后出现肺动脉压增高并伴有呼吸困难和充血性心力衰竭；③重度为终末衰竭期。随着病情的加重，左心室功能不全持续发展，最终变为不可逆。此期患者症状发展迅速，外科治疗效果差。由于严重的主动脉瓣反流，舒张压明显减低，引起舒张期冠状动脉灌注不足，患者可发生心绞痛。

5. 三尖瓣狭窄　三尖瓣狭窄多因风湿热所致，且多数与二尖瓣或主动脉瓣病变并存。表现为瓣叶边沿融合、腱索融合或缩短。其他还有先天性三尖瓣闭锁或下移 Ebstein 畸形。三尖瓣狭窄的病理生理特点为：①瓣口狭窄致右心房淤血、右心房扩大和房压增高。病变早期由于静脉系统容量大、阻力低，缓冲量大，右心房压在一段时间内无明显上升；但随着病情的加重，静脉压明显上升，可出现颈静脉怒张，肝大，甚至出现肝硬化、腹水和水肿等体循环淤血的症状；②由于右心室舒张期充盈量减少，肺循环血量及左心充盈量下降，可致心排出量下降而使体循环供血不足；③由于右心室搏出量减少，即使并存严重二尖瓣狭窄，也不致发生肺水肿。

6. 三尖瓣关闭不全　三尖瓣关闭不全多数属于功能性改变，常继发于左心病变和肺动脉高压引起的右心室肥大和三尖瓣环扩大，由于乳头肌、腱索与瓣叶之间的距离拉大而造成关闭不全；因风湿热引起者较少见。

7. 联合瓣膜病　侵犯两个或更多瓣膜的疾病，称为联合瓣膜病。常见的原因有风湿热或感染性心内膜炎，病变往往先从一个瓣膜开始，随后影响到其他瓣膜。例如风湿性二尖瓣狭窄时，因肺动脉高压而致肺动脉明显扩张时，可出现相对性肺动脉瓣关闭不全；也可因右心室扩张肥大而出现相对性三尖瓣关闭不全。此时肺动脉瓣或三尖瓣瓣膜本身并无器质病变，只是功能及血流动力学发生变化。又如主动脉瓣关闭不全时，由于射血增多可出现主动脉瓣相对性狭窄；由于大量血液反流可影响二尖瓣的自由开放而出现相对性二尖瓣狭窄；也可因大量血液反流导致左心室舒张期容量负荷增加，左心室扩张，二尖瓣环扩大，而出现二尖瓣相对性关闭不全。联合瓣膜病发生心功能不全的症状多属综合性，且往往有前一个瓣膜病的症状部分掩盖或减轻后一个瓣膜病临床症状的特点。

二、术前准备

1. 心理准备　无论瓣膜成形术或瓣膜置换术都是创伤较大的大手术；机械瓣置换术的患者还需要终身抗凝，影响患者的生活质量。因此，术前要对患者详细地讲述病情、风险以及麻醉相关的有创操作，使之了解麻醉当天可能发生的事情，有充分的心理准备；同时鼓励患者，使之建立信心，减少术前焦虑和紧张。

2. 术前治疗

（1）术前尽量加强营养支持治疗，改善患者的全身情况。心力衰竭或肺水肿患者应用强心利尿药，使循环维持在满意状态后再接受手术。

（2）术前重视呼吸道感染或局灶感染的积极防治，若存在活动性感染灶，手术应延期进行。

（3）长期使用利尿药者可能发生电解质紊乱，特别是低血钾，术前应予调整至接近正常水平。

（4）术前治疗药物可根据病情酌情使用，如洋地黄或正性肌力药及利尿药可用到手术前日，以控制心率、血压和改善心功能；降压药和 β 受体阻滞剂使用至手术日晨，小口水送服。但应注意，不同类型的瓣膜病有其各自的禁用药，如 β 受体阻滞剂能减慢心率，用于主动脉瓣或二尖瓣关闭不全患者，可能会增加反流量而加重左心负荷；主动脉瓣严重狭窄的患者使用 β 受体阻滞剂可能会出现心搏骤停。二尖瓣狭窄合并心房纤颤，要防止心率加快，不宜使用阿托品；主动脉瓣狭窄患者不宜使用降低前负荷（如硝酸甘油）及降低后负荷（钙通道阻滞剂）的药物以防心搏骤停；术前合并严重病窦综合征、窦性心动过缓或严重传导阻滞的患者，为预防麻醉期骤发心脏停搏，麻醉前应先经静脉安置临时心室起搏器；对重症心力衰竭或严重冠状动脉病变的患者，在施行抢救手术前应先安置主动脉内球囊反搏，并联合应用正性肌力药和血管扩张药，以改善心功能和维持血压。

三、麻醉要点

1. 麻醉诱导　瓣膜病患者通常都有明显的血流动力学改变和心功能受损，麻醉诱导必须缓慢而谨慎。麻醉诱导前连接心电图、脉搏血氧饱和度，并在局麻下建立桡动脉有创监测。诱导药的选择以不过度抑制循环、不加重血流动力学紊乱为前提：①对于病情轻到中度的患者可采用咪达唑仑、依托咪酯、芬太尼诱导；肌松剂可根据患者心率进行选择，心率不快者可用泮库溴铵，心率偏快者用阿曲库铵、哌库溴铵等；②对病情重、心功能Ⅲ～Ⅳ级患者，可采用依托咪酯、芬太尼进行诱导，给药时根据血流动力学情况缓慢加量。

2. 麻醉维持　可采用吸入麻醉，也可采用以静脉药物为主的静吸复合麻醉。对于心功能较差的患者，以芬太尼或舒芬太尼等阿片类药物为主，复合丙泊酚、异氟醚或七氟醚等麻醉药物。但麻醉过程中需加强麻醉深度监测，预防术中知晓。对于心功能较好的患者，可以吸入麻醉药为主，如合并窦房结功能低下者可加用氯胺酮。在体外循环前、中、后应及时追加静脉麻醉药以防麻醉过浅致术中知晓。静脉麻醉药可直接注入体外循环机或经中心静脉测压管注入。

（1）二尖瓣狭窄手术：体外循环前麻醉管理要点：①容量管理：一方面要保持足够的血容量，保证足够的左心前负荷，另一方面又要严控输入量及速度，以免左心房压继续升高导致急性肺水肿；此类患者体位改变对回心血量的影响十分明显，应缓慢改变体位；②心率管理：防止心动过速，否则舒张期缩短，左心室充盈进一步减少，可导致心排量明显下降；同时也要防止心动过缓，因为重度二尖瓣狭窄患者主要依靠心率适当加快来代偿每搏量的减少，若心动过缓，血压将严重下降；房心颤动伴心室率过快时，应选用洋地黄控制心率；③避免肺循环压力进一步升高；二尖瓣狭窄患者通常存在肺动脉高压，而低氧血症、酸中毒、高碳酸血症或使用氧化亚氮等因素可引起严重的肺血管收缩，进一步加重肺动脉高压，从而导致右心功能不全。右心心排量降低使左心房压降低，而室间隔左移左心室内压升高，因此左心室前负荷明显降低，从而引起体循环血压明显下降；④除非血压显著下降，一般不用正性肌力药，否则反而有害；有时为保证主动脉舒张压以维持冠状动脉血流，可适量应用血管加压药。

体外循环后麻醉管理要点：①人工瓣膜置换后，二尖瓣跨瓣压差降低，左心室充盈改善，但由于左心室长期处于容量减少状态，重症患者甚至存在失用性心肌萎缩，容量过负荷或心动过缓可致心室过度扩张，从而引起左心心力衰竭，甚至房室破裂；②在维持足够心排量的前提下尽量降低左心室舒张末压，适当使用强心药物增强心肌收缩力，维持适当的心率，减小左心室大小和室壁张力；③部分慢性房颤患者在体外循环后转复为窦性心律，应给予胺碘酮等抗心律失常药物或给予心房起搏以维持窦性心率。

（2）二尖瓣关闭不全手术：①适当的左心室前负荷对于保证足够的前向心排量非常重要，但容量超负荷可使左心房压升高，导致心力衰竭和肺水肿；②心率应维持在正常甚至较快的水平，否则容易引起左心室容量负荷增加，反流分数增加，前向心排量减少；③降低左心室后负荷有助于减少反流分数，因此术中要防止高血压，必要时可用扩血管药降低外周阻力；④可能需要用正性肌力药支持左心室功能。

（3）主动脉瓣狭窄手术：体外循环前的麻醉管理要点：①容量管理：左心室的心排量对于左心室前负荷十分依赖，适当的左心室前负荷对于维持正常每搏量而言十分重要，不恰当的使用硝酸甘油等扩血管药物可致回心血量骤降，从而引起心排量骤降，患者会出现严重的心肌缺血或脑缺血；但容量超负荷可使左心室舒张末容量和压力进一步升高，导致心力衰竭，也应该避免；②心率管理：最好维持在 70~80 次/分，心率过快或过慢患者都不能很好的耐受。但相对而言，稍慢的心率（50~60 次/分）较偏快的心率（>90 次/分）为好。因为主动脉瓣狭窄时，左心室射血分数对收缩期的长短十分依赖，心率过快时，左心室射血时间不足导致 CO 明显下降；室上性心动过速可使有效心房收缩丧失，左心室充盈受限，也可导致病情的急剧恶化；对心房退化或丧失窦性心律者应安置心房心室顺序起搏器；③体循环阻力：左心室射血的后负荷大部分来自于狭窄的瓣膜，因而基本是固定的，体循环压力下降对于减小左心室后负荷作用甚微。而冠状动脉灌注对体循环舒张压却十分依赖，加上主动脉瓣狭窄患者左心室肥厚，舒张末压升高，极易发生心内膜下缺血，因此术中应避免体循环压力下降。麻醉诱导时，要准备好去氧肾上腺素等 α 受体激动剂，积极纠正低血压以维持心肌灌注。

体外循环心肌保护及心脏复跳时的管理要点：①存在心肌肥厚的患者，体外循环期间心肌保护十分重要，要保证升主动脉阻断期间停搏液有效的灌注，必要时可采取顺灌＋逆灌相结合；②心脏复跳时容易出现顽固性室颤，因此复跳前要求复温完全，充分排气，维持电解质、酸碱平衡和冠状动脉灌注压，必要时使用利多卡因、胺碘酮等抗心律失常药物。如果经过上述处理仍无法恢复正常节律，可采用温血半钾停跳液进行温灌注一次后再行复跳。

（4）主动脉瓣关闭不全手术：①保证足够的左心室前负荷。主动脉瓣大量反流患者左心室心排量依赖于左心室前负荷，因此瓣膜置换前要避免使用静脉扩张药物；②对于主动脉瓣关闭不全的患者，保持较快的心率有助于增加前向心排量。心率增开时，由于反流分数降低，左心室舒张末容积和舒张末压降低，因此心内膜下血流反而能够得到改善。90 次／分的心率对于患者而言最为合适；③降低体循环阻力有助于降低反流量，改善心内膜下血供；④对于左心室明显扩张，甚至存在收缩功能不全的患者需给予 β 受体激动剂增强心肌收缩力。主动脉内球囊反搏在瓣膜置换前属于禁忌证。

四、术后注意事项

1. 二尖瓣狭窄　二尖瓣狭窄患者的左心室由于失用性萎缩，体外循环手术打击，术后早期收缩功能往往明显受损。因此，术后早期的管理依然是控制容量，避免左心室超负荷，同时维持适当的心率，避免心动过缓。如果患者存在明显的收缩功能不全，则加用正性肌力药物辅助度过恢复期。

2. 二尖瓣关闭不全　二尖瓣关闭不全的患者左心室容积扩大，因此术后需要有足够的血容量以保证心排量。但瓣膜置换后，左心室必须把每搏量全部泵入主动脉，失去了心房的缓冲作用，因此左心室的负荷增大。所以，体外循环后通常需要正性肌力药的支持，以增加左心室做功。房心颤动患者如果在体外循环后恢复窦性心率，则需要加用抗心律失常药物，快速房室顺序起搏，维持水电解质平衡，以维持窦性心律。

3. 主动脉瓣狭窄　术后早期，主动脉瓣梗阻消除，每搏量增加，肺毛细血管楔压和左心室舒张末压随即降低，但肥厚的心肌仍需要较高的前负荷来维持其正常的功能。若瓣膜置换成功，术后心肌功能一般能够迅速得到改善。

4. 主动脉瓣关闭不全　瓣膜反流得到纠正后，左心室舒张末容积和压力随即下降，但左心室肥厚和扩大依然存在，因此需要维持较高的前负荷以维持左心室的充盈。同时，术后早期左心室功能低下，可能需要正性肌力药的支持。

（王莉娟）

第四节　主动脉手术麻醉

主动脉手术对麻醉医生是最具挑战的手术。主动脉阻断以及大量失血使手术复杂化。非体外循环下，主动脉阻断使左心室后负荷急剧增加，并严重损害远端组织器官灌注，可引起严重高血压、心肌缺血、左心衰竭或主动脉瓣反流。脊髓和肾脏供血受到影响，可发生截瘫和肾衰竭。

主动脉疾病包括动脉粥样硬化、结缔组织退行性变（马方综合征）、感染（梅毒）、先天性疾病（先天性主动脉窦瘤）、外伤和炎性疾病（Takayasu 主动脉炎）等。而最常见的累及主动脉的疾病是降主动脉粥样硬化性动脉瘤。

夹层动脉瘤的自然病程十分凶险，如未能及时诊断和治疗，病死率极高。死亡原因通常是致命性的大出血、进行性心力衰竭、心肌梗死、脑卒中及肠坏死等。手术治疗是挽救生命、降低死亡率的主要方法。

一、术前准备和评估

开放性夹层动脉瘤修复术必须进行详尽的术前评估并制定周密的麻醉方案。患者通常合并多系统疾病，术前应对全身脏器进行评估，并与外科医生讨论手术范围和方式、血流动力学监测、脏器保护和通气策略等。

1. 循环系统　主动脉根部瘤和升主动脉瘤常导致主动脉瓣关闭不全，出现左心室肥厚、扩张，心肌缺血和心功能不全，应注意术中心肌保护和术后心功能维护。动脉粥样硬化引起的主动脉瘤，患者通常伴有冠心病。严重的冠状动脉病变应考虑首先解决心肌缺血的问题。病变累及无名动脉、左锁骨下或股动脉时，可出现左右或上下肢压力差增加，甚至无脉。

2. 呼吸系统　瘤体压迫左主支气管，导致气管移位变形，挤压肺组织，引起肺不张、肺部感染。急性或慢性夹层动脉瘤患者，可出现大量胸腔积液。术中操作也可导致不同程度的肺损伤。

3. 神经系统　任何神经系统功能恶化的征象都是外科立即干预的指征。头臂血管受累可导致脑供血不足，有些患者可能由于瘤壁血栓脱落而出现卒中的表现，术中脑保护极为重要。

4. 肾脏　患者一旦出现少尿，必须立即手术。病变累及双侧肾动脉时，可能导致肾功能不全或肾衰，术前肾功能不全是导致术后肾衰的危险因素。

5. 胃肠道　明确有无胃肠道缺血的表现。

6. 凝血功能　夹层范围较大时，夹层内血栓形成，消耗大量的血小板、凝血因子，可导致出血倾向、贫血。

7. 术前处理

（1）控制性降压：血压控制的理想范围是收缩压在 $100 \sim 115mmHg$，硝普钠、尼卡地平等均可用于控制性降压。

（2）控制心率。

（3）加强监护，建立快速输液的静脉通路，常规心电图、有创动脉血压监测、氧饱和度监测等。

（4）充分配血备血。

（5）镇静和镇痛，减轻患者痛苦，有助于降压，但应避免镇静过度，掩盖病情的变化。

二、麻醉要点

1. 麻醉监测

（1）循环监测：常规监测中心静脉压和有创动脉压，必要时需同时监测上下肢血压。左心功能不全（LVEF < 30%）、充血性心力衰竭或严重肾功能不全的患者可考虑使用肺动脉漂浮导管。TEE 有助于实时监测左心功能和心肌缺血，指导扩容，评估瓣膜功能、瘤体大小和范围。

（2）脊髓监测：应用体感诱发电位和运动诱发电位监测脊髓缺血，有利于术中确定对脊髓供血有重要作用的肋间动脉。同时还应通过脑脊液引流、局部低温或鞘内注射罂粟碱等保护脊髓。

（3）脑监测：监测大脑功能及脑氧代谢。如脑电图监测、经皮脑氧饱和度监测、体感诱发电位监测和经颅超声多普勒。

（4）温度监测：同时测量外周和中心温度，指导降温和复温。

（5）肾功能监测。

（6）常规监测尿量。

2. 麻醉处理基本原则　胸腹主动脉瘤手术的麻醉充满挑战，术中应与外科医生、体外循环师及 ICU 医生充分沟通、密切配合。不同主动脉部位的手术对麻醉的要求不同。

（1）升主动脉手术的麻醉处理

1）监测：由于病变和手术操作可能累及右锁骨下动脉，需行左桡动脉或股动脉插管监测血压。

2）降温与复温：升主动脉瘤手术多采用低温体外循环，如果累及主动脉弓则需深低温体循环。

3）升主动脉手术的常见并发症：气栓、粥样斑块栓塞及其他各种原因造成的脑功能损伤；心肌缺血或心梗；左心室功能不全或心力衰竭，呼吸功能衰竭；出血及凝血功能障碍。

（2）主动脉弓手术的麻醉处理

1）监测：如果无名动脉和左锁骨下动脉均被累及，则行股动脉插管监测血压，必要时检查主动脉根部压力做对照。

2）多数患者需要深低温停循环，应采用脑保护措施（如冰帽、脑电监测、脑保护药物等）。

3）主动脉弓手术最常见的并发症是中枢神经系统损伤。

（3）胸、降主动脉瘤的麻醉处理

1）监测：阻断近端主动脉时可能累及左锁骨下动脉，应监测右侧桡动脉血压，必要时同时监测阻断部位以下的血压。心功能欠佳者，可放置肺动脉漂浮导管。注意监测尿量。

2）单肺通气：为了便于外科手术术野的暴露，通常采用双腔气管插管单肺通气。由于瘤体通常压迫左主支气管，建议应用右侧双腔管。术后将双腔管换成单腔气管插管，以利于术后呼吸管理，减少气管及支气管损伤。

3）主动脉阻断：主动脉阻断和开放引起的病理生理变化极为复杂，与主动脉阻断的水平、左心室状态、主动脉周围侧支循环状况、血容量及其分布、交感神经系统的激活以及麻醉药物及技术等多种因素有关。主动脉阻断时，阻断上方血压升高，阻断下方血压下降。心脏后负荷升高，可能会导致急性左心衰和脑血管意外。高水平的主动脉阻断对心血管系统带来严重影响，并且造成其他组织器官的缺血及低灌注，并可导致肾衰竭、肝脏缺血及凝血异常、肠坏死以及截瘫等严重并发症。主要的处理措施包括减轻后负荷、维持正常的前负荷。主动脉阻断前准备硝普钠或硝酸甘油泵，并备好单次静脉注射的血管扩张药。阻断时维持阻断近端平均动脉压 90～100mmHg 左右。阻断后应常规监测血气和酸碱平衡。阻断时间尽可能短于 30min，以降低截瘫的发生率。采用部分体外循环的患者，可以通过调节泵流量控制近端高血压，同时保证远端足够的血流。

A. 主动脉开放：主动脉开放引起的血流动力学改变主要取决于阻断水平、阻断时间、血容量等。低血压是开放后最主要的循环改变，主要的代谢改变包括全身氧耗量、乳酸、前列腺素因子等增加，表现为代谢性酸中毒。因此在开放主动脉前应补足血容量、纠正酸中毒，暂时停用各种麻醉和血管扩张药，必要时给予血管收缩药。

B. 主动脉开放后：开放后明显的低血压时间较短，一般可以耐受。必要时应用升压药，但应避免瞬间高血压。如果出现严重的低血压，最简单的处理是手指夹闭主动脉、重新阻断，补充更多的血容量。但由于肝脏没有灌注，快速输入大量库血可导致枸橼酸毒性，抑制心肌。如果采用部分体外循环技术，可以通过体外循环快速输血调节容量。

C. 脊髓保护：动脉瘤特别是夹层动脉瘤患者病变可能累及供应脊髓的重要肋间动脉，导致脊髓血供的部分或完全丧失。低温、远端灌注、脑脊液引流及药物（如糖皮质激素、钙通道阻滞剂等）是预防缺血性损伤的保护方法。

D. 肾脏保护：肾衰竭的原因是阻断期间血流中断，引起肾脏缺血或栓塞，应用体外循环或分流或许有肾脏保护作用。保证足够灌注压力和血容量对肾脏保护至关重要；同时建议使用甘露醇、小剂量多巴胺等加强肾脏保护。

E. 凝血异常的处理：定期检测凝血酶原时间、促凝血酶原时间、纤维蛋白原和血小板计数，给予抗纤溶药物，按需输注红细胞悬液、新鲜冰冻血浆、血小板、纤维蛋白原或凝血因子。此外低温也是凝血功能异常的重要原因，应充分保温，促进凝血功能的恢复。

F. 降主动脉瘤常见并发症：心功能紊乱、肾衰竭、截瘫、呼吸衰竭、脑血管意外及多脏器衰竭等。其中心功能紊乱（心肌梗死、心律失常或低心排综合征）是降主动脉瘤手术后患者死亡的主要原因。

三、术后注意事项

术后密切监测尿量、心排量、末梢灌注情况、呼吸和凝血功能，术后最常见的并发症有心肌梗死、肾衰竭、肠道缺血或梗死、胰腺炎、DIC、呼吸功能不全和截瘫等。

（王莉娟）

第五节 缩窄性心包炎手术麻醉

正常心包由脏层和壁层纤维浆膜构成，两层浆膜之间的潜在腔隙称心包腔，内含15～25ml浆液。心包慢性炎性病变可致心包增厚、粘连、钙化，从而使心脏的舒张活动受限，回心血量减少，继而引起心输出量降低，全身循环功能障碍。

一、缩窄性心包炎特点

1. 病因 缩窄性心包炎通常是由于细菌感染、毒性代谢产物、心肌梗死等炎症性因素波及心包所致，也有个别患者是由外伤炎症所引发。其中细菌感染，尤其是结核菌感染是目前我国缩窄性心包炎的最主要病因。而随着结核病发病率的逐渐下降，其他非特异性病因如病毒感染、肿瘤、自身免疫性疾病、放射性心脏损伤、肾衰以及心脏手术术后并发症等导致的慢性缩窄性心包炎的比例则逐渐增多。

2. 病理改变 缩窄性心包炎的特点是慢性炎性渗出物机化、纤维组织形成；钙盐沉积形成斑块或条索状钙化；严重者甚至形成完整的骨性外壳，压迫心脏。缩窄的心包厚度一般为0.5cm，重者可达1.0～2.0cm。缩窄性心包炎病变较重或病程较长的患者心脏长期受压，可逐渐出现心外膜下萎缩，晚期可出现广泛性萎缩，心室壁明显变薄。慢性炎症还可直接侵犯心肌，导致局灶性心肌炎、心肌纤维化。

3. 病理生理特点

（1）缩窄的心包限制双侧心室的正常活动，右心室的舒张充盈受限，腔静脉回血受阻，静脉压升高。上下腔静脉入口处狭窄及房室环瘢痕狭窄者，静脉回流受限尤为明显。上腔静脉压力增高时，头、面、上肢等上半身血液淤滞、水肿，颈静脉和上臂静脉怒张；下腔静脉回流受阻时，下肢肿胀，腹腔脏器淤血肿大，并可出现大量的胸腹水。左心室舒张充盈受限时，引起肺循环淤血，肺循环压力升高，患者可出现呼吸困难等表现。

（2）缩窄性心包炎患者由于心脏舒张充盈功能受限，导致心脏每搏输出量下降，心输出量下降，血压下降。体力活动或严重缩窄时，主要靠交感神经反射性兴奋，心率增快进行代偿。当心率增快不足以代偿心输出量，或外源性因素抑制心率时，则可出现心源性休克。

（3）右心系统压力明显增高，平均右心房压≥10mmHg，严重患者甚至达到30mmHg以上。

4. 临床表现　因病因不同、发病急缓、心脏受压部位及程度等不同而不同。如结核性缩窄性心包炎往往起病缓慢，自觉症状包括劳力性呼吸困难、全身无力、腹胀、腹水、下肢水肿等呈进行性加重，同时伴低热、食欲缺乏、消瘦、贫血等结核病症状。体征呈慢性病容或恶病质；吸气时颈静脉怒张；腹部膨隆，肝脏肿大压痛，大量腹水者可出现移动性浊音；面部、下肢凹陷性水肿，皮肤粗糙；心音遥远但无杂音，心前区无搏动，脉搏细速，出现奇脉（即脉搏在吸气时明显减弱或消失，是心脏舒张受限的特征），血压偏低，脉压缩小，吸气期血压下降，静脉压升高。

5. 实验室检查　X线心脏大小多无异常，心影外形边缘平直，各弓不显，心包钙化（占15%～59%），上腔静脉扩张，肺淤血，可能存在胸腔积液。CT检查可了解心包增厚的程度。超声心动图为非特异性改变，可见心包增厚、心室壁活动受限、下腔静脉及肝静脉增宽等征象。心电图往往示T波平坦、电压低或倒置，QRS波低电压，可在多导联中出现；T波倒置提示心肌受累，倒置越深者心包剥脱手术越困难；常见窦性心动过速，也可见心房纤颤。

二、术前准备与评估

缩窄性心包炎患者通常全身情况较差，术前应加强全身支持治疗。

（1）营养支持治疗：如低盐高蛋白饮食，必要时输注白蛋白。

（2）利尿、补钾，纠正水电解质平衡失调：胸腹水经药物治疗效果不佳时，可在术前1～2d适量放胸水、腹水。

（3）对于心率过快的患者可使用小剂量洋地黄，使心率不超过120次/分。

（4）对于存在活动性结核感染的患者，首先需行抗结核治疗，最好经3～6个月治疗待体温及血沉恢复正常后再手术。若为化脓性心包炎，术前应抗感染治疗，以增强术后抗感染能力。

（5）准备呼吸循环辅助治疗设施，特别对病程长、心肌萎缩、估计术后容易发生心脏急性扩大、心力衰竭者，应备妥呼吸机及主动脉球囊反搏等设施。术中可能发生严重出血或心室纤颤，需准备抢救性体外循环设备。

（6）准备术中监测设备：包括无创动脉血压、心电图、脉搏血氧饱和度、呼气末 CO_2 等；必要时准备有创动脉血压、中心静脉压等监测。实验室检查包括血气分析、血常规、血浆蛋白、电解质等，对围术期应用利尿剂者尤其重要，有利于维持血钾水平、预防心律失常和恢复自主呼吸。记录尿量、检验尿液，了解血容量和肾功能。

三、麻醉要点

心包剥脱术宜选用气管内插管全身麻醉。缩窄性心包炎患者的循环代偿功能十分有限，因此麻醉诱导过程需选用对循环功能抑制较小的药物，且在有创血压和心电图监测下进行缓慢诱导，同时准备好去氧肾上腺素、肾上腺素、多巴胺等抢救药物。诱导药物可选用依托咪酯 $0.2 \sim 0.4mg/kg$ 或咪达唑仑 $0.05 \sim 0.1mg/kg$，加芬太尼 $10 \sim 20\mu g/kg$ 或舒芬太尼 $1 \sim 2\mu g/kg$，肌松药物可根据患者的心率情况进行选择。诱导过程中需避免心动过速或心动过缓，维持适当的心率对于维持心排血量具有十分重要的意义。

麻醉维持可以采用吸入麻醉，也可以采用静脉麻醉，但需避免麻醉深度过深，注意麻醉药物对循环的影响。麻醉过程中要严密监测有创动脉压、心率及中心静脉压的变化。有条件的情况下建议采用 PiCCO 或 TEE 监测，指导术中血管活性药物的使用及容量治疗。

容量管理方面需严格限制液体的入量。心包剥脱前补液原则是量出而入，维持血压；心包剥脱后则需进一步限制入量，以避免心包剥脱后腔静脉回心血量骤增而引起心脏扩大，甚至诱发急性心脏扩大、肺水肿、心力衰竭。对于术前准备不够充分，手术时仍存在明显水肿和呼吸困难的患者，或术中少尿无尿的患者，手术开始时可以给予大剂量利尿药。但在利尿过程中需监测血电解质水平，避免低钾血症。

外科操作对于缩窄性心包炎患者的血流动力学影响十分显著，且可能导致威胁患者生命的并发症。开胸后，胸骨牵开器应逐渐撑开，否则突然过度牵开可使心包受牵拉更加绷紧，心室充盈骤减，血压明显下降。心包剥脱过程中手术牵拉或电刀刺激可诱发心律失常，应立即暂停手术，给予利多卡因或胺碘酮治疗。游离下腔静脉入口处及心尖部时患者容易出现低血压，麻醉医生应密切观察低血压水平及持续时间，及时提醒外科医生，避免低血压诱发恶性心律失常。心包完全剥脱后，宜采取头高脚低位以减少回心血量。若右心表面心包剥除后，心室快速充盈、膨胀，伴心肌收缩力不足，出现急性低心排综合征时，应限制液体入量，给予利尿剂及小剂量正性肌力药增强心肌收缩力。同时密切注意可能出现的膈神经损伤、冠状动脉损伤和心肌破裂等手术并发症。

四、术后注意事项

缩窄性心包炎患者心脏长期受压，活动受限，心肌萎缩；而另一方面外周循环淤血水肿，全身总液体量增加；心包剥脱手术操作使室壁水肿，心功能不全进一步加重；故术后充血性心力衰竭是导致患者死亡的主要原因。因此，术后管理的要点是继续强心利尿，严格控制液体入量。严密监测中心静脉压以及体循环血管阻力、心排量、全心射血分数、全心舒张末容积等 PiCCO 参数，来指导血管活性药的使用及液体治疗，改善患者的预后。

（王莉娟）

第六节　先天性心脏病麻醉

先天性心脏病（以下简称先心病）是新生儿和儿童期的常见病，其发病率仅次于风湿性心脏病和冠心病。其确切的发病原因目前尚不清楚，可能与胚胎期发育异常、环境或遗传等因素有关。先心病的分类方法很多：①Shaffer 根据解剖病变和临床症状对先心病进行分类，分为：单纯交通型（在心房、心室、动脉或静脉间直接交通）、心脏瓣膜畸形型、血管异常型、心腔位置异常型、心律失常型等 10 个类型；②根据血流动力学特点和缺氧原因分类：心室压力超负荷；心房、心室容量超负荷；肺血流梗阻性低血氧；共同心腔性低血氧；体、肺循环隔离性低血氧等；③根据有无发绀分类：发绀型和非发绀型先心病。发绀型先心病是指心内血流存在右向左分流，或以右向左分流占优势；非发绀型先心病又可分为左向右分流型或心内无分流型，这种分类方法较为简单常用。在非发绀型先心病中，以左向右分流型中的室间隔缺损、动脉导管未闭和房间隔缺损最为常见；心内无分流型包括肺动脉狭窄、主动脉狭窄等。

一、非发绀型先心病麻醉

1. 病种介绍

（1）室间隔缺损：室间隔在胚胎期发育不全，形成异常交通，在心室水平产生左向右分流，它可单独存在，也可以是某种复杂心脏畸形的组成部分。室间隔缺损是最常见的先天性心脏病。室间隔缺损根据缺损的部位和面积又可分为：①室上嵴上缺损：位于右心室流出道，室上嵴上方和主、肺动脉瓣之下；②室上嵴下缺损：位于室间隔膜部，此型最多见，占 60% ~ 70%；③隔瓣后缺损：位于右心室流入道，三尖瓣隔瓣后方，约占 20%；④肌部缺损：位于心尖部，为肌小梁缺损，收缩期室间隔心肌收缩使缺损变小，所以左向右分流量小；⑤共同心室：室间隔膜部及肌部均未发育，或为多个缺损，较少见。

室间隔缺损患者在病程早期左心室压力高于右心室，心内存在左向右分流，左心室做功增加，容积增大、室壁肥厚；由于肺循环血流量增多，肺小动脉收缩，继而发生肺小血管壁肌层肥厚，肺动脉压升高，因此随着病程的进展右心压力逐渐升高，分流量可逐渐减小；随着肺动脉压进一步升高，右心室压力等于甚至超过左心室压力时，心内出现双向分流，甚至右向左分流，即艾森曼格综合征，此期患者会出现发绀、低氧血症及代偿性红细胞增多。

（2）动脉导管未闭：动脉导管是胎儿期生理性血流通路，一般婴儿在出生后 10 ~ 15h，动脉导管即开始功能性闭合，出生后 2 个月至 1 岁，绝大多数都已经闭合。1 岁以后仍未闭塞者即为动脉导管未闭。动脉导管未闭根据解剖特点可分为 3 型：①管型：此型动脉导管长度在 1cm 以内，直径大小不同，但导管两端粗细一致；②窗型：此型动脉导管几乎没有长度，肺动脉与主动脉紧密相贴，它们之间的沟通有如瘘管或缺损，直径较大；③漏斗型：此型动脉导管的长度与管型相似，但其近主动脉处粗大，近肺动脉处狭小，呈漏斗型，有时甚至形成动脉瘤样。

动脉导管分流血量的多少取决于动脉导管的粗细、主肺动脉压差以及肺血管阻力的高低。病程早期，由于心脏收缩期或舒张期的压力始终高于肺动脉压力，因此血液始终是左向右分流，左心室做功增加，左心室容积增大、心肌肥厚。血液大量分流入肺循环，使肺动脉压增高，继而出现肺血管增厚，阻力增大，后负荷增加，使右心室扩张、肥厚；随病程的进一步发展，肺动脉压不断上升，当肺动脉压接近或超过主动脉压时即出现双向分流，或右向左分流，临床可出现发绀，其特征是左上肢发绀比右上肢明显，下半身发绀比上半身明显。

（3）房间隔缺损：可分原发孔型和继发孔型两类。原发孔型因房间隔未与心内膜垫融合，常伴有二尖瓣、三尖瓣异常；继发孔为单纯的房间隔缺损，缺损部位包括中央型、上腔型、下腔型等。

房间隔缺损的分流量取决于缺损面积大小、两心房之间的压力差及两心室充盈阻力。病程早期因左心房压力高于右心房，血液自左向右分流；心内分流使右心房、右心室容量增多，导致右心系统心腔扩大，左心系统容量减少，体循环灌注不足；同时分流使肺循环血流量增加，引起肺小血管痉挛，肺血管内膜逐渐增生，中层肥厚，管腔缩窄，肺循环阻力逐渐升高；右心房压力随着肺循环压力的上升而上升，当右心房压力超过左心房压力时可出现右向左分流，临床表现发绀。

（4）肺动脉狭窄：狭窄可发生于从瓣膜到肺动脉分支的各个部位，常见者为肺动脉瓣狭窄或漏斗部狭窄：①肺动脉瓣狭窄占 50% ~ 80%，表现瓣膜融合、瓣口狭小、瓣膜增厚；②漏斗部狭窄为纤维肌性局限性狭窄，或为四周肌层广泛肥厚呈管状狭窄；③狭窄导致右心室排血受阻，右心室内压增高，心肌肥厚。随着病程进展，心肌细胞肥大融合，肌小梁变粗并纤维化，心腔缩小，排血量减少，最后出现右心衰竭。

（5）主动脉缩窄：主动脉缩窄指发生于主动脉峡部的先天性狭窄，偶尔也可发生于左颈总动脉与左锁骨下动脉之间，或发生于胸、腹主动脉。①因缩窄以下的下半身缺血致侧支循环丰富，包括锁骨下动脉所属的上肋间动脉、肩胛动脉、乳内动脉支，以及降主动脉所属的肋间动脉、腹壁下动脉、椎前动脉等。因肋间动脉显著扩张可导致肋骨下缘受侵蚀；②主动脉缩窄以上的血量增多，血压上升；缩窄以下的血量减少，血压减低。可引发左心劳损肥厚，负荷加重，终致心力衰竭；③脑血管长期承受高压，可发展为动脉硬化，严重者可发生脑出血；④下半身缺血缺氧，可引发肾性高血压及肾功能障碍等。

2. 术前估计与准备

（1）术前访视：①麻醉医生要亲自访视患儿，并与患儿交谈，消除患儿对陌生人的恐惧心理；对于年龄较大的患儿还可向他讲述手术室的情况，告诉他进手术室后会碰到什么，需要他做什么，鼓励他与医生合作，以免患儿进入手术室时哭闹挣扎而加重缺氧；②对病情较重者应保持强心利尿药治疗，可维持到手术日；术前应用抗生素；对动脉导管未闭患儿应用前列腺素 E，但应注意其血管扩张作用。

（2）合理禁食：禁食时间需随年龄而不同。出生后 6 个月以内的婴儿麻醉前 4h 禁奶，前 2h 禁水；出生后 6 个月至 3 岁小儿麻醉前 6h 禁食，前 2h 禁水；3 岁以上小儿麻醉前 8h 禁食，前 3h 禁水。如果手术在下午进行，或危重患儿不能耐受禁食者，应给予静脉输液，以防脱水和低血糖，输液速度可为按 4∶2∶1 原则进行。

（3）术前用药：对于不合作的患儿，麻醉前用药需做到患儿进手术室时安静、无哭闹。术前用药根据患儿的年龄和病情进行个体化选择。小于 6 个月的患儿一般不用镇静药，仅用阿托品 0.01mg/kg 或东莨菪碱 0.005 ~ 0.006mg/kg；6 个月以后的小儿可用吗啡 0.1 ~ 0.2mg/kg，口服咪达唑仑 0.5mg/kg 或氯胺酮 5mg/kg（加阿托品），一般镇静效果较好。给予足量术前药后必须有护士严密观察，以防呼吸抑制或呼吸道梗阻时无及时有效的处理。危重患儿镇静药应减量或不用吗啡。

（4）麻醉设备的准备：准备小儿专用的各种设备。小儿直型和弯型喉镜、导丝、牙垫、气管导管及与之匹配的吸痰管；鼻咽、食管和直肠等细软的测温探头；小儿麻醉机、小儿面罩、螺纹管和呼吸囊；体表变温毯、血液加温器；小儿测压袖带、呼气末二氧化碳监护仪；24、22、20G 套管穿刺针及细连接管，5F 双腔或 5.5F 三腔小儿 CVP 穿刺包等。

3. 麻醉要点

（1）麻醉诱导：诱导方式需根据患儿年龄、病情、合作程度等因素进行恰当的选择。

1）肌内注射：不合作的患儿可采用氯胺酮（5~8mg/kg）加阿托品（0.02mg/kg）肌内注射使其入睡。

2）已经入睡或合作的患儿可采用吸入诱导：吸入诱导常采用氧化亚氮和七氟醚；非发绀型左向右分流的患儿，肺内血流增加，吸入挥发性麻醉药诱导快；患儿入睡后，放置血压袖带，监测血压；脉搏氧饱和度和心电图监测；开放静脉；静脉注射泮库溴铵或维库溴铵。经鼻或经口气管内插管，插管后，调节呼吸机，潮气量 8~10ml/kg，呼吸频率 14~20 次/分，监测呼气末二氧化碳浓度和血气分析。需体外循环的患儿静脉注射芬太尼 5~15μg/kg；完成动脉和中心静脉穿刺置管；对小患儿上腔静脉置管不应深达上腔静脉远端或右心房，以免影响体外循环上腔置管或腔静脉回流。

3）清醒合作的患儿可采用静脉诱导：操作方法是开放静脉后给予丙泊酚加肌松药进行诱导；但丙泊酚对于心肌的抑制作用较强，因此对于低心排的患儿，可采用咪达唑仑（0.01~0.03mg/kg）、氯胺酮或依托咪酯加上芬太尼（5~10μg/kg）和罗库溴铵（0.5mg/kg）进行诱导。

患儿入室后应注意保暖，维持体温正常。诱导期出现低血压可能会加重分流量，导致组织缺氧加重，此时可静脉注射氯化钙（10~15mg/kg）或去氧肾上腺素 10~50μg 纠正低血压。

（2）麻醉维持：麻醉维持方法的选择需根据患儿的全身状况、病情程度、诱导期反应、手术时间长短以及术后呼吸支持方式而定。

1）吸入麻醉维持：适用于非发绀型先心病，或病情较轻术后希望早期拔除气管导管的患儿。在强刺激操作前（如切皮、撑开胸骨、体外转流开始前）及时加深麻醉，或辅以镇痛肌松等静脉麻醉药。体外循环期间，如果体外循环机没有配备吸入药物给药设备，则麻醉会明显减浅，鼓泡式人工肺更加明显。因此体外循环期间需要加用咪达唑仑等麻醉药物维持合适的麻醉深度。如果出现血压上升，首先应考虑麻醉减浅，需及时适当加深麻醉。

2）静脉麻醉维持：以大剂量阿片类药物为主的静脉麻醉对心肌的抑制程度较轻，能够降低肺血管的反应性，从而提供稳定的血流动力学。但其缺点是术后麻醉恢复慢，通常需要延长呼吸机辅助呼吸的时间。

（3）容量管理：小儿年龄愈小，细胞外液所占的比例就愈大，肾功能发育也越不完善，容易发生脱水或水分过多。手术期间的液体管理需要细致准确，尽量做到量出而入。对于体重小于 15kg 的患儿，术中应采用微量泵输注进行补液。从临床指标上看除了要维持血流动力学稳定之外，尿量应维持在 0.5~1ml/（kg·h）以上。但尿量并不能全面反映机体的容量情况，当液体冲击治疗或 TEE 等监测证实容量充分的情况下如果仍没有尿量，应考虑使用呋塞米或甘露醇进行利尿治疗。

1）体外循环前输液的种类通常取决于患儿的年龄：1 岁以上，不合并严重肝功能异常，不存在严重营养不良的患儿即使正规地禁食禁水，手术期间通常也不会发生低血糖。因此 1 岁以上的患儿术中可只用乳酸林格液。1 岁以下的患儿或存在术中低血糖危险因素的患儿，术中可根据生理需要量采用微量泵输注 5% 葡萄糖生理盐水注射液。对于第三间隙液和血液丢失，所有年龄的患儿均可输注乳酸林格液进行补充，必要时补充血浆或浓缩红细胞。患儿的造血功能并不完善，因此输血指征可以比成人更宽松。

2）输液速度：切开心包前，可根据动静脉压按 $100ml/$（$kg \cdot h$）的速度进行输液。切开心包后直视心脏，根据心脏的收缩性和充盈程度指导静脉补液的速度和量。主动脉插管前，小婴儿要维持比较充足的容量，因为其在插管期间的相对失血量较多。主动脉插管后可由体外循环泵直接向主动脉进行输液以补充血容量的不足。

3）体外循环前后液体出入量的计算：体外循环前总入量 = 输液量 + 主动脉输血量 - 估计失血量 - 尿量；体外循环中的总入量 = 总预充量 - 尿量 - 滤液量 - 机器余血量 - 体外吸引器吸收的出血量；体外循环后总入量 = 输液 + 静脉输血量 - 尿量 - 估计出血量，此过程中注意观察渗血量以决定输血量。

4）拔除主动脉插管前经主动脉插管进行缓慢输血，补充血容量至循环基本稳定，避免主动脉插管拔除后出现剧烈血压波动。体外循环中液体总入量，小于 1 岁患儿为 60 ~ 80ml/kg，1 ~ 3 岁患儿为 40 ~ 60ml/kg，3 ~ 6 岁患儿为 30 ~ 40ml/kg。但对于不同先心病、不同严重程度的患儿而言，以上数据并非都完全适用，还需根据每位患儿的病理生理特点、心脏充盈情况、心肌收缩力、畸形矫正情况、麻醉和体外循环时间等因素进行适当的调整。

4. 不同病种的麻醉管理特点

（1）室间隔缺损：术前用药取决于心室的功能。心室功能正常的患儿术前可给予镇静药物使患儿进入手术室时处于睡眠状态，避免哭闹导致气道分泌物增多及循环功能受损；对于存在严重肺动脉高压的患儿，术前应减少或避免镇静药物的使用，因为药物引起的呼吸抑制可使肺动脉压进一步升高，从而导致右心衰竭或右向左分流，加重循环紊乱。

原有肺动脉高压、右心功能不全及需要切开心室进行修补的患儿，脱离体外循环时可能存在一定的困难，需要联合使用正性肌力药和血管扩张药。在脱离体外循环前需要想方设法降低肺循环阻力，维持最低的右心后负荷，包括维持足够的麻醉深度，适度的过度通气，纯氧吸入，避免酸中毒，使用硝酸甘油、NO、米力农等舒张肺血管的药物等。

心脏复跳后，房室传导阻滞时有发生。通常与手术操作引起传导系统周围组织水肿、缝合部位不当、不正确的缝合技术有关。一过性的房室传导阻滞可以使用阿托品、异丙肾上腺素进行纠正，必要时可使用临时起搏器。

右心衰竭可选用多巴酚丁胺、多巴胺、米力农等药物支持治疗，必要时可以放置右心辅助装置。

（2）房间隔缺损：尽管房间隔缺损为左向右分流，但麻醉手术过程中有很多操作可引起一过性的右向左分流，因此输液时需避免静脉气栓，以免导致体循环栓塞。

缺损修补后，心房水平的左向右分流得到纠正，中心静脉压水平和术前相比往往明显降低。此时输液不应过快，以免左心室容量负荷过重导致左心衰竭。

鱼精蛋白拮抗时避免快速静脉推注，否则容易导致严重的低血压。术后出现房性心律失常可采用维拉帕米或地高辛进行治疗。

（3）动脉导管未闭：患儿多数发育不良或合并肺部疾病，麻醉诱导期应充分给氧去氮，限制液体入量，避免缺氧。

有创动脉测压应选择右上肢和（或）下肢，以避免术前漏诊主动脉缩窄或错误操作导致左锁骨下动脉或降主动脉受压。

部分动脉导管结扎术无需体外循环，此类手术的麻醉维持可以选用七氟醚或异氟醚，辅助以控制性降压，以利于术后早期拔管。

常温结扎动脉导管时，可采用硝普钠或硝酸甘油进行控制性降压，平均动脉压可短暂控制在 $40 \sim 50$ mmHg。实施控制性降压时需严密监测 ECG 和 SpO_2，避免体循环压力过低导致心肌缺血或右向左分流导致机体缺氧。

低流量体外循环经肺动脉缝合时，应警惕主动脉进气，采取头低脚高位以利于头部灌注和防止气栓。

（4）主动脉缩窄：对于合并左心衰竭的新生儿，输注前列腺素 E_1 可以维持远端血流和减少酸中毒。完成气管插管后，要过度通气，给予碳酸氢钠纠正酸中毒，并持续给予血管扩张药。

在右上肢和下肢分别建立有创动脉监测。阻断升主动脉时，阻断水平以上高血压可导致颅内压升高，阻断水平以下低血压可导致外周低灌注、酸中毒、脊髓缺血和肾缺血。阻断前应输注硝普钠等血管扩张药，适度控制高血压，并维持下部的侧支循环。升主动脉开放时，由于外周血管床突然开放，且酸性代谢物质进入体循环，容易发生低血压，因此开放前要停用血管扩张药，开放后根据血压情况加用缩血管药物。

5. 术后注意事项

（1）循环系统：首先要维持合适的血容量，在血容量充足的基础上再增加容量负荷很少能提高心输出量，反而会导致肝大、腹水等并发症；维持合适的心率，患儿尤其是新生儿心输出量的维持很大程度上依赖于心率的维持，因此术后应避免心率过慢。降低后负荷对于患儿而言十分重要，常用的硝普钠、硝酸甘油、前列腺素类药物都能够降低后负荷，增加心输出量。循环的监测指标有很多种，但对于患儿来说，最好的循环监测指标是医生的临床观察，良好的皮肤颜色、甲床充盈良好、强有力的脉搏、四肢末梢温暖等都是监测循环状况的良好指标。

（2）呼吸系统：首先要确保气管内插管的位置合适，固定牢靠，避免导管打褶、痰液堵塞、支气管插管或导管脱出。其次要保证足够的通气量，避免低氧血症导致机体脏器缺血缺氧，CO_2 蓄积导致肺动脉压力增高加重循环紊乱。

（3）肾脏：尽管术后血流动力学满意，但因抗利尿激素和醛固酮升高，在手术后前 12h，尿量通常会有所下降，约为 0.5 ml／（kg·h），且对利尿剂反应较差。因此对于体外循环手术后或手术时间较长的非体外循环手术后的患儿，均应留置导尿管监测尿量。术后早期少尿的处理最重要的仍然是维持满意的血流动力学指标，维持足够的心输出量以确保肾脏的灌注；在血流动力学指标平稳且容量充分的情况下，如果患儿仍存在少尿可使用利尿剂。

（4）镇痛镇静：机械通气期间，镇静镇痛对于减少人机对抗、防止气管插管或其他导管脱出、减轻肺血管反应和肺动脉高压而言十分重要。通常可采用吗啡 $0.05 \sim 0.1$ mg／（kg·h）或芬太尼 1 μg／（kg·h）静脉输注。必要时可加用肌松药。拔管后镇痛镇静需要注意避免呼吸抑制，经鼻胃管或直肠内使用水合氯醛效果较好，同时对呼吸和循环的影响较小。

二、发绀型先心病麻醉

1. 心内膜垫缺损　又称房室通道缺损，由于房室瓣水平上下的间隔组织发育不全或缺如，同时伴有不同程度的房室瓣异常，使心腔相互交通。可分为部分型、过渡型和完全型三型。部分型心内膜垫缺损发生心力衰竭取决于左向右分流量和二尖瓣反流程度。过渡型的症状相对最轻。完全型心内膜垫缺损为非限制性，早期即可出现肺动脉高压或心力衰竭。患者通常合并 Down 综合征。

麻醉要点：

（1）体外循环前控制肺血流，限制吸入氧浓度和防止过度通气。避免肺血管阻力急剧升高引起的肺血流进一步增多。

（2）术中放置左心房测压管，指导容量管理和使用正性肌力药等血管活性药。

（3）大部分患儿脱离体外循环时会出现心室功能紊乱、肺血管阻力高和房室瓣反流的可能。应给予正性肌力药支持，并设法降低肺动脉压。房室传导出现问题时需要使用房室起搏器。

（4）体外循环后肺动脉高压的处理：吸入 100% 氧气，过度通气，使用大剂量阿片类药加深麻醉，吸入 NO。适当给予碳酸氢钠可以降低肺动脉压力。对于吸入 NO 无反应的肺动脉高压，可能对硫酸镁有效，初始剂量 20mg/（kg·h）。

2. 法洛四联症　法洛四联症在发绀型先心病中居首位。主要特点为肺动脉瓣狭窄、室间隔缺损、升主动脉骑跨和右心室肥厚。肺动脉瓣狭窄导致肺血流减少，而漏斗部痉挛可引起急性肺血减少，低氧的静脉血分流至体循环，表现缺氧发作。此类患者常合并房间隔缺损、动脉导管未闭、完全型心内膜垫缺损及多发室间隔缺损等畸形。可根据患者的具体情况行根治性手术或姑息性手术（体 – 肺动脉分流术）。手术可能引起的并发症包括室缺残余漏、房室传导阻滞、右心室流出道残余狭窄、灌注肺和低心排综合征。

麻醉要点：

（1）术前评估：了解缺氧发作的频率和程度，是否有心力衰竭的症状与体征。

（2）体外循环前：维持血管内有效容量，维持体循环阻力，降低肺循环阻力，预防缺氧发作。

（3）体外循环后：支持右心室功能，降低肺循环阻力。必要时使用正性肌力药（多巴胺、肾上腺素或米力农）。短暂房室传导紊乱时需安置临时起搏器。

3. 大动脉转位（TGA）　大动脉转位的主要特征是主动脉口和肺动脉口同左右心室的连接和（或）两根大动脉之间的位置关系异常。TGA 属复杂型先心病，在新生儿发绀型心血管畸形中，发病率和死亡率居首位。可分为两类：①完全型大动脉转位是指主动脉和肺动脉位置对调；②矫正型大动脉转位是指大动脉和心室同时发生转位，血流的基本生理功能正常。

完全型大动脉转位是指两个循环相互独立，如果两个循环之间没有交通，患儿将不能存活，两个循环间的交通可能存在于心房、心室或动脉水平。由于两大动脉和心室的互换，形成大循环和右心、小循环和左心分别循环的非生理状态。因此存活的前提条件是存在左向右和右向左的双向分流。缺氧的程度取决于有效分流量和血液混合的状态。

麻醉要点：

（1）所有动脉导管依赖型缺损的患者，术前应使用前列腺素 E_1 维持动脉导管的开放。

（2）麻醉诱导时应避免肺循环阻力的剧烈波动：术中避免使用对心脏功能抑制较强的药物。体外循环后避免高血压，收缩压维持在 50～75mmHg。尽量降低左心房压，来维持适当的心排血量。维持较快的心率，避免心动过缓。体外循环后需要正性肌力药和血管活性药支持。手术难度大，时间较长，创伤面大，渗血较多，需要输入血小板、凝血酶原复合物和血浆等。

（3）术后一般应维持 24h 机械通气：监测心肌缺血，出现心梗后应积极治疗（供氧、监测 ECG、硝酸甘油、降低后负荷并控制心律失常）。

4. 三尖瓣闭锁（tricuspid atresia，TA）　三尖瓣闭锁的特征为三尖瓣口闭锁、房间隔存在交通口，室间隔缺损及不同程度的右心室发育不良。30% 患者合并大动脉转位。

由于三尖瓣闭锁，导致右心房到右心室的血流受阻，因此体循环静脉血必须通过开放的卵圆孔或房间隔缺损进入左心房。肺循环血流依赖于室间隔缺损或动脉导管未闭的存在。体循环静脉血和肺静脉氧合血在左心房完全混合，造成不同程度的动脉氧饱和度下降。

麻醉要点：

（1）术前行胸部 X 线、超声和心导管检查。

（2）麻醉管理的关键是维持合适的血容量、降低肺血管阻力和左心房压，改善肺血流。

（3）保持呼吸道通畅，防止肺血管阻力增加，避免出现低血压。

（4）心功能受损患者，最好使用心肌抑制作用小且能维持体循环阻力的静脉药物诱导（阿片类药物或氯胺酮）。

（5）由于支气管肺动脉侧支循环的存在，在体外循环期间虽然阻断主动脉，血流仍可到达心肌，使心肌温度升高，从而影响低温心肌保护。对已有的心室功能紊乱和修复缺损，需要较长时间的体外循环，在脱离体外循环时，需要使用正性肌力药。

（6）术后维持合适的 CVP（12～15mmHg），并使左心房压尽可能低。Glenn 或双向 Glenn 手术常在非体外循环下进行，应通过股静脉和颈内静脉建立上下腔两条静脉通路。通过下腔静脉输液补血和给予多巴胺输注，同时监测上腔静脉压（术后肺动脉压）和下腔静脉压。术后应尽早停止正压通气，降低肺血流。

（7）术后可能会出现全身静脉压增高、房性心律失常、通过支气管肺动脉侧支残余左向右分流、房水平残余右向左分流，引起全身动脉血氧饱和度下降。

5. 永存动脉干　永存动脉干是指主动脉和肺动脉共干，同时给冠状动脉、肺动脉和体循环动脉供血。根据肺动脉在共干上的发出位置不同分为 4 型：Ⅰ型：动脉干部分分隔，肺动脉主干起源于动脉干的近端，居左侧与右侧的升主动脉处于同一平面，接受两侧心室的血液。此型常见，约占 48%。Ⅱ型：左、右肺动脉共同开口或相互靠近，起源于动脉干中部的后壁，约占 29%。Ⅲ型：左、右肺动脉分别起源于动脉干的两侧，约占 11%。Ⅳ型：肺动脉起源于胸段降主动脉或肺动脉缺失，肺动脉血供来自支气管动脉，约占 12%。新生儿初期，随着肺循环阻力的下降，肺血流逐渐增加，最后导致充血性心力衰竭。应尽早完成手术修复，否则会出现肺血管梗阻性病变。从共干根部离断肺动脉，修补共干；修补室间隔缺损；使用带瓣同种血管重建右心室－肺动脉通道术后可能会出现右心衰竭、瓣膜反流和左心衰竭、传导阻滞、残存室间隔缺损和左向右分流。

麻醉要点：

（1）体外循环前期，降低肺血流量，限制吸入氧浓度、维持正常动脉二氧化碳分压和合适的麻醉深度，存在心力衰竭时可使用正性肌力药支持。当平衡难以调整时，术者可通过暂时压迫肺动脉来限制肺血流，以改善体循环和冠状动脉灌注。

（2）脱离体外循环后，设法增加肺血流，使用纯氧吸入，适度过度通气，及时纠正酸中毒。使用正性肌力药增加心肌收缩力，使用血管扩张药降低肺动脉压。

（3）术后要预防肺循环压力增加或外通道梗阻而导致的右心衰竭。使用机械通气，维持较低的二氧化碳分压，以减低肺循环阻力。

6. 肺静脉畸形引流　肺静脉畸形引流是指肺静脉不与左心房相连通，而引入右心房或体静脉系统，通常伴有房间隔缺损，使右心房血流进左心房。肺静脉血引流到右心与体循环静脉血充分混合，通过合并的动脉导管或房间隔缺损进入体循环，引起发绀。右心房扩大、右心室容量超负荷和肺血流增加并存。肺动脉压增高而分流量明显减少，发绀加重。手术的目的是重建肺静脉引流，使肺静脉血引入左心房，并闭合房间隔。术后并发症包括肺静脉梗阻、肺血管反应性增高。

麻醉要点：

（1）术前维持正常的肺循环阻力，支持心室功能。避免过度通气，适当限制吸入氧浓度。

（2）术中麻醉维持通常以阿片类药物为主，脱离体外循环时需要采取降低肺循环阻力的措施（过度通气、纯氧通气、轻度碱血症），继续使用正性肌力药，以支持心脏功能，必要时给予血管扩张药（硝酸甘油、米力农），以降低肺动脉压。

（3）术后需要机械通气，减弱肺血管反应性。

7. 左心发育不良综合征　左心发育不良是指左心室发育不良、主动脉瓣口和（或）二尖瓣口狭窄或闭锁以及升主动脉发育不良，常合并心内膜弹力纤维增生，37％合并心外畸形。新生儿期即出现心力衰竭，若不治疗，6周内死亡。

由于二尖瓣、左心室和升主动脉发育不良或闭锁，在心房水平存在左向右分流。体循环血流完全依赖于通过动脉导管的右向左分流。冠状动脉血流通过发育不全的降主动脉逆行血流维持。如果动脉导管关闭或动脉导管保持开放但肺循环阻力下降时，体循环灌注会严重受限，导致代谢性酸中毒和器官功能紊乱，左心室做功超负荷可引起心力衰竭。手术治疗为唯一有效的方法。由于新生儿早期肺血管阻力较高，根治性纠治手术死亡率很高，故常施行分期手术。

麻醉要点：

（1）尽量避免或减少对心肌的抑制作用。

（2）维持肺循环和体循环之间的平衡，保证足够的氧合和体循环灌注。

（3）给予正性肌力药。

（4）术后早期维持适度过度通气，增加肺血流。

8. 右心室双出口　右心室双出口是指主动脉和肺动脉均起源于右心室，或一根大动脉和另一根大动脉的大部分起源于右心室，室间隔缺损为左心室的唯一出口。右心室双出口的血流动力学变化主要取决于室间隔缺损的位置和大小，以及是否合并肺动脉狭窄及其程度。

手术方案因病变类型、室间隔缺损大小、主动脉和肺动脉的关系、肺循环血流量以及是否伴有其他心脏畸形而异。此类新生儿未经治疗常早期死亡，出生后 2 个月内行根治术死亡率高达 50%，因此常先行姑息性手术，如肺动脉环缩术或体肺动脉分流术，以延长生命。

麻醉要点：

根据右心室双出口的血流动力学变化及其临床表现，大致可分为肺动脉高压型和法洛四联症型。

（1）肺动脉高压型：麻醉应维持适当的麻醉深度，避免应激引起的肺循环阻力升高；畸形纠正前使用 50% ~60% 氧浓度，停机后使用 100% 氧气过度通气，尽量避免使用氯胺酮等导致肺循环压力增高的药物，降低后负荷，改善右心室功能，停机前尽早使用血管扩张药，必要时使用多巴酚丁胺、多巴胺等正性肌力药。

（2）法洛四联症型：纠正酸中毒，补充容量，防止脱水和缺氧发作；降低肺循环阻力，增加肺血流，维持体循环阻力，防止低血压引起的右向左分流增加而进一步加重发绀。尽早使用正性肌力药以便顺利脱机。

9. 三尖瓣下移（Ebstein 畸形）　三尖瓣下移畸形是指三尖瓣瓣叶下移至右心室腔，右心房扩大，右心室房化，右心室腔发育异常。可发生右心功能不全。常有卵圆孔未闭和房间隔缺损，可产生右向左分流。新生儿早期血流动力学不稳定，随着肺动脉阻力的降低，可有改善。血流动力学改变取决于三尖瓣关闭不全的程度、是否合并房间隔缺损以及缺损的大小和右心室的功能。

麻醉要点：

（1）术前准备：强心、利尿，纠正右心衰竭。存在凝血功能障碍时可用维生素 K 和凝血酶原复合物等治疗。

（2）麻醉诱导和维持：因血液在右心房内潴留，从而导致静脉给药起效延迟，应避免用药过量。避免一切可以引起肺循环阻力增高的因素。因患者右心室功能受损，必要时应在体外循环前后使用增强心肌收缩力的药物。静脉注射时能避免注入气泡或碎片，以免形成栓塞。因患者通常合并预激综合征，快速性室上性心律失常最常见。应及时纠正电解质异常，慎重使用 β 受体激动剂。

（3）术后仍应控制心力衰竭和心律失常，纠正电解质紊乱。

（王莉娟）

第十二章
胸外科手术的麻醉

第一节　麻醉前肺功能评估及准备

胸外科患者多患有慢性肺疾患，主要可分为限制性肺疾病及阻塞性肺疾病。前者在急性发作时有肺水肿、误吸性肺炎及成人呼吸窘迫综合征（ARDS）；慢性疾病常见为肺纤维化导致肺动脉高压及肺心病，外科常次发于脊柱后凸、漏斗胸、膈肌异常或过度肥胖等。慢性阻塞性肺疾病（COPD）增加气道的气流阻力，增大胸腔及呼气时伴有哮鸣音。如急、慢性支气管炎、哮喘、肺气肿、肺淤血及肺梗死等。还有心脏疾病也常影响肺功能，如严重二尖瓣狭窄可导致肺动脉高压、肺纤维化，均可增加麻醉的危险。而胸、心手术本身也可损害肺功能，促使开胸侧或非开胸侧肺萎陷及水肿。特别在开胸侧，对肺的创伤及切除尚有功能的肺组织必然影响肺功能。再加上开胸手术切口疼痛，严重妨碍术后深呼吸及咳嗽，导致肺膨胀及排痰困难，更增加术后肺部并发症，导致肺萎陷及发展成肺炎。

一、常规临床体检

详细了解病史，如吸烟史，有无呼吸困难、端坐呼吸、有无口唇发绀或杵状指，有无运动（上楼等）后气短及大量咳痰等体征，有助于判断肺功能及是否需要治疗措施。X 线片及计算机断层 CT 扫描、检查更可显示肺及胸内病变，还可判断气管狭窄程度及部位，有助于麻醉准备。

二、肺功能测定及动脉血气评估

肺切除术患者多常规在术前进行肺功能测定，实际动脉血气测定更有重要意义。

1. 肺活量测定　最常用的肺功能测定为测量肺活量（VC）。如果 VC＜80% 正常值，应考虑有限制性肺疾病，如肺萎陷、肺炎或肺纤维化。如怀疑有阻塞性肺疾病时，应测定用力呼气量（FVC），又称时间肺活量，即最大吸气后用力在 1、2、3 秒钟测呼出气量，其中尤以第 1 秒用力呼气量（FEV_1）更有意义。正常人 FVC 与 VC 相等，当患者患有阻塞性肺疾病，如哮喘或支气管炎，用力呼气时，胸腔呈正压，气道易受动力性压迫而萎陷，且易为分泌物堵塞，所以 FVC＜VC，FEV_1 显著下降。而限制性肺疾病不常并有气道梗阻，也可导致 FVC 降低；虽 FEV_1 可能下降，但 FEV_1/FVC 仍为正常（即 ＞70%）。

2. 最大自主通气量　肺的动力功能可测量最大自主通气量（MVV），即患者尽快在 12s 内呼吸的容量乘以 5 表示每分钟最大的通气量，可显著显示气道阻力的变化。如此高通气率患者很难进行 1min 以上，甚至重症患者不能进行 MVV 测量，可用 $FEV_1/FVC \times 35 \cong MVV$ 作参考，也有良好的相关性。除了气道梗阻影响 MVV 外，肺和胸壁的弹性、呼吸肌的力量及合作程度均可影响。健康男性 MVV 平均值为 150～175L/min，最低限为 80L/min 或 >80% 预计值。

3. 动脉血气分析　术前静止状态下的动脉血气分析对开胸手术患者很有参考价值。可显示气体交换障碍的严重程度，也可提示麻醉时应用单肺通气（One-lung ventilation）是否会出现缺氧危险，为术后缺氧处理提供有力的指标。但有些患者在静止状态下动脉血气张力正常或接近正常，当有轻度运动时即出现血氧饱和度下降。

在慢性肺疾病患者，由于动脉低氧张力常伴有高 CO_2 张力而能耐受。而外科患者高 CO_2 血症即预示呼吸衰竭，应给予高度关注。当 FEV_1 恶化到 800～1 000ml 时即有 CO_2 蓄积，常难以耐受即使很小肺组织的切除。动脉血氧饱和度也与肺的张缩与肺血流变化密切相关，肺血管阻力升高即出现动脉血氧饱和度下降。简单地评价气体交换及氧合的方法可按道尔登分压定律计算肺泡气氧分压，即各气体成分分压之和等于大气压。所以，吸入空气中氧分压（P_1O_2）等于海平面氧分压（PB）减水蒸气压（47mmHg）乘以吸入空气氧浓度（F_1O_2）：

$$P_1O_2 = (PB - 47mmHg) \times F_1O_2 = (760 - 47) \times 0.21 = 150mmHg$$

而肺泡气氧分压（PaO_2）即呼气末的氧分压为 PIO_2 减去动脉 CO_2 分压除以 0.8。

$$PaO_2 = (PIO_2 - PaCO_2)/0.8 = (150 - 40)/0.8 = 100mmHg$$

计算的 PaO_2 与测出的动脉血氧分压（PaO_2）之差称为肺泡—动脉氧分压梯度（$A-aDO_2$），当心排血量及 F_1O_2 改变时即可增加梯度，否则梯度增加也反映肺内分流及静脉血掺杂，如低氧血症患者 $A-aDO_2$。梯度不大常为药物过量引起低通气量所致，而 $A-aDO_2$ 梯度增大常为低通气量并有通气、灌注比例失常引起静脉血掺杂。

三、耐受全肺切除的标准

术前预计患者能否耐受全肺切除不但是胸外科医生非常重视，麻醉医生也必须正确判断，否则，全肺切除术后有可能因气体交换不足、肺动脉高压及致命性呼吸困难难以脱离呼吸机支持。因此，拟做全肺切除术的患者，术前肺功能测试至少应符合下列标准：①$FEV_1 > 2L$，$FEV_1/FVC > 50\%$；②$MVV > 80L/min$ 或 50% 预计值；③残气量/总肺量 < 50% 预计值及预计术后 $FEV_1 > 0.8L$。如上述标准不能符合，还应做分侧肺功能试验。如 FEV 过低，还应做创伤性检查，如肺动脉球囊阻塞测压等；④平均肺动脉压 < 35mmHg；⑤运动后 $PaO_2 > 45mmHg$，说明切除后余肺能适应心排血量。由于 FEV 及分侧肺功能试验的正确性令人失望，近年建议测定运动时最大氧摄取量（VO_{2max}），可较正确判断患者肺切除后是否发生并发症。如患者的 $VO_{2max} > 20ml/（kg \cdot min）$，则术后多不发生问题，如运动时 $VO_{2max} < 15ml/（kg \cdot min）$，术后多出现严重并发症。有些患者 FEV 值不适于手术，但运动时 VO_{2max} 较高，仍可耐受手术，说明运动试验更能反映气体交换、通气、组织氧合及心排血量状况。

四、术前改进肺功能的措施

术前评估患者肺功能的基本目的，不但为了做好麻醉设计，更要降低围手术期的肺并发症及病死率。不少肺功能不全患者进行妥善准备及治疗后可以在麻醉前恢复肺功能。而不经准备的患者的术后肺并发症率较曾经准备的患者高 2 倍以上。说明胸外科患者特别有肺慢性疾病的患者术前必须进行充分准备。通常在术前 48～72h 即应开始治疗准备，同样治疗要持续到术后。

1. **停止吸烟** 停止吸烟可以减少气道分泌物及敏感性，改进黏膜纤毛运动，但需要 2～4 周见效，6～8 周效应最佳。术前 24～48h 停止吸烟反增加气道分泌物及敏感性，但可以减少碳氧血红蛋白含量，有利于组织的氧利用。吸烟者术后肺部并发症发生率约为非吸烟者的 6 倍。

2. **治疗支气管痉挛** 气道刺激常是胸外科反复出现气流受阻的原因。所以，在围手术期建立通畅的气道极为重要。β_2 拟交感性气雾剂主要治疗反复发作的支气管痉挛。如患者用 β_2 拟交感性气雾剂有心动过速，可采用四价抗胆碱能药异丙托溴铵（Ipratropium）较为有利。如加用茶碱，应考虑与 β 肾上腺能药及麻醉药并用时，特别在单次静脉注射时的交互作用及毒性反应。

3. **排痰、止痰处理** 术前准备中排痰是很重要的措施。因为痰液可增加感染的机会及对气道的刺激。术前用抗生素对预防院内感染及治疗支气管炎很有帮助。如有急性呼吸道感染，则择期手术还应推迟 7～10d。

松动痰液的最佳方法为适当的湿化，包括全身输液及用热蒸汽雾化吸入。应用痰液稀释剂及口服祛痰剂的效应是可疑的，且可增加气道的应激性及其他副作用，如胃肠道刺激等。由于咳嗽无力，常需机械方法协助排痰至气道口端，便于咳出，如叩背及体位排痰等。

4. **增强患者信心** 锻炼呼吸功能，术前说服患者主动锻炼呼吸功能，增强咳嗽、咳痰动作极为重要，往往应该在麻醉前访问中，教会患者如何锻炼呼吸功能，解释止痛、咳痰方法，增强患者信心，甚至比单纯用药及术后间断正压通气还有效。有条件的单位甚至为胸、心外科患者术前集中讲课，并发给一次性吹气瓶（稍有阻力的吹气装置），每天练习数次，可显著增强呼吸肌力及耐力。

（尚书军）

第二节 胸科手术麻醉的一般原则

一、麻醉药及麻醉深度的选择

由于胸外科手术复杂、麻醉及术中风险大，多需应用精密的电子监测仪及电凝、电刀、除颤器、电锯等，均应避免采用易燃、易爆麻醉药。近年多采用卤类吸入麻醉药。麻醉作用强，最低肺泡气有效浓度（MAC）低，可以并用高浓度氧。同时血气分配系数较低，麻醉诱导及苏醒较快，容易控制，尤其适于开胸手术。心脏功能极差的患者或心血管手术应用大剂量芬太尼或芬太尼类静脉麻醉不抑制心肌，最为有利，也可并用吸入麻醉或静脉注射镇静药咪达唑仑，以消除术中知晓及记忆。20 世纪 50 年代，一度认为胸、心手术的麻醉应过度通气、浅麻醉及用血管活性药维持血压。现已明确，过度通气导致低 CO_2 血症，使氧解离曲线左移及冠状血管痉挛。浅麻醉时术中有可能有潜在强烈的应激反应，不如应用足够深度麻醉有利。而应用血管活性药维持血压常不能增加心排血量及组织灌注，甚至还应用扩血管药降低后负荷，以增加心排血量。所以，临床麻醉多采用多种麻醉药进行复合麻醉，达到取长补短之效应。使患者舒适入眠、无痛、无知晓、无记忆，又要完全防止手术操作的强烈应激反应、维持心血管稳定、氧合充分及满足手术操作。麻醉者更要熟悉各种侵入性和非侵入性的生理监测参数的意义以及掌握正性变力药、血管活性药及抗心律失常药的运用。

二、气管支气管导管的选择

早年多用单侧支气管导管进行左侧支气管插管，1950年开始应用卡仑（Carlens）双腔管，左全肺切除时还选用类似Carlens双腔管的怀特（White）双腔管，该导管分支管插入右主气管，且在分支管右上方附有套囊及开口正对右肺上叶支气管口。但仍常阻塞右上叶支气管口或右主支气管阻塞不严，出现漏气现象，所以，多数麻醉者在左全肺切除时也愿采用卡仑双腔管，只要在切断缝合左主支气管前把左分支管退至气管中，即可避免切伤或缝住分支导管。近年又有聚氯乙烯的Robertshaw双腔管，因无隆突钩便于置管，且壁薄内腔相对增大，便于送入吸痰管。但是导管较软又常需探条支持，因无隆突钩依靠，导管位置有时不易准确放置，可能插入过深，左、右开口均进入一侧（多为右侧）主支气管或插管过浅，仍留在气管内，必须根据物理检查或纤维支气管镜确定导管位置。

开胸手术导致通气障碍，必须应用人工通气，麻醉前应检查气管导管口径是否合适，特别是气道狭窄或受压时应对照X线片准备小一、二号导管，同时检查套囊是否漏气。插入支气管导管后应用纤支镜确定导管位置是否得当，变动体位后还应听诊检查，确保气道通畅。

三、防治低氧及高 CO_2 血症

由于肺门周围分布较多的交感神经分支，早年强调刺激肺门容易发生反射性胸膜肺休克，曾用普鲁卡因进行肺门及交感神经节"封闭"。现已明确反射性低血压甚至心跳骤停必须在缺氧、高 CO_2 血症基础上才易发生。近年来，麻醉者熟练掌握呼吸管理，很少出现所谓的"胸膜肺休克"。关键在于防止缺氧及高 CO_2 血症。单腔管双肺通气时，更应请手术助手协助用大盐水纱布及拉钩压缩开胸侧非切除肺叶，减少死腔量及肺血流，即减少静脉血掺杂。麻醉过程中还应保证套囊不漏气，保证足够的通气量。早年曾强调"过度通气"可增强麻醉效应及避免术终 CO_2 排出综合征。实际上过度通气导致低 CO_2 血症，抑制网状结构而增强麻醉效应必导致脑血管收缩，使脑血流减少及脑缺氧。同时也使冠状动脉痉挛，可能导致心肌缺血，现已弃用。麻醉中不发生高 CO_2 血症，术终也不会产生 CO_2 排出综合征。所以麻醉中通气量应维持在 $8 \sim 10ml/kg$ 为宜。

缝合胸腔前应用 $20 \sim 40cmH_2O$ 气道压（捏呼吸囊）测试支气管缝合是否漏气，继而加压膨胀萎陷肺叶，遇有局部小叶不易吹张时，应请术者协助按摩未吹张的肺小叶，以破坏肺表面张力，即可重新吹张。萎陷肺突然膨胀，血流再通，也可能出现一过性血压下降。闭胸后，应逐渐加大压力将肺吹张，并通过水封瓶引流排出胸腔内空气，恢复胸腔负压 $6 \sim 8cmH_2O$，如术中有 CO_2 蓄积，闭胸后加压排气，就可能出现 CO_2 排出综合征，即血压下降、呼吸消失，所以，排气时应缓慢进行，血压下降可用麻黄碱提升。

四、单肺通气的应用

麻醉时应用单肺通气的安全性及成功率已显著提高，主要是因为支气管导管（双腔导管）有了很大的改进，又有纤维支气管镜协助及对单肺通气的生理改变有充分的认识。因

此，临床支气管内麻醉已不仅用于湿肺、支气管胸膜瘘或大咯血患者，还经常用于食管、肺叶等手术，便于手术操作，减轻开胸侧肺损伤及防止两肺间的交叉感染。

1. 单肺通气和低氧性肺血管收缩　单肺通气，特别在侧卧位时更使通气/灌注比例（$\dot{V}/\dot{Q}$）失调，使非通气侧肺内产生分流（Q_s/Q_t），导致静脉血掺杂及低氧血症。幸亏临床上低氧血症常不严重，因为重力影响使靠床侧（即通气侧）肺血流增加及非靠床侧（即非通气侧）萎陷肺产生低氧性肺血管收缩（hypoxic pulmonary vasoconstriction，简写 HPV），增加肺血管阻力，减少该肺血流，并驱血至通气侧肺，缓解了 V/Q 比例失调，减少肺内分流，从而也减轻低氧血症。临床研究证明，在单肺通气时，来自非通气侧肺的分流量仅占心排血量的 20%～25%，如无 HPV 作用，分流量可达 35%～45%。说明 HPV 也是机体对低氧肺产生的保护性自动调节机制，为机体内环境稳定起到重要作用。

值得注意的是，靠床侧通气有时不能完全靠重力及 HPV 的血流分布来代偿，出现较严重的低氧血症，如靠床侧肺受压较重（垫枕及固定肩、髂）、膈肌上升、长时间侧卧引起渗出增加等原因而降低肺容量。靠床侧肺部分还因分泌物排出困难或吸收性萎陷均可产生 V/Q 失调，促进低氧血症，应引起麻醉者重视。又吸入麻醉药及扩血管药常抑制 HPV，而静脉麻醉药则无影响，也应引起注意。

2. 单肺通气时低氧血症的防治　单肺通气进行吸入麻醉时有 5%～25% 发生严重低氧血症，$PaO_2 < 70mmHg$，麻醉者应首先检查支气管导管位置是否正确，有否堵塞肺叶支气管开口等，然后根据单肺通气的病理生理改变尽量缩小 V/Q 比例失调。

（1）吸入高浓度氧：当手术期间单肺通气吸入 100% 氧，可显著提高动脉血氧分压，不会出现氧中毒或吸收性肺萎陷。同时靠床侧肺吸入高浓度氧可以扩张肺血管，接受更多的来自非通气侧肺血流，增加血氧合。

（2）单肺通气潮气量应为 10ml/kg：如小于 10ml/kg 易促使靠床侧肺萎陷，如大于 10ml/kg 可能增加靠床侧肺血管阻力及气道压，从而增加非通气侧肺血流（降低非通气侧肺 HPV）。

（3）呼吸频率应使 $PaCO_2$ 保持 35～40mmHg：通常较双肺通气时频率增加 20%。应避免低 CO_2 血症，因过度通气增加靠床侧肺血管阻力。低 CO_2 血症还抑制非通气肺的 HPV。以上处理多能避免低氧血症，也无须在开始时应用呼气终末正压通气（PEEP），徒增靠床侧肺血管阻力。

如单侧通气时低氧血症仍未纠正，则可采取下列措施：

（1）先向非通气侧（即非靠床侧）肺给以 5～10cmH$_2$O 持续正压气道压（CPAP）：当萎陷肺给以正压时，用较大潮气量才能使肺膨胀。如氧合仍不满意，则再采用 5～10cmH$_2$O PEEP 向通气侧肺通气。

（2）通气侧肺给 PEEP 通气，甚至正压可增至 10～15cmH$_2$O，同时非靠床侧肺保持 5～10cmH$_2$O CPAP 以减少肺分流量。当然，两肺分别应用 PEEP/CPAP 通气在临床上很少用，应用时应注意非靠床侧肺可以间断正压给氧。当全肺切除术时如能及早结扎非通气侧肺动脉，则可消除 V/Q 的失调，直接消除来自非通气侧分流。

（尚书军）

第三节　各种开胸手术的麻醉要点

全身麻醉药均随剂量可不同程度抑制通气。如清醒状态自主呼吸量可随肺泡 CO_2 升高而增大，但全麻加深时，$PaCO_2$ 升高反降低其增加通气的反应，同样对低氧反应更不敏感。由于开胸手术麻醉时多采用控制呼吸，人为地调节通气量不成问题。关键在麻醉苏醒后的呼吸功能，如氟烷及恩氟烷在麻醉浓度时对高 CO_2 不增加通气的反应，但在苏醒期肺泡浓度降至 0.1MAC 时，所有卤类吸入麻醉药仍抑制缺氧而增加通气的反应。对通常需依赖驱动呼吸的肺疾患者有特殊意义，应引起高度警惕。

一、食管手术的麻醉

食管外科最常见的为食管癌，另外有食管平滑肌瘤、食管裂孔疝、食管良性狭窄、胸内食管破裂及穿孔、食管呼吸道瘘等。

1. 麻醉前评估及准备

（1）食管肿瘤因梗阻使近侧端扩张并残留食物，容易感染及生长细菌，外加患者喉反射减弱，反流液可以导致误吸性肺炎及肺不张。即使长时间禁食，梗阻食管也不能完全排空，麻醉诱导时易发生误吸而导致感染引起肺炎。麻醉前应用粗管吸引食管内残食，可能减少误吸危险。

癌肿患者麻醉前应了解有否进行化疗和放疗。如应用博来霉素、多柔比星（Doxorubicin）有可能出现心肌病或低氧血症、间质性肺炎及 X 线片显示肺纤维化。术后有发生呼吸困难综合征（ARDS）的危险。70 岁以上患者均应准备高浓度氧吸入装置。放射治疗容易并发肺炎、心包炎、出血、脊髓炎及气管食管瘘。食管疾病患者多并有营养不良、低蛋白血症，甚至水、电解质平衡失调，均应在术前及术中尽量纠正。

（2）食管裂孔疝：易发生吸入性肺炎，应先予以抗生素、抗支气管痉挛药及理疗治疗，如雷尼替丁 50mg，静脉注射，每 6~8h 一次。也可选用液体抗酸药枸橼酸钠口服与 H_2 受体阻滞药交替应用。注意避免用固体抗酸药，以免误吸造成更大危害。

（3）胸内食管破裂及穿孔因疼痛可出现低血压、冷汗、呼吸急促、发绀、气肿、气胸及液气胸。X 线胸片可显示皮下气肿、纵隔气肿、纵隔增宽、胸膜渗出及气腹。食管造影可确定穿孔部位。麻醉前即应给抗生素及补充液体，也需给氧及用正性变力药支持循环功能。如液气胸气、液过多，麻醉前应先做闭式引流以改进循环及呼吸功能。手术前应先用食管镜确定穿孔或破裂部位。如穿孔在食管上半段，准备右侧开胸；如在下半段，则准备左侧开胸。如患者极度衰弱不能耐受开胸者，可在颈部分离并做颈部食管造口术，剩余食管经腹切口分离及做胃造口术，以便喂食。所以，麻醉前必须根据病情及拟行术式进行麻醉准备。

2. 麻醉处理

（1）麻醉诱导时要防止反流、误吸，所以快速诱导插管时均应压迫环状软骨。如有食管呼吸道瘘，则在气管插管前尽量维持自主呼吸，避免用正压通气，以免气体经瘘管造成腹胀导致呼吸功能不全、低血压及心跳骤停。

（2）气管内导管选择：经左胸腹切口进行下段食管切除术无须用双腔管萎陷左肺，应用单腔气管导管及拉钩压迫左肺即可暴露满意的手术野。如经胸切口进行食管切除术，应用双腔管有利于同侧肺萎陷，便于手术。应用单腔气管导管时需请术者助手用盐水纱布及拉钩压迫同侧肺叶显露术野。

（3）麻醉中食管切除常把胃提至胸腔，所以，应慎用高浓度 N_2O，以免腹胀损害呼吸功能及干扰手术操作。

（4）如应用单肺通气，较肺叶切除更容易发生低氧血症。因为肺叶切除患者病肺血流已受限，单肺通气时通气/灌注之比的影响也较食管手术患者相对正常的肺要少，且结扎病肺肺动脉及肺叶切除更减少分流。所以，麻醉中必须密切观察脉搏血氧饱和度，避免低氧血症。

（5）如食管癌手术进行淋巴结广泛廓清术，则应严格控制输液，尽量参照中心静脉压及尿量输液，避免应用葡萄糖输液，适当补充胶体溶液。因为胸腔淋巴廓清后，丧失肺淋巴回流，更易发生肺水肿。

如并有食管呼吸道瘘，瘘管多与气管或左主支气管相通，所以，用双腔管时可先做右侧单肺通气。如发现胃膨胀或潮气量下降，说明有右侧主支气管瘘，应改用左侧单肺通气。如用单腔管进行双肺通气，应经鼻插入胃管引流，同时潮气量可不断丢失。瘘管缝合后尽快恢复自主呼吸，因正压通气常能损害缝合口。如无胃管引流，食管缝合口也易裂开。术后需人工通气支持时也可采用高频喷射通气，气道内压较小。

开胸进行食管穿孔或破裂修补术术后并发症很多，容易并发纵隔炎导致严重厌氧或 G^- 菌脓毒血症，所以，麻醉前即应开始用广谱抗生素。术终应保留气管导管，有利于吸痰及呼吸管理，也可防止喉返神经损伤后发生误吸。

二、纵隔肿块的麻醉要点

1. 肿块压迫气管及支气管的麻醉　麻醉诱导中由于肌肉松弛，气管或支气管失去外力支持，容易出现气道梗阻而发生窒息，一般气管插管常不能完全解除气道梗阻，甚至导管开口紧贴肿块、压迫管壁或未通过狭窄处。所以，麻醉前应查看 X 线片，测定狭窄处管径，X 线片常放大 20% 以准备导管，同时要估计狭窄处至切牙的长度，必须应用足够长度及硬度的导管，必要时采用带螺旋钢条的气管导管通过气管压迫部位才能解除梗阻。为了防止梗阻，不宜采用肌松药，清醒插管或表面麻醉加咪达唑仑、羟丁酸钠静脉注射，保持自主呼吸下进行气管插管较为安全。常常需要试插不同管径的导管才能成功。气道梗阻有时可变动体位而缓解，个别情况还需用金属直达喉镜才能解除，均应有所准备。术后仍可能因气管壁软化产生气管塌陷，出现气道梗阻需要重新插管，所以，术终拔管前先拔至声门下观察压迫部位气管（或支气管）有否塌陷，再决定拔管较为安全。由于解除梗阻，强烈吸气可能引起负压性肺水肿，应及时给以正压高氧通气等措施。

2. 肿块累及心血管的麻醉　上腔静脉（SVC）梗阻多见于支气管癌、恶性淋巴瘤，以及肺动脉置测压管后导致 SVC 栓塞，病情险恶。因外周静脉压急剧上升，上半身静脉怒张，包括胸壁静脉扩张、发绀及头、颈、臂水肿。由于气道内静脉怒张，出现呼吸困难、咳嗽及端坐呼吸。颅内静脉压增加引起神志改变。所以，麻醉后减少静脉回流可能出现低血压，气管插管容易产生气管内出血。纵隔肿瘤如压迫肺动脉，还可导致心排血量及肺灌注量降低，威胁生命。有时肿瘤包裹肺动脉，在麻醉诱导后出现严重发绀。因此，对严重气管梗阻不能缓解或发绀不能减轻时，应立即采用股动、静脉带氧合器的体外循环。麻醉前应有所准备。

严重 SVC 梗阻术前可先进行纵隔放射治疗以减轻症状，麻醉时应半坐位以减轻气道气肿，建议麻醉前先做桡动脉置管测压，中心静脉压应从股静脉置管，因为经 SVC 易发生穿孔导致出血的危险及测压有误。静脉输液应在下肢用粗针管置入。避免从上肢静脉输液给药。气管插管应高度小心，避免插管损伤气管内怒张的静脉导致出血。为了避免咳嗽，可应用雾化局麻药吸入代替环甲膜穿刺。麻醉过程中应竭力避免咳嗽、挣扎、仰卧甚至屈氏位等，以免加剧 SVC 梗阻的症状，必要时应给袢利尿药及地塞米松，可能有帮助。如 SVC 不能解除，可能产生呼吸衰竭。术中还应准备库存血以备严重出血时应用。

三、胸腺瘤手术的麻醉要点

1. 麻醉前评估及准备　纵隔前方肿瘤要警惕胸腺瘤，该症属自身免疫疾病，其内分泌作用导致神经 - 肌传导受阻，出现重症肌无力，同时对非去极化肌松药非常敏感。临床上，对重症肌无力的严重程度分类很困难，从轻度的眼睑下垂、复视、肌无力至中度的咽下困难，严重的可导致呼吸无力、咽下困难，还易发生误吸性肺炎。后者常有营养障碍，应查看血清蛋白、电解质及血红蛋白参数。

对重症肌无力患者，术前多进行抗胆碱酯酶药治疗，多有效应。也有应用直接兴奋终板的依酚氯铵（艾宙酚），迅速改进肌张力。极个别患者对抗胆碱酯酶药无效应，出现终板脱敏感性，可考虑应用糖皮质激素及硫唑嘌呤以抑制免疫机制。围手术期可应用甲泼尼龙。环磷酰胺（$1 \sim 2mg/d$）也很有效。但手术日早晨应停止抗胆碱酯酶药，麻醉前用药应避免抑制呼吸，口服地西泮及肌内注射阿托品即能满足麻醉要求。麻醉中如能准备神经 - 肌传导监测仪，更有助于指导肌松药用药剂量。

2. 麻醉处理要点　强力吸入麻醉药对重症肌无力患者常可避免应用肌松药，特别用恩氟烷和异氟烷、七氟烷肌松程度比氟烷强 2 倍。如肌松不够，也可加用肌松药。

琥珀胆碱为去极化肌松药，在重症肌无力患者也可应用，偶尔较早出现II型阻滞，ED_{50} 及 ED_{95} 比正常人分别要大 2.0 及 2.6 倍。快速诱导进行气管插管剂量至少需 $1.5 \sim 2.0mg/kg$。如术前用过抗胆碱酯酶药，不影响琥珀胆碱的肌松强度，但作用时间有所延长。重症肌无力对非去极化肌松药极敏感，需要剂量减少而作用时间延长，尽量选用短时效肌松药，如阿曲库铵、顺式阿曲库铵及维库溴铵。前者对此患者的 ED_{95} 仅为正常人的 1/5，但阻滞时间正常。维库溴铵对此类患者的消除半衰期（55min）比阿曲库铵（20min）长。前者的 ED_{95} 仅为常人的 40% ~ 50%，作用时间也延长。非去极化肌松药再次用药仅需常人 1/10 量。尽量参照神经 - 肌传导监测仪参数给药，以免过量。术终应用抗胆碱酯酶药拮抗。患者应抬头坚持 5s，吸气负压峰值达 $-24.7mmHg$ 即可维持自主呼吸。

重症患者术后，常需要长期人工通气者多为：①患重症肌无力 >6 年；②慢性呼吸道疾病史超过重症肌无力导致的呼吸障碍或衰竭；③术前 48h，每天嗅吡斯的明的剂量 >750mg；④术前肺活量 <2.9L。为了减少术后人工通气，对上述重症患者，可以考虑术前应用除血浆法（plasmapheresis），即用血浆交换以减低血浆胆碱酯酶浓度。围手术期给甲泼尼龙 1g 及术前应用抗胆碱酯酶药直至手术日早晨停用。

由于抗胆碱酯酶药可增强吗啡的止痛效应，所以术后应用麻醉止痛药可减 1/3 剂量。

四、肺叶切除术的麻醉要点

1. 麻醉前病情评估及准备　肺手术的患者常见的为肺肿瘤，特别是肺癌患者日见增多，由于病肺功能常很少受损，术中进行单肺通气或全肺切除易增加静脉血掺杂或低氧血症。肺结核患者应查痰结核菌。慢性肺脓肿患者痰量极多，如每日在 1 000ml 以上，应采用抗生素及位置排痰，麻醉前尽量控制痰量在最少量为宜，近年来因抗生素的进展，慢性肺脓肿已很少见。但支气管扩张症、肺囊肿及肺结核大咯血均在麻醉前或术中涌出大量脓痰、血液或分泌物，常称之"湿肺"，也是麻醉中棘手的问题。特别像支气管扩张症及肺囊肿，往往术前并不能完全咳出脓痰及囊液，而术中挤压病肺时也可涌出大量脓痰或囊液，容易淹没对侧健肺。所以麻醉前应查阅 X 线胸片，有否囊肿液面或扩张支气管积液。总之，湿肺患者及肺结核患者必须准备双腔管，年龄过小也应准备单侧支气管导管。

2. 麻醉处理要点　除了遵照开胸手术麻醉要点外，麻醉中要不断维持气道通畅。当体位变动时应及时调整。湿肺患者更应按无菌原则准备足够量的吸痰管，及时吸净脓痰，避免交叉感染。切支气管时可能流入血液，应及时吸出，否则凝成凝块易堵塞肺叶支气管。麻醉中应不断倾听螺纹管呼吸音，如有啰音，立即用吸痰管吸净痰液，务使气道通畅。有效的人工通气可保证开胸手术避免发生低氧、高 CO_2 血症。近年来全能麻醉机均配备良好的人工呼吸机，可保证控制呼吸有效进行。

3. 加强输血、输液管理　粘连较重的肺疾病如肺脓肿，或做胸膜肺切除术失血量很大，特别在一侧全肺切除时，输液应特别小心。因为一侧肺动脉结扎后，全肺血液流经健侧肺动脉，必然导致肺动脉高压，如输液过量、过快，可导致右房扩张及快速心动过速，易并发术后肺水肿。应密切观察中心静脉压及避免应用非晶体液如 5% 葡萄糖液，以减少渗出。

4. 术后止痛准备　由于开胸手术切口大，呼吸运动时疼痛剧烈，常影响咳嗽、咳痰，易产生肺部并发症，为了给术后止痛做准备，可在术终置连续硬膜外导管，间断注入局麻药或阿片类止痛药。也可在全麻前置硬膜外导管，与全麻复合应用硬膜外阻滞以减少全麻药用量。也可在闭胸前请术者用丁哌卡因阻滞肋间神经，或在插胸腔引流管时并行置入一硬膜外导管于胸腔内，以便注入丁哌卡因，暂时钳闭胸腔引流管 20min，起到胸膜止痛效应。这些均有助于术后止痛。

五、支气管胸膜瘘及脓胸手术的麻醉要点

支气管胸膜瘘多发生于肺癌术后或创伤后。如并有脓胸，则增加麻醉的困难，正压通气导致健侧肺污染、漏气、减少肺泡通气，导致低通气量及增加 $PaCO_2$，还可能发生张力性气胸。所以，麻醉前必须查看患者，如有脓胸，应先在局麻下利用水封瓶进行胸腔闭式引流，在坐位倚向患侧充分引流排脓，并用 X 线片复查引流效果。

麻醉处理：先要隔离患侧污染气道与健侧通气，理想措施为患者清醒状态下自主呼吸时，插入双腔导管。通常用神经安定类药镇痛或静脉滴注羟丁酸钠，配合局部表面麻醉，保持自主呼吸以完成双腔管插管。双腔管的支气管口端应选用瘘管对侧，双侧套囊充气后即可起到隔离作用。如有积脓，可自双腔管较大的气管口吸出积脓，同时健侧可通气。插管后进行吸入麻醉，尽量保持自主呼吸，避免可能发生的张力性气胸。同时继续开放闭式胸腔引流。如无积脓，且瘘管漏气不多时，也可用单腔导管。高频喷射通气虽然气道压较低，但气体交换仍不及间断正压通气为优。

六、肺大疱及气囊肿的麻醉要点

肺含气囊肿并发慢性阻塞性肺疾患，也有孤立发生而无肺病理改变。肺大疱是一个薄壁

的空泡，充满空气，多为破坏的肺泡组织形成，疱壁由脏层胸膜、结缔组织隔膜或受压的肺实质所组成。肺大疱多随年龄增大，可吹入空气，膨胀后又能压迫开口，导致萎陷困难，有可能破裂并发气胸或感染。同时受压的肺组织血流灌注如常，而通气减少，导致静脉血掺杂增加。肺大疱患者手术指征为大疱急速增大导致不能呼吸或因大疱破裂反复出现气胸。即使肺组织正常也因大疱大面积压迫而损害肺功能。所以，麻醉前应充分评估肺功能。

肺大疱手术的麻醉危险在于：①大部分患者均有严重慢性阻塞性肺疾患，没有或很少有呼吸储备，全麻时应给高浓度氧吸入；②如大疱或囊肿与支气管相通，正压通气时可增大大疱或囊肿，说明部分潮气量进入大疱，增加肺泡死腔量，使肺泡通气不足；③N_2O应该禁用，因为N_2O可使带气空间膨胀，易使大疱更扩张；④开胸时，大疱膨胀不受限制，更多的潮气量进入开胸侧大疱，增加死腔量，需要大量增加每分通气量，直至手术切除大疱；⑤特别注意正压通气进入大疱，有可能使大泡破裂产生气胸。如未开胸，则妨碍静脉回血造成循环衰竭，需要准备一套胸腔闭式引流管。

麻醉处理决定于术式及病变是单侧还是双侧，以及呼吸功能损害程度。单侧开胸时，患者应在表面麻醉下清醒状态或全麻保持自主呼吸状态下插入双腔管，使病变肺叶与健肺隔离，便于健肺进行正压通气，防止病肺肺大疱破裂。如患者插入单腔管保持自主呼吸，应记住常常氧合不够。在诱导或维持时仍应用手法给以轻度正压通气，即用较小潮气量、<10cmH_2O气道压及稍快的呼吸频率进行通气。当然，应用有限的正压通气，麻醉者应能及时诊断气胸，并可快速处理。胸部听诊对比双侧呼吸音很重要，一旦病侧呼吸音减弱或消失、气道压增加、唇色发绀及不因麻醉过深导致的低血压出现时，应立即置胸腔引流管。有时多个大疱只破裂一个造成局限性气胸，常使引流不畅。如大疱与支气管相通，则支气管胸膜皮肤瘘管常使正压通气困难。

双侧肺大疱进行全麻诱导前，应先请术者做好手术准备，甚至术野铺好消毒巾，再进行诱导。一旦病情出现急剧恶化，即可迅速正中劈开胸骨。为了避免常用的正压通气可能发生的气胸危险，也有应用高频通气完成双侧肺大疱切除。当然，如插入双腔管，每侧肺可应用不同的通气方式，当每侧大疱切除后，还可分别加压通气，检验缝合处有否漏气及有否同时存在另外的大疱。进行两侧肺大疱切除术，应用双腔管可分别进行单肺通气。先做较大的肺大疱及肺功能最差的那侧手术，有利于保持较好的肺功能维持气体交换。如无呼吸储备、单肺通气出现低氧血症无法纠正时，应先选用股动脉—股静脉体外循环辅助氧合，然而肝素化后常又带来渗血问题。理论上，在肺大疱切除后，留下大部分的肺组织较术前具有更大的功能，且可改进呼吸运动，增加氧分压，减低功能残气量及肺泡死腔量，但实际上，术后常需数天呼吸机辅助。所以，术终应把双腔管拔除更换单腔管。同时气道压仍应维持低值，避免吻合口破裂。

七、气管重建术的麻醉

气管重建的手术还是近四十多年开展起来的，主要归功于外科医生与麻醉医生紧密协作，克服气管重建手术时难以维持足够的通气这一难关，更多地保留健康肺组织及肺功能。

1. 麻醉前评估及准备　首先要了解呼吸困难的程度，特别要了解有否随体位变动而出现气道梗阻的现象，以便在全麻诱导时避免可能导致气道梗阻的体位。颈段气道梗阻可显示高、尖吸气及呼气声。

参照胸部 X 线正、侧和斜位片及 CT 等影像结果判断病变性质、气道梗阻部位、狭窄程度。麻醉前争取用纤维支气管镜确定狭窄部位及性质，以便准备合适的气管导管。

除了急性气道梗阻之外，术前应做肺功能检查，特别是 1s 用力呼气量（FEV_1），如呼气流量峰值与 FEV_1 之比等于或大于 10：1，即显示有气道梗阻。

有严重气道障碍者，术前应给以预防性处置，包括吸入高浓度氧治疗、湿化气道及局部雾化吸入肾上腺素或甾醇类，有助于防止气管壁水肿，减少梗阻加剧。如梗阻不缓解，仍需准备紧急气管插管。

2. 气管重建手术的麻醉　为了维持术中的通气，往往需要准备多条无菌气管导管及两台麻醉机。麻醉机应能供应高流量（10L/min）氧，便于诱导时用于纤维支气管镜，并需有长臂喷喉器或用注射器及细长针套上细塑料管，便于向气管内喷入局麻药。气管导管应准备 20~30F 各型号备用，适合气道的理想型号为 28F，相当于外直径 9mm 粗，有利于气管内吸痰及允许外科医生进行气管操作及缝合。还应准备无菌附螺纹管钢条的气管导管，便于在切断气管断端应用。另外，也应准备延长导管，以便插入支气管后续接延长管。所有导管均应附充气套囊，有利于正压通气。如准备高频喷射通气，应另备喷射用细导管或特别的气管袖状切除喷射导管。

3. 麻醉监测　除了血压外，应监测心电图、脉搏血氧饱和度及经食管测听呼吸音、心音，后者也有助于术者在术野鉴别食管。如应用桡动脉插管测压，应在左桡动脉置管，因无名动脉绕过气管，术中易受压，使右桡动脉测不到血压。呼期末 CO_2 测定也有很大意义。

4. 麻醉处理要点　气管重建手术的麻醉关键是诱导中解决气道梗阻，维持中要保证气管病变切除及重建过程中的适当氧合及排除 CO_2。

（1）麻醉诱导：诱导方法决定于气道梗阻程度，梗阻不明显也可常规用静脉快速诱导。如气道高度梗阻，应选用强效吸入麻醉药如恩氟烷、氟烷或异氟烷平顺地吸入诱导，并先用面罩高浓度氧吸入及排氮，尽量保持自主呼吸，多可维持足够的气体交换。也可静脉注入羟丁酸钠诱导，插管前先用局麻药喷喉及气管，使气管插管时从容不迫，选插合适导管，必要时还可用小儿纤维支气管镜协助，使气管导管插过狭窄口或肿瘤。同时应高度警惕，一旦肿瘤碎片脱落或出血时，需立即吸引或用气管镜及钳子钳出，也可减浅麻醉自行咳出。如颈部气管病变发生严重窒息时，也可先行气管造口，再行诱导较为安全。麻醉维持中应采用手法控制呼吸较为轻柔。

（2）上段气管重建术：上段气管重建术多取仰卧位，领口切口或加"T"形切口纵劈胸骨。如狭窄在声门下，一般气管插管无法使套囊过声门封闭气道，常需采用 20~28F 带套囊的细导管通过狭窄处才能密闭气道。中段气管狭窄，有时管径在 5mm 以下，可在气管镜协助下扩张狭窄处，但有出血及穿孔危险，应立即将套囊充气，以防血液流入肺内。也可用直径 4mm 的细硅胶管通过气管导管插过狭窄处，可收到良好的效果。如气管导管套囊可以通过声门，虽导管不能通过狭窄处，也常改善通气，可能与导管对气管的支撑和正压通气增加通气量有关。

如气管导管越过病变部位，则病变部位切除后，应将气管导管退至吻合口近端，套囊充气后，加压检验缝合口有否漏气。

如气管导管不能通过狭窄部位或需做袖状切除时，可请术者在狭窄远端气管缝两条支持线，再切断病变远端气管，迅速将无菌气管导管插入远端气管并充气，连接麻醉机维持通气。切除病变气管后，先对端缝合气管后壁后，即拔除手术野气管导管，同时将原来经口的气管导管深插，通过气管切口远端并使套囊充气，继续用麻醉机维持通气及吸入麻醉。待气管前壁缝合后，还应将气管导管退至缝合口近端，并将套囊充气再加压通气检验缝合口有否漏气，同时使头前屈。

（3）下段气管重建术：下段气管病变（见图12-1A），如能容纳气管导管，可应用双套囊支气管导管通过病变气管，插入左主支气管进行单肺通气（见图12-1B）。待病变部位切除缝合后，再将支气管导管退至气管缝合口近端并将套囊充气（见图12-1C），加压通气检验缝合口有否漏气。

如预计支气管导管不能通过狭窄处，也如上段气管重建术，插入双套囊支气管导管于气管狭窄处上方（见图12-2A），待切断气管病变远端，将另一无菌气管导管插入左主气管并将套囊充气（见图12-2B），连接麻醉机进行单肺通气。同样在切除病变后，对端缝合气管后壁（见图12-2C），然后拔除经术野插入的气管导管，再将原支气管内导管深插入左主支气管连接麻醉机，并分别将支气管及气管套囊充气（见图12-2D），并维持通气及吸入麻醉。待气管前壁缝合后，再将支气管导管退至气管缝合口近端，加压检验缝合口有否漏气。

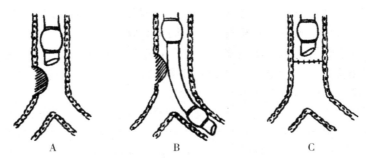

图 12-1 支气管导管超越病变部位插入左主支气管

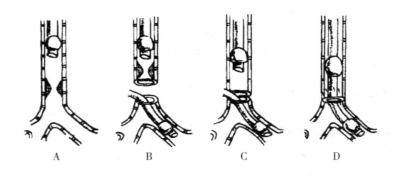

图 12-2 另一气管导管经术野插入主支气管

5. 气管隆突切除术　隆突切除术后需要气管与左、右主支气管分别进行端端吻合及端侧吻合，如同气管重建先插入支气管导管至气管内，待切断左主支气管并将无菌气管导管插入左主支气管远端（见图12-3B），连接麻醉机，开始左肺通气后，再行剥离及切除隆突病变并使右主支气与气管缝合，再将原经口支气管导管插入右支气管口（见图12-3C），再在气管壁造口与左主气管进行端侧缝合。最后将导管退至缝合口近端，加压检验有否漏气。

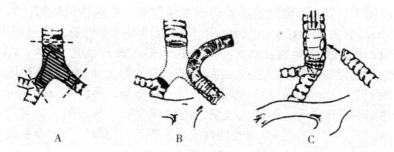

图 12 - 3　隆突切除，左、右支气管分别与气管吻合

6. 高频通气的应用　气管重建手术时也有应用高频喷射通气（HFJV）代替上述气管插管间歇正压通气。可以用较细喷射导管，便于气管病变切除及缝合。缺点为有时不易使导管通过，呼气时可以溢出空气，导管易被血块堵塞或移位，易误吸血液，很难喷射高压。1975年开始成功应用高频正压通气（HFPPV）于气管重建术。可用较小的潮气量（50～250ml）、较快频率（50～150 次/分）经较细导管喷射。所以不妨碍手术野，术中不阻断通气。持续气流很少受血液及尘埃污染。肺及纵隔摆动小，以及产生持续气道正压而不使肺萎陷。

对气道严重梗阻不易维持通气的患者进行气管重建术特别是隆突重建术，曾应用人工心肺机做体外循环维持气体交换。但肝素化产生肺内出血危险，现已弃用。

7. 术后处理要点　气管重建术的患者，由于气管部分切除而缩短，术终必须使患者保持头屈位，以减轻气管缝合处张力。如肺实质没有病变，尽早在手术室内平卧位下拔去气管导管，因为拔管后可能出现窒息意外需再次插管，在手术室中处理较为安全。早期拔管还可减轻套囊对气管壁的压迫而致缺血。

术后应用多个枕头保持头屈位，胸部 X 线片确诊无气胸。由于隆突或气管部分切除，分泌物排出功能障碍。需要很仔细地经鼻吸引分泌物及盲插管内吸痰，有时因痰量过多还使用纤维支气管镜吸痰，可能的并发症如气管缝合口穿孔、水肿及气道梗阻。

一旦通气不足，需要再次气管插管时，应用小儿纤维支气管镜协助插管，并应注意尽量用较小气道压及较短时间。争取不超过 2～3d。

喉水肿很少发生，偶尔发生于高位气管缝合或有喉疾病史者。可用地塞米松及肾上腺素稀释后每 4h 喷雾预防。如已有喉水肿及声音嘶哑时，应每 2h 喷雾，持续 24h。

八、气道肿瘤激光手术的麻醉

从 1974 年首次在支气管镜内应用 CO_2 激光以来，已成为气道肿瘤切除及其他病变治疗的有用工具。由于激光的作用非常强烈、复杂，在麻醉和术中可能存在危险，迫使麻醉者应熟悉激光的特性及防止危险的措施，保证患者安全。

1. 医用激光在气道手术中的应用　激光的英文名词为"laser"，即取 light amplificationby stimulated emission of radiation 各字首位字母组成，意为强化激发放射的光。即用能源（电）激发气体介质如氩、CO_2 等以光的形式发射能量，又经反复反射使发射的光具有激光的特性。并以激发的介质导出激光命名，如 CO_2 激光。

（1）激光的种类及性质：激光作用到组织的效应决定于波长（nm 或 10^{-9} m）及其功率密度（W/cm^2）。不同的气体介质发射不同的波长光。较长的波长被组织吸收较强，所以转化成热能可穿透较浅层组织。而较短的波长，光线散射，穿透组织较深。如 CO_2 激光发射长波长（10 600nm），可被所有组织吸收，可精确地切割病变组织，还可用来蒸发、凝固、焊接及烧灼组织。较少发生穿透及水肿。钕－钇－铝石榴石激光（Nd－YAG）波长较短（1 064nm），接近红外线波长，可被深色组织吸收，穿透组织使肿瘤深部热坏死萎缩。

激光的功率密度（Power density）即指单位面积的能量，多以 W/cm^2 表示。医疗的激光吸收后导致发热而不是离子化。激光低流量（能量释放率）导致的发热使蛋白凝固、细胞内水蒸发及细胞融解。如 Nd－YAG 激光的低流量主要使蛋白凝固及大面积炭化。而 CO_2 激光的流量高，只在组织的边缘产生即时的细胞蒸发及炭化。

激光的吸光长度（extinction length，EL）即组织在此距离或深度内 90% 激光可以被吸收。如 CO_2 激光 EL 在绝大多数组织内或水内为 0.03mm。而 Nd－YAG 激光的 EL 在水内为 60mm，在软组织为 1~3mm，因此，用 Nd－YAG 激光只能看到受累组织的表面变化，而位于下面形成的水肿、并发出血或管腔梗阻可能要推迟 2d 以上才发现。

（2）激光的选择及应用方法：Nd－YAG 激光的凝固及蒸发性能可用来破坏病变组织。Nd－YAG 激光与 CO_2 激光不同，可以经石英纤维光导。临床上可把激光导线通过硬支气管镜或纤维支气管镜的吸引通道进入气道。纤维支气管镜可在局麻下进入气道，也可在全麻气管插管后经气管导管进入气道。后者应警惕导管着火危险，如纤维支气管镜前端未超过气管导管远端开口，激光束瞄准偏差即可能使气管导管着火。由于 Nd－YAG 激光束看不见，可以用同轴可见光束瞄准照射部位。氦－氖激光为可见光，只输出低功率（1~2mW），可与 Nd－YAG 及 CO_2 激光并用。

CO_2 激光多用于切割病变组织，可直视下用于喉的口侧。用于小儿气道，很少发生穿孔及形成水肿。如病变在声门下，需要先行麻醉及插入硬支气管镜。

2. 气道内应用激光的适应证　激光可切除气道肿瘤及其他病变，是很有用的工具，如喉乳头状瘤、声门下狭窄及血管异常等。最常应用于鳞状细胞癌治疗，对转移癌也有效。激光对癌组织病变的破坏较正常组织容易。应用激光切割的标准大致为病变侵袭至支气管壁而不超过软骨，切除的长轴少于 4cm。

喉或气管内反复发生的乳头状瘤用激光治疗最有效。气管造口后形成的肉芽肿或"蹼"也可用激光治疗。其他可用激光切除的有脂肪瘤、血管软骨瘤、神经鞘瘤、鳞状上皮变性、组织细胞纤维瘤及硬化性血管瘤等。

激光也可用于恶性肿瘤的姑息治疗，以减轻症状。如恶性肿瘤完全或部分阻塞气道，激光可轴性穿通或扩大气道口径，即改善通气及血气参数。而用化疗或放射治疗往往需数天或数周才使肿瘤缩小，减轻气道阻塞，且有中毒及剂量限制。当然，激光也有穿孔及出血危险。部分梗阻的肿瘤可以沿切线切除，成功率较高（85%），完全梗阻的肿瘤成功率仅为 30%~50%。

3. 激光的"危险"及预防

（1）眼损伤：CO_2 激光有较小组织穿透性，可使角膜混浊。Nd－YAG 激光可通过角膜导致视网膜损伤。所以，应用激光时要妥善保护眼睛。用 CO_2 激光时可戴有色玻璃或塑料眼罩，隐形眼镜不足以保护眼睛。特殊波长如 Nd－YAG 激光需戴特殊的眼罩。即使戴眼罩，对向眼镜直射激光也不能得到保护。患者的眼睛也要用湿垫覆盖保护。

（2）着火及烧伤：激光直射或点着易燃物如气管导管均可造成烧伤。在手术室应设置非燃烧的保护屏并降低激光的反射烧伤。红橡胶气管导管及聚氯乙烯透明气管导管均可被 CO_2 及 Nd – YAG 激光点燃。所以,激光手术时应用气管内导管常需包以铝薄带,如用铜薄带或银薄带导热更快,又更柔软。也可用湿棉布带包裹,但太臃肿,如干燥后仍易着火。并发症为包带脱落误吸可阻塞气道。此外,金属薄带也可反射激光引起烧伤。由于气管导管的套囊不能包铝薄带,所以用生理盐水膨胀套囊,一旦烧着有助于灭火。气管导管禁用油性润滑剂。气管导管多数认为用红橡胶导管包铝薄带仍较透明聚氯乙烯导管包铝薄带安全。通气氧浓度应不大于50%,用氮或氩气稀释,勿用 N_2O 稀释,后者有助燃性能。一旦着火,应停止通气,必要时泼水及拔去着火导管。

(3)烟及烟灰(燃烧产物)损害:激光切割后释放的烟和烟灰可能有害,可诱变及发生感染性疾病。烟和烟灰可损伤术者视野及成为着火源。烟还导致支气管痉挛、肺泡水肿及肺萎陷,所以尽量把烟吸尽。

(4)激光作用在气道组织的并发症:可能并发气管壁穿孔、出血、气胸、纵隔气肿,常合并低氧血症。也可能因水肿导致气道梗阻。后者可用地塞米松或甲泼尼龙预防。气道激光手术的死亡多因低氧血症与穿孔所致。

4. 麻醉处理要点　激光治疗时要求手术野绝对稳定,以免激光光束偏离方向损伤健康组织。易出血的病例,用纤维支气管镜不能同时用吸引器吸引及激光凝固止血,应采用硬支气管镜为妥。直支气管镜或气管导管插管多用全身麻醉并用喉表面麻醉,也可清醒插管,全麻诱导也应保持自主呼吸,勿用快速诱导及肌松药,因肌张力消失可使部分气道梗阻转变为完全梗阻。麻醉方法常采用静吸复合麻醉,如羟丁酸钠、咪达唑仑或丙泊酚静脉注射复合吸入 N_2O 及恩氟烷、异氟烷或氟烷。常用直支气管镜可直视下行激光切割、吸引及回收碎片、烟灰,也减少着火的发生,但金属支气管镜也可能折射激光而间接损伤组织。同时切割下炭化组织在80%氧助燃下也可能着火。为了保证患者手术野安全,应用肌松药及控制呼吸以减少激光损伤。直支气管镜侧臂可连接麻醉机环路,可用高频喷射(F_1O_2 0.3~0.4)维持通气。同时用脉搏血氧饱和度仪监测,当有低氧血症($SpO_2 < 91\%$)时,应暂停激光治疗,用手法控制呼吸囊行间断正压通气及吸入麻醉。如纤维支气管镜自吸引通道插入激光导线,则纤维支气管镜需先置于气管导管内,在静吸麻醉下需交替通气、吸入麻醉及激光切割。此法多有 CO_2 蓄积,一旦出血不易控制时,易发生梗阻窒息。

(尚书军)

第四节　胸部损伤急诊麻醉处理

一、急性创伤性血气胸

急性创伤性血气胸是指胸部外伤后所造成的胸膜腔积血、积气。胸部外伤血气胸的发作等占70%以上,血气胸可单独发生,也可以发生于合并其他类型的胸部外伤时,如穿透或闭合的胸壁损伤,肋骨骨折,纵隔伤,胸腹联合伤,胸部异物以及挫伤窒息,损伤性湿肺,爆震伤,所谓闭合胸伤三大综合征等均可合并血气胸。因此,对任何一个胸部外伤的伤员,都要检查有无血气胸。小量的血气胸可无明显症状。其中轻微者如单纯性小量闭合性气胸肺萎陷在20%~25%者,可观察待其自行吸收。大量出血或高压积气的严重血气胸是胸部伤死亡的主要原因之一，必须紧急处理。

麻醉处理：

（1）麻醉手术前积极抗休克：尽快开放 2～3 条粗大静脉通道，必要时行颈内静脉穿刺，输液注意先晶体后胶体，晶胶比例约 2 : 1，在缺乏血液时使用血液代用品如代血浆、血定安，可提高胶体渗透压，稳定血液循环。

（2）改善呼吸困难：局麻下先做胸腔闭式引流减压，面罩吸氧，然后才能行麻醉诱导气管插管，辅助或控制呼吸，正压不宜过大以免加压呼吸增加伤侧胸内压及肺压缩。采用较低压力，较快频率的通气方式可以获得较好效果。

（3）麻醉诱导药物的选择及评价：诱导药物的选择要谨慎，用量要小，选择不当或用量浓度过高都将加重循环抑制，造成低血压甚至心跳骤停，宜选用对循环抑制轻的药物。γ－OH 轻度兴奋循环，血压稍高，可改善心肌耐受缺氧的能力且不抑制呼吸，用药后潮气量稍增加，还可使咽喉反应迟钝，气管反射减弱，患者较易耐受留置的气管导管，不足是使心率减慢，对慢心率的患者不宜使用。芬太尼对心血管影响很轻，能预防或减轻气管插管导致的心血管不良反应，但对危重患者大剂量芬太尼仍可抑制心肌，应减少剂量。氯胺酮小剂量可兴奋循环系统，主要是兴奋交感中枢，使外周交感活性增强所致，而且镇痛作用强，但大剂量时任可抑制心肌，对危重患者宜小心使用。依托咪酯对呼吸循环干扰小，是血气胸患者较理想的诱导药。咪达唑仑诱导快，小剂量对循环功能几乎无影响，是较安全的全麻诱导药。异丙酚小剂量辅用芬太尼也是安全的诱导的方法。硫喷妥钠明显抑制心肌，扩张外周血管，加重休克，对血气胸患者不宜使用。去极化肌松药琥珀胆碱（1～2mg/kg）因肌颤使胸内压增加，且组胺释放作用对循环有影响，作为气管插管的诱导药并不理想。非去极化肌松药（阿库溴铵、维库溴铵、泮库溴铵）因对心血管抑制轻，为较为安全的抢救插管用肌松药。

（4）术中监测：血气胸患者病情较复杂，除常规血压、心电、脉氧、呼吸监测外，有条件还需监测 CVP 和 $P_{ET}CO_2$，术中血气分析。

二、气管或主支气管断裂

气管和支气管断裂大多发生在胸部严重挤压伤，虽不多见，但易致呼吸和循环功能的严重紊乱，如何维持呼吸道通畅，确保有效通气量，改善缺 O_2，防止 CO_2 潴留以及维持两肺膨胀是麻醉的关键。对此必须引起高度警惕。若准备不充分、处理不及时，可发生窒息、严重缺氧而迅速死亡。

麻醉处理：

（1）术前应查阅胸片，了解其破裂的部位及其程度、距隆突的距离，气管和支气管是否均有破裂，了解呼吸困难和肺压缩的程度。麻醉前行胸腔闭式引流。

（2）麻醉诱导尽量保留自主呼吸和充分完善表麻以免面罩加压给 O_2 后，肺压缩加重和纵隔移位引起严重后果。充分完善表麻，并给予少量异丙酚或咪达唑仑，使患者镇静，咽喉反射减弱，分泌物减少。

（3）气管导管选择和呼吸管理：若气管断裂宜选择质软、口径小的导管，操作应轻柔，以免加重气管的损伤。剖胸后可在其远段插入钢丝螺纹管导管，以利于术者操作和防止导管打折，吸净分泌物，连接麻醉机或呼吸机行人工呼吸，待气管后壁吻合完毕拔除远段导管，将原来的气管导管送入吻合口下方。若仅支气管断裂，最好用双腔管，使病肺与健肺隔开，能避免分泌物以及血液流向健肺，维持呼吸道通畅。若缺氧较重，可在患侧支气管插入硅塑管接高频喷射呼吸机，进行高频喷射通气。

（4）手术医生和麻醉医生密切配合：麻醉医生需密切观察生命体征，尤其 SpO_2、$P_{ET}CO_2$，并注意手术野，防止气管过度牵拉、导管脱落、气管导管套囊破裂，及时反馈患者氧合情况。手术医生须预先告诉麻醉医生下一步的操作，若发现导管套囊破裂、气管导管漏气应告诉麻醉医生，开胸前把各种接头、消毒的气管导管、喷射导管和螺纹管准备好，以防止忙中出错。吻合完毕时，以 $50cmH_2O$ 行气道加压通气，无漏气后关胸。

（5）术后应保留气管导管，继续行人工呼吸支持。正压不宜过大，充分镇静，避免咳嗽和胸内压增高，以免吻合口漏气及影响气管吻合口的愈合。另外，要保持头颈屈曲体位和进行术后自控镇痛。

三、连枷胸

连枷胸是胸廓的完整机制受到破坏致胸壁反常运动，使双侧通气量减低，潮气量下降，动静脉血在肺内分流，形成严重低氧血症，是严重胸外伤的标志。连枷胸的治疗重点是浮动胸壁的固定与 ARDS 的防治，其死亡的主要原因是 ARDS。有大宗病例分析显示：机械正压通气固定浮动胸壁的效果差，手术固定浮动胸壁，可加速康复，减少并发症，较好的功能恢复，并可降低医疗费用。

麻醉处理：

（1）手术体位：脊柱骨折并截瘫采用后路减压，短节段椎弓根系统内固定，患者需要俯卧位接受手术数小时。因此要求体位尽量舒适，以保证呼吸通畅。

（2）引起呼吸抑制的麻醉药物的选用问题：许多麻醉药物均有一定程度的呼吸抑制作用，如芬太尼、哌替啶。

（3）术中气道的管理：局麻患者要注意颈部保持轻度过伸位，予以面罩给氧。全麻患者要注意呼吸道分泌物的处理，控制潮气量的大小，潮气量要偏正常值的下限，以防止过度膨胀的肺脏再度被断裂的肋骨刺伤。

（王国喜）

第十三章
腹部外科手术麻醉

第一节　腹部疾病的病理生理

一、胃肠疾病的病理生理

胃肠道疾病主要包括胃肠道梗阻和穿孔，可引起严重的病理生理改变。幽门梗阻时反复呕吐不能进食，造成脱水和营养障碍，而且丢失大量胃酸，引起碱中毒。肠梗阻时由于呕吐及大量体液向肠腔渗出，造成细胞内、外液严重的水和电解质丧失，血容量减少及血液浓缩，而且由于肠壁通透性增加，肠腔内细菌容易进入门静脉及腹腔，造成泛发性腹膜炎，引起感染性休克和代谢性酸中毒。同样，胃肠道穿孔时胃肠内容物进入腹腔，化学性刺激和细菌性感染引起腹膜炎。另外，溃疡病穿透血管壁还可发生大出血、低血容量性休克。胃肠道疾病麻醉诱导过程中易发生呕吐或反流造成误吸，导致急性呼吸道梗阻、吸入性肺炎或肺不张等严重后果，应采取有效的预防措施。

二、胆道疾病的病理生理

胆道系统梗阻、感染或出血均需手术处理。胆道疾病往往引起机体的病理生理改变。胆总管或肝管梗阻，胆汁逆流入血，引起一系列中毒症状，表现为皮肤瘙痒、抑郁、疲倦、血压下降、心动过缓，甚至昏迷。胆汁淤积使肝脏弥漫性增大，功能损害，导致凝血功能障碍和低蛋白血症等。胆道梗阻若感染并发化脓性梗阻性胆管炎，易导致严重的感染性休克，胆总管切开减压后血压很快恢复。胆囊、胆道穿孔或损伤，胆汁进入腹腔造成化学性或感染性腹膜炎，大量体液（主要来自血浆）渗入腹腔，严重者可达全身血容量的30%，需大量输血、补液。胆道出血常由感染、肿瘤或损伤引起，病情复杂，既有大量失血，又并发黄疸或感染，而且止血困难。胆道有丰富的自主神经分布，牵拉胆囊或胆管可引起反射性冠状动脉痉挛，导致心肌缺血，甚至心脏停搏。胆道内压力增高或"T"形管冲洗时注射液体过快，可出现心律失常和血压下降，注射阿托品有减轻这种反射的作用。吗啡、芬太尼可引起胆总管括约肌和十二指肠乳头部痉挛，而促使胆道内压上升达 $30cmH_2O$ 或更高，持续 15～30min，且不能被阿托品解除，故麻醉前应禁用。胆道手术可促使纤溶酶活性增强，纤维蛋白溶解而发生异常出血。术中应观察出、凝血变化，遇有异常渗血，应及时检查纤维蛋白原、血小板，并给予抗纤溶药物或纤维蛋白原治疗。

三、门静脉高压症的病理生理

门静脉系统是腹腔脏器与肝脏毛细血管网之间的静脉系统。当门静脉压力高于 $25cmH_2O$ 时，可表现出一系列临床症状，统称门静脉高压症。门静脉高压症多伴有严重肝功能障碍。其主要病理生理改变为：①肝硬化及肝损害；②高动力型血流动力学改变：容量负荷及心脏负荷增加，动、静脉血氧分压差降低，肺内动静脉短路和门、体静脉间分流；③出、凝血功能改变：有出血倾向和凝血障碍，原因为纤维蛋白原缺乏、血小板减少、凝血酶原时间延长、第 V 因子缺乏、血浆纤溶蛋白活性增强；④低蛋白血症：腹水、电解质紊乱、钠和水潴留、低钾血症；⑤脾功能亢进；⑥氮质血症、少尿、稀释性低钠、代谢性酸中毒和肝肾综合征。

四、胰腺疾病的病理生理

胰头癌和十二指肠壶腹癌术前皆有严重梗阻性黄疸、体质衰弱、营养不良和肝功能障碍。而且手术创伤大、时间长、术野渗出较多及血浆和细胞外液丢失严重，容易导致循环血容量减少、血液浓缩。部分胰腺切除应给予阿托品抑制胰腺外分泌及抑肽酶抑制蛋白分解酶分泌。全胰腺切除还应根据血糖水平给予胰岛素。术中可用果糖、山梨醇或木糖醇补充能量，并监测血糖，使血糖维持在 $8.4 \sim 11.2mmol/L$，必要时给予胰岛素。急性坏死性胰腺炎引起呕吐、肠麻痹、胰腺出血和腹腔内大量渗出，造成严重的血容量不足。脂肪组织分解产生的脂肪酸与血中的钙离子皂化作用引起低钙血症，需要补充一定的钙剂。此外，脂肪组织分解还释放一种称为心肌抑制因子（MDF）的低分子肽类物质，抑制心肌收缩力，加重休克。由于腹膜炎限制膈肌运动，以及血浆蛋白丢失使血浆胶体渗透压降低而导致间质性肺水肿，呼吸功能减退，甚至出现急性呼吸窘迫综合征。肾功能障碍也是常见的合并症，可用甘露醇或呋塞米进行预防。胰岛素瘤是胰岛 B 细胞异常增生，产生过多的胰岛素而引起的一种疾病。其特点为反复发作的空腹期低血糖综合征，空腹血糖测定均在 $2.8mmol/L$ 以下。该肿瘤84%为良性，恶性占16%。临床表现常有精神症状、饥饿、软弱无力、颜面苍白、出汗、心动过速及休克。摄入糖后可以缓解，但干扰术者对肿瘤切除的判断。

五、肝脏疾病的病理生理

肝脏是体内最重要的代谢器官，是各种药物、毒素代谢的场所。术前需要检查肝功能及凝血功能，并结合临床估计病情。肝功能严重障碍、人血白蛋白明显降低者，手术病死率极高。肝组织血液丰富，手术易出血，而且止血困难，常常需要阻断肝脏循环，常温下阻断不得超过 20min，低温麻醉可延长肝脏对缺氧的耐受时间。

六、腹腔镜气腹的病理生理

腹腔镜手术对机体内环境影响小、减轻创伤、降低手术并发症的发生率和死亡率，临床应用日益广泛。但是腹腔镜手术必须在气腹状态下实施，并需将患者置于特殊体位，导致机体病理生理改变。某些腹腔镜手术还可能造成不易发现的内脏损伤，以及失血量难以估计，使得麻醉处理更加复杂，麻醉风险增加。

1. 气腹对血流动力学的影响　腹腔镜手术中引起血流动力学变化的因素包括气腹、患者体位、麻醉、高 CO_2 血症、迷走神经张力增加和心律失常。腹腔镜手术首先需建立气腹，气腹可使心排血量降低 10% ~ 30%。气腹压力低于 10mmHg 时，可压迫腹腔脏器使静脉回流量先短暂增加，随着腹内压进一步升高，下腔静脉受压，静脉回流受阻，血液潴留于下肢，心排血量减少，每搏量和心脏指数明显降低。这种现象在头低位时不太明显，但头高位则出现明显的低血压。当气腹压力达 15mmHg 时，外周血管阻力增高，左室后负荷增加，致使心肌耗氧量增高，有发生心肌缺血、心肌梗死或充血性心力衰竭的潜在危险。另外，腹内压升高还可引起迷走神经反射，使心率减慢。因此，气腹压力不应超过 20mmHg。还应注意的是向腹腔吹气时可引起心律失常，如房室分离、结性心率、心动过缓和心脏停搏，多发于开始吹气使腹膜快速张开时，这可能与刺激腹膜牵张感受器，兴奋迷走反射有关。

2. 气腹对呼吸功能的影响 CO_2 气腹可使动脉血 CO_2 分压进行性升高，建立气腹后 15 ~ 30min 达到高峰并维持下去。CO_2 吸收率 30min 内可达 70ml/min，而 30 ~ 75min 达 90ml/min。该吸收率受气腹压力的影响，当腹膜毛细血管受压其血流量减少时，则 CO_2 吸收量减少，但当气腹压下降、腹膜毛细血管重新开放时，CO_2 吸收再度增加。由于腹腔充气使膈肌抬高，肺受压造成肺顺应性降低，气道压升高，通气功能下降，使体内 CO_2 排出减少。这样可以出现高 CO_2 血症、酸中毒、甚至低氧血症。经腹膜吸收的 CO_2 一部分经肺排出，而未能排出的 CO_2 潴留在骨骼肌和骨内等处，术后逐渐排出，则有持续高 CO_2 血症的危险。高 CO_2 刺激中枢神经系统，增加交感活性，引起心肌收缩力增加、心动过速和血压增高。另一方面，CO_2 的直接作用又可扩张末梢小动脉，抑制心肌收缩力，诱发心律失常甚至心跳骤停。

3. 气腹对肾脏功能的影响 CO_2 气腹可使尿量、肾血流减少，肾小球滤过率降至基础值的 50% 以下，明显低于开腹手术患者，可能引起肾脏功能损害。气腹终止后尿量即迅速增加。

七、腹部疾病的体液改变

腹部手术患者，尤其是急诊患者，术前常有严重的血容量丢失，除了禁食及不感蒸泄失水外，还有术前清洁洗肠、呕吐、腹泻、发热、腹腔内或肠腔内渗出及失血等。如肠梗阻时体液潴留在肠腔内可达几升；胆囊穿孔腹膜炎，体液渗出严重者可占全身血容量的 30%；急性坏死型胰腺炎体液丢失更为惊人，发病后 2h 血浆损失达 33.3% 左右，6h 后可达 39%。另外，手术创伤及受侵袭的脏器表面水肿等也使大量功能性细胞外液进入第三间隙。腹部手术体液和血液的丢失常造成血容量显著减少。麻醉前应根据血红蛋白、血细胞比容、尿量、尿比重、血压、脉率、脉压、中心静脉压等指标进行评估，争取在麻醉前开始补充血容量和细胞外液，并纠正电解质及酸碱平衡紊乱，并做好大量输血的准备。如一经诊断有低血容量休克，应立即扩充血容量，尤其是失血性休克，更应快速输血、输液，同时必须尽快开始麻醉，绝不能片面强调抗休克而延误病情。

（朱雅萍）

第二节　麻醉前准备

麻醉前病情评估对于腹部手术麻醉十分重要，包括患者的意识、血容量、是否存在贫血、水和电解质及酸碱平衡紊乱、低蛋白血症、严重黄疸等。腹部手术患者病情相差很大，急诊患者有时生命垂危，麻醉处理不亚于心脏手术，所以，麻醉前必须正确估计病情，尽量纠正电解质紊乱和低血容量。

梗阻性黄疸患者的黄疸指数如果超过 80 单位，手术极为危险。择期手术前应争取先经皮经肝胆管穿刺引流术（PTCD）或胆囊造瘘引流，使黄疸指数控制在 80 单位以下，再行彻底手术较为安全。

门静脉高压患者术前必须进行系统的治疗，包括休息，高糖、高蛋白及高维生素饮食，输少量新鲜血或人体白蛋白，以改善贫血和低蛋白血症，使血红蛋白达到 80g/L 以上，血浆总蛋白和白蛋白分别达到 60g/L 和 30g/L 以上。门静脉高压症患者必须进行肝功能和出、凝血时间及凝血酶原时间等与凝血功能有关的检查。肝功能严重障碍、重度低蛋白血症者，手术死亡率极高。术前应先改善全身状况，控制腹水，使血浆白蛋白提高至 25～39g/L、血清胆红素降低在 10～15mg/L 以下、凝血酶原活动度高于 40%～50% 再行手术为宜。

急腹症手术麻醉的危险性、意外以及并发症的发生率均比择期手术高。饱胃、肠梗阻、消化道穿孔、出血或弥漫性腹膜炎患者，麻醉前必须进行有效的胃肠减压。治疗休克应重点针对脱水、血液浓缩或血容量不足进行纠正，以改善微循环和维持血压。术前要备足全血，以便于麻醉中进一步补足血容量。纠正电解质和酸碱失衡，血压维持在 80mmHg 以上，血细胞比容在 0.30 以上。大量出血患者应尽快手术，以免延误手术时机。

胆道疾病，尤其合并黄疸者，迷走神经极度兴奋，麻醉前必须给予足量阿托品以抑制其兴奋性，防止麻醉中迷走神经反射的发生。有胆绞痛者避免应用吗啡，以免使 Oddi 括约肌痉挛。精神紧张者可给咪达唑仑等镇静药物。

饱胃、上消化道出血及肠梗阻患者或未禁食患者，应先下胃管排出胃内液体及气体，可降低胃内压力，但不能排空固体食物。脱水、低血容量休克的患者应先开放静脉，输入平衡盐溶液、胶体或血液。对择期手术患者，经一夜禁食及不感蒸泄，至少需水 500～1 200ml，如术前洗肠，更可丧失液体达数升，在麻醉前即应开始补充容量。低钾血症还可在 1 000ml 晶体液中加 1～3g 氯化钾滴入。

（尚书军）

第三节　麻醉方法及麻醉处理

腹部手术具有病种多样化、病情轻重不一及并存疾病特点不同，对麻醉方法与麻醉药物的选择，需根据患者全身状况、重要脏器损害程度、手术部位和时间长短、麻醉设备条件以及麻醉医师技术的熟练程度做出综合考虑。

局部浸润麻醉适用于腹壁、疝、阑尾炎及输卵管结扎术等简单手术。

连续硬膜外阻滞麻醉、蛛网膜下隙阻滞麻醉和脊硬联合阻滞麻醉：适用于中下腹、盆腔手术的麻醉，但对上腹部手术，难以完全阻断自主神经的脊髓上行通路，可能产生牵拉反射，而且对患者的循环、呼吸等方面也会产生一定的影响。因此，必须备好急救设备，预防和及时发现循环、呼吸紊乱和药物毒性反应的发生。尤其是应用哌替啶或咪达唑仑等辅助药后嗜睡的患者，更应密切观察呼吸、循环等生命体征。蛛网膜下隙阻滞麻醉适用于 2～3h 以内的下腹部、盆腔等手术。高平面阻滞对患者生理扰乱较大，且持续时间有限，所以，上腹部手术麻醉多被连续硬膜外阻滞麻醉所替代。脊硬联合阻滞麻醉：适用于下腹部、盆腔等手术。此种麻醉方法综合了蛛网膜下隙阻滞和连续硬膜外阻滞的优点，起效快，麻醉效果确实、肌肉松弛良好，而且不受手术时间的限制，目前已广泛应用。新型蛛网膜下隙阻滞麻醉穿刺针如 Sprotte 和 Whitacre 针的针尖呈铅笔尖形，且带侧孔。此类穿刺针与传统的锐头穿刺针相比，穿刺时是钝性分开而不像后者是切断硬膜纤维，因此，蛛网膜下隙阻滞麻醉后头痛发生率减少（＜1%）。

全身麻醉：全身麻醉在技术和设备条件充分满足的情况下，麻醉效果的满意率和可控性都优于硬膜外麻醉。全麻有利于术中呼吸、循环管理，满足比较复杂、侵袭范围大或长时间的手术，并能通过控制麻醉深度，维持患者循环和呼吸功能稳定，是目前普外科手术，尤其是中上腹部手术最常采用的麻醉方式。腹部手术患者并存冠心病、呼吸功能不全曾认为是全麻的禁忌证，适合连续硬膜外阻滞麻醉。事实上，高位硬膜外阻滞麻醉常限制呼吸肌运动，不利于通气，而且内脏牵拉反射不能完全受到抑制，尤其一旦出现低血压，使冠状动脉灌注不足，可诱发心绞痛。相比之下，全身麻醉可充分供氧，保证通气，改善冠脉血氧状况及维持呼吸功能。麻醉诱导及维持可选择对循环功能影响很小的药物，如依托咪酯、咪达唑仑、芬太尼、肌肉松弛药及较低浓度的吸入麻醉药，既保证患者安全，又使手术操作顺利。

全身麻醉联合连续硬膜外阻滞应激反应轻，血流动力学平稳，减少全麻用药，术后清醒快，而且苏醒期间有良好镇痛。术后还可实施患者硬膜外自控镇痛（PCEA）。胸段高位硬膜外阻滞还能改善冠脉血供，可使冠状动脉阻力下降20%~25%，血流量增加18%。一项Meta分析表明，胸段硬膜外阻滞能降低30%的病死率和33%的心肌梗死。因此，全身麻醉联合胸段高位硬膜外阻滞对于冠心病患者实施腹部手术也许是最佳选择。但是要注意掌握硬膜外用药浓度和用量，避免低血压。

（李江平）

第四节　胃肠道手术的麻醉

胃肠道手术为常见的手术类型，用于处理消化道病变。其特点为术前往往需要长时间的肠道准备，有些特殊患者（如炎性肠病、肠梗阻）禁食禁水的时间更长。因此在麻醉处理上需要充分考虑该特点。对于胃肠道急诊患者，由于往往存在肠梗阻，因此在插管时应该按照饱胃患者处理。

一、术前访视

胃肠道患者的术前访视除了需要了解一般情况外，还需要重点评估患者的循环状态以及代谢紊乱。

1. 循环状态　注意患者禁食禁水时间以及肠外营养时间，检查近期的血常规、肝肾功能检查结果，根据情况决定是否需要术前输血、输注白蛋白。对于并发肝脏疾病患者，还应该注意患者的凝血情况，必要时进行纠正治疗。对于存在脾抗状态的患者，还应该注意血小板计数，必要时输注血小板，同时术前准备足够的血小板。

2. 代谢紊乱　由于胃肠道引流，往往导致患者代谢紊乱，术前应该进行积极的纠正和优化。

3. 急诊手术患者 目前胃肠道急诊病人数量有增多的趋势，而且往往已经出现感染性休克症状。除一律按照饱胃患者处理外，还应该按照感染性休克的患者对待。

二、术中管理

对于胃肠道患者，采用全身麻醉和气管插管技术。对于某些短小手术（例如疝修补术），可以使用硬膜外技术。

对于择期手术患者，通常采用经口快诱技术。在插管之前，需要评估患者的饱胃状态，必要时放置胃管，在插管前进行吸引，减轻胃潴留程度。对于急诊胃肠道疾病患者，一律按照饱胃患者进行麻醉诱导。放置胃管、使用去极化肌松剂、避免加压通气，环状软骨压迫等。如果此时仍然发生误吸，可在插管后进行气管内吸引，用少量生理盐水进行气管内冲洗，术后返 ICU 加强治疗，以便减少误吸相关的并发症。但是总体来说，如果一旦发生误吸，患者的预后往往不良，因此对急诊胃肠道患者必须提高警惕。

麻醉的维持可以采用吸入和静脉麻醉，但是如果患者循环不稳定，首选吸入药。对于存在胃肠道梗阻的患者，不得使用 N_2O。

由于胃肠道手术的术野往往较大，因此造成的液体丢失也多于其他手术。在书中进行液体管理时，除了一般补液量，还应该计算患者胃肠道术野的丢失量，但是一切液体复苏都应该以循环状态进行指导，例如中心静脉压、尿量以及乳酸水平，不应该生搬计算公式。除了液体管理外，还应该定期进行血气检测，以评估电解质水平以及循环灌注状态，指导下一步治疗。

三、术后管理

危重患者、发生误吸的患者往往需要在 ICU 进行加强治疗，以便改善预后。

胃肠道患者的切口往往比较大，术后疼痛发生率高，因此建议对此类患者使用 PCA 镇痛。我科常用配方为吗啡，还可以选择舒芬太尼，具体剂量需要根据患者的一般情况来决定。不建议对这些患者使用 NSAIDs 药物，避免胃肠道溃疡、出血等副作用的发生。此类患者术后发生恶心、呕吐的概率较高，可嘱外科医师常规使用止吐药物。

四、常见胃肠道手术

1. 疝修补术 疝常见于老年患者以及既往腹部手术患者。常用麻醉方法为硬膜外麻醉，对于存在硬膜外操作禁忌的患者，可以使用全麻，此时首选喉罩通气。如果手术时间过长（病变复杂、外科医师技术不熟练等），气管内插管为安全的气道管理方式。如果选择全麻，在患者苏醒期应该避免呛咳的发生，以防止补片的膨出。

2. 阑尾切除术 阑尾切除术一般采用硬膜外技术，穿刺间隙选择 $T_{11\sim12}$，或者 $T_{12}\sim L_1$，阻滞平面应该达到 T_6 水平，以减轻探查过程中对内脏的牵拉所造成的疼痛。

3. 胆囊切除术 胆囊周围迷走神经分布密集，因此在胆囊周围操作时往往出现胆—心反射，引起心动过缓，严重者会引起血压下降，此时可以使用阿托品进行对抗。

4. 胃切除术 胃切除术包括胃的良、恶性病变。根治性胃癌切除术时间往往较长，因此液体的管理至关重要。除了一般的麻醉监测外，必要时需要建立有创监测（动脉监测、中心静脉监测）指导治疗，而且中心静脉还可以用于术后肠外营养以及化疗。

5. 炎性肠病　炎性肠病多见于年轻患者，这类患者往往长期使用激素或者免疫抑制剂，因此在术前访视时应该重点了解这些药物的副作用的程度。炎性肠病患者体重往往低于标准体重，如果使用丙泊酚维持麻醉时，TCI 技术可能无法达到预期的麻醉深度，此时建议使用吸入药物维持麻醉。同时由于此类患者白蛋白水平往往偏低，因此会对相关药物（肌松、镇痛药物）的代谢产生影响，在麻醉过程中应该引起重视。

6. 肠道肿瘤切除术　肠道肿瘤切除术多采用开腹方式，但是也有一部分外科医师采用腹腔镜下肿瘤切除术（如 Dixon 或者 Miles 术式）。如果采用腹腔镜，需要注意气腹对患者呼吸、循环功能的影响，警惕皮下气肿等并发症的发生。

（尚书军）

第五节　肝胆胰手术麻醉

一、肝胆胰手术的麻醉特点

（1）肝胆胰具有重要的生理功能，参与人体营养物质的消化、吸收、代谢；合成血浆蛋白和凝血因子；清除有毒物质和致病微生物；参与机体免疫功能；分泌多种激素，调节消化系统和全身生理机能。肝胆胰疾病必然导致相应的生理功能紊乱及全身营养状态恶化。为保证手术麻醉的安全性，减少术后并发症，麻醉前应根据患者病理生理改变以及伴随疾病的不同，积极调整治疗，以改善全身状况，提高对手术和麻醉的耐受性。

（2）肝硬化食管胃底静脉曲张，可继发大出血。除表现呕血、便血外，胃肠道可潴留大量血液，失血量难以估计。麻醉前应根据血红蛋白浓度、血细胞比容、尿量、尿比重、血压、脉率、脉压、中心静脉压等指标评估体液状态，补充血容量和细胞外液量，并做好大量输血的准备。注意维持有效循环血量、保持血浆蛋白量、维护血液氧输送能力、补充凝血因子。此外，呕血还有被误吸的可能，一旦发生，可导致急性呼吸道梗阻、吸入性肺炎或肺不张等严重后果，麻醉时应采取有效的预防措施。

（3）严重腹胀、大量腹水、肝脏巨大肿瘤患者，当术中排出大量腹水，搬动和摘除巨大肿瘤时，腹内压骤然下降易发生血流动力学及呼吸的明显变化。麻醉医师应依据病情做好防治，并避免缺氧、二氧化碳蓄积和休克。

胆道疾病多伴有感染、梗阻性黄疸和肝损害。麻醉时应注意肝肾功能的维护、出凝血异常及自主神经功能紊乱的防治。

（4）腹腔内脏器官受交感神经和副交感神经双重支配，内脏牵拉反应与此类神经有密切关系。肝胆胰手术的椎管内麻醉要阻滞内脏神经交感神经支时，阻滞平面应达 $T_4 \sim L_1$，但迷走神经支不能被阻滞，牵拉内脏容易发生腹肌紧张、鼓肠、恶心、呕吐和膈肌抽动，不仅影响手术操作，且易导致血流动力学剧变。为消除内脏牵拉反应，可辅用内脏神经局麻药封闭或应用镇痛镇静药。良好的肌肉松弛也是腹部手术麻醉不可忽视的问题。

（5）肝胆胰的急诊手术，如急性胆囊炎、化脓性胆管炎、胆汁性腹膜炎及肝破裂等，病情危重，麻醉前往往无充裕时间进行综合性治疗。麻醉医师应尽可能在术前短时间内对病情做出全面估计和准备，选择适合于患者的麻醉方法和麻醉前用药，以保证患者生命安全和手术顺利进行。

二、麻醉药对肝功能的影响

（一）吸入麻醉药

吸入麻醉药可影响肝脏血流（包括肝动脉和门静脉血流），而静脉麻醉药和阿片类药对其影响较小。许多测量技术被用来评估肝脏和门静脉血流，最常使用的方法是血浆吲哚菁绿的清除率。大多数麻醉药可通过降低心排量而减少门静脉血流（portal blood flow，PBF），但是可增加肝动脉血流（hepatic arterial bloodflow，HABF），虽然这不足以使肝总血流量（total hepatic blood flow，THBF）恢复正常。大多数研究的一致性结论是所有吸入麻醉药均可降低平均动脉压（meanarterial pressure，MAP）和心输出量，其中氟烷和恩氟烷与异氟烷和七氟烷相比作用更明显，氟烷也降低肝脏氧输送和肝静脉血氧饱和度。吸入麻醉药还可通过降低心输出量、MAP 和肠系膜交感活性影响肝血管供给而不同程度地改变门静脉和肝动脉血管阻力。除了对血管的影响之外，在肝功能方面（如血清转氨酶水平），氟烷比异氟醚的影响大。

吸入麻醉药所致肝脏血流的改变部分是由自主调节机制介导以维持稳定的 THBF。这种生理适应过程称之为肝动脉缓冲反应（hepatic arterial bufferresponse，HABR），在严重低血容量、大型腹部手术或是重度失血时机体通过增加 HABF 代偿 PBF 的降低，从而维持肝总血流量的稳定。氟烷可干扰这一反应，而七氟烷及异氟烷则维持 HABR。七氟烷还可进一步抑制肝动脉收缩从而能更加有效地维持 HABR。七氟烷在维持 HABF、肝氧输送和氧输送/消耗比方面与异氟烷相当甚至优于异氟烷。此外，研究证实暴露于异氟烷或地氟烷后常规肝功能检查结果无明显变化。

与健康志愿者和手术患者的研究不同的是，有关麻醉药对严重肝脏疾病患者肝功能影响的研究很少。少数研究表明地氟烷和异氟烷不会改变成年慢性肝病手术患者的围术期肝功能检查结果，与氯胺酮和氟烷相比，异氟烷可更有效地维持肝硬化大鼠的肝脏血流。鉴于氟烷对肝脏血流和肝功能的不利影响，严重肝脏疾病患者应避免使用氟烷。由于目前可替代的吸入麻醉药种类繁多以及氟烷使用的整体减少，上述问题已经成为历史。鉴于氟烷潜在的肝毒性，许多专家认为无论是在健康人还是严重肝功能不全患者中使用氟烷都是不合理的。

惰性气体氙气于 1951 年首次被提出具有麻醉特性。氙气具有非易燃易爆、低毒性、无致畸性，且血气分配系数低于所有吸入麻醉药（仅为 0.115），诱导起效快，恢复迅速，被认为是一种理想的吸入麻醉药。氙气对左心室功能、全身血管阻力及全身血压均无明显影响。其人体血流动力学特征类似于丙泊酚。人体研究发现与异氟烷比较，氙气可较少引起低血压且对左心室功能无影响。同时动物研究表明与静脉麻醉药相比，氙气可增加脑灌注，且对其他局部器官灌注如肝脏灌注无影响，不改变 HABF、不影响心输出量，因此理论上对THBF 无影响（不同于其他吸入麻醉药），且不影响肝功能检查结果。但是至今仍需更大规模的基于肝功能正常及异常患者的临床实验研究来证实氙气在急慢性肝疾病患者中的使用安全性，而此种研究目前还难以实现。

总之，吸入麻醉药对肝脏血流和肝功能的影响较为复杂，不仅与麻醉药自身特性有关，同时也受患者其他相关因素的影响，如肝功能不全的严重程度、高龄、手术应激和腹部手术操作。但是七氟烷、地氟烷和异氟烷稳定肝脏血流的作用始终强于氟烷和恩氟烷。有关新型吸入麻醉药对严重肝脏疾病患者肝脏血流的影响有待于大规模的前瞻性研究。

（二）静脉麻醉药

与吸入麻醉药相比，有关静脉麻醉药对肝功能影响的资料较少。早期研究表明依托咪酯和硫喷妥钠可通过增加肝动脉血管阻力、降低心输出量和血压来减少肝脏血流，氯胺酮即使在大剂量使用的情况下对肝脏血流的影响也很小。利用敏感放射标记微球技术检测动物器官血流，发现丙泊酚可增加肝动脉和门静脉循环而增加 THBF，表明丙泊酚具有显著的内脏血管舒张作用。在某些动物模型中，即使 MAP 降低 THBF 仍保持稳定，而另一些研究则发现 MAP 升高而平均肝脏血流反而降低，这提示了丙泊酚的种属特异性。与氟烷相比，丙泊酚更有利于保持内脏和肝脏的氧输送平衡。有限的临床和实验资料显示，当动脉血压稳定时，静脉麻醉药对肝脏血流仅存在轻微影响并且对术后肝功能无明显损害。

（三）中枢神经阻滞剂

脊髓麻醉或硬膜外麻醉对肝脏血流和肝功能的影响并非一定由麻醉药物引起。早期人体研究显示，高位脊髓或硬膜外麻醉时肝脏血流降低，全身动脉血压也降低。其他动物研究发现高位硬膜外阻滞时 PBF 降低而 HABF 稳定，由此导致 THBF 降低。通过使用血管升压药物（如多巴胺或麻黄碱）来恢复 PBF 或是输液来维持正常动脉血压可逆转上述不利变化，并可维持肝脏血流的稳定。由此推断，低血压所致肝脏血流的降低继发于内脏血流的减少，因此导致 PBF 降低。

三、肝功能不全和肝胆管疾病对麻醉药药代动力学的影响

肝脏疾病时由于蛋白结合力的改变、人血白蛋白及其他药物结合蛋白水平的降低、腹水及全身水含量增加所致分布容积的改变，以及肝细胞功能异常所致代谢减弱，均可显著影响药物代谢及药代动力学。此外，镇静药和阿片类药物可增加严重肝病患者的此种影响，甚至诱发或加重肝性脑病。长期饮酒所致肝酶诱导作用的降低也可影响肝硬化患者使用药物的最终效果。

肝疾病对药物分布的影响不仅取决于药物的清除途径，同样也取决于肝功能不全的严重程度。肝脏药物清除率由诸多因素决定，包括：肝脏血流、肝酶活性及效力、血浆蛋白结合率、胆汁淤积所致肝肠循环和肠内药物代谢的改变，以及门体分流对部分药物的清除等。此外，肝脏疾病对药物清除的影响随肠内、肠外药物的不同而异。通常严重肝病会影响高摄取药物的代谢（如利多卡因和哌替啶），因为此时药物的清除主要依赖于肝脏血流或是门体分流。相反，低摄取药物如地西泮的代谢主要受蛋白结合力的影响，未结合药物得到清除；或是受肝脏内部清除力及代谢的影响，随肝细胞功能障碍的严重程度增加而降低。但是血浆蛋白降低导致游离药物比率的增加可减轻肝脏代谢水平的下降所致的影响，从而最终仅轻微改变药物的作用。另外游离药物比率的增加可使更多药物分布于组织间（并可潜在增加药物的分布容积），加上肝代谢水平的降低，可延长药物的半衰期。因此严重肝病患者的药代动力学十分复杂。

（一）阿片类药物

严重肝硬化患者吗啡代谢明显降低，导致其消除半衰期延长，口服吗啡的生物利用度增加，血浆蛋白结合率下降，镇静及呼吸抑制作用增强。虽然肝外代谢途径可能有助于肝硬化患者吗啡的清除，但给药时间间隔仍需延长 1.5~2 倍，口服给药剂量需减少。同样哌替啶

的清除率也降低50%，半衰期延长一倍。此外，由于对去甲哌替啶清除率的下降，其蓄积作用可使严重肝脏疾病患者出现神经毒性反应。

芬太尼是一种高脂溶性的合成阿片类药物，因其快速再分布特性，单次静脉给药作用时间短暂。反复或持续给药可出现蓄积导致作用时间延长。由于芬太尼主要通过肝脏代谢，严重肝病患者的清除时间将延长。

舒芬太尼是一种作用更强的合成阿片类药物，同样主要在肝脏代谢且可与蛋白高度结合。虽然持续给药和蛋白结合率的降低对舒芬太尼的影响与芬太尼类似，肝硬化患者单次给药的药代动力学却无明显变化。

阿芬太尼是一种短效阿片类药物，其作用较芬太尼弱，同样主要经由肝脏代谢且蛋白结合率高。但是与芬太尼和舒芬太尼不同的是，阿芬太尼在肝硬化患者体内的半衰期几乎延长一倍，且体内游离比率更高，由此可延长作用时间、增强药物效果。

瑞芬太尼是一种具有酯链结构的合成阿片类药物，可被血液及组织中的酯酶快速水解，具有高清除率、快速清除的特点，其恢复时间几乎与使用剂量和给药持续时间无关，清除不受肝功能不全的影响。研究表明，严重肝病患者或是肝移植患者的瑞芬太尼清除亦不受影响。

（二）镇静催眠药

硫喷妥钠的肝脏摄取率低，因此在肝脏疾病患者体内的代谢和清除将受到显著影响。但是肝硬化患者硫喷妥钠的清除半衰期无明显改变，可能与其体内分布容积广泛有关，因此这些患者使用标准剂量硫喷妥钠的作用时间不会延长。相反，其他高脂溶性静脉麻醉药（包括美索比妥、氯胺酮、依托咪酯和丙泊酚等）经肝脏代谢，肝脏摄取率高，因此在严重肝病患者体内清除率将会降低。尽管具有上述药代动力学特性，但因分布容积的增加可延长半衰期并影响恢复时间，依托咪酯在肝硬化患者体内的清除率无改变。美索比妥和丙泊酚无论是单次给药或持续输注，在肝硬化人群的清除动力学特征类似于普通人群。但是肝硬化患者丙泊酚的间断性给药可使其平均临床恢复时间延长。终末期肝病患者对咪达唑仑的清除率下降导致其半衰期延长。鉴于蛋白结合率的降低以及游离比率的增加，可以预测严重肝病患者使用咪达唑仑可延长其作用持续时间并增强其镇静效果，尤其在大剂量使用或长期输注的情况下。类似的变化同样见于地西泮。

右旋美托咪定是一种具有镇静和镇痛作用的 α_2 肾上腺素能受体激动剂，主要经肝脏代谢，肾脏清除率低。通常与肝功能正常的患者相比，不同程度肝衰竭患者对右旋美托咪定的清除率降低、半衰期延长且脑电双频谱指数降低。因此严重肝功能不全患者使用右旋美托咪定应调整剂量。肾功能障碍患者使用右旋美托咪定后，虽然药代动力学无改变，但由于蛋白结合率的改变而导致镇静作用时间延长。肝功能不全患者同样会因蛋白结合率的改变而延长镇静作用时间。

总之，尽管肝硬化患者绝大多数静脉麻醉药的代谢均受到影响，其对镇静镇痛药物药代动力学的影响却很小。鉴于严重肝脏疾病患者使用地西泮后临床作用增强和持续时间延长，无论在手术室还是加强监护病房，出现药物蓄积、作用时间延长及肝性脑病发生的风险增加，故反复或长期使用时需十分谨慎。

（三）神经肌肉阻滞剂

有关肝硬化对肌松药药代动力学和药效动力学的研究较为广泛。甾类肌松剂维库溴铵主要经肝脏清除，肝硬化患者对其清除率降低，消除半衰期延长，肌松作用延长。酒精性肝病对维库溴铵的影响不明确，其清除率和消除半衰期无明显改变。罗库溴铵起效较维库溴铵快，经肝脏代谢和清除，肝功能不全可使其分布容积增加，消除半衰期和肌颤搐恢复时间延长，虽然首次给药后神经肌肉功能恢复不受肝脏疾病影响，但严重肝功能不全时首次大剂量或反复多次给药可显著延长罗库溴铵作用时间。

肝硬化患者药物分布容积增加，也同样使泮库溴铵消除半衰期延长。非器官依赖性代谢肌松剂如阿曲库铵（非特异性酯酶水解）和顺式阿曲库铵（Hofmann 清除）在终末期肝病患者的消除半衰期和临床作用时间与正常患者类似。阿曲库铵与顺式阿曲库铵的共同代谢产物 N - 甲基罂粟碱主要经肝脏清除。尽管其在肝移植患者体内的浓度增加，临床相关的神经毒性反应并未见报道。唯一通过血浆胆碱酯酶清除的米库氯铵在肝硬化患者体内的代谢亦有改变。与肝功能正常患者相比，肝衰竭患者使用米库氯铵可致肌颤搐恢复时间显著延长，清除半衰期延长以及体内残留时间延长。上述变化与肝硬化患者体内血浆胆碱酯酶活性降低相关。胆碱酯酶活性的降低导致米库氯铵清除减少。严重肝病患者使用米库氯铵时需调整输注速度。与米库氯铵类似，严重肝病患者由于血浆胆碱酯酶水平下降，琥珀酰胆碱的作用时间也延长。

总之，肝硬化及其他严重肝病显著降低维库溴铵、罗库溴铵和米库氯铵的清除率，延长神经肌肉阻滞剂的作用时间，尤其是在反复使用或长期输注的情况下。阿曲库铵和顺式阿曲库铵的清除不依赖肝脏，因此在终末期肝脏疾病患者使用时无须调整剂量。

四、肝胆管术后并发症的危险因素

接受肝脏和非肝脏手术患者术后肝功能不全或肝衰竭的术前危险因素仍不明确，目前仍缺乏前瞻性研究，此类患者术后肝功能不全相关危险因素的评估主要考虑：①无症状的术前肝酶检查结果升高：此时应详细询问病史，仔细行体格检查，并进行重复和深入的实验室检查以进一步明确诊断；②急性肝炎、肝脂肪变性、慢性肝炎和肝硬化：目前公认急性肝炎（无论是病毒性、酒精性还是药物性）是择期手术后患者肝功能衰竭和死亡的危险因素，择期手术均应推迟至肝细胞功能不全缓解；慢性肝炎对麻醉和手术造成的风险程度主要取决于肝脏合成功能障碍的严重程度，若手术不可避免，围术期应谨慎处理，维持肝脏灌注，避免诱发肝衰竭和肝性脑病的危险因素。目前肝硬化仍被认为是接受非肝脏手术患者的主要危险因素，Child - Turcotte - Pugh（CTP）分级（见表 13 - 1）C 级是择期手术的禁忌证；③潜在诱发术后肝功能不全的手术类型：肝叶切除术是导致术前肝功能不全患者肝衰竭的公认的危险因素之一。大多数肝癌患者存在慢性肝炎或肝硬化引起的肝功能不全，由于这些患者肝脏储备能力的降低而不得不减少切除的肝组织，从而避免损伤活性肝组织及导致肝衰竭，后者是术后死亡的最常见原因。由于门静脉高压、凝血功能异常以及既往腹部手术造成的血管高度粘连等因素，接受肝癌肝叶切除术的肝硬化患者围术期出血较常见。此类患者术前行吲哚菁绿15min 滞留实验或直接肝静脉压力梯度测定有助于判断预后。

表 13 – 1　改良的 Child – Pugh 评分

参数	改良的 Child – Pugh 评分*		
	1	2	3
白蛋白（g/dl）	>3.5	1.8 ~ 3.5	<2.8
凝血酶原时间			
延长时间（s）	<4	4 ~ 6	>6
INR	<1.7	1.7 ~ 2.3	>2.3
胆红素（mg/dl）**	<2	2 ~ 3	>3
腹水	无	轻 ~ 中度	重度
脑病	无	Ⅰ ~ Ⅱ级	Ⅲ ~ Ⅳ级

注：*：A 级 = 5、6 分；B 级 = 7 ~ 9 分；C 级 = 10 ~ 15 分；

**：对于胆汁淤积疾病（如原发性胆汁性肝硬化），胆红素水平与肝功能受损程度不相称，需予以修正，修正值为：1 分 = 胆红素 <4mg/dl，2 分 = 胆红素 4 ~ 10mg/dl，3 分 = 胆红素 >10mg/dl。

五、肝胆胰手术的麻醉方法

1. 全身麻醉是最常用的方法　优点：良好的气道保护，可维持充分通气，麻醉诱导迅速，麻醉深度和持续时间可控。缺点：气道反射消失，诱导及苏醒期反流误吸的风险增加，血流动力学干扰大。

2. 区域麻醉技术，包括硬膜外麻醉、神经阻滞　优点：患者保持清醒可交流，保留气道反射，交感神经阻滞使肠道供血增加，肌松良好，减少全麻药物对肝脏的影响，在无低血压情况下对肝脏无明显影响，可通过保留硬膜外导管提供良好的术后镇痛。缺点：局麻药中毒的风险，需要患者的合作，阻滞失败可能需要改行全麻，出凝血异常或穿刺部位有感染者禁用，高平面胸段硬膜外阻滞可能影响肺功能。单纯腹腔神经丛阻滞不完全阻断上腹部感觉，患者常不能忍受牵拉内脏。

3. 全身麻醉复合硬膜外麻醉　全身麻醉复合硬膜外阻滞取其两者优点，优点：硬膜外的使用可以产生良好的镇痛肌松作用，减少全麻药用量，从而减轻了全麻药对肝脏的影响和心肌抑制作用，缩短苏醒时间，降低术后恶心发生率，减少术后呼吸系统并发症，改善术后早期肺功能，且便于术后镇痛，有利患者恢复。缺点：术中低血压时需与其他原因鉴别诊断，硬膜外穿刺给予试验量等延长了手术等待时间。

六、常见肝胆胰手术的麻醉

（一）肝硬化门脉高压症手术的麻醉

肝硬化后期有 5% ~ 10% 的患者要经历手术治疗。主要目的是预防和控制食管胃底曲张静脉破裂出血和肝移植。肝脏是体内最大的器官，有着极其复杂的生理生化功能，肝硬化患者肝功能障碍的病理生理变化是全身性和多方面的。因此麻醉前除需了解肝功能的损害程度并对肝储备功能充分评估和有针对性的术前准备外，还要了解肝功能障碍时麻醉药物体内过程的改变，以及麻醉药物和操作对肝功能的影响。

1. 门脉高压症主要病理生理特点　门静脉系统是腹腔脏器与肝脏毛细血管网之间的静

脉系统。当门静脉的压力因各种病因而高于 18mmHg（25cmH$_2$O）时，可表现一系列临床症状，统称门脉高压症。其主要病理生理改变为：①肝硬化及肝损害；②高动力型血流动力学改变：容量负荷及心脏负荷增加，动静脉血氧分压差降低，肺内动静脉短路和门 - 肺静脉分流；③出凝血机能改变：有出血倾向和凝血障碍。原因为纤维蛋白原缺乏、血小板减少、凝血酶原时间延长、第 V 因子缺乏、血浆纤溶蛋白活性增强；④低蛋白血症：腹水、电解质紊乱、钠水潴留、低钾血症；⑤脾功能亢进；⑥氮质血症、少尿、稀释性低钠、代谢性酸中毒和肝肾综合征。

2. 术前肝功能评估　肝功能十分复杂，肝功能实验检查也比较多，但仍不能反映全部肝功能。目前认为血浆蛋白特别是白蛋白含量以及胆红素是比较敏感的指标，一般采取这两种实验，并结合临床表现，作为术前评估肝损害的程度指标。

3. 麻醉前准备　门脉高压症多有程度不同的肝损害。肝脏为三大代谢和多种药物代谢、解毒的器官，麻醉前应重点针对其主要病理生理改变，做好改善肝功能、出血倾向及全身状态的准备。

（1）增加肝糖原，修复肝功能，减少蛋白分解代谢：给予高糖、高热量、适量蛋白质及低脂肪饮食，必要时可静脉滴注葡萄糖胰岛素溶液。对无肝性脑病者可静脉滴注相当于 0.18g 蛋白／（kg·d）的合成氨基酸。脂肪应限制在 50g/d 以内。为改善肝细胞功能，还需用多种维生素，如每日复合维生素 B，6 ~ 12 片口服或 4mg 肌内注射；维生素 B$_6$ 50 ~ 100mg；维生素 B$_{12}$ 50 ~ 100μg；维生素 C 3g 静脉滴入。

（2）纠正凝血功能异常：有出血倾向者可给予维生素 K 等止血药，以纠正出凝血时间和凝血酶原时间。如系肝细胞合成第 V 因子功能低下所致，麻醉前应输新鲜血或血浆。

（3）腹水直接反映肝损害的严重程度，大量腹水还直接影响呼吸、循环和肾功能，应在纠正低蛋白血症的基础上，采用利尿、补钾措施，并限制入水量。有大量腹水的患者，麻醉前应少量多次放出腹水，并输注新鲜血或血浆，但禁忌一次大量放腹水（一般不超过 3 000ml/次），以防发生休克或肝性脑病。

（4）纠正低蛋白血症：如总蛋白 <45g/L，白蛋白 <25g/L 或白/球蛋白比例倒置，术前给予适量血浆或白蛋白。

（5）纠正水、电解质、酸碱平衡紊乱。

（6）抗生素治疗：术前 1 ~ 2d 应用，抑制肠道细菌，减少术后感染。

4. 麻醉选择与处理　主要原则是应用最小有效剂量，维持 MAP，保护肝脏的自动调节能力，避免加重肝细胞损害。

（1）麻醉前用药：镇静镇痛药均在肝内代谢，门脉高压症时分解代谢延迟，可导致药效增强、作用时间延长，故应减量或避用。对个别情况差或肝性脑病前期的患者，可无须麻醉前用药或者仅给予阿托品或东莨菪碱即可。大量应用阿托品或东莨菪碱可使肝血流量减少，一般剂量时则无影响。

（2）术中管理：重点在于维持血流动力学稳定，维持良好的肝血流灌注以保持肝氧供/耗比正常，保护支持肝脏的代谢，避免低血压、低氧、低碳酸血症对肝脏的缺血性损害。对于肝胆系统疾病的患者，全麻行序贯快速诱导十分必要。因为肝硬化进展期患者腹水存在和腹内压增加以及胃肠运动减弱均使误吸危险增加。

经鼻或经口置入胃管对于食管静脉曲张患者必须小心地操作，以免引起曲张血管出血。

有的临床研究认为食管静脉曲张麻醉的患者下胃管后并未增加出血并发症，如果胃管对于胃内减压或经胃管给药确实必要，则应该是可行的。

（3）术中监测：包括动脉压、中心静脉压、肺动脉压、$SaPO_2$、尿量、血气分析等。维持良好通气，防止低氧血症，肝硬化患者存在不同程度动脉氧饱和度下降，主要由于肺内分流，腹水引起低位肺区通气血流比例失调。

动脉直接测压有利于肝功能不良患者血压监测和抽取血标本。建立中心静脉通路既可测定中心静脉压，又可用于给药。而肺动脉置入漂浮导管可考虑针对肝功能严重受损的患者，因其病理生理学类似脓毒血症状态，血管张力低下致体循环压力降低和高动力性循环。肺动脉置管有利于确定低血压原因，指导容量替代治疗和血管活性药物支持治疗。此外，肺动脉置管对于合并急性胆囊炎和急性胰腺炎的危重患者对呼衰和肾衰的处理也是有用的。而进行经食管超声心动图监测对于凝血功能异常和食管静脉曲张患者应列为禁忌。有创监测也有利于术后 ICU 监测和治疗（如治疗低血容量、脓毒症导致的呼衰、肾衰或肝肾综合征以及凝血病等）。

术中还应进行生化检查（包括血糖、血钙、血细胞比容、PT、PTT、血小板计数、纤维蛋白原、D－二聚体等），当长时间手术、大量失血或怀疑 DIC 时更为必要。体温监测和保温对于肝病患者也很重要，因为低温可损害凝血功能。

（4）术中输液及输血的管理：术中可输注晶体液、胶体液和血液制品。输注速度要根据尿量、中心静脉压及肺动脉楔压监测来调节。肝硬化患者可并发低血糖症，特别是酒精中毒性肝硬化者术中根据血糖变化输注葡萄糖液。此外肝功能不全患者对枸橼酸代谢能力下降，大量快速输血时易发生枸橼酸中毒，术中应监测钙离子浓度，适当补充氯化钙或葡萄糖酸钙。大量输血还会加重凝血功能的改变，需要加以监测。

5. 术后管理　加强生理功能监测，维持重要器官功能正常；预防感染；静脉营养；保肝治疗，防止术后肝功能衰竭。

（二）经颈静脉肝内门体分流术（TIPS）的麻醉

TIPS 是一种经皮建立肝内门脉循环和体循环连接的手术，常用于治疗终末期肝病。TIPS 可降低门静脉压，减少门脉高压引起的并发症，如静脉曲张破裂出血和顽固性腹水。通过肝内放置可扩张血管支架来实现 PBF 向肝静脉的分流。

虽然大多数患者仅需镇静就可完成 TIPS，但是由于手术时间延长，肝硬化患者腹水所致肺功能障碍和肝肺综合征引发低氧血症在镇静后潜在的呼吸抑制作用，以及误吸的可能，一些医生在择期手术患者倾向于选择全身麻醉。除了麻醉方式的选择外，术前补充足够的血容量也是必需的，特别是在伴有静脉曲张破裂出血的患者。此外接受 TIPS 手术的肝硬化患者常伴有严重凝血功能紊乱而需术前治疗。

TIPS 手术过程中可出现一些并发症，需要麻醉医师干预治疗。在血管穿刺过程中可出现气胸和颈静脉损伤。超声引导下的颈静脉穿刺可降低上述并发症的出现。此外心导管插入过程中可因机械性刺激诱发心律失常。在肝动脉穿刺时由于肝包膜的撕裂或肝外门静脉穿刺可引起大出血，麻醉医师要做好急性、危及生命大出血的急救准备。

（三）肝叶切除术的麻醉

肝叶切除患者的术前准备涉及手术风险评估，主要通过 CTP 分级或终末期肝病模型

（MELD）评分来进行。上消化道内镜检查、CT 扫描和（或）MRI 常用于发现食管静脉曲张。严重血小板减少或严重静脉曲张是围术期主要风险因素，因此只有在上述情况处理后方可行手术治疗。若患者存在明显贫血和凝血功能紊乱，术前也应纠正。有关麻醉药物和剂量的选择应当结合患者基础肝功能不全的程度以及肝叶切除所致术后可能存在的肝功能不全的程度来决定。

尽管目前公认术中存在大出血风险，且术中应当严密监测以及建立快速输血通道，但是在肝叶切除术中的整体液体管理仍存在争议。一些医疗中心认为在手术早期应当充分予以液体和血液制品，以增加血管容量，从而对突发性失血起缓冲作用，而其他医疗中心则支持在手术过程中维持较低中心静脉压以最大限度地减少肝固有静脉、肝总静脉以及其他腔静脉的血液丢失，上述血管常常是术中最易出血的部位。此外适度的头低脚高位可降低肝内静脉压，该体位可维持抑或增加心脏前负荷和心输出量，并可降低断裂肝静脉出现空气栓塞的风险。对于术前无肾功能障碍的患者，术中采用后种补液方法对术后肾功能并无明显影响。

尽管肝叶切除患者的术后管理与其他腹部手术患者的术后管理类似，但是仍需注意几个方面的问题。静脉液体中应当补充钠、钾磷酸盐，以避免严重的低磷酸血症并有助于肝脏再生。由于经肝脏代谢药物清除率的降低，术后镇痛药物和剂量的选择非常重要。

（四）胆囊、胆道疾病手术的麻醉

1. 麻醉前准备

（1）术前评估心、肺、肝、肾功能：对并存疾病特别是高血压、冠心病、肺部感染、肝功能损害、糖尿病等应给予全面的内科治疗。

（2）胆囊、胆道疾病多伴有感染，胆道梗阻多有阻塞性黄疸及肝功能损害，麻醉前都要给予消炎、利胆和保肝治疗，术中术后应加强肝肾功能维护，预防肝肾综合征的发生。阻塞性黄疸可导致胆盐、胆固醇代谢异常，维生素 K 吸收障碍，致使维生素 K 参与合成的凝血因子减少，发生出凝血异常，凝血酶原时间延长。麻醉前应给维生素 K 治疗，使凝血酶原时间恢复正常。

（3）阻塞性黄疸的患者，自主神经功能失调，表现为迷走神经张力增高，心动过缓，麻醉手术时更易发生心律失常和低血压，麻醉前应常规给予阿托品。

（4）胆囊、胆道疾病患者常有水、电解质、酸碱平衡紊乱、营养不良、贫血、低蛋白血症等继发性病理生理改变，麻醉前均应作全面纠正。

2. 开腹胆囊、胆道手术的麻醉选择及处理　可选择全身麻醉、硬膜外阻滞或全麻加硬膜外阻滞下进行。硬膜外阻滞可经胸 8～9 或胸 9～10 间隙穿刺，向头侧置管，阻滞平面控制在胸 4～12。胆囊、胆道部位迷走神经分布密集，且有膈神经分支参与，在游离胆囊床、胆囊颈和探查胆总管时，可发生胆－心反射和迷走－迷走反射。患者不仅出现牵拉痛，而且可引起心率下降、反射性冠状动脉痉挛、心肌缺血导致心律失常、血压下降。应采取预防措施，如局部内脏神经阻滞，静脉应用哌替啶及阿托品或氟芬合剂等。吗啡、芬太尼可引起胆总管括约肌和十二指肠乳头部痉挛，而促使胆道内压升高，持续 15～30min，且不能被阿托品解除，故麻醉前应禁用。阿托品可使胆囊、胆总管括约肌松弛，麻醉前可使用。胆道手术可促使纤维蛋白溶酶活性增强，纤维蛋白溶解而发生异常出血。术中应观察出凝血变化，遇有异常渗血，应及时检查纤维蛋白原、血小板，并给予抗纤溶药物或［凝血］因子 I 处理。

胆管结石分为原发性胆管结石和继发性胆管结石。原发性系指在胆管内形成的结石，主要为胆色素结石或混合性结石。继发性是指结石为胆囊结石排至胆总管者。主要为胆固醇结石。根据结石所在部位分为肝外胆管结石和肝内胆管结石。肝外胆管结石多位于胆总管下端，肝内可广泛分布于两叶肝内胆管。肝外胆管结石以手术为主。围术期抗生素治疗，纠正水、电解质及酸碱平衡紊乱，对黄疸和凝血机制障碍者加用维生素 K。

阻塞性黄疸常伴肝损害，全身麻醉应禁用对肝肾有损害的药物，如氟烷、甲氧氟烷、大剂量吗啡等。恩氟烷、异氟烷、七氟烷或地氟烷亦有一过性肝损害的报道。麻醉手术中因凝血因子合成障碍，毛细血管脆性增加，也促使术中渗血增多。但研究表明，不同麻醉方法对肝功能正常与异常患者凝血因子的影响，未见异常变化。

3. 腹腔镜手术的麻醉处理　随着腹腔镜技术的提高，腹腔镜下肝胆胰手术逐渐增多。特别是腹腔镜下胆囊切除术，由于术后疼痛轻、损伤小、恢复快，几乎可取代开腹胆囊切除术，但有 5% 患者因为炎症粘连解剖结构不清需改为开腹手术。

腹腔镜手术麻醉所遇到的主要问题是人工气腹和特殊体位对患者的生理功能的影响。二氧化碳气腹是目前腹腔镜手术人工气腹的常规方法。

（1）二氧化碳气腹对呼吸循环的影响

1）对呼吸的影响：主要包括呼吸动力学改变、肺循环功能影响以及二氧化碳吸收导致的呼吸性酸中毒等。

通气功能改变：人工气腹造成腹内压升高，引起膈肌上移，可减小胸肺顺应性和功能残气量，同时由于气道压力升高引起通气，血流分布异常。

$PaCO_2$ 上升：二氧化碳气腹使二氧化碳经过腹膜吸收及胸肺顺应性下降导致肺泡通气量下降均可引起 $PaCO_2$ 升高。$PaCO_2$ 升高引起酸中毒，对组织器官功能有一定影响，但人工气腹所致 $PaCO_2$ 升高一般可通过增加肺泡通气量消除。

2）对循环功能的影响：主要表现为心排血量下降、高血压、体循环和肺循环血管张力升高，其影响程度与气腹压力高低有关。

（2）术前评估：腹腔镜手术患者的术前评估主要是判断患者对人工气腹的耐受性。一般情况好的患者能够较好地耐受人工气腹和特殊体位变化，而危重患者对于由此而引起的呼吸和循环干扰的耐受能力则比较差。心脏病患者应考虑腹内压增高和体位要求对于血流动力学的影响，一般对缺血性心脏病的影响程度比对充血性或瓣膜性心脏病轻。相对禁忌证包括颅内高压、低血容量、脑室腹腔分流术后等。

（3）麻醉选择：腹腔镜胆囊手术选用气管内插管控制呼吸的全身麻醉最为安全。近年来，谨慎选用喉罩通气，特别是双管喉罩代替气管插管进行气道管理，使全麻苏醒期质量得到提高。麻醉诱导和维持原则与一般全身麻醉相同，可选用静脉、吸入或静吸复合麻醉药物维持麻醉。异丙酚因其快速苏醒，术后副作用较少，是静脉麻醉药的首选。异氟烷具有扩血管作用，可拮抗气腹引起的外周阻力升高，对腹腔镜胆囊切除术更为有利。应用肌松药控制通气，可改善二氧化碳气腹对呼吸功能的影响，降低 $PaCO_2$ 使其维持在正常范围。麻醉中应用阿片类镇痛药目前仍有争议。原因是阿片类药物可引起 Oddi 括约肌痉挛，继发胆总管内压升高。但是阿片类药物引起的 Oddi 括约肌痉挛发生率很低（＜3%），而且这种作用可被纳洛酮拮抗，因此目前并没影响阿片类镇痛药物的应用。

（4）术中监测：术中监测主要包括动脉压、心率、心电图、SpO_2、呼气末 CO_2，对心血管功能不稳定者，术中可监测中心静脉压和肺动脉压。必要时行血气分析，及时发现生理功能紊乱，及时纠正。

（5）术后处理：腹腔镜手术对循环的干扰可持续至术后，因此术后应常规吸氧，加强循环功能监测。此类手术，术后恶心呕吐发生率较高，应积极预防和治疗。

4. 麻醉后注意事项

（1）术后应密切监测，持续鼻管吸氧，直至病情稳定。按时检查血红蛋白、血细胞比容及电解质、动脉血气分析，根据检查结果给予调整治疗。

（2）术后继续保肝、保肾治疗，预防肝肾综合征。

（3）对老年人、肥胖患者及并存气管、肺部疾病者，应防治肺部并发症。

（4）胆总管引流的患者，应计算每日胆汁引流量，注意水、电解质补充及酸碱平衡。

（5）危重患者和感染中毒性休克未脱离危险期者，麻醉后应送术后恢复室或 ICU 进行严密监护治疗，直至脱离危险期。

（五）胰岛素瘤手术的麻醉

胰岛素瘤是因胰腺 B 细胞瘤或增生造成的胰岛素分泌过多，引起以低血糖症为主的一系列临床症状，一般胰岛素瘤体积较小，多为单发无功能性，胰岛素瘤也可能是多发性内分泌腺瘤病（MEN）的一部分。

1. 病理生理 胰岛素瘤以良性腺瘤最为常见，其次为增生，癌和胰岛母细胞瘤少见，位于胰腺外的异位胰岛素瘤发生率不到胰岛素瘤的 1%，多见于胃、肝门、十二指肠、胆总管、肠系膜和大网膜等部位。胰岛素瘤也可能是 MEN-1 型的一部分，后者除胰岛素瘤外，尚可伴有垂体肿瘤、甲状旁腺肿瘤或增生。胰岛素瘤的胰岛素分泌不受低血糖抑制。

2. 临床特点 中年男性多见，可有家族史，病情呈进行性加重。其临床表现为低血糖症状（如头晕、眼花、心悸、出汗），此类患者神经精神异常极为常见，甚至出现麻痹性痴呆、中风、昏迷。禁食、运动、劳累、精神刺激等可促进其发作。临床上多有 Whipple 三联征：即空腹发病，发病时血糖低于 2.2mmol/L，静脉注射葡萄糖立即见效。空腹血糖常常低于 2.8mmol/L。

3. 麻醉前准备 对于术前明确诊断的患者，术前准备主要目的是预防低血糖的发生，可采取下列措施。

（1）内科治疗包括少量多餐和夜间加餐，以减少低血糖症的发生。也可选择二氮嗪、苯妥英钠、生长抑素、糖皮质激素治疗。

（2）术前可用二氮嗪准备，剂量为每日 200～600mg，术中可继续使用二氮嗪以减少低血糖发生的可能性。

（3）术前禁食期间，根据患者平时低血糖发作情况，必要时补充葡萄糖，以免发生严重低血糖。但应在手术 2～3h 前补充葡萄糖，用量不宜过大，以免影响术中血糖检测结果。

（4）急性低血糖的处理同前，快速补充葡萄糖以控制或缓解低血糖症状。低血糖发作时，轻者可口服适量的葡萄糖水，重者需静脉输注 50% 葡萄糖液 40～100ml，必要时可重复，直至症状得到缓解。

4. 手术麻醉特点 手术切除是胰岛素瘤的根治方法。胰腺位于上腹深部，加之胰岛素瘤较小不易寻找，麻醉方式应能满足手术切除及探查等操作的需要，维持适当的麻醉深度和良好肌松程度。全麻及硬膜外阻滞麻醉均可用于此类患者。肿瘤定位困难或异位肿瘤需行开腹探查者以选择全麻为宜。应选择对血糖影响小的药物，并且在全麻期间注意鉴别低血糖昏迷。对于精神紧张、肥胖、肿瘤多发或定位不明确的患者全麻更为合适。硬膜外阻滞麻醉可满足手术要求，对血糖影响小，保持患者清醒可评价其神志改变，但硬膜外阻滞必须充分，否则可因手术刺激引起反射性血压下降、恶心呕吐，同时应控制麻醉平面，以免造成呼吸抑制、血压下降。

5. 术中血糖监测和管理　胰岛素瘤切除术中应监测血糖变化，其目的是及时发现处理肿瘤时的低血糖和肿瘤切除后的高血糖，以及判断肿瘤是否完全切除。

（1）一般认为肿瘤切除后血糖升高至术前 2 倍或切除后 1h 内上升至 5.6mmol/L，即可认为完全切除。

（2）肿瘤切除后 1h 内血糖无明显升高者，应怀疑有残留肿瘤组织存在，应进一步探查切除残留的肿瘤组织。

（3）术中应避免外源性葡萄糖引起的血糖波动，以免不能准确反映肿瘤切除与否。

（4）为防止低血糖的发生，术中应间断测定血糖水平，根据测定结果输注少量葡萄糖，应维持血糖在 3.3mmol/L 以上，肿瘤切除后如出现高血糖，可使用小量胰岛素控制。

（5）保持足够的通气量，维持正常的 PaO_2 和 $PaCO_2$，避免过度通气出现继发性脑血流减少，减轻因低血糖造成的脑组织缺氧性损害。

（六）急性坏死性胰腺炎手术的麻醉

循环呼吸功能稳定者，可选用连续硬膜外阻滞。已发生休克经综合治疗无效者，应选择全身麻醉。麻醉中应针对病理生理特点进行处理：①因呕吐、肠麻痹、出血、体液外渗往往并存严重血容量不足，水、电解质紊乱，应加以纠正；②胰腺酶可将脂肪分解成脂肪酸，与血中钙离子起皂化作用，因此患者可发生低钙血症，需加以治疗；③胰腺在缺血、缺氧情况下可分泌心肌抑制因子（如低分子肽类物质），抑制心肌收缩力，甚至发生循环衰竭，应注意防治；④胰腺炎继发腹膜炎，致使大量蛋白液渗入腹腔，不仅影响膈肌活动，且使血浆渗透压降低、容易诱发肺间质水肿，呼吸功能减退，甚至发生急性呼吸窘迫综合征（ARDS）。麻醉中应在血流动力学指标监测下，输入血浆代用品、血浆和全血以恢复有效循环血量，纠正电解质紊乱及低钙血症，同时给予激素和抗生素治疗。此外，应注意呼吸管理，维护肝功能，防治 ARDS 和肾功能不全。

（王国喜）

第六节　嗜铬细胞瘤手术的麻醉

一、概述

嗜铬细胞瘤（pheochromocytoma）起源于嗜铬细胞（chromaffin cell）。胚胎早期交感神经元细胞起源于神经嵴和神经管，是交感神经母细胞和嗜铬母细胞的共同前体，多数嗜铬母细胞移行至胚胎肾上腺皮质内，形成胚胎肾上腺髓质。另一部分嗜铬母细胞随交感神经母细胞移行至椎旁或主动脉前交感神经节，形成肾上腺外嗜铬细胞。出生后肾上腺髓质嗜铬细胞发育成熟的同时，肾上腺外的嗜铬细胞退化并逐渐消失。所以在胚胎时期分布多处的嗜铬细胞，到成熟期只有肾上腺髓质细胞还能保留下来。在某种特殊情况下，这些同源的神经外胚层细胞可以发生相应的肿瘤。因此绝大部分嗜铬细胞瘤发生于肾上腺髓质。肾上腺外的嗜铬细胞瘤可发生于自颈动脉体至盆腔的任何部位，但主要见于脊柱旁交感神经节（以纵隔后为主）和腹主动脉干分叉处的主动脉旁器（Zuckerkandl organ），如颈动脉体、腹主动脉旁的交感神经节，以及胸腔、膀胱旁等部位。这些肾上腺外的嗜铬细胞瘤称为"嗜铬的副神经节瘤"或异位的嗜铬细胞瘤。

嗜铬细胞瘤90%以上为良性肿瘤，肿瘤切面呈棕黄色，血管丰富，肿瘤细胞可被铬盐染色，因此称为嗜铬细胞瘤。据统计，80% ~90%嗜铬细胞瘤发生于肾上腺髓质嗜铬质细胞，其中90%左右为单侧单个病变。多发肿瘤，包括发生于双侧肾上腺者，约占10%。起源肾上腺以外的嗜铬细胞瘤约占10%；国内此项统计结果稍高一些。恶性嗜铬细胞瘤约占5% ~10%，可造成淋巴结、肝、骨、肺等转移。

嗜铬细胞瘤发病率的调查资料较少，据国外统计资料，嗜铬细胞瘤在高血压患者中的发病率最低为0.4%，最高为2%。尸检发现率为0.094% ~0.25%。国内资料近年报道的发病例数也在急剧增加，但尚缺乏大组病例的流行病学调查统计，估计我国的发病率不会低于国外。随着高血压患者接受嗜铬细胞瘤特殊检测人数的增加，发病率将会较以往有所增加。

嗜铬细胞瘤能自主分泌儿茶酚胺，患者的所有病理生理基础，均与肿瘤的这一分泌功能有直接的关系。高血压为其突出的重要表现，由于过高的儿茶酚胺的分泌，使血管长期处于收缩状态，血压虽高，但血容量常严重不足。近年来，由于术前准备的不断改进，术中监测日益完备，及有效的控制血压药物和高效的麻醉方法，该手术和麻醉的死亡率已大大降低，约1% ~5%，甚至有多个零死亡报道。

二、临床表现

嗜铬细胞瘤可见于任何年龄，但多见于青壮年．高发年龄为20 ~50 岁，患者性别间无明显差别。临床症状多变，可产生各种不同的症状，最常见的是高血压、头痛、心悸、出汗，但同时具备上述全部症状者并不多见。

（一）心血管系统表现

1. 高血压　为本病最主要的症状，有阵发性和持续性二型，持续型亦可有阵发性加剧。

（1）阵发性高血压型：为本病所具有的特征性表现。由于大量的儿茶酚胺间歇地进入血液循环，使血管收缩，末梢阻力增加，心率加快，心排出量增加，导致血压阵发性急骤升高，收缩压可达26.6kPa（200mmHg）以上，舒张压也明显升高，可达17 ~24kPa（130 ~180mmHg）（以释放去甲肾上腺素为主者更高一些）。发作时可伴有心悸、气短、胸部压抑、剧烈头痛、面色苍白、大量出汗、恶心、呕吐、视力模糊、焦虑、恐惧感等，严重者可并发急性左心衰竭或脑血管意外。发作缓解后患者极度疲劳、衰弱，可出现面部等皮肤潮红、全身发热、流涎、瞳孔缩小等迷走神经兴奋症状，并可有尿量增多。发作可由体位突然改变，情绪激动、剧烈运动、咳嗽及大小便等活动引发。发作频率及持续时间个体差异较大，并不与肿瘤的大小呈正相关。

（2）持续性高血压型：有的患者可表现为持续性高血压。据报道，约90%的儿童患者表现为持续性高血压，成人也有50%左右表现为持续性高血压。如果持续性高血压伴有阵发性加剧或由阵发性演变而来，则易于想到肾上腺髓质腺瘤的可能性，否则不易诊断，可多年被误诊为原发性高血压。对持续性高血压患者有以下表现者，要考虑肾上腺髓质腺瘤的可能性：畏热、多汗、低热、心悸、心动过速、心律失常、头痛、烦躁、焦虑、逐渐消瘦、站立时发生低血压，或血压波动大，可骤然降低。如上述情况见于儿童和青年人，则更要想到本病的可能性。

2. 低血压、休克　少数患者可出现发作性低血压、休克等发现，这可能与肿瘤坏死，瘤内出血，使儿茶酚胺释放骤停，或发生严重心脏意外等有关。出现这种情况预后常较恶劣。

3. 心脏表现　由于儿茶酚胺对心肌的直接毒性作用，出现局灶性心肌坏死，病理特点为心肌收缩带坏死，临床特点类似心肌梗死，这种改变与交感神经过度兴奋及再灌注所引起的损害相类似，病变与过多的 Ca^{2+} 进入细胞内有关，故不宜使用洋地黄治疗，过多的 Ca^{2+} 进入心肌可诱发心室纤颤，导致突然死亡。1958 年 Szakas 将嗜铬细胞瘤引起的心肌病变称为儿茶酚胺心肌病，部分患者也可以表现为扩张性充血性心肌病。心肌本身也可发生嗜铬细胞瘤。

（二）代谢紊乱

1. 基础代谢增高　儿茶酚胺促进垂体 TSH 及 ACTH 的分泌增加，使甲状腺素及肾上腺皮质激素的分泌增加，导致基础代谢增高，但血清甲状腺激素及甲状腺摄碘率皆为正常。代谢亢进可引起发热。

2. 糖代谢紊乱　儿茶酚胺刺激胰岛 α - 受体，使胰岛素分泌下降，作用于肝脏 α、β 受体及肌肉的 β 受体，使糖异生及糖原分解增加，周围组织利用糖减少，因而血糖升高或糖耐量下降及糖尿。

3. 脂代谢紊乱　脂肪分解加速、血游离脂肪酸增高，加之基础代谢率增高、血糖升高，可引起消瘦。

4. 电解质代谢紊乱　少数患者可出现低钾血症，可能与儿茶酚胺促使 K^+ 进入细胞内及促进肾素、醛固酮分泌有关。

（三）其他表现

1. 消化系统　儿茶酚胺可松弛胃肠平滑肌，使胃肠蠕动减弱，故可引起便秘，有时甚为顽固。胃肠小动脉的严重收缩痉挛，可使胃肠黏膜缺血，长期作用可使胃肠壁内血管发生增殖性及闭塞性动脉内膜炎，可造成肠坏死、出血、穿孔等症状。本病患者胆石症发生率较高，与儿茶酚胺使胆囊收缩减弱，Oddi 括约肌张力增强，引起胆汁潴留有关。少数患者（约5%）在左或右侧中上腹部可触及肿块，个别肿块可很大，扪及时应注意有可能诱发高血压症群。嗜铬细胞癌亦可转移到肝，引起肝肿大。

2. 泌尿系统　病程久，病情重者可发生肾功能减退。膀胱内肾上腺髓质腺瘤患者排尿时常引起高血压发作。

3. 其他　儿童常因胫骨远端循环障碍感到踝关节痛，下肢动脉强烈收缩则可引起间歇性跛行。有些患者性交时突然高血压发作。神经系统常表现为脑出血、脑栓塞的症状，也可出现精神症状，如恐惧、极度焦虑等，高血压发作时，患者有濒死的恐惧感。

三、麻醉前准备与评估

大多数嗜铬细胞瘤围术期的危险来源于肿瘤切除中产生的高血压危象和肿瘤切除后的低血压、休克。嗜铬细胞瘤可分泌大量的儿茶酚胺类物质，如肾上腺素、去甲肾上腺素和多巴胺等，致使患者外周微循环血管床长期处于收缩状态，血容量减少，引起高血压。患者精神受刺激、剧烈运动或肿瘤被挤压，血儿茶酚胺类物质剧增，可产生严重的高血压危象，并发心衰、肺水肿、脑出血等。手术切除肿瘤后，血中儿茶酚胺物质骤减，微循环血管床突然扩张，有效循环容量严重不足，而发生难治性低血压。

（一）麻醉前准备

α-肾上腺素受体阻滞剂的应用是麻醉前准备最重要和基本的内容。

1. 控制血压　最常用药物为酚苄明（phenoxybenzamine），是长效的 α_1 受体阻滞剂，对 α_1 受体的作用比对 α_2 受体的作用强 100 倍，控制血压效果好，口服用药十分方便，从 10mg/8h 开始，根据血压情况逐渐加量，一般要用到 20~40mg/8h 方能奏效，少数患者需用到 80mg/8h。酚苄明的非选择性 α 受体抑制作用可使 β 受体失去拮抗，诱发心律失常，或在肿瘤切除术后使血管床扩张，引起长时间低血压，所以酚苄明用量不宜过大，用药时间也不宜过长，一般用药 2 周左右即可考虑手术。哌唑嗪能选择性抑制 α_1 受体，作用缓和，对心律影响小，但该药属突触后抑制，对肿瘤探查术中引起的血压骤升控制不满意，首次 1mg/d，常用 2~3mg/d，最多可用至 6~8mg/d。酚妥拉明为短效 α_1 受体阻滞剂并直接扩张血管，是突发高血压危象的最有效拮抗药，单次静脉注射 1~5mg 即可见效。

对于单用 α 受体阻滞剂效果不理想的患者，可加用钙通道阻滞剂，如硝苯地平（心痛定）、维拉帕米（异博定）、硝苯苄胺啶等。有些嗜铬细胞瘤患者在高儿茶酚胺和低血容量的刺激下可发生高肾素血症，嗜铬细胞瘤亦可异常分泌肾素，这将使血管紧张素Ⅱ的生成增加。有些嗜铬细胞瘤患者由于受体下降调节，其高血压不是儿茶酚胺引起，而是血管紧张素Ⅱ所致，此时用 α 受体阻滞剂可能不发生作用，应用甲巯丙脯酸或苯丁醋脯酸方可使血压下降并避免阵发性发作。

2. 纠正心律失常　有心动过速或心律失常的嗜铬细胞瘤患者，在使用 α 受体阻滞剂后仍然存在上述情况时，宜加用 β 受体阻滞剂，如阿替洛尔（氨酰心安）、美托洛尔（美多心安）和艾司洛尔，它们抗心律失常的作用强，不引起心衰和哮喘，故明显优于以往常用的普萘洛尔（心得安），近年已逐渐取代了其地位。艾司洛尔由于其超短效的特点成为术前、术中高血压危象时心动过速或心律失常的首选。美托洛尔和阿替洛尔常用于术前准备。

3. 补充容量　扩容是一项十分重要的措施。嗜铬细胞瘤的患者外周血管强烈收缩，血容量绝对不足。一旦切除肿瘤，儿茶酚胺急剧减少，血管床开放，可造成严重循环容量不足。术前在控制血压的情况下，预充一定的血容量，再辅以术中扩容，这不但可使术中血压平稳，而且可防止术中因血容量不足而大量快速扩容可能发生的心衰、肺水肿等并发症。

4. 改善一般情况　如纠正电解质紊乱、调整血糖及术前心理准备工作。

5. 儿茶酚胺心肌病的治疗　高浓度儿茶酚胺对心肌损害所造成的儿茶酚胺心肌病应引起高度重视，临床可表现为严重的心律失常、心力衰竭、心肌梗死，死亡率极高，但这种心肌病在使用 α 受体阻滞剂及护心治疗后通常可以逆转。此类患者术前至少应准备半年以上，等心肌损害恢复至较好状态后，再接受手术治疗。充分有效的术前 α-肾上腺素受体阻滞剂应用，可阻断儿茶酚胺的外周血管收缩效应，降低血压，使微循环血管床扩张，提前补充血容量，是提高嗜铬细胞瘤手术安全性，降低死亡率最为关键的因素之一。

（二）麻醉前评估

对嗜铬细胞瘤手术的麻醉前评估，最重要的就是评估术前扩血管、扩容治疗是否有效和充分。常用的临床判断标准包括：血压下降并稳定于正常水平，无阵发性血压升高、心悸、多汗等现象，体重增加，轻度鼻塞，四肢末梢发凉感消失或感温暖，甲床由苍白转为红润，红细胞压积下降 <45%，近年有文献报道采用指端微循环图像分析技术，显微镜下观察微动脉形态，计算机测算微动脉管袢数、管径值和管袢长度，提高了对微循环状态的客观判断能力，认为指端微循环图像分析可作为判断术前扩容程度的客观量化参考标准。

四、麻醉管理

嗜铬细胞瘤手术的麻醉方法选择和处理，对于手术顺利进行有较大的影响，处理不当常可影响手术的施行和患者的安全。

（一）麻醉前用药

术前为了保持患者精神情绪稳定，可给予戊巴比妥钠或安定类药物，术前晚口服或手术日晨肌肉注射，麻醉前可给予吗啡、哌替啶、氟哌啶或异丙嗪，阿托品可引起心率增快，以选用东莨菪碱为宜。

（二）麻醉方法

自 1926 年 Mayo 首先在乙醚麻醉下完成了嗜铬细胞瘤切除以来，各种麻醉方法均有满意报道。麻醉选择以不刺激交感神经系统，不增加心肌对儿茶酚胺敏感性为基本原则。气管插管全身麻醉为最常选用的麻醉方法。

1. 全身麻醉 适用于各种年龄特别是小儿、精神紧张容易引起发作的患者，可以避免或减轻手术探查或切除肿瘤前后由于血压剧烈波动，对患者引起强烈的不良反应。如发生呼吸、循环功能障碍，也便于处理。诱导插管需力求平稳，保证足够的麻醉深度，配合咽喉部和气管局麻，必要时插管前使用小剂量艾司洛尔，以充分抑制插管反应。

甲氧氟烷、安氟烷、异氟烷、七氟烷不诱发儿茶酚胺增加，心律失常的发生率甚低。对于肾功能不好的患者不宜用甲氧氟烷。氧化亚氮对交感神经 - 肾上腺系统无兴奋作用，但麻醉作用较弱，一般应与其他吸入或静脉全麻药配合应用。氟烷增加心肌对儿茶酚胺的敏感性，容易发生心律失常。地氟烷当浓度达 1.0 ~ 1.5MAC 时可显著兴奋交感神经导致高血压和心动过速，但也有文献报道，对术前经过充分准备，且地氟烷浓度不超过 1MAC 时仍可安全使用。故对未进行充分术前准备患者不宜使用地氟烷，对有良好准备者控制浓度不超过 1MAC 仍可慎用。

肌松药常用维库溴铵、阿曲库铵、罗库溴铵等，加拉碘铵酚能增快心率，筒箭毒碱有释放组胺作用，潘库溴铵有轻度儿茶酚胺释放作用宜慎用。琥珀胆碱本身能增加儿茶酚胺释放，肌颤时腹压增加可能挤压体积较大肿瘤，刺激瘤体导致儿茶酚胺释放，故应慎用，或提前使用小量非去极化肌松药。

其他常用药物如异丙酚、安定、咪达唑仑、芬太尼、瑞芬太尼、舒芬太尼等均可常规使用。

2. 椎管内麻醉 单纯使用椎管内麻醉完成嗜铬细胞瘤手术近年已不被推荐，但有文献报道使用椎管内麻醉复合气管插管全麻，也取得了较好的效果，但需注意穿刺时体位变动可能对体积较大肿瘤的挤压和患者精神紧张可能导致的不良后果。

（三）术中管理

嗜铬细胞瘤患者在手术麻醉期间的主要变化或危险是急剧的血流动力学改变，血压急升骤降和心律失常，这些血流动力学变化无论术前如何进行充分的治疗在多数患者都很难避免发生，其中大约有 1/4 到 1/3 的患者出现严重的术中事件如持续高血压、心律失常等。对合并症较多、老年患者应引起高度重视，及时处理术中各种病情变化，防止发生严重意外。

1. 手术室内麻醉前准备　开放两条快速静脉通道（含中心静脉），除常规监测心电图、脉搏氧饱和度、呼末 CO_2 分压、体温外，需要进行有创动脉压、中心静脉压，必要时放置肺动脉漂浮导管，全面有效监测血流动力学变化。准备床旁血气分析、血糖检测。常规准备血管活性药物，包括酚妥拉明（推荐使用方法：浓度 1mg/ml，单次 1～5mg。下同）、艾司洛尔 [浓度 5mg/ml，单次 0.5～1mg/kg，持续输注 50～200μg/（kg·min）]、硝普钠 [持续输注 0.5～1.5μg/（kg·min）]、去甲肾上腺素 [单次 0.1～0.2μg/kg，持续输注 0.05～1μg/（kg·min）]、肾上腺素 [单次 0.1～0.2μg/kg，持续输注 0.05～1μg/（kg·min）]，必要时准备利多卡因、胺碘酮等抗心律失常药物，手术室内应备有可正常使用的除颤器。

2. 容量治疗　术前有效的扩容治疗并不能完全满足术中需求，在肿瘤全部静脉被切断前恰当的预扩容可使手术后半程循环保持稳定，或仅需要小剂量、短时间血管活性药物支持。可选择平衡液、胶体溶液，由于扩容和手术失血可导致血色素下降，必要时需及时输血。动态观察 CVP、尿量和手术情况可有效指导容量治疗。一般情况下除补充禁食、禁水、肠道准备的丢失、生理需要量、第三间隙转移、出血量等以外，用于扩容的量大约要达到患者血容量的 20%～30%（500～1 500ml 左右，根据患者具体情况需要灵活调整，有些患者需要量可能更大），在肿瘤静脉全部切断前均匀输入。必须注意，术中肿瘤切除前常出现高血压发作或高血压危象，绝不能因为血压高而施行欠缺补充方案，在调控血压的同时必须补足血容量。

3. 循环状况调控　尽可能好的循环调控绝不仅仅是药物的正确使用，麻醉与外科医生的密切协作起着非常重要的作用。外科医生在重要的手术操作前提前、及时提醒麻醉医生，如挤压瘤体、夹闭全部静脉、或出血量大等，麻醉医生术前充分了解病情，密切观察手术进程，随时与外科医生保持沟通，结合患者监护情况变化，及时使用血管活性药物，尽量避免循环剧烈波动，保证手术安全。

（1）高血压危象：高血压危象是在高血压的基础上，周围小动脉发生暂时性强烈收缩，导致血压急剧升高的结果。收缩压升高可达 200mmHg 以上，严重时舒张压也显著增高，可达 140mmHg 以上。高血压危象的处理原则是既能使血压迅速下降到安全水平，以预防进行性或不可逆性靶器官损害，又不能使血压下降过快或过度，否则会引起局部或全身灌注不足。

可见于以下情况：①麻醉诱导期：术前用药不适当，导致诱导前精神紧张恐惧，麻醉实施过程中的不良刺激：如静脉穿刺、硬膜外穿刺、气管内插管、体位变动等；②手术期：多与术者操作有关。如分离、牵拉、挤压肿瘤及与肿瘤相关组织时；③当患者合并有严重缺氧或二氧化碳蓄积。围术期发生高血压发作或危象最常见的原因是外科医生探查、分离肿瘤时对瘤体的挤压，当出现与之同步的血压迅速上升，不能长时间等待观察，当超过原血压水平的 20% 时，即应立即开始降压。根据情况采用酚妥拉明 1～5mg 静脉注射，硝普钠微量泵输入，先从 0.5～1.5μg/（kg·min）的剂量开始，根据血压高低再随时调整，获得满意效果为止。其他药物如硝酸甘油、乌拉地尔、拉贝洛尔、前列腺素 E 等也可应用。

在肿瘤切除后有可能持续高血压，可能由于：①体内多发性肿瘤未切除干净；②肿瘤恶性变有转移灶；③长期高血压造成肾血管病变产生肾性高血压；④肾上腺髓质增生。需要根据病情继续治疗。

（2）心律失常：通常在发生高血压时合并有心率增快，首先要排除儿茶酚胺的作用及其他各种增加心肌应激性的不利因素，同时应除外麻醉过浅、缺氧及二氧化碳蓄积等带来的影响，应先使用降压药降低血压，然后再根据情况考虑使用 β 受体阻滞药降低心率，短效的 β 受体阻滞药艾司洛尔因其起效快、作用时间短、相对安全性高而常用。血压剧烈波动可能引发严重心律失常，如室性心动过速或频繁室性早搏，应马上对症采取有效措施控制，否则后果严重，常成为死亡原因之一。可静脉慢注利多卡因，胺碘酮，并立即准备好除颤器。

（3）低血压：当肿瘤与周围组织和血管全部离断后，血中儿茶酚胺的浓度随肿瘤切除迅速降低，常出现低血压甚至休克，是肿瘤切除后严重并发症，可致死。随着对嗜铬细胞瘤病理生理的深入认识，人们非常重视对这类患者的术前准备，如使用 α、β 受体阻滞药可改善患者血管床的条件，增加儿茶酚胺分泌降低后的耐受性。术中有意识地预防性扩容同样可以降低血管扩张后的低血压发生率与程度。大多数患者经过这种处理，发生严重低血压的几率明显减少。

手术中外科医生应当提醒麻醉医生，可稍提前 30 秒钟左右停止一切降压措施，并密切观察血压、心率、CVP 变化，给以充分补充液体，必要时立即静脉注入去甲肾上腺素 0.1 ～ 0.2μg/kg，继以微量泵持续输注 0.05 ～ 1μg/（kg·min），肾上腺素亦可选择使用。根据血压水平调整速度，可延续到术后的一段时期。

五、术后处理

嗜铬细胞瘤患者在术后仍可能发生复杂的病情变化，出现各种严重症状，如高血压、心律失常、心功能不全、代谢异常等。因此，在术后仍应密切观察血流动力学的变化，如血压、心律、心率、中心静脉压等，有创监测均应保留到 ICU 或病房监护室。

1. 肾上腺危象 对双侧肾上腺嗜铬细胞瘤摘除术后，肾上腺皮质可能有不同程度的缺血，损伤导致肾上腺功能不足而发生肾上腺皮质危象。可给予氢化可的松 100 ～ 200mg 静滴，术后改用强的松，持续一周左右。

2. 低血糖 嗜铬细胞瘤由于分泌大量儿茶酚胺可引起糖原分解，并抑制胰岛 β 细胞分泌胰岛素导致血糖升高。肿瘤切除后，原来受抑制的胰岛素大量释放，可引起低血糖。严重者可发生低血糖性休克，多发生在术后数小时内。如患者清醒，临床上可见到患者大汗、心慌、低血压等，如患者仍处于全麻恢复期，则主观症状较少，多表现为循环抑制，且对一般处理反应迟钝，一经输入含糖溶液，症状立即改善。对这类患者围术期管理中，凡疑有低血糖发生时应立即行快速血糖测定。对已确定合并有糖尿病的嗜铬细胞瘤患者，必须使用胰岛素时，在围术期的用量应减半，并同时加强血糖监测。

六、特殊嗜铬细胞瘤

目前典型的嗜铬细胞瘤诊断和处理上基本没有困难。但是一些特殊类型嗜铬细胞瘤症状不典型，表现复杂，常常多器官发病，涉及普外、儿科、妇科、皮肤科等相关科室，容易延误诊治，致残率和致死率较高。国外报道嗜铬细胞瘤是一种"10%"肿瘤，认为约10%的嗜铬细胞瘤是恶性的，约10%是双侧性的，约10%是肾上腺外的，约10%发病于儿童，约10%是家族性的，约10%为复发性的，约10%和多发内分泌肿瘤有关，约10%于卒中后发现，还有约10%的嗜铬细胞瘤和其他疾病伴发，这些疾病包括 Von Hippel – Lindan 病、神经纤维瘤病等。对这些特殊嗜铬细胞瘤认识不足，处理失当可造成严重后果。

（一）静止型嗜铬细胞瘤

静止型嗜铬细胞瘤分为两种表现形式：①隐匿功能性嗜铬细胞瘤；②无功能性嗜铬细胞瘤。隐匿功能性嗜铬细胞瘤是指平时未表现出高血压等征象，但在严重外伤、感染、手术等应激条件下血压可急骤上升的嗜铬细胞瘤。无功能性嗜铬细胞瘤则是指围术期均无血压波动的类型。由于在术前很难预测无高血压史的嗜铬细胞瘤者在手术等应激状态下是否会出现急骤血压升高，所以将其总称为"静止型嗜铬细胞瘤"。

现代影像技术的广泛应用，对无典型高血压表现，儿茶酚胺及尿香草扁桃酸（VMA）均正常的无症状嗜铬细胞瘤，其发生率在迅速增加。无症状不等于无功能。近年来肾上腺偶发瘤的发现率逐年提高，其中静止型嗜铬细胞瘤的发生率约为 1.5% ~ 23%。近年来对性质不明确的肾上腺肿瘤、怀疑嗜铬细胞瘤的患者，无论有无高血压表现，均主张术前、术中按嗜铬细胞瘤常规准备，以减少手术危险性。

（二）肾上腺外嗜铬细胞瘤

对于有儿茶酚胺症的表现的患者，如果肾上腺区域没有发现占位病变，应该考虑到肾上腺外嗜铬细胞瘤的可能。发病率以往报道为 10%，近几年有上升的趋势，目前认为肾上腺外嗜铬细胞瘤占全部嗜铬细胞瘤发病的 18% ~ 24%。肾上腺外嗜铬细胞瘤约占成人的 15%，占儿童嗜铬细胞瘤的 30%。肾上腺外嗜铬细胞瘤常常是多发性的，发病率为 15% ~ 24%。肾上腺外嗜铬细胞瘤的复发和转移率相对较高。

85% 的肾上腺外嗜铬细胞瘤发生在膈肌以下部位：上段腹主动脉旁约占 46%，下段腹主动脉旁 29%，膀胱 10%，胸腔 10%，头颈部 3%，盆腔 2%。一些不常见的部位有嗜铬细胞瘤的报道，如远端输尿管、前列腺、输精管、骶尾部、肛门、肾包囊、子宫阔韧带、卵巢、阴道壁，外耳道等。

肾上腺外嗜铬细胞瘤的临床表现复杂，常见有：①阵发性症状发作（血压突然升高、心悸、头痛、出汗和面色苍白）；②高血压（不稳定性、进行性加重）；③肾上腺或腹中部实质性肿块。

位于肠系膜下动脉和主动脉分叉处之间的主动脉旁嗜铬体又称为 Zuckerkandl 器。Zuckerkandl 体内的嗜铬细胞瘤常表现为低血压、低血容量、心悸和心动过速。Zuckerkandl 体内的嗜铬细胞瘤还有一个特点，即大量摄入饮食，用力排便或触诊腹部时可使上述临床表现更为明显。有的还可以引起胃肠道出血。

腹膜后嗜铬细胞瘤临床表现通常为腹部或背部疼痛，且常可在腹部触及实质性肿块。

膀胱嗜铬细胞瘤，大约占整个膀胱肿瘤的 0.31%，占嗜铬细胞瘤的 1.56%。大多数膀胱肿瘤为单发性的，主要发生在膀胱穹隆、膀胱三角区及膀胱右侧壁。无痛性肉眼血尿及排尿时头痛、头晕、血压升高等"肿瘤激惹征"是本病的常见症状。其症状可由膀胱充盈、按压腹部、排便或性交而诱发。当嗜铬细胞瘤位于膀胱三角及颈部时，可出现尿频、尿急及排尿困难诸症状。在直肠指检时有时还可触及肿块。

发生在肾门区域内的肾上腺外嗜铬细胞瘤还可引起肾动脉狭窄，大多数患者在切除嗜铬细胞瘤后肾动脉狭窄的症状即可解除。输尿管走行区域的嗜铬细胞瘤可以引起上尿路梗阻，引起肾功能不良。

支气管嗜铬细胞瘤可表现为哮喘和干咳，纤维支气管镜检查可以确诊。

有时嗜铬细胞瘤自发破裂出血，容易和急腹症混淆。肝区嗜铬细胞瘤也有被误诊为肝癌的报道。肠系膜嗜铬细胞瘤可以有肠梗阻的表现。

这类患者术前容易误诊、漏诊，在进行其他手术时出现难以解释的急剧血压升高或剧烈波动，应想到是否有嗜铬细胞瘤的存在。如果可能应停止手术，待诊断、术前准备充分后再进行，如不行，应立即进行按嗜铬细胞瘤麻醉方案进行循环调控、容量治疗，严密监测患者病情，防止发生严重意外。

（三）多发性内分泌肿瘤

多发性内分泌肿瘤（multiple endocrine neoplasia，MEN）也称为多发性内分泌腺瘤病，是指在两个以上内分泌腺发生肿瘤或增生，出现多种内分泌功能障碍，有明显的家族遗传性。一般分为 3 型，MEN－Ⅰ型（wermer 综合征）包括甲状旁腺、胰岛、垂体、肾上腺皮质和甲状腺功能亢进。MEN－Ⅱa 或 MEN－Ⅱ（sipple 综合征）包括嗜铬细胞瘤（可能为双侧和肾上腺外分布）、甲状腺髓样癌和甲状旁腺增生。MEN－Ⅱb 或 MEN－Ⅲ型，包括甲状腺髓样癌、嗜铬细胞瘤和神经瘤等。

含嗜铬细胞瘤的后两种亚型可家族性发病，也可散在性发病；所累及的内分泌腺体可先后发病，亦可同时发病，临床表现复杂。但有以下特点：①临床表现虽因组合的肿瘤不同而异，但常以某一突出症状就诊，其中以甲状腺肿块居多；②甲状腺髓样癌的发生率约 80%以上，发病年龄早，多为双侧多病灶发病，恶性程度高、转移早，常伴有异位 ACTH 综合征等症状；③肾上腺嗜铬细胞瘤的发生率为 50%～80%，其发病年龄相对较晚，发病前常有肾上腺髓质增生开始，双侧多病灶发病约占患者的 50%。肾上腺外嗜铬细胞瘤较少见。恶性嗜铬细胞瘤也少见，但是局部复发的倾向较高；④甲状旁腺增生常为双侧多病灶发病，有泌尿系统结石、骨质疏松等临床表现；⑤MEN－Ⅱb 除 MEN－Ⅱa 上述特点外，尚具有特有的类马方征面容和体型，舌黏膜下或睑结膜多发性神经瘤。上述特点，可与单纯甲状腺髓样癌，嗜铬细胞瘤及黏膜下神经瘤相鉴别。

MEN－Ⅱ的治疗主要是切除甲状腺髓样癌和嗜铬细胞瘤。在切除甲状腺髓样癌前，应查明有无嗜铬细胞瘤。若两者同时存在，先行嗜铬细胞瘤切除，2 周后再行甲状腺切除。即使嗜铬细胞瘤无症状，也应该先处理嗜铬细胞瘤。嗜铬细胞瘤多为双侧发病，对切除双侧肾上腺者应充分作好预防发生肾上腺危象的准备，必要时可留少量正常肾上腺组织。

（四）妊娠期嗜铬细胞瘤

妊娠期嗜铬细胞瘤是嗜铬细胞瘤中较严重的一种状况，可严重危及母婴的生命安全。据统计患该病时母亲确诊前死亡率可达 48%，胎儿可达 54%，而即使确诊后，并采取一定措施母亲死亡率仍为 17%，胎儿死亡率仍可高达 50%。临床症状主要是由于嗜铬细胞瘤存在或子宫随妊娠逐渐增大压迫邻近部位肿瘤所致，表现为儿茶酚胺增多症候群。但有些患者预先无明显症状，而在分娩或产后突然出现血压增高或休克。如果患者有不稳定的高血压或体位性高血压，充血性心力衰竭，心律失常，应该考虑嗜铬细胞瘤的诊断。

对该病的处理，原则上妊娠 3 个月以内，最好先采取人工流产，再处理原发病灶。妊娠前半期争取手术切除，后半期用药物控制病情，等待足月分娩，一般不提倡阴道分娩，因其可诱发致命的高血压发作，以剖宫产为最佳。条件许可时还可一并手术摘除肿瘤。有腹腔镜手术成功摘除嗜铬细胞瘤的报道。术前、术中及术后必须严密监护，合理用 α 及 β 阻滞剂，用量不宜过大，血压过低，对胎儿有害。对足月分娩患者，症状缓解，应跟踪追查，以防再次妊娠，再次发作。

（五）其他

1. 儿童嗜铬细胞瘤　嗜铬细胞瘤在小儿比较少见，临床症状与成人有不同，头痛，恶心，呕吐，体重减轻，视觉困难较成人常见。多尿，惊厥等在成人少见，而在儿童的发生率可达 25%。90% 的患者高血压呈持续性，常伴心脏损害。和成人相比，儿童家族性嗜铬细胞瘤和双侧嗜铬细胞瘤的发病率较高，分别为 28% 和 20%，恶性嗜铬细胞瘤的发生率为 8.3%~13.1%。手术切除是主要的治疗手段。术前治疗可采用 α 及 β 受体阻滞剂，必要时可采用 α - 甲基酪氨酸。

2. 恶性嗜铬细胞瘤　大约占嗜铬细胞瘤的 10%，一般文献报道为 13%~26%。肾上腺外的嗜铬细胞瘤中，恶性发生率明显高于肾上腺内者。恶性嗜铬细胞瘤无论从组织学上还是临床表现上均难与良性嗜铬细胞瘤区分，其主要特点是易向周围侵犯，易复发和转移。临床诊断的可靠标准是复发和转移病灶的出现。围术期处理没有特殊性。

（李江平）

第七节　皮质醇增多症手术的麻醉

一、概述

皮质醇增多症是肾上腺皮质分泌过量的糖皮质激素所致的疾病症候群。1932 年库欣（Cushing）收集文献中的 10 例病例，结合自己观察的 2 例，对其临床特点作了系统描述，故又称库欣综合征（Cushing syndrome）。根据病因不同，分为库欣病（垂体分泌 ACTH 过多），库欣综合征（肾上腺分泌糖皮质激素过多）和异位 ACTH 综合征（垂体以外癌瘤产生 ACTH）。在分泌过多的皮质激素中，主要是皮质醇，故称为皮质醇增多症。垂体肿瘤及垂体以外癌瘤手术的麻醉不在本节讨论中。

来源于肾上腺病变的患者手术治疗效果好。肾上腺皮质增生主要为垂体性双侧肾上腺皮质增生，约占皮质醇增多症的 2/3，可伴有或不伴有垂体肿瘤。肾上腺皮质肿瘤约占 1/4，多为良性，属腺瘤性质，一般为单侧单发的。癌肿较少见。肿瘤的生长和分泌肾上腺皮质激素是自主性的，不受 ACTH 的控制。由于肿瘤分泌了大量的皮质激素，反馈抑制了垂体的分泌功能，使血浆 ACTH 浓度降低，从而使非肿瘤部分的正常肾上腺皮质明显萎缩。

二、临床表现

本病的临床表现是由于皮质醇过多而引起糖、蛋白质、脂肪、电解质代谢紊乱和多种脏器功能障碍所致。以女性为多见，部分病例在妊娠后发病。男女发病率比约 1：2 左右。发病年龄多在 15～40 岁，但最小者可仅 7 岁，最大者 62 岁。成人比儿童多见，儿童患者多为癌肿。如有女性男性化或男性女性化则常提示有癌肿可能。肾上腺皮质增生和腺瘤病例的进展较慢，往往在症状出现后 2～3 年才就诊，而癌肿的发展则快而严重。

1. 肥胖　呈向心性。主要集中在头颈和躯干部。呈满月脸，红润多脂，水牛背，颈部粗短，腹部隆起如妊娠。四肢因肌萎缩反显得细嫩。患者因肌肉萎缩而感易疲乏，是与正常肥胖的不同点。

2. 多血质和紫纹　皮肤萎缩菲薄，皮下毛细血管壁变薄而颜面发红，呈多血质。毛细血管脆性增加，轻微损伤易生瘀斑，尤其易发生于上臂、手背和大腿内侧等处。在腹部、腰、腋窝、股、腘窝等处可出现紫纹，其发生率达 3/4。紫纹一般较宽，颜色长期不变。不仅在脂肪多的部位出现，也可发生在股内侧、腘部。

3. 疲倦、衰弱、腰背痛　这往往是肌萎缩、骨质疏松的结果，以脊柱、盆骨、肋骨处尤为明显。严重者可发生病理骨折。骨质疏松引起尿钙排出增加，有时可并发肾结石。

4. 高血压　较常见。是与皮质醇促进血管紧张素原的形成和盐皮质激素引起水、钠潴留有关。

5. 毛发增多，脱发和痤疮　无论男女均常有多毛现象，在女性尤为引人注目，甚至出现胡须。但常伴脱发，这可能与皮肤萎缩有关。痤疮可发生在面部、胸部、臀部和背部。

6. 性功能障碍　患者常有性欲减退。男性出现阳痿，女性则有闭经、月经紊乱或减少。

7. 糖尿病　多数为隐性糖尿病，表现为空腹血糖升高和糖耐量试验呈糖尿病曲线，占本病的 60%～90%。少数病例出现临床糖尿病症状和糖尿，称类固醇性糖尿病。患者对胰岛素治疗往往有拮抗作用。

8. 电解质代谢和酸碱平衡紊乱　表现为血钠增高，血钾降低。严重者发生低钾、低氯性碱中毒。患者可因钠潴留而有水肿。

9. 对感染抵抗力减弱　患者易患化脓性细菌、真菌和某些病毒感染。且一旦发生，往往不易局限而易于扩散至全身，常形成严重的败血症和毒血症。伤口感染不易愈合。发热等机体防御反应被抑制，往往造成漏诊误诊，后果严重。躯干部的痤疮和体癣如在所选切口部位，则影响手术进行。

10. 其他症状　如水肿，肝功能损害，消化道溃疡加重或出血，精神失常等表现。

三、麻醉前准备

皮质醇增多症的患者由于代谢和电解质紊乱，对于手术耐受性差，而肾上腺的切除又可使功能亢进突然转为功能不足，机体很难适应这种变化，给麻醉管理带来困难。因此需在术前作一些准备。

1. 纠正代谢紊乱，治疗并发症　最常见的是低血钾，除加重患者的肌软瘫外，还可引起心律失常。应适当补充钾，必要时可用安体舒通。血糖增高或已有糖尿病者应作相应的处理，如饮食控制或口服药物等，必要时可用胰岛素来治疗。但应注意肾上腺切除后的低血糖，需严密监测血糖的浓度。一些病情严重者，呈现体内负氮平衡，常表现有严重的肌无力、骨质疏松，可考虑给予丙酸睾酮或苯丙酸诺龙以促进体内蛋白质的合成。合并有高血压者应给予降压药，控制血压在相对正常、稳定的水平。有感染者应积极治疗。

2. 皮质激素的补充 此类患者原来体内有高浓度的皮质醇，一旦切除肿瘤或增生的腺体全切或大部全切除后，体内糖皮质激素水平骤降，如不及时补充，则可以发生肾上腺皮质功能低下或危象。因此，术前、术中、术后应补充肾上腺皮质激素。可于手术前一日给醋酸可的松 100mg 肌肉注射，术中常给予氢化可的松 100mg 静脉滴注。

四、麻醉管理

由于皮质醇增多症患者对手术麻醉的应激能力低，耐受性差，因此对麻醉药物（包括肌松药等）用量较正常患者相对要小。虽有肥胖，但不能按每公斤体重常规剂量用药。麻醉前用药一般仅及正常人的 1/2 ~ 1/3 即可，病情非常严重者可以不用术前药。

1. 麻醉方法 麻醉方法的选择没有特殊要求，不论采用全身麻醉或硬膜外麻醉均可完成肾上腺皮质醇增多症患者的手术。目前常用于全身麻醉中的静脉麻醉药、吸入麻醉药、肌松弛药均无绝对禁忌，但有些药物会对肾上腺皮质功能有一定影响。氟烷与甲氧氟烷对肾上腺皮质功能有抑制作用，以氟烷最强，甲氧氟烷次之，安氟烷、异氟烷、七氟烷对其基本没有影响。静脉麻醉药中除依托咪酯在长期使用时对肾上腺皮质功能产生抑制作用外，其他如硫喷妥钠、咪达唑仑、地西泮、丙泊酚等影响均较小。总之，麻醉期短时间地使用这些药物不会引起肾上腺皮质功能的明显变化。

全麻时需注意皮质醇增多症患者面颊肥胖、颈部短粗，可能发生插管困难，导致局部损伤，如牙齿脱落、口咽部软组织挫伤血肿等；并因氧储备能力低，容易发生缺氧；诱导期易发生呕吐、误吸等严重呼吸系统并发症；麻醉恢复期拔管时因肥胖和肌力减弱，易出现呼吸道梗阻、缺氧，即使按正常手法托起下颌，也很难维持呼吸道通畅，需准备并及时置入口咽导管或鼻咽导管来维持正常通气；在有条件的医院，全麻后的皮质醇增多症患者应转运至恢复室，待其完全恢复才可返回病房。

根据临床经验硬膜外麻醉也可以满足手术要求。优点是方法较全身麻醉简单，减少不良反应，麻醉并发症少，对肾上腺皮质功能影响也较全身麻醉要小，患者恢复较快。但需要注意的是，要充分考虑到因患者肥胖造成的穿刺困难，尽量避免穿刺过程中对组织、尤其是对神经组织的损伤；麻醉过程中应调整适当的麻醉平面，过低不能满足手术需要，过高则影响呼吸功能，尤其在特殊的侧卧腰切口位，会加重对呼吸的抑制，同时这类患者因肥胖本身造成的氧储备降低，往往会因此引发严重不良后果，手术中应常规经面罩给氧；术中为减轻患者的不适感而给予镇静药物时，切忌过量，以免导致严重呼吸抑制；对于肾上腺位置较高的患者，在分离腺体过程中有可能损伤胸膜发生气胸，这将给麻醉管理带来很大困难，在胸膜修补前，需用面罩加压给氧或采取其他辅助呼吸方式，以确保解除呼吸困难。另外，对合并有精神症状的患者、硬膜外穿刺部位有感染的患者、合并有明显心血管疾患及呼吸功能明显低下的患者均不宜采用硬膜外麻醉。采用硬膜外麻醉复合浅全麻是一种较好的方式。

2. 围术期管理 此类患者呼吸储备功能及代偿功能差，对缺氧耐受性差，再加体位的影响（侧卧头低足低位），手术时胸膜破裂发生气胸，全麻过深或硬膜外阻滞平面过高等，均可进一步影响患者的呼吸功能，麻醉中应严密观察患者通气状态，维持呼吸道通畅，确保呼吸功能处于正常状态。

无论使用何种麻醉方法，此类患者对失血的耐受性差，即使出血量不多，也常见血压下降，甚至休克。对此，除正确判断并及时补充血容量外，还应考虑肾上腺皮质功能不全的可能性，如有原因不明的低血压、休克、心动过缓、紫绀、高热等，对一般的抗休克治疗如输液、使用升压药等效果不佳时，应考虑经静脉给予氢化可的松 100～300mg，术后每 8h 经肌肉注射醋酸可的松 50～100mg，逐日减少，根据病情可持续 1～2 周或更长时间。

皮质醇增多症患者皮肤菲薄，皮下毛细血管壁变薄，呈多血质，有出血倾向；晚期有骨质疏松，可发生病理性骨折，麻醉手术过程中应保护好皮肤和固定好肢体。此类患者抗感染能力差，应用肾上腺皮质激素后，炎症反应可被抑制，应加抗感染处理。

（朱雅萍）

第八节　腹部创伤手术的麻醉

腹部创伤不管在和平年代还是战争年代都常见，发病率为 0.4%～2.0%，居创伤外科的第三位。死亡率 6.5%～8.8%，死亡率与受伤至早期救治的时间、致伤原因、有无内脏损伤、内脏和血管损伤的部位、全身多发伤以及急救和治疗技术等因素有关。可分为闭合性和开放性两大类。腹部实质性脏器损伤以肝、脾破裂居多。

一、肝破裂的诊断和治疗

肝的解剖部位较隐藏，受到胸廓的保护，可是在腹内脏器损伤中，肝损伤的发生率最高。致伤原因包括：①开放性或穿透性损伤，常见为刀刺伤或枪伤等；②闭合性钝性损伤，常见为车祸、摔伤和直接打击伤等。肝损伤的并发症和死亡率与肝损伤的严重程度密切相关。目前国际上采用的肝损伤分级是美国创伤外科协会肝外伤分级法：Ⅰ级：血肿位于包膜下，不继续扩大，＜10% 的肝表面积；裂伤：包膜撕裂不出血，肝实质破裂，深度浅于 1cm。Ⅱ级：血肿位于包膜下，不继续扩大，血肿占表面积的 10%～15%，肝实质内血肿不继续扩大，直径＜2cm；裂伤：肝实质裂伤深度浅于 1～3cm。长度＜10cm。Ⅲ级：血肿位于包膜下，＞50% 的肝表面积或继续扩大，包膜下血肿破裂并有活动性出血，肝实质内血肿直径＞2cm；裂伤：肝实质裂伤深度大于 3cm。Ⅳ级：中心血肿破裂；肝实质破坏不超过肝叶的 25%～75%。Ⅴ级：肝实质破坏不超过肝叶的 75%；血管损伤：肝静脉附近损伤（肝后下腔静脉，大的肝静脉）。Ⅵ级：血管－肝撕脱。以上分级如为多发性肝损伤，其损伤程度则增加一级。

肝破裂的诊断依据：①临床表现：常见的症状为下胸或上腹部疼痛、恶心、呕吐等；体征有不同程度的出血性休克表现，如精神紧张、倦怠、烦躁不安、面色苍白、脉率加快、血压下降等；右下胸和上腹部压痛、腹膜刺激症状及肠鸣音减弱或消失；大量血腹时可查出腹部移动性浊音；闭合性损伤者可有右下胸或上腹部软组织挫伤或肋骨骨折体征；开放性损伤者可在上述部位发现刀口或子弹入口或出口；②实验室检查：肝损伤数小时后才出现红细胞计数下降和反应性白细胞计数增高；更有意义的是血红蛋白值和红细胞计数的动态变化，可提示有活动性出血；③诊断性腹腔穿刺是目前最常用的诊断方法，准确率达 70%～90%；④超声检查：近年来，一般认为腹部超声检查是诊断肝损伤的首选方法，不仅能发现肝包膜的连续性消失，而且可以了解腹腔内积血量，有报道超声检查发现肝损伤的敏感度为 80%，特异性为 98%，正确性为 97%，因此认为可以代替 CT 和诊断性腹腔灌洗而成为首选诊断方法；⑤对病情稳定而诊断困难者可做 CT 检查。

肝损伤的治疗：对于血流动力学稳定的肝损伤患者多采用非手术治疗。入院时有低血压的肝损伤患者应立即行手术治疗，手术指征为：①经晶体液复苏和与肝损伤有关的输血量达2个单元以后，血流动力学仍不能保持稳定者；②在72小时内，因肝活动性出血需要输血超过4个单元才能维持血流动力学稳定者；③合并其他腹内脏器损伤者。

二、脾破裂的诊断和治疗

脾脏是腹腔内的一个实质性脏器，其位置深，受下胸壁、肋骨、腹壁和膈肌的保护。由于脾脏质地脆弱，受外力作用后很容易破裂，在闭合性腹部外伤中，脾脏居腹内脏损伤之首位。按脾脏损伤的原因可分为：①外伤性（闭合性或开放性）脾破裂，包括立即脾破裂、延迟性脾破裂和隐匿性脾破裂；②自发性脾破裂；③医源性脾破裂；④新生儿脾破裂。目前国际上采用的脾损伤分级是1994年美国创伤外科协会（AAST）制定的脾损伤分级标准：Ⅰ级：血肿位于包膜下，非扩展性，<10%的脾表面积；裂伤：包膜撕裂不出血，脾实质破裂深度浅于2cm。Ⅱ级：血肿位于包膜下，非扩展性，血肿占表面积的10%～50%，脾实质内血肿不继续扩大，直径<5cm；裂伤：包膜撕裂、活动出血；脾实质裂伤深度1～3cm但未累及主要血管。Ⅲ级：血肿位于包膜下，>50%的脾表面积或继续扩大，包膜下血肿破裂并有活动性出血，脾实质内血肿直径>5cm或扩展性；裂伤：脾实质裂伤深度大于3cm或脾小梁血管损伤，但未伤及脾门血管；Ⅳ级：脾实质内血肿破裂伴活动性出血；伤及脾段或脾门血管，脾脏无血供区>25%；Ⅴ级：完全脾破碎，脾门血管损伤，脾脏失去血供。

脾破裂的诊断依据：①临床表现：有邻近脾脏的腹部外伤史，腹痛，以左上腹痛为主且70%～80%的患者有左肩部牵涉性疼痛（Kebr征）和（或）失血性休克。血腹较多时可有移动性浊音，但因脾周有血凝块的存在，左侧卧位时，右侧腰区呈鼓音，右侧卧位时除右侧腰区呈浊音外，左腰区的浊音较固定即所谓的Balance征；②实验室检查：血红蛋白值和红细胞计数的进行性下降可提示有活动性出血；③超声检查：B超具有分辨率高，简便迅速，易于动态观察的特点，可作为外伤性脾破裂诊断和观察的首选方法；④CT检查：CT对急性脾损伤诊断的敏感性和特异性均较高，准确率可达95%以上。

脾损伤的治疗原则：近年来非手术治疗脾损伤的报道越来越多，尤其是儿童非手术治愈的比例高达70%。但必须严把其适应证：①入院时血流动力学稳定，或仅伴有轻度的失血性休克，经补液或少量输血（400～800ml）可使血压迅速得以改善且维持稳定；②不合并腹内其他脏器损伤；③脾损伤程度AAST分级Ⅰ～Ⅲ级；④具备中转手术和重症监护的条件；⑤不伴有影响腹部损伤严重程度评估的腹外伤。

三、腹部创伤患者的麻醉特点

腹部创伤以腹内实质性脏器肝、脾破裂多见。需要手术治疗的出血量多在2 000ml以上，均有不同程度的出血性休克。所以此类患者的麻醉特点可概括为以下几个方面。

1. 对麻醉的耐受性差　椎管内麻醉可引起明显的血流动力学的改变，安全性明显低于全身麻醉。全身麻醉的药物对机体各系统，尤其是心血管和呼吸系统具有一定的抑制作用，因此对伴有失血性休克的肝脾损伤的患者来说，合理选用全身麻醉药及掌握麻醉药用量非常重要。

2. 难以配合麻醉　局部麻醉、神经阻滞麻醉和椎管内麻醉的实施都需要患者的配合。

腹部创伤的患者往往疼痛难忍，如合并有循环障碍，多有烦躁不安甚至意识障碍，难以配合麻醉。

3. 难以避免呕吐误吸 疼痛、恐惧、休克和药物等多种因素都可使胃的排空延迟，进食与受伤间隔的时间短者，胃内容物存留更明显。麻醉前须明确伤者最后进食与受伤的间隔时间，因为伤后 24 小时内都存在呕吐误吸的危险。因此，对于这类患者都应该按饱胃处理。

4. 常伴有不同程度的脱水、酸中毒 失血量多的患者均伴有等渗性脱水，长时间的低血压严重影响机体通过有氧代谢获得能量，使无氧代谢途径加强，酸性代谢产物增多，同时肾脏对代谢废物的排泄和再生 HCO_3^- 的功能受损，必然会出现代谢性酸中毒。

5. 低体温 术中输入大量的库存血和液体，大面积的手术野长时间暴露于外增加体热的蒸发，腹腔冲洗等多种因素使得低体温的发生率增加。一旦低体温没有及时的纠正，就会出现凝血功能障碍、酸中毒加重、麻醉药物代谢障碍、苏醒延迟、影响心血管药物的效果、严重的心律失常等不良后果。

四、麻醉处理原则

（1）术前应给予适当的镇痛、镇静药，但须注意所用药以不使血压下降、不抑制呼吸为前提。对于休克状态的患者可待诱导前经静脉小剂量用药。

（2）采取尽可能的措施避免胃内容物反流和误吸：①术前可靠有效的胃肠减压；②H_2－受体拮抗剂如西咪替丁的应用，有减少胃液分泌、降低胃液酸度、减轻吸入性肺炎严重程度的功效；③采用快诱导气管插管技术，以保证在尽可能短的时间内控制气道：在保证呼吸道通畅的前提下，选用起效快、不增加胃内压的药物以尽量缩短诱导时间，同时助手指压环状软骨（Selliek 手法）的方法有减少胃内容物反流和误吸的作用；④术前疑为困难气道的，采用表面麻醉下清醒气管插管是避免误吸最安全的方法；⑤苏醒期须待患者保护性反射恢复，完全清醒后拔管。

（3）休克的患者对疼痛反应以较迟钝，只需维持浅麻醉结合肌松药就可完成手术。腹腔探查是应激最强的阶段，可用起效快、作用时间短的丙泊酚加深麻醉。

（4）循环管理是肝脾破裂失血性休克患者术中处理的重中之重。对于低血容量休克来说，补充血容量是抗休克的根本措施。补液的原则是"需多少，补多少"和"缺什么，补什么"。补液量往往要多于估计的失液量，因为休克患者除向体外丢失液体外，还有血管容量的扩大，微循环中血液淤积以及失液于"第三间隙"等等。具体措施有：①液体复苏：理想的复苏液体应能够提供快速的容量扩张，以供给组织灌注，预防或延迟低血容量休克的发生，能维持缺氧细胞的代谢需要同时不诱发剧烈的免疫反应。近年来有人主张在急救时，可以先输入 7.5% 的高渗氯化钠溶液（2～4ml/kg，不超过 6ml/kg）。输入高渗氯化钠溶液可以早期提高血液渗透压，减轻细胞水肿、组织水肿和脑水肿，高渗利尿，使失于第三间隙的液体返回血液中恢复血容量，升高血压；改善微循环，高渗状态可使肿胀的血管内皮细胞收缩，毛细血管内径恢复正常，舒通微循环，逆转失血性休克的关键环节，减轻心脏的前后负荷，改善组织灌流；有改善心功能，增加心肌正性收缩力，增快心率，大幅度提高动脉压的作用；还有调节免疫功能而减少由于免疫活性物质释放对组织器官的损伤而改善预后。其他常用的液体有林格氏液、平衡盐液、右旋糖酐、血浆、全血、白蛋白，以及血浆代用品等。在输液的时机上也要注意：活动性出血止住前以输平衡液为主，出血止住后再输全血以节省血源。腹压很高的患者在切开腹膜时可出现血压骤降的意外，应缓慢减压并做好快速输血的准备；②慎用血管活性药和正变力性药物：创伤性失血性休克时体内有大量的儿茶酚胺释放，如再用血管收缩药必然会增加心脏后负荷，减少脏器血流灌注。但如果血压已低到危险水平，且难以一时用输液纠正，则应及时给予血管活性药。对于严重休克晚期伴有原发性或继发性心功能不全或低心排者可选用多巴胺或多巴酚丁胺，但慎用洋地黄制剂；降低外周阻力和改善微循环可选用低分子右旋糖酐、苄胺唑啉或酚苄明。如果出现有高排低阻型的感染性休克可考虑应用血管收缩药，但应严密监测循环功能的情况下进行；③皮质激素的应用：在创伤应激时肾上腺皮质系统活动增强，肾上腺皮质激素分泌增加。但是由于血浆中结合型皮质醇增加，而起作用的游离的皮质醇相对不足，同时创伤应激状态下细胞膜皮质激素受体受损，使其功效减弱。因而使用大剂量外源性皮质激素能起补偿作用。一般主张早期、大剂量、短程应用；④抗生素的应用：创伤应激状态下全身免疫功能下降、缺血缺氧性肠黏膜屏障作用破坏所致肠源性感染或微生物移位可能是导致难逆性休克或 MODS 重要机制之一。因而主张对严重创伤性失血性休克患者需要应用广谱抗生素，尤其对肠道细菌感染的还要联合应用抗厌氧菌感染的抗生素。

（朱雅萍）

第十四章

泌尿外科手术的麻醉

第一节　泌尿外科手术麻醉生理与特点

特殊年龄段患者需要接受肾脏和泌尿生殖系统手术的机会多一些。老年人除了生理性的老龄化改变以外，常伴发心血管和呼吸系统疾病。询问病史、体格检查和适当的实验室检查对于评估伴发疾病是很必要的。对于小儿泌尿疾病患者，应该仔细询问病史来排除其他的非泌尿系统先天性损害。

一、泌尿生殖系统的疼痛传导途径和脊髓投射节段

泌尿系统手术主要涉及肾脏、肾上腺、输尿管、膀胱、前列腺、尿道、阴茎、阴囊、睾丸和精索。由于它们的感觉神经支配主要是胸腰段和骶部脊髓（见表 14 - 1），这样的结构非常适合实施区域麻醉。

表 14 - 1　泌尿生殖系统的疼痛传导途径和脊髓投射节段

器官	交感神经脊髓节段	副交感神经	疼痛传导脊髓水平
肾	$T_8 \sim L_1$	CNX（迷走神经）	$T_{10} \sim L_1$
输尿管	$T_{10} \sim L_2$	$S_{2\sim4}$	$T_{10} \sim L_2$
膀胱	$T_{11} \sim L_2$	$S_{2\sim4}$	$T_{11} \sim L_2$（顶部），$S_{2\sim4}$（颈部）
前列腺	$T_{11} \sim L_2$	$S_{2\sim4}$	$T_{11} \sim L_2$，$S_{2\sim4}$
阴茎	L_1 和 L_2	$S_{2\sim4}$	$S_{2\sim4}$
阴囊	NS	NS	$S_{2\sim4}$
睾丸	$T_{10} \sim L_2$	NS	$T_{10} \sim L_1$

注：NS 表示无明显的伤害感受器功能。

二、肾脏血流和肾功能评估

肾脏接受 15% ～25% 的心输出量，或者说每分钟 1～1.25L 的血液通过肾动脉，这取决于机体的状况。大部分血液由肾皮质接受，仅 5% 心输出量流经肾髓质，这导致肾乳头对于缺血非常敏感。肾脏血流通过各种能够控制血管平滑肌活动和改变血管阻力的机制来调节。运动时肾血管交感神经张力增加使肾血流分流给运动中的骨骼肌，同样的，在机体休息状态下肾血管松弛。手术引起的交感刺激会增加血管阻力，减少肾血流，而麻醉药可能会通过减

少心输出量来减少肾血流。

引起肾入球小动脉血管舒张和收缩的内在机制自动调节肾脏血流。当平均动脉压降至60mmHg 以下时，平均动脉压的下降将减少肾的血流并最终影响肾小球滤过率（glomerular filtration rate，GFR）。因为有内在机制的自主调节，持续的 60mmHg 以上的低平均动脉压虽影响肾血流，但不影响 GFR。在正常或去神经支配肾脏，当平均动脉压维持在 60 ～ 160mmHg 时，都能维持肾的自主调节。

泌尿外科患者常合并肾功能不全，术前进行充分的肾功能评估对围术期肾脏保护意义重大。常用的实验室检查包括：①肾功能及电解质：尿素氮、肌酐、钠、钾、氯、二氧化碳、尿酸钙磷；②尿常规；③肾小球滤过率、肌酐清除率、核素肾血流图；④影像学检查：肾脏CT、肾脏、输尿管和膀胱的 CT 扫描、肾血管造影等。

三、药物对肾功能不全患者的影响

肾衰竭会严重影响吗啡和哌替啶的临床作用。但是对于芬太尼类药物则影响不大。

所有吸入麻醉药部分被生物转化，代谢的非挥发性产物几乎完全通过肾脏消除。但是，吸入麻醉药对中枢神经系统作用的消退依赖肺排泄，所以肾功能受损并不会改变对这些麻醉药的反应。轻度或中度肾功能不全患者应选择对其无害的麻醉药，依据这样的观点，所有现代强效吸入麻醉药都是合适的。七氟烷稳定性差，钠石灰可以导致其分解，并在肝脏进行生物转化。已有报道，血浆无机氟化物浓度在长时间吸入七氟烷后接近肾脏毒性水平（50μmol/L）。但是，在人类还没有发现七氟烷损害肾脏功能的证据。

尿毒症患者使用大剂量麻醉剂和镇静剂麻醉时，有关这些药物的分布没有报道。这些药物在排泄以前被大量代谢，所以，当复合 30% ～50% 氧化亚氮时，他们的作用没有明显延长。苯二氮䓬类药物，尤其是地西泮，其半衰期长，所以在有些病例会产生蓄积。在尿毒症患者，由于有效的吸入麻醉药相对于静脉药物来说更容易逆转，因此全麻诱导时吸入麻醉药更具有优势。

琥珀酰胆碱可能引起血清钾离子水平快速而短暂地升高。创伤、烧伤或神经功能损伤患者，最高可达 5 ～7mmol/L，这可能是由于肌膜去神经性化后对于琥珀酰胆碱和乙酰胆碱的超敏感的结果，这可能会引起心血管系统崩溃。在尿毒症高钾血症患者，血清钾的进一步升高是非常危险的，因此，除非患者在术前 24h 已经接受透析治疗，否则不推荐使用琥珀酰胆碱。如果患者最近进行了透析或者血清钾正常，使用琥珀酰胆碱据报道是安全的。非去极化肌松药的药物分布已经得到深入研究。肾衰竭通过降低药物的消除或者肾脏对其代谢或降低其代谢酶活性来影响非去极化肌松药的药理学作用，例如美维库铵。因此，肾衰竭患者的肌松药作用时间可能延长。然而，顺式阿曲库铵是阿曲库铵的单顺式异构体，器官非依赖性机制（霍夫曼消除）占整个顺式阿曲库铵消除的 77%。因为肾脏排泄只占顺式阿曲库铵消除的 16%，所以肾衰竭对其作用时间的影响很小。

四、泌尿外科手术的麻醉特点

多数泌尿外科手术的患者为老年患者，因此在进行泌尿外科手术麻醉时应考虑到老年人的生理特点。

1. 心血管系统

（1）动脉粥样硬化导致收缩期高血压，脉压增大。

（2）心室肥厚伴有心室顺应性降低，导致每搏量下降。

（3）最快心率的降低导致心排血量减少。

（4）瓣膜的纤维钙化。

（5）自主神经系统功能减低导致对容量、体位、麻醉深度的变化难以调节，对椎管内阻滞时血流动力学改变的敏感性增加，对肾上腺素能激动药和拮抗药的反应降低。

2. 呼吸系统　肺弹性减低，导致肺不张和通气，血流比失调；残气量增加，肺活量和用力呼气 - 秒率下降；肺泡无效腔量和解剖无效腔量增加。

3. 中枢神经系统　进行性神经元缺失和神经递质活性的减低导致对麻醉药需要量减少。

4. 泌尿系统　肾血流量和肾小球滤过率下降；保钠和浓缩尿液的能力下降。

5. 肝脏系统　肝血流量减少，经肝药物消除能力降低。

6. 老年患者的麻醉特点

（1）硬脊膜外麻醉可导致药液向头侧的过度扩散。

（2）睾丸相关手术要求感觉阻滞平面到 T_9，上尿路手术需到 T_6 平面，下尿路手术需到 T_{10} 平面。

（3）肝、肾功能的减退、蛋白结合力的改变和分布容积的改变，导致所有静脉麻醉药需要量减少。神经肌肉阻滞药的剂量，在整个成人期相似。

（4）吸入麻醉药的 MAC 和年龄成反比。

（齐志温）

第二节　肾脏手术麻醉及并发症

一、肾创伤手术麻醉

（一）肾创伤的分类

肾创伤（Renal trauma）目前多以 Sargent 分类与美国创伤外科协会分级为诊断标准。Sargent 将肾创伤分为四类：Ⅰ类伤，肾挫伤；Ⅱ类伤，不涉及集合系统的轻微裂伤；Ⅲ类伤，伴有或不伴有尿外渗的深度裂伤及碎裂伤；Ⅳ类伤，涉及肾蒂的损伤。美国创伤外科协会将肾创伤分为五度：Ⅰ度，肾挫伤；Ⅱ度，肾小裂伤；Ⅲ度，肾大裂伤，累及肾髓质，但并未入集合系统；Ⅳ度，肾全层裂伤伴肾盂、肾盏撕裂，肾碎裂、横断及贯通伤；Ⅴ度，肾动脉和静脉主干破裂或肾碎裂及横断同时伴有肾门区肾段动静脉断裂、肾盂撕裂；另外还可以按受伤机制分为以下三种类型：①开放性创伤：多见于刀刺伤，子弹穿透伤，多合并有胸、腹及其他器官创伤；②闭合性创伤，包括直接暴力，上腹部或肾区受到外力的撞击或挤压，如交通事故，打击伤，高空坠落后双足或臀部着地，爆炸冲击波。会伤及肾实质、肾盂以及肾血管破裂，出现肾包膜下、肾周围及肾旁出血；③医源性肾创伤，手术时意外撕裂或经皮肾镜术，体外冲击波碎石术有引起肾创伤的可能。

（二）肾创伤的诊断及检查

1. 外伤史　详尽的外伤史对肾创伤的诊断很有价值，如受伤原因，事故性质，受伤着力部位，伤后排尿情况，有无血尿，昏迷，恶心及呕吐，呼吸困难，休克等。

2. 临床表现

（1）血尿：血尿为肾创伤最常见的症状，约94.3%~98%的肾创伤患者有肉眼血尿或镜下血尿。

（2）疼痛及肿块：多数患者就诊时有肾区或上腹部疼痛，可放射到同侧背部或下腹部。肾区可触及肿块。

（3）休克：休克是肾严重创伤及合并有多脏器创伤并危及生命的临床表现。表现为低血容量休克。开放性肾创伤休克发生率高达85%。

（4）合并伤：无论是开放性还是闭合性肾创伤，还可能同时有肝、结肠、肺、胸膜、胃、小肠、脾及大血管损伤。临床表现更严重，病情危重，须及时手术、麻醉进行抢救。

3. 实验室检查及影像学检查

（1）尿常规检查：可能表现镜下血尿、肉眼血尿。

（2）血常规检查：动态观察血红蛋白，如果血红蛋白及红细胞压积持续下降说明存在活动性出血，白细胞计数增高，提示合并感染或其他部位有感染灶存在。

（3）血清碱性磷酸酶：在肾创伤后8小时升高有助于诊断。

（4）超声作为闭合性肾创伤的检查方法有助于诊断。CT及MRI诊断肾创伤的敏感度高，可确定肾创伤的程度、范围及肾实质裂伤、肾周血肿的诊断。X线片可见肾轮廓增大或局部肿大，伤侧膈肌升高。

（三）肾创伤的治疗

（1）非手术治疗：排除了肾蒂伤，肾粉碎伤需紧急手术处理外，轻度的肾挫伤，裂伤的患者，无其他脏器合并伤的可入院观察行保守治疗，卧床休息，观察血压、脉搏、呼吸、体温，动态观察血、尿常规。补充容量、保持足够尿量，应用抗生素预防感染等治疗。

（2）手术治疗：对于开放性肾创伤，合并有其他脏器创伤，伴有休克的患者应急症手术进行抢救。闭合性肾创伤一旦确定较严重肾挫伤也须尽早手术探查。手术包括肾修补、肾动脉栓塞、肾部分切除或肾全切除，手术切口可以经腰切口或经腹切口。

二、肾创伤手术的麻醉处理

（一）术前评估及准备

手术前熟悉病史，对创伤患者行头部、胸部、腹部、脊柱及四肢检查。并对呼吸功能、循环功能、肝肾功能、神经系统功能等做相应评估。根据ASA评估分级及创伤严重程度分级评估对麻醉的耐受性。麻醉前观察患者的神智、精神状态、血压、心率、呼吸状态注意患者有无烦躁不安、疼痛、出汗、血尿、恶心呕吐等症状。常规行心电图、血常规、尿常规，凝血功能等检查，按急诊手术患者处理。肾创伤后腹膜后肾周血肿会突发破裂危及生命，如救治不当，死亡率很高，术前做好创伤急救准备工作。

（二）麻醉前用药

严重肾创伤患者，病情变化快，常伴有失血性休克，或合并有其他脏器创伤。因此，术前慎用或禁用镇静，镇痛药物，以免造成呼吸抑制。

（三）麻醉中监测

包括心电图、心率、无创血压、脉搏血氧饱和度、呼气末二氧化碳分压、尿量及体温。危重患者行中心静脉导管置入监测中心静脉压，有创动脉压监测。必要时置入肺动脉漂浮导管，监测心排血量（CO），每搏量（SV），心脏指数（CI），肺毛细血管楔压（CWCP），混合静脉血氧饱和度（S_VO_2）指导目标治疗达到较好氧供（DO_2）。

（四）麻醉方法选择

对于病情较轻的行肾创伤探查术的患者可选择硬膜外麻醉。对于严重肾创伤，合并有其他脏器创伤，伴有失血性休克的患者或急诊探查性质手术患者应选择气管插管全身麻醉。硬膜外麻醉在创伤手术患者实施容易引起明显血流动力学改变，安全性明显低于全身麻醉。肾创伤伴有休克的患者对全身麻醉药耐药性差，因此合理的选择全身麻醉药及剂量非常重要。

（五）麻醉中药物选择

1. 麻醉中常用的依赖肾脏清除的药物（表14-2）

表14-2　麻醉中常用依赖肾脏清除的药物

依赖	部分依赖
地高辛，正性肌力药	静脉麻醉药——巴比妥类
氨基糖苷类，万古霉素，	肌松药——泮库溴铵
头孢菌素，青霉素	抗胆碱药——阿托品，胃长宁
	胆碱酯酶抑制剂——新斯的明，依酚氯胺
	其他——米力农，肼苯达嗪

2. 静脉全麻药　依托咪酯对循环影响轻可作为循环不稳定时麻醉诱导及维持，但休克及低血压患者慎用。丙泊酚有较强的循环功能抑制作用，它通过直接抑制心肌收缩力和扩张外周血管双重作用引起血压下降，因此对有效循环血量不足的患者及老年人用量要减少。丙泊酚用于肾衰竭患者与正常人的总清除率相似，在肾切除的患者中，其清除率也不受明显影响，因此丙泊酚对肾功能影响不大。硫喷妥钠对循环影响较大，不主张用于休克患者，肾功能不全时应慎用。

3. 麻醉性镇痛药　吗啡主要在肝脏代谢为无活性的葡萄糖苷酸经肾排泄，肾功能不全患者应用镇痛剂量吗啡时，时效不会延长。瑞芬太尼、舒芬太尼、阿芬太尼及芬太尼镇痛作用强，对血流动力学影响轻，是创伤休克患者首选的麻醉药，芬太尼也在肝脏代谢，仅仅7%以原形排泄。瑞芬太尼和舒芬太尼的药代动力学和药效动力学在肾功能不全患者与正常人之间无显著差异，瑞芬太尼长时间用于严重肾功能不全的患者也是安全的。

4. 吸入麻醉　氧化亚氮、异氟烷、七氟烷和地氟烷无肝肾毒性可安全用于肾脏手术麻醉。Higuchi 报道七氟烷在 >5MAC 的浓度下维持 1h 也不增加血浆肌酐的含量。Morio 等研究低剂量七氟烷（0.4% ~ 3.0%）和异氟烷（0.2% ~ 1.5%）麻醉后测出的复合物 A（compound A）平均值 11.2ppm ±7.2ppm，含量极微，即使用于术前有肾功能不全的患者也影响不大，尿素氮和肌酐值术前和术后无差异。地氟烷稳定性强，用于肾衰竭患者是安全的。

5. 肌肉松弛药　箭毒类药物基本上从肾脏排泄，因此肾脏手术麻醉不宜选用。琥珀胆碱及阿曲库铵在体内削除不依赖肝脏和肾脏，可以安全用于肝、肾手术的患者，但在创伤患者使用琥珀胆碱可致一过性的血钾升高，诱发心律失常应慎用。大约30%的维库溴铵由肾排泄，研究发现肾功能不全患者使用该药后神经肌肉阻滞作用时间长于肾功能正常者。泮库溴铵和哌库溴铵也主要由肾脏排泄，因此用于肾功能不良患者时效会延长。胆碱酯酶拮抗剂新斯的明约50%，溴吡斯的明和依酚氯胺约70%在肾脏排泄，致使肾功能不全患者用此药后排泄会延长。

（六）肾创伤手术的麻醉处理

创伤患者多为饱胃，如何防止呕吐误吸是麻醉诱导中必须重视的问题。疼痛、恐惧、休克均可使胃排空时间延长，麻醉前应行胃肠减压，准备吸引装置。全麻气管插管最好采用清醒状态下气管内表面麻醉下插管，如果做快速诱导插管，应采取措施预防反流误吸，如压迫环状软骨。

麻醉应维持在合适水平，以减轻应激反应，降低肾素－血管紧张素－醛固酮系统的反应，增加肾脏灌注，保护肾功能。注意术中电解质，酸碱平衡的调节，补充血容量，用血管活性药物稳定血流动力学，提高组织氧供，降低氧耗，长时间低血压和手术时间过长都可导致肾血流量减少而影响肾脏灌注，保持良好的循环功能是保护肾功能的先决条件。肾功能不仅受麻醉药物、手术创伤、低血压、低血容量等因素的影响，还受到合并症如高血压、糖尿病等影响，麻醉中应综合考虑给以相应治疗。

肾创伤伴有低容量性休克患者，应在有创血流动力学监测下指导治疗，如CVP，有创动脉压，利用Swan－Gan导管监测肺毛细血管楔压、心排血量等，及时补充血容量，包括血液、胶体液，乳酸林格液体。琥珀明胶、羟乙基淀粉（6% 130/0.4 或 200/0.5），都可安全用于扩容，而不影响肾脏功能。在扩容同时可使用血管活性药物，如多巴胺、多巴酚丁胺、肾上腺素、去甲肾上腺素、苯肾上腺素等维持较好灌注压。维持CVP在 $8 \sim 12cmH_2O$，平均动脉压在60mmHg以上，混合静脉血氧饱和度大于70%，心脏指数大于 $4.5L/$（$min \cdot m^2$），组织氧供指数大于600ml（$min \cdot m^2$）小剂量多巴胺 $1.0 \sim 10\mu g/$（$kg \cdot min$）可激动多巴胺受体产生作用，扩张肾血管、肠系膜血管、冠状动脉血管及脑血管，增加心肌收缩力，提高心排血量和肾脏血流，如果多巴胺对提高血压效果不佳时可用肾上腺素或去甲肾上腺素，呋塞米可增加肾血流量，增加肾脏氧供有利于保护缺血后肾功能损害。

肾创伤手术麻醉中应保持呼吸道畅通，保证足够的通气量，避免缺氧和二氧化碳蓄积，重视动脉血气监测。创伤休克患者术中防止体温过低，注意术中保温。严重创伤患者的呼吸循环功能障碍，肝肾功能继发受损，即使使用较少的麻醉药物，也会使术后苏醒明显延迟，因此应加强术后患者的监护治疗。

三、肾脏肿瘤手术的麻醉

肾肿瘤（tumor of kidney）是泌尿系统常见的肿瘤之一，肾肿瘤的发病率与死亡率在全身肿瘤中占2%左右，在我国泌尿外科恶性肿瘤中膀胱肿瘤最常见，肾癌占第二位，肾脏肿瘤多采取手术治疗。肾脏肿瘤可能会并有其他一些合并症，麻醉实施及管理上更有一些特点。

（一）肾肿瘤的发病原因

肾肿瘤发病的原因与吸烟，肥胖，职业，高血压，输血史，糖尿病，放射，药物，饮酒，饮食，家族史等可能有关。吸烟使肾癌的危险增加3%～2倍，肥胖与肾癌发病也有相关性。焦炭工人，石油工人及印刷工人因接触有害化学物质有增加肾癌发病的危险性。

（二）肾肿瘤的分类及治疗

1. 肾恶性肿瘤

（1）肾癌

1）肾癌的临床表现及诊断：肾癌又称肾细胞癌，肾癌经血液和淋巴转移至肺，脑，骨，肝脏等，也可直接扩散到肾静脉，下腔静脉形成癌栓。临床表现有：血尿、疼痛、肿块、以及发热，夜间盗汗，消瘦，红细胞沉降率增快，肾功能异常。肾肿瘤压迫肾血管，肾素分泌过多会引起高血压，肺转移引起咯血，骨转移可继发引起病理性骨折，脊椎转移引起神经病变等。诊断依靠上述临床表现，以及超声，泌尿系X线平片，CT及MRI，选择性肾动脉数字减影进行诊断。

2）肾癌治疗：根治性肾切除是肾癌的基本治疗方法。肾动脉造影常用于手术困难或较大的肾癌，在术前造影和进行肾动脉栓塞可以减少术中出血。肾癌有肾静脉或/和下腔静脉癌栓的，术前必须了解静脉内癌栓情况决定手术方式。手术切口采用经腰切口，或经腹腔手术，胸腹联合切口。近年来开展了经后腹膜腹腔镜下行肾癌根治的新方法，对患者创伤小，恢复快。

（2）肾母细胞瘤：它是小儿泌尿系统中最常见的恶性肿瘤，临床症状有腹部肿块，腹痛，发热，高血压及红细胞增多症，晚期出现消瘦，恶心呕吐，贫血症状。早期可经腹行肾切除术。

2. 肾良性肿瘤

（1）肾囊肿：肾囊肿内容物为清亮浆液性液体而不是尿液，肾囊肿一般肾功能正常。如果肾囊肿对肾组织压迫并破坏严重时可出现肾功能改变。肾囊肿压迫肾盏，肾盂，输尿管可引起尿路梗阻，如果肾囊肿增大对肾脏功能有影响可采用手术或经皮腔镜微创手术治疗。

（2）肾血管平滑肌脂肪瘤：又称错构瘤，可通过超声，CT鉴别诊断，较大的肾血管平滑肌脂肪瘤可突然破裂，出现急腹痛，腹腔内大出血，伴有休克症状，须急诊手术切除或介入性肾动脉栓塞。

（3）其他：肾良性肿瘤有肾皮质腺瘤，肾嗜酸细胞瘤，肾血管瘤等，应考虑保留肾组织手术，或部分肾切除等。

（三）肾肿瘤手术的麻醉处理

1. 术前评估　术前常规对肾肿瘤患者进行评估，对患者呼吸功能，循环功能，肝功能，肾功能进行相应检查。注意肾肿瘤患者术前有无合并冠心病，高血压，糖尿病，贫血，低蛋白血症，有无咯血，血尿，呼吸系统疾患等情况。常规检查心电图，胸部X线片，尿常规，血常规，肝、肾功能，凝血功能等。

2. 麻醉前准备及用药　肾肿瘤手术多为择期手术或限期手术，术前有合并症的应做相应内科治疗，如纠正贫血，控制高血压，纠正低蛋白血症，控制血糖等，术前应用利尿剂，钾制剂的患者应注意纠正电解质紊乱，酸碱失衡。术前适当应用镇静，安定类药物，或麻醉性镇痛药可减轻患者的焦虑及紧张情绪。麻醉前酌情给予抗胆碱药以减少麻醉中腺体分泌。肾脏手术前应用抗胆碱药最好选用东莨菪碱，因为东莨菪碱在肾排泄之前几乎完全被代谢，而静脉注射阿托品大致 50% 是以原形从肾排泄。长期服用血管紧张素转换酶抑制剂（ACEI）的患者会增加术后肾功能不全的危险性。

3. 麻醉方法选择　肾脏肿瘤手术的麻醉根据手术切口可选用硬膜外麻醉，气管内插管全身麻醉或全麻联合硬膜外麻醉。硬膜外麻醉宜选择胸$_{10~11}$椎间隙穿刺，向头端置管注药，局部麻醉选择 1.5%~2% 利多卡因或 0.75%~1% 罗哌卡因，或以上两种药联合应用。使神经阻滞范围达到胸$_5$~腰$_2$，会产生良好的麻醉效果。利多卡因与罗哌卡因都是酰胺类药物，主要在肝脏代谢，仅有少量以原形经肾排泄，有研究证实注射利多卡因或丁哌卡因后，经肾脏以原形排泄的比例分别是 10% 和 16%，因此可安全用于肾功能不全患者的麻醉；为提高椎管内麻醉的满意和减轻术中牵拉反应，术中辅助镇静，镇痛药物，如咪达唑仑 2mg 静注，咪达唑仑 5mg 肌注；芬太尼 0.05~0.01mg 静注，或辅助丙泊酚泵注。硬膜外麻醉不仅满足手术要求，而且交感神经阻滞后，肾血管扩张，肾血流增加，在维持较好的血压下有利于肾功能保护。术后还可采用留置硬膜外导管进行患者自控镇痛（PCEA）。非甾体抗炎镇痛药（NSAIDS）如双氯芬酸钠不减少肾血流量，不降低肾小球滤过率，可用于肾脏手术后疼痛治疗，但也有学者执不同观点。

肾癌合并有肾静脉癌栓或上腔静脉癌栓患者，肾上腺手术，老年患者，并存严重心肺疾患，糖尿病患者，凝血功能不良患者宜选择气管插管全身麻醉，或联合硬膜外麻醉。Brodner 推荐在大的泌尿外科手术中全麻并用硬膜外麻醉可降低应激反应，减少儿茶酚胺分泌，改善胃肠功能，促进患者恢复。全身麻醉药物选择可参考肾创伤手术患者麻醉用药。近年来腹腔镜肾上腺和肾肿瘤微创手术的开展，在腹腔镜下阻断肾蒂出血减少，效果好，但这种手术也须在全麻下完成。

4. 麻醉中监测　麻醉中常规监测心电图，心率，无创血压，脉搏血氧饱和度，呼气末二氧化碳分压，尿量。实施麻醉时应建立通畅的静脉通路，置入中心静脉导管，监测中心静脉压指导输液量和速度很有必要，有创动脉血压在肾肿瘤手术中应当建立，可及时观察术中血压的瞬时变化，有条件的可做动脉血气监测。

肾癌手术时可能会发生癌栓脱落造成肺动脉栓塞导致严重并发症，因此注意心电监测和呼吸功能监测，维持血流动力学稳定。

5. 麻醉中处理　肾肿瘤手术多采用特殊体位，如侧卧位，侧卧肾垫起位，患者在硬膜外麻醉下采取这种体位多感不舒适，且这种体位对呼吸，循环也有一定影响。因此，硬膜外麻醉时应用辅助药更要注意患者呼吸幅度，频率，血氧饱和度及血压变化。

全身麻醉选用对肾功能，循环功能影响较小的全麻药，术中避免低血压，低血容量。通过已建立的中心静脉导管监测中心静脉压来调整输液量和输液速度，调整好麻醉机呼吸参数维持较好的血氧饱和度和适宜的呼气末二氧化碳分压。

慢性肾功能不全的患者术后肾衰竭发生率高达 10%~15%，因此术中避免低血压和低血容量、保证肾脏血液灌注，术前尿素氮、血肌酐升高预示术后发生肾功能不全可能。肾肿瘤患者，在术中易发生大出血危险，因此，术前应准备好库血，当术中失血量大时注意补充容量和血压维持。

6. 肾癌并发静脉癌栓手术的麻醉　对于肾癌发生肾静脉和下腔静脉癌栓甚至累及右心房者，手术范围大，术中出血较多，手术和麻醉有较大难度和危险性。Novick 等提出在全身麻醉，体外循环转流下采用深低温停循环取出腔静脉和右心房癌栓。这种手术采取胸正中和腹部正中切口，全身麻醉后肝素化，当 ACT > 450 秒，行主动脉插管，右房插管，采用膜式氧合器，用平衡液或胶体预充，建立体外循环，动脉流量维持 50 ~ 80ml/（kg·min），血液降温，阻断升主动脉后灌注冷停跳液使心脏停搏保护心肌。转流中行血液稀释，HCT 维持在 20% ~ 25%，当肛温降到 18 ~ 20℃ 时，降低动脉灌注流量到 10 ~ 20ml/（kg·min），直到停止转流。深低温下停循环时间可维持在 45 ~ 60min，在此期间行肾及癌栓切除手术，肿瘤及癌栓切除后恢复体外循环转流并复温，心脏复跳后维持较好的动脉血压，血气，电解质及酸碱平衡的基础上停止体外循环转流，用鱼精蛋白中和肝素。这种方法对肾癌合并有腔静脉或右房癌栓的患者会取得良好的手术效果。但由于手术时间长，肝素化后术野渗血多，术中输血较多，体外循环转流对机体的影响，以及深低温停循环对中枢神经系统的影响，仍存在不利因素。

7. 肾肿瘤手术麻醉中输血问题　肿瘤患者往往由于慢性消耗，失血性贫血，低蛋白血症，以及肾癌根治术术中失血较多，需要在手术中输入大量异体血，因此肿瘤手术患者术前备血很重要。但前瞻性研究表明输入同种异体血会抑制机体免疫功能，使肿瘤患者术后肿瘤复发率高，生存期缩短。因此，对肿瘤手术患者应提倡自身输血，自身输血就是将手术患者的自身血液预先采集，或术中失血回收后再回输，而减少异体血的输入，减少输血反应，病毒和感染性疾病的传播，减轻免疫功能抑制。常用的自身输血有：①术前三天或术日采集自身血液，在术中需要时再输入；②术前稀释性自身输血法，麻醉后采集患者自身血，同时补充晶体或胶体维持较好循环容量，术中或术后回输自身血；③术中用血液回收机回收术野自身血，这种回收系统可将血液中 55% ~ 76% 的肿瘤细胞滤除，再回输患者，这种自身输血方法对良性肿瘤患者无疑是有利的。目前对于恶性肿瘤手术不主张术中自体血回输。

四、常见并发症的防治

1. 气胸　肾脏手术在解剖过程中可发生胸膜损伤而导致气胸，应密切观察患者呼吸状况，如患者有呼吸困难，气道压增加，肺顺应性降低，血氧饱和度下降及血流动力学改变，考虑有气胸发生可能，应尽早做胸膜修补或闭式胸腔引流。

2. 低血容量休克　严重肾创伤，发生低血容量休克时对肾功能会造成一定的损害，但当补充血容量，循环功能稳定后，肾血流也会得到一定改善。因此在发生低血容量休克时，应及时积极进行容量复苏，合理应用正性肌力药物，维持有效循环血量，增加氧供和组织灌注。在失血性休克复苏治疗中目前认为在出血未被有效控制情况下，大容量液体复苏和提升血压可以导致继续出血，血液稀释和体温下降，进而造成微循环障碍，氧输送不足，凝血功能障碍，会增加死亡的风险。因而提出低度干预的复苏策略模式，即在出血未被有效控制的情况下，用尽可能少的液体输注将血压维持在能够勉强保持组织灌注的较低水平，来避免因快速和大量液体复苏引发的问题。但血压仍具有休克复苏效果的可信性，在复苏过程中出现少尿或无尿，则提示补液不足，血压过低，肾灌注不良，需要在治疗中注意。

3. 肾功能不全及肾衰竭　术中或术后肾衰竭是麻醉和手术的严重并发症，高危因素为严重多器官创伤，包括肾严重创伤，大手术，持续低血压，输血错误引起溶血反应等。创伤性休克可造成肾缺血，缺氧影响肾功能，严重肾缺血将使近端和远端肾小球上皮细胞变性坏死，肾小球缺血，滤过率下降，严重创伤后肾小管可能被血红蛋白和肌红蛋白阻塞，肾小管上皮坏死，导致急性肾衰竭。急性肾衰竭的病理过程中，氧供/需平衡很重要，保持稳定血流动力学，可保证肾脏的灌注和氧供，扩血管药及利尿药呋塞米也会增加肾血流，增加氧供，减少肾脏氧耗，对保护肾功能有益。

维拉帕米可调节肾脏微循环，抑制肾脏入球小动脉的收缩，使肾脏小动脉，静脉扩张，预防血栓形成，能防止肾脏缺血再损伤。

乌司他丁能明显减轻肾小管上皮细胞的变性和死亡，能保护低灌注压引起的肾脏缺血性损害，防止术后发生肾衰竭。并能促进全身血液循环，改善血液黏滞度，清除自由基及内毒素作用，有利于创伤及术后机体器官功能的恢复。

4. 多器官功能障碍综合征 肾创伤如果合并多脏器的创伤，由于伤情复杂，内环境紊乱严重及免疫功能明显抑制，容易发生多器官功能障碍综合征（MODS）甚至多器官功能衰竭（MOF），死亡率高。因此近20年来，损伤控制外科（damage control surgery，DCS）作为严重创伤和多发伤治疗的新策略，即初期简化手术，重症监护室复苏治疗和再手术实施。这种治疗打破了对严重创伤患者在危重时实施过大打击的复杂手术所造成的恶性循环，可避免在严重创伤治疗中致死的三联症体温不升，凝血障碍和酸中毒，它们互为因果，恶性循环。因为在患者危重时长时间经历复杂的外科手术及麻醉会进一步引起失血，体内热量丢失，中心体温降低，血红蛋白氧解离曲线左移，氧释放减少，氧供减少，导致体内乳酸堆积加重酸中毒，发生全身炎症反应综合征和免疫系统受损。DCS理念更符合多发性创伤患者的病理生理变化，把创伤对患者的损害降到最低程度，在实施创伤控制外科策略时腹膜间隙综合征是一严重的致死性并发症，发生原因与腹膜内继续出血，腹膜后血肿扩大，腹膜和腹膜间隙水肿及腹腔填塞物有关，麻醉医生在实施创伤危重患者麻醉中应有这一理念，提高抢救成功率。

（齐志温）

第三节 尿石症手术麻醉及并发症

尿石症又称为尿路结石（urolithiasis），包括肾结石、输尿管结石、膀胱结石和尿道结石，是泌尿外科常见疾病之一。近20年来，尿路结石的治疗发生了很大变化，除了开放手术治疗外，90%左右的尿路结石应用微创手术碎石取石或无创的碎石技术，使麻醉的实施及管理上有许多特点，熟悉尿路结石的病理生理以及微创取石及碎石的方法，选择适宜的麻醉方法，保证患者在治疗中舒适、无痛、安全。

一、尿石症的病理生理

尿石症可分为肾脏和输尿管的上尿路结石，及膀胱和尿道的下尿路结石。尿石症不应仅仅看成是尿盐在尿路沉淀形成结石，而应当作全身疾病的一种局部表现。尿石症在其形成的病因、发生的部位、年龄及性别，结石的成分，对泌尿系统及机体的影响，手术方法，治疗及预后都有差别。

随着生物化学的发展，细胞生物学和分子生物学的进展，对尿石症的病因、发病机制有了深入的认识，如遗传因素的影响，机体以及细胞对结石成分生成、代谢、吸收和转输等机制的研究，预防措施正在加强。对尿石症的治疗，除了传统的手术治疗，目前多采用体外冲击波碎石，经皮肾镜及各种内镜取石或碎石的微创手术，都已积累了丰富的经验。这些新的治疗手段促进了麻醉学的发展，使尿石症患者在麻醉下的手术更安全、舒适。

（一）尿路结石的病因

目前认为尿石症生成与人类种族遗传、自然环境、气候、饮食习惯、营养、代谢异常等因素有关，以上因素导致尿液成分的变化，而形成尿路结石。

1. 遗传因素　Goodman 等认为草酸钙结石是一种多基因的遗传性疾病，许多统计表明尿石症患者中13%～46%有家族史，近亲结婚者发生率更高。形成尿酸结石的痛风症和黄嘌呤尿结石也属于遗传疾病。

2. 自然环境的影响　流行病学调查在热带和亚热带、气候湿热和干燥的地方结石发病率较高。中国南部的省份结石病发病率高于中部和北部。高温气候使人体水分过多蒸发，尿液浓缩，促进结石盐沉淀，使尿内结石盐析出而形成结石。大量饮水使尿液稀释，尿量增加可防止结石形成。

3. 营养与尿石症的关系　尿石症与食物组成及营养状况有密切关系，在贫困地区膀胱结石多见，在营养水准高的人群上尿路结石发病较高，高动物蛋白的摄取可导致尿液中钙尿酸含量增加，高动物蛋白摄入增加了机体的酸负荷，使尿液 pH 下降，有利于尿酸沉淀，也使钙排泄增加，导致草酸钙的形成。而枸橼酸盐减少是促进尿石形成的重要原因。尿钙和尿酸是尿结石形成的物质基础。蔗糖食入过多，导致尿钙排泄增加可使尿结石高发。谷类、蔬菜、纤维食物摄入可降低肾结石的发病率。

4. 代谢和转输异常　结石与新陈代谢有关，如胱氨酸结石，含钙结石，尿酸结石和黄嘌呤结石等是由机体代谢产物形成。维生素 B_6 和维生素 B_1 在生成草酸上有重要作用，当有足够的维生素 B_6 和维生素 B_1 时大部分乙醛酸可转化为甘氨酸而大大减少草酸的生成，从而降低草酸钙的生成。机体内钙和磷的代谢，尿酸的代谢，枸橼酸的代谢和转输等都与尿石症形成有关。甲状旁腺代谢紊乱也与结石形成有关。

5. 泌尿系统自身原因

（1）泌尿系统梗阻：如肾盂积水、肾盂输尿管积水、输尿管畸形、前列腺增生、尿道狭窄梗阻使尿液潴留诱发结石形成。

（2）感染：泌尿系统感染后细菌及坏死组织可诱发结石形成。

（3）其他原因：如长期卧床患者，甲状旁腺功能亢进患者，痛风患者等易发生结石。

（二）尿路结石的病理生理

尿路结石位于肾盂颈部梗阻，引起肾积水，并发感染影响肾功能，并使肾实质萎缩功能受损。梗阻严重可导致肾衰竭、尿毒症。多数输尿管结石是肾结石排出过程中停留在输尿管，输尿管在肾盂输尿管连接处、输尿管跨过髂血管处及输尿管膀胱壁处有三个狭窄处，结石沿输尿管下移时，常停留或嵌顿于这三个生理狭窄处，但以输尿管下 1/3 处最常见。尿路结石可引起泌尿系统损伤、梗阻、感染等。尿路梗阻及肾小管阻塞使肾小球囊内压升高，导致肾小球有效滤过压降低，炎症以及损伤都可破坏肾小球滤过膜的完整性而导致通透性增加，引起血尿和蛋白尿。肾小管梗阻后缺血，并发感染引起肾小管上皮细胞变性坏死使肾小管重吸收、分泌和排泄功能障碍、肾浓缩功能降低而多尿，尿中出现蛋白质、红细胞、白细胞、管型等，血浆肌酐与血浆尿素氮也有所改变，使钠、钾、镁、钙、磷排泄异常，临床上有些患者表现为低钠血症、低钾血症、高钾血症、低蛋白血症、肾性贫血、下肢浮肿、代谢性酸中毒。肾实质病变也可引起肾性高血压,肾功能不全,凝血机制障碍导致出血。

二、肾结石手术的麻醉

(一)肾结石的临床表现、诊断及治疗

1. 临床表现　肾结石(renal calculi)和输尿管结石(ureteral caculi)又称上尿路结石,主要的临床表现为血尿和疼痛,其程度与结石部位,结石大小,有无感染,尿路梗阻有关。肾结石可引起肾区疼痛和肾区叩击痛,活动后出现上腹部或腰部钝痛。输尿管结石可引起肾绞痛,发作时表现为剧烈疼痛,疼痛可在腹部、上腹部或中下腹部,也可以放射至同侧腹股沟,同时伴有恶心、呕吐。肾结石患者大多数有肉眼血尿。如果结石并发肾盂肾炎、肾积脓或肾周脓肿时,患者可有发热,寒战等症状。

2. 肾结石的诊断　结合病史、疼痛部位、疼痛性质、有无血尿进行诊断,实验室检查血尿阳性。B超、泌尿系X线、CT、放射性核素肾显像以及内镜检查有助明确诊断。发生肾绞痛时须与外科急腹症如异位妊娠、卵巢囊肿蒂扭转、急性胆囊炎鉴别诊断。

3. 治疗

(1)药物治疗:包括碱化尿液,口服别嘌呤醇、枸橼酸钾、碳酸氢钠以及改变饮食结构有治疗作用。在药物治疗中须大量饮水利尿并控制感染。中草药金钱草、车前子有助于排石。

(2)微创手术:经皮肾镜取石或碎石术,经输尿管镜取石或碎石术,体外冲击波碎石术。

(3)手术治疗:传统的开放性尿路结石手术包括:肾实质切开取石,肾盂切开取石,肾部分切除,肾切除,输尿管切开取石。本节主要介绍肾结石手术的麻醉。

(二)术前准备和术前用药

1. 术前准备　术前常规检查心电图,血常规,尿常规,肝、肾功能,胸部X线,凝血功能,电解质及酸碱平衡变化,尿素氮及血肌酐等。全面了解病史,根据全身各器官功能状态评定ASA分级,重点了解肾功能及肾结石对泌尿系统及全身影响。对于合并有心脏病、高血压、糖尿病、甲状旁腺机能亢进、肾性贫血、低蛋白血症患者,应给以相关积极治疗以提高麻醉安全性。泌尿系感染患者术前应用抗生素控制感染。由于肾结石手术多在硬膜外麻醉下完成,采用侧卧位手术,术前应注意患者有无呼吸道感染、肺部疾病,保持良好的呼吸功能。

2. 术前用药　术前酌情应用镇静,安定类药物使患者安静,消除对手术、麻醉的恐惧、焦虑和紧张心理,取得很好配合。麻醉性镇痛药可用于手术前有明显疼痛症状的患者,抗胆碱药以选择东莨菪碱为宜。

(三)肾结石手术的麻醉与管理

1. 麻醉方法选择　传统的肾结石手术体位一般采用侧卧位,患侧在上,选择经腰切口。麻醉方法根据手术部位及方法,患者的全身状况,麻醉医师的经验或习惯及麻醉设备条件来选择。多数肾结石手术可在硬膜外麻醉下完成,且术后尚可进行患者自控硬膜外镇痛。硬膜外麻醉的效果确切不仅能满足手术的要求,而且交感神经阻滞后,肾血管扩张,血流增加,

氧供增加，有利于保护肾功能。硬膜外麻醉可选择胸$_{10~11}$椎间隙穿刺，向头端置管注药。局麻药可选择1.5%~2%利多卡因或0.75%~1%罗哌卡因，使阻滞平面达胸$_6$~腰$_2$，有较满意的麻醉效果。对于老年人、小儿，合并有严重心肺疾病的患者，手术难度较大的患者宜选择气管内插管全身麻醉，或全身麻醉联合硬膜外麻醉，全身麻醉用药参照肾肿瘤手术麻醉。

2. 麻醉中监测　麻醉中应常规监测心电图、无创血压、心率、脉搏血氧饱和度、呼气末二氧化碳分压、中心静脉压和尿量。

3. 麻醉管理及注意事项　肾结石手术多采用侧卧位，侧卧位时腰部垫高，对呼吸有一定的影响，使下侧肺的肺功能残气量减少，由于重力的影响肺血流也较多的分布于下侧肺，可造成肺通气/血流比值失调。故硬膜外麻醉中必须仔细观察患者呼吸变化，并做好对呼吸急救准备，保证侧卧位时呼吸道通畅。为使椎管内麻醉满意，并减轻手术牵拉反应可使用镇痛、镇静药物，如芬太尼、丙泊酚、咪达唑仑等。实施全身麻醉时选用对肾功能、循环功能影响较小的药物。在麻醉前应建立通畅的静脉通路包括中心静脉导管置入，以保证术中输液和在术中发生大出血时快速补充血容量。围术期肾功能的保护，关键在于维持较好的肾灌注，避免发生低血压，在低血压时及时补充血容量，同时可用麻黄素、多巴胺等提升血压，保证肾脏的灌注。

（四）并发症防治

（1）术中寒战，椎管内麻醉影响中心体温调控而降低寒战的阈值，故椎管内麻醉应注意防治寒战，减少机体氧耗，α-肾上腺能受体激动剂可乐定可明显降低硬膜外麻醉下的寒战，曲马多能有效抑制术中寒战。另外，对输入液体加热和保温也是有效预防寒战的方法。

（2）侧卧位下进行肾脏手术会损伤胸膜，造成气胸，麻醉中应观察患者呼吸状况，发生气胸时应早做胸膜修补或闭式胸腔引流。

三、经皮肾镜取石或碎石的麻醉

（一）经皮肾镜取石及碎石术

经皮肾镜取石术（percutaneous nephrolithotripsy，PCNL）采用微创肾镜或输尿管镜先建立皮肤到肾集合管系统的手术通道，俯卧位下选择在第12肋上缘或下缘腋后线区域在B超引导下进行经皮肾穿刺，见尿液后置入导丝，用经皮肾扩张管通过导引钢丝，逐级扩张至F16留置扩张鞘，经鞘置入肾镜或输尿管镜来观察肾盂、肾盏、输尿管上段的结石。常规在经皮肾穿刺前应在膀胱镜下经输尿管内置入输尿管导管。在B超监视下采用超声碎石、弹道碎石或激光碎石设备进行碎石。

1. 超声碎石（ultrasound litholapaxy）　是指频率在10~20kHz间的机械振动波，每次碎石间隔0~15s。原理为以电压效应制成换能器，将电能转换成机械能，通过一个金属管即超声电极传递至电极远端的振动探头上，振动探头使结石发生高频共振而碎石。超声碎石由超声发生器、换能装置、碎石探头和负压吸引泵组成，超声碎石效能较低。

2. 弹道碎石（the swiss lithoclast）　是将压缩空气产生的能量驱动碎石机手柄内的弹丸，以12kHz频率击打和手柄相连的金属杆的底部，通过金属杆的机械运动冲击结石，是较理想的腔内碎石方法。探头直径0.8~2.0mm，输出能量80~100mJ，是超声碎石能量的

50倍。

3. 激光碎石（laser litholapaxy） 是利用结石表面和激光头之间形成的气态等离子区膨胀产生的声学冲击波而碎石。目前用的钬（Ho：YAG）激光是利用氪闪烁光源激活嵌在钇－铝－石榴石晶体上的稀有元素钬而产生的脉冲式激光，激光2 140nm，组织穿透度＜0.5mm，脉冲发射时间0.25ms，钬激光功率为20~100W，能粉碎各种结石。由于钬激光可能会造成眼睛损伤，因此操作医生需戴防护眼罩。

（二）经皮肾镜取石的体位

经皮肾镜取石术多采用俯卧位，这种体位可使术者有一个好的操作空间，易选择合适的穿刺部位，但俯卧位时由于身体重力压迫胸腔导致肺功能残气量及肺活量下降，同时因腹垫的影响，使下腔静脉及髂静脉受压，回心血量减少，前负荷降低，可引起循环功能的紊乱，尤其是对肥胖患者及肺功能障碍患者影响更大。

对于肥胖、心肺功能障碍，脊柱后凸患者可选择侧卧位，由于腰桥升起后使患者头侧和臀部向下降，腰部向上凸，导致肋骨和髂嵴间距改变，有利于手术操作，出现并发症时能及时行开放手术。

采取平卧位，体位舒适，对患者血流动力学及呼吸功能影响小，有利于高危手术患者在麻醉中观察和处理。但此体位在经皮肾穿刺时结肠损伤的概率增大。

（三）经皮肾镜取石麻醉

1. 麻醉前准备 麻醉前做好患者心理及体位指导工作，并了解患者心肺功能、凝血功能、肝肾功能，电解质平衡状况。对合并有糖尿病、高血压、心律失常、贫血者术前给予相应治疗。常规心电图、血常规、尿常规、凝血功能检查。

2. 麻醉方法选择 经皮肾镜的取石术多采用二期手术。第一期的经皮肾造瘘术可在放射科或手术室进行，采用局部浸润麻醉或硬膜外麻醉；第二期的取石、碎石术在造瘘后几天进行，可采用硬膜外麻醉或气管插管全身麻醉。

（1）硬膜外麻醉：选择胸$_{10~11}$椎间隙穿刺，向头置管注药，应用1.5%~2%的利多卡因或0.5%~0.75%的罗哌卡因，使脊神经阻滞范围在胸$_5$~腰$_2$，术中常规吸氧，为使麻醉满意可辅助咪达唑仑或芬太尼等镇静、镇痛类药物。也可选择腰$_{2~3}$及胸$_{10~11}$椎间隙两点穿刺置管双管给药，先给2%的利多卡因3~5ml试验量，出现阻滞平面后再给0.5%~0.75%的罗哌卡因，但要掌握局麻药剂量，防止麻醉平面过宽。也可选择胸$_{10~11}$硬膜外穿刺置管，然后选用针内针法行L$_{3~4}$蛛网膜下腔阻滞，使麻醉平面上界达胸$_{7~8}$，下界达骶$_5$，如果手术时间长可从硬膜外导管给药，这种方法镇痛、肌松好。

（2）气管内插管全身麻醉：适宜于老年人、小孩、合并心肺疾病、凝血功能异常的患者以及双侧行经皮肾镜取石或碎石的患者。全身麻醉用药参照肾肿瘤手术麻醉。

（3）经尿道黏膜浸润麻醉：目前常用1%~2%丁卡因或2%~40%利多卡因。这种麻醉方法可以完成输尿管下段结石气压弹道碎石术。采用尿道黏膜浸润麻醉结合经皮肾穿刺点的局部麻醉也可以完成B超引导的微创经皮肾镜取石术。在行局麻时穿刺点的局部浸润麻醉要充分并达到肾包膜，但须掌握局麻药的浓度及剂量。在局部麻醉下患者会有不同程度的疼痛，感到不舒适，术中需用镇痛药。

3. 麻醉中管理 麻醉中监测包括：心电图、无创血压、SpO_2、$P_{ET}CO_2$、心率等，并准备好麻醉机，气管插管用具，急救药品。

经皮肾镜取石或碎石术实施过程中患者应先于截石位经尿道行输尿管镜下置入输尿管导管，然后改为俯卧位或侧卧位进行手术。术中体位变化、俯卧位或侧卧位时垫物放置不合适，除了患者感到不舒适外，也会引起呼吸循环功能的变化。因此要仔细观察患者呼吸及血压变化，注意治疗中灌注液的用量，如果灌注液吸收过多，应给以速尿 5～20mg。术中使用的灌注液应加温至37℃，因为麻醉及低体温可能引起寒战导致氧耗增加，诱发心、肺并发症。寒战时可用地塞米松、曲马多等药物治疗。在行蛛网膜下腔阻滞麻醉时控制麻醉平面不要过宽。

4. 并发症及防治

（1）肾损伤、肋间血管损伤、肾门处血管损伤可引起术中出血，应严密观察，及时补充容量。

（2）胸膜腔损伤，胸膜腔损伤与经皮肾穿刺有关，可造成气胸、血胸，表现为呼吸困难，可放置胸腔闭式引流。

（3）稀释性低血钠血症，由于治疗中灌注液大量吸收，可造成稀释性低钠血症（血钠 < 120mmol/L），引起中枢神经系统症状，表现为头痛、头晕、意识障碍、恶心等，进一步发展为昏睡、昏迷。因此术中注意灌注液的入量和出量，限制液体入量，监测血电解质变化，并给以利尿剂等治疗。

（4）渡边道哉报道行肾镜取石的合并症除出血、气胸外还会出现发热、感染、败血症和心跳骤停，建议在俯卧位手术最好选择气管插管全身麻醉，有利于出现意外时能及时复苏治疗。

（5）结肠损伤，经皮肾镜通道建立过程中会损伤结肠，出现腹胀、腹膜感染等征象，需手术探查治疗。

四、体外冲击波碎石的麻醉

（一）体外冲击波碎石的原理

体外冲击波碎石（extrocorporpeal shock wave lithotripsy ESWL）是通过 X 线或 B 超对结石进行定位，利用高能冲击波聚焦后作用于结石，使结石裂解，是目前泌尿结石首选的治疗方法。1980 年由法国 Munich 开始用于临床。目前第一代碎石机还在很多研究所使用，由于在治疗中患者身体需要部分浸没于水中，在碎石中多采用全麻或硬膜外麻醉，又因水浴及水浴温度影响而产生明显的心血管和呼吸系统的改变。因此，第二、三代碎石机通过改进问世，有许多优点，首先是没有水槽，避免了患者侵入水中引起的问题，另外冲击波聚焦后，引起的疼痛较轻，更安全，患者在治疗中更舒适。

（二）体外冲击波碎石的适应证及禁忌证

1. 适应证　适用于肾、输尿管上段结石。输尿管下段结石的治疗仍选用输尿管镜。

2. 禁忌证　禁忌证包括：①全身性出血性疾病、心力衰竭、严重心律失常、妊娠、腹部安置心脏起搏器患者；②极度肥胖患者结石定位困难，并且这些患者还常伴有高血压，缺血性心脏病，糖尿病。ESWL 治疗产生的不良反应的风险大；③急性尿路感染不宜碎石，否则易发生炎症扩散甚至导致败血症；④结石远端尿路梗阻；⑤合并有腹主动脉瘤或肾动脉瘤患者不宜行 ESWL，在碎石时可能导致瘤体破裂。

（三）体外冲击波碎石的麻醉

1. 术前准备　术前一天服缓泻剂，清洁肠道以减少肠内积气及粪便。治疗当日禁食，治疗前让患者了解碎石的方法，麻醉方法及体位的摆放。解除恐惧心理，争取主动配合。ESWL 前掌握泌尿系统的病情，通过腹部平片、B 超、尿路造影全面了解结石部位、大小、数量等，做好相关检查，如心电图，肾功能，凝血功能，血常规，尿常规，血小板计数，以及全身情况。

2. 体外冲击波碎石的体位　碎石治疗时的体位有仰卧位和俯卧位两种。仰卧位时背部靠板可略竖起，下肢稍屈曲，并略向左或右倾斜，这种体位姿势使输尿管中、下段结石特别是位于骶髂骨前方的结石碎石难度增加。因此目前对输尿管中、下段的结石碎石采用俯卧位。由于碎石机改进、治疗床代替了体位架，水囊代替了水槽使患者侵入水中的部位减少，并发症也随之减少，患者在碎石中更舒适。

3. 碎石术中监测　在碎石术中应监测心电图、心率、血压、脉搏血氧饱和度。观察患者在治疗中循环、呼吸功能变化。

4. 麻醉方法　在第一代水浴型的碎石机下碎石的患者常采用气管插管全身麻醉或硬膜外麻醉，患者浸入水中有较明显的心血管和呼吸系统功能改变，引起中心静脉压升高和肺动脉压升高，当患者在水浴中浸没到锁骨位置时引起呼吸功能改变，功能残气量和肺活量下降，肺血流量增加，发生通气/血液比例失调和缺氧。水浴的温度也明显影响患者的体温。有统计表明在碎石术中全麻、硬膜外麻醉、蛛网膜下腔麻醉中低血压的发生率分别为 13%、18% 和 27%。

在新一代碎石机用于临床治疗后，因为能量低、聚焦、引起疼痛较轻，更加安全有效。因此丙泊酚、芬太尼、瑞芬太尼及咪达唑仑，清醒镇静麻醉及肋间神经阻滞联合局麻药乳膏表面麻醉为优先选择的麻醉方法。小孩的碎石术麻醉以选择气管插管麻醉或喉罩下全身麻醉，便于呼吸管理。Joo 在 ESWL 术中应用瑞芬太尼 10μg/ml 及瑞芬太尼 10μg/ml 并用丙？白酚 5mg/ml 分二组实施患者自控镇静（patient - controlled sedation，PCS）都能达到满意效果，术后 70min 患者就可回家。Coloma 在 ESWL 术中做了全麻与监测下麻醉管理（monitored anesthesia care，MAC）二组比较，MAC 组用丙泊酚 50 ~ 100μg/（kg·min），瑞芬太尼 0.05μg/（kg·min）；而全麻组用丙泊酚、瑞芬太尼诱导后放置喉罩控制呼吸，麻醉维持用七氟醚（2% ~ 4%）和氧化亚氮，二组均使镇静评分（observer's assessment of alertness/sedation，OAA/S）维持在 2 ~ 3 分钟。结果两组患者术后恢复快，但认为七氟醚组清醒程度优于 MAC 组。阿芬太尼静脉靶控输注在 ESWL 的应用也达到了很好镇痛效果。丙泊酚和短效的阿片类药物应用使 MAC 及靶控技术在体外冲击波碎石术的麻醉更加优越。

针刺麻醉在 ESWL 的镇痛作用是有效的，可选用合谷、足三里、足临泣等穴位，用针麻仪刺激，调节频率及强度。也可以在穴位注射 1% 利多卡因 2 ~ 4ml，针刺麻醉安全，简便，镇痛效果好，术中循环、呼吸功能稳定。针刺镇痛机理为，刺激中枢神经系统产生类内啡肽物质，使感觉中枢对疼痛刺激性降低，提高周围神经末梢对疼痛刺激的痛阈。

5. 并发症的防治

（1）血尿：体外冲击波碎石治疗后患者会出现血尿。一般卧床休息，给予止血治疗。

（2）肾血肿是 ESWL 后较严重的并发症，出血性疾病患者行 ESWL 治疗后肾血肿发生率较无出血性疾病高出 20% ~40% ，因此应掌握治疗适应证。

（3）碎石过程中碎石波可诱发心律失常，Simon 报道发生率为 10% ~14% 。早期碎石机使人体侵入水中过多易引起血流动力学及呼吸改变，使血压下降，现改为水囊或小水盆，对循环呼吸影响较小，心律失常已少见。

（齐志温）

第四节　泌尿外科腹腔镜手术的麻醉

腹腔镜泌尿外科手术是一项新的微创外科技术。随着手术方式的不断改进及腔镜技术的日益完善，腹腔镜手术在泌尿外科的应用发展十分迅速。目前，泌尿外科大部分手术均可应用腹腔镜来完成。主要有两大类，一是毁损性手术，二是脏器功能重建手术。毁损性手术包括肾上腺肿瘤切除、无广泛粘连的无功能肾切除、乳糜尿肾蒂淋巴管结扎以及肾癌根治术等。脏器功能重建手术主要指肾盂成形术、根治性前列腺切除术及尿道重建术和根治性膀胱切除术及肠道新膀胱术等。

一、手术适应证

泌尿外科腹腔镜手术适应证的选择有两个层面的含义。首先，应严格遵循外科手术治疗的原则。腹腔镜手术是为了使患者在得到有效治疗的同时减少创伤，对于有明确手术禁忌或不适合腹腔镜手术的患者，不能为了手术或开展新技术而忽视手术适应证的选择。腹腔镜手术有其优势，但也有其局限性，目前尚不能完全替代开放手术。其次，随着科学和手术技术的发展，腹腔镜手术适应证在逐步拓展，而禁忌证在逐渐缩小。对于不同医生来说适应证也是相对的。一直以来，过度肥胖、腹部手术史、感染性疾病伴广泛而严重的器官和组织粘连，以及解剖层次紊乱等复杂情况是腹腔镜手术的禁忌或相对禁忌。近年来，国内外诸多学者相继报道成功挑战这些禁区，如肾上腺手术后腹腔镜二次手术切除肾上腺；肾盂成形术失败而行腹腔镜二次成形，均达到理想效果。

目前临床上该技术被用于隐睾的诊断及功能评价、睾丸固定术、精索静脉曲张切除术、膀胱悬吊术、盆腔淋巴结清扫术、肾切除术、肾输尿管切除术、肾上腺切除术、经皮肾盂或输尿管结石取出术、根治性前列腺切除术和膀胱切除术等。

二、泌尿外科腹腔镜手术麻醉的特点

泌尿系统的腹腔镜手术与其他系统的腹腔镜手术有一些区别。因为泌尿生殖系统的许多器官位于腹膜后（如盆腔淋巴结、膀胱、输尿管、肾上腺和肾脏等），在这些器官的腹腔镜手术中常常需要采取腹膜后间隙充气。充入的 CO_2 面临的是巨大的腹膜后间隙和腹膜后间隙与胸腔及皮下组织的交通结构。这些患者经常发生皮下气肿，并可能一直扩散到头和颈部。大多数严重病例，黏膜下 CO_2 导致的纵隔气肿可压迫上呼吸道，危及生命。已有研究表明，CO_2 在腹膜外间隙的吸收率要高于其在腹膜腔内的吸收率。Mulet 等人发现，在经腹膜外间隙的腹腔镜盆腔淋巴结清扫术中，CO_2 清除率增加 76% ，而在腹膜内的腹腔镜盆腔检查和胆囊切除术中，CO_2 清除率则分别增加 15% 和 25% 。有回顾性研究显示，在肾脏和盆腔器官的腹腔镜手术中，采取经腹膜外间隙入路时，CO_2 的清除率增加高达 135% ，而采取腹膜内入路时，CO_2 清除率仅增加 61%。因此，在经腹膜外间隙的腹腔镜手术中，麻醉医师应密切监测和调整患者的通气，以维持正常的血 CO_2 浓度。

麻醉处理原则应是确保患者术中的安全与舒适。硬膜外阻滞麻醉，虽简便、经济，但腹腔镜下行泌尿外科手术（如肾和肾上腺切除），需要较广的麻醉阻滞平面（$T_5 \sim L_2$），对呼吸和循环的影响较明显，并增加心律失常的发生率。人工气腹后，膈肌运动受限，存在通气换气不足。同时膈神经受牵张，肩部可出现胀痛感，而影响患者情绪，严重者影响手术操作。某些泌尿外科的腹腔镜手术，如腹腔镜下的膀胱切除术和肾切除术等，耗时较长，CO_2 吸收量增加，可影响机体的生理机能。而采用气管内插管全身麻醉可以完全克服硬膜外阻滞麻醉带来的不适和不安全因素。

对于泌尿外科的另外一些腔镜下手术的麻醉，如经皮肾取石、膀胱输尿管取石及激光前列腺切除术等，可采用低浓度罗哌卡因持续硬膜外麻醉。

三、泌尿外科腹腔镜手术麻醉并发症

McDougall 等人报道，在猪的模型，即使循环血量和心输出量正常，长时间增加腹腔内压（≥15mmHg）也可导致尿量显著减少。其机制可能与气腹过程中肾皮质血流减少和肾静脉回流受阻有关。这种少尿是一过性的，并不会导致术后持续性肾功能异常。有回顾性研究发现，在最初接受腹腔镜肾切除术的 10 例患者中，术后有 2 例患者发生了一过性充血性心力衰竭。研究者认为，这种心衰是术中出现少尿后人为过度扩容所导致的。腹腔镜术中出现的少尿还可能与应激状态下某些激素（如 ADH）的分泌变化有关。因为术中一旦出现少尿往往会采取扩容治疗，因此对麻醉医师来说必须清楚在腹腔镜手术中出现的一过性少尿并不一定意味着血管内血容量的丢失。

另外，水中毒、气栓及低温所致严重心律失常等罕见并发症应引起高度重视。

（朱雅萍）

现代手术
麻醉与围术期处理

（下）

尚书军等◎主编

吉林科学技术出版社

第十五章

骨科手术麻醉

第一节　术前评估与准备

越来越多的老年人患有"老年性"骨关节炎，这意味着伴随多种并发症的老年患者将越来越多地接受更多的骨科手术，骨质疏松患者松质（结构）骨不成比例地减少，因而存在发生应力性骨折的风险。尽管理论上所有的骨骼都存在这种风险，但是胸段与腰段脊椎、股骨近端、肱骨近端和腕部发生骨折的风险最大，也常见胸段与腰段脊柱压缩性骨折，需要手术治疗。但围术期死亡的主要危险因素是高龄，最常见的并发症为心脏并发症。

一、心血管系统评估

美国心脏学院/美国心脏协会（ACC/AHA）指南中推荐指出应根据临床风险预测、心功能储备能力和手术类型对心脏风险增高的患者进行术前心脏检查。ACC/AHA 将骨科手术列到中危手术类别内，因为大多数情况下这类手术为心脏中危患者。老年患者骨科手术后围术期心脏并发症的发生率和死亡率增加。风险增加的可能原因包括：①许多老年患者伴有多种内科并发症；②老年患者器官功能储备有限；③一些骨科手术可能引发全身炎症反应综合征；④一些骨科手术可能引起显著的失血和体液转移；⑤骨科手术后疼痛是一个主要的问题。上述所有因素均能触发应激反应，导致心动过速、高血压、需氧量增加和心肌缺血。

由于骨科手术后患者心脏并发症的发病率显著增高，并且骨科疾病的限制使这些患者功能状态难以得到评估，因此这些患者需要做术前心脏检查。

二、呼吸系统与气道评估

年龄增长引起的呼吸系统改变可能使老年患者更易发生术后肺部并发症。这些改变包括进行性动脉血氧分压下降、闭合容量增加，以及年龄每增加 10 岁第 1 秒用力呼气量下降约 10%，这在老年关节炎患者更为严重。长时间髋关节骨折的老年患者肺泡氧分压（PaO_2）明显低于同龄的其他手术患者。这些患者的低氧可能反映年龄所引起的上述呼吸系统变化，可能来源于卧床引起的肺不张、积坠性肺炎，充血性心力衰竭导致的肺淤血、肺实变。

脊柱手术中，胸椎侧凸可引起胸腔狭小，从而引起胸壁顺应性下降和限制性肺疾病。Cobb 角大于 65°通常可引起肺容量显著下降。尽管运动耐量是反映脊柱弯曲程度对呼吸功能影响的一项重要指标，但是术前还应进行正规的肺功能检测。肺活量低于正常值的 40%，预计术后需要通气支持。动脉血气分析的主要异常为低氧血症，它是由于肺泡过度通气造成通气/血流比失调所致。慢性低氧血症可引起肺血管阻力升高，严重可导致肺源性心脏病。需行超声心动图检查以排除肺动脉高压和右心室肥大。肺动脉高压患者的心电图可出现右室肥大和右房增大的表现。

类风湿关节炎和强直性脊柱炎患者还经常存在困难气道的风险。在手术前应注意是否存在颈椎稳定性异常或颈椎活动受限等问题。成年类风湿性关节炎易造成寰枢关节不稳定，当类风湿病侵及 C_2 齿突外的滑膜囊时可累及韧带，导致寰枢关节半脱位。麻醉过程中需防止颈椎屈曲并保持颈椎的稳定性。强直性脊柱炎好发于男性，主要为骨连接处韧带骨化，进行性骨化常累及中轴骨的关节软骨和椎间隙，后期发展至强直。由于此类患者常存在脊柱骨折和颈椎不稳定的风险，术中合理摆放手术和插管时的体位保护尤为重要。采用表面麻醉下纤支镜气管插管，并在清醒状态下安放患者体位可有效防止并发症。预计气管插管困难的骨科患者类型（见表 15 – 1）。

表 15 –1　预计气管插管困难的骨科患者类型

诊断	困难原因
强直性脊柱炎	颈椎融合
青少年类风湿性关节炎	项椎强直
	下颌发育不全
成人类风湿性关节炎	多发畸形
	颈椎强直和不稳定
脊柱融合术后	颈椎强直和伸展受限
先天性颈椎畸形	
骨骺发育不全	
侏儒症（软骨发育不全）	活动受限
颈椎骨折	有四肢瘫痪的风险

三、　神经系统评估

除了心肺并发症以外，意识模糊或谵妄是老年患者骨科手术后第三大最常见的并发症，因此术前应注重神经系统检查与评估，包括患者是否存在脑梗史、颈动脉粥样硬化斑块、椎动脉狭窄程度的判断。谵妄可导致住院时间延长、功能恢复不良，可发展成痴呆并导致死亡率升高。术后谵妄的主要危险因素包括高龄、酗酒、术前痴呆或认知功能损害、精神药物治疗以及伴有多种内科并发症。围术期可能诱发谵妄的因素包括低氧血症、低血压、高血容量、电解质紊乱、感染、睡眠剥夺、疼痛以及使用苯二氮䓬类药物和抗胆碱能药物。降低术后谵妄发生率的策略包括：早期判别危险因素以及易感人群和患病患者、保护定向功能、早期活动、充分镇痛、保持正常睡眠周期，以及避免使用精神治疗性药物。

四、　骨科手术患者血栓栓塞风险评估

血栓栓塞性并发症仍是决定骨科手术后患者并发症发生率与死亡率的主要因素之一。全髋关节置换术（THA）、全膝关节置换术（TKA）以及髋部与骨盆骨折手术患者静脉血栓性栓塞的发生率最高，包括深静脉血栓（DVT）和肺栓塞（PE）。有症状的 PE 患者的死亡风

险比单纯 DVT 患者高 18 倍。急性 DVT 和 PE 存活者的短期并发症包括住院时间延长、与 DVT 和 PE 治疗有关的出血性并发症、DVT 局部扩大及发生新的栓塞。远期并发症包括血栓后综合征、肺动脉高压和复发性 DVT。手术后发生 PE 的危险因素包括高龄、肥胖、既往有 PE 和 DVT 病史、癌症及长期卧床患者。

由于静脉血栓由纤维蛋白多聚体组成，因此 DVT 的预防和治疗应使用抗凝药物。DVT 和 PE 初始治疗推荐使用低分子量肝素（LMWH），其作用优于普通肝素（静脉或皮下给药）。应用 LMWHs 不需要监测凝血功能。虽然术前开始 DVT 预防性治疗可能更有效，但是手术出血的风险也增加。术后 6h 开始使用 LMWH 对预防 DVT 有效，也不增加出血；术后 24h 再延迟性使用 LMWH 则效果下降。尽管抗凝的理想疗程尚不明确，但是对于常规骨科手术患者和非高危患者，LMWH 的疗程应持续至少 10h。对于有 DVT 证据或较高危的患者，则应将预防性疗程延长至 28～35d。华法林通常用于 DVT 的长期治疗，治疗期间应将国际标准化比率（INR）维持在 2.5。在美国，LMWH（依诺肝素）用法为每 12h 给予 30mg；而在欧洲为每日给予 40mg。美国胸科医师学会指南不推荐单独使用阿司匹林来预防 THA、TKA 和髋骨骨折手术后的 DVT。但是新近研究认为，使用阿司匹林、充气加压和早期活动是 THA 和 TKA 术后预防 DVT 发生的有效措施。

围术期抗凝剂的使用对区域麻醉的应用有重要的影响，特别是椎管内麻醉时有导致硬膜外血肿的风险。美国区域麻醉学会已发表和更新了关于使用抗凝剂与区域麻醉的会议共识性推荐意见。全量抗凝剂的使用是区域麻醉的禁忌证。使用 LMWH 的情况下硬膜外血肿的风险显著增加，因此制订了以下推荐建议：①使用常规剂量 LMWH 后与施行椎管内阻滞的间隔时间之间应为 12h；②使用较大剂量 LMWH（依诺肝素 1mg/kg，每 12h 一次）的患者，应将区域麻醉阻滞时间推迟至 24h 后；③拔除硬膜外导管应在最后一次使用 LMWH 后至少 8～12h 或在下次使用 LMWH 前 1～2h 进行。阿司匹林和 NSAIDs 似乎并不会增加椎管内麻醉后硬膜外血肿的风险。美国区域麻醉学会还推荐对于使用华法林的患者，在实施椎管内麻醉前应检测凝血酶原时间和 INR；如果 INR 大于 1.5，则不应拔除硬膜外导管。

（朱雅萍）

第二节　骨科手术面临的特殊问题

一、脂肪栓塞综合征

脂肪栓塞是骨骼创伤和股骨骨髓腔内器械操作后出现的并发症。脂肪栓塞综合征（fat embolism syndrome，FES）是机体对体循环中脂肪的生理性反应。脂肪栓塞和 FES 并非同义词。在几乎所有骨盆或股骨骨折的患者中都能检测出脂肪栓塞，但是 FES 的发病率低于 1%，一旦发生则死亡率很高，高达 10%～20%。FES 的临床表现包括呼吸系统、神经系统、血液系统和皮肤方面的症状与体征，表现为呼吸困难、烦躁、淤斑三联征。其发病可呈渐发型，在 12～72h 内逐渐出现；也可呈暴发型，导致急性呼吸窘迫和心搏骤停。Gurd 和 Wilson 在 1974 年提出了用于诊断 FES 的主要和次要标准，诊断 FES 至少需要符合任何一条主要标准和四条次要标准，同时有脂肪巨球蛋白血症的证据。淤点性皮疹是 FES 的特征性体征，皮疹通常出现在结膜、口腔黏膜以及颈部与腋窝的皮肤褶皱处。全麻时 FES 的临床征象包括呼气末二氧化碳（$ETCO_2$）降低、动脉血氧饱和度下降、肺动脉压增高等，心电图可能出现缺血性 ST 段改变及右心负荷过重。

FES 的病理生理机制尚不明了，但是可能与下述两个过程有关：脂肪与"骨髓残片"的栓塞，两者能机械性堵塞远端器官的毛细血管；诱发全身性炎症反应。大多数情况下，THA 期间的栓塞性事件在临床上并无危险，但是一些患者仍可进展到 FES。这种炎症反应包括炎症细胞的浸润、细胞因子的释放，在肺部造成肺内皮细胞损害并诱发急性呼吸窘迫综合征。

FES 的治疗以支持治疗为主，包括早期复苏并使病情稳定，以最大程度地降低低氧血症（提高吸氧浓度和持续正压通气等）、治疗低血压和降低远端器官灌注，减少所带来的应激反应。濒临发展为 FES 的危险患者应监测脉搏氧饱和度，在患者发展为呼吸衰竭前应进行气管插管和机械通气。尽管 10% 的 FES 患者可能需要机械通气，但是其中大多数患者的症状在 3~7d 内逐渐缓解。人们对皮质类固醇激素用于治疗 FES 进行了广泛的研究，许多研究认为有益，但是也有一些相悖的结果。

二、骨水泥反应

置入水泥型股骨假体时，骨水泥填充所引发的血压急剧下降可直接导致心搏骤停甚至猝死，而该并发症不发生于无需骨水泥填充的假体植入，因此该血压波动与骨水泥有直接相关性。骨水泥固定股骨假体可并发"骨水泥植入综合征"，表现为术中出现低血压、低氧血症、心搏骤停以及术后 FES。其机制可能是：①股骨髓腔内加压时骨髓碎片进入循环造成栓塞；②循环中甲基丙烯酸甲酯单体的毒性作用；③股骨髓腔钻孔扩大时细胞因子释放促使微栓子形成及肺血管收缩。犬静脉注射骨水泥单体可引起体循环低血压，但是无心肌抑制作用。最可能的解释是骨髓内碎片栓塞作用，因为应用经食管超声在右心能发现这种碎片，且有报道在置入股骨假体后心脏超声发现巨大栓子，因此认为血压骤降是由栓塞而非甲基丙烯酸甲酯单体的毒性作用所致。股骨扩髓腔、置入含骨水泥的材料以及髋关节复位时超声下均可见栓子，大栓子在右室流出道处形成阻塞，可引起右心衰竭和低血压心搏骤停，小栓子通过右心到达肺静脉，形成肺栓塞，造成肺动脉压增高。

这种并发症的危险因素包括施行翻修手术、植入长干股骨假体、病理性骨折后行 THA、原有肺动脉高压以及骨水泥用量大。这些患者应行动脉和中心静脉置管监测。低血压事件应该使用肾上腺素（4~50μg）来治疗。低氧血症可自股骨水泥假体置入即刻一直持续至术后第 5 天，主要的处理为吸氧、脉搏氧饱和度监测、适当镇痛、维持适量的液体负荷及利尿。通过高压脉搏动性冲洗股骨髓腔、假体植入前股骨钻侧孔减压能减轻一些血流动力学影响。

三、手术体位

骨科手术中患者的体位复杂多样，术中体位摆放不当会造成术中或术后出现各种问题。当手术部位高于心脏位置时可能发生空气栓塞，如坐位行颈椎或肩部手术、侧卧位行全髋关节置换术或俯卧位行腰椎手术等。虽然空气栓塞并不多见，但上述手术过程中如果出现顽固性循环障碍则应警惕空气栓塞的风险。

麻醉过程中可能发生关节牵拉和体位摆放不当，以致术后肩背部和四肢出现一系列非特异性的不适。对于患有风湿性关节炎、骨质疏松、成骨不全或肌挛缩症的患者，在摆放体位时尤其应谨慎，以防骨和韧带受损。类风湿患者术中体位十分重要，要竭力防止颈部过度屈曲，骨突出部位尤易受压，可造成组织缺血甚至坏死，但也与手术时间较长或术中采用控制性降压相关。全麻状态下安置患者体位尤其应该小心，可因过度活动引起术后神经麻痹性角膜炎、关节脱位或过度牵拉肌肉损伤等并发症。而俯卧位极易造成各种损失，还可通过各种机制导致失明。肢体摆放不当可引起不同程度的肢体牵拉损伤或压迫性神经麻痹。

四、止血带的问题

四肢手术使用止血带能使术野保持清晰，极大地方便手术操作。但止血带本身存在一些潜在问题，包括血流动力学改变、止血带疼痛、代谢改变、动脉血栓栓塞，甚至肺栓塞。

止血带充气8min内线粒体氧分压降至0，继而出现无氧代谢。半小时到一小时后，细胞内迅速出现酸中毒，低氧和酸中毒导致肌红蛋白、细胞内酶和钾离子释放，组织细胞水肿。长时间充气（超过2h）将会导致一过性肌肉功能障碍，并可引起永久性周围神经损伤甚至横纹肌溶解。随着时间的延长，肢体热量逐渐丧失并接近室温。止血带松开后出现肢体再灌注，大量代谢产物被冲洗出来，下肢止血带放气后90s内，机体的核心温度降低0.7℃，30～60s内静脉血氧饱和度下降20%，$ETCO_2$、血清乳酸和钾离子水平通常会增加。

止血带充气时间过长（超过2h）或充气压力过大，可损伤外周神经。止血带充气30min，神经传导停止，临床上需要每90～120min放松一次止血带，以防止术后出现神经功能障碍，或可使止血带压力低于250mmHg，同时体循环收缩压维持于90～100mmHg，以保持止血带压力与收缩压之间150mmHg左右的压差，足以维持驱血后肢体所需。

止血带充气后血流动力学表现出中心静脉压和动脉压轻度增高，放气后则出现中心静脉压和动脉压降低。但止血带充气后45～60min，全麻患者还会产生全身性的高血压，但该现象的机制尚不清楚，可能肌肉或神经内细胞缺血达到一定临界值，通过加深麻醉降压通常不能奏效，需要血管活性药降压。但止血带松解10～15min后再充气可纠正这种高血压。

在椎管内麻醉下，下肢止血带充气1h后远端肢体可出现边界模糊的疼痛或烧灼感，并且止血带疼痛会随着使用时间的延长而逐渐加重，静脉给予麻醉性镇痛药通常效果也不佳，但止血带松解10～15min后再充气可使疼痛缓解，并可纠正疼痛伴随的高血压，估计与细胞内酸中毒的纠正有关。

五、术中失血与血液保护

骨科手术常常伴随大量失血，手术中综合运用几种血液保护措施可减少异体血输注，包括术前采集自体血、控制性降压、术前使用红细胞生成素或血液稀释等技术。当出血量预计超过1L时，可在手术中使用血液回收技术。

有关全髋关节置换术中和术后的大量研究表明，控制性降压和区域麻醉能减少失血30%～50%，平均动脉压降至50mmHg与降至60mmHg相比，虽总失血量并无显著差异，但能更有效减少术中血液丢失。老年患者（平均72岁）能耐受这种程度的低血压，而不出现认知功能、心脏和肾脏并发症。除了减少术中出血，控制性低血压麻醉通过减少股骨髓腔出血，可能促进水泥假体与骨的固定。控制性低血压麻醉已常用于青少年特发性脊柱侧凸矫正术中，以减少术中失血，但是在老年患者必须慎用。年轻健康患者可很好地耐受50～60mmHg的平均动脉压，而成年心血管疾病患者则需要较高的平均动脉压。此外，脊柱畸形矫正术中脊髓血流量可能对低灌注压非常敏感。通过有创监测、尿量 0.5～1ml/（kg·h）、定期血气分析寻找代谢性酸中毒的证据等方法能评估末梢器官灌注是否足够。另外，中心静脉血氧饱和度分析可作为评价患者氧利用的一项指标。

六、区域麻醉与全身麻醉的选择

区域麻醉技术很适用于许多骨科手术。区域麻醉是否优于全身麻醉的争论已持续几十年而仍无定论。但是，区域麻醉可以减少某些手术患者围术期重要并发症，如深静脉血栓形成（DVT）、肺栓塞、失血、呼吸系统并发症和死亡。另外，骨科手术后疼痛处理是一个重要问题，而采用区域麻醉镇痛技术进行术后疼痛处理的镇痛效果更佳。使用长效局麻药或留置导管行外周神经阻滞可达到完善的麻醉和术后镇痛效果。区域麻醉可提供超前镇痛。另外，骨科手术后的严重急性疼痛能发展成为慢性疼痛综合征，而积极的围术期镇痛可减少其发生。

如前所述，骨科手术患者常存在困难气道问题。骨科手术患者采用区域麻醉技术的另一优点是可能会减少术中失血量。1966 年以来，17 项有关 THA 手术患者的随机试验结果显示，与进行同样手术的全身麻醉相比，区域麻醉可减少出血量。硬膜外麻醉可降低静脉压（手术切口部位测得），这是决定手术出血量的重要因素。

（朱雅萍）

第三节　骨科手术患者的围术期管理

一、下肢手术

1. 髋关节骨折　多数行髋关节手术的患者都年老体衰，除外个别股骨和骨盆骨折的患者是年轻患者，高龄患者尤其常见于髋关节骨折者，大于 60 岁的老人发生率为 1：50。这种骨折后并发症发生率和病死率显著增高。初次住院死亡率为 10%，1 年病死率为 25%～30%。该类患者围术期并发症发生率高与许多因素有关，包括心脏情况、肺部情况、DVT和谵妄。术后常见意识模糊和谵妄，据报道老年患者髋部骨折修复术后的发生率为 50%，其与病死率增加有关。在许多患者中，脱水和电解质紊乱可诱发这种谵妄。一项研究显示，低钠血症的发生率为 4%，其与院内病死率增加 7 倍有关。

这些患者入院时常存在疼痛，处于严重应激状态，并可能表现出心肌缺血的症状和体征。尽管必须进行术前准备，但是延迟手术可能加重上述问题，并增加并发症的发生率。早期手术（12h 内）可降低疼痛评分、缩短住院时间并减少围术期并发症。然而，与延迟手术相比，早期手术并不能提高患者的总体生存率。但是对病情稳定的髋部骨折患者而言，治疗目标仍应是早期手术，结合早期恢复活动、康复锻炼以及积极的医护处理。

髋部骨折的患者常存在脱水和贫血，因为骨折部位能积存大量渗出的血液。由于脱水患者血容量减少，其血细胞比容数值往往正常。麻醉和手术前应将血管内血容量恢复至正常。髋关节骨折的失血量与骨折部位有关，转子下、转子间骨折＞股骨颈基底骨折＞经股骨颈骨折、头下骨折，因为关节囊发挥了类似止血带的作用，限制了出血。

THA 可以采用前路或侧路两种入路。麻醉医师必须注意这种体位下由于通气/血流失调可能影响氧合作用，尤其是肥胖和严重关节炎患者。另外，为防止下侧腋动脉和臂丛神经的过度压迫，必须在上胸部的下方放置保护垫或卷。

支配髋关节的神经有闭孔神经、臀上神经和臀下神经。THA 的区域麻醉最好方法是腰麻或硬膜外麻醉。尽管大多数研究提示，与全身麻醉相比，区域麻醉可降低术后并发症，尤其是 DVT、PE 以及肺部并发症，但是仍存在一些争议。当术后抗凝需要拔除硬膜外导管时，可采用腰椎旁神经阻滞进行术后镇痛。有关全髋关节置换术中和术后的大量研究表明，控制性降压和区域麻醉能减少失血 30% ~ 50%，除了减少术中出血，控制性低血压麻醉通过减少股骨髓腔出血，可能促进水泥假体与骨的固定。

数项研究报道，与全身麻醉相比，髋部骨折患者采用区域麻醉可改善预后。髋部骨折手术患者因 PE 而死亡的风险最高。一项股骨颈骨折修复手术患者的荟萃分析结果表明，全身麻醉患者 DVT 的发病率较区域麻醉患者几乎高 4 倍。采用 0.5% 等比重布比卡因的腰麻可为完成手术提供稳定的麻醉效果和足够的阻滞时间。由于大部分患者术后需要积极的抗凝治疗，因此通常不采用硬膜外麻醉和术后镇痛。术中使用静脉镇静时必须保证患者能维持足够的氧合。

2. 骨盆骨折　骨盆骨折通常是由躯干下部经受的严重创伤所引起，常伴有胸部（21%）、头部（16%）及肝脏与脾脏（8%）的损伤。骨盆骨折患者受伤 3 个月内的病死率接近 14%。骨盆骨折还能导致致命性腹膜后出血。低血压和腹围增加是实施急诊探查手术的指针。膀胱和尿道损伤也常与骨盆骨折有关；放置 Foley 尿管前通常应明确泌尿系统情况。由于患者发生 DVT 和 PE 的风险高，因此术前许多患者需要放置临时性下腔静脉滤网。

多数报道提示，骨盆骨折固定手术最好在受伤的第一个星期内进行，但是相关性损伤常常推迟该手术。医源性坐骨神经损伤是最常见的手术并发症（约 18%），因此许多创伤外科医师提倡在术中进行神经肌肉监测。大多数情况下，这些患者需要行动脉和中心静脉导管监测，并留置大口径静脉导管以便处理突发性术中出血。

3. 膝关节手术　随着人口的老龄化，膝关节置换术变得越来越常见。髋关节和膝关节成形术后主要不良事件的发生率为 6.4%；如前所述，最重要的危险因素是高龄。TKA 术后最常见并发症为心脏事件、肺栓塞、肺炎和呼吸衰竭以及感染。

支配膝关节的神经包括胫神经、腓总神经、闭孔神经后支和股神经。尽管在 TKA 患者能安全地实施全身麻醉，但是一项前瞻性病例对照研究发现全身麻醉和气管内插管是 TKA 术后非手术相关并发症的一项主要危险因素。区域麻醉中的椎管内麻醉（腰麻或硬膜外麻醉）或联合股神经与坐骨神经阻滞也适用于该手术。但是膝关节外翻畸形患者采用坐骨神经阻滞可能有特殊的问题，因为手术医师希望能尽早发现坐骨神经和腓神经麻痹。

TKA 术后疼痛严重，而数项研究显示采用区域镇痛处理这种疼痛可减少并发症，并改善预后。人们已应用单次注射法行股神经阻滞联合静脉和硬膜外患者自控镇痛来处理手术后疼痛，并能促进患者功能性恢复。当使用 LMWH 预防 DVT 时，则术后不能继续使用患者自控硬膜外镇痛，可用股神经置管持续阻滞的方法来代替。

TKA 术中在大腿部常规使用充气止血带，充气时间过长（大于 120min），缺血和机械损伤的共同作用可造成神经损伤。腓神经麻痹作为一种 TKA 公认的并发症（发生率在 0.3% ~ 10%），可能是由加压性缺血和手术牵拉联合作用所致，当需要长时间充气加压时，止血带放气 30min 可能减轻神经缺血。

4. 足部与踝部手术　坐骨神经和股神经联合阻滞的区域麻醉能满足膝关节以下不需要使用大腿止血带的所有手术的需要。股神经支配小腿内侧至内跟的区域；而膝关节以下的其他区域，包括足部，则由腓总神经和胫神经支配，后两者都是坐骨神经的分支。通常在腘窝水平进行坐骨神经阻滞，以确保阻滞胫神经与腓总神经。坐骨神经可借助神经刺激针引起足内翻作为运动反应或者通过超声定位来确定。当手术操作还涉及小腿内侧区域时，在紧贴膝下方小腿内侧能阻滞股神经（隐神经）。研究表明，通过单次术前注射或连续导管输注行腘窝坐骨神经阻滞也可减轻足部与踝部手术后的疼痛，并可减少麻醉性镇痛药的需求量。

足部完全麻醉通常需要阻滞 5 支终末神经：①支配足底感觉功能的胫后神经；②支配内踝的隐神经；③支配第 1、2 趾之间区域的腓深神经；④支配足背及第 2~5 趾的隐浅神经；⑤支配足外侧面和第 5 趾外侧的腓肠神经。在跗骨水平以 0.75% 的布比卡因行踝部阻滞，镇痛时间较长且效果较好。

二、上肢手术

通过在不同位点阻滞臂丛神经，直到阻滞臂丛神经束支分支的外周神经，能成功地实施从肩部到手的上肢手术。

目前有多种方法用于确定臂丛阻滞的最佳位置，包括寻找异感、运动神经刺激、超声引导定位以及血管周围浸润。采用长效局部麻醉药或连续导管输注技术实施上肢区域麻醉也能提供术后镇痛。

肌间沟阻滞相关的主要急性并发症和副作用有呼吸抑制、血管内注射所致的惊厥和心搏骤停、气胸、硬膜外麻醉和蛛网膜下腔麻醉、霍纳综合征、声音嘶哑以及吞咽困难。所有行肌间沟阻滞的患者都伴有同侧膈神经阻滞，可导致半侧膈肌的轻度麻痹。由于单侧膈肌轻度麻痹可使肺功能下降25%，因此严重呼吸系统疾病患者在无机械通气的情况下可能不能耐受肌间沟阻滞。有过对侧肺切除术病史或需行双侧手术的患者都是肌间沟阻滞的禁忌证。超声引导下锁骨上臂丛神经阻滞能提供有效的肩部麻醉，而无同侧膈神经轻度麻痹。

对于肘部至手部的手术，常采用经锁骨下入路或腋路阻滞臂丛。锁骨下臂丛神经阻滞可能是肘部手术的最佳方法。

三、脊柱手术

脊柱手术较为复杂，麻醉处理包含多个要点，如患者术前存在限制性通气功能障碍、颈部活动受限或不稳定，术中涉及体位摆放问题、术中出入量大、术中神经功能监测及术后镇痛等问题。

伴有气道异常的患者应注意气管插管时颈部的保护，并根据气道评估结果选用适合的插管工具。谨慎放置患者的体位是脊柱手术中麻醉医师和外科医师共同的重要职责。在麻醉诱导和气管插管后，患者转为侧卧位，应注意保持颈部的中立位。俯卧位时将患者头部转向一侧，但不应超出正常头部的活动范围，或将面部垫在软垫上，面部朝下。应注意避免角膜擦伤或压迫球状体引起视网膜缺血，鼻、耳、前额、颏部、女性胸部或男性生殖器等部位的压迫性坏死。

脊柱畸形矫正术通常伴随着大量失血。研究提示多种因素可影响失血量，包括手术技术、手术时间、融合椎体数量、麻醉药物、平均动脉压、血小板异常、稀释性凝血功能障碍和原发性纤维蛋白溶解。已应用数项技术来减少失血和控制异体输血，包括通过适当体位来降低腹内压、外科止血、控制性低血压麻醉、自体血回输、术中等容血液稀释、应用促进止血的药物、术前自体血液预存。

术后神经功能缺损是复杂性脊柱重建术最令人担心的并发症之一。术中唤醒的方法可用于确定脊髓功能的完整性。术中唤醒仅限于测试下肢大致的运动功能，且受麻醉药和患者认知功能完整性的影响，但应预防俯卧位患者活动时气管导管的意外脱出、深吸气时出现空气栓塞以及剧烈动作导致手术器械移位等并发症。多模式术中监测已经成为复杂性脊柱重建术的标准监测。这些监测包括体感诱发电位（somatosensory evoked potential，SSEP）、运动诱发电位（motor evoked potential，MEP）和肌电图监测。肌电图用于监测椎弓根螺钉安置和神经减压时可能出现神经根损伤。SSEP 用于评估脊髓后部—感觉部分。MEP 用于评估脊髓前部—运动部分的完整性。建议在 MEP 监测期间使用一个软牙垫以防止舌咬伤和牙齿损伤。

许多生理因素可削弱 SSEP 和 MEP 检测信号，包括低血压、低体温、低碳酸血症、低氧血症、贫血和麻醉药物。强效吸入麻醉剂呈剂量依赖性地降低信号振幅，并延长潜伏期。如果应用挥发性麻醉剂作为麻醉药，其浓度应保持在最低肺泡有效浓度的一半左右并在整个手术过程中保持不变，氧化亚氮可引起信号振幅降低，因此吸入麻醉对术中监测有一些影响。全凭静脉麻醉可成功用于 SSEP 和 MEP 监测，阿片类麻醉药物、咪达唑仑和氯胺酮对 MEPs 影响最小，丙泊酚可抑制 MEPs，然而氯胺酮可减轻丙泊酚的这种抑制作用，MEP 监测期间不能使用肌松剂。

多节段脊柱应用器械融合术后的患者会感到十分疼痛。早期对此类患者多采用阿片类药物进行镇痛，但是由于阿片类药物的副作用较多，现已推荐与其他药物联合使用的多模式镇痛。对于腰椎融合术患者，可在切口以上平面置入硬膜外导管，用于输注局麻药与阿片类药物的患者自控硬膜外镇痛。对于涉及更多脊柱平面的手术，已经证实术中鞘内注射吗啡能够提供可靠的术后镇痛效果。然而，NSAIDs 对脊柱融合可能有不良的影响。对阿片类药物耐受的患者，亚麻醉剂量的氯胺酮可减轻后路脊柱融合术后患者的疼痛。

（尚书军）

第四节 四肢骨折和关节脱臼复位与麻醉

一、四肢创伤特点

四肢创伤包括开放性损伤和闭合性损伤。累及组织结构包括骨、关节、神经、血管、肌肉、肌腱及其他软组织。骨折和关节脱位是常见的创伤，关节脱位和开放性损伤均需紧急复位、手术处理。闭合性损伤除非合并重要血管神经损伤，一般可视患者全身情况决定处理时机。但近年来人们认为四肢长骨骨折主张尽早手术内固定，可避免患者长期卧床牵引，减轻伤后疼痛，为后期功能康复创造条件，也有利于减少严重并发症，降低病死率，但早期急症手术无疑增加了麻醉医生对患者的处理难度。

单纯四肢创伤手术范围多较局限，但若伤及血管、神经，修复手术要求精细，尤其是断肢再植手术需时较长，对麻醉也有特殊要求。四肢创伤常合并有胸腹内脏及颅脑等多器官损伤，手术处理宜分轻重缓急，先处理致命伤，待患者生命体征相对稳定以后，再择机处理四肢损伤，若病情允许，也可同期处理四肢损伤。

如前所述，低血容量、饱胃也是四肢创伤患者常见的问题，应该根据具体情况采取相应措施处理。

患者受伤前可能患有各种影响手术麻醉的内科疾病，伤情紧急常使麻醉医生没有足够时间充分了解患者情况，也没有充分时间来调整患者全身情况。有资料表明，急性创伤患者36%未能及时补充血容量，20%患者诊断有疏漏，13%对伤情处理不及时，10%气道处理不当。提高对急性创伤患者的处理水平，需要有效的急症组织，正确及时的急诊处理（包括合理的院前处置），麻醉医师也应学会快速评价处理创伤患者的特殊问题。

二、麻醉前准备与麻醉选择

（一）麻醉前评估和麻醉前准备

麻醉前应对患者一般情况行简要评估，包括：

（1）既往病史：详细了解患者病史，尤其应了解既往有无明显心血管、呼吸系统及与麻醉相关的其他疾病，如有合并病症应问清治疗情况，如糖尿病患者胰岛素使用情况，冠心患者发作时对药物治疗的反应情况，高血压患者抗高血压药物使用情况，近期有无呼吸道感染等。问清曾否接受过麻醉及麻醉中有无异常情况等。

（2）进食情况：急症手术应了解末次进食时间、进食内容、伤后有否呕吐。对饱胃患者尽量选择神经阻滞或椎管内麻醉，术中慎用镇静药。手术必须在全麻下进行时，应选择气管内麻醉，可在充分表面麻醉下清醒插管，也可在压迫环状软骨同时快速诱导气管插管，避免胃内容物反流误吸。术后应清醒后再拔除气管导管。

（3）合并损伤：检查是否合并有其他部位损伤，尤其注意有无气道梗阻，有无气胸、血胸和腹腔脏器损伤。如需同时手术应综合考虑手术需要决定适宜麻醉方法。

（4）失血量：尽可能准确评估失血量。对开放伤口或骨折周围血肿大量失血，机体处于低血容量状态者应在麻醉前初步纠正。红细胞压积和血红蛋白含量可大致提示失血纠正情况，血压改善、心率减慢、皮肤颜色和毛细血管充盈时间是失血纠正满意的可靠临床指标。大量失血需快速输血补液患者应留置中心静脉导管监测中心静脉压，用以指导输血输液治疗。

（5）实验室检查：必要的实验室检查和心电图、X线检查有助于综合了解患者全身情况，对决定麻醉方法和麻醉中处理也有一定参考和指导作用。

（6）术前准备：向患者适当解释手术麻醉过程，提醒患者手术前后注意事项，如臂丛神经阻滞后患者可有短时肢体无力等。解除紧张患者的精神焦虑，必要时给予适量苯巴比妥、安定等镇静药物。

（7）监测：术中常规监测心电图、脉搏氧饱和度、无创动脉血压，全麻患者监测呼末二氧化碳浓度。危重患者最好动脉穿刺置管连续监测动脉血压变化以便及时发现血压变化并可间断采集血样进行血气分析。麻醉开始前建立可靠的静脉通路，用以输血补液并为药物治疗提供给药途径，必要时应该建立两条以上静脉通路。

（二）麻醉选择

1. 上肢手术　多数能在臂丛神经阻滞下完成。肘部以下手术选用腋入法，上臂或肩部手术选用锁骨上法或肌间沟法。臂丛神经阻滞是上肢手术最常用的麻醉方法。

神经阻滞麻醉可提供满意的镇痛、肌松和制动作用，同时对呼吸循环影响很少，术后可保持一定时间镇痛作用，伴发的缩血管神经麻痹还可增进肢体血液循环，尤其适用于断肢再植和血管修复手术，缺点是局麻药用量较大，药物误入血管内时可产生严重局麻药中毒反应。阻滞成功率受术者操作熟练程度影响较大，要求术者熟练掌握相关神经解剖和支配区域及阻滞方法，穿刺操作有出现气胸和血管神经损伤的可能。单次注射时麻醉作用时间受药物性能的限制。

2. 下肢及腰椎手术

（1）腰麻：腰麻后头痛可通过应用细针穿刺或使用改良的笔尖式测孔穿刺针，由于减轻或避免了硬膜被针尖切割损伤，腰麻术后头痛发生率明显减少。

（2）连续硬膜外阻滞：虽然起效时间慢，但是时间可控性强，是长时间手术的合适麻醉方式。

（3）腰硬联合麻醉（combined spinal – epidural anesthesia，CSEA）：CSEA综合了腰麻起效快、用药量小、药物不良反应少和硬膜外麻醉时间可控性强的优点，是长时间手术麻醉方式的理想选择。

3. 全身麻醉　对于手术时间长，手术复杂及创伤大，或破坏性手术，宜在全麻下实施。一般情况下，以下情况选择全身麻醉：①儿童或不合作患者。②术前存在严重低血容量状态，或有败血症及凝血功能障碍患者。③不适宜局麻或严重创伤强迫体位难以完成椎管内麻醉或神经阻滞操作患者。④合并其他部位损伤需同时手术或估计术中难以保持气道通畅患者。⑤长时间、操作复杂手术。

全身麻醉中是否需要气管插管决定于手术时患者的体位、术中能否维持满意的气道控制、是否需要应用肌松剂及手术时间。一般小儿短小手术不需肌松者，可不实施气管插管在静脉或吸入麻醉下完成手术。也有些短时间操作如闭合性骨折复位可在吸入麻醉下完成，优点是苏醒迅速，可提供一定程度肌松，但不宜常规应用，且应由有经验的麻醉医生实施。对于手术体位为仰卧，术中不变动体位的手术，也可以置入喉罩通气道实施全身麻醉，也是比较理想的选择。对重度软组织挤压伤患者行快诱导气管插管时，由于可能存在高血钾状态，应用琥珀胆碱有诱发心跳骤停的危险。

4. 静脉内局部麻醉　静脉内局部麻醉适用于肘部以下短小手术，可提供满意的手和前臂无痛、肌松。优点是操作简单，麻醉作用消失快适用于门诊手术，在肌腱缝合或松解术中，手术医生还可随时观察肌腱活动和手指动作情况，保证手术效果。缺点是止血带加压时间过长后患者有不适感觉，局部感染患者有使感染扩散危险，较大组织裂伤患者注药后由于部分药物可经伤口流失影响麻醉效果。

主要并发症是全身局麻药毒性反应，常因方法不当或袖带漏气导致。正确操作时也可有少量患者出现轻度中毒症状，可能由于快速注药产生较高的静脉压力和阻断前驱血不充分导致局麻药通过止血带渗漏至体循环内，肘前静脉注药时较易发生。手术结束放松加压袖带后部分患者可出现耳鸣、口唇麻木等轻微局麻药全身反应，无需特殊处理，术前应用安定有一定预防作用。局麻药中不可加用肾上腺素，避免出现缺血副作用。

本法应用中阻断时间过长患者多有不适感觉，推荐用于1h内短小手术。下肢简单手术偶尔也可应用。

三、四肢骨折和关节复位术的麻醉管理

（一）神经阻滞的注意事项

1. 局麻药　局麻药毒性反应肌痉挛的发生率在臂丛神经阻滞腋路 1‰～2.8‰，肌间沟和锁骨上入路 7‰～8‰，因而使用局麻药后应注意监测，一旦发现毒性反应征象出现，即刻对症处理。使用高浓度局麻药容易发生毒性反应，所以神经阻滞时尽量避免使用高浓度局麻药。

某些局麻药可通过改变药液浓度而产生感觉和运动神经分离阻滞，如布比卡因在硬膜外阻滞时应用 0.125%～0.25% 浓度阻滞交感神经而较少阻滞感觉神经，0.25%～0.5% 浓度产生最大感觉阻滞而运动神经阻滞欠佳，0.75% 浓度则产生完善的运动阻滞。麻醉作用恢复时同样先运动后感觉。运动和感觉恢复的时间差利多卡因约需 5min，布比卡因约 20min，临床可根据需要选用适宜的局麻药浓度。应注意，阻滞部位不同局麻药作用时效也不同，如布比卡因周围神经阻滞时效可达 10h 以上，但用于腰部硬膜外阻滞时效仅约 2h。

2. 缩血管药　肾上腺素与局麻药混合应用可延长后者作用时间，同时因减慢药物吸收速度，降低注药后血药峰值浓度，还可减轻药物的全身反应。加入 1:20 万肾上腺素可使利多卡因臂丛神经阻滞时的峰值血药浓度下降 30%，但对布比卡因效果甚微，因此布比卡因麻醉可不加肾上腺素。加入肾上腺素还有助于早期发现局麻药误入血管内。1:20 万肾上腺素注入静脉后 1min 内可使心率加快 30% 以上，神经阻滞注药期间如发现患者突然心率加快，应高度警惕血管内注射。指（趾）根阻滞时不能用血管收缩药。

3. 异感　所有神经阻滞均会遇有异感，但对异感的体验描述各不相同，有刺痛感觉，有放射性过电感，少数可能以痒为主要表现。发生异感提示麻醉医生注射针已接近、接触或刺入神经，后者临床常有温热感觉。有人认为出现异感即提示神经损伤已经发生，但异感可为麻醉医生提供神经阻滞的可信性定位指标，临床实践中一般掌握异感可以寻找，但反复刺激或加重异感不可取。注射前应向患者讲清楚异感表现，嘱其感知后立即告知医生，以便将针保持在引出异感部位，回吸试验无气、无血即可缓慢注入局麻药，注药期间严重疼痛提示神经内注药，应退针少许避免神经损伤。

（二）手术过程中注意事项

（1）镇静药：总的应用原则是适量。作为术前药或麻醉前静注适量镇静药有助于缓解患者紧张情绪，减轻局麻药中毒反应，但应以使患者不丧失合作能力为度。目前尚没有任何药物可以完全预防局麻药的全身毒性反应。镇静药使用过量使患者在意识消失状态下进行神经阻滞操作增加神经损伤的危险，麻醉医生也因不能及时得知患者有否异感而造成判断困难。待确认麻醉效果完善，手术开始后可适量应用镇静镇痛药物令紧张患者进入浅睡状态，有助于术中血流动力学稳定。但应面罩吸氧，保持患者气道通畅和有效通气量，术中应监测脉搏血氧饱和度。

（2）补充血容量：对于开放性损伤的患者，术前的失血量难以估计，对其他闭合性损伤术前的体液不足及术中失血量应该准确判断，及时补充容量，纠正麻醉期间易发生的低血压。

（3）在预计松开止血带之前，应该提前适当加快补液速度，以适应止血带突然松开引

起的暂时性血容量不足。

（4）紧密关注手术进程，在涉及长骨骨髓操作、使用骨水泥等过程中要严密监测患者生命体征，警惕、预防、及时发现并处理患者所发生的改变，尤其要注意肺栓塞、脂肪栓塞等严重并发症。

（三）股骨颈骨折内固定术的麻醉

1. 特点

（1）多发生于老年人，60 岁以上者约占 80%。

（2）因创伤引起的血肿、局部水肿及入量不足，是导致术前低血容量的主要原因。

（3）对创伤的应激反应可引起血液流变学的改变，血液多呈高凝状态。

2. 注意事项

（1）多主张在连续硬膜外阻滞或腰硬联合麻醉下手术，镇痛好，失血量少，并减少术后深静脉血栓的发生率。全麻术后发生低氧血症及肺部并发症者较多。

（2）对术前的体液不足及术中失血量的估计较困难，麻醉期间易发生低血压，应及时补充容量。必要时监测 CVP、HCT 及尿量，指导术中液体治疗措施。

（3）术前血液高凝状态是引起血栓形成和肺栓塞的重要原因，术中应行适当血液稀释，避免过多输入全血。

（尚书军）

第五节　脊柱创伤患者的麻醉

一、脊柱创伤及其继发疾病

脊柱创伤大多由于运动、交通、工伤事故引起，可以分为单纯椎骨骨折、关节脱位以及骨折、关节脱位合并脊髓损伤两大类，脊髓损伤是由脊柱骨折、关节脱位、血肿等导致的，一旦脊柱创伤合并脊髓损伤，后果极其危险，可能导致截瘫甚至死亡，因而及时救治脊髓损伤患者对改善患者预后相当关键。

（一）脊髓损伤的临床表现

各种原因造成脊髓直接或间接性损伤，产生一系列的症状，但其临床表现早期与晚期有所不同。脊髓横贯损伤后，在损伤平面以下的运动、感觉、反射及括约肌和自主神经功能受到损害。脊髓完全性损伤或表现为脊髓休克，或表现为完全性痉挛性四肢瘫或截瘫，前者为急性发生，后者为逐渐发展起来形成的。也可表现为脊髓的不完全性横贯性损伤。

1. 感觉障碍　损伤平面以下的痛觉、温度觉、触觉及本体觉消失。

2. 运动障碍　脊髓休克期，脊髓损伤节段以下表现为软瘫，反射消失。休克期过后若是脊髓横断伤则出现上运动神经元性瘫痪，肌张力增高，腱反射亢进，出现髌阵挛、踝阵挛及病理反射。

3. 括约肌功能障碍　脊髓休克期表现为尿潴留，系膀胱逼尿肌麻痹形成无张力性膀胱所致。休克期过后，若脊髓损伤在骶髓平面以上，可形成自主反射膀胱，残余尿少于 100 毫升，但不能随意排尿。若脊髓损伤平面在脊髓圆锥部骶髓或骶神经根损伤，则出现尿失禁，膀胱的排空需通过增加腹压（腹部用手挤压）或留置导尿管来排空尿液，大便也同样可出现便秘和失禁。

4. 不完全性脊髓损伤　损伤平面远侧脊髓运动或感觉仍有部分保存时称之为不完全性脊髓损伤。临床上有以下几型：

（1）脊髓前部损伤：表现为损伤平面以下的自主运动和痛温觉消失。由于脊髓后柱无损伤，患者的触觉、位置觉、振动觉、运动觉和深压觉完好。

（2）脊髓中央性损伤：在颈髓损伤时多见。表现上肢运动丧失，但下肢运动功能存在或上肢运动功能丧失明显比下肢严重。损伤平面的腱反射消失而损伤平面以下的腱反射亢进。

（3）脊髓半侧损伤综合征（Brown - Sequard Syndrome）：表现损伤平面以下的对侧痛温觉消失，同侧的运动功能、位置觉、运动觉和两点辨觉丧失。

（4）脊髓后部损伤：表现损伤平面以下的深感觉、位置觉丧失，而痛温觉和运动功能完全正常。多见于椎板骨折患者。

5. 脊髓不同节段损伤的特点

（1）上颈段脊髓损伤（$C_{1~4}$）：此段脊髓上端与延髓相连，故损伤后部分患者可合并有延髓甚至脑干损伤的临床表现。上颈段脊髓损伤时，常有颈枕部疼痛，颈部运动受限。$C_{1~2}$损伤时患者大多立即死亡，$C_{2~4}$节段内有膈神经中枢，伤后多出现膈肌和其他呼吸肌麻痹，患者表现为进行性呼吸困难，损伤平面以下四肢上运动神经元性不完全瘫痪。

（2）下颈段脊髓损伤（$C_{5~8}$）：此段损伤多引起肋间神经麻痹，膈肌麻痹，四肢瘫痪，双上肢为弛缓性瘫痪，双下肢为痉挛性瘫痪，损伤平面以下感觉丧失，$C_8 ~ T_1$损伤可出现尺神经麻痹的爪形手和交感神经节受损的 Horner 征。

（3）胸段脊髓损伤：常有根性疼痛，病变水平以下各种感觉减退或丧失，大小便出现障碍，运动障碍表现为双下肢上运动神经元性瘫痪，T_6以上损伤可出现呼吸困难。脊髓休克期中可出现交感神经阻滞综合征，即血管张力丧失，脉搏徐缓下降，体温随外界的温度而变化，脊髓休克期过后可出现总体反射。

（4）腰骶段脊髓损伤（$L_1 ~ S_2$）：按其临床表现分为腰髓、圆锥和马尾损伤三部分。T_{10}以下椎体损伤致脊髓损伤时，表现为双下肢弛缓性瘫痪，提睾反射、膝腱反射消失，腹壁反射存在，Babinski 征阳性；圆锥损伤不引起下肢运动麻痹，下肢无肌萎缩，肌张力及腱反射无改变，肛门反射减低或丧失，肛周包括外阴部呈马鞍型感觉障碍，出现无张力性神经元性膀胱，常伴有性功能障碍如阳痿，直肠括约肌松弛及臀肌萎缩；L_2以下椎体骨折或脱位，损及马尾神经，多为不完全性，表现为下腰部、大腿、小腿及会阴部的自发性疼痛，两侧常不对称，双下肢肌力弱，常伴有肌萎缩，跟腱反射消失，膝腱反射减弱，括约肌和性功能障碍及营养障碍常不明显。

（二）脊髓损伤后常见伴发疾病

1. 通气功能障碍　颈胸段脊髓损伤后，会导致肺功能不同程度受累，患者表现为呼吸困难，肺泡通气功能障碍。$C_{2~4}$节段内有膈神经中枢，伤后多出现膈肌和其他呼吸肌麻痹，膈肌几乎完全丧失功能，吸气时仅靠胸锁乳突肌、斜角肌和斜方肌等辅助吸气肌作功，患者表现为进行性呼吸困难，可出现反常呼吸，通气量严重不足，必须机械通气方能维持生命。C_{5-6}以下颈胸段脊髓损伤后，膈神经虽然未受累或者部分受损，但支配肋间肌的神经可能受损，影响通气功能，通气量有所降低，患者可能没有二氧化碳蓄积，但是大多数已经存在低氧血症，应严密监测呼吸功能，予以吸氧，必要时机械通气。

2. **肺水肿** 肺水肿多发于脊髓损伤的急性期，由于肺毛细血管渗透性改变引起，是脊髓损伤后主要死亡原因之一。高位脊髓损伤患者颈胸段交感神经麻痹，副交感神经相对兴奋，即所谓的脊休克。在救治过程中的对策是适当的补充血容量并且使用 α - 受体激动剂，以使患者的血压维持在可以维持重要脏器灌注需要的水平。而脊髓损伤后尤其是全横断损伤后心脏功能受损，肺毛细血管楔压增高，救治过程中外周血管收缩，液体转入中央循环，进一步增加了肺动脉压，使肺毛细血管渗透性增加，引起肺水肿。

3. **肺栓塞** 深静脉血栓形成在急性脊髓损伤患者中发生率很高，据报道其发生率为3%，弛缓性瘫痪、颈髓损伤以及肥胖者发生深静脉血栓形成以及肺栓塞的危险性相对更大。急性脊髓损伤后下肢肌肉的瘫痪及外周静脉的扩张使下肢静脉回流量明显减少，再加上凝血因子的异常改变和血管内膜的损伤等因素，均可导致深静脉血栓形成。实际上脊髓损伤后深静脉血栓形成患者仅有少数表现出相应的临床症状与体征，但却有可能由此所引起的肺栓塞常可导致猝死。

4. **泌尿系统感染、肾衰竭** 脊髓损伤后，膀胱尿道功能障碍伴同发生并随之而产生一系列泌尿系统并发症，脊髓损伤患者中85%伤后出现高张力、高反射的痉挛性膀胱。患者膀胱容量减少，残余尿量增加，出现膀胱贮尿及排尿双重功能障碍，最终可因泌尿系统感染、梗阻、肾积水、尿毒症和慢性肾衰竭，导致死亡。因此急诊麻醉前应当了解患者肾功能情况，避免使用损伤肾功能药物。

二、脊柱创伤手术麻醉管理

（一）术前评估和麻醉前准备

脊柱创伤患者病情复杂多变，麻醉科医师应该对患者伤情迅速做出判断，及时采取正确的急救措施和麻醉方案。

1. **一般情况** 通过检查患者神志、面色、呼吸、血压、脉搏、体位、姿势、排便情况、血迹和呕吐物等情况，初步了解患者全身状况和损伤部位。

2. **快速评估患者呼吸循环状态** 检查呼吸道是否通畅，如果存在问题，应该立即设法处理，在最短时间内令患者的呼吸道畅通，必要时紧急气管插管，机械通气。快速了解患者循环状态，判断是否存在代偿期休克或者休克失代偿，如果存在这类状态，立即实施液体复苏，及时输血。

3. **麻醉前用药慎用镇静镇痛剂** 由于脊柱损伤患者如果存在脊髓损伤病情，呼吸功能可能已经受到影响，术前镇静镇痛后风险性增加，尽量避免。

（二）麻醉选择

脊柱损伤骨折复位减压手术一般在俯卧位下实施，同时由于可能存在呼吸功能受累，所以手术时极易影响患者呼吸功能，手术适宜在全身麻醉下实施。

（三）麻醉处理

1. **麻醉诱导** 非颈部损伤患者，可采用快速诱导气管插管，颈部损伤患者应该根据患者颈椎稳定情况决定采取何种气管插管方法，如果损伤轻微颈部活动不会损伤颈髓，估计患者插管条件良好，非可疑困难气道，可以采用快速诱导插管；否则应当实施清醒气管插管，或者纤维支气管镜引导气管插管，必要时气管切开插管。由于采用俯卧位手术，最好选用钢丝螺纹气管导管，并且必须将气管导管固定确实，术中管理好气道，防治因体位改变使气管导管脱出。如果患者处于休克代偿期或者失代偿期，使用麻醉药物剂量应当相应减小，对于截瘫患者应尽量避免使用琥珀酰胆碱，以防使患者血钾急剧升高出现意外。

2. 呼吸功能支持　术中控制呼吸参数设置合理，$ETCO_2$ 维持在 30～40mmHg 范围，可以适当降低颅内、椎管内压，同时使患者处于微酸状态，有利于组织氧供。

3. 循环支持　脊柱创伤后休克代偿期或者失代偿期患者的处理是抢救脊柱创伤患者的基础，只有维持患者循环稳定，进一步抢救措施才能得以继续开展。对于脊休克患者，在适当补液的基础上应用适量 α - 受体激动剂，对于失血性休克，应当补充血容量，输血补液尽快纠正血容量不足。输血补液过程中应该监测心脏功能（CVP、PCWP 等），预防循环容量负荷迅速增加导致心衰或者肺水肿。

4. 体位　脊柱手术有时会采用俯卧位，这时就要注意选用钢丝螺纹气管导管，并且要固定确实，预防导管脱出、打折等不良事件。胸腹垫的位置应当放置合理，当心体位原因影响呼吸循环和静脉回流，使静脉压增加，甚至增加出血量。此外，要注意预防眼、耳等部位压迫损伤及其他部位挤压伤。

5. 再次评价　手术结束以后再次评价呼吸循环功能，通气功能恢复不良的患者应当继续接受机械通气治疗。

（尚书军）

第六节　挤压综合征和筋膜间区综合征与麻醉

挤压综合征是指肢体、臀部等肌肉丰富部位受到压砸或长时间重力压迫后，受压肌肉组织大量变性、坏死，出现以肌红蛋白尿、高钾血症和急性肾衰竭为特征的一种病理过程。其病势凶险，死亡率较高，占发病总数的 50%～60%。由于挤压综合征多在筋膜间区综合征的基础上发病，故 Mubarek 等（1976）提出二者属于同一疾病范畴的新概念。骨筋膜室综合征，又称急性筋膜间室综合征、骨筋膜间隔区综合征。骨筋膜室由骨、骨间膜、肌间隔和深筋膜所构成，骨筋膜室内的肌肉、神经因急性缺血、缺氧而产生的一系列症状和体征。多见于前臂掌侧和小腿。

1. 麻醉选择

（1）如果手术范围局限于下肢，可以根据具体情况选择腰麻、硬膜外麻醉或者 CSEA。

（2）如果手术范围局限于单侧上肢，可以选择臂从神经阻滞。

（3）手术范围广，或者患者一般状态差的情况选择全身麻醉是比较理想的麻醉方式。

2. 麻醉管理

（1）麻醉过程中应该严密监测各项指标，包括血压、心电图、体温、脉搏氧饱和度、呼吸频率和幅度，以及留置导尿管监测尿量等，必要时监测 CVP、PCWP。此外，针对挤压综合征患者组织损伤大量细胞内钾入血，应该密切监测血钾浓度，早期发现高钾血症，早期治疗。

（2）维持血容量：对这类患者应给予充分的液体复苏，维持血容量充足，从而保障肾脏血流量充分，进一步保护肾功能。

（3）碱化尿液：在维持充分的血容量前提下，给予一定量的碳酸氢钠以碱化尿液，减少肌红蛋白的沉淀，保护肾脏。

（4）利尿：在扩容的基础上使用利尿剂，保护肾功能。

（5）高钾：挤压综合征后横纹肌溶解，导致高钾血症，需及时控制 K^+ 浓度，必要时实施血液透析疗法，预防急性肾衰。

（6）呼吸支持。

（尚书军）

第七节　显微骨外科手术的麻醉

1. 特点

（1）手术时间长，操作精细，要求麻醉平稳、镇痛完善。

（2）断肢再植者多为创伤患者，有的合并多处创伤，因而应注意对全身的检查和处理。

（3）术中常用抗凝药。

2. 注意事项

（1）大多数可在神经阻滞麻醉下手术，尤其是连续硬膜外阻滞，还可用于术后镇痛和防止吻合血管痉挛。对于手术范围广泛、复合伤及不能合作者，宜选用全麻。

（2）避免发生低血压，可行适当血液稀释以降低血液黏稠度，有利于修复组织的血运。

（3）为防止移植血管痉挛，尽量避免使用血管收缩药和防止发生低温。

（4）注意创伤患者的监测和处理。

（尚书军）

第十六章

妇产科手术的麻醉

妇产科麻醉包括妇科麻醉和产科麻醉。妇科手术操作位置比较深，器官固定，因此需要良好的肌松。产科麻醉分为与生育有关和无关的麻醉与管理。两者均是在母体各器官功能业已发生巨大改变的基础上进行，且每一措施不仅对母体而且对胎儿、新生儿均构成一定的影响；故麻醉者除应熟悉麻醉专业知识有较深入的了解，旨在满足手术要求的同时，为保证和提高母儿生命质量提供保障。

第一节　妇科手术麻醉

一、妇科手术麻醉的特点与要求

（1）妇科手术以盆腔内的器官为主，主要经腹腔为手术径路，而且手术部位深，视野小，要求有足够的肌松。

（2）妇科手术有些患者除患有妇科疾病外，常合并冠心病、高血压、糖尿病等多种疾病，或继发贫血、低蛋白血症，术前应予治疗和纠正。

（3）子宫癌、卵巢癌等需行根治手术，常需时间很长，出血多，应作好准备。

二、妇科手术的麻醉选择

妇科手术主要经腹部和阴道两种路径。麻醉选择应根据病情及手术方式加以考虑。主要以椎管内麻醉较为适宜，目前常采用连续硬膜外－腰麻联合阻滞的方法（CSEA），具有麻醉效果出现快、满意肌松、损伤小的优点，且可连续给药。常选腰 2～3 间隙穿刺，硬膜外置管向上，麻醉阻滞平面向上可到胸6，向下可到骶5。若施行子宫癌、卵巢癌根治手术，需要更广的范围，可采用硬膜外复合全麻的方法，可以减少全麻药的用量，术后还可硬膜外镇痛（PCEA）。门诊手术以人工流产为主，目前无痛人工流产已普及，会阴消毒时开始芬太尼 1μg/kg 和异丙酚 2mg/kg 静注，患者可以在十分舒适的睡梦中完成手术，术后无任何不适反应。

（朱雅萍）

第二节 产科手术麻醉

一、围产期孕产妇的解剖生理

(一) 神经系统及内分泌

随妊娠月份的增加，中枢神经系统的不稳定性增强。尤其是初产妇，进入分娩过程，因产痛的影响，使其处于高度紧张和不协调状态。

第一产程时，由于宫颈与子宫下段的逐渐扩张和宫缩的刺激，通过感觉神经伴随着交感神经，经过胸$_{10}$~腰$_1$后根进入脊髓而产生疼痛。第二产程时的疼痛，则由于子宫收缩和低位产道扩张，通过阴部神经骶$_{2~4}$后根传入脊髓所致。应用硬膜外或骶管阻滞或脊麻均可消除或减少第一、第二产程的疼痛。

(二) 循环系统

从妊娠 10 周左右开始，孕妇循环血量逐渐上升，心脏因膈肌高位而使其向右左移位，叩诊或 X 线检查时，可误以为心脏扩张。由于孕激素的作用，孕产妇的血管阻力降低，心率增快 12% ~15%，每搏量增加，心输出量明显增加。妊娠晚期可增加 30% ~50%；进入围产期后心输出量可稍回降，于分娩开始再次出现心输出量增加。在妊娠 28 周和分娩过程中血流动力学亢进可达高峰。倘再有额外增加心脏负荷的因素出现，则有可能导致心功能不全。对因麻醉管理不善所增加的心脏负荷，应予以注意。

妊娠后半期，上半身静脉压略有下降，但下半身却有上升，较非孕时可高出 0.98 ~1.96kPa，与妊娠子宫压迫盆壁静脉有关。约有 90% 的孕产妇于平卧时，下腔静脉受到程度不等的压迫，以致可能完全受阻，足月孕妇中约有 10% 在产程内呈现有明显的仰卧低血压综合征：即表现有程度不同的低血压、心动过速、晕厥。这种改变可因麻醉后腹肌及子宫附属韧带的松弛导致妊娠子宫失去支撑而愈加明显。只要及时改变体位，解除下腔静脉压迫，在一般情况下血压即可回升。手术时可将手术床向左倾斜 15° ~30°，可预防这种情况的发生。

妊娠末期子宫的血流量由非孕期 50ml/min 增至 500 ~1 000ml，其中 20% 供给子宫肌层。当母体血压低时，可影响胎儿的氧供，出现胎儿宫内窒息。预防和治疗的方法为麻醉前应长开放上肢静脉，给予预防性输液 500 ~1 000ml，椎管内麻醉时要控制麻醉平面及范围，常规吸氧，当血压下降低于 13.3kPa，要加快输液，并静注麻黄碱 10 ~15mg。

(三) 血液系统

孕产妇血浆容量较非孕时增加 40% ~50%，但红细胞仅增加 20% 左右，故全血容量仅增加 25% ~40%，红细胞比容降低至 35% 左右，血红蛋白降至 110 ~120g/L。红细胞减至 3×10^{12}/L。虽然有生理性稀释性贫血，但孕产妇并不缺氧这乃由心输出量增加所代偿。由于纤维蛋白原增加 40%，凝血因子的活性明显增加及血小板轻度增加使血液呈高凝状态，而成为围产期易发生 DIC 的基础条件。白细胞也略增加，当分娩时可达 15×10^9/L 左右，此时嗜酸细胞减少，其减少的幅度与 17 - 酮类固醇的增加呈负相关，妊娠 40 周时，17 - 酮类固醇可增加至 3.467 ~4.403mol/L（非孕时 0.451 ±0.208mol/L），如产后发生休克并有嗜酸细胞增加时，则应按肾上腺皮质功能不全处理。

孕产妇的细胞外液明显增加，常导致水肿发生，多与①人血白蛋白减少7%，血浆胶体渗透压降低（约20%）；②下半身静脉与淋巴回流受阻；③醛固酮增加所致的钠与水潴留等因素有关。如出现有效循环容量不足时，万勿因有水肿之存在而不及时补充含钠液，从而延迟低血容量或休克的纠正与治疗。

（四）呼吸系统

妊娠期为保证胎儿生长发育的需要，母体代谢水平明显增加，耗氧量可增加20%。但由于呼吸频率增加（约15%）和潮气量增加（40%），致肺泡通气量增加70%，使供氧量远远超过需氧量的增加。过度通气可使 $PaCO_2$ 下降1.33kPa，PaO_2 升高1.33kPa，［HCO_3^-］下降4mmol/L，但血 pH 值无改变。

随着妊娠子宫的增大并移出盆腔，腹压逐渐增大终使膈肌膨升4cm左右，肋骨因此可呈水平，肋骨角或由68度开大至103度，胸围可增加5~7cm。肺顺应性虽无改变，但胸廓顺应性减少45%，从而使肺-胸顺应性下降。虽然肺活量和肺吸气量基本与非孕时相似，但补呼吸量和残气量各减少20%，因此使功能残气量也减少20%。后者意味着氧储量减少，再加氧耗增加，使孕产妇对乏氧耐力明显减低。这一变化，倘与超体重的孕产妇或（和）脊柱畸形、吸烟、肺炎病变等并存时，则可出现气道闭合而发生低氧血症。残气量和功能残气量的下降还意味着在分娩时，吸入麻醉药在肺内较少被稀释，能加速血/气分配系数较高的麻醉药，诸如氟烷、甲氧氟烷、乙醚等的诱导过程，其 MAC 较正常减少24%~40%。但对血/气分配系数较低的麻醉药，如氧化亚氮的诱导速度影响较少。

分娩进行时因疼痛可增加原来就存在的过度通气，有时可达非妊娠时的300%，致母体发生明显的低 CO_2 血症（$PaCO_2 \leqslant 2.7kPa$）和碱血症。此明显的呼碱，可在阵痛间歇期产生通气不足，再加氧离曲线左移，可造成低氧血症，危及胎儿。给予硬膜外或其他方法镇痛，可明显减轻母体的过度通气和氧耗。

分娩结束后，随着产妇血中孕激素水平的逐渐下降，$PaCO_2$ 也随之上升。产后两周左右通气量恢复至非孕状态。

（五）消化系统

孕产妇由于孕激素的增加导致胃肠活动减弱，分泌减少，食管下段肌肉松弛，但胃酸度却有所增加，排空时间延长，特别在截石位或（和）头低位时更加明显，此时胃内压可增加1.1~1.4kPa。在全麻诱导或（和）应用肌松药时因环咽肌松弛，防御性反射受抑制，而易于发生反流和误吸，全麻诱导，为防止反流，插管时可向脊柱方向压迫环状软骨同时避免过高的正压通气。

（六）脊柱

腰椎代偿性前曲，在子宫收缩时，脑脊液可向头侧逆流。硬脊膜外腔和蛛网膜下腔均变窄，在腹压增加及阵缩的子宫影响下，脊麻时极易向胸段扩散，故脊麻时用药量宜减少30%~50%，注入量减为2.2ml。另外椎管内静脉丛呈怒张状态，在硬膜外阻滞时穿刺针及导管较易误入血管，而增加了硬膜外腔出血或（和）局麻药毒性反应发生的机会，注药前一定要回抽无血。

二、麻醉药对孕产妇及胎儿的影响

麻醉药（含吸入性麻醉气体）主要以简单扩散方式透过胎盘作用于胎儿，另一种是通过药物对产妇呼吸和循环中枢的抑制作用，使产妇发生缺氧、低血压或高碳酸血症而危及胎儿。

（一）通过胎盘扩散的影响因素

1. 子宫－胎盘血液灌注量 ①药物通过胎盘的量与血流量呈正相关。生理范围内母体动脉压越高，胎盘血液灌注量越多。若血压低于 13.3kPa 时，则胎盘血流量将明显减少；②子宫肌张力增加时，灌注量减少；③腔静脉压力高时，可直接导致子宫静脉压升高，随之绒毛间隙灌注量减少；④母体缺 O_2 和 $PaCO_2$ 异常增加或降至 2.1～2.4kPa 以下时，母体儿茶酚胺水平增加，使血管阻力增加时，胎盘血液灌注量可减少。

2. 药物的因素 ①脂溶性。药物的脂溶性越高，越能迅速通过胎盘；离子化程度越低，透过胎盘的速度越快；②分子量。若分子量 <300 以下的药，不受血，胎盘屏障的限制可迅速过胎盘至胎儿。分子量 >500～1 000 者，则透过胎盘困难；③与蛋白结合能力。麻药作用时间，透过胎盘作用于胎儿的能力与其和蛋白质结合能力相关。与蛋白质结合愈多，透过胎盘的量愈少，作用时间愈长；④母体血药浓度。与母体单位时间内应用药的总剂量有关。用量愈大，母体血药浓度愈高，透过胎盘的量也愈多；⑤添加肾上腺素。椎管内给药添加肾上腺素血药峰值降低。

（二）孕产妇常用的药物及其对母儿的影响

1. 吸入麻醉药 吸入麻醉药进入母体并透过胎盘进入胎儿体内的速度，决定其对胎儿产生的抑制。临床常用的 0.75% 异氟醚、1% 安氟醚、0.5% 氟烷作为氧化亚氮的辅助药物使用。浅麻醉时对子宫收缩力、收缩频率和最大张力均无明显抑制，氧化亚氮麻醉具有安全，不影响产程，作用迅速，对胎儿抑制轻，可改善子宫血流，不引起子宫出血等优点。

2. 静脉麻醉药

（1）硫喷妥钠：多用于诱导。该药脂溶性高，极易通过胎盘。诱导量在 ≤4mg/kg 时，对 Apgar 评分无影响，新生儿神经行为也无改变，但剂量 >8mg/kg 对新生儿可产生明显抑制。

（2）氯胺酮：静脉注射后 60～90s 即可通过胎盘，对胎儿影响与用药量有关。母体使用 1mg/kg 时很少发生胎儿窒迫，大于 2mg/kg 时胎儿抑制的发生率增高，同时可抑制子宫收缩力。为缓解分娩疼痛，可每次使用 10～15mg，历 30 秒即产生止痛有效果并维持 4 分钟，重复使用时（30 分钟内）总量勿超过 100mg。应用氯胺酮娩出的新生儿其 Apgar 评分可增加，但新生儿易激动、不安，并可持续至生后 1 小时。孕产妇倘没有使用术前药，则可出现幻觉或谵妄。对产妇咽喉反射具有抑制作用，应注意胃内容的反流及误吸。

（3）异丙酚：是一种新的起效快、维持时间短的静脉麻醉药。该药脂溶性高，极易通过胎盘，用量超过 2.5mg/kg，输注过快可抑制新生儿呼吸，并且易出现产妇低血压，故因慎重。

3. 麻醉性镇痛药 产科常将麻醉性镇痛药用于减轻分娩疼痛和麻醉时辅助用药。应用时要注意这类药物对母儿的副作用，对孕产妇的影响主要表现是呼吸抑制、恶心、呕吐、胃排空延迟、体位性低血压和在分娩潜伏期抑制产程进展等。对胎儿、新生儿的影响主要是呼吸抑制，呼吸性酸中毒和新生儿神经行为的改变。应用时，应随时准备新生儿复杂或氧疗，必要时可用纳洛酮拮抗。

（1）哌替啶：为临床常用于分娩镇痛和麻醉时辅助用药，能很快通过胎盘。孕产妇肌注 1mg/kg 有促进宫缩增加宫缩频率及强度的作用，可缩短第一产程，母体静注 90 秒后，胎儿脐血中即可检出，6 分钟后母儿血药浓度即可平衡，用药后新生儿 Apgar 评分中的呼吸评分可降低。对新生儿神经行为的影响与产妇用药至胎儿娩出时间间隔和用药量呈相关。一般在胎儿娩出前 1h 肌注 50～100mg，对胎儿影响较轻，若娩出前 2～3h 肌注则对新生儿的呼吸出现明显的抑制。若出现因麻醉性镇痛药引起新生儿呼吸抑制时，可通过脐静脉给予 40～100μg 纳洛酮对抗。

（2）芬太尼：该药极易通过胎盘，对胎儿同样有呼吸抑制作用。多用在全麻诱导时，孕产妇用药 0.1μg/kg 的对胎儿、新生儿影响较轻，随剂量的增加新生儿 Apgar 评分中呼吸评分数可降低。第二产程用 0.1mg 硬膜外注射可收到良好的镇痛效果。

（3）舒芬太尼：药效较芬太尼强 5～10 倍，全身或椎管内给药用于分娩镇痛。

（4）吗啡：因其对母儿呼吸抑制主要用于椎管内给药分娩镇痛而不（少）用于产科分娩。

4. 安定类药

（1）安定：产科多用其治疗先兆子痫，子痫或用作全麻诱导药，常用量 0.2mg/kg，总量不宜超过 30mg，静注后 4 分钟内母体内血药浓度即可平衡，对子宫收缩无影响，不延长产程。对新生儿 Apgar 评分中肌张力评分的影响以及对神经行为的影响与用药量呈正相关，若在产程中使用超过 30mg 可表现为新生儿嗜睡、吸吮力减弱，对周围反应能力低下及低体温、低血压等。

（2）咪达唑仑：其药效为安定的 1.5～2 倍，肌注后 30 分钟血药浓度达峰值，虽可透过胎盘，但透过量小于安定；母体内消除半衰期为 2～3 小时仅为安定的 1/10，故对新生儿影响也小于安定，用量 0.6mg/kg 时可使氟烷 MAC 降低 30%，多用于剖宫产全麻诱导。

5. 肌松药　肌松药多为高分子量，低脂溶性，在生理 pH 值时为高度解离，所以均难以通过胎盘。一般情况下只要应用通常剂量，通过胎盘不足 10%，对胎儿当无抑制，肌松药不松弛子宫平滑肌。内倒转、先兆子宫破裂等情况下，为降低子宫肌张力肌松药无效。使用肌松药的指征为：气管插管、剖宫产术及阴道分娩、子痫的止抽和局麻药毒性反应全身抽搐的治疗等。琥珀胆碱还可导致母体血压增高和胃内压增高，易发生反流和误吸，应予以注意。琥珀胆碱是产科首选肌松药。泮库溴铵能阻断迷走神经引起心动过速。维库溴铵和阿曲库铵由于作用时间短，副作用少，临床应用日益广泛。临床剂量筒箭毒碱 0.2mg/kg，泮库溴铵、维库溴铵 0.05mg/kg，阿曲库铵 0.5mg/kg，对新生儿无不良影响。

6. 局麻药　局麻药均可透过胎盘作用于胎儿，并影响新生儿的肌张力，使其略有下降。

目前产科多使用酰胺类局麻药中的利多卡因和丁哌卡因，两者在母体血中与蛋白结合率分别是 63% 和 92%，胎盘透过率分别是 40% 和 21%，故利多卡因作为时效短，丁哌卡因作为时效长的局麻药被广泛应用于产科麻醉。

孕产妇使用局麻药应掌握低浓度、小剂量和慢速度，并酌情添加肾上腺素（1：20 万单位）的原则。孕产妇应用丁哌卡因其心肌毒性增强，可能与妊娠期间黄体酮增加有关，故应用于硬膜外腔阻滞最高浓度不能超过 0.5%。

7. 血管活性药　子宫胎盘循环是以 α－受体调节为主，所以如果全用 α－受体兴奋药，将会减少其血液灌流量，故孕产妇发生低血压时，使用麻黄碱最优，静注 5～15mg 麻黄碱可明显提升血压并可反复使用。亦可用苯福林，初量 20～40μg，可追加用量至 100μg。根据最近研究上述二种药物对健康胎儿无不良影响。

8. 颠茄类　东莨菪碱有使孕产妇产生健忘和镇静的作用，但不镇痛，在分娩痛的诱发下可并发兴奋不安甚或出现谵妄，故产科少（或不）用。应用后也可透过胎盘使胎儿心率增加。

9. 其他有关用药

（1）硫酸镁：镁离子具有①扩张血管使血压下降；②减少运动神经末梢因神经冲动而释放乙酰胆碱的总量；③过量的镁离子还可以减少运动神经终板对乙酰胆碱的敏感性；④增加脑与子宫血注解量和氧耗量；⑤减弱宫缩力；⑥降低血钙的作用等，故多用于治疗妊娠高血压综合征、降压、止抽。非孕时血镁浓度 0.75～1.0mmol/L，治疗量的孕产妇的血药浓度接近 2～3mmol/L，此时腱反射减弱，血药浓度 ＞3～3.5mmol/L，则可能发生呼吸麻痹，7.5mmol/L 时可出现心跳停止。常用量为 1～2g 肌注。

应用硫酸镁的孕产妇，倘需使用肌松药时宜减量。椎管内麻醉时发生低血压的机率也较多。并应注意防治呼吸功能不全。对胎儿的影响主要表现为高镁血症，使 Apgar 评分中，肌张力评分下降，反射迟钝，四肢瘫软，无力甚或呼吸麻痹。

（2）催产素：催产素能直接兴奋子宫平滑肌，加强其收缩力。小剂量（＜2.5u）能增加妊娠末期子宫节律性收缩。大剂量（≥5.0～10.0U）可使子宫平滑肌产生强直性收缩而压迫肌纤维内的血管，达到止血的功效，皮下、肌注或静脉给药均可。静注 3 分钟起效，20 分钟达高峰。静注速度过快有发生血管扩张、低血压、心动过速或心律失常的可能。对胎儿的影响则视子宫胎盘血流灌注量减少程度而定。倘伴有低血压、低血容量则可导致胎儿窘迫。

（3）西咪替丁：用于降低胃酸和减少分泌，对胎儿无影响。因肌注至少需要 1 小时才能起效，故不适用于急产者。

（王国喜）

第三节　围产期孕产妇麻醉

一、剖宫产术的麻醉

（一）硬膜外麻醉

是产科应用最广泛的麻醉方法，阻滞平面最好保持在 $T_6～S_4$，偏低则术中镇痛不全或（和）牵拉反应的发生率高，穿刺点可选 $L_{2,3}$ 间隙。

局麻药中添加 1：20 万肾上腺素，对母儿均无不良影响。硬膜外麻醉的应用除应遵守前已叙及管理要点外，尤应注意的是局麻药需用量宜比非孕时为少；局麻药毒性反应发生几率较大且可危及母儿；母体低血压会增加胎儿窘迫和新生儿窒息的发生率。麻醉准备和管理：应全面了解有关麻醉史、妊娠史、用药史及对胎儿所产生的影响。了解产妇的思想状态对麻醉手术的要求。还要了解孕产妇现存的主要问题及急需处理的问题，并采取相应措施予以处置。检体时要特别注意心、肺、肝、肾、神经、水盐代谢以及脊柱等情况，输补液体情况、尿量等，倘有出血应查明原因及对治疗的反应。麻醉时应取右侧垫高 15°～30°体位或采用机械手将妊娠子宫推移，给以氧疗，经上肢采用 18 号粗针开放静脉。选硬膜外阻滞时可在麻醉至胎儿娩出时间间隔（IDI）内输注 500～1 000ml 平衡液或血浆代用品。一般情况下可不输葡萄糖。麻醉与手术期应随时准备对母儿进行复苏。

（二）全麻

全麻的适应证有：①急产；②需要子宫肌松弛诸如内倒转、肩位牵出、子宫复位、高位产钳；③先兆子宫破裂；④前置胎盘失血或（和）休克；⑤精神病；⑥严重贫血或凝血机制障碍；⑦椎管内麻醉禁忌诸如脊柱畸形、穿刺部位有感染灶等；⑧心肌缺血疾病；⑨孕产妇要求。

全麻相对禁忌证有产妇饮食或妊高征患者全身高度浮肿、小颌症、张口困难等。

全麻实施要点：①产妇于诱导前 60 分钟口服制酸药或静注阿托品 0.5mg；②待术者完成开刀前的准备，可以即刻切皮时，开始麻醉。著者采用方法是硫喷妥钠 ≤4mg/kg，琥珀胆碱 1～2mg/kg 完成气管插管，行控制呼吸的同时开刀手术并静注氯胺酮 ≤1mg/kg 与阿曲库铵 0.4mg/kg，调整呼吸参数保证 $PaCO_2$ 在 5.32～6.00kPa 间，胎儿娩出后吸安氟醚或异氟醚至术终；③在手术结束前 5～10min 应停用麻醉药，用高流量氧"冲洗"肺泡加速产妇苏醒；④为防止全麻后呕吐、反流和误吸，除术前禁食外麻醉前常规肌注阿托品 0.5mg，格隆溴铵 0.2mg 以增强食管括约肌张力；⑤麻醉时应取右侧垫高 15°～30°体位或采用机械手将妊娠子宫推移，给以氧疗，经上肢采用 18 号粗针开放静脉。选硬膜外阻滞时可在麻醉至胎儿娩出时间间隔（IDI）内输注 500～1 000ml 平衡液或血浆代用品。一般情况下可不输葡萄糖。麻醉与手术期应随时准备对新生儿进行复苏。

（三）硬膜外联合蛛网膜下腔神经阻滞（CSEA）

单纯蛛网膜下腔神经阻滞过去常用于急症剖宫产术，低血压发生率高于硬膜外，并且术后头痛较多。近年来采用 CSEA，具有麻醉平面出现快，阻滞完善，并且因为腰麻针为 25G 的细穿刺针（过去为 7G），头痛发病率已明显降低。

二、分娩镇痛

分娩痛是分娩时"应激状态"的主因。镇痛分娩是解除或缓解这种"应激"的主要手段。镇痛后，有利于产妇解除精神紧张和因交感神经兴奋所致的儿茶酚胺增加，心负荷加重、耗氧量增加，过度通气导致的母儿酸碱失衡等，并可缩短产程有利于母儿内环境稳定。

可供选用的分娩镇痛方法较多，依各自的经验可以选用氧化亚氮吸入法；麻醉性镇痛药的口服或（和）注射法；硬膜外腔小剂量用药法等。采用氧化亚氮吸入，宜防止发生乏氧。采用镇痛药如哌替啶宜严格掌握剂量和用药开始至胎儿娩出时间间隔（DDI）。产妇用药 1mg/kg，仅有 50% 左右的满意镇痛效果。肌注 DDI 宜 >4 小时，静注 DDI 宜 ≤1 小时；否则新生儿抑制率会增大。需用纳洛酮拮抗。

硬膜外联合蛛网膜下腔神经阻滞小剂量用药是目前应用较多的方法。应用时机可始于分娩的潜伏期或活跃期。临床多在宫口开大至 2～4cm 时，腰麻用药为丁哌卡因 2.5mg + 芬太尼 2.5μg 共 2ml 注入蛛网膜下腔，依照产妇疼痛情况硬膜外单次给予 0.125% 丁哌卡因 6～7ml，其中每 ml 含芬太尼 1μg，除了产妇已行抗凝血治疗或（和）有血凝障碍；有硬膜外或骶管阻滞禁忌（穿刺部位有感染灶、脊柱有病变或畸形、低血容量、低血压、休克等）等外，均可选用。应用时可采用 1 点（$L_{2,3}$）穿刺，也可单纯硬膜外穿刺置管，单次给药或连续法给药，也可用产妇自控镇痛法（PCA）给药。哌替啶 50～100mg、0.25%～0.5% 丁哌卡因 8～15ml、1%～2% 利多卡因 8～15ml、芬太尼 50～100μg、舒芬太尼 5～15μg、阿芬太尼 30μg/kg 等均可单独或两种药伍用。目前应用较多的方法是芬太尼 50μg 或舒芬太尼 5μg + 0.125% 丁哌卡因 10ml，一次入硬膜外腔。维持可用芬太尼 1～2μg/kg 或舒芬太尼 0.1～0.2μg/kg + 0.125% 丁哌卡因按 10ml/h，连续滴注，目前罗哌卡因以其毒性小，只阻滞感觉神经的优点应用于产科。镇痛期宜对母儿进行必要的监测（血压、脉搏血氧等）。对母体的低血压或（和）仰卧低血压综合征，应及时防治。

三、妊娠合并症患者的麻醉

（一）妊娠高血压综合征

妊娠高血压综合征是妊娠期间严重威胁母子安全的疾病之一。其临床特征为妊娠 24 周后出现水肿、蛋白尿、高血压，严重时可出现抽搐、昏迷。可并发心衰、肾衰、胎盘早剥或导致播散性血管内凝血。在麻醉中应注意：①在手术前可能已大量使用硫酸镁、安定类药、酚噻嗪类药麻醉性镇痛药、β－阻滞药等；②麻醉时孕产妇的各重要器官功能多已处于代偿或失代偿状态并因此而危及胎儿、新生儿；③多行急诊手术等特点。

手术结束妊娠时，硬膜外麻醉可列首选，要加强管理确保循环功能相对稳定。全麻适用于子痫患者处于抽搐状态时。患者可作用肼屈嗪、硝酸甘油、硝普钠等行控制性降压。倘已使用硫酸镁、肌松药的量可酌减。除应注意一般管理原则外，防治低血压和乏氧最为重要。娩出之新生儿，均系高危儿须复苏几率大，送至 ICU 监测治疗。

（二）前置胎盘或胎盘早剥

首选全麻。尤其是凝血酶原时间和凝血活酶时间均≥正常对照 2 倍，血小板 < 10 × 10^9/L，出血时间 > 10 分钟，纤维蛋白原 < 2g/L 和出现纤维蛋白的降解物时，尤应选用全麻。倘无上述指征，又无低血压、低血容量，时间又允许时可选用硬膜外麻醉。

（三）妊娠合并心脏病

要了解心脏病的病史，诊断及治疗效果，以及麻醉时的心功能状态，注意心脏用药及其与麻醉用药的相互作用。如使用大量 β－阻滞药如普萘洛尔用量 240mg/天在采用硬膜外麻醉时可发生严重低血压。静注催产素可引起的血压下降和肌注麦角新碱致血压升高对心脏和胎儿、新生儿均可产生明显的影响。麻醉时可选择硬膜外阻滞，因交感神经阻滞后血管扩张，回心血量减少，可减轻肺循环淤血，防止充血性心力衰竭。在麻醉管理应注意：①严格控制麻醉平面，勿使血压大幅度下降；②局麻药内不加肾上腺素；③给产妇吸氧；④监测中心静脉压；⑤准备好心肺复苏的用具和药品。若出现心率超过 120 次/分，呼吸次数超过 24 次/分，中心静脉压升高，表示心衰即将来临，应积极治疗。

（四）妊娠合并糖尿病

孕产妇糖尿病酮性酸中毒，胎盘功能不全对胎儿的影响是本病麻醉中需注意的主要问题。硬膜外麻醉不仅可以消除疼痛，减少内源性儿茶酚胺的分泌，有利于维持胎盘的血流灌注量而且还可以改善母体与胎儿的酸碱状态。

胎儿娩出前母体血糖值应控制在正常水平，倘母体血糖 > 7.21 mmol/L，则新生儿发生反应性低血糖率可增加至 40% 以上。

（何　伟）

第四节　新生儿麻醉药理学

医生给予任何年龄的患者药物时，都希望可以取得预期的效果。不幸的是，其他非预期的结果也会出现，即所给药物对患者的治疗效果不明显或者无效，更有甚者会产生毒性反应。现代临床药理学的目标是除去这个过程中的推测，并建立给药剂量与药效反应之间的联系。为了实现这个目标，临床医生需要掌握药物吸收、分布和排泄的原理，以及这些过程是如何同药物效应和作用时间相联系的知识经验。此外，他们需要对用于新生儿的麻醉药物的历史、化学和物理特性、生理学效应、体内处置过程、作用机制及治疗应用有一个全面的了解。

对决定体内药物浓度因素的理解，对于合理用药和达到预期的血浆药物浓度，是至关重要的。药动学描述了药物在体内处置过程的研究。它包括药物分子在体内的吸收、分布、代谢和排泄。药效学主要研究药物在体内的作用。它定义了效应部位药物浓度与生理学反应之间的关系。药动学和药效学之间的关系提供了对用于治疗患者的药物起效时的剂量 - 反应曲线、作用强度和持续时间等的理解。

一、药物分布

有多少药物可以到达受体部位取决于蛋白结合程度、组织容量、组织溶解系数以及血流量。解剖学和发育成熟的变化会导致新生儿对各种不同药物产生独特的反应，这些变化包括身体组成、水分布、新陈代谢、蛋白结合以及健康和疾病时的器官功能。在血液中，阿片类药物（如芬太尼、吗啡）、酰胺类局部麻醉药（例如布比卡因、利多卡因），以及肌松药（如泮库溴铵、罗库溴铵）与白蛋白及其他血浆蛋白（例如 α_1 - 酸糖蛋白）结合。未结合的或者"游离的"药物可以穿过生物膜与受体结合，并启动药理学效应。新生儿期白蛋白和 α_1 - 酸糖蛋白的浓度均低于一生中的其他时期。另外，这些蛋白上的结合位点数目更少，而且结合位点的亲和力也更低。因此，更大比例有活性或者游离的药物可进入脑、心脏及其他脏器。此外，隔离靶受体和血液的生物膜（例如血 - 脑屏障）在出生时并不成熟，故可导致脂溶性小的激动剂，例如吗啡，达到脑部的量更大一些。Way 等证明了在血药浓度相同时，年幼大鼠脑中的吗啡浓度比年长大鼠高 2~4 倍。另一方面，与蛋白结合的减少也会导致很多药物具有更大的表观分布容积。相对较大的表观分布容积具有降低胃肠外给药时的血浆浓度的作用，这也部分解释了为何有些药物必须大剂量给药（mg/kg 级别）才能获得治疗效果。

身体组成随着年龄增长而改变。新生儿体重 80% 由水组成（表 16 - 1）。在极低出生体重早产儿中（<1 000g），机体总水量估计可达体重的100%。机体总水量的增多主要发生在细胞外液间隙，大部分是组织间液，这也解释了在新生儿中大多数胃肠外给药具有较大的表观分布容积。在新生儿中，组织间液构成了体重的40%，在成人这个数值降到10%～15%。

表16－1　不同年龄身体组成的参考值

机体组成	早产儿（<2.5kg）	足月儿（>2.5kg）	成人
机体总水量（%体重）	90～100	70～85	60
细胞外液（%体重）	40～60	40	20
细胞内液（%体重）	40	40	40
血容量（ml/kg）	90～105	80～95	50～65
肌肉含量（%体重）	15	20	50
脂肪（%体重）	3	10	15～30

血流量决定了有多少药物可以到达靶受体。在成人，大部分心排血量的灌注于血管丰富的器官，如脑、肾以及肠。因为婴儿的大脑几乎接受心排血量的30%，而在成人大约只有15%，所以对于前者，给予任何亲脂性药物或者吸入麻醉药后，均能达到很高的脑内浓度。婴儿非常小的肌肉和脂肪团块较少摄取和蓄积药物，因而不会降低血药浓度。此外，与成人血液相比，强效吸入麻醉剂在新生儿血液中溶解较少。这使得所给药物比预期更快地达到较高的浓度（如氟烷、七氟烷）。最后，围生期对子宫外生活的适应导致新生儿循环系统发生快速变化。这个过程可以被先天性心脏病或者任何增加肺血管阻力使之超过体循环血管阻力的情况所抑制，比如缺氧、高碳酸血症以及酸碱平衡问题。当心血管功能异常时，药物的摄取、分布、代谢和排泄过程将受到很大影响。

二、生物转化和消除

给药后，药物的处置取决于分布和消除。终末消除半衰期（$t_{1/2}$）直接与分布容积（V_d）成正比而与机体总清除率（Cl）成反比，其关系遵循以下公式：

$$t_{1/2} = 0.693 \times (V_d / Cl) \qquad (1)$$

因此，$t_{1/2}$的延长是由于药物分布容积的增加或者清除率的下降所致。

在再分布之后，药效终止的最重要过程是生物转化、代谢和排泄。很多麻醉药物（比如阿片类药物、肌松药、催眠药）均在排泄之前在肝脏进行生物转化。很多此类反应均在肝脏被微粒体混合功能氧化酶系统所催化，这个过程需要细胞色素P450系统，还原型烟酰胺腺嘌呤二核苷酸磷酸（NADPH，还原型辅酶Ⅱ）以及氧。细胞色素P450系统在出生时非常不成熟，直到出生后1～2个月才能达到成人水平，故出生后数天到数周内，部分药物清除率或消除将延长，肝脏将药物前体转变为其活性形式（如可待因变为吗啡）的能力也存在缺陷，这种肝酶系统的不成熟解释了上述问题。另一方面，细胞色素P450系统可被多种药物（如苯巴比妥）以及底物所诱导，而不管胎龄长短，这种酶系统都是成熟的。因此，是从出生时而非妊娠期开始计算的年龄，决定了早产儿或者足月儿如何代谢各种药物。Greeley等证明了舒芬太尼在2～3周的婴儿比小于1周的新生儿可更快被代谢和排泄。急性疾病或腹部手术后会出现肝血流异常或减少，可导致药物消除进一步延长。某些可升高腹内压的特殊情况（如腹壁缺损的缝合，诸如脐膨出或腹裂畸形的修复）会通过仍然开放的静脉导管分流肝脏血液而进一步减少肝血流量。最后，相比年长儿及成人，所有新生儿的药物排泄均降低，因为肾小球和肾小管主动分泌和被动重吸收的功能在新生儿都是降低的。

（何　伟）

第五节　麻醉药物的选择

一、吸入麻醉药

在等效剂量下，所有的强效吸入麻醉药（例如氟烷、七氟烷、地氟烷和异氟烷）均可能导致需要急诊手术的新生儿出现不可接受的低血压。全身麻醉诱导期间出现心血管虚脱的风险在新生儿要明显大于年长儿及成人。血压的大幅度降低是由于麻醉剂的摄取和分布、麻醉剂需要量，麻醉剂固有特性以及新生儿心肌对麻醉剂敏感性的差异所导致。吸入浓度相同时，新生儿脑及心脏内氟烷（或者其他任何一种强效挥发性吸入麻醉剂）的绝对浓度比成人高，并且以更快的速率达到这一浓度。如果吸入麻醉剂的吸入浓度保持不变，新生儿肺泡呼气末浓度与吸入浓度的比值（FA/FI）明显高于成人，这是由于通气量及对麻醉剂摄取的差异。按照每千克体重计算，婴儿的分钟通气量是年长儿和成人的 3~4 倍，但是具有同等的功能残气量（以 ml/kg 计算）（表 16-2）。因为肺的时间常数相比成人有明显下降（婴儿 0.19min，成人 0.73min），所以吸入麻醉剂可以很快地洗入（和洗出）。控制呼吸会进一步加剧这种现象。

表 16-2　不同年龄的肺功能参数

呼吸参数	新生儿（mg/kg）	成人（mg/kg）
潮气量	7	7
呼吸频率	30~40	10~15
VD/VT	0.3	0.3
功能性残气量	20~30	20~30
肺活量	50~70	50~70
肺泡通气量：功能残气量	5：1	1.5：1

强效挥发性吸入麻醉剂的摄取在新生儿也是非常迅速的。因为血管丰富的器官质量很小，经由这些组织对吸入麻醉剂的摄取非常迅速，组织浓度迅速饱和。与成人相比，回流至肺部的静脉血的麻醉剂分压更高，这会进一步降低 FA/FI，并增加肺泡中强效吸入麻醉剂的剂量。这令更高浓度的吸入麻醉剂被血液吸收并运送到主要器官。呼气末气体监测有助于预防意外的药物过量。最后，左向右和右向左两种分流都可见于婴幼儿。左向右分流对麻醉剂的摄取影响轻微或者没有影响。右向左分流会减慢动脉内吸入麻醉药浓度上升的速率。

氟烷或者异氟烷的最低肺泡有效浓度（MAC）在新生儿要明显低于 1~6 个月的婴儿。而早产婴幼儿的 MAC 又低于足月婴幼儿。因此，某些与吸入麻醉药有关的低血压也许是由于麻醉药过量所致。然而，对所有的吸入麻醉剂，即使在"真正的"MAC 浓度，新生儿心率和血压仍分别降低 12% 和 30%。这可以通过在麻醉诱导前预先静脉注射抗胆碱能药物例如阿托品来部分缓解。新生儿对阿托品的需要量高于成人（分别为 0.03~0.05mg/kg 和 0.01~0.02mg/kg）。另外，小于 0.1~0.15mg 的阿托品静脉注射可能导致反常的心动过缓。

　　与吸入麻醉剂相关的血压过低的另一个原因与新生儿心肌的固有特性有关。新生儿的心肌顺应性较年长儿和成人差。新生儿的每搏量固定，只能通过增加心率来提高心排血量。新生儿的心肌收缩肌群少，收缩的速度也慢。因此，对吸入麻醉剂相关的负性变力和变时效应的耐受都很差。而且压力感受器的反射也被这些药物减弱或消除。支持血压和心排血量所必需的反射性心动过速也不存在。

二、芬太尼（类）

　　芬太尼以及与其结构密切相关的同一类药物舒芬太尼、阿芬太尼和瑞芬太尼都是高度亲脂的药物，能快速穿透各种膜，包括血-脑屏障。静脉注射后，芬太尼被机体组织广泛摄取后快速自血浆消除。在血浆中，芬太尼类药物与 α_1-酸糖蛋白高度结合，后者在新生儿体内是减少的。游离的未结合部分的舒芬太尼在新生儿和小于 1 岁的婴儿体内（分别为 19.5%±2.7% 和 11.5%±3.2%）明显高于年长儿和成人（分别为 8.1%±1.4% 和 7.8%±1.5%），这与血液中 α_1 酸糖蛋白的水平相关。

　　芬太尼的药动学在新生儿、儿童和成人是不同的。3~12 个月婴幼儿的芬太尼机体总清除率高于 1 岁以上的儿童和成人［分别为 18.1±1.4ml/（kg·min），11.5±4.2ml/（kg·min）和 10.0±1.7ml/（kg·min）］，而消除半衰期较长（分别为 233±137min，244±79min 和 129±42min）。芬太尼自血液的消除半衰期的延长有非常重要的临床意义。为了维持镇痛而反复给予追加剂量的芬太尼会导致芬太尼的蓄积，从而导致呼吸抑制。非常大的剂量（0.05~0.10mg/kg）会诱发长时间的呼吸抑制，因为血浆芬太尼浓度不会降至阈值以下，而只有降到这个药物分布期的阈值浓度才能恢复自主呼吸。

　　Robinson 和 Gregory 报道了第一例以应用芬太尼为主（30~50μg/kg）的新生儿动脉导管结扎手术。他们通过心率和血压的反应来判断合适的麻醉深度，这些研究者证明了联合应用芬太尼、氧气和泮库溴铵可以提供对血流动力学影响最小的麻醉。在新生儿与给予芬太尼（或者舒芬太尼）有关的血流动力学稳定性也被其他多位研究者所证实。在所有研究报道中，只要配伍使用迷走神经阻断药物（泮库溴铵或者阿托品），低血压和心动过缓都很罕见。此外，在新生儿中，给药剂量范围介于 30~3 000μg/kg 时，芬太尼对心率、血压、心排血量或者重要器官（如脑和胃肠道）的局部血流量不会有显著影响。另一方面，当合用其他麻醉药（如笑气、巴比妥类或者苯二氮䓬类）时，"芬太尼"麻醉的安全性可能会被降低。

　　Yaster 扩展了 Robinson 和 Gregory 的观察。Yaster 作了一项针对早产儿和小于 7 天的足月儿的前瞻性研究，这些患儿需要接受胸部、腹部和泌尿生殖系统的多种急诊手术。在他的研究中，应用芬太尼的剂量为 10~12.5μg/kg，血流动力学的改变轻微并可提供至少 75 分钟可靠的麻醉。有几个原因造成这些研究中对于芬太尼需要量的差异。Robinson 和 Gregory 的研究对象是施行胸部手术的出生 1 天至 6 周的早产儿。Yaster 的患者更小（大多出生不到 24 小时）。在生命的最初几天，对镇痛的需求是降低的。这也许是对分娩或者对胎儿和新生儿窘迫的反应，导致内源性阿片类物质的释放所致。在生命的最初几天，血脑屏障尚未发育成熟，这允许更多的芬太尼到达中枢神经系统中的 μ 阿片受体。然而，这对于低脂溶性的激动剂，如吗啡更为重要。新生儿中游离的未结合芬太尼比例的增高，可以令更多药物进入大脑。此外，或许是由于细胞色素 P450 系统活性的增加及静脉导管闭合引起的肝血流量增加，在生命的最初数周，芬太尼的清除率显著增加。因此，年长新生儿中芬太尼代谢的增加可造成他们对麻醉剂（芬太尼）需要量的增加。最后，在 Yaster 的研究中，许多患者都是施行腹部手术和（或）具有严重的腹部疾患，如坏死型小肠结肠炎。在上述情况下，尤其是当腹内压增加时，芬太尼清除率以及镇痛剂需要量可能会明显减低。腹内压升高（>15~20mmHg）可以显著减少肝脏和脾脏的血流量，并且已经被证明发生于关闭腹壁缺损如脐膨出或腹裂畸形之后。这种肝血流量的减少，降低了芬太尼的生物转化，因而降低了对麻醉剂的需求量。因此，芬太尼的用量取决于新生儿出生后的年龄、即将实施的手术类型以及患者的"风险"因素，如酸中毒、缺氧和循环的稳定性。

在新生儿中应用芬太尼可能导致需要术后气管插管和机械通气，这与患儿的医疗及手术情况无关。所有阿片类药物均会引起新生儿较深的呼吸抑制。许多研究提示，μ 阿片受体激动剂导致的呼吸抑制和镇痛涉及不同的受体亚型。这些受体的数量以与年龄相关的模式改变，并且能被纳洛酮阻滞。Pasternak 等研究显示，出生 14 天的大鼠对吗啡镇痛的敏感性高出刚出生 2 天的大鼠 40 倍。然而，吗啡对出生 2 天大鼠的呼吸频率的抑制程度大大超过 14 天的大鼠。因此，新生儿可能对通常给予的阿片类药物的呼吸抑制作用特别敏感，可能是受体与年龄相关的现象。

对早拔管和最小残留呼吸抑制的需求，使得瑞芬太尼在新生儿麻醉中的应用增加。瑞芬太尼主要被血浆酯酶代谢。瑞芬太尼的药动学特点有：分布容积小、清除快并且与其他静脉麻醉药相比变异性低。此药起效快（血液与效应室的平衡半衰期 = 1.3 分钟），时 - 量相关半衰期短（3~5 分钟）。后一特性源于被非特异性组织和血浆酯酶共同的水解代谢作用。实际上几乎所有（99.8%）给予的瑞芬太尼在 $t_{1/2}\alpha$（0.9 分钟）和 $t_{1/2}\beta$（6.3 分钟）内消除。瑞芬太尼的药动学提示，在开始输注 10 分钟内，瑞芬太尼就会达到稳态。因此，改变瑞芬太尼的输注速度会引起药效的快速变化。瑞芬太尼的快速代谢和其较小的分布容积意味着瑞芬太尼不会蓄积。不管给药时间多长，停药后药效迅速终止。最后，瑞芬太尼的主要代谢产物几乎没有生物活性，即使在肾病患者中应用依然安全。

三、肌松药

出生时，神经肌肉系统结构和功能发育尚不完善。与年长儿和成人相比，新生儿的神经肌肉储备少。以 20Hz 的频率给予刺激，很多新生儿会发生强直衰减，而早产儿会产生强直后衰竭。在更高频率的刺激（50Hz），所有新生儿均会产生强直后衰竭。4 个成串刺激的比例和强直后易化的大小均随年龄而增长。基于上述这些发现以及临床标准，提示新生儿比其他年长患者对非去极化肌松药更"敏感"。

一些研究者已经证明了小儿对 D - 筒箭毒碱的敏感性，即使补偿了新生儿增加的细胞外液间隙和表观分布容积，这种敏感性仍然很高。然而，与成人相比，单次剂量的箭毒作用时间在新生儿并不延长，因为在新生儿中，50% 神经肌肉被阻滞的稳态血浆浓度仅为成人的 1/3。这也意味着随后追加的箭毒将会导致肌松时间延长。

在合适的剂量，所有的非去极化肌松药均可使新生儿达到有效的肌松效果。因此，对药物的选择更多基于这些药物的其他特性。因为泮库溴铵有强效的迷走神经阻断作用，它仍然是新生儿最常用的药物之一。与成人不同，心动过速常常是希望得到的副作用，因为新生儿对很多刺激有心动过缓的反应，包括缺氧、插管、应用氟烷和芬太尼。因为新生儿的心排血量是心率依赖性的，所以心动过缓有发生意外事件的潜在危险。有时候，由于终末器官疾病（肝脏或肾脏）可能会干扰药物消除，或者肌松持续时间或起效时间不适于所实施的手术，也会选用其他肌松药（如阿曲库铵和美维库铵）。

有趣的是，虽然血浆胆碱酯酶水平在出生后是降低的，但新生儿对琥珀酰胆碱相对抵抗。需要静脉注射 $1 \sim 2mg/kg$ 的剂量，而不是 $0.5mg/kg$，才能达到完全的肌松。静脉注射琥珀酰胆碱可以产生多种心律失常，包括窦性心动过缓、窦性停搏、结性节律和室性异位心律。有数个新生儿静脉注射琥珀酰胆碱后，在无上呼吸道梗阻的情况下，出现了肺水肿和肺出血。其他熟知的应用琥珀酰胆碱的并发症包括恶性高热、高钾血症、肌红蛋白血症以及眼压（和可能颅内压）增加。由于这些影响，越来越多的儿科麻醉医生不提倡琥珀酰胆碱的常规使用。尽管如此，琥珀酰胆碱仍然是现有起效最快的神经肌肉阻滞药之一。虽然存在与使用琥珀酰胆碱相关的一些问题，但是当需要对"饱胃"采取预防措施或者发生喉痉挛时，没有可以替代琥珀酰胆碱的药物。因此，我们的经验是"常备少用"。

四、氯胺酮、全身麻醉药、镇静药与脑发育

氯胺酮可导致心动过速、高血压、相对的血流动力学稳定性、痛觉消失以及一种改变了的"分离的"意识水平。它可以同时增加体循环和肺血管阻力，通常用于先天性心脏病、心血管功能不稳定或同时兼具二者的新生儿。它是一种 N - 甲基 - D - 天冬氨酸（NMDA）受体的拮抗剂。Ikonomidou、Olney 及其同事在一系列的主要出版物中指出，在幼鼠中，即使很短时间暴露于 NMDA 拮抗剂，例如氯胺酮，也会导致在易受损的发育年龄发生神经凋亡性退行性变。他们又把研究扩展到 γ - 氨基丁酸（GABA）激动剂，例如挥发性麻醉药及苯二氮䓬类。如果这个结论适用于人类新生儿（这个"如果"非常重要），其影响是巨大的。尽管其他人对这些发现有争论，我们仍被置于如此的困境："我们现在常规用于新生儿麻醉的这些药物以及其他药物是否安全？"同样必须面临的另一个选择是"实施手术时不给予镇痛和麻醉对发育中的大脑会造成什么后果？"

五、局部麻醉药

局部麻醉药通过阻滞动作电位在轴突的启动和传播而发挥作用。目前所有的局部麻醉药都是通过阻滞开放的、电压门控的钠通道的钠内流而奏效，局部麻醉药分两类：酰胺类和酯类。酰胺类的利多卡因、布比卡因和罗哌卡因都是在肝脏中经细胞色素 P450（CYP - 相关的）同工酶代谢。在新生儿期，这些代谢途径的功能显著降低。因此，这些药物的清除率明显下降。如果伴有血浆蛋白减少和游离的药物较多，则出现严重毒性反应的潜在风险很高。另一方面，酯类局部麻醉药被血浆酯酶代谢。尽管这些酶在新生儿期的数量和功能也都有所下降，但是酯类局部麻醉药的清除率下降程度要明显小于酰胺类。

六、监测

病情危重的新生儿实施急诊手术时，在麻醉和手术期间对监测的要求与病情危重的成人一样多，甚至更多。因为允许的误差幅度更小，而且危险发生的速度更快。不幸的是，我们常常采取折中的措施，因为监测幼小患儿是项技术难题，而且一旦在手术台上摆好体位、铺单完毕，视诊、触诊以及听诊常很困难，甚至有些监测是无法做的。对细节一丝不苟的关注

是绝对必要的。需要强调的是，没有任何仪器可以取代一位警觉的麻醉医师，他可以评估、解释和分析患者的病情。

一种最简单也是最有效的对新生儿麻醉的监测是心前区或者食管部位的听诊。听诊法可以提供有关患者病情的每搏心跳和每次呼吸的连续信息。例如，儿童心血管功能恶化的首要迹象是心音的改变，从清晰且贴近发展为低沉且遥远。呼吸音消失可提示呼吸机管路断开或者插管过深至支气管，这些迹象远早于机器报警。尽管这很重要，但是这项技术含量低且便宜的监测手段正在被一些麻醉医生们丢弃，他们更青睐那些醒目且昂贵的监测。

脉搏血氧饱和度监测仪的重要性仅次于心前区听诊器。这种无创的、可连续监测血氧饱和度的监测手段改善了麻醉监测，不仅应该用于手术室，还应在转运患者出、入手术室的过程中使用。在新生儿，血氧饱和度仪的探头首选放置于右手、耳垂或者颊黏膜。应用过程中维持氧饱和度在 90% ~ 95%（PaO_2 50 ~ 70mmHg）之间。更高的氧饱和度可能会与早产儿视网膜病（ROP）有关。因为心内分流的缘故，很多麻醉医师使用两个脉搏氧饱和度仪，一个放在右手，另一个放在下肢，分别测量动脉导管前和动脉导管后的血流。导管前动脉氧饱和度反映了冠状动脉和脑部的氧饱和度，即脑部氧合情况，这可能是影响眼睛并造成 ROP 的原因。然而，我们应该积极保护眼睛，我们绝不能仅为了新生儿的脑保护而过度供氧！

下一个重要的监测是血压。新生儿，尤其是体重低于 1.5kg 的早产儿，正常的收缩压可能仅 40mmHg。对血压的测量和控制成为艰巨的工作。这就是为什么很多儿科麻醉医生在为新生儿手术麻醉时，更喜欢以芬太尼为基础的麻醉药，而少用吸入麻醉药。在绝大多数的病例中，通过合适尺寸的血压袖带和常用的无创自动血压监测仪，就可以获得适当的血压监测。有时候，一个多普勒超声换能器或者一个放置合理的氧饱和度探头可以协助血压测量。然而，为了安全的管理麻醉，大多数大手术是进行连续有创动脉内血压监测的适应证。动脉内置管选择桡动脉较好，可以通过经皮穿刺或经外科切开完成置管。一般来讲颞动脉禁忌作为置管部位，因为推测由于血块或组织碎屑栓塞所致的严重脑损伤，与此部位置管有关。可供选择的其他置管部位包括足背动脉、胫后动脉和脐动脉。动脉置管能进行连续监测，并提供频繁取血样进行血气分析、血细胞比容和血糖测定的途径。它也是判断患者血容量状态的非常敏感的指标。冲洗这些导管时，需要注意细节和技巧。我们建议在抽取血样后，使用高压力、低容量的管路，用 0.5 ~ 1ml 的盐溶液冲洗导管，以尽量减小脑循环栓塞的风险。

临床判断新生儿的血容量是非常困难的。在腹部手术中（如坏死性小肠结肠炎），第三间隙液体丢失可达到 100 ~ 200ml/kg。监护仪或记录器上显示的动脉波形是早期血容量丢失的最佳征象之一（图 16 - 1）。可以看到动脉波形的改变（曲线下面积的下降）或者波形的呼吸性变异的发展。正压通气时，静脉回流减少导致动脉波形随每次呼吸明显降低或漂移。血容量减少时会出现这种典型的动脉波形降低。

在成人，最常用的对血容量的监测是中心静脉或肺动脉置管。历史上，在新生儿应用中心静脉压监测一直被认为不仅是技术上的难题，而且其对容量状态并不敏感。在 20 世纪 60 年代开展的换血疗法实验中证明，高达占估计血容量 20% 的失血量与经脐静脉导管测得的中心静脉压之间几乎没有相关性。这些实验并未在颈内或者颈外静脉置入中心静脉导管并以现代设备进行压力换能的条件下被重复。我们的经验是，中心静脉压非常有用，尤其是在大量失血或者丢失第三间隙液体、休克或者腹腔内压升高时。因为这些都是大口径的导管，安全地置入血管树中，通常是颈内静脉，它们可以提供一条可靠的给予液体和血管活性药物的通路。

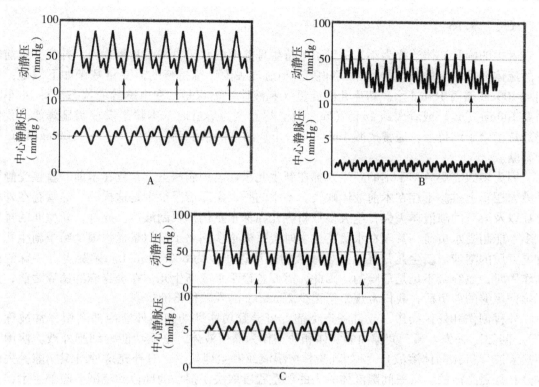

图16－1　血容量不足可同时在动脉和中心静脉波形上有所反映

随着正压通气（箭头），静脉回心血量减少，造成奇脉及中心静脉压下降。随着液体复苏，这些波形恢复正常

评估新生儿容量状态的重要手段之一是对尿量（或者尿量不足）的测量。应用一根5F的饲管（不是前端有球囊的Foley导管）可以很容易的完成膀胱导尿管插入术。导管用胶布固定于皮肤，并通过低容量管路连接标准的尿量计。可接受的最少尿量范围是0.5～1.0ml/（kg·h）。在非常小的孩子，这么少的尿量可能需要数小时的时间才能从手术台的位置流到尿量计中。而且，引流管常常放置在手术单下面，麻醉医生通常不容易够到，很难分辨和分离扭结在一起的管子。由于这些因素，手术中对尿量测量的价值不够重视。

因为新生儿麻醉几乎总是应用控制性机械通气，所以有必要采用二氧化碳分析仪进行呼吸监测。尽管经由小的无套囊的气管内导管测量呼气末二氧化碳浓度存在很多技术问题，这仍然是一种"监护的标准"，而且是安全实施麻醉的强制性监测项目。

最后，但也很重要的是体温监测。所有新生儿在转运过程中或在手术室里出现低体温的风险极高。为了降低这种风险，我们常规将小儿包裹在塑料袋里，应用暖风加热垫，并升高手术室的环境温度，给静脉输液加温以及使用温暖湿润的吸入气体。体温的监测常规使用一个直肠或鼻咽的温度探头。我们尽量维持核心体温于36℃，以避免低体温的后果，包括通气不足甚至呼吸暂停、相对的麻醉剂过量（低温时MAC值降低）、代谢性酸中毒、去甲肾上腺素分泌以及氧需增加。为了维持正常核心体温的氧需增加，以及去甲肾上腺素分泌增加，均可能导致肺部及外周血管收缩、右向左分流、无氧代谢、酸中毒和氧耗量增加，所有这些情况都可能加剧先前存在的心肺功能不全。

七、液体

术中的静脉液体治疗为小儿提供了维持生理需要的水、电解质和葡萄糖，补充了术前缺少的液体以及手术进行中的"第三间隙"和血液丢失。维持液的需要量基于如下假定：每消耗 100cal 需要 100ml 水。新生儿的能量（和液体）需求是，在未麻醉的状态，每 24 小时需要 100cal（ml）或者大约 4ml/（kg·h）。尽管全身麻醉时基本热量需求明显降低，我们仍然持续给予维持液，通常按照 4ml/（kg·h）的比例给予 5%~10%（50~100mg/ml）的葡萄糖。

因为多数需要急诊手术的新生儿都在新生儿重症监护病房里，并且在术前一直接受静脉补液，逻辑上推测不存在术前液体缺失。不幸的是，实际情况很少是这样的。尽管存在外科急症以及第三间隙液体丢失，绝大多数新生儿在保育室仍都限制液体。此外，新生儿的肾脏大多不能耐受水负荷，甚至在水负荷过多时会丢失很多钠离子，但是通常很少给予新生儿含有电解质的溶液。新生儿肾脏能产生最大的尿渗透压仅为 800mOsm/L。无疑当合并麻醉药物作用时，血容量不足是危险的。因此，需要急诊手术的新生儿，在全身麻醉诱导之前，为了确保足够的前负荷，我们常规给予至少 20ml/kg 的乳酸林格液扩容。

外科创伤和外科操作，或者肠道炎症，可导致功能性的细胞外液内部潴留，常被称为"第三间隙"丢失。第三间隙内的液体和盐类作为潴留液体，是无功能的细胞外液。使用平衡盐溶液（等张晶体溶液），例如乳酸林格溶液或者生理盐水，对补充这种组织间隙丢失的水分和盐是必需的。第三间隙液体丢失的严重程度取决于损伤的部位和范围。腹部手术，尤其是广泛的肠道病变或者手术操作范围大时，需要大约 10~20ml/（kg·h）的第三间隙补充治疗，而外周或者胸科手术仅需要 3~5ml/（kg·h）。

所有的失血必须用平衡盐溶液、5% 白蛋白或者血来补充。正常情况下，婴儿出生时血细胞比容很高（>0.50），3 个月后降至 30%。此外，这些红细胞主要由血红蛋白 F（HgbF）制造，它们对于氧有着远高于成人血红蛋白（HgbA）的亲和力。使 50% 的血红蛋白达到饱和的氧分压（P50）在 HgbF 是 19，而在 HgbA 是 27。因为新生儿的铁储备有限，且以新的红细胞补充丢失的红细胞的能力亦有限，故其血细胞比容在手术中不应降至 35% 以下。可允许的失血量按照如下公式计算：

$$[体重（kg）] \times （EBV^*） \times \frac{（Hct_{开始} - 0.35）}{Hct_{平均}^{**}}$$

$$Hct_{平均} = （Hct_{开始} + 0.35） \tag{2}$$

此处 EBV = 估计血容量，而 $Hct_{平均} = （Hct_{平均} + 0.35）/2$。

理想状况是，血液由新鲜全血补充，因为它除了红细胞，还包含血小板和凝血因子。不幸的是，不管在任何时候，很少有新鲜全血可供使用。浓缩红细胞最常用来代替新鲜全血。这种血液制品特有 60%~70% 的血细胞比容、高浓度钾以及极少量或几乎没有凝血因子 V 和 Ⅷ。大量失血以及大量输血（估计血容量的 2~3 倍）常常造成继发性凝血功能障碍和高钾血症。

这种失血常由血液稀释或消耗性血小板减少所致。可按照下面公式计算输注血小板的量：

$$血小板增加/mm^3 = \frac{30\ 000 \times （输注单位数）}{EBV（L）} \qquad (3)$$

很少需要新鲜冰冻血浆，仅在适当的适应证下才给予。所有的血液制品包括新鲜冰冻血浆，都可能受到病毒的污染。新生儿应被看作是免疫缺陷的宿主。因此，应考虑在输血前对可能含有白细胞的血液制品进行照射，因为有产生移植物抗宿主的反应。最后，所有的库存血（尤其是陈旧血）中都含有大量的钾。在给新生儿大量输血后，会出现危及生命的高钾血症，这可以通过输入洗涤红细胞来预防。

八、气道

充分理解婴幼儿、儿童和成人在解剖学上的差异，成功地对在正常和有先天异常的儿童进行气道管理至关重要（图 16 – 2）。小于 6 个月的婴儿只能通过鼻腔进行呼吸。解剖学（如鼻后孔闭锁）、物理的（例如鼻胃管）或者感染性的鼻咽部梗阻均会很快导致呼吸窘迫和（或）呼吸衰竭。当处理上呼吸道梗阻时，鼻咽部丰富和脆弱的淋巴组织也阻碍了这个年龄组患者常规鼻咽通气道的放置。

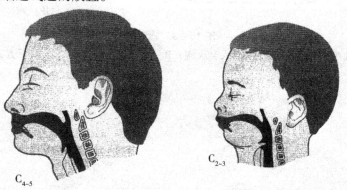

图 16 – 2 成人和婴儿气道比较的解剖学

小于 2 岁的儿童，其舌头与下颌骨相比相对较大，使喉部暴露困难。在麻醉诱导后患者意识丧失时，引起上呼吸道梗阻最常见的就是舌头。喉的暴露比较困难是因为新生儿的喉头靠前而且位置更高。喉头在婴儿位于第二至第三颈椎，而在成人则位于第四至五颈椎。声带的外观也不同。婴儿声带的 40% 是韧带，60% 是杓状软骨。在成人，这个比例是相反的。

婴儿的会厌是希腊字母 Ω 形状的、松软并以 45° 角进入咽壁。暴露喉部需要使用合适形状的直型喉镜片（0 号或者 1 号的 Miller 镜片）直接挑起会厌。相反，成人的会厌是坚硬的、平坦的且平行于气管壁。将喉镜片置于会厌沟间接显露喉部（图 16 – 3）。

最后，气管与成人不同。小于 10 岁的儿童气管最狭窄的部位是环状软骨环。一般选择直径 2.5 ~ 3.5min、无套囊的气管导管用于新生儿，以避免损伤此结构下方的黏膜。此外，婴儿的气管全长只有 4 ~ 5cm。这使得即使是经验丰富的操作者，无意中发生支气管内插管的可能性也极大。为了降低这种风险，我们应用 "1 – 2 – 3…7 – 8 – 9" 规则来协助确认气管内插管的位置。"1 - 2 - 3"指的是患者的体重，以千克计算，而"7 - 8 - 9"指的是气管内插管在患者嘴唇处的刻度位置，以厘米计。因此，一个1kg体重的婴儿气管内导管的末端固定于嘴唇处的刻度应为7cm。正确的气管内导管位置可通过听诊确认（谨慎适当的主气管插管后的呼吸音回响），触诊胸骨切迹内的气管内导管末端，视诊声带水平的远端标志线，以及拍摄胸部 X 线片来确定。一旦位置确定，气管内导管必须用胶带安全固定，固定方法要将导管脱出或意外拔管的可能降到最小。"鱼嘴"技术是我们首选的方法（图16 - 4）。

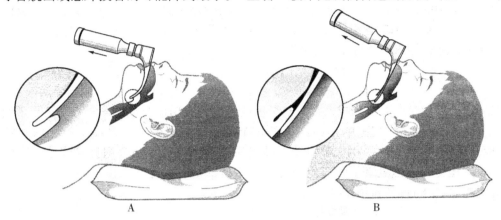

图 16 - 3　喉镜片

A. 弯曲型（MacIntosh）仅插入会厌沟；B. 直型（Miller）插入会厌下方或会厌沟

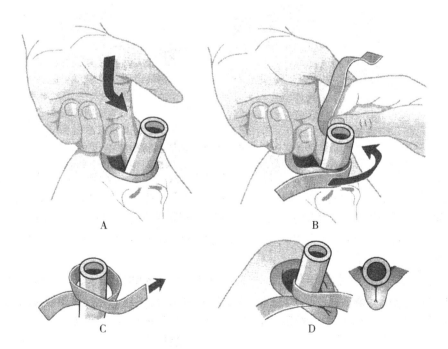

图 16 - 4　使用 1/2 英寸宽的胶带，气管内套管可用"鱼嘴技术"被安全的固定。从一侧颧骨开始，胶带被拉回来，环绕气管内导管，然后被拉到另一侧颧骨

　　如何把导管插进气管一直有争议。因为解剖学上的考虑，也因为新生儿在停止呼吸后仅 15～20 秒氧饱和度就迅速下降，所以，过去很多麻醉医师认为新生儿"清醒"插管更安全。然而，最近的证据已经在抗衡这个观点，清醒插管可能造成脆弱的、早产的新生儿发生心室内出血。而且，清醒插管在技术上更难完成，且常常导致声带损伤、出血、心动过缓以及继发于屏气所致的氧饱和度下降。对于需要预防"饱胃"的新生儿，即那些有吸入胃内容物的风险（如肠梗阻、坏死性小肠结肠炎），但经过体格检查气道正常的新生儿，我们首选"快速序贯"方式进行麻醉诱导。在液体容量复苏（乳酸林格溶液 10～40ml/kg）、预氧合以及预先给予阿托品（0.15mg）之后，应用轻柔的环状软骨加压可以闭合食管。如果环状软骨压力过大，则喉的位置可能会被扭曲或者气管本身也会闭合。在血流动力学稳定的患者，快速序贯的静脉诱导可由推注如下药物完成：硫喷妥钠 4～7mg/kg，丙泊酚 2～3mg/kg，氯胺酮 2～4mg/kg；或者芬太尼 12.5μg/kg（注意：这个剂量的芬太尼可能会导致胸壁僵直！），随后立即给予琥珀酰胆碱 2mg/kg 或罗库溴铵 0.9～1.2mg/kg。无需预防饱胃状态的新生儿仅占少数（如脊髓脊膜突出症或膀胱外翻），对这些患者的麻醉诱导可经面罩给予吸入麻醉药或者经静脉诱导，无需环状软骨加压。

（杨卫华）

第十七章
器官移植手术的麻醉

器官移植是将整个保持活力的器官移植到自体或其他个体的某一部位，临床上常见有心、肺、肾、肝、胰等移植。器官移植手术需多学科紧密合作，给麻醉工作带来了巨大挑战。我国器官移植术的发展始于 1958 年进行的肝、肾移植的动物实验，1977 年开始临床肝移植。目前我国器官移植与组织移植已经进入平稳发展阶段。

第一节　肾移植术的麻醉

当患者患有终末期肾脏疾病时，肾移植比血液透析更能提高患者的生存率和生活质量。肾移植后，患者的 5 年生存率为 70%，而那些接受透析的患者 5 年生存率仅为 30%。接受肾移植成功后，患者并存的与终末期肾病相关的各种疾病，如心肌病变等，可以部分好转或全部治愈。在肾移植过程中，麻醉管理十分复杂，将会面临各种各样的问题，例如患者严重的贫血、高血压、代谢性酸中毒、充血性心力衰竭、高钾血症、低钠血症、循环衰竭等。而且目前我们所面对的是再次肾移植和老龄患者肾移植，这些患者的病情更加复杂，更增加了围手术期麻醉管理的难度。

（一）肾移植的适应证和禁忌证

肾移植是最常见的器官移植，各种原因导致的终末期肾功能衰竭，包括糖尿病性肾小球病、高血压性肾小球硬化、肾小球肾炎、肾盂肾炎、Alport 综合征、多囊肾等，都可以进行肾移植。

肾移植的绝对禁忌证有心、肺、肝的严重病变，如顽固性心力衰竭、呼吸功能衰竭、凝血功能异常及肝功能不全、结节性动脉周围炎、弥漫性血管炎等全身性疾病引发的肾病变、全身感染及活动性结核以及恶性肿瘤。

（二）术前评估及准备

（1）供肾者的准备：供肾者均为健康人，麻醉前应根据临床资料对全身情况做出判定，在前一天晚静脉输入平衡液或生理盐水 1 000ml。笔者所在医院一般选择全身麻醉。除常规血流动力学监测外，可进行中心静脉压监测，以指导术中扩容（多用晶体）。阻断供肾血管前注入呋塞米（速尿）20mg。手术结束时一般拔除气管导管。

（2）受肾者的准备：由于肾功能损害的病人对中枢神经系统抑制药敏感性增强，所以术前用药需慎重，剂量应适当减少。因胃肠排空减慢及胃内容物增加，应选用抗酸药、抗胆碱能药物（如东莨菪碱）和止吐药。纠正尿毒症和水、电解质及酸碱平衡的紊乱，一般术前进行一次血液透析治疗，使尿毒症、高钾血症得到改善。另外，对于心血管功能的评估至关重要，有半数透析患者死于心力衰竭，肾移植术后的首要死因也是心血管并发症。因此，在移植前后应纠正心血管危险因素，除了询问病史及一些物理检查外，患者应接受心电图、超声心动图以及肺功能的检查，控制高血压，减轻心脏前、后负荷；纠正贫血、感染及控制血糖，排除患其他肿瘤的可能。对患者精神状态的稳定性进行评估，应注意受体肥胖使手术并发症的危险增加，可影响移植器官的功能，增加切口感染的机会。因为此类患者骨营养不良而易于发生骨折，所以，安置手术体位时应注意。

（三）麻醉选择

肾移植手术的麻醉除满足手术需要外，还要考虑麻醉药物和麻醉方法对肾脏的影响，即是否经肾脏排出；是否影响血流动力学和肾脏循环；是否抑制呼吸，均能直接或间接损伤肾脏功能。

肾移植的麻醉视患者具体情况而定，可选择全身麻醉或连续硬膜外麻醉，全身麻醉适合所有肾移植患者，特别是术前应用肝素有凝血功能异常或血小板功能障碍的患者，麻醉诱导和维持药应以不经肾排出和不加重肾功能损害为原则。全身麻醉诱导：诱导药物剂量适当减少，给药速度减慢，以免发生低血压；静脉麻醉药咪达唑仑、依托咪酯和丙泊酚都可用于麻醉诱导；可采用静吸复合和静脉复合麻醉进行麻醉维持，如吸入异氟烷、七氟烷，静脉输注丙泊酚；麻醉性镇痛药因其代谢产物具有一定的药理活性而作用时间延长，故应适当减量和慎重使用。阿片类可选用芬太尼、舒芬太尼及瑞芬太尼，瑞芬太尼在患者体内不易蓄积，更适合肾病患者的麻醉维持。对于肾功能显著损害的患者，肌肉松弛药应首选阿曲库铵或顺式阿曲库铵，罗库溴铵也可应用。维库溴铵和泮库溴铵等药效将延长。高血钾时不宜使用琥珀胆碱。麻醉诱导后放置二腔或三腔中心静脉管监测中心静脉压以及注药，桡动脉置管测定直接动脉压及间断采集动脉血气，同时应留置导尿。

区域阻滞麻醉：只要没有凝血机理异常，无呼吸系统并发症，循环功能稳定，可选择连续硬膜外麻醉，硬膜外麻醉时只要不引起低血压，便不会加重肾功能损伤；阻滞平面适宜可改善肾血流量，使尿量增加。以 $T_{11,12}$ 或 $L_{1,2}$ 间隙为穿刺点向上置管，也可选用两点穿刺。局麻药中不加肾上腺素，以免吸收而诱发肾血流减少。阻滞平面不应超过 T_5。在硬膜外麻醉时，正常肾脏能够耐受的低血压极限为平均动脉压 8kPa，时限不超过 30min。故合并肾功能损害时，血压范围应适当提高。当术中发生低血压时，首选麻黄碱。但术中一旦血流动力学波动大或平面过高影响呼吸时，患者会有不舒适感，偶有烦躁。术中渗血较多者应警惕术后硬膜外血肿的发生。

（四）术中管理

（1）血流动力学监测与管理：除常规无创血流动力学监测指标外，需进行有创动脉压和中心静脉压监测。经典的血流动力学目标是收缩压大于 12kPa，平均动脉压大于 8kPa。肾移植围手术期血压调控十分重要。移植肾缺乏神经支配以及丧失血流自主调控功能，这意味着如果患者血压过高，可直接冲击移植肾的内皮组织，但如果血压过低，则会导致肾脏灌注不足，从而加重缺血性损伤。维持肾移植过程中及移植后的血压稳定对于保证移植肾血流，促进功能恢复，提高术后移植物存活率和降低患者死亡率都具有关键性作用。

血管活性药物的选择：在肾移植术中，当动脉开放时，常常会因为血容量相对不足、酸中毒、离子紊乱等造成血压降低，如果不能及时纠正，往往会导致移植肾灌注不良，加重肾脏缺血性损伤，危及移植肾的存活和功能恢复。所以，选择适当的血管活性物质调控血压十分重要。一般选择多巴胺类药物。在肾移植手术中低剂量多巴胺 $1 \sim 3 \mu g/ $（$kg \cdot min$）静脉滴注，可增加肾血流和扩张肾血管，尽管其具体作用还存在争论，常被认为具有保护性作用。非诺多泮是选择性多巴胺 1（DA1）受体激动剂，也具有弱的 α_2 肾上腺素能受体拮抗剂作用，在富含 DA1 受体的血管中可使血管扩张，在应用适当剂量时可使肾脏血流增加而且不会影响血压。此外，非诺多泮还具有利尿剂作用，这可能是由于直接作用在近曲小管的 DA1 受体所导致的。其他儿茶酚胺类血管收缩药，尤其是 α 肾上腺素能激动药，将会干扰移植肾的再灌注过程，应用应十分谨慎。应用低浓度肾上腺素或去甲肾上腺素，可在增加全身动脉压的同时降低肾脏总血流量，但肾小球滤过率可保持不变。但应用高浓度肾上腺素或去甲肾上腺素时，特别是静脉应用，可导致肾血流量和肾小球滤过率明显降低。在器官移植供体中应用去氨基加压素（desmopressin）和血管加压素（vasopressors）仍具有很大争议。术中如果出现血压过高，可加深麻醉或给予短效降压药物（如乌拉地尔、硝酸甘油等）来控制血压。

（2）呼吸管理：气道压力不要过高，以免影响回心血量而引起尿少；同时也要防止过度通气造成低碳酸血症，引起氧离曲线左移而加重肾低氧。

（3）维持电解质和酸碱平衡：纠正低钠血症，以避免加重酸中毒或低渗性休克或低渗性昏迷；防治高钾血症或低血钾；防治高钙血症；纠正酸中毒。

（4）术中液体管理：围手术期适当的输血和输液是肾功能保护的关键。根据中心静脉压监测指导术中扩容治疗。术前进行血液透析治疗的患者，应注意血容量不足的问题，需要迅速恢复血容量时，通常推荐应用人工胶体和复方电解质溶液。治疗低血容量的同时应避免高血容量；肾移植患者在术前常有贫血，但患者在手术室里很少需要输血，血红蛋白维持在 80g/L 以上即可。输血时应输新鲜血，大量库血会引发高钾血症。

（5）利尿药的应用：肾动脉吻合开放后开始用利尿药，少尿时应谨慎使用甘露醇和呋塞米。甘露醇属渗透性利尿剂，在尿液排出之前会使循环容量过多，心功能不好的患者应注意输注速度和量，避免发生心力衰竭和肺水肿。通常给予呋塞米（0.4mg/kg），可降低肾血管阻力，减轻肾小管阻塞和肾间质水肿，提高肾小球滤过率；无效时可加倍。移植肾在尿浓缩以及对钠的重吸收方面常有缺陷，因此要注意电解质的变化。

（6）其他：糖尿病患者术中控制血糖可明显改善预后，血糖维持在 $4.4 \sim 6.1 mmol/L$ 较好。小儿的肾移植成功率较成人稍低，年龄越小越易发生移植肾血管血栓形成。对一些小儿来说，手术中还要考虑到移植器官的大小是否合适，而且术中要将成人供体的肾脏置于腹膜后。在关腹时应注意吸气时气道峰压，如压力增加，应给予处理。

（五）术后恢复

全身麻醉的患者一旦手术结束，移植肾功能良好，术中血流动力学稳定，自主呼吸恢复良好，即可拔出气管导管。如果需要拮抗肌松药时，新斯的明 50% 通过肾脏排泄，故对肾功能损害的患者来说，其作用时间延长，阿托品的剂量应相对加大，必要时追加 1 次剂量。高血压是术后的常见问题，可因液体超负荷而加重，可给予利尿药和短效抗高血压药进行治疗。如果患者的呼吸、循环状态不稳定，可送入 ICU 病房治疗，必要时术后可能需要透析治疗。此外，要避免使用肾毒性药物。

（付珍红）

第二节 肝移植术的麻醉

（一）肝移植的适应证与禁忌证

（1）成人肝移植的适应证：肝移植是肝功衰竭唯一的治疗途径。其适应证包括非胆汁淤积性肝病（丙型肝炎、慢性乙型肝炎和酒精性肝病）、遗传代谢性肝病、暴发性肝功能衰竭和无肝外转移的恶性肿瘤。但后二者目前还有争议，也是不常见的适应证。最常见的还是终末期肝硬化。小儿肝移植的适应证包括胆汁淤积性肝硬化、暴发性肝功能衰竭、先天性代谢性肝病、慢性活动性肝炎肝硬化、肝肿瘤、Budd – Chiari 综合征等。

（2）肝移植的禁忌证：肝外恶性肿瘤，肝门部胆管癌，人免疫缺陷病毒感染，进行性心、肺疾患，包括慢性阻塞性肺病或肺纤维化，酒精或其他药物成瘾，未控制的脓毒血症。对于自发性细菌性腹膜炎的患者，在药物治疗 $2\sim5d$ 后可以考虑行移植术。

（二）术前评估及准备

（1）中枢神经系统：慢性肝衰竭很少出现脑水肿，但慢性肝性脑病的出现已经表示有病理生理改变。

（2）心血管系统：大多数患者表现为高血流动力学状态，表现为心排血量增加和微动脉扩张，由于肝移植标准的扩大和受者年龄上限的放宽，术前应例行评估缺血性心脏病，多巴酚丁胺负荷超声心动图（DES）可用于术前病人的风险分级，DES 还能诊断肺动脉高压和瓣膜性心脏疾病。对于有诱发缺血可能的患者，要进行冠状动脉造影来确定、鉴别病变的性质。有严重冠心病的患者一般不适合肝移植手术。

（3）呼吸系统：与肝病相关的肺部并发症包括限制性肺疾病、肺内分流、通气/血流比例失调和肺动脉高压。限制性肺疾病由腹水和（或）胸腔积液导致，常在液体引流后得到改善。无腹水或肺内疾病时出现的低氧血症被认为与肝肺综合征有关，主要是由于分流、通气/血流比例失调和（或）弥散障碍所致，如果严重的肝肺综合征经吸氧不能纠正时，移植的风险就会加大。肺动脉高压也增加了患者围手术期的风险，有研究认为，平均肺动脉压在 6.7kPa 以上是肝移植手术的绝对禁忌证。术前应用药物如前列腺素 E_1 将降低肺动脉压。

（4）肾脏：术前鉴别患者是否有肾功能不全而需进行肝、肾联合移植非常重要。由于术前患者酸碱失衡和血管内容量不足，可能导致轻度进展性肾病的恶化，应该对上述诱因进行治疗，诊断时需排除原发性肾病、蛋白尿、低血容量、血流动力学紊乱引起的肾灌注不足。

（5）消化系统：食管静脉曲张、门静脉高压和腹水是终末期肝病最常见的表现。此外，胃排空延迟及药物代谢受到影响。终末期肝病患者对药物敏感性增加，许多药物如肌肉松弛药和阿片类药物代谢时间延长。

（6）血液和凝血系统：多数患者由于慢性疾病、营养不良和（或）出血，均有不同程度的贫血。除纤维蛋白原和Ⅷ因子，其他所有凝血因子合成都减少，循环中血小板数量减少，功能不良，导致凝血功能障碍。

（三）麻醉选择和麻醉前用药

肝移植手术均选择全身麻醉。麻醉前多肌内注射阿托品或东莨菪碱，不用麻醉性镇痛药，如果患者有严重凝血功能障碍，则应口服给药。麻醉药物应选择不影响肝血流且有利于循环功能稳定及对肾功能影响小的药物。由于术前难以预测术中及术后是否会大量出血，应准备充足的血源，还应该根据患者的凝血状态准备新鲜冷冻血浆（FFP）、冷沉淀和血小板。

（四）术中管理

1. 活体肝移植供体的麻醉　肝左叶移植在亲子捐献中比较常见。尽管左肝部分切除术是个大手术，但供体通常能很好地耐受。右叶切除术的手术过程更复杂，也具有一定的风险。

活体肝移植捐献者均为健康者，麻醉诱导与维持同肝切除手术的麻醉。需监测有创动脉压及中心静脉压。大部分肝切除需切除肝静脉（交叉夹闭肝蒂，通常不夹闭腔静脉），静脉回流量可下降50%左右。当腔静脉或者门静脉被夹闭时，供体会出现明显的低血压。血压主要靠反射地增加内源性血管紧张素以及去甲肾上腺素的水平来维持。因此，在钳夹前增加容量负荷，如给予白蛋白和其他液体，可以预防低血压的发生。也有学者认为，在切除的过程中维持较低的中心静脉压，失血量会减少，在切肝前限制入液量或应用血管扩张药以及利尿药，使中心静脉压维持在0.7kPa（5mmHg）以下。如果供体血压下降需血管活性药时，可选择血管紧张素以及去甲肾上腺素。

大多数肝切除手术可应用等容血液稀释以减少红细胞的需要量，失血量通常小于1L，而且只有20%~40%的患者需要输血，也可应用自体血液回输，减少出血和输血。

多数供体能在手术室内拔除气管插管。部分患者由于低体温而无法在手术室内拔管。术后疼痛可采取硬膜外镇痛，但在右半肝切除术后，国际标准化比值（INR）明显升高，并在几天内达到高峰，同时伴有血小板计数的下降。因此，对这些患者可采用静脉自控镇痛比较合适。

2. 受体的麻醉　受体麻醉多采取快速诱导进行全身麻醉，除常规监测手段以外，还需行有创动脉压、鼻咽温监测。经右颈内静脉置入漂浮导管或应用连续超声心动图监测容量状态，右侧颈内静脉或锁骨下静脉置入三腔中心静脉导管，以方便给予血管活性药和测定中心静脉压。准备二路管径为14号并能加温的流速至少在50ml/min的快速输液通道。根据患者术前的凝血状态准备适量的血液、新鲜冰冻血浆和冷沉淀及血小板。对于肾功能不全的患者，可予以腋、股静脉置管行腋-股静脉转流，以减少肾脏淤血。手术床、双下肢及双上肢以及头部放置保温垫来保持体温稳定。

肝移植手术分为以下3个时期：无肝前期、无肝期以及新肝期。

（1）无肝前期：指自手术开始到阻断门静脉、下腔静脉和肝动脉的期间，包括肝脏分离和切除。由于腹水引流可引起血容量减低，游离和切除肝脏引起失血，因此，需输注含胶体的液体以减少前负荷的变化，同时还应纠正已经存在的凝血功能障碍，采用血栓弹力图或标准的实验室检查指导纠正凝血功能障碍，在开腹时就应尽快输注新鲜冷冻血浆，此期很少发生纤维蛋白溶解，故很少需要冷沉淀。需要注意的是，无肝前期的失血量可能很大，应及早纠正凝血功能障碍。肝功能不良时输入含枸橼酸的血液，可能会出现枸橼酸中毒和低钙血症，可给予氯化钙预防，以 0.5g/h 的速度持续静脉滴注来维持血钙浓度较间断静脉推入的方法好。还可出现低镁血症，也应及时处理。保持体温正常也是纠正凝血异常的重要环节，因此，患者的保温措施和液体的加温十分重要。

无肝前期的患者存在复杂的凝血功能紊乱，除了补充血小板、FFP 和凝血酶原复合物/纤维蛋白原等纠正凝血异常外，术中要持续监测血栓弹力图，及时纠正纤溶异常。肝移植过程中还可应用活化凝血Ⅶ因子（Novoseven），它被认为是一种安全的凝血药。

肾功能不全是肝移植术中的主要问题，保护肾功能的有效措施就是维持肾的灌注，白蛋白在预防及治疗由肝肾综合征引发的自发性腹膜炎方面有很好的效果。此外，开腹导致大量腹水（>5L）流出，此时应采用输入白蛋白的方法来防止肾脏失代偿：每放出 1L 腹水，相应地输入 6~8g 的白蛋白。可选择血管加压素治疗肝肾综合征，这种药物能够代谢成赖氨酸。有研究表明，肝移植患者对去甲肾上腺素的反应很好，可选用去甲肾上腺素维持血压。笔者所在的医院在积极补充血容量的基础上，用去甲肾上腺素 0.05~0.5μg/（kg·min）和小剂量的多巴胺持续输注以提升全身血压来维持肾脏的血液灌注。补充血容量以胶体为主，胶体和晶体液的比值控制在（1~5）:1，推荐使用琥珀明胶和不超过推荐量的羟乙基淀粉胶体液，选择不含乳酸的晶体液，如复方电解质溶液（勃脉力）。为维持尿量，可给多巴胺 2μg/（kg·min）泵注、甘露醇 1.0g/kg 和呋塞米 20~60mg/次利尿。

（2）无肝期：从阻断下腔静脉和门静脉开始到开放这些血管恢复肝血供的期间。开始阻断下腔静脉后，静脉回流减少了 50%~60%，易发生低血压。此时可以建立腋-股静脉旁路将下腔静脉和门静脉血流转移至上腔静脉，增加静脉回流，改善全身的血流动力学状况，增加肾灌注压，同时还能缓解门静脉压力，使术野清晰，减轻内脏淤血。但腋-股静脉转流易发生气栓，体温下降明显，目前在很多移植中心多不采用。当阻断下腔静脉，回心血量减少导致严重的低血压时，早期应快速适量补充血容量和给予血管活性药。但如果输入过多的液体，在静脉开放后，大量血液及代谢产物迅速回到心脏，可能会引起肺水肿和恶性心律失常。可应用多巴胺或多巴酚丁胺及去甲肾上腺素配合适当胶体液输入，以维持器官的灌注压。由于无肝期机体不能对乳酸和枸橼酸进行代谢，应避免外源性乳酸液体的输入并及时补充钙剂。无肝期应持续监测血气和乳酸水平，及时纠正酸碱离子紊乱。这期间由于肝脏产热功能缺失和大量补液，要注意保温。这个时期由于缺乏肝脏产生的纤溶酶原激活物抑制剂，会出现纤溶作用，可输入冷沉淀来纠正。

（3）新肝期：以移植肝恢复再灌注为标志，再灌注期是整个肝移植过程中最危险的时期。随着门静脉、下腔静脉的开放，如有大量高钾性冷保存液进入循环系统，使 K^+ 及 H^+ 迅速升高，可发生低体温、高血钾、酸血症，引起血流动力学的剧烈波动，因此，在开放肝上、下腔静脉时，应放出含保存液的血液 200L 左右。下腔静脉的再灌注过程中，血流动力学变化不大，但门静脉的再灌注可导致"再灌注综合征"，表现为一过性的严重低血压、心动过缓、外周血管阻力和心肌收缩力下降以及肺血管阻力增加。对再灌注损伤的防治，包括再灌注前给予碳酸氢钠防治酸血症，在开放门静脉的同时给予 0.5g 氯化钙来拮抗高钾血症对心脏的影响。在再灌注前后要及时行血气分析，给胰岛素和葡萄糖降低血钾，给予利尿药物（呋塞米）保证足够的尿量。如果心电图 T 波高尖，要重复进行上述的治疗。再灌注后纤溶亢进最明显，应用抗纤溶药物和冷沉淀纠正。再灌注时应准备好利多卡因、阿托品以及去甲肾上腺素等急救药品，以治疗严重心律失常或低血压。开放肝动脉时，通常没有血流动力学的明显改变。继续纠正凝血功能异常。由于应激反应，血糖多升高，一般不需处理，但持续高于12mmol/L时可给胰岛素。当移植肝功能恢复后，由于糖向细胞内转移及合成肝糖原，可有血糖下降，且波动很大，需持续输葡萄糖液，并需频繁监测血糖。

血流再通后肝细胞开始工作，体内乳酸以及枸橼酸经代谢易致碱血症、低钾，因此，先前纠酸不可过度。通常在再灌注以后，肾功能就有所改善。此期还应注意有时患者渗血会较多，及时纠正低血容量和贫血，适时进行血气分析。胆管的吻合是在新肝期完成的，此期出血很少。一般术后将患者送入监护室继续机械通气和液体管理24h。

对于所有发生急性肝功能不全的患者，可能出现颅内压（ICP）迅速升高，脑疝形成甚至死亡。监测颅内压有助于对这些患者的治疗，但是有引起颅内出血的危险。应避免应用增加颅内压的药物。

（付珍红）

第三节　心脏移植术的麻醉

自1967年Christian Barnard在南非成功施行第一例心脏移植手术以来，对于那些终末期心力衰竭的患者来说，心脏移植手术是最后的治疗手段。由于起步晚，继哈尔滨医科大学附属第二医院开展我国首例心脏移植术成功后，目前国内能开展心脏移植的医院还不多，其中以上海中山医院目前开展心脏移植手术成功病例最多，经验也比较丰富。

（一）心脏移植的适应证与禁忌证

（1）适应证：低射血分数小于0.2，低钠血症小于135mmol/L，肺毛细血管楔压大于3.3kPa，血浆去甲肾上腺素大于600pg/ml，心胸比增加，最大氧耗量下降小于10ml/（kg·min），内科治疗预后差。动态心电图检查显示患者有临床症状的严重的心室异位，也应考虑进行移植来减少猝死的危险。心脏移植最常见的疾病是缺血性以及特发性扩张型心肌病。其他较少见的病因包括病毒性、充血性、产后性以及先天性心脏病所导致的心功能衰竭。病情十分严重的患者，临时安置心室辅助装置可提供循环支持。

（2）禁忌证：肺动脉高压可增加围手术期死亡率，因此，严重的不可逆的肺动脉高压是移植手术的禁忌；活动性感染包括人免疫缺陷病毒感染，不可逆性肾或肝功能损害，恶性肿瘤和严重的非心脏动脉硬化性血管病变，都不适合心脏移植。免疫抑制剂对肾脏和肝脏有不良反应，存在内源性肾脏或者肝脏性疾病增加了围手术期发生肾脏或肝脏功能不全甚至衰竭的风险。可考虑对患多器官疾病的一些患者进行联合心、肾或心、肝移植。明显的动脉硬化增加围手术期的死亡率以及动脉血栓的发生率，也是禁忌证之一。因恶病质而发生的营养不良也会增加感染的危险。

（二）术前评估及准备

缺血时间超过6h，供体的心功能就可能恶化。因此，当供体手术开始后，移植手术就应该开始。术前评估以及对患者的准备必须尽快完成。供体与受体手术小组之间的密切交流能够最大限度地缩短器官缺血时间。当供体小组已经完成对供体的评价，确定器官可以用于移植时，就开始受体的麻醉诱导。

评价受体应注意：禁食、禁饮情况，循环支持的程度（强心药的输入、心力衰竭的慢性药物治疗、左心辅助装置等）以及有无血流动力学检测或抗心律失常的设备，如起搏器和除颤器。术前需要对起搏器以及除颤器进行检测，并重新设定模式，使其不被电刀干扰。由于心脏移植属急诊手术，患者处于饱胃状态很常见，可进行快速诱导全身麻醉。患者通常应用血管紧张素转换酶抑制剂或华法林，能增加术中发生低血压和出血的风险。输入血管加压素有利于治疗由 ACE 抑制药引发的低血压，而当国际标准化比值（INR）升高时，可应用新鲜冰冻血浆（FFP）。如果近期有心脏功能的恶化，可给予强心剂，如多巴胺或米力农。应用超声技术对心脏和血管进行评价，查看最近的胸片和实验室检查结果，评价心衰患者的肺脏、肝脏以及肾脏的代偿情况。

心脏移植的麻醉处理与其他心脏手术很相似。不同之处是要更加关注移植者的免疫抑制状态，血流动力学稳定性，以及供体的早期心脏功能和去神经化的问题。手术小组将根据供体和受体的感染类型来选择抗生素，并在切皮前给予患者免疫抑制剂。

可在麻醉诱导之前置入肺动脉导管，用肺动脉导管连续监测混合静脉血氧饱和度[$Sv(O_2)$]和心排血量。如果患者不能平卧，可先进行麻醉诱导，但在诱导前必须动脉置管监测有创血压。如果诱导时没有中心静脉导管，应置入大管径的静脉通路，方便给药和输液。监测指标详见肝移植部分。在诱导前必须备好强心药，如多巴胺、去甲肾上腺素、去氧肾上腺素、血管加压素、多巴酚丁胺及米力农等药物，可以有效用于心脏移植患者的围手术期处理。术前有左心辅助装置或者以前做过胸骨切开手术的患者会增加手术时间及风险。在术前还应贮备充足的 RBC、FFP、血小板及冷沉淀。

（三）术中管理

心脏移植患者心功能很差，使麻醉诱导过程更加复杂。麻醉的重点在于最大限度地减少血流动力学的波动。麻醉诱导可应用咪达唑仑、芬太尼或舒芬太尼、依托咪酯；麻醉维持可采用全凭静脉或静吸复合的麻醉方式。大剂量的麻醉性镇痛药配合持续输注丙泊酚或吸入七氟烷进行麻醉维持，选用非去极化肌松药来维持肌肉松弛。有时麻黄碱或去氧肾上腺素对低血压无效，应快速输入正性肌力药或增加原来应用血管活性药物的剂量。

如无禁忌，术中应行经食管超声心动图（TEE）检查，在建立体外循环前可以对受体的心脏功能进行监测，确定是否有心室功能的变化或者瓣膜反流量的增加。无论是在体外循环时还是体外循环后，TEE 都有助于对供体心脏的评价。

肝素的剂量与其他的体外循环手术相似。将原来的心脏切除前，肺动脉导管应该从术野中撤出到上腔静脉，在血管吻合结束时再置入。体外循环的维持和停机与其他的心脏手术过程相似。供体心脏缺血时间的计算是从供体切取心脏夹闭主动脉到移植心脏开放主动脉的时间。停止体外循环前，应用 TEE 对心脏进行评价，主要观察心室以及瓣膜的功能，排除心内分流的存在。因供体心脏处于去神经状态，增强或减缓心肌收缩力的正常生理反馈调节功能已经丧失。由于异丙肾上腺素对心脏 β 受体有直接作用，通常用来提高移植心脏的心率。有时需要应用临时心外膜起搏器，直到有足够的时间让异丙肾上腺素发挥最大的效用。表17-1 列举了在心脏移植中血管活性药物的作用。残留的心房组织可能仍存在着电活动，在心电图上表现出两个 P 波。

受体已经存在肺动脉高压、供体心脏缺血时间过长或心脏功能处于临界状态，移植后发生右心衰竭的风险增加。供体心脏对高肺动脉阻力不适应，很快就可以发生衰竭。对供体右心衰的治疗和其他右心衰的治疗相同，目标是提高收缩力和降低肺血管阻力。如果静脉用药不能辅助脱离体外循环，配合吸入一氧化氮（NO）或伊洛前列素（prostacyclin）可能有效。

表 17 - 1　去神经后心脏药物的效应

药物	对受体心脏的影响	机理
地高辛	正性肌力药物，对窦房结的影响最小	对心肌有直接作用，去神经化
阿托品	没有作用	去神经化
肾上腺素	增加心肌收缩性. 增加心脏变时性	去神经化，高敏感性
去甲肾上腺素	增加心肌收缩性，增加心脏变时性	去神经化，没有神经元摄取
异丙肾上腺素	正性肌力药物，提高心率	去神经化，没有神经元摄取
奎尼丁	无迷走神经松弛作用	去神经化
维拉帕米	房室传导阻滞	直接作用
硝苯地平	没有反射性心动过速	去神经化
肼屈嗪	没有反射性心动过速	去神经化
β 受体阻断药	增加拮抗作用	去神经化

（四）小儿心脏移植

小儿心脏移植也在增加，75% 的患者为先天性心脏病或特发性病毒性心肌病。术前的评价主要集中在心、肺功能状态，以及先心病患者特殊的心脏生理。有些患者在移植前曾进行过姑息性手术，再次手术时术中风险增加。吸入麻醉诱导后，常规置入中心静脉导管以及动脉内置管，麻醉维持用大剂量阿片类镇痛药以及间断给予安定类镇静药。

（付珍红）

第四节　肺移植术的麻醉

从 20 世纪 80 年代开始，对于肺或肺血管疾病晚期的患者进行肺移植治疗，已经逐渐被国际上普遍接受。我国的肺移植病例少，发展缓慢，至今移植后 1 年存活率也很低。由于需要对呼吸功能几乎完全丧失的患者进行全麻，而且术中还需要单肺通气和阻断肺动脉，肺移植的麻醉是器官移植麻醉管理比较困难的一种。

（一）肺移植的适应证与禁忌证

适应证：患者的肺功能衰竭，内科及其他外科治疗不能明显缓解症状，且预期的生存时间为 2~3 年，术前肝、肾功能正常，左心功能正常，可以考虑对其进行肺移植。慢性肺内感染包括支气管扩张、肺囊性纤维化、慢性阻塞性肺病、严重大疱型肺气肿、原发性肺动脉高压（PPH）及 α_1 抗胰蛋白酶缺乏症的患者可进行双肺移植。Eisenmenger 综合征的患者可以进行单肺或者双肺移植（表 17 - 2）。

绝对禁忌证包括其他器官主要是心脏和肾脏存在明显的功能不全，HIV 或者慢性乙型或丙型肝炎病毒感染，以及恶性肿瘤。处于像急性气道高反应性疾病时，并不适合施行肺移植手术。合并有明显的心脏疾病的患者可以考虑进行心、肺联合移植，不是单纯肺移植的对象。有临床症状的骨质疏松症，胸廓骨骼异常，应用激素，营养状态不理想（小于 70% 或大于130% 理想体重），毒品成瘾或精神状态不稳定，机械通气状态，耐药微生物的侵入，都是手术的相对禁忌证。像糖尿病、高血压这些系统性疾病，只要患者处于临床稳定阶段以及药物可以控制的情况下，并不是手术的禁忌证。手术的存活率与患者的年龄成反比，因此，推荐的移植年龄上限是：心、肺联合移植 55 岁，双肺移植 60 岁，单肺移植 65 岁。

表 17 - 2　肺受体的选择

一般适应证	
	终末期肺部疾病
	药物治疗失败的肺部疾病
	年龄存计划移植的上限内
	预期寿命 <3 年
	能够行走且能进行康复治疗
	良好的营养状态（标准体重的 70% ~130%）
	稳定的社会心理状态
	无其他系统疾病
疾病特有的适应证	
COPD	在给支气管扩张剂后 FEV_1 <25% 预计值且（或）$PaCO_2$ = 7.3kPa 且（或）肺动脉高压（尤其是肺心病），慢性氧疗中
肺囊性纤维化	FEV_1 <30% 预计值，低氧血症。高碳酸血症，或肺功能迅速下降、体重下降以及咯血。经常感觉无力，尤其是年轻女性患者，存在抗生素耐药性微生物感染
特发性肺纤维化	潮气量 < 预计值的 60% ~65%，休息状态下的低氧血症，治疗（包括激素）都不能防止疾病进展
肺动脉高压	NYHA 功能分级在 Ⅲ ~ Ⅳ 级，无论是否应用前列环素治疗，平均右心房压 >2.0kPa，平均肺动脉压 >7.3kPa，心指数 <2L/（min·m²）
Eisenmenger 综合征	尽管给予合理治疗，NYHA 功能分级仍在 Ⅲ ~ Ⅳ 级
小儿	NYHA 功能分级在 Ⅲ ~ Ⅳ 级，对于治疗无反应，肺心病、发绀、低心排血量

肺移植的外科术式包括单肺移植、完全双肺移植或双肺序贯移植，以及心、肺联合移植。单肺和双肺序贯移植可以在没有体外循环下进行，尽管如此，对那些有肺动脉高压症状的受体还是经常需要建立体外循环。对于慢性阻塞性肺病者进行单肺移植受到了普遍认可，主要是基于术后良好的短期效应，而另一个优点就是可以将供体剩余的肺提供给另一个受体。

（二）术前评估及准备

肺移植患者的肺脏功能很差，经常需要接受各种治疗，其中包括氧疗、吸入性气管扩张剂、激素以及血管扩张剂等。在围手术期也应该继续这些治疗。为保持最佳的器官状态，要求缺血时间越短越好，因此，一旦有合适的器官，就应该尽快进行手术。

由于患者仅残余少量的肺功能，须在监护的情况下谨慎应用术前镇静药物。在确定氧饱和度的情况下可用咪达唑仑，剂量从 0.25mg 至 1.0mg。有高二氧化碳血症的病人，麻醉前用药应更加慎重。术前可联合应用甲氧氯普胺、组胺 H_2 受体拮抗剂以及抗酸剂。许多患者不能仰卧位，在麻醉诱导前置入大孔径外周静脉导管以及动脉置管，在诱导后置入中心静脉导管。置入肺动脉导管以连续监测心排血量以及混合静脉血氧饱和度，对心、肺状态的变化进行快速评估，在维持合适心排血量的情况下，最大限度地减少液体的输入量。

（三）术中管理

肺移植受体容易合并慢性血容量丢失，因而在麻醉诱导后容易引发低血压。选择对血流动力学影响最轻的麻醉药物及用量进行缓慢诱导。这些患者在术后几小时或几天的时间里需要留置气管插管，较适合静吸复合麻醉。肌肉松弛可以用不引起组胺释放的药物如维库溴铵、顺式阿曲库铵来维持。由于 N_2O 可以引起大疱型肺气肿、肺动脉高压，以及术中低氧血症等，因此避免应用。对于单肺或双肺序贯移植的手术来说，分离肺脏是手术必需的步骤，此时最好采用双腔气管内插管技术。双腔气管内插管有利于排除分泌物和手术肺内气体的排空。

单肺移植可以在侧卧位下进行，如果需要建立体外循环，应改变患者体位，迅速建立体外循环。选择哪侧肺进行手术是根据术前对患者通气/血流比的研究以及先前的胸部手术史来确定的。在单肺通气中，受体肺容易发生肺动脉高压及右室（RV）功能不全。在合理的氧含量以及通气状态下，不能改善 RV 功能时，需要血管扩张药和（或）强心药的支持。吸入一氧化氮除了可以降低肺动脉压，还具有免疫调节以及抗微生物活性的优点，可减少血小板的聚集和黏附，降低手术以及外伤的炎症反应，阻碍微生物的生长，能够减少受体的肺损伤。

如果肺移植过程中不能够维持足够氧合，不能进行通气或右室功能不全加重时，应建立体外循环。在再灌注前，持续用冰块来保持肺脏冷却。当供体肺恢复血供时，确定缝合处没有出血后可以开始通气。开始通气时应采取低压力、小潮气量手动通气。再灌注时可能出现低血压，但并不严重，高钾血症也不常见。肺的再灌注损伤主要表现为肺水肿，可给予 PEEP 治疗。可用支气管镜来检查吻合处是否有出血和吸引分泌物，有助于促进通气功能。

麻醉诱导后应该对患者进行一个综合性的 TEE 检查，评估两个心室的功能及是否有瓣膜反流、先天性的卵圆孔未闭（PFO）或房间隔缺损（ASD），还可观察肺静脉的多普勒血流图。存在上述情况时应建立体外循环。钳夹肺动脉时，应用 TEE 监测右室功能。再灌注之后，应该再次进行 TEE 检查。

在手术结束后，应该对患者进行支气管镜检查评估，决定是否能将双腔气管插管换成单腔气管插管。

（四）双肺移植

双肺整体移植需要建立体外循环和单腔气管内插管。双肺的序贯移植要求对肺脏进行隔离，需用双腔气管内插管。对术前存在肺动脉高压的患者，可在术中建立体外循环。序贯移植意味着第二个肺的缺血时间较长，但是对移植效果并没有不良影响。

（五）小儿肺移植

小儿肺移植已经越来越少，青春期少年的移植比较多见，最常见的适应证包括肺囊性纤维化、先天性心脏病和原发性肺动脉高压。接受双肺移植的小儿患者一般都需要体外循环。单肺移植一般只用于那些有肺囊性纤维化且年龄相对较大的青春期患者。通常采用单腔的气管内插管，围手术期监护必须行中心静脉压及动脉置管监测直接动脉压。

（六）心、肺联合移植

心、肺联合移植是胸部移植手术中最少见的，原发性肺动脉高压和肺动脉高压伴有 Eisenmenger 综合征是心、肺联合移植最常见的适应证，肺囊性纤维化则排在第三位。成人 Eisenmenger 综合征术后生存率是最高的。患者的麻醉处理与单纯的心脏或肺脏移植患者相似。由于术中需要进行气管吻合，因此行单腔气管插管。体外循环后可能立即需要应用强心药纠正右室功能不全。术中可出现肺再灌注损伤，需要给 PEEP 支持并及时排除分泌物。

（付珍红）

第五节　胰腺以及胰岛移植术的麻醉

单纯胰腺移植术主要适用于那些经常发生代谢并发症，而肾脏功能保存相对较好的 1 型糖尿病患者。对胰腺移植受者的术前评估主要集中在终末期糖尿病器官并发症上，根据心功能的状态对患者进行监测，通常不需要置入肺动脉导管。

胰腺移植与其他手术的主要区别在于术中必须严格控制血糖浓度，以保护新植入的 β 细胞的功能，使其避免受到高糖血症的损害。如果成人患者的血糖浓度大于 13.75mmol/L 时，就可以静脉给予 10μ 的胰岛素，继而静脉滴注胰岛素。静脉滴注速度的变化主要取决于起始的血糖浓度。一旦血糖浓度被控制在小于 8.52mmol/L 时，应该在静脉滴注胰岛素的同时以 100ml/h 的速度静脉补充浓度为 5% 的葡萄糖溶液。术中应经常检查患者对胰岛素的反应，必要时调节静脉滴注速度，同时术中必须常规监测血糖浓度。胰岛的血液回流通常进入门静脉系统，因此，急性门静脉高压是十分危险的并发症。

（付珍红）

第六节　移植患者非移植手术时的麻醉处理

随着移植手术的不断增加，对这些患者进行择期或急诊手术的机会也在增加。对于实质器官受体的评价主要集中于移植器官的功能。肾移植患者，肾脏功能不全的程度决定了患者药物的应用，尤其是神经肌肉接头阻滞药的选择，以及由肾脏排泄的药物，需用适量的液体来维持肾脏的灌注，中心静脉置管监测有助于预防肾前损伤，各种操作必须严格遵循无菌操作原则。

肝移植物出现功能衰竭、排斥反应或感染现象，往往都与肾脏功能恶化有关。麻醉处理的关键是保护肾脏。中心静脉压监测或 TEE 主要是用来指导补液量，尤其是那些预计要进行大量补液的患者。

移植患者在围手术期应尽量避免中断抗细菌、抗病毒、抗真菌以及免疫抑制药物的治疗。术中大量输入液体会降低血中环孢素以及他克莫司的浓度。由于患者有明显的免疫抑制药相关性肾功能不全，长期应用激素，消化道出血的风险增加，应避免应用非甾体类抗炎药物。

准备进行手术的患者，如果存在急性的排斥反应或者感染，最好延迟手术，待其调整到最佳状态。术中如果发生排斥反应以及感染，都可能增加发病率及病死率。因为鼻黏膜菌群的存在可能增加潜在感染的危险，应避免经鼻气管插管。

肺移植患者，气管吻合水平以下可能会存在去神经现象，咳嗽反射减弱甚至消失，患者有发生分泌物潴留以及肺炎的危险，气道高反应及气管痉挛的风险也会增加。目前肺移植患者大多数是进行支气管吻合而不进行气管吻合，发生气管缝合线硬化或气管破裂的风险降低了。对于肺移植患者采取神经阻滞等局部麻醉，可避免对气道处理以降低感染的风险。

术前肺功能检查、动脉血气以及胸片的结果与先前的结果进行比较，有助于急性感染或排斥反应的诊断。在 FEV_1、潮气量（VC）以及肺容积（TLC）明显下降合并有阻塞性肺通气功能障碍时，肺门周围的浸润影会提示有急性排斥反应的发生。但临床上鉴别排斥反应和感染是非常困难的。如果患者有可疑的肺内活动性病灶，应咨询呼吸内科医师，是否有必要在术前对患者进行诊断性的气管镜检查。

心脏的去神经作用对于术前的处理有很大的影响。像麻黄碱、多巴胺等具有间接作用的药物，或者像颈动脉按压或喉镜检查等可引起血流动力变化的操作，移植的心脏对它们都没有反应。与 α 作用相比而言，肾上腺素以及去甲肾上腺素的 β 作用在心脏移植受者身上放大了。对于这些患者，应用异丙肾上腺素是一种稳定心脏变时性的治疗方法。ECG 可以呈现出两个 P 波，一个源于原始的心房，另一个则来源于移植的心房。原始 P 波不能够下传至移植的心脏，因此不能够将这些非传导性 P 波与完全性房室阻滞混淆。应该选择异丙肾上腺素作为正性变力以及正性变时药物。多巴胺也有一定的作用，肾上腺素以及去甲肾上腺素可以作为治疗顽固性心源性休克的保守药物。因为去神经化的心脏不能够对由局部麻醉引发的血流动力的变化产生自身的代偿机理，因此通常用全身麻醉。

术前应该重视对心脏功能状态的评估。明显的排斥反应往往合并心功能衰竭的症状。在手术前，所有的心脏移植受者应该用 ECG 和 TEE 进行评估。发现新的结果应该咨询心脏内科医师，来决定是否需要进行压力测试，或心肌的活检。监测 TEE 或 CVP 有助于指导液体复苏以及心肌收缩力的支持治疗。

（付珍红）

第十八章
非住院患者手术麻醉

20 世纪初，一位美国麻醉医师 Ralph Waters 在艾奥瓦州 Sioux 市开设了一家门诊麻醉诊所，为牙科及小型外科手术提供麻醉，这即是现代独立门诊麻醉中心的雏形。非住院患者手术麻醉（亦称门诊手术麻醉）的正式发展是在 1984 年，当年美国麻醉医师学会门诊麻醉分会（society for ambulatory anesthesia，SAMBA）成立，毕业后的门诊麻醉专科训练制度也开始建立。在过去的 40 年中，随着微创手术技术的提高以及速效、短效麻醉药物和麻醉技术的发展，发达国家门诊手术发展迅速，门诊手术占所有择期手术量的比例从 10% 上升到 70% 以上。门诊手术给患者、医疗服务提供者、第三方付款者和医院都带来诸多益处，可以将医院资源消耗减到最低。

门诊手术的优点包括：患者乐于接受，尤其是老年人和儿童；不需要依赖医院的病床；使择期手术的安排具有弹性；并发症发生率和死亡率低；感染的发生率低；呼吸系统并发症的发生率低；能及时治疗更多的患者；减少等待手术的患者数量；总的手术花费较少；术前检查和术后用药更少。有研究表明，97% 接受过门诊手术的患者愿意再次接受门诊手术，而手术后需要住院的患者仅占 1%，需要再次就诊者不足 3%。然而，一些特殊的术后处理常需患者短期住院。输血或静脉输注抗生素一般在手术当天完成，而现代护理学的发展很快会使在家中接受输血或静脉使用抗生素成为可能，对门诊手术将更有促进作用。

第一节　门诊手术患者的选择

适合门诊进行的外科手术应该是对术后生理的影响尽可能小、并发症尽可能少的手术。由于外科手术技术的迅速发展和微创外科技术的进步，现在已经有很多种类的手术可以在门诊开展，如微创甲状腺切除术、阴式子宫切除术、异位输卵管妊娠切除术、卵巢囊肿切除术、腹腔镜胆囊切除术、腹腔镜下肾上腺切除术、脾切除术和肾切除术、子宫切除术等。与传统的住院手术相比，门诊手术能够促进恢复，降低医疗费用。术后可能发生外科并发症的患者或需要进行大量输液、长时间固定不动和非胃肠道使用镇痛治疗的患者则应住院治疗。

一、手术时间

最初，门诊手术时间限制在 90min 之内，因为早期的研究表明，手术和麻醉时间是术后并发症和延迟出院以及术后急诊再入院的强预测指标。但近年来，3～4h 的外科手术也已经逐渐成为门诊手术的常规操作。

二、患者的特点

大多数日间手术患者应该为 ASA Ⅰ～Ⅱ级，然而随着麻醉和手术技术的进步，越来越多的"医学上稳定"的 ASAⅢ级（甚至一些Ⅳ级）患者，只要在术前病情得到良好控制达 3 个月及以上，麻醉手术并发症发生率也可以降到很低。Warner 等进行的一项大型前瞻性研究中，24% 的门诊手术患者是 ASAⅢ级，而这些患者的并发症发生率并不比 ASA Ⅰ 或Ⅱ级者更高。因此，不要孤立地看患者的 ASA 分级，应综合手术的类型、麻醉技术等因素，判断患者是否适合行门诊手术。

尽管有人质疑年龄过大或过小的患者（大于 70 岁和小于 6 个月）是否可以接受门诊手术，但单纯年龄并不能作为门诊患者选择的障碍。众多研究均未发现门诊麻醉后恢复时间或并发症发生率与年龄相关，甚至所谓的极高龄患者（大于 100 岁）也不应仅仅因为其年龄就拒绝为其行门诊手术。早产婴儿（妊娠时间小于 37 周）在全身麻醉下接受微创手术后，呼吸暂停的风险增高，但对于多大年龄后就不再有这种高风险至今尚无定论。

因此，由于能够接受门诊手术的患者和手术的范围不断扩大，患者的情况越来越复杂，术前评估和术前准备应更加予以重视，以减少不必要的住院和推迟手术。术前评估对减少患者的焦虑以及确保合理的术前用药是必要的，术前评估可在麻醉科门诊进行。

三、门诊手术的禁忌证

因术后并发症增加而不适于门诊手术的情况主要有：

（1）可能威胁生命的严重疾病，并且未得到有效的控制（如不稳定性心绞痛、症状性哮喘）。

（2）病理性肥胖伴有呼吸系统功能或血流动力学改变。

（3）药物治疗：单胺氧化酶抑制剂、急性药物滥用。

（4）婴儿早产，孕龄加出生后年龄不足 60 周。

（5）患者在手术当晚没有成人负责照顾的患者。

表 18 - 1　适合门诊手术的手术操作

专科	手术类型
牙科	拔牙术、牙齿修复术、面部骨折
皮肤科	皮肤病损切除术
普外科	活检术、内窥镜手术、肿块切除术、痔切除术、疝修补术、腹腔镜手术、静脉曲张手术
妇产科	子宫颈活检术、扩张和诊刮术、宫腔镜、腹腔镜、息肉切除术、输卵管结扎术、阴式子宫切除术
眼科	白内障摘除术、睑板腺囊肿切除术、鼻泪管探查术、斜视矫正术、测眼压
骨科	前交叉韧带修复术、关节镜、拇囊炎切开术、腕管松解术、金属器械拆除、麻醉下手法复位
耳鼻喉科	腺样体切除术、喉镜检查、乳突切除术、鼓膜切开术、息肉切除、鼻中隔成形术、扁桃体摘除术、鼓室成形术
疼痛	化学性交感神经切除术、硬膜外阻滞术、神经阻滞术
整形科	基底细胞癌切除术、唇裂修补术、吸脂术、乳房整形术、耳成型术、瘢痕切除术、鼻整形术、植皮术
泌尿外科	膀胱手术、包皮环切术、膀胱镜检查、碎石术、睾丸切除术、前列腺活检术、输精管吻合术

（付珍红）

第二节 术前评估

一、术前访视

由于接受门诊手术的患者病情日趋复杂，术前评估也越来越重要。各医院都应该根据自己的条件制定术前评估方法。在麻醉医师访视患者之前使用计算机问卷的方法省时又有效。计算机化的问卷或列表可以使病史采集过程自动化，标出可能存在的问题，提出进一步检查的建议。外科医师也可以利用这一系统，选择实验室检查，又可作为病史摘要提供给麻醉医师。

术前访视的另一个重要原因是减少患者的焦虑。有研究证明，术前麻醉医师对患者的访视比应用巴比妥类药物能更有效地减少患者的焦虑。外科医师或麻醉医师派发有关手术和麻醉知识的小册子、录音和影像资料也可以减少患者的焦虑。

二、术前评估

术前评估的目的是发现患者并存的疾病及需要进行的进一步诊断和治疗，确定需应用的特殊麻醉方法以及识别出麻醉手术后并发症风险高的患者。在所评估的病史、体格检查和实验室检查中，病史是最重要的。研究表明，单纯从病史中取得的资料就可以做出86%的诊断，经体格检查后可以得出另外6%的诊断，仅有8%的诊断需要进行实验室检查或是放射学检查。长期药物治疗的患者（如服用降血压药物、抗精神病类药物、抗凝药等），有些近期用药能显著影响麻醉管理，应引起重视。

全麻下施行浅表手术的"健康"患者，男性患者一般无需行实验室检查，女性患者只需要进行血红蛋白或是血细胞比容检查。对患有高血压、糖尿病等慢性疾病的患者，需要检查血糖和电解质。难以解释的血红蛋白低于10g/dl者，应做进一步检查，减少围手术期并发症发生率和死亡率。椎管内麻醉或神经阻滞，术前应检查出凝血功能。拟在全麻下行无明显出血风险的"健康"择期手术患者，术前进行的实验室检查见表18－2。

表18－2 不同年龄患者推荐的实验室检查

年龄	男性	女性
≤40	无	妊娠试验（不能排除妊娠时）
40～49	心电图	血细胞比容、妊娠试验
50～64	心电图	血细胞比容或血红蛋白
65～74	血红蛋白或血细胞比容	血红蛋白或血细胞比容
	心电图、血浆尿素氮、血糖	心电图、血浆尿素氮、血糖
≥75	血红蛋白或血细胞比容、心电图	血红蛋白或血细胞比容、心电图
	血浆尿素氮、血糖、胸片	血浆尿素氮、血糖、胸片

三、术前禁食指南

为减少术中误吸的危险，常规要求患者在术前至少禁食6～8h。在禁食一夜后，50%的患者有中到重度的饥饿感，44%的患者有中到重度的口渴感，14%的年轻女性患者血糖浓度显著降低。而研究表明，清流质在胃内存留的半衰期是 10 ~ 20min，如果在择期手术前 2h 口服清流质，麻醉诱导时胃内容物的容量比禁食的患者更少。禁食的门诊患者，手术前 2h 口服 150ml 水不会增加胃内容量。甚至在手术前 2 ~ 3h 口服 150ml 咖啡或橙汁也不会对成人的胃内容量和 pH 值产生明显影响。同样，与常规禁食相比，儿童随意饮用清流质直至手术前 2h，最后一次饮水限制在 240ml 以内，可以既减少患儿的饥饿感和口渴感而又不会对胃内容物产生任何不良影响。术前口服 3ml/kg 苹果汁能减少胃内容量和酸度，爱好饮用咖啡的患者在术日晨饮用咖啡还可减少术后头痛的发生率。美国一项全国性调查表明，69% 的麻醉医师已经改变了他们的 NPO 方案，允许儿童术前饮用清流质，41% 的麻醉医师改变了他们对成人的禁饮方案。除非患者有胃排空延迟或术前应用阿片类药物，否则不宜禁食 10 ~ 16h。加拿大麻醉医师协会也推荐在择期手术 3h 之前不限制患者饮用清液体，对术前禁食、禁水的要求变得不再非常严格。重要的是，麻醉诱导前充足的体液（术前 2 ~ 3h 饮清流质或静脉输注液体）可显著降低术后疼痛、眩晕、口渴、恶心等不良反应的发生率。延长禁食时间只会增加患者的不适而没有益处。

四、术前准备

良好的术前准备使门诊手术更安全，更容易被患者和医务人员接受。术前准备的目的是减少门诊手术的风险、改善手术的预后和减少患者及其家属对整个手术经过的恐惧感。术前准备包括使用药物或非药物的方法减少患者焦虑、使用药物减少术后并发症的风险。

（一）非药物准备

由于将要接受麻醉的患者可出现心理紧张、焦虑，患者焦虑水平在手术前 1 周就开始升高，直至确信已经顺利恢复时才会恢复到正常水平。焦虑的原因最常见的是由于患者担心会在手术中发生疼痛、手术后不能醒来以及手术后的疼痛、恶心和呕吐。过于焦虑会导致术后恢复减慢、镇痛药和镇吐药用量增加。良好的术前访视与准备则可以减少或避免患者焦虑状态。研究表明，术前与麻醉医师充分沟通过的患者术后恢复较快而且镇痛药用量较少。

术前的非药物准备具有经济、无不良反应、患者乐于接受等许多优点，如患者能主动配合，通过术前指导，术后疼痛也能相应下降。术前访视的时间也很关键，研究显示，只有术前在手术室外进行的访视才能明显减轻焦虑，术前通过录像资料对围手术期事件进行解说也可有效减轻焦虑。通过游戏性的书籍、小册子、电视节目进行术前教育对小儿患者尤其有益，可以减轻患儿的焦虑和手术后的行为改变，特别是对于 1 ~ 4 岁的儿童更为有效。术前准备还应该包括：用书面和口头的方式告知患者到达时间和地点、合适的穿戴、禁食的要求、手术后发生的变化、术后对驾驶车辆的限制，以及需要一位成人在围手术期护送和陪伴患者。

（二）药物准备

门诊患者使用术前药物的主要指征与住院患者相同，包括解除焦虑、镇静、镇痛、遗忘、降低迷走神经张力、预防术后恶心呕吐和吸入性肺炎。但门诊患者在术后要回到家中，故术前用药不能影响术后的恢复及出院。合理地选择术前药能减少术中麻醉药的用量和降低术后恶心呕吐的发生率，减少术后不良反应，从而加快出院。

1. 抗焦虑和镇静药　作为术前用药使用时，镇静－催眠药能减少焦虑和术中麻醉药的用量，故而能改善术后的恢复。最常用的药物是巴比妥类和苯二氮䓬类药物，随着剂量的增加，会产生抗焦虑、镇静的效果，甚至使意识丧失。巴比妥类在门诊麻醉中并不常用。目前苯二氮䓬类药是最常用的药物，丙泊酚也有减少焦虑的特性。

（1）苯二氮䓬类：苯二氮䓬类药物作为术前用药已有很长时间，其抗焦虑和遗忘作用在门诊麻醉中同样有效。地西泮是最常用的苯二氮䓬类药，但咪达唑仑以其消除半衰期较短和手术后恢复较快的特点成为门诊麻醉时的最佳选择。咪达唑仑为水溶性药物，分布半衰期7.2min，消除半衰期2.5h（2.1~3.4h），老年人可延长到5.6h，肥胖人可延长到8.4h，用药的剂量应随年龄的增加而减少。为了达到术前使用咪达唑仑的目的，用药时间应该最迟在诱导前5min。儿童口服0.5mg/kg咪达唑仑10min后，就可以安静地与其父母分开，同时也不会延长术后恢复时间。对于老年患者，术前静脉推注咪达唑仑0.5~1.0mg对智力和精神运动恢复无不良影响。如果术前访视时患者有明显焦虑，可以在手术日晨和手术前60~90min口服苯二氮䓬类药物，但必须有可负责的成人陪同患者到手术中心。入手术室时出现明显焦虑的患者，常用静脉注射咪达唑仑1~3mg。不良反应是呼吸和心血管抑制，偶会发生恶心，尤其是患有心脏病的老年人，血压下降的幅度可达到20%~35%，并可能伴有呼吸暂停。在注射咪达唑仑后血氧饱和度的下降也有报道，所以静脉使用苯二氮䓬类药物时都应该常规吸氧。

（2）α_2肾上腺素受体激动剂：α_2－肾上腺素受体激动剂能减少手术中麻醉药和镇痛药的用量，产生镇静的效果、降低麻醉时的心率和血压。可乐定可做门诊手术的术前药。但对老年患者，由于其可产生术后残留镇静作用，故不宜使用。相比之下，右旋美托咪啶（dexmedetomidine）时效更短，选择性更强，在门诊麻醉中优势更明显。尽管其血流动力学作用较强，可能会限制其作为术前药的应用，但由于其可以减少术中麻醉药和镇痛药的用量，因而可作为有效的术中辅助药。

2. 镇痛药

（1）阿片类镇痛药：除非患者有急性疼痛，否则不推荐常规使用阿片类镇痛药作为术前用药。术前联合使用阿片类药物会增加术后恶心呕吐的发生率，导致门诊术后出院延迟。诱导前静脉注射阿片类药物可以迅速控制手术前的焦虑，减少麻醉诱导药的用量，提高术后镇痛效果。但是，如果主要目标是减轻焦虑，则应当使用镇静抗焦虑药物。

（2）非甾体类抗炎药（NSAIDs）：围手术期使用NSAIDs已经得到了广泛的研究。在控制急性疼痛方面，其效果尚不及阿片类药物，但作为辅助药则具有增强阿片类药效、减少其用量的效果。如与阿片类药物以及区域麻醉合用作为平衡镇痛的一部分，NSAIDs能改善早期恢复、减少并发症、使患者离院时间提前。对于很多小手术，术前使用NSAIDs能减少术后阿片类药物的用量。为将手术区出血的可能性以及胃黏膜和肾小管的毒性减至最小，以高选择性的环氧合酶－2（COX－2）抑制剂代替经典的非选择性NSAIDs已成为围手术期NSAIDs选择的趋势。

3. 预防恶心和呕吐的药物　术后恶心呕吐（PONV）是全麻后常见的并发症，也是患者对门诊手术经历不满意的原因之一。影响术后恶心呕吐发生率的因素很多，包括患者的体型、健康状态、性别、是否怀孕、月经周期、手术类型、麻醉时间、术前容量情况、麻醉药和镇痛药、术后的低血压和年龄等（表18－3）。Apfel等把女性、不吸烟、晕动症或PONV

病史以及术后阿片类镇痛药的使用定为最主要的风险因素，具备0、1、2、3、4个预测因素的患者出现PONV的概率分别为10%、20%、40%、60%和80%。PONV风险评估及防治指南见图18-1。Eberhart等把手术时间大于30min、年龄大于3岁、斜视手术、PONV史或直系亲属PONV史定为儿童PONV的主要风险因素，具备0、1、2、3、4个预测因素的患者出现PONV的概率分别为9%、10%、30%、55%和70%。

表18-3　与围手术期恶心呕吐相关的常见因素

患者相关因素

　年龄、性别、已有疾病（如糖尿病）、晕动症或PONV病史、吸烟史、焦虑水平以及并发疾病（如病毒感染、胰腺疾病）

麻醉相关因素

　术前用药、阿片类镇痛药、诱导和维持麻醉药、拮抗药、胃胀、体液容量不足、残留交感神经阻断

手术相关因素

　手术操作、手术时间、胃肠道积血、强迫经口进食、阿片类镇痛药、过早活动（体位性低血压）和疼痛

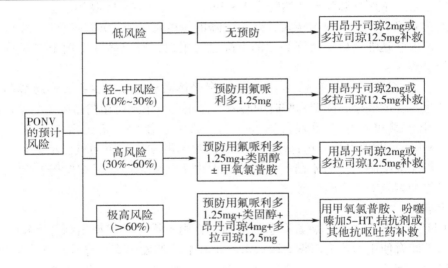

图18-1　PONV风险评估及防治

（1）丁酰苯类药物：以氟哌利多为代表，因有拮抗多巴胺受体的作用而具镇吐效果，主要用于预防和治疗PONV。门诊麻醉的研究表明，不管是儿童还是成人，小剂量氟哌利多都有很好的止吐效果。大剂量的氟哌利多（大于20μg/kg）能加强术后的镇静，可能会延迟患者恢复和离院的时间。小于10μg/kg剂量的氟哌利多与大剂量在止吐方面同样有效而不会延长恢复时间。所以麻醉诱导后应选择最低有效剂量的氟哌利多预防呕吐。

（2）酚噻嗪类药物：酚噻嗪类药物的镇吐效应机理也是阻断多巴胺受体的化学作用区。异丙嗪用于治疗恶心和呕吐已有多年，尤其是治疗阿片类药物导致的恶心和呕吐。常用剂量是0.5~1.0mg/kg，在斜视手术中，异丙嗪0.5mg/kg静脉注射或肌肉注射用于控制儿童各种原因的术后呕吐，效果明显优于氟哌利多。但异丙嗪能导致低血压和恢复期的昏睡状态，延迟离院时间，还可能产生锥体外系症状，故门诊很少应用这类抗吐药。

（3）胃动力药：甲氧氯普胺（胃复安）和多潘利酮（吗丁啉）都能增加胃和小肠动力，

增加食管括约肌的张力。胃复安 20mg（或是 0.2mg/kg）静脉注射能有效预防 PONV。由于胃复安是短效药物，应在手术即将结束时使用以保证术后早期的效果。联合使用胃复安（10~20mg，iv）和小剂量氟哌利多（0.5~1.0mg，iv）比单用氟哌利多（1mg）更有效。

（4）抗胆碱能药物：传统使用抗胆碱能药物的目的是减少唾液分泌、降低迷走神经张力。东莨菪碱的中枢神经作用能有效地控制晕动病。术前使用贴皮制剂能有效减少术后恶心和呕吐的发生，但必须在术前 8h 使用；而且不良反应较多，包括口干、嗜睡、散瞳和神志模糊；也不宜用于 60 岁以上的患者，从而限制了东莨菪碱贴剂在门诊麻醉中的应用。

（5）抗组织胺药物：苯海拉明和羟嗪是作用于呕吐中枢和前庭传导通路的抗组织胺类药物，可用于预防术后恶心和呕吐。其在预防和治疗晕动病及接受中耳手术患者的术后恶心呕吐方面尤为有效，也能成功地减少斜视手术后的呕吐。在麻醉诱导时给予羟嗪 0.5mg/kg，能在手术后 24h 内明显减少呕吐，而不会延迟离院时间。

（6）5 - 羟色胺拮抗剂：昂丹司琼是高度选择性的 5 - HT_3 受体拮抗剂，常用于治疗化疗导致的恶心和呕吐，成人半衰期约 3.5h，儿童较短而在老年人较长（平均 7.9h）。昂丹司琼通过阻滞中枢和外周的 5 - HT_3 受体而有效地预防门诊手术后的恶心和呕吐。由于昂丹司琼的时效很短，所以应在临近手术结束前使用，以减少在恢复室的镇吐药用量。小剂量的昂丹司琼（1~2mg）与较大剂量（4~8mg）相比，用于预防患者离院后的 PONV 效果较差。0.625mg 氟哌利多与 4mg 昂丹司琼相比，二者的疗效和离院时间相同，但氟哌利多的性价比更高。昂丹司琼 4mg 用于控制术后恶心呕吐的效果优于胃复安。8mg 的效果优于氟哌利多 1.5mg 和胃复安 10mg。但昂丹司琼的价格限制了在门诊麻醉中的常规应用。头痛是其最重要的不良反应，还可能引起腹泻、便秘、镇静和一过性的肝酶轻度升高，但没有其他镇吐剂的镇静、烦躁以及锥体外系效应。

另一项研究比较了昂丹司琼和安慰剂的效果，无效时采用胃复安 20mg 静脉注射或羟嗪 25mg 静脉注射补救，结果昂丹司琼减少术后恶心的效果与安慰剂相似。

（7）其他化合物：地塞米松 4~8mg 静注可高效预防 PONV，单独或与其他药物联合使用均有效。吸氧对于减少门诊术后 PONV 似乎无效。

（8）非药物技术：针灸和指压疗法可复合用于预防 PONV，并具有一定疗效。对于术前使用阿片类药物接受妇科小手术的患者，针灸可以明显减少术后的恶心和呕吐。

4. 预防误吸　预防性用药防止吸入性肺炎是门诊手术麻醉有争议的话题。早期研究表明，门诊患者误吸的风险较高，因为多数门诊患者胃内容物大于 25ml，pH 值小于 2.5。而近期研究表明，与择期手术患者相比，门诊禁食患者误吸的风险并不增加。对于没有特殊风险的患者，误吸的发生率小于 1/35 000，不主张常规应用制酸药物。对于有明显误吸风险的患者（如妊娠、硬皮病、膈疝、放置鼻胃管和病理性肥胖），术前应使用 H_2 受体拮抗剂。

（1）H_2 受体拮抗剂：H_2 受体拮抗剂可通过减少胃酸分泌而有效升高胃液 pH 值，降低胃内容物容量。西咪替丁在服用后 60~90min 起效，至少维持 3h。与西咪替丁相比，雷尼替丁的保护时间长，不良反应少，经静脉给药起效时间快，保护效果更好。雷尼替丁的药效是西咪替丁的 4~6 倍，但消除半衰期相似（2~3h）。新型 H_2 受体拮抗剂有法莫替丁和尼扎替丁，法莫替丁的作用强度是雷尼替丁的 7.5 倍、西咪替丁的 20 倍。

（2）质子泵抑制剂：奥美拉唑抑制胃 $H^+ - K^+ - ATP$ 酶产生胃酸，半衰期 0.3~2.5h。代谢产物同样具有活性，能同 $H^+ - K^+ - ATP$ 酶进行不可逆的结合。在术前夜用奥美拉唑

80mg，胃内容量不变而胃内容物的 pH 值升高。奥美拉唑与西咪替丁一样，也抑制细胞色素 P450，减少依赖细胞色素 P450 代谢的药物代谢。

（3）术前禁食禁饮指南（NPO 指南）：见前。

（付珍红）

第三节　麻醉方法

在选择门诊手术麻醉方法时要考虑麻醉的质量、安全性、效率、设备和药物的费用等。理想的门诊麻醉方法应该包括起效迅速平稳、能在手术中提供遗忘和镇痛功能、恢复期短、不良反应少。另外，不同麻醉医师和患者的偏好也决定麻醉方法的选择。各种麻醉方法均可用于门诊手术，各有优缺点，目前尚无统一而理想的门诊麻醉方法。全身麻醉仍是患者和手术医师最偏好的技术。尽管椎管内阻滞是下肢和下腹部手术的常用麻醉技术，但因其术后残留运动和交感神经阻滞，用于门诊手术可能延迟出院。外周神经阻滞可使术后阿片类镇痛药的用量减至最低，因此越来越多的门诊病例接受局部神经阻滞联合静脉镇静，即所谓的监测下麻醉（monitored anesthesia care，MAC）。门诊麻醉所需的麻醉、监护和复苏设备与住院患者一样。标准的门诊手术术中监测包括胸前听诊器、心电图、无创血压、脉搏氧饱和度，全身麻醉需进行呼气二氧化碳监测。

一、全身麻醉

全身麻醉在国外是最常用的门诊麻醉方法，国内也渐趋增多。在制定麻醉方案时，除了要考虑术中的管理外，还要考虑患者在恢复室的特点、术后恶心呕吐及疼痛治疗。全麻药物的选择对于患者术后在 PACU 的留治时间影响很大，甚至还决定患者能否在手术后当天离院。

少数短于 15min 的小儿手术，不需要在术中静脉用药以及静脉输液（如鼓膜切开术和眼科检查），可不建立静脉通路。但手术时间较长、禁食时间超过 15h 的患儿，应该建立静脉通路以便于维持体液容量和血糖的稳定及围手术期用药。小儿门诊麻醉诱导时是否允许患儿家长在场虽然有争议，但越来越多的麻醉医师持赞同观点。美国约 50% 的麻醉医师允许患儿家长于麻醉诱导时在场，绝大多数家长能保持冷静和支持，使麻醉诱导顺利进行。但必须选择适当的家长，之前对他们进行必要的解释和宣教，并能在医师的要求下及时离开。

此外，术后的一些并发症，比如嗜睡和头晕，常常与脱水有关。使用加温湿化器以及被动保温保湿装置能进一步减少在手术中的体液和热量的丢失。

（一）麻醉药物

随着中短效静脉麻醉药、吸入麻醉药、肌松药和镇痛药越来越多，短小手术变得更加安全，也更易于为门诊患者所接受。全身麻醉诱导一般使用起效快的静脉麻醉药，丙泊酚由于恢复质量高，已经基本取代了巴比妥类和苯二氮䓬类药物用于麻醉诱导。而最常用的麻醉维持方法是联合使用吸入麻醉药及氧化亚氮。氧化亚氮和溶解度低的吸入麻醉药（如七氟烷或地氟烷合用）使全麻的起效和恢复更加迅速。虽然既往有研究表明氧化亚氮的使用与术后恶心呕吐有关，但近来的研究又否定了氧化亚氮的这种不良反应。

（1）丙泊酚：已成为门诊麻醉诱导的较好选择。丙泊酚的消除半衰期是 1~3h，其苏醒质量比其他绝大多数的静脉麻醉药都好，术后发生 PONV 的机会较少，并有镇吐作用。丙泊酚诱导后使用吸入麻醉药维持，术后恢复时间比用硫喷妥钠或依托咪酯短。在儿童中的恢复时间差别也很明显：丙泊酚诱导的患儿的恢复时间、离院时间均明显短于氟烷和硫喷妥钠诱导的患儿，且术后恶心的发生率也低。丙泊酚引起的静脉注射痛和不适感的发生率较高，注射前即刻给予利多卡因（成人 40mg，iv）或混合给予可减轻疼痛。选择较粗大的静脉或事先给予阿片类药物也可减轻丙泊酚注射痛。

（2）吸入麻醉药：门诊麻醉维持中应用也非常广泛。这些药物的摄取和消除迅速，因此麻醉深度容易调节，使得患者恢复快、出院早。地氟烷和七氟烷是较新型的卤代烃类吸入麻醉药，血气分布系数低，恢复更加迅速，因此更适合门诊麻醉使用。与地氟烷不同，七氟烷没有气道刺激性，可以进行平稳的吸入诱导。当儿童需要迅速诱导时，吸入诱导是首选的方法。在老年患者中，七氟烷诱导比丙泊酚诱导血流动力学更加稳定。吸入麻醉药麻醉恢复早期的呕吐发生率比丙泊酚高，而延迟出现的 PONV 多与术后应用阿片类药物有关。从降低成本的角度考虑，吸入麻醉药物维持优于丙泊酚、阿片类药物技术。

门诊手术麻醉中氧化亚氮使用的问题一直存在争论，原因是一般认为使用氧化亚氮后呕吐发生率较高。但很多研究表明氧化亚氮能成功用于门诊手术麻醉，麻醉维持加用氧化亚氮能减少吸入麻醉药的用量，恢复更迅速，成本更低。尽管氧化亚氮因增加中耳内压力和胃肠道内压力，有增加术后呕吐发生率的风险，但大量腹腔镜手术患者的研究表明，丙泊酚—氧化亚氮麻醉患者比单纯丙泊酚麻醉患者恢复略快，术后呕吐没有差异，从而认为氧化亚氮不是术后恶心呕吐的根本原因，仍可作为门诊手术吸入麻醉的选择药物之一。

（3）氯胺酮：是一种独特的具有镇静镇痛作用的静脉麻醉药，既可以用于麻醉诱导又可以用于麻醉维持。但氯胺酮有明显的"拟精神病"作用，术后早期 PONV 发生率高。小剂量（10～20mg，iv）氯胺酮可在丙泊酚诱导麻醉中用以替代强效阿片类药物。门诊手术中辅助静注氯胺酮 75～150μg/kg 可减少骨科手术后的阿片类药物的用量。

（4）咪达唑仑：尽管门诊也有采用咪达唑仑（0.2～0.4mg/kg，iv）进行麻醉诱导，但与丙泊酚相比，它起效慢，恢复也较迟。所以，若采用咪达唑仑行麻醉诱导，手术结束时应给予氟马西尼拮抗，患者术后可及时苏醒。

（5）依托咪酯：依托咪酯（0.2～0.3mg/kg）也被用于较短门诊手术的全身麻醉诱导和维持。由于其不良反应如 PONV 发生率高、肌阵挛以及短暂性肾上腺皮质功能抑制，其应用应限于临床上需要血流动力学稳定的患者。

（6）阿片类镇痛药：麻醉诱导期间使用阿片类镇痛药可降低气管内插管引起的自主神经反应，麻醉维持中给予镇痛药则可以减少或消除术中疼痛刺激引起的自主神经反应。芬太尼是最常用的阿片类药物。阿片类药物能减少术中镇静药物的用量，使恢复更加迅速，还能减少丙泊酚注射时的疼痛和不自主运动反应。小剂量强效镇痛药（芬太尼 1～2μg/kg、阿芬太尼 15～30μg/kg、苏芬太尼 0.15～0.3μg/kg）能减轻喉镜置入及气管内插管时的心血管反应。与吸入麻醉相比，麻醉中使用短效镇痛药物时，患者恢复较快。阿芬太尼起效迅速，作用时效较短，尤其适合于门诊麻醉。

瑞芬太尼是一种超短效的阿片类镇痛药。全凭静脉麻醉时，瑞芬太尼比芬太尼能更好地抑制手术刺激产生的反应，麻醉诱导时给予 1μg/kg 瑞芬太尼较芬太尼能更有效地抑制喉镜和气管内插管所致的血流动力学反应。值得注意的是，使用瑞芬太尼时，术后较早就需要使用镇痛药。

半合成的阿片激动拮抗剂（如布托啡诺、纳布啡）因对呼吸的抑制作用更小，在门诊手术中可能比强效的阿片受体激动剂更好，但需注意这些药物的镇痛效果有封顶效应。全麻中非甾体类抗炎药不能提供很好的镇痛作用。

（7）肌松药：短时间的浅表手术，一般不需要使用肌肉松弛剂，部分患者需要使用超短效的肌松药帮助完成气管内插管或在手术中提供肌松。去极化肌松药琥珀酰胆碱在门诊麻醉中一般用于完成气管内插管和提供短时间的深度肌松。麻醉后肌痛是常见的并发症，而且肌痛可能比手术本身的疼痛更加强烈，持续时间一般 2～3d，也可达 4d 以上。非去极化肌松药米库氯铵，可以取代琥珀酰胆碱用于气管内插管，而且不引起术后肌痛。米库氯铵的恢复时间比琥珀酰胆碱长 15min，但一般情况下并不需要进行拮抗。单次注射米库氯铵 0.15mg/kg，起效时间约为 3.5min，使用更大的剂量，起效会更快。罗库溴铵起效时间与琥珀酰胆碱接近，也可用于气管内插管。

即使是短小手术，使用短效的非去极化肌松药（如顺式阿曲库铵、米库氯铵）后神经肌肉阻滞也能很快逆转。所以，性价比较高的方案为使用琥珀酰胆碱进行气管内插管，随即在维持期少量（4～8mg）追加米库氯铵。这一肌松药方案可使短小腹腔镜手术后肌松拮抗药的使用减至最小。

（8）拮抗药：尽管阿片类药物有严重的不良反应，但由于拮抗剂纳洛酮可引起恶心呕吐、肺水肿甚至心律失常，故并不常规用于拮抗。氟马西尼能迅速逆转苯二氮䓬类药物的中枢作用，是高度特异性的药物，但价格昂贵，也不适于常规使用；而且使用氟马西尼拮抗后，有可能会发生再镇静现象。中效的非去极化肌松药常需要拮抗，最常使用的是新斯的明和艾宙酚。拮抗剂可影响术后恶心呕吐的发生率，使用新斯的明较使用艾宙酚患者恶心呕吐的发生率高。

（二）气道管理

气管内插管会导致术后咽喉痛、声嘶。除非存在误吸的高危因素，一般门诊手术患者多不需要进行气管内插管。喉罩的并发症要远少于气管内插管，故喉罩的应用越来越多。

喉罩可以在没有使用肌松剂的情况下顺利放置，免除插管时所需要的肌松药。与气管内插管相比，它对心血管的刺激小，咳嗽发生率较低，麻醉药的需要量减少，声嘶和咽喉痛也减少。使用喉罩能使患者迅速恢复到基础状态，但喉罩不能保护气道防止异物进入，不能用于有反流、误吸危险及有上呼吸道出血的患者。

二、区域麻醉

区域麻醉与局部麻醉在门诊手术中已经使用很久，区域麻醉可以避免全麻的很多并发症，减少术后护理的工作量，缩短术后恢复时间，在手术后早期能提供完善的镇痛。

硬膜外麻醉、脊麻、骶管阻滞、臂丛及其他周围神经阻滞、局部浸润麻醉均可用于门诊手术。完成神经阻滞的时间比全麻诱导时间长，并有一定比例的阻滞不完善，所以建议在麻醉准备室完成区域阻滞以避免不必要的手术等待时间。当采用区域麻醉时，患者术后的疼痛较少，在符合其他离院的标准时，手术肢体可能仍有麻木。此时，该肢体必须用吊带充分保护，避免引起伤害。

（一）脊麻

脊麻简便、效果确切，但并发症较多。最常见的并发症是脊麻后头痛（PDPH）和背痛。虽然使用更细（≤25G）的笔尖式穿刺针后头痛的发生率有所减少，但增加了麻醉失败率。

在门诊麻醉中通常使用短效局麻药（如利多卡因）以保证麻醉时效的可控性和可预测性。一般推荐使用等比重的利多卡因（2%）或联合使用轻比重的利多卡因和小量的阿片类药物。芬太尼能加强感觉阻滞而不会对运动阻滞造成影响，加快患者的完全恢复，但皮肤瘙痒的发生率升高。门诊麻醉中也可以使用布比卡因进行脊麻，但仅限于手术时间在 2h 以上的手术。在患者离院前，必须保证运动功能已经完全恢复。要重视脊麻后低血压，一旦发生应及时处理。婴儿脊麻后低血压的发生率低于成人。

脊麻穿刺针的大小和外形对减少脊麻后头痛很重要。Sprotte 和 Whitacre 穿刺针比 Quincke 针对腰部硬膜的损伤小，可进一步减少硬膜穿刺后头痛的发生率。小于 27G 的穿刺针会增加穿刺的难度，使阻滞失败率增加，且在脊麻穿刺时常需用导引针。小于 45 岁的患者脊麻后头痛的发生率高于 45 岁以上的患者。

脊麻后应进行及时随访，明确有无严重的头痛发生。如果卧床休息、镇痛药、口服补液不能有效解除患者的头痛，应该将患者收入院进行静脉补液治疗或硬膜外腔注射自体血或生理盐水治疗。由于门诊患者在手术后的活动量多于住院患者，有时会成为选用脊麻的顾虑，但卧床休息并不能减少脊麻后头痛的发生率，有报道早期走动还可减少脊麻后头痛的发生。

（二）硬膜外麻醉

硬膜外麻醉起效较慢，有局麻药注入血管和蛛网膜下腔的危险，与脊麻相比，感觉阻滞不全的发生率较高。硬膜外麻醉的主要优点是可以随着手术时间的延长而延长麻醉时间。硬膜外麻醉所需要的操作时间比脊麻长，但硬膜外麻醉的操作可以在麻醉准备室进行，而且正常情况下可以避免硬膜穿刺后头痛。

在门诊麻醉中使用脊麻联合硬膜外麻醉时，先在蛛网膜下腔注入小剂量的局麻药产生低位的感觉阻滞，术中根据需要由硬膜外导管加入局麻药。优点是既效果确切、起效时间快，又能够延长麻醉时间。

（三）骶麻

骶麻常用于儿童脐以下的手术或与全麻联合应用，对控制手术后的疼痛也有良好效果。局麻药可采用 0.175% ~ 0.25% 的布比卡因 0.5 ~ 1.0ml/kg。儿童常在全麻后再进行骶麻，注射局麻药后，可适当减浅全麻的深度。由于骶麻对全身情况干扰轻，控制术后疼痛的效果较好，患儿可以提前活动，能更早离开医院。

（四）外周神经阻滞

上肢可以采用臂丛神经阻滞，下肢手术如膝关节镜手术和前交叉韧带修补术，可以用股神经、闭孔神经、股外侧皮神经和坐骨神经阻滞，术后的镇痛效果良好，患者也乐于接受。足部手术采用踝部阻滞、腘部坐骨神经阻滞能提供有效的术后镇痛。

（五）局部浸润技术

在所有适于门诊患者的麻醉技术中，用稀释局麻药液做手术部位局部浸润是减轻术后早期疼痛最简便、最安全的方法，也可降低整体费用。

三、清醒镇静

很多患者在局部麻醉或区域阻滞麻醉下手术时都要求镇静，并且要求对手术没有记忆。清醒镇静是指通过药物或非药物，或联合使用两种方法，对意识水平的浅抑制，保持患者维持呼吸道通畅和对躯体刺激及语言指令做出反应的能力。而深度镇静的定义是：通过药物或非药物或者联合使用两种方法，产生的一种可控制的意识抑制状态，保护性反射部分丧失，不能对语言指令做出有意识的反应。对不适合做门诊全麻的患者，可以在局部麻醉或区域阻滞辅以镇静的状态下进行，但镇静后有发生更多并发症的危险。在一项 10 万例麻醉的研究中，监护下麻醉（MAC）的死亡率最高（10 000 例麻醉中发生 209 例死亡）。

MAC 指麻醉医师对接受局部麻醉的患者或接受诊断或治疗操作的患者进行监护，在监护的过程中可能使用镇痛药、镇静 - 抗焦虑药或其他药物。常用于成人镇静的药物有：苯二氮䓬类（减少焦虑和产生遗忘）、阿片类（用于止痛）及小剂量的静脉或吸入全麻药（用于镇静）。苯二氮䓬类药物如咪达唑仑或静脉全麻药丙泊酚可以单独用于镇静，神经阻滞效果不完善或疼痛明显的手术，常加用阿片类药物。

儿童通常联合使用多种药物以达到镇静，包括口服咪达唑仑、苯巴比妥，以及合用经黏膜枸橼酸芬太尼。氯胺酮能提供镇静镇痛和遗忘，可以通过静脉、口服、直肠、肌肉注射给药。一般肌肉注射 2mg/kg，口服氯胺酮 5mg/kg，与口服咪达唑仑的起效时间相似，但是口服咪达唑仑的患儿离院时间早于氯胺酮。

成人最常用静脉输注法，最常用的药物为丙泊酚，尽管单次剂量给药可能起效更快，但小剂量输注能精确调节镇静深度，输注速度在 $25 \sim 100\mu g/$（$kg \cdot min$）时能产生剂量依赖性的镇静作用。眼震和对语言的反应是重要的监护指标，在使用咪达唑仑镇静时，确定药物剂量达到要求的有效体征是患者上睑下垂超过瞳孔的一半；或是失去对话兴趣，回答语调变得单调。

镇静时必须进行适当的监测和做好复苏的准备。监测标准与全身麻醉相同，特别注意氧饱和度和二氧化碳监测。镇静时所用的药物都可能导致低氧，患者应常规吸氧。经常同患者对话以监测患者的镇静水平和意识状态，可以更好地确定患者的镇静状态，当患者发生疼痛或不适时，可以补充其他药物。应提前告知患者将要发生的刺激（注射局麻药、置入内窥镜、止血带充气），患者对意料之中的刺激的反应程度要小于意外的刺激。

四、快通道麻醉的实施

门诊麻醉的目标是快速、安全地为实施治疗或诊断性操作创造满意的条件，同时确保快速、可预期的恢复，并将术后并发症降至最低。精确地使用短效药物能使患者直接从手术室安全转送至工作强度较小的恢复区，其中的许多患者在术后 1h 内就可出院，节约了医疗成本。门诊术后绕过 PACU 被称为"快通道"。

更短效、速效的麻醉药（如丙泊酚、七氟烷、地氟烷、瑞芬太尼）可促进全身麻醉后的早期恢复，预先给予非阿片类镇痛药（如局部麻醉药、氯胺酮、NSAIDs 等）和抗呕吐药（如氟哌利多、甲氧氯普胺、5 - HT 拮抗剂和地塞米松）将减少门诊术后并发症，加快术后恢复。基于 EEG 原理的麻醉深度监测（如 BIS、AEP、NACOTREND、熵指数）可改善麻醉质量，避免麻醉过深对机体造成的不良影响，也能减少麻醉过浅造成的全麻知晓，从而加速全身麻醉后苏醒，缩短实际住院时间。在 MAC 技术下完成手术（如浅表手术和内镜操作），可以显著降低医疗成本、提高患者满意度，但 MAC 技术的成功不仅依赖于麻醉医师，也与术者术中有效的浸润麻醉和轻柔操作有关。脊麻后延迟离院的主要原因是运动和交感阻滞残留，导致行走受限和无法排便。可通过小剂量利多卡因联合芬太尼腰麻技术来减少上述反应，加速术后恢复、缩短在院时间。与传统恢复途径相比，快通道患者可提前 30 ~ 90h 出院，而不影响患者安全或对手术的满意度。使用短效、速效全身麻醉药和阿片类镇痛药以及 MAC 技术和小剂量脊麻技术，可使几乎所有门诊患者从"快通道"中受益。

（付珍红）

第四节　麻醉后处理

一、术后多模式镇痛途径

疼痛使恢复复杂化、延迟门诊术后出院。所以，门诊术后多模式镇痛对于加速患者早期恢复也很关键。在多模式镇痛药配方中加入小剂量氯胺酮（75 ~ 150μg/kg）可改善骨科手术后的疼痛和预后。乙酰唑胺（5mg/kg，iv）可减少二氧化碳气腹腹腔镜手术后的牵涉痛。

门诊手术后，必须在患者出院前口服镇痛药控制疼痛。尽管强效速效阿片类镇痛药常用于治疗恢复早期的中、重度疼痛，但它们增加 PONV 的发生率，导致门诊手术后出院延迟。强效 NSAIDs（如双氯芬酸）的使用可有效减少门诊手术后对口服阿片类镇痛药的需求，促进早日出院。由于 COX - 2 抑制剂（如塞来考昔、罗非考昔或伐地考昔）对血小板功能无潜在的负面影响，其使用也日益普遍。临床中，口服罗非考昔（50mg）、塞来考昔（400mg）或伐地考昔（40mg）作为术前用药，是改善术后镇痛、缩短门诊术后出院时间的简单而有效的方法。

多模式镇痛方式中常规使用局部麻醉药也是加快术后恢复的关键措施。MAC 技术中采用局麻药伤口周围浸润作为围手术期镇痛或全身麻醉和区域阻滞的辅助，可为患者提供良好的镇痛。单纯的伤口浸润也可显著改善下腹部、肢体，甚至腹腔镜操作后的术后疼痛。腹腔镜手术后肩痛发生率较高，据报道，这种疼痛可通过膈下给予局麻药来减轻。关节镜下膝关节手术后，关节腔内注入 30ml 0.5% 的布比卡因可减少术后阿片类药物的需求，使行走和离院更早。随着未来门诊进行的手术操作更加复杂，要求麻醉医师必须不断提高术后镇痛技术和方法的有效性。

二、PONV 的防治

围手术期管理中引入多模式途径防治 PONV 可促进恢复、改善手术结局、提高患者满意度。性价比最高的预防用药是联合小剂量氟哌利多（0.5 ~ 1.0mg）和地塞米松（4 ~ 8mg）。对于 PONV 高风险者，加用 5 - HT$_3$ 拮抗剂（如昂丹司琼、格拉司琼等）或电针灸则防治效果更佳。除了药物预防方法，保证充足体液也可显著减少 PONV 的发生。

三、患者的恢复

门诊手术麻醉的恢复分为三个阶段，即早期、中期和晚期。早期和中期恢复在医院内完成，而晚期恢复可在患者家中进行。早期恢复指的是从停止麻醉到患者恢复保护性反射和运动能力的阶段。此阶段，患者应被送入麻醉后恢复室，严密监测生命体征和脉搏氧饱和度，吸氧，有可能需要使用镇静、镇痛、和镇吐药。中期恢复阶段，患者在躺椅上接受照顾，逐渐开始活动、饮水、上厕所，准备离开。晚期恢复是从患者回家开始，到完全恢复正常生活、重新开始工作为止。

除了PACU外，常设"第二阶段恢复室"。术后患者在此区域内停留直至能够耐受饮水、行走和独自活动。所有镇静患者和部分全麻后的患者，在手术室内能够坐立、呼吸恢复良好，便可进入"第二阶段恢复室"。

患者离院前应以口头或书面形式告知患者术后注意事项。患者术后至少24h不能驾驶车辆，不能操作电动工具或是做出重要的决定。至少24h内还可能会感到头痛、头昏、恶心、呕吐、肌肉痛和伤口疼痛，让患者对可能发生的问题有充分的认识，如果回家后发生上述症状，其紧张的程度会较轻。术后症状一般在术后24h内消失，但是如果症状持续，要与随访医师取得联系。医院必须建立随访制度，很多医院在术后的第一天通过电话对患者进行随访以了解患者恢复情况。

对独居、监护人不能满足其需要、交通不便、经济受限而又需要观察的患者，应为其保留病床。

决定患者能否安全离开医院的标准包括生命体征稳定，定向力恢复，可以活动而不感到头晕、疼痛，PONV轻微和手术部位出血很少。可以用下列评分系统来评价患者是否可以离院（表18-4）。一般情况下，如果评分超过9分，并有人护送，患者就可以离开。

持续的术后疼痛和恶心呕吐是推迟离院的常见原因。严重的术后疼痛与长时间手术有关，后者还会延长患者在PACU或第二阶段恢复室内的停留时间。在术前需判断发生术后严重疼痛的可能，酌情进行预防性镇痛处理。

表18-4 改良麻醉后离院评分系统

生命体征（血压和心率）	疼痛
2 = 术前数值变化20%范围内	2 = 轻微
1 = 术前数值变化21% ~40%	1 = 中等
0 = 变化超出术前值的41%以上	0 = 严重
运动功能	手术出血
2 = 步态稳定/没有头晕	2 = 轻微
1 = 需要帮助	1 = 中等
0 = 不能行走/头晕	0 = 严重
恶心呕吐	
2 = 轻微	
1 = 中等	
0 = 严重	

接受区域阻滞麻醉的患者在离院时必须符合全麻后患者离院的标准，还必须恢复感觉、运动、本体感觉以及交感神经功能。椎管内阻滞的患者离院时运动功能必须已经完全恢复。

对门诊手术患者是否需要恢复进饮和排便后才能离院仍存在争议。如果患者不断呕吐且不能进饮当然不能出院。有研究发现，儿童在出院前饮水可使呕吐的发生率增加50%以上，而在医院内接受8h静脉输液替代进饮的患儿出院回家后，无人因为脱水而重新入院。因此，充分补液的门诊患儿可安全回家，而无需证实此时能否耐受口服液体。能否自行排尿对出院也具有重要影响，不能排便和尿潴留可能由疼痛、阿片类镇痛药、腰麻或硬膜外麻醉、抗胆碱作用的药物以及尿道自主神经延迟阻滞引起。门诊麻醉应尽量使用短效局部麻醉药。

（何　伟）

第十九章

介入治疗的麻醉

介入治疗是近十年来得到迅速发展的一种先进的非手术的临床治疗技术，是目前发展普及速度最快、应用最广泛的医学新兴学科之一，它为疾病的诊断和治疗开拓了新的途径。介入性治疗的应用范围覆盖所有的临床学科，涉及人体消化、呼吸、心血管、神经、泌尿、骨骼等多个系统疾病的诊断及治疗。已成为中晚期癌症、血管性疾病、脾肾和盆腔外伤、冠状动脉粥样硬化、心脏瓣膜狭窄、脑血管疾病等许多疾病的主要治疗方法。

介入治疗是利用现代高科技手段进行的一种微创性治疗，就是在医学影像学手段（如DSA、X线透视、B超）引导下，利用穿刺针、导管、导丝等介入性器械行造影，进行影像学诊断，然后通过导管和导丝把药物、栓塞材料、溶栓药物、支架、球囊等器械植入病变部位达到治疗目的。介入治疗应用数字技术，扩大了医师的视野，借助导管、导丝延长了医师的双手，它的切口（穿刺点）很小，不用切开人体组织，就可治疗许多过去必须手术治疗或内科治疗疗效欠佳的疾病，如肿瘤、血管瘤、各种出血等。介入治疗具有微创、风险小、省时、可靠、康复快等优点，在及早确定诊断和增强治疗效果、提高生存质量、延长生存时间、减轻医源性痛苦等方面，都显示了无可比拟的优势，因而越来越多的患者乐于接受介入性治疗。本章节简要概括介入性治疗的分类、介入性治疗的麻醉以及几种常见介入性诊断检查及治疗的麻醉处理。

第一节　介入性治疗的分类

介入性治疗一般分为血管内介入性治疗和非血管介入性内治疗。

一、血管内介入治疗

血管内治疗（vascular procedures）主要包括药物灌注（infusion of drugs）、栓塞（occlusion，embolization）、器官功能去除（ablation of organs，如脾功能亢进等）、扩张（dilatation）、血管成形（angioplasty）、植入器械（placement of transcatheter devices，如支架或移植物 stents and stent/grafts）、异物取出（foreign body retrieval），具体包括以下几方面：

（1）血管再通性治疗（recanalization procedures）：包括动脉血管经皮血管成形术和支架植入（percutaneous angioplasty of arteries and stent placement），主要用于下列情况：①动静脉瘘（A－V fistulas）和动脉瘤（aneursms）；②腹主动脉瘤（AAA）；③动脉粥样硬化斑块切除（atherectomy）；④血栓取出（thrombectomy）；⑤溶栓治疗（thrombolytic therapy）；⑥静

脉血管成形术（venous angioplasty）和支架植入（stenting）；⑦使用溶栓治疗和机械性血栓清除方法治疗透析移植物和瘘；⑧经颈静脉肝门腔静脉支架植入（TIPS）。

（2）血管性介入治疗：①血管疾病方面：血管疾病包括经皮腔内血管成形、房间隔切开、溶栓治疗、控制出血（急慢性创伤、炎症、静脉曲张）、非手术性关闭动脉导管未闭、血管畸形以及动静脉瘘与血管瘤栓塞治疗、下腔静脉的人造间隔、血管再建；②肿瘤性疾病方面：肿瘤性疾病包括肿瘤的栓塞药物灌注、动脉内照射、放射性损伤的预防（肾炎、胃肠炎）、化疗、血管作用性药物及乙醇等灌注；③其他方面：包括脾功能亢进的治疗与激素失衡的治疗。

（3）闭合性治疗（occlusive procedures）：包括经皮选择性和超选择性动脉和静脉系统阻塞；癌症治疗包括化疗灌注（chemoinfusion）和化疗栓塞（chemoembolization），可应用于几个器官，但是主要在肝脏。其他治疗包括：①动静脉畸形（AVMs）和动静脉瘘的栓塞（A－V fistulas）；②胸部和腹部外伤出血栓塞治疗；③咯血；④动脉性胃肠道出血（arterial GI bleeding）；⑤静脉曲张出血；⑥器官功能去除（organ ablation）；⑦下腔静脉内滤器植入（filter placement）；⑧血管内异物取出（intravascular foreign body retrieval）；⑨子宫肌瘤动脉内栓塞治疗（fibroid Embolization）。

二、非血管内介入治疗

1. 非血管内介入治疗　非血管内介入治疗（non vascular procedures）包括胆管（bile ducts）、泌尿系统（urinary system）、气管支气管树（tracheobronchial tree）、其他系统和腔道，非血管内操作应用于定位、针刺活检、引流、扩张和支架植入、造瘘成形术等，主要的治疗技术包括：①经皮胆管造影和引流术（PFCD）；②经皮胆管造影（percutaneous cholangioscopy）和取石治疗（stone treatment）；③经皮胆囊造口术（percutaneous cholecystostomy）；④经皮肾造瘘术（percutaneous nephrostomy）、输尿管再通术（ureteral catheterization）、球囊扩张（balloon dilatation）和支架植入术（stent placement）；⑤经皮肾结石治疗（percutaneous kidney stones。lithotrpsy）；⑥经口气管/支气管球囊成形（balloon plasty）和金属支架植入（metallic stent placement）；⑦CT/超声引导下经皮胸腹水引流和处理；⑧经皮胃造瘘术（percutaneous gastrostomy）和肠造瘘术（enterostomy）；⑨CT/超声引导下经皮活检。

2. 经皮活检与抽吸引流

（1）经皮活检：①胸部：包括肺、心内、胸膜、纵隔的肿块或病理组织；②腹部：包括腹内肿块、肝（经腹或经颈）、腹膜后肿块、胰、淋巴肿块；③肌肉骨骼：包括四肢、头颅、脊柱、肋、胸等骨骼以及软组织肿块；④其他：包括甲状腺、乳房、眼眶。

（2）抽吸引流：①脓肿：包括肺、肝、腹（膈下或肝下）、腹膜后；②囊肿：包括肾、肝、胰腺假囊肿、乳房、甲状腺；③胆管引流；④肾造口。

（3）其他：①取石：包括泌尿道、胆管；②取异物；③腔内治疗：包括肾囊肿、肝囊肿、骨囊肿、嗜伊红肉芽肿、脓肿；④刷检：包括肺、泌尿道、胆管、胃肠道；⑤肠扭转的压力整复；⑥肠套叠的压力整复。

（何　伟）

第二节　介入治疗麻醉的特点

由于介入性治疗所需的特殊设备和专门的操作环境，其中有些检查操作有痛苦和危险性，从而要求检测期间严格监护患者和解决各种意外问题。麻醉医师到远离手术室的这些场所进行麻醉的机会日益增加，在这些平时不熟悉的场所，不同的环境中能为麻醉医师提供的条件经常发生变化。而环境所带来的限制、医辅人员缺乏长期合作和经常缺少全套的监护手段和仪器，都使麻醉管理工作变得较为困难。无论在手术室内或手术室外，麻醉的基本原则都是一样的，在这种目的情况下，麻醉仍是确保患者生命安全、舒适、便于进行各种操作的保障。美国麻醉医师学会有关手术室外麻醉指南推荐的内容包括：①供氧源；②吸引器；③废气排除系统；④必要的装备、药物和监护仪器；⑤电源接头；⑥空间要求；⑦照明；⑧急救设备；⑨通讯设备；⑩专用安全代码。

一、介入治疗的工作环境

造成介入性治疗麻醉困难的因素很多，大多数医院中最常遇见的问题是相同的，主要有以下几方面。

（1）工作环境：设计时没有考虑到麻醉的需要，空间有限，使麻醉医师难以靠近患者，造成安全隐患。操作间的大小和设计，以及放射源、摄影机、血管造影仪器、C臂透视仪、扫描仪及激光设备均可妨碍麻醉医师接近患者。麻醉期间要尽可能接近患者，常需要麻醉前做好相应的准备。

（2）监护设备：麻醉监护设备准备不充分，而且所用仪器设备常常是医院中较陈旧的。血管造影、CT、MRI检查和放疗操作期间，麻醉医师甚至不能与患者同处一室，需要通过观察窗或闭路电视观察患者和麻醉监护设备；在暗室内操作期间缺乏足够的灯光观察患者皮肤颜色、呼吸运动、麻醉机和监护仪、钢瓶内气体等情况，这些都使得麻醉医师在临床观察中受到很大限制。

（3）术前准备：患者的术前准备不充分。行介入性治疗的患者通常入住的病区，其医护人员并不熟悉常规的术前准备，有些患者可能没有术前禁食或者没有给术前药。

（4）工作配合：这些场所常远离手术室，麻醉医师与放射科医师及介入治疗医师在一起工作、相互配合的机会少，万一发生紧急情况或麻醉仪器故障时不能得到适当的帮助。

（5）急救设备：应用的麻醉辅助设备不理想，各种急救设备、药品以及监护仪不如手术室齐备，需采取针对性预防措施。如这些检查室常常缺乏中心氧气、氧化亚氮、吸引器及废气排放系统。麻醉医师必须检查麻醉机、氧气瓶、喉镜及电源等的情况。麻醉医师必须熟悉复苏室内的吸引器及氧气供应情况。

另外，放射学操作时放射线照射增加，若要留在患者身边观察时应穿射线防护衣；监护仪需评价用电安全和导线隔离情况，注意检查电源输出和接地情况，由于缺乏独立的电源，需要进行适当的接地处理，要求通过三线电线、三脚电源插头进行接地是基本的要求；高压电装置较多，禁用易燃、易爆的麻醉药，众多的电器设备常常给患者带来更多的风险，同时对监护仪的运行造成了更多的干扰。

二、介入治疗的不良反应及并发症

血管造影及其他放射学检查常使用造影剂作增强扫描，造影剂是由含碘的阴离子结合各种不同的阳离子而成的盐类物质，造影剂的作用是提高组织的相对密度，碘由于其高密度低毒性，是大多数造影剂的基本成分。99%的碘迅速与组织中的阳离子结合，经肾小球滤过而无重吸收。多数造影剂是高张性的，渗透压超过 2 000mOsm/L。较新的低渗性非离子造影剂，渗透压 600~700mOsm/L，其血管内注射严重并发症发生率约 1/10 万。

1. 介入治疗的不良反应　除造影剂种类外，注射速度、剂量及造影部位等因素均可影响毒性变态反应的发生，冠脉造影和脑血管造影时全身反应的发生率高，有特异反应史或对贝类和海产品有变态反应的患者可能更容易发生造影剂反应。

造影剂不良反应的程度有轻、中、重度之分。轻度反应表现为恶心、呕吐，清醒患者还可以伴有焦虑等，但有超过 1/5 的轻度反应是危重反应的前驱症状，常见的中、重度反应包括低血压、荨麻疹、支气管痉挛。高张性造影剂还可影响血管内容量和渗透压，引起血流动力学变化，注入高张性造影剂后首先出现一短暂的高血压，继而伴随着血管内容量、CVP、PA 和心排量增加，SVR 降低，血浆渗透压增加，Hb 和 Hct 降低。在造影检查时常引起渗透性利尿，低血容量和氮质血症的患者应适当补液，肾功能障碍患者应特别注意，留置气囊导尿管并观察 1 小时以上。注入造影剂引起的渗透压和血管内容量改变，至少需要 10 分钟才能恢复正常。因此建议在注射造影剂后对患者进行密切观察 20 分钟。

造影剂可致心律失常和心肌缺血，降低钙离子水平产生负性肌力作用并影响心脏传导功能，此种表现在有心脏疾患的患者发生率较高。其他不良反应还包括红细胞的收缩和凝聚、与其他药物竞争蛋白结合位点、干扰补体和凝血系统，透过血脑屏障引起抽搐，引起肺水肿和心脏骤停，作用于下丘脑引起寒战、发热，以上均为造影剂的毒性反应。最严重的特异反应包括低血压、心动过速或心律失常，可以是急性毒性反应的最早体征，过敏性休克和呼吸道水肿是严重的表现，可以在应用造影剂后即刻发生，也可以在操作完成几小时后出现，迅速发展为气道梗阻和支气管痉挛，影响氧合和通气，甚至可致死亡。也有报道发生过成人呼吸窘迫综合征。造影剂反应引起的低血压可使患者意识丧失，有癫痫病史的患者发生惊厥，亦可发生腹泻和其他多种胃肠道反应。已经确证造影剂可引发肾衰竭，尤其是术前患有肾脏疾病的患者或有糖尿病、黄疸、伴有肾脏血流减少的心血管疾病和多发性骨髓瘤的患者，应该避免使用造影剂。服用二甲双胍的患者宜停药 48 小时后再行造影检查。

2. 介入治疗不良反应的防治　既往有过敏和心血管疾病病史的患者，对造影剂反应程度较大，虽然过敏试验和预防性用药可在一定程度上预防严重的反应，但不能杜绝不良反应的发生。以前对造影剂没有反应，并不代表再次应用时一定不发生反应。因此，应有配备良好的急救和复苏设备，在诊治造影剂反应时能便于应用。

使用造影剂的患者大约有 5%~8% 出现全身反应，但全麻中造影剂反应极少报道，轻度反应的有效治疗方法是输液、观察及消除患者疑虑，低血压、支气管痉挛和过敏性休克需要更进一步的监测和治疗，包括监测血压、脉搏、ECG，开放静脉，供氧，根据病情选用肾上腺素能激动剂、阿托品、氨茶碱、抗组胺药和皮质醇。

有造影剂过敏病史的患者如果使用相同的造影剂，则再次发生严重反应的可能性更高。在手术前夜和术日晨分别应用泼尼松龙 50mg，术前即刻静脉注射苯海拉明 50mg，都可能降低不良反应的发生率和严重程度。低渗造影剂适用于血红蛋白病、休克或心力衰竭所致的缺血性心脏病、肺动脉高压或对高渗造影剂过敏的患者。

3. 介入治疗的并发症

（1）可能造成被检查脏器的穿孔。

（2）心导管检查可致大血管损伤，致严重出血，也可引起气栓和严重心律失常。

（3）快速加压注造影剂或腹腔注入二氧化碳可致一些并发症。

三、介入治疗麻醉处理原则

麻醉医师在麻醉前应解除患者的紧张恐惧心理，应对患者的并存疾病以及病理生理改变有全面的了解。在麻醉方法和药物的选择方面，既要结合患者机体的情况，又要适应检查的特殊环境。麻醉医师还应熟悉各种检查的主要操作步骤，以配合检查做好麻醉。

（一）麻醉指征

虽然大多数检查都属无痛操作，但可能让患者相当不舒适，多数成人不用镇静药均可耐受影像检查，而治疗性操作则需要适当的镇静，特别是在操作中需要患者能够被唤醒并对指令有反应的神经学操作，在血管内插入导管时可用短时间的镇静。在幼儿常难以达到有效镇静，且镇静药的作用时间较难预料，不良反应发生的机会也相对多一些。全麻不仅可以使患者舒适地耐受操作，而且可以保证足够的检查时间。全麻多用于儿童、成人幽闭恐惧症者、智力低下者、难以交流和合作的患者、有不自主运动的患者、以防止干扰扫描或因疼痛不适不能耐受长时间静卧的患者；病情危重或严重损伤难以维持气道通畅的患者需要严密监护；对造影剂有严重变态反应的患者也需要麻醉医师参与处理。

（二）麻醉目的

（1）减轻患者的痛苦。

（2）减少生理干扰。

（3）保证患者的安全。

（4）提高检查治疗的准确性和成功率。

（三）麻醉前准备

麻醉前评估与一般手术患者相同，这些患者的评估和术前准备可与主管医师讨论，以合理安排麻醉前评估、麻醉同意书签字，制订麻醉计划和麻醉后恢复计划。防止不必要的延迟，而影响患者检查的安排。对可能发生的意外要有充分的准备。

麻醉前还必须对相应的检查操作过程和可能出现的问题有清楚的了解，包括患者体位、是否需用造影剂、麻醉机的位置如何摆放、操作期间麻醉医师可否留在操作间、诊断或治疗仪器对麻醉监护仪的影响等。必须要求有适当的灯光便于观察患者、麻醉机和监护仪，间断开灯是不够的，万一发生气道梗阻、环路脱开、钢瓶内气体用完等情况时常难以及时发现。

监护仪已成为麻醉管理的必要部分，在介入治疗的麻醉过程中，麻醉医师经常要远离患者，此时监护仪就起到相当重大的作用，麻醉期间的监护信号的重要性明显增加。应在麻醉前确立一个可行的麻醉监测方案。介入治疗麻醉的监测项目和麻醉仪器应该与手术室相同。仪器设备有助于提高安全性，需经常维护保养，确保能正常使用；必须有充分的术前或操作前准备，以确保仪器设备功能正常。仪器可以长期放置于这些地方，也可以在需要时再准备，一般根据使用频率安排决定。由于使用频率不高，通常习惯于在这些地方放置老型号的麻醉和监护仪器，所以在麻醉开始前，必须熟悉这些麻醉设备，确认麻醉机工作状态正常，其中吸入氧浓度监测较为重要，因为这些地方通常无中心供氧设施，氧气通常是临时接通的，发生误接或出现故障的机会更多，没有中心供气系统则应有备用氧气钢瓶。远离中心手术室，在紧急情况下最能提供有效帮助的可能是仪器设备，所以应常规准备吸引器、简易复苏器、除颤器、急救药品等。治疗完毕复苏患者应与在手术室一样密切监护，必要时送麻醉后恢复室（PACU），转运前必须确保有充分有效的监护，如氧气、能量供应、药物和复苏设备。

（四）麻醉选择

（1）清醒镇静：患者在局麻下操作时常用镇静和镇痛药，以提高患者的舒适度、缓解焦虑，使检查能在患者安静合作的状态下完成。镇静可分为清醒镇静和深度镇静。清醒镇静是患者意识轻度抑制，对外界刺激能产生反应，维持气道通畅和保护性反射；深度镇静是可控的较深程度的患者神志抑制，患者可能失去气道保护性反射，有时难以维持气道通畅，且患者可能难以唤醒，也可能发生呼吸抑制或呼吸停止，深度镇静更类似于全麻。专科医师可能在检查操作时给患者应用一定量的镇静药，使用镇静药需注意安全并监测镇静水平，深度镇静则需麻醉医师完成。手术室内麻醉的基本监测标准适用于所有介入性治疗使用麻醉药或镇静药的患者。麻醉前应了解病史和体格检查情况，镇静或镇痛方法的选择根据患者需要、医疗条件、特殊操作及医师的经验而定，没有一种药物或剂量适用于所有患者，单纯镇静可能只适用于一部分患者，而其他的患者则需加用阿片类镇痛药。对成人进行镇静的一线药物是苯二氮䓬类药物，或辅以芬太尼。有些药物特别是苯二氮䓬类（如咪达唑仑）患者的反应差异极大。丙泊酚在镇静治疗中应用，偶尔会发生呼吸道梗阻，导致动脉血氧饱和度下降，熟悉相关操作步骤有助于最佳用药时间和药物的选择。

（2）全身麻醉：全麻时联合应用麻醉性镇痛药、巴比妥类、抗胆碱能药、强安定药和苯二氮䓬类等药物应注意可能发生的一些不良反应，并产生深度的镇静。Thompson 等（1998）报道，检查的患儿（3～7 岁）肌肉内联合注射阿托品、哌替啶和异丙嗪，平均镇静时间 53min，约有 10% 的小儿需要辅助其他镇静药。Burckart 等（1999）发现联合应用氯丙嗪、异丙嗪和哌替啶的小儿，扫描时有 14% 的小儿镇静不满意，而这些小儿镇静时间超过 7h。Vaner 等（2001）报道，肌注甲、乙炔巴比妥 10mg/kg 睡眠时间 3.3min，虽然在 50 例中有 4 例需要辅助用药，但没有并发症和严重疼痛，平均 86min 完全清醒。

除肌注或静脉注射、直肠应用镇静药外，可用静脉或吸入麻醉药进行全麻，可有效地满足手术要求。静脉给药或吸入麻醉较直肠或肌注容易控制，诱导时间缩短、成功率高、不良反应少且恢复迅速，麻醉维持可以用静脉丙泊酚或吸入药物，气道管理可选用面罩、喉罩或气管内插管，全麻并发症低于多数镇静方法，对扫描的人为干扰也少。

麻醉中和麻醉后的监测项目应以能保证患者安全为标准，一般应满足以下条件：①在麻醉过程中，始终有一位麻醉医师在患者身边；②在所有形式的麻醉过程中，对患者的氧合、通气、循环进行持续的监测和评估。无论全麻和镇静，是否使用镇痛药物，监测应与手术室相同。麻醉仪器应与手术室一样方便使用。在某些情况下，如 MRI 和体外照射放疗期间一些基本的监测可能不能应用，亦应努力保证患者在操作期间能得到适当的监护，包括氧供、呼吸、循环的监测。患者氧合情况的监测需要适当的照明和接近患者，便于根据患者皮肤颜色进行判断，暗室对识别发绀有困难；通气是否适当可以根据胸廓运动、观察储气囊及听呼吸音进行判断；气管内插管控制呼吸时应确认导管的位置，呼吸环路内应连接压力、流量等报警装置。连续心电监护和 SpO_2 监测，每隔 5min 测血压、心率，全麻时应连续监测 $ET\text{-}CO_2$，必要时行直接动脉压监测。CT 和 MRI 操作室为了保护其设备，室内温度通常较低，患者可能会出现体温改变，小儿和危重患者应监测体温。

外照射放疗期间，所有工作人员都要离开放疗室，应该通过玻璃窗或闭路电视在放疗室外连续观察患者和监测仪，也可以用麦克风或电子听诊器监测镇静或麻醉患者的呼吸音。

（五）麻醉后恢复与转运

麻醉或镇静后患者的管理与其他手术患者一样，患者应在麻醉后恢复室（PACU）复苏，不能在走廊进行简单的观察。应在病情稳定时转送患者。有时使患者在转送时处于镇静或麻醉状态更加合适，然后让这些患者在 PACU 或其他恢复室内恢复。距离 PACU 路程较长，转运中应有适当的连续监护，推床等应配备监测仪、供氧设备、气道管理、静脉输液、复苏药物和设备。麻醉后甚至镇静后常见低氧血症，而且难以识别，无论成人或小儿运转中及术后吸氧是必要的。相对健康患者的监测无创血压、ECG 和 SpO_2，危重患者则应有连续动脉压监测，ECG 监护可发现心率变化和心律失常，但缺血和 ST－T 改变难以发现。术后麻醉复苏期间，应该根据麻醉或用药选择的适当的监测。出 PACU 的标准与一般手术相同。

（何　伟）

第三节　不同种类介入性检查治疗患者的麻醉

近几年来，放射科的传统作用已经发生了改变，随着新的无创诊断影像技术的产生，X线的应用范围也日益扩大。在神经系统病变诊断中，磁共振成像和计算机体层摄影扫描术减少了血管造影和气脑造影的应用。临床将这些技术主要应用于脑的同时，其应用也扩展到胸腹部病变的诊断。这些影像技术要求患者必须无自主体动，因此小儿、危重患者和不合作的患者的检查应在麻醉下实施。

一、CT 检查患者的镇静

1. CT 检查的特点　计算机体层成像（CT）在神经系统放射学中是应用最广泛的技术。一次 CT 扫描可以提供一系列头部或身体体层摄影的轴向切片。每个图像都是通过计算机对不同的正常组织之间，以及正常组织与异常组织之间放射线吸收系数的差异进行整合而产生的。受检查部位的图像由一个阴极线管中产生，其亮度与吸收值成正比。

CT 是应用 X 线探测发现组织的密度变化而产生图像的，放射源和探测器分别安装于基架相对的位置上，患者处于放射源和探测器之间。CT 通过对患者的某一解剖结构进行螺旋形的 X 线扫描，产生二维的断层图像。通常每 7mm 间隔产生一断层系列，但是根据诊断需求此间隔可大可小。第一代扫描仪每一断层扫描需 4.5min，现在最新的扫描仪仅需 2～4s。

2. CT 检查患者的镇静麻醉处理　CT 最早用于头部扫描，现在已应用于全身，如诊断胸腔和纵隔占位病变。其也用于评估腹内病理状况，包括胃肠道肿瘤及胰腺、肝、胆管的影像以及肾脏、腹膜后、脊髓、骨盆骨折和椎间盘突出的诊断，CT 扫描还可用于立体定位指导手术，颅内占位常用立体定向进行活检。由于检查部位不同，对麻醉要求的差异也非常大。

在 CT 检查时，经常使用造影剂以提高图像质量。如果要将造影剂注入麻醉或是镇静状态患者的胃肠道，通常要插鼻胃管，而气道保护不当，就有可能发生误吸。CT 检查时与造影剂有关的不良后果的发生率高，主要由于在 CT 检查时医师难以近距离观察患者。

　　CT 是无创和无痛的，对于大多数成人患者来说既不需要镇静也不需要麻醉，但是对不合作的患者（通常是小儿和头部创伤的患者）则需要全身麻醉来预防干扰图像的体动。CT 扫描室有时需要麻醉医师协助管理来自 ITU 的重危患者。

　　当患者存在潜在的气道问题或者需要控制颅压（ICP）时，应选择全麻进行镇静，在 CT 扫描过程中，麻醉医师无法靠近患者的头部，因此必须行气管内插管，而扫描本身所要求的麻醉深度只要使患者能够保持不动并能耐受气管内导管即可。若 ICP 过高，控制通气可产生低碳酸血症，从而减少脑内血流。

　　应用丙泊酚或硫喷妥钠、氧化亚氮、氧气及肌松的气管插管，以及轻度的过度通气适用于 CT 扫描。而氯胺酮有大量唾液分泌，并有不可预见的不自主运动，可能会影响扫描质量，依托咪酯也有类似情况，所以一般不单独用于 CT 检查的麻醉。

　　脑立体定向时，为减少操作时损伤邻近结构，在头部外周放置透射线的固定架，在插入固定架钢针时，常用局麻加深度镇静或全麻，疑有颅内高压的患者慎用深度镇静，因 $PaCO_2$ 增高可进一步加重颅内高压。一旦固定完毕，患者可以放置在基架上，确保位置精确不动，但基架可使麻醉医师难以接近患者及控制气道，可选用最小的镇静加局麻，患者常能耐受并配合手术。

　　小儿常需要镇静或全麻。操作期间由于对位和扫描仪机架移动可引起麻醉环路的扭曲或脱开，全麻或镇静时，要注意气道管理和氧合情况，急诊患者口服或鼻胃管用造影剂时要考虑患者饱胃情况的存在。由于扫描室温度一般低于 25℃，小儿全麻时要注意监测体温。

　　CT 扫描麻醉中常见的并发症包括气管导管扭折（尤其是在颅后窝检查需头过度屈曲时）、小儿患者体温过低、患者有幕下肿瘤存在若头部过度屈曲造成的急性脑干受压。

二、MRI 检查患者的镇静

　　1. MRI 检查的特点　磁共振成像（MRI）是一种新的成像模式，它不是应用离子射线，而是通过磁场和射频脉冲频率来产生图像。MRI 成像系统包括一个大孔径的磁体以及射频发射线圈，线圈还可作为接收器探测能量信号，从而形成图像。磁体的长度一般在 2m 以上，质量大约 500kg。MRI 检查是指组织在强大的外部静磁场和动态磁场作用下成像。MRI 除了可观察静态的组织成像外，还可以检查血流、脑脊液流动、组织的收缩和舒展。MRI 检查时采集的射频信号强度极弱，易受到高频漂移、电子辐射（如 FM 收音机）以及其他电子设备和监护仪器的干扰。MRI 能清楚地分辨出脑内的白质和灰质，可以在体内诊断脱髓鞘疾病。与 CT 不同的是，它可以显示矢状面、冠状面和横断面水平的图像。MRI 检查颅内、脊柱和软组织优于 CT 扫描，MRI 用于中枢神经系统特别是用于颅后窝肿瘤的诊断，也用于头部损伤、痴呆和颅内感染，并已用于麻醉对脑影响的研究。椎管内 MRI 优于脊髓造影，可以提供直观无创的影像。MRI 利用血液流动产生的特殊信号，用于心脏和大血管的造影而无需使用造影剂。MRI 亦可用于胸内、腹内疾患的诊断，由于其软组织分辨力强，可用于软组织损伤，特别是肌肉和韧带损伤的诊断。患者几乎不需要特殊准备，MRI 本身不产生离子辐射、无创伤，无生物学有害效应。

2. MRI 检查患者的镇静麻醉处理 MRI 全麻指征与 CT 相同,其麻醉处理的特殊性主要包括三个方面:检查时的压抑感使医师难以接近患者;设备的磁场特性对监护仪的干扰;禁忌铁磁性物品进入检查室。

(1) 镇静或全麻均可用于 MRI,如选用镇静则与 CT 相同。无论选择镇静或全麻,最好在 MRI 室外进行诱导,远离磁场的影响,因大多数麻醉设备带有铁磁性物质,可受磁性的影响。在室内进行喉镜检查时必须使用锂电池和铝垫片。

(2) 由于患者扫描时几乎处于无法接近的情况,气道管理较困难,多选择全麻气管内插管或放置喉罩,从而减少由于深度镇静或全麻所致的气道梗阻和通气量降低。应用喉罩的缺点是在导向活瓣中的一个小金属弹簧会影响图像质量。

(3) MRI 扫描时间较 CT 长,通常需开放静脉便于间断或持续加用镇静药。开放静脉后,患者麻醉诱导平稳、气道通畅,即可转运入扫描室,患者的监护应同一般手术室内监护一样,但许多电子监护仪均受磁场干扰,使用前必须确认监护仪适用于 MRI。在磁场附近没有一个监测仪是可靠的,每一个监测仪在 MRI 中应用前均应了解其监测能力,在一个扫描室能正常工作的仪器并不代表其在所有的扫描室都能正常工作。在 MRI 检查时患者监测注意事项包括:

1) ECG 由于导联线穿过动态磁场和产生电容耦合电流造成信号失真,因而 ECG 在 MRI 扫描时对心肌缺血的诊断没有价值,用射频滤过或遥控也不可能降低干扰。

2) 血压监测可用自动血压计,放置时如能避免磁场干扰则可使用,但管道延长可使读数低于测得值。

3) 与 MRI 相容的 SpO_2 可用于大多数扫描仪,但需要进行适当防护,否则其内部的微处理器可遭到强磁场的损害,另外,由氧监测仪探头和导线散射出的射频波也可损坏图像的质量。

4) 全麻或镇静的患者呼吸监测也有困难,而二氧化碳监测采用延长的采样管行 $P_{ET}CO_2$ 监测是判断通气是否恰当最有效的方法。但是由于取样管过长使信号的传导有明显的时间延迟,应用时应予以注意。

5) 为保护计算机的功能,MRI 空调温度较低,婴幼儿在该环境中体温容易下降,另一方面,扫描过程中产生的热量可增加患者的体温,因此 MRI 的患者均应监测体温,温度探头使用射频滤波器,同时温度探头产热有可能造成患者局部烧伤。

(4) 设计用于 MRI 的不含铁磁物质的挥发器和麻醉机可发挥其功能。现在已经有适用于 MRI 的麻醉机和监护仪,包括氧动呼吸器、监测仪、麻醉机均可用于 MRI,氧气可以用软管与中心供氧连接,麻醉机离扫描仪有 3m 以上的距离。

3. MRI 检查时的注意事项

(1) 金属物品如剪刀、钢笔、钥匙、铁磁体听诊器、氧气筒等,可以飞向扫描仪造成患者和工作人员的伤害。

(2) 置入体内的含有铁磁性的生物装置或其他物品有发生移位和功能异常的可能,包括弹片、加强气管导管、植入式自动心脏除颤仪以及植入式生物泵,体内安装起搏器、动脉瘤夹闭的金属夹、血管内有金属丝和宫内金属节育器的患者是 MRI 的绝对禁忌证,妊娠前 3 个月的妇女不应行 MRI。

(3) 某些眼部化妆品和纹身会在扫描时造成伪影,有些永久性的眼线会造成眼睛的刺激。

（4）患者有义齿或牙齿矫正器可能影响图像质量。

（5）计算器、手表、手机和带磁条的信用卡均不能接近磁场。

三、心血管造影与介入性治疗的麻醉

大多数造影剂是高渗的（2 000mosm/L），并可引起循环血容量的增加。注射造影剂可产生脸部和眼部的烧灼痛，其血管舒张作用可引起头痛和面部潮红。

一般血管造影无需进行麻醉。介入放射操作为解除患者不适，可选用镇静或全麻，由于患者禁食和造影剂的渗透性利尿作用的影响，麻醉中应根据患者情况，充分补充液体，必要时留置导尿；使患者体位舒适，头部适当休息位可以减少患者移动，膝关节下垫一薄枕使膝稍屈，有助于肌肉放松并能缓解患者背部不适。上肢垫好放于身体的侧面或搁手架上，监测仪和输液管道延长离开病人数米，可减少麻醉医师的受照射量并便于影像仪移动，静脉输液应选用粗的留置针。吸氧可用鼻导管或面罩，另一侧鼻导管可接 $P_{ET}CO_2$ 监测。

成人的手术操作大多可在局麻下完成，小儿则必须在基础麻醉加局麻或全麻下进行。麻醉要求患者安静配合，保持血压、心率稳定。成人检查前 1h 口服地西泮或肌注咪达唑仑加用适量镇痛药；4 岁以下小儿可不用术前药，4 岁以下小儿可给适量术前药，但不用阿托品。肺动脉高压者肌注用吗啡可作为术前用药（0.1mg/kg）。

心导管检查是诊断和鉴别及治疗心血管疾病、监护观察心脏手术及危重患者病情变化、研究心脏循环系统血流动力学及心脏电生理的重要方法。心导管术应用于临床已有 70 余年历史。经动脉或静脉放置导管到心脏或大血管可以检查心脏的解剖、心室的功能、瓣膜和肺血管的解剖，检查心室内的压力和血管的结构，注射造影剂还可以观察很多结构。

临床最先施行的是右心导管检查，继而发展为左心导管检查，在此基础上陆续出现了其他的介入性操作技术，如选择性冠状动脉造影术、血管冠状动脉介入手术、球囊瓣膜成形术、心脏电生理检查和异常传导通路导管消融术、置入起搏器或转复 - 除颤仪的手术等介入性治疗技术，大大丰富了心导管术检查及治疗内容，推动了心脏内外科的发展。

右心导管检查主要用于诊断先天性心脏病，左心导管检查主要用于诊断后天性心脏病和大血管病变，多需要同时进行造影术。此外，在不同部位取血样分析氧饱和度可以判断分流的位置。尽管心脏超声检查可以了解很多情况，但对于诊断复杂的心脏解剖异常，心导管检查仍然是"金标准"。由于在检查中要进行多种测量和反复抽取血样，又不可能在同一时间内完成，为了保证对血流动力学和分流计算的准确性，在检查的过程中必须保持呼吸和心血管状态的相对稳定，动脉血氧分压和二氧化碳分压必须保持正常，所以要保持麻醉平稳和方法一致，使心脏科医师无需考虑不同麻醉方法对诊断数据的影响。这种一致性的要求使麻醉的处理较为困难。心导管造影检查、血管成形术、动脉粥样硬化斑切除、瓣膜成形术及危重患者多需要全身麻醉。

1. 小儿心导管检查 为了保证诊断的准确性，必须维持呼吸循环在相对稳定的状态。氧饱和度不低于基础值，即可用空气行控制呼吸。避免氧分压过高引起动脉痉挛，必要时可用前列腺素 E_1 预防。儿童能够耐受创伤性操作时的镇静深度常发生呼吸抑制，控制呼吸可以避免 $PaCO_2$ 升高，减少了对诊断准确性的影响。控制呼吸本身对心导管检查诊断的准确性无影响，分钟通气量和呼吸频率可以根据动脉血气分析结果设定，然后根据 $P_{ET}CO_2$ 进行调节。

术中镇痛、镇静或全麻的深浅必须恰当，既要预防心动过速、高血压和心功能改变，又

要避免分流增大、高碳酸血症和低碳酸血症。过度心肌抑制、前后负荷改变、液体平衡或过度刺激均可致分流增大影响诊断的准确性。氯胺酮会增加全身氧耗，但不会影响诊断的准确性，婴儿较常使用。

除常规监测外，还应进行血气分析，监测代谢性酸中毒情况，对病情严重的患儿，即使是轻度的代谢性酸中毒也要进行处理，使用正性肌力药物。

小儿尤其在全身麻醉时常见低体温，操作间内需要加温，吸入的气体也应加温湿化，可使用保温毯或加温装置，监测直肠温度。婴幼儿应强调保温，室温不低于29℃，体温不低于35℃。新生儿可能会发生低钙血症和低血糖。

小儿对失血的耐受性低于成人，应严密监测血细胞比容，对贫血进行适当的治疗。严重发绀的患者红细胞增多，应充分补充液体，以减少造影剂造成血液高渗和微栓塞发生。

2. 成人的心导管检查　成人心导管检查经常同时进行冠状动脉造影。右心导管经过静脉系统到达右心和肺循环；冠状动脉造影要经过动脉系统到达冠状动脉时也到达了左心即体循环。检查通常在局麻下进行，适当镇静和镇痛对患者有益，常用药物有芬太尼和米达唑仑，有时加用丙泊酚。心导管检查中可以给氧，但检查肺循环血流动力学时，必须保持血气在正常范围。

由于导管要放置到心腔内，在检查中经常发生室性或室上性心律失常，要加强心电监护并及时处理心肌缺血和心律失常。一般心律失常持续时间短，无血流动力学显著改变，心肌缺血或应用造影剂后可能继发室性心律失常或室颤。需备用去颤器和复苏药物、供氧、硝酸甘油、血管活性药物。

3. 心导管检查的常见并发症

（1）心律失常：心律失常是心导管检查最常见的并发症，较常见的为窦性心动过速、室上性心动过速、或频发性室早；常与导管尖端的位置有关，撤回导管心律失常即可消失。偶尔需要静脉用药或电复律终止心律失常。也可见到Ⅱ～Ⅲ度房室传导阻滞，窦性心动过缓需用阿托品治疗，严重的心动过缓影响血流动力学者需安装临时起搏器。

（2）穿刺出血：血管穿刺部位出血、导管造成心腔或大血管穿孔、血管断裂或血肿形成以及栓塞。

（3）心包压塞：心包压塞有特征性的血流动力学改变，透视下纵隔增宽、心脏运动减弱，心脏超声检查可以确诊，而且能指导心包穿刺。心包穿刺引流导管对心脏的机械刺激会引发室上性或室性心律失常，危重患者难以耐受，部分患者需要紧急进行外科手术。

4. 冠状动脉造影术　注射造影剂使冠状动脉在放射条件下显影，从而确定冠状动脉解剖关系和通畅程度，判断是否存在冠状动脉狭窄以及狭窄的位置，是否存在冠状动脉痉挛。术中可经静脉给予心血管药物和镇静镇痛药物，穿刺前局部阻滞可减少患者痛苦。鼻导管供氧，发生心肌缺血时，舌下含服或静脉给予硝酸甘油。进行标准监护，换能器可以直接接到动脉导管监测直接动脉压，严密观察患者，及时发现心绞痛或心衰。

5. 血管冠状动脉介入术　冠状动脉狭窄定位后，可使用不同方法直接改善冠状动脉的血供。经皮腔内冠状动脉成形术（PTCA）时，使用头部带有球囊的导管穿过冠状动脉的狭窄处，然后用球囊使狭窄部位扩张，冠状动脉开放。在球囊扩张时会发生短暂的冠状动脉阻塞，需要严密监测患者的血流动力学状态。这种短暂的心肌缺血限制了PTCA操作中治疗冠状动脉狭窄数目，一般一次只能治疗1～2支冠状动脉病变。还可以通过冠状动脉导管对粥样斑块进行切削，或者使用激光切除粥样斑块。

室性心律失常可发生于缺血期或冠脉扩张后再灌注期间，室性早搏和阵发性室性心动过速造成血流动力学波动，应静注利多卡因治疗，更严重的心律失常要在全麻下行心脏电复律；冠状动脉破裂可导致心包内出血和心包压塞，心包压塞需紧急行心包穿刺或手术止血。

冠状动脉闭塞是罕见的 PTCA 并发症，是由于冠状动脉撕裂、动脉内栓塞或内皮功能障碍引起冠状动脉痉挛所致，经冠状动脉注射硝酸甘油 200μg 后常可减轻冠状动脉痉挛；多次操作后可能造成冠状动脉血栓形成，可预先使用肝素防止血栓形成，一旦血栓形成，在冠状动脉内注射溶栓药尿激酶可使血栓溶解，但溶栓治疗后可导致出血。

急诊手术患者可能有心绞痛和心律失常，需正性肌力药和气管内插管，主动脉内球囊反搏对患者有利，硝酸甘油增加冠状动脉侧支的血流和减少前负荷，导管若能通过狭窄部分，就可能在该部位放置灌注导管，使部分血流通过病变部位，在外科手术重建血供之前限制缺血区域的范围。

PTCA 和冠状动脉粥样斑块切除术的早期效果非常好。但扩张后冠状动脉的再狭窄率高达 30%~40%，部分原因是冠状动脉内皮功能紊乱。现在用冠脉内支架保持血管通畅越来越多，在 PTCA 或冠状动脉粥样斑块切除时将支架放在狭窄部位，术后保留在体内。麻醉的处理与 PTCA 时相同。

心肌梗死的患者溶栓治疗有效，也可在 PTCA 或放置支架后恢复心肌的血供。而治疗必须在心肌梗死后的 6~12h 内进行，但患者循环很不稳定，有饱胃的可能；焦虑、疼痛或呼吸困难而不能耐受局麻手术者可选用全麻。

对于会导致严重心肌缺血的冠状动脉主干狭窄进行 PTCA 或支架治疗时，体外循环能保证血流动力学稳定。体外循环是在全麻和肝素化后，经股动脉和股静脉插管进行，监护与一般体外循环时相同，如病情允许，要尽早拔除气管导管。麻醉方法的选择要保证血流动力学稳定和早期拔管。

6. 球囊瓣膜成形术　用球囊导管扩张狭窄的心瓣膜或大血管的瓣膜，可用于先天性肺动脉瓣狭窄、肺动脉瓣狭窄和主动脉缩窄进行扩张，还可用来改善三尖瓣、肺动脉瓣、主动脉瓣和二尖瓣狭窄。常用于外科手术危险性高的患者，球囊扩张时，循环被阻断，会导致严重的低血压，由于患者比较衰弱，球囊放气后心功能不能立即恢复，可能需要使用正性肌力药和抗心律失常药，静脉输液改善前负荷。并发症与心导管检查相同，还可能发生瓣膜功能不全。

在扩张主动脉瓣时，需要两条静脉通路，其他瓣膜手术一条静脉通路即可。如果患者的血流动力学不稳定，球囊需立即放气。在球囊充气时，可能会导致对迷走神经的刺激，需用阿托品治疗。

7. 心脏电生理检查和异常传导通路导管消融术　心脏电生理检查是将专用的多电极导管放置到心腔内，诊断异常心律的起源、通路等，并确定最合适的治疗方案。通常选用股动脉和股静脉进行血管穿刺放置导管，在颈内静脉放置另一根导管。使用标准的血管内导管，在右室或左室的顶部 His 束附近进行程序刺激，通过特殊的定时脉冲刺激，诱发心律失常，并使用导管电极和体表电极进行心电监测。再经过准确定位的导管对异位心律起搏点或附属旁路进行消融，也可将植入式除颤仪的电极准确放置到适当的位置。

麻醉中应注意使用抗心律失常药物可能影响对异位心律起搏点以及附属旁路的监测，所以检查前及术中不宜使用抗心律失常药。手术常要使用多种导管，持续时间长，为保证患者舒适，常需用镇静镇痛药。

消融时室上性心动过速若不能通过导管超速抑制终止，则需电复律，可用硫喷妥或丙泊酚做短时间的全麻。面罩控制呼吸时，应避免颈内静脉导管滑脱。静脉麻醉和吸入麻醉都可用于电生理检查。

8. 置入起搏器或除颤转复术　在心导管检查室内越来越多地置入永久性心脏起搏器或转复，除颤仪。这两种手术都需要通过静脉将电极置入右心房和（或）右心室，然后将起搏器埋置在皮下。虽然局麻可以减少放置起搏器的不适，但全身麻醉气管内插管或喉罩控制通气时手术更便利。对永久性转复，除颤仪进行测试时，一般须对患者进行全身麻醉，有严重心室功能障碍的患者应该做直接动脉压监测。

四、气脑造影及脑血管介入治疗的麻醉

（一）脑血管造影术

尽管 CT 的应用减少了对神经系统诊断中血管造影的需求，但是对于可疑的脑内动脉瘤、动静脉畸形及血管肿瘤，仍是行血管造影术的指征。若有后颅窝病变应行脊椎血管造影，若为幕上疾病需行颈动脉造影。通常在脊椎或颈动脉直接穿刺的方法已被 Seldinger 技术完全替代，它是经股动脉置入导管。

脑血管造影是指注射造影剂到颈内动脉以观察脑部解剖异常情况，动脉置管注射造影剂后，当造影剂通过血管网时可获得系列图像。它也用于颈动脉粥样硬化患者，判断颅内颅外动脉情况。脑血管造影的患者可有癫痫病史，造影过程中须注意防止癫痫大发作。既往有脑血管病、中风、糖尿病、一过性脑缺血发作（TIA）的患者脑血管造影并发症及麻醉危险性增加。

1. 麻醉处理原则

（1）确保注入造影剂时患者安静不动。

（2）尽可能保持呼吸道通畅。

（3）维持循环功能稳定。

（4）不使颅压继续升高。

2. 麻醉注意事项

（1）术前准备：术前设法解除造影患者的思想顾虑和不安情绪，酌情解释造影目的、麻醉方法、术中操作及术后可能出现的不适等情况，争取患者的充分理解配合，从而降低患者围术期应激反应。适当的术前用药可以达到上述目的。脑血管造影注射造影剂期间，麻醉医师要离开造影室，不能接近患者。

（2）麻醉选择：应当考虑患者的病理情况，颅压升高、蛛网膜下腔出血、脑动脉瘤或动—静脉畸形，麻醉应选择插管或操作时颅内压和血压影响较小的方法，血压升高可增加颅内出血的危险，气管插管时也应避免血压升高。成人合作者，选用局麻＋强化麻醉；儿童和浅昏迷不能合作者，选用基础麻醉或全身麻醉；全身情况极差和呼吸近于停止的患者，均应在气管插管麻醉下行脑血管造影。基础麻醉的药物选择应视病情和全身情况决定，如颅压升高者，禁止单独使用氯胺酮。全麻下脑血管造影患者需要气管内插管或喉罩，喉罩一般不用于需正压过度通气降低颅压的患者。

（3）气道管理：气管插管机械通气能提供可靠的气道管理并可以控制 $PaCO_2$。许多颅内病变的患者脑血管造影可使颅压升高，过度通气能使脑血管收缩，帮助降低脑血流和颅压，在没有颅压升高的患者，过度通气和脑血管收缩可减慢造影剂通过脑的时间，增加脑血管内造影剂的浓度，使异常血管显示更加清晰。Dallas 和 Moxon 报道，当 $PaCO_2$ 维持于 4.0～4.7kPa 时能获取高质量的图像，$PaCO_2$ 小于 2.7kPa 时可致严重血管收缩和脑缺血，应予避免。由此可见，脑血管造影期间二氧化碳的监测非常重要。

（4）血流动力学变化：吸入全麻可引起脑血管扩张，可增加脑血流和颅压，而复合应用 N_2O、麻醉性镇痛药、肌松药和过度通气的方法优于单纯吸入麻醉，丙泊酚由于其引起脑血流、脑代谢率和颅压显著降低，也常被用于脑血管造影的麻醉，但丙泊酚诱导后的血流动力学变化能降低脑灌注压。

（5）连续监测：与脑血管造影相关的循环改变较常见，一项研究发现，22% 的脑血管造影患者可发生心动过速或心动过缓，颅内出血能引起 ECG 显著改变，包括 T 波倒置、T 波宽大，出现 U 波，同时伴心动过缓，注射造影剂能引起与低渗有关的循环改变，大的脑动静脉畸形的婴儿常伴有心衰或缺血性心肌损害，耐受造影剂所致的循环改变能力差，所以部分患者除标准监测外还需要连续动脉压监测。

（6）并发症：脑血管造影后的神经并发症时有发生，可暂时存在或永久存在。神经并发症常见于老年患者和有中风、脑缺血病史、高血压、糖尿病和肾功能不全的患者，操作时间长、造影剂用量大及应用较粗的动脉内导管也会导致神经并发症，麻醉药物的选择应注意用短效药，便于术后患者很快唤醒，能迅速进行神经学检查。其他并发症还有粥样斑块脱落栓塞、出血、血栓形成或穿刺部位血肿等，总发生率为 8%～14%。

（二）血管栓塞治疗

血管栓塞治疗是指注入异物到血管内，刺激血管内血栓形成，常用的栓塞物有聚合塑料、硬化剂等，如 N－青丙烯酸盐或乙醇。术中除基本监测外，还需密切观察其他血管床的血流情况。血管栓塞造影适用于无法夹闭的颅内动脉瘤，动脉瘤蛛网膜下腔出血后继发脑血管痉挛，对急性中风进行超选择性栓塞治疗，中枢神经系统肿瘤的手术前减少血供。成功的动脉栓塞可能比开颅安全，出血少，麻醉管理与标准栓塞操作相同，麻醉方法的选择依据临床指征，由于栓塞可能疼痛，需用麻醉或镇痛剂，密切监测下使用清醒镇静方法有助于在颅内血管栓塞期间及时发现和避免神经系统并发症。

（1）术前评估：对于行血管栓塞治疗手术患者的术前评估除了一般全身情况的评估外，还要根据脑动脉瘤介入部位、类型和麻醉方法判断患者能否耐受，以及对围术期可能发生的问题做出良好的预判。进行脑动脉瘤介入消融手术一般不需要术中唤醒进行神经功能的评估。

（2）麻醉选择：麻醉方法同神经外科手术选择全麻。在动静脉畸形、动静脉瘘、血管瘤的栓堵治疗时，经常需要在手术中进行神经功能评估，拟行术中清醒神经功能评估时，术前应对患者进行有目的的训练，并确保患者能在长时间内保持平卧。为了减少患者的焦虑、疼痛和不适感，需要进行镇静。有时为了进行及时的神经功能评估，还要对镇静药进行拮抗，如氟马泽尼拮抗咪达唑仑或用钠洛酮拮抗芬太尼等。小儿和不能耐受镇静的成年患者需要进行全身麻醉。

（3）麻醉监测：一般采用常规监测，需要监测直接动脉压时，可将换能器连接动脉置入导管的侧孔，二氧化碳采样管连接于鼻氧管可监测呼吸频率。在动脉穿刺一侧的足趾放置脉搏氧饱和度监测探头可以早期预示远端血栓形成。小儿和成年患者术中可以通过脑电图、诱发电位、经颅超声多普勒监测或脑血流监测对神经功能进行监测。

（4）术中管理：由于栓塞操作过程中要不断造影观察栓塞结果，故造影剂用量大，应适当补液、留置导尿管。镇静患者常见恶心呕吐，可用甲氧氯普胺、雷尼替丁、氟哌利多或昂丹司琼，丙泊酚可能有止吐作用，可用于操作期间镇静。有时在注射组织胶之前需要进行控制性降压以减少动静脉畸形病变的血供，便于栓塞物在局部血管存留，防止畸形远端形成栓塞。用艾司洛尔，必要时合用拉贝洛尔。在颈动脉球囊堵塞前应确定脑血管的储备。

（5）并发症：为了防止栓塞的并发症，给予肝素 60U/kg，然后每半小时检查 ACT，追加肝素使 ACT 保持在基础值的 2.0 ~ 2.5 倍。当患者发生血管堵塞导致脑缺血时，需要进行控制性升压，通过侧支血管短时间内增加缺血区的血供，去氧肾上腺素 1μg/kg 静脉注射，然后持续静脉滴注可以使平均动脉压比基础值升高 30% ~ 40%。治疗时应监测心电图，及时发现心肌缺血的征象。如果是出血，即刻使用鱼精蛋白拮抗肝素和进行控制性降压；血管的破裂和穿孔有时可以通过球囊、螺圈或组织胶来进行介入治疗。介入神经放射学本身会导致明显的并发症。并发症一旦发生，发展就很迅速。要防止发生永久性的脑损害，需要在术前进行充分的准备，偶尔需要紧急进行脑外科手术。

五、其他介入性治疗的麻醉

（1）经腰主动脉造影术：经腰主动脉造影术（TLA）是对患有周围血管疾病的患者常用的诊断方法。尽管在局麻镇静下可以完成，但因为患者通常采取俯卧位，所以最好是选择全麻，行气管插管控制通气。在 X 线放射过程中，患者和手术台快速移动达 2m，因此螺纹管和输液管要额外延长。需行 TLA 的患者通常患有血管疾病，多数为嗜烟者合并有肺部的病理改变，因此麻醉具有一定的风险性。严重并发症比较罕见，主要包括气胸、肠穿孔和肾穿孔等。

（2）支气管造影术：支气管造影术主要用于支气管扩张的诊断和评估，其应用已呈下降趋势。多数支气管造影在局麻下实施，但是小儿和焦虑的成年患者需全麻。这些患者往往呼吸功能已经受损，当吸入以油剂为主的造影剂后，低氧血症的发生是不可避免的。静脉或吸入给药诱导后直接行气管插管，不用喉部局麻，以便检查结束后能迅速恢复咳嗽反射，使得支气管内的造影剂能被排出，避免发生再分配；控制通气可让造影剂迅速扩散。造影剂沿气管导管注入，改变患者的体位，让造影剂充满各个肺叶。

（3）肠套叠松解术：肠套叠通常发生于 6 ~ 18 个月的小儿，通常为小肠淋巴结病变引起回肠套入盲肠。在放射室经直肠灌钡来缓解肠套叠的过程中，需行全麻。对于麻醉医师来说，最大的困难是在不熟悉的环境里实施小儿麻醉。麻醉过程中必须警惕体温的下降，患儿的液体丢失量往往大于预计值，可用血浆（或代血浆）来补充循环血容量。

（何　伟）

第二十章

特殊病人麻醉

第一节 老年病人麻醉

65 岁以上为老年，临床上应注意生理年龄与实际年龄之个体差异，但慢性病病人的衰老现象更明显，据上海交通大学医学院附属仁济医院 2000 年的统计，65 岁以上老年手术病人占手术总数 25.8%，其中 80 岁以上为 6.5%，90 多岁手术病人也屡见不鲜。近年老龄手术逐年增多，其中老年门诊手术麻醉的比率也上升。因此，必须引起对老年手术病人麻醉的充分重视。

一、病情特点

（一）机体组成改变及脏器功能减退

1. 机体组成改变 老年病人脂肪增多，体内含水量和血管内容量减少，脂溶性药物易贮存在脂肪中，使其排泄减慢和作用时间延长。骨骼肌减少（约 10%），静息时氧耗降低，产热减少。

2. 脏器功能减退

（1）神经系统：神经元和脑血流减少，脑代谢降低，脑内激素和药物受体减少，递质合成速率减慢和活性降低，中枢神经功能随即全面减退。周围神经纤维退化和萎缩，传导速度延缓。麻醉和术后易发谵妄和认知功能障碍。

（2）心血管系统：①心率减慢：由于窦房结纤维变性，传导经路萎缩及正常起搏细胞减少，老年病人心率减慢，常见心动过缓；②心律变化：常有房室或束支传导阻滞，左前束支传导阻滞，房室传导减慢、房扑、房颤或频发房性或室性早搏常见于冠心病病人；③心排血量和血容量减少：心排血量每年减少 1%，80 岁时可减少 50%。尤其在活动时，最大心排血量明显降低；④血压变化：易发生高血压或低血压。因为血管硬化、心室肥大和瓣膜钙化，常伴有高血压，血管缺乏弹性，心脏后负荷增加，易致收缩压升高。同时，由于心脏受体减少，亲和力减弱，CAMP 减少，对变时和变力性药物反应较差。血管弹性及压力感受器反应降低，体位改变和麻醉加深易致低血压，并对升压药反应异常，反应较弱或血压异常升高。

（3）呼吸系统：呼吸容量减少和气体交换降低，通气功能减退，从 20 ~ 80 岁约 30% 的肺泡壁组织缺失，肺活量减少 40%，最大通气量减少 50%，FEV_1 降低，功能残气量、死腔量和闭合容量增大，通气/血流比率异常，动脉血氧分压降低，$PaO_2 = 100 - （0.4 × 年龄）$ mmHg。清醒状态下老年病人对低氧血症和高碳酸血症的反应较差。此外，保护性气道反射减弱，易发生误吸。

（4）肝肾功能：①肝细胞数减少，肝体积缩小，80岁时可缩小40%~50%，肝血流也减少。脂肪肝和肝硬化发病率增多。细胞色素P450活性降低；②70岁时肾脏体积缩小30%，80岁时肾小球数目只有年轻人的1/2，肾血流和肾小球滤过率，以及肾小管分泌功能减退。肌酐清除率减少。尿少时，尿素氮及肌酐可能会高于正常值。

（5）代谢内分泌功能：①30岁后基础代谢率每年递减1%，产热减少，对寒冷的血管收缩反应减弱，因此，夏天易中暑，麻醉和术中易发生体温降低；②胰岛素功能减退，糖耐量较差，易发生血糖升高。肾素活性减低，醛固酮作用减弱，易发生高血钾。甲状腺功能减退，而甲状旁腺素分泌增多，降钙素减少，可发生骨质疏松症。

（二）药动学和药效学改变

由于肝、肾血流减少和白蛋白含量减少，药物与血浆蛋白结合率降低，药物的分布与排泄随增龄而变化，一般老年人的药物分布容积增大和清除率减慢，消除半衰期延长。对药物的敏感性增强，耐受性降低，不良反应增加。常用麻醉药物的药动学和药效学改变如下。

1. 静脉麻醉药

（1）硫喷妥钠：初始分布容积减少，睫毛反射消失时间较延长、半衰期延长和苏醒时间延长，同时对心血管的抑制作用更明显，全麻诱导（BIS=50）时的剂量为4mg/kg，联合用药时剂量为1~2mg/kg，因为达到同样深度的血药浓度与年轻人相似，老年人易发生低血压，宜小剂量缓注。

（2）丙泊酚：起效和苏醒快，几乎与年轻人相同，只是药物清除率较年轻人长，全麻诱导（BIS=50）时剂量为1.5mg/kg，联合用药时为1mg/kg，剂量大和注射快可致低血压。

（3）咪达唑仑：肝线粒体对咪达唑仑的氧化代谢降低，消除半衰期延长，清除率也降低，全麻诱导（BIS=50）时的剂量为0.27mg/kg。剂量大和注射快可致低血压，同时苏醒时间延长。

（4）依托咪酯：对循环抑制相对较小，全麻诱导（BIS=50）时剂量为0.28mg/kg。适用于老年病人。

2. 吸入麻醉药　MAC随增龄而减小，40岁以上者每增加10岁，MAC约降低4%。

3. 肌松药　非去极化肌松药的排泄和代谢减慢，清除率降低，半衰期延长，因此，老年人肌松作用时间延长（阿曲库铵及顺阿曲库铵例外）。但老年人肌松药达到一定阻滞深度的剂量与年轻人相似。

4. 局麻药　周围神经元和神经纤维减少，硬膜外腔药液扩散较慢，局麻药需要量减少，起效时间延长。

5. 其他常用药物　老年人其他常用药物的药理作用特点（表20-1）。

表20-1　老年人常用药物的药理作用特点

药物	不良反应或药物相互作用
利尿药	低钾血症和低血容量
洋地黄	心律失常和传导异常
β阻滞药	心动过缓、心肌抑制、支气管痉挛、自主神经活性降低

药物	不良反应或药物相互作用
中枢作用抗高血压药	自主神经活性降低，MAC 减少
三环类抗郁抑药	抗胆碱作用、心律失常、传导阻滞、MAC 增加
镁	心律失常和肌松药作用延长
抗心律失常药	延长肌松药作用时间
抗生素	延长肌松药作用时间

（三）并存症

包括：原发性高血压、缺血性心脏病、心脏传导异常、充血性心衰、慢性肺部疾患、糖尿病、亚临床甲状腺功能减退、类风湿关节炎和骨关节炎等。其他还有脑血管疾病（脑血栓形成及卒中等）、谵妄、老年性痴呆症和颈椎病基底动脉供血不足等。

二、麻醉前准备

（一）麻醉和手术危险性评估

（1）年龄：围术期并发症和死亡率较年轻人增加，危险因素应考虑年龄，特点是生理年龄，而老年人麻醉和手术危险的原因主要是与年龄相关疾病，其次才考虑脏器功能减退。

（2）并存症：其中与麻醉和围术期危险关系最大的有缺血性心脏病、心绞痛、心力衰竭、糖尿病、肾功能不全、谵妄、帕金森病、认知障碍与痴呆。三种以上并存症则危险性更大。

（3）手术部位和范围：颅脑、胸腔和腹腔手术较四肢手术风险大，手术时间长（超过2.5h）及失血多（超过 800 ~ 1 000ml）的危险性大。

（4）麻醉与手术之必要性与紧迫性：麻醉与手术危险性与必要性和紧迫性之间关系需要权衡，如手术紧迫和必要时，危及生命，应在尽可能准备完善的情况下急诊手术，如病情许可，应进一步准备后再行择期手术更安全。

（5）ASA 分级：预测老年人围术期病人风险仍属可取，ASA Ⅱ级以上的病人及急症手术，麻醉和手术危险性增加。

（二）病人准备

（1）病情评估：全面了解病史和详细体检，对中枢神经系统、心血管系统、呼吸系统、内分泌及骨骼系统的全面评估详见有关章节，最后对病情有一综合评估，以便确定麻醉和手术危险程度。

（2）病人准备：应重点准备：①血常规、胸片、ECG、电解质及血气检查，以便全面了解重要脏器的功能；②高血压、贫血、心律失常、肺部感染、高血糖、低血钾及低氧血症，应充分重视和积极纠正；③了解用药情况：包括激素、抗凝药、抗高血压药、β 受体阻滞药、单胺氧化酶抑制药、三环类抗抑郁药和降糖药等，以便适当用药，减少药物不良反应和相互作用；④老年人多数有牙齿脱落或动摇，以及骨关节病变，特点注意头颈后仰、部位麻醉穿刺间隙等，以便事先准备对策；⑤眼病：白内障、青光眼（避免阿托品及东莨菪碱）、黄斑变性及视网膜剥离；⑥了解精神状态和认知功能，如有异常，应与家属说明情况；

（3）麻醉前用药：注意麻醉性镇痛药如哌替啶应减量，选用阿托品避免应用东莨菪碱。

三、麻醉处理

（一）部位麻醉

（1）局麻和神经阻滞：短小、体表手术及四肢小手术可选用，对呼吸和循环影响较小，恢复较快。对全身情况较差病人的下肢手术，也可考虑用腰丛神经阻滞或坐骨神经与股神经联合阻滞。

（2）椎管内麻醉：①蛛网膜下腔阻滞：适用于下肢和肛门、会阴手术，老年人蛛网膜血流及脑脊液减少，局麻药起效和吸收较慢，相对局麻药的比重增加和浓度偏高。同时老年人有脊柱后突，药液在胸部沉积，易使平面升高；②硬膜外阻滞：适用下腹部和下肢手术，多用于骨关节置换手术及前列腺和膀胱手术等。老年人硬膜外腔脂肪和结缔组织增多，椎间孔和硬膜外腔变窄，药液扩散较广，局麻药用量随年龄而减少，至 70～80 岁时每阻滞 1 个神经节段所需药量较 20～30 岁年龄段几乎减少一半。老年人硬膜外阻滞试验量一般用 1.5% 利多卡因 4ml，情况较差或瘦小病人的试验量应减少至 1.5% 利多卡因 2～3ml，按具体情况及试验量后出现平面追加剂量，每次不宜太多或分次给药，以免平面过广而引起低血压。老年人椎管内麻醉后循环功能改变明显，注药后应严密观察，血压下降和心动过缓时需及时处理。

（二）全身麻醉

（1）全麻诱导：①静脉诱导药的剂量：丙泊酚 1～1.5mg/kg，咪达唑仑 0.05～0.1mg/kg，依托咪酯 0.2～0.3mg/kg，氯胺酮 1～1.5mg/kg。据研究 BIS=50 时，对循环功能抑制程度为丙泊酚＞硫喷妥钠＞咪达唑仑＞依托咪酯。所以依托咪酯是老年病人较好的全麻诱导药；②肌松药宜选择中短时效的顺阿曲库铵、维库溴铵和罗库溴铵；③芬太尼的剂量应根据心率和血压，一般用 3～5μg/kg；④老年病人的药物起效较慢，个体差异大，故应缓慢静注，同时密切观察心率和血压变化。

（2）气道管理：①牙齿松动易脱落者应事先用细丝线固定或拔除；②牙槽骨萎陷、颊部凹陷，面罩不易紧贴密封，有时可置口咽通气道；③老年颈椎或颞颌关节活动受限，可致气管插管困难；④应防治呕吐、误吸及气管插管引起的不良反应。如老年人常合并椎基底动脉供血不足，气管插管时头勿过分后仰。气管后壁变薄，气管插管时易造成损伤。

（3）全麻维持：常用静吸复合麻醉，可吸入 <1MAC 的七氟醚或异氟醚，同时持续输注丙泊酚 60～120mg/h。按心率、血压变化和麻醉深浅调节浓度，手术即将结束前，先停止吸入麻醉药，丙泊酚可持续输注到拔管。

四、监测

常规用 ECG、SpO_2、$P_{ET}CO_2$，冠心病人应用Ⅱ、V_5 导联，监测 ST 段变化，可及时发现心肌缺血，COPD 病人应加强 SpO_2 和 P盯 CO_2 监测。较大手术（如胸、腹部手术）应常规监测 CVP。危重病人需桡动脉穿刺插管行有创血压监测，以便指导输血、补液以及循环管理。

五、输血补液

老年病人术前常见脱水和营养不良（发生率20% ~40%），尤其是慢性心肺疾病和急症病人，对血容量改变十分敏感而又耐受性差。所以必须加强对血容量评估可根据心率、血压和 CVP，确定应用多少晶体或胶体液，必要时测定血红蛋白和血细胞比容，根据失血量，适当输血，维持血细胞比容30%左右。此外，还应注意电解质和酸碱平衡，特别是纠正低血钾和酸血症。低蛋白血症应补充白蛋白。

六、麻醉恢复期处理

老年病人麻醉后恢复期易发生各种并发症，美国 1995 年有研究调查显示，84 000 例非心脏手术，17% 术后发生呼吸系统并发症，肺炎占3.6%，呼吸衰竭3.2%，另一项调查288例例老年普外手术后 175 例发生肺不张。如高血压、低血压、低氧血症、高碳酸血症、谵妄、精神障碍等，必须严密监测和防治，部位麻醉施行短小手术，病情稳定者可送回病房。部位麻醉后病情不稳定或麻醉平面较高以及全麻病人均应送麻醉后复苏室监护。老年病人麻醉后恢复过程应注意：①老年病人较年轻人苏醒慢，在麻醉后恢复室中停留时间较长（一般在 1.5h 以上）；②老年人肌松药和麻醉性镇痛药的作用时间延长，应重点注意加强呼吸功能和肌松药作用监测，以免发生呼吸抑制意外；③病人完全清醒，呼吸和循环功能稳定后才能送回病房；④应加强老年病人术后镇痛监测和管理，调节和控制麻醉性镇痛药的剂量，可合用非甾体消炎镇痛药，以免剂量太大而发生嗜睡或呼吸抑制。

（王莉娟）

第二节　肥胖病人麻醉

肥胖是机体的脂肪组织超过正常比例的代谢性疾病。目前我国肥胖人口比例大约为28.9%。我国城市 0 ~ 7 岁儿童中肥胖发生率也已达 0.91%。

肥胖人群有多种并发症包括：冠心病、高血压、高血脂、糖尿病、胆囊疾病、骨关节退行性疾病、阻塞性睡眠呼吸暂停综合征以及各种社会心理疾病等。近年来，治疗肥胖的外科技术也不断发展，如空回肠旁路术、胃减容术，腹腔镜减重术等。因此肥胖人群经历外科手术的概率也日益增加。其围术期处理对麻醉医师提出了新的挑战。

一、肥胖的定义及生理改变

（一）肥胖的定义

（1）实际体重与理想体重的比例，即 Broca 指数：男性理想体重（kg）＝身高（cm）－100。女性理想体重（kg）＝身高（cm）－105。若 Broca 指数≥120% 可视为肥胖，而 Broca 指数≥200% 则是病理性肥胖。

（2）体重指数（Body Mass Index, BMI）：BMI（kg/m^2）＝体重（kg）/身高（m^2）。根据 BMI 将人群分为以下等级：低体重，BMI≤20；正常体重，BMI＝20 ~ 25；超重，BMI＝25 ~ 30；肥胖，BMI＝30 ~ 40；病态肥胖，BMI >40。BMI＝25 ~ 30 者为低危组，BMI >40 者为极高危组。

（3）内脏脂肪面积（V）/皮下脂肪面积（S）：利用 CT 在病人脐高水平测定内脏脂肪面积与皮下脂肪面积的关系。V/S < 0.4 为皮下脂肪型肥胖，这类人群仅心排血量比常人增加；V/S > 0.4 为内脏脂肪型肥胖，常有胰岛素敏感性低下、高血压及动脉粥样硬化等，心血管意外的发生率相应增加。

（4）腰臀比例（W/H）：（W/H）> 0.85 即为上半身型或腹部肥胖型，多并存糖尿病、高脂血症、高血压及缺血性心脏病。

（二）肥胖者的病理生理改变

（1）呼吸系统：肥胖人群胸腹部堆积大量脂肪，肺和胸壁的顺应性均降低，呼吸系统总体顺应性可降低 35%，膈肌抬高，补呼吸量（ERV）、功能余气量（FVR）、肺活量（VC）及肺总量（TLC）减少，而闭合容量（CC）不减少反而可能增加，严重时功能余气量小于闭合容量，部分小气道提前关闭，当远端无通气肺泡仍有灌注时，便可产生通气/灌注（V/Q）失调。皮下和内脏器官周围也有大量脂肪组织，常使病人腹部膨隆、胸椎后伸、腰椎前凸，导致肋运动受限、胸廓相对固定，限制了胸式和腹式呼吸运动。由于呼吸系统顺应性减小，气道阻力增加，肥胖人群呼吸做功大于正常人群。5% ~ 10% 的病人可在静息状态下出现低通气量和高碳酸血症及中度的缺氧，即所谓的肥胖性低通气量综合征（OHS）或匹克威克综合征（Pick - Wickian syndrome）。

在体位变化为仰卧位时，腹腔内容物可明显压迫膈肌，使膈肌运动受限，造成 FRC 下降、肺总顺应性下降和明显的通气/血流比率失调，导致动脉血氧分压低下。少数病态肥胖并伴有心功能障碍，变体位为仰卧位可导致心脏储备失代偿，继发肺淤血、低氧血症、高二氧化碳血症和呼吸性酸中毒，肺血管阻力升高，血管外肺水增加，形成恶性循环，严重者可猝死，称为肥胖仰卧位死亡综合征。

肥胖病人中有很大一部分存在阻塞性睡眠呼吸暂停（OSA）。其定义为病人睡眠中在吸气努力的情况下，呼吸气流停止超过 10s，且每小时发作 5 次或以上，并伴有动脉氧饱和度下降超过 4%。肥胖是其一重要的独立致病危险因素，60% ~ 90% 的 OSA 病人是 BMI > 29 的肥胖者。肥胖者易发生 OSA 的原因是：脂肪组织在咽部特别是咽侧壁堆积可使咽腔狭窄，呼吸时咽部的开放度下降。这些松弛的脂肪组织在吸气相负压作用下更易产生软腭与会厌之间柔软的口咽壁塌陷，加重气道梗阻的风险。另外，由于颈部和下颌部脂肪组织较厚，使病人口咽部和喉咽部的腔外压增加，出现上气道受压的表现。这些病理变化使麻醉诱导时困难插管的风险增加和术后苏醒期的处理更加困难。

（2）心血管系统：肥胖病人血容量的增加与体重成正比。机体耗氧量和心输出量增加。甚至引起心脏结构的改变，如心室壁增厚，体重与充血性心力衰竭有直接关系。冠心病和心律失常等的发生概率升高：据报道，肥胖病人患高血压的风险是正常体重者的 10 倍，严重高血压及中度以上高血压分别占肥胖人群的 5% 和 50%。脂肪组织浸润心传导组织，可继发传导阻滞，也是猝死的可能因素。

（3）内分泌系统：过量贮存的脂肪降解的结果产生大量的游离脂肪酸（FFAs），由腹部脂肪细胞进入门静脉系统。FFAs 的增加严重阻碍了肝脏摄取胰岛素，导致肝脏糖利用和糖原异生障碍。同时，肝脏摄取胰岛素的减少，直接导致循环胰岛素的浓度增加，进而导致胰岛素受体的表达下调，产生胰岛素抵抗。最终将产生高血糖症。BMI > 35 的女性和男性患糖尿病的危险性分别升高 93 倍和 42 倍。如果腰围 > 102cm，糖尿病的发病危险也会提高

3.5 倍。

（4）其他脏器：肥胖病人的胃液分泌量大、胃酸 pH 低，加上腹腔内脂肪堆积，腹内压高，其食管裂孔疝、误吸及误吸性肺炎发生风险增加。肥胖病人 90% 有肝内脂肪浸润，甚至伴有轻度肝转氨酶升高。严重肥胖者常并存黄疸史或胆囊疾患，并致肝功能紊乱。肥胖病人并发肾脏疾病时，有显著性蛋白尿。多数有局限性肾小球硬化症及（或）糖尿病性肾病。

二、肥胖病人的围术期处理

（一）术前访视要点

（1）常规评估插管困难：颈围的大小、头后仰度、枕寰活动度、颞颌关节活动度、舌体大小、甲颏间距、Mallampati 评分、张口度等。有条件可以利用超声在声门水平对皮肤和气管前壁之间的软组织的厚度进行定量。

（2）是否伴有 OSA：筛选可通过"STOP"问卷，询问是否存在以下四种情况：打鼾（S）、日间嗜睡（T）、呼吸暂停（O）、高血压（P）。也可进行睡眠呼吸监测，用多导睡眠描记法评价病人的呼吸暂停—呼吸不足指数（AHI）。根据 AHI 将 OSA 病人的严重程度分为三级：AHI 5 ~ 15 为轻度，15 ~ 30 为中度；> 30 为重度。研究证明，STOP 问卷结果与睡眠呼吸监测获得的 AHI 分级密切相关。对于已确诊并进行呼吸睡眠治疗的 OSA 病人，若需用 $CPAP > 10cmH_2O$ 则提示存在面罩通气困难。

（3）肺功能检查、动脉血气检查以及屏气试验等，以判断病人的肺功能及其储备能力。术前常规动脉血气基础值的测定有助于判断病人 CO_2 清除能力，有利于指导术中和术后的通气治疗。

（4）有无高血压、肺动脉高压、心肌缺血等病史或症状，除常规心电图和胸片外，必要时可行动态心电图、心彩超等检查。

（5）询问病人入院前 6 个月内及住院期间的用药史，尤其是是否服用减肥药物以及采用过的减肥治疗措施等。部分新型减肥药具有一定的拟交感作用或（和）内源性儿茶酚胺耗竭作用，使病人在麻醉诱导和维持中循环功能的变化难以预料，出现严重低血压或高血压的可能性增加。若病人既往有外科手术史，注意询问其困难气道、静脉通路、ICU 停留时间及外科手术预后等情况。

（二）术前准备和用药

（1）肥胖病人监测有特殊要求，周围静脉置管困难者考虑在超声引导下放置中心静脉导管以减少穿刺引起的并发症。如无法找到合适的袖带测量无创血压，则是进行动脉置管的指征，同时便于动脉血气分析。

（2）事先要准备合适大小的手术床，将病人安全地绑缚于手术床上，防止跌落。特别要在所有可能的受压点放置弹性凝胶垫或吃重的软垫，防止皮肤破损、组织坏死感染、甚至因长时间受压后引起的横纹肌溶解导致肾衰或死亡。

（3）麻醉前可缓慢静注小剂量的咪达唑仑。但应注意保持呼吸道通畅，术前应尽量避免麻醉性镇痛药的使用，并严密监护。

（4）饱胃、食管裂孔疝或合并 2 型糖尿病的肥胖病人，必须要考虑使用 H_2 受体阻滞剂或质子泵抑制剂。也可考虑在清醒状态下纤支镜气管插管。

（三）全身麻醉实施

（1）全麻诱导：胖病人颈短、脖粗、大舌头及明显过多的咽部软组织常导致面罩通气困难及插管困难。肥胖伴有 OSA 病人的插管失败率可高达 5%。在诱导期发生既不能插管也不能面罩通气的危险亦显著上升，为 0.01‰ ~ 2‰。在诱导期至少应有 2 人协助托下颌、压面罩、挤压呼吸囊及压迫环状软骨等操作，以保持呼吸道通畅及防治误吸。除常规直接喉镜外，纤支镜、喉罩、可视喉镜及紧急气管切开等器械备用。对术前评估认为面罩通气和气管插管都有困难者，考虑在一定镇静及表面麻醉下行清醒气管插管。

诱导期间面罩给予 100% 纯氧，停止通气后，肥胖病人氧饱和度跌至 90% 的时限 < 3min，而正常：BMI 人群则可达 6min。延长肥胖病人无通气时间的方法包括：面罩通气时使用 10cmH$_2$O CPAP 或 PEEP；25 或 30 度头高位或同时头高脚低位，对肥胖病人施行快诱气管插管应尽量在 2min 内完成。

（2）全麻药的代谢：亲脂性药物在肥胖病人的分布容积改变，特别是常用的麻醉药物苯二氮䓬类和巴比妥类。但地高辛、普鲁卡因酰胺和瑞芬太尼例外，尽管是高度脂溶性，其特性和分布容积却没有关系。在使用药物时，主要根据临床效果调整剂量达最佳状态，若按实际体重给药，则咪达唑仑、芬太尼或舒芬太尼的剂量较大，而丙泊酚则要减小剂量。对于维库溴铵或罗库溴铵，肌松药剂量应根据肌松阻滞的程度调整。吸入麻醉药的选择取决于其组织溶解度，以血/气分配系数或脂/气分配系数表示。有研究认为，地氟醚是肥胖病人最好的吸入麻醉药，比七氟醚或丙泊酚更稳定，恢复更迅速。肥胖病人应避免使用 N$_2$O，因N$_2$O 会进入空气腔隙，在减肥治疗手术，特别是腔镜手术，会增加腹内气体容积，给外科手术操作增加难度。

（3）术中通气维持：由于肥胖病人腹内压升高，引起 FRC、肺顺应性及氧合降低，会出现与此相关的肺萎陷及肺不张，因此需要有良好的通气策略，预防发生肺不张。一般设定潮气量 8 ~ 10ml/kg，也可用小潮气量 6ml/kg。如伴有低氧血症，除提高吸入氧浓度外，可加用 5 ~ 10cmH$_2$O PEEP 改善氧合。对于每个特定的肥胖病人要考虑正负影响的综合效应。

（四）部位麻醉

（1）用于肥胖病人的优点：①可以避免全麻时的困难插管和反流误吸；②提供术后安全有效的镇痛方法、减少术中和术后阿片类药物的用量；③降低呼吸系统相关并发症。

（2）注意事项：①大量脂肪堆积和骨性标志不明显，使得神经阻滞和椎管内麻醉的实施非常困难。BMI > 25kg/m^2 是阻滞失败的独立危险因素，阻滞失败概率随 BMI 增加而增加，往往需要辅助全身麻醉；②神经阻滞时采用周围神经刺激仪或超声引导定位，可以提高阻滞的成功率和麻醉效果；③硬膜外麻醉坐位穿刺是较佳的体位，采用加长的 15cm 穿刺针；④肥胖病人腹内压较高，硬膜外腔静脉丛怒张，穿刺时易致硬膜外腔出血；⑤肥胖人群脑脊液体积减小，无论是蛛网膜下腔或硬膜外腔注射常规剂量的局麻药都会产生比正常人更广泛的阻滞，因此椎管内阻滞局麻药用药量只需正常人的 2/3；⑥平面不宜超过 T$_5$，否则易产生呼吸抑制。阻滞不全时应避免辅助应用大剂量的镇痛药和镇静药。

（五）术后拔管和镇痛

（1）气管拔管：肥胖病人在拔管后也易发生呼吸道梗阻，可能与反复插管引起的喉头水肿相关。因此应该严格掌握肥胖病人的拔管指征：病人完全清醒；肌松药及阿片类药残余作用完全消失；吸入 40% 氧气时，$PaO_2 > 80mmHg$ 或 $SpO_2 > 96\%$，$PaCO_2 < 50mmHg$，呼吸肌显示的最大吸气力至少达到 $-25 \sim 30cmH_2O$，潮气量 $>5ml/kg$；循环功能稳定。对于病态肥胖病人术后都应在 ICU 或 PACU 中拔管。拔管后放置口咽或鼻咽通气道，做好面罩通气的准备。对不能确定拔管后是否能良好通气，是否需要重新插管时，应通过气管导管交换导管或纤维支气管镜拔管以策安全。半卧位拔管可减轻由腹腔内容物引起的肠肌压迫。拔管后仍应继续鼻导管吸氧，维持脉搏氧饱和度 $>95\%$。

（2）术后镇痛：肥胖病人术后由于疼痛、排痰困难、呼吸不敢用力使肺活量、潮气量及最大通气量进一步降低，易并发术后肺部感染，肺不张。术后镇痛有益于改善呼吸功能，减少术后呼吸并发症。病态肥胖病人应避免使用病人自控静镇痛。对腹部切口较大、预计术后疼痛较明显，可全麻诱导前放置硬膜外导管以备术后病人自控硬膜外镇痛。

三、特殊肥胖病人的麻醉

（一）产科肥胖病人的麻醉

孕妇的肥胖患病率为 $8.1\% \sim 11.8\%$。由于肥胖伴有多系统的功能储备下降，特别是心血管系统和呼吸系统，因此肥胖孕妇处于双重危险状态，其围生期死亡率超过普通孕妇的 50%。

（1）肥胖孕妇的气道，不仅有咽腔的狭窄，而且还可伴有平滑肌收缩节律的异常。肥胖、女性与哮喘的发生和严重程度密切相关。这些改变会导致睡眠呼吸暂停和哮喘样发作，气道的高反应状态还会加重胃食管反流概率。肥胖病人易发感染、妊娠伴有的胰岛素抵抗及激素水平的改变，产科肥胖病人围术期应控制血糖水平。

（2）肥胖产妇在剖宫产手术椎管内麻醉操作时，定位椎间隙和脊柱中线都有一定的难度，硬膜外穿刺的失败率也很高，应在上级医师指导下定位脊柱间隙的位置和进针深度，提高穿刺成功率。肥胖产妇的手术体位以半卧位为宜，以保持病人充分的通气。手术操作更为困难，耗时较长，出血也更多。产科医生牵拉腹膜时可导致严重的心血管反应，产科医生与麻醉医生应紧密配合应急处理。

（3）部位麻醉仍是肥胖产妇剖宫产术的最佳麻醉选择。单次脊麻可快速起效、阻滞充分，但容易平面过高而发生低血压、无法延长阻滞时间。肥胖产妇硬膜外阻滞的失败率要明显高于脊麻和腰硬联合麻醉。肥胖产妇术后低氧血症、肺不张、肺炎、深静脉血栓、肺栓塞、肺水肿、围生期心肌病、术后子宫内膜炎、手术切口感染和裂开的风险都增加。充分的镇痛、早期下床活动、抗血栓形成治疗及呼吸功能物理治疗都是术后恢复的关键。

（二）OSA 病人麻醉

$60\% \sim 90\%$ 的 OSA 为肥胖者。可明显增加病人气道处理和麻醉管理的难度。但 $80\% \sim 95\%$ 的病人并未能得到确诊，因而更进一步增加了麻醉的风险。术前访视肥胖病人时，都应该排除是否伴有 OSA。

（1）术前最好使用便携式睡眠监测、夜间氧饱和度监测及鼻罩 CPAP 治疗。术前鼻罩 CPAP 治疗 1 周可以改善咽部的塌陷，增加咽部横断面上的空间，也利于术后 CPAP 的呼吸支持治疗。

（2）下肢或下腹部的手术，如果病人能耐受手术体位对呼吸的影响，做好了控制气道的充分准备、手术时间又不长，而且麻醉实施又没有技术困难，可考虑采用神经阻滞麻醉。

（3）若手术必须在全麻下进行，需充分考虑到肥胖及 OSA 是诱导时面罩通气困难及插管困难的高危因素。病人体位最好保持嗅花位或半卧位下抬高躯干和头部的倾斜位。这样的体位可降低咽部封闭压、改善咽部解剖结构的失衡、增加肺容积、改善直接喉镜下咽部的视野。确保良好面罩通气，托好下颌，必要时置通气道，防止气道梗阻，去氮时至少吸入纯氧超过 3min。也可结合 CPAP 或 BiPAP 机械通气改善氧合。当严重肥胖 OSA 病人存在困难气道，必须考虑清醒纤支镜气管插管。

（4）手术结束时，OSA 病人自主呼吸恢复正常后并充分苏醒才能拔管。苏醒期的躁动和激惹是非常危险的，对于心血管疾病的 OSA 病人在苏醒期和拔管时可使用 β 受体阻滞剂或抗高血压药物。严重的 OSA 病人上气道手术气管拔管后很容易发生咽部水肿导致窒息。即使没有响亮的鼾声，也要充分警惕咽部梗阻的发生。根据 ASA 指南，在 OSA 病人应尽量避免使用术后镇痛。必须使用的病人，加强呼吸监护 24h 以上。苏醒后应保持坐位或侧卧位，或垫枕头保持嗅花位防止出现咽部梗阻。在 PACU 或病房就可通过鼻罩 CPAP 供氧。

（三）小儿肥胖病人的麻醉

我国儿童肥胖的年增长率 0.5%。儿童更已经与成人肥胖者一样存在相关并发症。实际 BMI 超过 BMI 曲线下百分位数的 85% 为超重、超过 95% 为肥胖、超过 99% 为超级肥胖。

小儿肥胖病人，哮喘发病率增加到 30%；而 OSA 的发病率至少为 17%。这些小儿往往伴有心率加快、血压升高、心输出量和血容量的增加。严重肥胖的青少年，由于长期的氧耗增加加剧心脏负荷，会处于心肌劳损的风险中。严重肥胖的青少年还伴有胰岛素抵抗和代谢综合征，肥胖儿童 50%～60% 存在非酒精性脂肪性肝病，是导致小儿慢性肝脏疾病的最常见病因。

小儿肥胖者麻醉处理原则和方法基本参照成人肥胖者。熟悉并掌握小儿肥胖者病理生理的特点，也是成功应对的关键。

（杨卫华）

第三节　烧伤病人麻醉

一、病情特点

（一）烧伤临床分期

（1）**体液渗出期**：烧伤面积较大者又称"休克期"。体液丧失的速度一般以伤后 6～8h 内为高峰，大部分为血浆，发生低血容量性休克。表现为低血浆容量、血浓缩、低蛋白血症、低钠血症、代谢性酸中毒等；常伴有急性肾功能衰竭、肺部并发症（肺水肿、急性肺功能不全等）、脑水肿、应激性溃疡等。此期应及早进行液体治疗，迅速恢复循环直量，改善组织血液灌注和缺血、缺氧。

（2）**急性感染期**：烧伤越深，面积越大，感染机会也越大，感染程度越重。从创面的局部感染开始；而后向创面深部健康组织侵袭形成"烧伤创面脓毒症"引发全身性感染和脓毒血症。防治感染，首要的是积极维持机体的抗病能力，及早防治休克，致使缺血缺氧性损害减低到最低程度；同时及早清除坏死组织，封闭创面及用抗生素。

（3）修复期：此期包括创面修复与功能修复。深度创面愈合后产生不同程度的瘢痕增生、挛缩，使肢体及其他功能障碍。需要早期功能锻炼和整形矫正手术，包括瘢痕切除和植皮术。

（二）烧伤面积的估计

（1）九分法：成人头和每个上肢各占9%TBSA；躯干前面后面和每个下肢各占18%TBSA。婴儿和儿童因体表面积比例与年龄有关，在估算%TBSA时应参考图表以避免明显错误。

（2）手掌法：无论成人或小孩，手的面积占总体表面积2.5%，掌侧占1.25%，如果五指并拢，一掌面积约占1%TBSA。

（三）烧伤深度的估计

（1）一度烧伤：又称红斑性烧伤，局部干燥疼痛微肿而红，无水泡。

（2）二度烧伤：又称水泡性烧伤，临床常分为浅二度和深二度。

（3）三度烧伤：又称焦痂性烧伤，局部苍白、黄褐或焦黄，严重者呈焦灼状或炭化。

（四）烧伤严重程度的分类（表20-2）

表20-2　烧伤严重程度分类标准

严重程度	成人		小儿	
	烧伤总面积（%）	三度烧伤面积（%）	烧伤总面积（%）	三度烧伤面积（%）
轻度	<10	0	<5	0
中度	11~30	<10	5~15	<5
重度	31~50	11~20	16~25	<10
特重	>50	>20	>25	>10

注：成人烧伤面积不足31%（或三度烧伤面积不足11%）或小儿烧伤面积不足16%（或三度烧伤面积不足6%），但有下列情况之一者，仍属重度烧伤范围：①全身情况较重或已有休克；②复合伤或中毒；③中、重度吸入性损伤；④婴儿头面烧伤超过5%。

二、麻醉要求

（1）严重烧伤病人因广泛的创面，加之切痂取皮时手术视野范围大，难以进行正常的血压、脉搏等监测，尽可能利用有限的监测对循环状态作出正确的判断。

（2）切痂取皮等手术麻醉镇痛要求高，需足够的麻醉深度。

（3）伴有头、面、颈及气道烧伤病人，特别注意气道管理。

（4）由于反复多次手术，需考虑病人对麻醉药物的耐药性和变态反应。

三、术前准备

（1）一般评估：对烧伤面积、程度、部位及病人全身情况等进行一般评估。

（2）小面积、四肢及轻度烧伤对心血管系统影响不大，不需特殊准备。

（3）烧伤急性期，病人状况不稳定，应着重纠正低血容量、酸碱和电解质紊乱及凝血障碍。

（4）大面积或严重烧伤主要是液体丢失引起低血压、低灌注和休克。大量液体丢失发生在伤后24~48h，主要是渗出和转移到细胞外间隙，丢失成分与血浆相似。术前需积极补充晶体和胶体液。每日补液量按病人体重和烧伤面积进行计算：Parkland公式补液量（ml）=乳酸盐林格液4.0ml×体重（kg）×体表面积（%）×24h；Brooke公式补液量（ml）=晶体液1.5ml×体重（kg）×体表面积（%）×24h+胶体液0.5ml体重（kg）×体表面积（%）×24h+5%葡萄糖溶液2 000ml。通常烧伤后8h内补充计算量的一半，剩余量在以后的16h内输完，同时给予病人每日液体维持量；在大面积烧伤中补液必须在有创监测和实验室检查下进行。

（5）胸部环周性深度烧伤降低胸壁顺应性，可导致低氧血症和呼衰，需急诊焦痂切开。面部、上呼吸道烧伤，及伴有吸入性烧伤，应在气道水肿发生前，尽快行气管内插管，否则可迅速发生软组织继续肿胀和扭曲，从而使插管困难。

（6）大面积深度烧伤或电烧伤时，常伴有肌红蛋白和血红蛋白尿，导致急性肾功能不全。应给碳酸氢钠碱化尿液。

（7）消化系统功能紊乱，胃排空时间延长，胃肠蠕动减慢甚至麻痹性梗阻，延长禁食时间，必要时放置胃管。

（8）大面积烧伤病程长，能量消耗大，分解代谢加速，出现负氮平衡。病人常低蛋白血症、贫血、营养不良及水、电解质紊乱。术前均应积极纠正，提高病人耐受力。

（9）术前用药：一般病人可常规术前用药，病人因疼痛明显应加用镇痛药。对高热、心动过速者不宜用阿托品。大面积烧伤及伴有吸入性损伤不宜用吗啡。病情严重及体质差者少用或不用术前药。

四、麻醉选择

（1）上、下肢小面积烧伤，如穿刺部位及其附近皮肤完好，可用臂丛及椎管内麻醉，尤其适用于这些部位烧伤晚期的整形手术。

（2）神经安定镇痛麻醉：仅适用于表浅、短小清创手术或作为其他麻醉的辅助用药。

（3）静脉复合麻醉或静吸复合麻醉：①呼吸道通畅，无明显呼吸抑制是保证静脉复合麻醉安全的关键；②头、颈、面及伴吸入性烧伤，长时间、大面积、饱胃、病情严重及俯卧位手术等均不宜作非气管插管的静脉复合麻醉；③气管插管静脉复合麻醉可用于各种烧伤病人。如丙泊酚、咪达唑仑、瑞芬太尼、TCI给药等，可以根据手术时间长短、病人情况等选择不同药物进行静脉复合麻醉，从而达到安全、有效、平稳的麻醉，又能迅速清醒。

（4）麻醉药物选择：①对吸入性烧伤应避免应用对呼吸道有刺激的吸入麻醉药；②大面积、严重烧伤、全身情况差的病人避免应用循环抑制作用强的麻醉药；③氧化亚氮镇痛作用强、循环抑制作用轻、清醒快，适用于烧伤病人。因麻醉作用弱，宜复合应用；④宜用非去极化肌松药，但烧伤面积>40%，对非去极化肌松药敏感性降低，有时用药量是未烧伤病人的3~5倍。去极化肌松药琥珀胆碱，因可导致高血钾甚至和心跳骤停，应禁用。

五、术中管理

（一）建立有效的监测和静脉通路

（1）大面积烧伤时，ECG电极不得直接安置于清创的组织上，可应用针式电极。

（2）对于上、下肢血压测定困难，以及危重病人，可动脉置管连续监测血压，并可方便采血检查。穿刺部位取决于可用的未烧伤区域。心脏功能异常、持续低血压等危重病人，必要时可放置肺动脉导管监测血流动力学变化及指导治疗。

（3）无法由指、趾监测 SpO_2 时，可用特定探头置耳垂、嘴唇等部位监测 SpO_2。

（4）常规观察和记录尿量，作为判断循环状况的参考。

（5）必须建立有效的静脉通路，以保证迅速补充大量的液体。建立中心静脉通路，可监测血容量和输注药物。如果所有适当位置均被烧伤，只得在消毒后将通路建立于烧伤处。

（二）呼吸管理

（1）在非气管插管全麻病人，要保证呼吸道通畅，需要时可用口咽、鼻咽通气道和喉罩；选用对呼吸抑制轻的药物，保证有足够的通气量，并常规吸氧。

（2）头、面、颈部烧伤，严重烧伤即使无头面部烧伤，也可有头、面、颈部水肿；晚期焦痂形成和挛缩，很难找到合适的面罩及通气道，此外气管内插管也十分困难；因此要准备好普通喉罩、可插管喉罩、纤维支气管镜等，必要时经气管造口术。

（3）下呼吸道烧伤，坏死物脱落堵塞而导致单叶或多叶肺不张及肺水肿，需及时行气道吸引，必要时在纤维支气管镜下行支气管内坏死物清除。

（三）循环管理

（1）烧伤 $24 \sim 48h$，主要是渗出引起低血容量，术中继续术前的补液方案，并加上因麻醉导致的血管扩张和术中失液、失血。维持血流动力学稳定，使组织有足够的血流灌注，保持术中尿量 $>0.5 \sim 1ml/$（$kg \cdot h$）。

（2）烧伤初期可发生心排血量和动脉压降低，可能与循环中抑制心肌收缩力的因子有关；烧伤后 $36 \sim 72h$ 毛细血管的完整性可重建，从间质间隙中进行液体重吸收，减少对输液的需要；烧伤后期病人营养不良、毒素吸收甚至脓毒血症等。因此，术中输液需在有效循环功能监测（如血压、中心静脉压、尿量等）下进行，必要时用心血管活性药物。

（3）通常烧伤切痂手术范围较大，创面渗血多，需及时补充。

（4）术中改变体位，尤其由仰卧改为俯卧位时，应特别注意循环功能改变。

（四）体温调节

烧伤及创面蒸发散热及大量液体输入等，易引起体温下降。因此室温至少在 25℃ 以上，所有输液和血制品应加温，吸入气体也应加温和湿化；烧伤小儿应用辐射加热灯和置于加热毯上保温。

（五）纠正电解质、酸碱平衡紊乱

大面积及严重烧伤病人术中应监测血气和电解质，及时纠正电解质和酸碱平衡紊乱。

六、注意事项

（1）注意烧伤不同时期的病理生理变化特点，这些特点是术前准备和术中管理的前提。

（2）大面积深度烧伤后出现全身炎性反应综合征，引起许多重要脏器的并发症。

（3）病程长，需接受多次手术和麻醉，机体处于严重消耗状态，抵抗力差，此外应充分考虑病人的耐受性、耐药性和变态反应性。

（4）护送病人时，应注意保温，防止皮肤移植物脱落。

（杨卫华）

第四节　高血压病人麻醉

高血压的发病率很高，在围术期血压波动很大，可能引起心、脑、肾等重要脏器并发症，应注意血压调控，确保麻醉和手术安全。

一、高血压的定义和分类

在未服抗高血压药的情况下，收缩压（SBP）＞140mm 或舒张压（DBP）＞90mmHg 定为高血压。90%～95% 为原发性高血压，其他为继发性高血压（肾病及嗜铬细胞瘤等）：

（1）正常血压和高血压的定义和分类（表20－3）。

表20－3　高血压的定义和分类

类别	收缩压（mmHg）	舒张压（mmHg）
理想血压	＜120	＜80
正常血压	120～129	80～84
正常高值	130～139	85～89
Ⅰ级高血压（"轻度"）	140～159	90～99
Ⅱ级高血压（"中度"）	160～179	100～109
Ⅲ级高血压（"重度"）	≥180	≥110
单纯收缩期高血压	≥140	＜90

注：若收缩压与舒张压分属不同级别时，则以较高的分级为准。

（2）成人高血压严重程度（表20－4）。

表20－4　高血压的严重程度

严重程度	血压范围 mmHg
轻度高血压	140～159/90～99
中度高血压	160～179/100～109
严重高血压	180～209/110～119
极度高血压	＞210/120

（3）老年高血压的特点：①收缩压高，而舒张压低。脉压增大；②舒张压过低（DBP 为60～70mmHg）应视为一项独立的危险因素；③血压波动大；④易发生低血压；⑤并存症多。

二、麻醉前准备

（一）病情估计

（1）高血压的原因：除原发性（原因尚不明）和老年性动脉硬化（主要收缩压升高）之外，其他继发性高血压原因应加以区别：①肾性：肾病综合征等；②内分泌病：库欣综合征、原发性醛固酮增多症、嗜铬细胞瘤及甲状腺功能亢进等；③神经系统疾病：精神病、颅内压升高、脊髓横断等；④其他：主动脉缩窄、妊娠高血压等。

（2）高血压的严重程度：SBP > 180mmHg 和 DBP > 110mmHg 为严重高血压，属高危病人，药物不易控制，病程较长，同时伴有重要脏器损害，如心脏、脑血管病变和肾功能损害等。

（3）并存症：糖尿病、冠心病、心肌缺血、心律失常和心肌梗死等。

（二）麻醉前准备

（1）常规检查：①ECG：必要时运动试验、24h 动态 EEG、24h 动态血压及超声心动图检查；②肾功能检查：血尿素氮和肌酐；③血气和电解质测定：应特别注意血钾变化；④脑血管估计：有否脑梗死或卒中病史，必要 CT 或 MRI 检查。

（2）控制血压：术前应将血压控制在 160/100mmHg 以下，最好在 140/90mmHg 左右。如血压 > 180/110mmHg，应暂停选择性手术。急症应根据手术和麻醉具体情况积极处理。

（3）纠正水和电解质紊乱：心脏病病人，轻度低血钾 3.0 ~ 3.5mmol/L，可使心律失常发生率增加，并增强洋地黄敏感性和抑制神经肌肉功能。严重低钾（血钾≤2.9mmol/L）应积极治疗，并暂停手术。根据血钾测定值积极补钾，并随时调整或停用。

（4）治疗其他并存症：如 COPD、糖尿病及心脑血管疾病等。

（三）术前抗高血压药应用

（1）选择抗高血压药物的原则：抗高血压药物需应用到手术前，血压不易调控的病人主张在术晨也服用一次，心率快者 β 受体阻滞剂不可停药。选择抗高血压药物的应用原则（表20 - 5）。

表 20 - 5　选择抗高血压药物的原则

药物分类	适应证	相对适应证	禁忌证	可能禁忌证
利尿剂	心力衰竭	糖尿病	痛风	血脂异常
	老年性收缩期高血压			
β 阻滞剂	心绞痛	心力衰竭	哮喘	血脂异常
	心肌梗死后	妊娠	阻塞性肺病	周围血管疾病
	快速心律失常	糖尿病	Ⅱ ~ Ⅲ度	
			房室传导阻滞	
ACE 抑制剂	心力衰竭	妊娠	双肾动脉狭窄	
	左室功能异常	高钾血症		
	心肌梗死后			
	糖尿病肾病			
钙拮抗剂	心绞痛	局围血管疾病	Ⅱ ~ Ⅲ度	心力衰竭
	老年性收缩期高血压		房室传导阻滞 *	
α 阻滞剂	前列腺肥大	糖耐量异常		直立性低血压
		血脂异常		
Ang Ⅱ 受体拮抗剂	ACEI 引起咳嗽	心力衰竭	妊娠	
			双肾动脉狭窄	
			高钾血症	

注：＊避免使用维拉帕米或地尔硫䓬。

（2）术前常用药物简介：①β阻滞剂：常用美托洛尔（倍他洛克）12.5～25mg，每日1～2次，根据心率快慢决定剂量和口服次数或停药。服用时应注意心率和血压，如心率减慢（<65次/min）及病人不适，应减量或停药；②ACE抑制剂：代表药物为卡托普利，口服12.5～25mg，每日2～3次，根据血压决定剂量和用法。ACE抑制剂不仅可降压，而且可扩张冠状动脉，不增快心率，降低心肌耗氧；③钙拮抗剂：氨氯地平（络活喜）10mg，每日一次。非洛地平（波依定）5～10mg，每日1次；④血管紧张素Ⅱ受体拮抗剂：有ACEI相同的优点，不良反应很少。常用氯沙坦（iosarton），50mg每日口服1次，具有改善心、肾功能作用；⑤利尿药：通常使用小剂量如双氢氯噻嗪12.5mg，每日1次或更少。

（四）麻醉前用药

高血压病人进入手术室时多数精神较紧张，儿茶酚胺分泌增多，麻醉前血压升高。因此，麻醉前应有良好的镇静，适当加大麻醉前用药的剂量。一般手术前晚口服咪达唑仑5～7.5mg，手术晨肌注咪达唑仑5mg，哌替啶50mg，如心率较快，可不用阿托品，改用格隆溴胺或东莨菪碱。

三、监测

根据病情轻重和手术大小选用监测项目。

（一）常规监测

（1）ECG：Ⅱ、V_5导联及ST分析。

（2）SpO_2：全麻加用$P_{ET}CO_2$。

（3）NIBP。

（二）特殊监测

病情重和手术大时选用。

（1）IBP：连续监测IBP，可及时调控高血压病人血压变化。注意在血压较高时，有创血压与无创血压之差距增大，如收缩压在180～200mmHg时，差值达30～40mmHg，必要时应调零点或与无创血压对照。

（2）CVP：病情重和大手术时常规选用，CVP可指导输血、补液，监测右心功能，对稳定血压起重要作用。

（3）肺动脉压：较少使用，必要时如心力衰竭、ARDS，高危病人和出血较多手术等可考虑插入Swan-Ganz导管，监测肺动脉压和心排血量，指导心血管治疗。

（4）血气分析：监测氧合、通气功能、电解质和酸碱平衡。

四、全身麻醉

（一）全麻诱导

（1）静脉诱导：用催眠剂量，常用咪达唑仑2～3mg，联合用丙泊酚0.5～1.0mg/kg或依托咪酯0.2～0.3mg/kg静注，密切监测血压。

（2）镇痛药：芬太尼6～8μg/kg，注意心率变化，必要时用较大剂量芬太尼10～20μg/k。瑞芬太尼持续输注也能有效控制高血压。

（3）肌松药：中短时效非去极化肌松药，如 $2 \sim 3$ 倍 ED_{95} 维库溴铵或罗库溴铵。

全麻诱导是麻醉过程较危险阶段，应注意：①一般采用慢诱导，使药物充分发挥作用，同时密切监测血压和心率变化；②静脉全麻药剂量适宜，因为较大剂量可抑制心肌，扩张血管而导致诱导后低血压；③不用氯胺酮，因其能升高血压和增快心率；④必要时吸入异氟醚或七氟醚，或加大芬太尼剂量，调控血压；⑤保证充分氧合和满意通气。

（二）气管插管时高血压防治

（1）表面麻醉：喉部及气管内用利多卡因喷雾，5min 后生效，喉镜置入暴露声门及气管插管动作应轻柔。

（2）利多卡因 1.5mg/kg，插管前 2min 静注。

（3）合理应用全麻诱导药：芬太尼 $6 \sim 8\mu g/kg$，对防止气管插管时血压原有水平的 $20\% \sim 30\%$，可避免血压反跳过高。

（4）应用降压药物：插管前可选用：①硝酸甘油 0.5mg 稀释后滴鼻；②尼卡地平 $20 \sim 30\mu g/kg$ 静注；③乌拉地尔 $12.5 \sim 25mg$ 静注；④艾司洛尔 $0.5 \sim 1.0mg/k$ 静注；⑤拉贝洛尔 $0.05 \sim 0.1mg/kg$ 静注。

（三）全麻维持

（1）全麻诱导后吸入异氟醚或七氟醚 $0.8 \sim 1.0MAC$，血压不易控制时可增加 MAC。

（2）连续输注丙泊酚 $50 \sim 150mg$。

（3）间断静注芬太尼（或连续输注瑞芬太尼）、肌松药及咪达唑仑。

（4）上述药物按麻醉深浅和血压高低，调节剂量和浓度，手术结束前停用吸入麻醉药，丙泊酚可用至拔管前后。

（5）麻醉期间发生高血压可选用上述降压药。

（四）全麻恢复期处理

手术结束后麻醉变浅，由于气管导管刺激、疼痛不适、尿潴留、恶心呕吐或伴低氧血症和高碳酸血症等均可致血压升高，高血压病人血压反应更为明显，因此，应积极和正确处理，维持血压稳定。

（1）去除导致高血压的原因。

（2）手术结束时即刻使用镇痛泵镇痛。

（3）拔管前应用降压药（与气管插管时相同）。

（4）拔管后根据血压高低选用抗高血压药，采用静脉持续输注法调控血压。

（5）附合拔管指针可早期拔管，不然应在镇静下拔管，以减轻血压波动。

五、连续硬膜外阻滞

连续硬膜外阻滞用于高血压病人有许多优点：①用局麻药后使血管扩张，血压容易控制；②硬膜外阻滞具有全身作用；③术后恢复较快；④可进行术后镇痛。但高血压病人施行连续硬膜外阻滞应注意以下事项。

（1）充分术前准备（与全麻相同）：特别是正确使用抗高血压药物调控术前血压，同时纠正水和电解质紊乱，尤其是低血钾。

（2）确保硬膜外阻滞操作安全和效果良好。

（3）试验量从小剂量开始（3～4ml），并分次用药，避免阻滞范围过广而导致低血压。

（4）防治低血压：高血压病人的血管调控功能较差，硬膜外阻滞后血管扩张，如术中出血，则常发生低血压，应加以防治。血压有下降趋势时，小剂量应用升压药，如麻黄碱5～15mg 或去氧肾上腺素（新福林）0.1～0.3mg 静注，并适当补充容量，以维持血压正常。高血压病人对升压药的反应个体差异大，有时常规剂量升压药，血压可异常升高，有时因酸碱失衡或血容量不足，反应较差，所以必须调整剂量和用药品种。总之应全面考虑，才能维持血压稳定。

（杨卫华）

第五节　糖尿病病人麻醉

一、病情特点

（一）糖尿病分型

糖尿病分原发性和继发性，原发性又分为 1 型胰岛素依赖性糖尿病和 2 型非胰岛素依赖性糖尿病。

（1）1 型系胰岛 β 细胞不能正常分泌胰岛素，引起胰岛素绝对缺少的疾病，多在儿童发育期发病，又称幼年型糖尿病。发病较急，病人消瘦，有酮症酸中毒倾向，需胰岛素治疗。

（2）2 型糖尿病胰岛 β 细胞能够分泌胰岛素，主要是胰岛素受体敏感性降低，组织不能有效利用葡萄糖。多在 35 岁后起病，又称成年型糖尿病。发病缓慢，多数病人肥胖，不易发生酮症酸中毒，控制饮食和口服降糖药有效。

（3）继发性糖尿病是其他系统性疾病或综合征的表现之一，如胰腺疾病、内分泌异常、药物或化学试剂诱发、妊娠合并糖尿病等。

（二）代谢紊乱

（1）糖代谢紊乱：病人肝糖原合成减少，糖原分解和糖异生增加，同时肌肉和脂肪等组织利用糖减少，使血糖升高。血糖升高使血渗透压增加，引起组织脱水。血糖严重升高及脱水可导致高渗性非酮性昏迷。当血糖超过肾糖阈水平则会出现糖尿，引起渗透性利尿。

（2）脂肪代谢紊乱脂肪分解增加而氧化不全，使氧化中间产物如丙酮酸、乙酰乙酸、β羟丁酸（即酮体）增加，严重者发生酮症酸中毒。

（3）蛋白代谢障碍：分解加速而合成抑制，尿氮排出增加，出现负氮平衡。

（4）高血糖引起的并发症：①血管病变：动脉粥样硬化主要累及主动脉、冠状动脉、大脑动脉、肾动脉和外周肢体动脉。微血管病变损害重要器官血液的自身调节功能，其中眼和肾脏最为常见；②肾小球病变：出现肾小球结节性、弥漫性或渗出性病变。肾血管和肾小球病变可导致肾功能不全，甚至肾衰竭；③自主神经病变：心脏自主神经病变使心血管调节功能降低，病人易发生直立性低血压，心律失常，心率变异性减小，心率对阿托品或 β 受体阻剂的反应不敏感，严重者可发生无痛性心肌梗死及心跳骤停。胃肠道自主神经病变使胃排空减慢和胃内容物潴留；④外周神经病变：慢性糖尿病病人可伴有神经病变，侵及感觉和运动神经时，病人出现肢体麻木，腱反射低下，易发生下肢溃疡，且影响伤口愈合。末梢神经病变可表现为多发性的周围神经炎；⑤感染：糖尿病人极易发生感染。

二、麻醉要求

（1）避免或减少因麻醉因素而进一步加重糖代谢的紊乱。

（2）手术创伤应激可使儿茶酚胺、皮质醇、胰高血糖素升高，从而对抗和抑制胰岛素的释放和作用，使围术期血糖进一步升高而难以控制。因此，麻醉要尽可能抑制或减轻术中的应激反应。

（3）继发性动脉硬化、冠心病、高血压和自主神经紊乱的病人，椎管内麻醉易引起低血压，局麻药浓度不宜过高，分次小量用药。全身麻醉过浅，病人应激强烈，可使血糖明显升高。而糖尿病病人对各种全麻药的耐量减少，易致麻醉过深，抑制循环功能。

三、术前准备

（一）控制血糖的目标

空腹血糖维持在 6.1 ~ 8.3mmol/L（110 ~ 150mg/dl），最高不能超过 11.1mmol/L（200mg/dl）。餐后血糖不超过 13.9mmol/L（250mg/dl）。

（二）术前血糖控制

（1）口服降糖药：适于病情较轻、饮食控制效果不满意的非胰岛素依赖性病人。一般不主张用口服降糖药，尤其是作用时间长的降糖药作为麻醉前准备的治疗用药。

（2）胰岛素治疗：主要用于胰岛素依赖型糖尿病、重型糖尿病、饮食控制和口服降糖药无效以及合并酮症酸中毒、糖尿病性昏迷或严重感染等病人。术前一般用普通胰岛素，根据尿糖或血糖调整用量。对重型糖尿病则选用鱼精蛋白锌胰岛素加普通胰岛素，如有严重酮症酸中毒昏迷用大剂量普通胰岛素或锌结晶胰岛素。

（3）术前控制血糖方法的选择取决于病人病情、原治疗方案及手术大小。

（4）单纯饮食控制或口服降糖药控制血糖者，进行小手术时可维持原来治疗，手术当日停用口服降糖药。而大、中手术或感染等应激强烈时，术前 2 ~ 3 日改用普通胰岛素。

（5）术前已使用胰岛素者，小手术者维持原来治疗。大、中手术或感染等应激强烈时，术前 2 ~ 3 日将长效或其他类型胰岛素改为普通胰岛素。

（6）围术期特别需要控制血糖水平的高危人群：①糖尿病；②心肌缺血；③血管外科手术；④大手术或长时间的非心脏手术；⑤入 ICU 的病人术后急性高糖血症；⑥创伤性脑损伤后神经外科手术的病人。

（三）术前评估

（1）详细了解糖尿病的病史、病情及治疗情况。

（2）单纯饮食控制或并发动脉硬化而引起冠心病、高血压、脑血管病变等手术风险显著增加。

（3）当肾功能受损或肾功能不全时，注意对麻醉等药物代谢和排除的影响。

（4）自主神经功能紊乱延长胃排空时间，术前延长禁食禁饮时间，用甲氧氯普胺促进胃排空。心脏自主神经病变应注意心脏对阿托品、β 受体阻剂等各种药物反应敏感性的变化。

（5）糖尿病伴慢性组织损害常引起的寰枕关节强直或脱位，而导致气管插管困难。

（6）对于糖尿病的急性并发症如酮症酸中毒，最好经治疗待酮症消失，酸中毒纠正后再进行手术。对于急症手术，即使术前时间紧迫，也应立即给予补充容量、胰岛素治疗、纠正酸血症和电解质紊乱。即使只是部分纠正酮症酸中毒，手术的危险性也会明显降低。

四、麻醉选择

（1）总原则是在满足手术的前提下，尽可能选择对糖代谢影响最小的麻醉方法和麻醉药物。

（2）局部浸润、神经阻滞、椎管内麻醉对代谢影响小，可部分阻断交感兴奋引起的肾上腺皮质和高血糖反应，为较理想的麻醉。

（3）全麻对代谢的影响较大，适用于各种阻滞不能完成的手术麻醉。目前常用的各种吸入麻醉药、静脉麻药、镇痛药和肌肉松弛药对血糖都无明显影响。

五、术中管理

（一）术中监测

术中常规监测血糖浓度，一般每2h测定1次，并可根据前次血糖测定的结果及胰岛素和葡萄糖应用等情况，调整血糖测定的间隔时间。

（二）术中血糖调控范围

由于手术及麻醉等各种应激因素影响，手术中难以将血糖控制在正常范围。一般认为术中血糖可接受的范围是其低限时不会引起低血糖，高限时不会引起渗透性利尿和高渗性昏迷的血糖浓度。多数学者认为应控制在 $6.1 \sim 11.1 \, \text{mmol/L}$（$110 \sim 200 \, \text{mg/dl}$）较为合适。现在可以方便、即时地监测血糖浓度，临床可使血糖调节至更接近正常水平。由于高血糖可加重缺血再灌注损害，如冠脉搭桥手术、某些神经外科手术，尽可能避免高血糖。

（三）高血糖处理

（1）简易方法：每4g葡萄糖加1U胰岛素，如血糖超过 $14 \, \text{mmol/L}$（$250 \, \text{mg/dl}$），则每3g葡萄糖加1U胰岛素。

（2）GIK液葡萄糖、胰岛素和氯化钾按一定的比例配制而成。胰岛素随血糖浓度而进行调整，胰岛素用量及输注速度与血糖的关系（表20-6）。表中是10%葡萄糖，如用5%葡萄糖则胰岛素用量减半。如胰岛素输注速度达3U/h，血糖仍不能控制，按每 $2 \sim 3h$ 增加1U的剂量递增胰岛素用量，直至血糖得到控制。

（3）胰岛素和葡萄糖分别静脉输注：最大优点是可随时根据血糖监测结果，调节胰岛素用量，而最大的缺点是如果其中之一静脉通路输注受阻或加快，则会发生严重甚至危及生命的高血糖或低血糖。其方法是成人每小时输注葡萄糖 $5 \sim 10 \, \text{g}$，胰岛素最初静注 $0.5 \sim 1 \, \text{U}$，继之以 $0.5 \sim 1 \, \text{U/h}$ 维持，以后根据血糖浓度进行调整，胰岛素用生理盐水稀释后以微泵输注准确而方便调节，是较理想的方法。胰岛素调整方法（表20-7）。

表 20 – 6　术中 GIK 输注方案

血糖浓度		500ml10% 葡萄糖加入	氯化钾用量（mmol/L）	胰岛素输注速度（U/h）
mmol/L	mg/dl	胰岛素量（U）		
<5	<90	0	0	0
5 ~ 10	90 ~ 180	8 ~ 16	10	0.5 ~ 1.5
10 ~ 20	180 ~ 350	16 ~ 24	10	1.5 ~ 2.0
>20	>350	24 ~ 32	10	2.0 ~ 3.0

表 20 – 7　术中根据血糖调整胰岛素用量的方法

血糖浓度		胰岛素调节方法
mmol/L	mg/dl	
<4.5	<80	静注胰岛素 0.5 ~ 1U，以 0.5 ~ 1U/h 维持；停用胰岛素 30min，静注 50% 葡萄糖 20ml，30 日内重复测定血糖浓度
4.5 ~ 6.7	80 ~ 120	减少胰岛素 0.3U/h
6.7 ~ 10.0	120 ~ 180	胰岛素输注速度不变
10.0 ~ 12.2	180 ~ 220	增加胰岛素 0.3U/h
>12.2	>220	增加胰岛素 0.5U/h

（四）术中低血糖处理

血糖低于 2.8mmol/L（50mg/dl）为低血糖，其临床表现与血糖水平、低血糖原因、病人年龄、个体差异及血糖下降速度等因素有关。主要表现为交感神经兴奋如大汗、颤抖、视力模糊、饥饿、软弱无力、面色苍白、心悸等。有些病人表现为中枢神经系统抑制，主要为中枢神经缺氧、缺糖症候群，严重者昏迷。术中清醒病人低血糖易于识别，全麻时不易识别，甚至认为麻醉偏浅而采取错误的处理。因此术中对低血糖要保持高度的警惕，需及时测定血糖，一旦出现低血糖静注 50% 葡萄 10 ~ 20ml。为防止低血糖发生，术中应补充葡萄糖，一般成人 5 ~ 10g/h，保持血糖稍高于正常水平。此外，输注葡萄糖可防止术中及术后不必要的脂肪和蛋白质分解。

六、注意事项

（1）注意糖尿病类型、治疗、术前准备尤其是用降糖药情况，术前对病人做出全面评估。

（2）注意有无糖尿病引起的并发症，尤其是心血管和自主神经病变及其对麻醉可能造成的影响。

（3）糖尿病病人术中易出现循环功能波动，应加强监测，并及时处理以维持循环功能稳定。

（4）加强血糖监测，注意调整血糖尽可能于正常范围，避免高血糖和低血糖。

（5）术中应注意麻醉药、肾上腺素、糖皮质激素等会使血糖升高。

（6）加强监测并保持电解质、酸碱的平衡。

（杨卫华）

第六节　多发性创伤病人的麻醉

严重复合创伤病情紧急、危重、复杂，绝大多数需要急诊手术，其中麻醉处理的质量可直接影响治疗效果和预后，麻醉医师不仅要正确、及时处理麻醉问题，更要在心、肺复苏，休克治疗，创伤后呼吸困难综合征或急性肾功能衰竭的预防和处理等方面做出重要贡献。严重创伤多为复合伤，处理较困难。如头部损伤有30%合并其他部位损伤；胸部损伤有80%合并头部损伤、44%合并腹部伤、26%合并四肢伤；四肢、脊柱损伤有23.1%合并胸、腹或颅脑损伤。

应及时、正确、有效地处理病人，病情需要手术紧急治疗者，不得拖延。严重损伤，早期只需重点初步检查，待病情稳定后再做详细、全面地检查。

一、麻醉前准备

（一）止痛

（二）呼吸管理

保持呼吸道通畅，通气良好。许多严重创伤病人，因呼吸道梗阻、缺氧，在短时间内死亡。如昏迷病人的舌后坠，胃内容物、凝血块和其他异物的阻塞，严重颌面外伤，组织水肿，口、鼻腔大出血造成的梗阻窒息等。故要建立通畅的呼吸：迅速清除阻塞呼吸道的一切异物；昏迷病人将头后仰，托起下颌，放置口咽导管；充分供氧等。

呼吸困难的原因：呼吸道梗阻。颌面、咽喉、颈部损伤，血液、分泌物和异物等引起上呼吸道梗阻；胃内容物误吸入；气管痉挛；呼吸道烧伤等。颅脑损伤。颅内压升高可致呼吸困难。延髓损伤。高位脊髓损伤。胸部多发肋骨骨折。外伤型横膈疝。肺实质挫伤、充血、水肿。张力性气胸、开放气胸造成纵隔移位，出现反常呼吸。

（1）下列病情需要紧急气管内插管，或气管造口插管：颅脑损伤昏迷；颌、面、颈软组织严重损伤；颈椎骨折脱位；颌骨骨折错位；口咽粘膜水肿、血肿；颌面胸腹壁大面积严重烧伤等，均需要施行有效的呼吸管理。

（2）多发骨折、长骨骨折、多发肋骨骨折等，不论有无缺氧表现，都需吸氧治疗。

（3）虽已施行气管内插管呼吸管理，但缺氧仍未见明显好转者，应考虑存在肺挫伤性肺实质损伤，或并存低血容量，需加以正确鉴别，因两者在处理上截然不同。肺挫伤时，输液稍过量，即易加剧肺组织间液渗出，由此加重气体交换障碍，故需严格限制输液量。低血容量致肺泡血流灌注不足，缺氧无从改善，需积极补充血容量。

（三）失血量估计

一般无法精确获知，也不能仅以血压作为唯一依据。根据创伤面积、部位及严重程度，凭经验可对失血量做出粗略估计。

1. 开放性创伤　手掌大小创面的失血量为500ml。

2. 闭合性创伤　中度创伤，部位在上肢者，估计失血500ml；在小腿者500ml；在大腿、骨盆、腹部、胸部者，分别为1 000ml。重度创伤，部位在上肢、小腿、大腿、骨盆、腹部或胸部者，失血量分别为1 000、2 000、3 500、4 000、5 000或4 000ml。

（四）补充血容量

要求迅速、及时，以心率、动脉压、CVP、Hb 及 Hct 为补充血容量的衡量指标。

（1）对严重复合创伤病人，需开放两条以上静脉通路，保证输注通畅。

（2）对原先心肺功能良好的创伤病人，于抢救之初，在 CVP 或 PCWP 指导下，允许在 5～15min 内输入 500～1 000ml 液体，需要时可重复。

（3）失血量在总血容量 15% 以内者，可单纯输注 1～2L 平衡盐液，暂不输血。如果血压回升，且保持稳定，提示体内已无活动出血；反之，血压于回升后又复降，提示体内尚存在活动出血点，或血容量尚不足，需继续输平衡盐液或部分全血。

（4）大量输注平衡盐液时，需监测 Hct，以保持不低于 25% 为原则，否则应输部分全血。

（5）创伤合并肺挫伤、脓毒血症、心力衰竭或肾功能衰竭者，平衡盐液输用量应有限制，输注速度需加控制，以晶、胶体液并用为妥。羟乙基淀粉、右旋糖酐 24 小时用量不宜超过 1 000ml，余以全血或血浆补充。

（6）严重创伤经输液补血治疗，血压仍低或末梢循环未见改善者，动脉输血；升压药：血压仍低时，可静注多巴胺 100mg 加入平衡盐液 100ml，根据血压情况决定滴入速度；激素：在休克发生 <4h 应用。可逆转重度休克，效果好；注意纠正心源性休克、张力性气胸、心包填塞、心肌直接损伤引起的心律紊乱、心衰等，可用西地兰 0.1～0.2mg 静注，可起到效果；严重失血，采取积极有效的止血。一方面要及时补充失血，一方面要积极止血，才能挽救病人生命。外部及四肢等出血可用敷料压迫、止血带、休克裤等止血。胸腹部的内出血，需立即手术探查止血。并应怀疑并存心源性休克，此时，肺部听诊 CVP 或 PCWP 升高及颈静脉怒张有诊断价值。

（7）严重创伤的输液输血量有时可达数千、甚至上万毫升，由此可能诱发大量输血不良反应，需采取预防措施。

（8）麻醉前用药：垂危、昏迷者可免用镇静、镇痛药，但抗胆碱药不宜省略。以减少分泌和对抗不良反射的作用。不要怕引起脉搏快。

创伤伴剧痛者，宜静脉慢注吗啡 2～5mg，或哌替啶 25～50mg，或芬太尼 0.1mg。

二、麻醉选择

麻醉选择需在抗休克综合措施下进行。

（一）局部麻醉

除可单独使用外，可与全麻复合，以减少全麻药用量。臂丛阻滞适用于上臂中 1/3 以下的损伤手术，也宜与全麻复合使用。

（二）椎管内麻醉

禁用蛛网膜下腔麻醉；下肢复合伤手术，在补足血容量的前提下，可慎用阻滞平面不超过 T_{10} 的低位硬膜外麻醉。如果在变动体位或注入少量局麻药后出现血压下降，提示血容量尚差甚多，应暂停用药，继续补液输血，并适量应用麻黄碱，于此期间应警惕心跳骤停意外。

（三）全身麻醉

严重多发性复合创伤手术一般都需在全麻下进行。鉴于创伤性休克病人已有呼吸循环等功能损害，对疼痛刺激的反应多已迟钝，故以维持浅麻醉为原则。

1. 麻醉诱导　首先需控制呼吸道，以防返流、误吸，争取施行清醒插管。如选用快速诱导插管，则禁用硫喷妥钠，可用氯胺酮或安定诱导，结合琥珀胆碱及环状软骨施压施行插管。

2. 麻醉维持　采用平衡麻醉原则，最好将局部浸润或神经阻滞与全身麻醉复合，藉以增强麻醉效果、减少全麻药用量和减轻全麻药对机体的扰乱程度。

3. 麻醉苏醒　存在返流、呕吐、误吸危险，需等待病人咳嗽、吞咽反射恢复、呼之能应的状态下拔管。若呼吸循环尚不稳定，则暂时保管，继续抗休克治疗。

三、麻醉监测

（1）脉搏、血压和末梢循环的测定和观察。

（2）CVP 对大量输血输液影响。

（3）尿量与补液和肾功能的关系。

（4）连续监测心电图：了解心率、传导功能、心律失常、心肌有无缺血、电解质紊乱等，是危重病人常用的方法。

（5）血气分析：了解通气、氧合及酸碱平衡情况。

（6）体温监测：大量输血输液、广泛暴露创面等造成低体温，也可有体温升高。

（7）呼吸功能监测：主要是观察通过皮肤及渗血的颜色了解氧合情况；通过呼吸动度了解有无呼吸道梗阻、气胸及反常呼吸等，肺部听诊早期发现肺部的病理改变。脉搏血氧饱和度了解到机体是否缺氧。

（8）术中出血量的测定，红细胞压积、电解质以及凝血像的检查，对进一步正确处理病人，很有参考意义。

（9）创伤病人的监测有许多现代的先进仪器，但临床的观察不能被代替，仍不能忽视，只有全面的综合分析，才能得出正确的诊断。

四、围术期处理重点

在于继续抗休克综合治疗，维护肾功能，防治肾功能衰竭。

（杨卫华）

第七节　烧伤患儿麻醉

一、烧伤的分类和并发症

（一）小儿烧伤严重程度的分类

由于解剖生理特点，小儿烧伤的休克，脓毒血症的发生率与成人显著不同，因此小儿烧伤严重程度的分类标准与成人不同。小儿烧伤严重程度的综合性分类：

1. 轻度烧伤　Ⅱ度烧伤面积小于5%。

2. 中度烧伤　烧伤总面积为 5%～15%，或Ⅲ度烧伤面积小于 5%。

3. 重度烧伤　烧伤总面积为 15%～30%，或Ⅲ度烧伤面积在 5%～10%。

4. 特重度烧伤　烧伤总面积超过 30%，或Ⅲ度烧伤面积大于 10%，并伴有休克、呼吸道吸入性损伤等。

另外，有下列情形之一者，总面积不足 15% 仍属重度烧伤范围。

（1）全身情况严重或已有休克者。

（2）有严重创伤或合并化学药物中毒者。

（3）重度呼吸道烧伤者。

（4）婴儿头面部烧伤超过 5% 者。

（二）小儿严重烧伤后常见的并发症

小儿严重烧伤后可能并发除了感染以外的诸多并发症，尤其是大面积深度烧伤的小儿，在创面未彻底愈合之前，均有发生内脏并发症的可能性。烧伤越严重，内脏并发症越多，内脏并发症与烧伤早期的休克或侵袭性感染同时发生者居多，有时可同时出现两个以上的内脏并发症，且各脏器并发症之间相互影响，严重者可发生多器官功能衰竭（MOF）。内脏并发症的出现不仅增加了烧伤治疗的复杂性和难度，而且会成为烧伤死亡的直接或间接病因。因此在烧伤治疗的整个病程尤其是烧伤早期，防治内脏并发症的发生始终是治疗烧伤的一个重要环节。

1. 呼吸系统并发症　急性呼吸功能衰竭、肺炎、肺水肿、肺不张等是呼吸系统常见的并发症。严重烧伤早期易发生急性呼吸功能衰竭，中、后期主要是肺部感染，以支气管肺炎多见。

2. 消化系统并发症　急性消化道溃疡出血、肠系膜上动脉压迫综合征、烧伤后肝功能不全和消化功能紊乱综合征等，是消化系统常见的并发症。

3. 泌尿系统并发症　急性肾衰竭、泌尿系感染等是泌尿系统常见的并发症。

4. 神经系统并发症　脑水肿、外周神经损伤等是神经系统的常见并发症。外周神经（腓总神经、尺神经、桡神经、正中神经等）损伤，常因深度烧伤直接损伤、焦痂压迫、切痂后神经暴露或切痂时副损伤等因素造成。

5. 心血管系统并发症　心律失常、心功能不全、化脓性血栓性静脉炎等是心血管系统的常见并发症。特别是化脓性血栓性静脉炎发生率很高，多因长时间静脉输血输液及穿刺感染等引起，常可引发全身侵袭性感染，如发现和处理不及时，后果往往严重。

6. 其他　除内脏并发症外，烧伤后化脓性骨髓炎与关节炎、骨骼生长发育受限及瘢痕挛缩造成的关节畸形等，也是较为常见的烧伤后并发症，特别是骨与关节的并发症，在严重烧伤小儿中并不少见。

二、烧伤休克的病理生理变化

（一）心血管系统

小儿烧伤后，心血管系统可发生结构和功能的变化，其中功能的反应极为迅速而多见。严重烧伤后，由于循环容量和组织液的丢失，常会引起心输出量的减少，心排血量迅速下降为正常休息值的 50%，血管壁对蛋白及晶体的通透性增加，结果血容量减少，静脉回心血量降低，心输出量继续降低。虽然经过快速补液治疗，在最初 24 小时内，心排血量仍保持在较低水平。当烧伤后 3～5 天时会出现高代谢状态，循环系统变为高动力，此状态可持续数周或数月，此时心输出量可增加到平时心输出量的 3～5 倍，血压增高，心率增快，心排血量增加达正常情况的两倍。功能的改变，部分是由结构病变所引起。而其结构的变化发生较晚。一般认为，烧伤心脏病变的发生可能与缺氧、中毒及感染有关。烧伤组织释放的内源性毒素会直接抑制心肌。感染引起的脓毒血症引起心内膜炎、心肌多发性脓肿以及心外膜炎等。如患儿有复合伤、其他病变及革兰阴性菌引起的败血症等均会降低其心输出量。

（二）呼吸系统

烧伤时呼吸系统的病理变化，按其发生的原因可分为原发性和继发性两种，前者系吸入了热的或其他有害气体所致的直接损伤，即吸入性损伤；后者为烧伤后继发性合并伤，两者的病变性质基本相似。它们的区别主要根据受伤史和呼吸道症状出现的时间。

1. 呼吸道病变　通常上呼吸道烧伤较下呼吸道烧伤多见，且伤口较深，呼吸道损伤的程度和累及的部位因致伤原因而异。

（1）鼻咽部：表现为鼻毛烧焦；黏膜充血水肿；水泡或坏死糜烂；严重者黏膜广泛剥脱或有坏死性假膜覆盖。

（2）喉部：主要表现为充血、水肿，其次可有灶性喉炎、糜烂或坏死，其中喉头水肿是主要的病变，尤其是当吸入高热空气或蒸汽后，几小时内即可发生严重的阻塞性声门水肿，迅速窒息死亡。

（3）气管及支气管：烧伤大多比较表浅，主要表现为黏膜下水肿，气管切开之后，常常容易并发感染，长时间的气管插管会引起肺炎和气管狭窄。上呼吸损伤主要是热损伤，下呼吸道损伤主要是化学气体及毒性气体所致。

2. 肺的病变　呼吸道烧伤的肺部病变可分为两类：一般性病变和烧伤后成人呼吸窘迫综合征（ARDS）的病变。

（1）肺烧伤一般性病变：早期主要表现充血、水肿、出血、肺泡壁毛细血管壁破裂伤等。后期则以肺炎和肺纤维化为主。其中肺水肿最常见。特别是严重烧伤的患者，肺水肿在补液后较补液中更易发生。

（2）烧伤后成人呼吸窘迫综合征（ARDS）烧伤时，ARDS 可能由于大面积烧伤或合并休克、败血症而引起，也可由呼吸道烧伤引起，在急救时予以大量补液，可继发性引起ARDS。

（3）当患儿吸入虽然不烫但是有毒的燃烧后气体和 CO 时，会导致肺的间接损伤发生。

（三）神经系统功能的变化

烧伤后过量补液会引起脑水肿或颅高压，此时应抬高患儿头部，过量通气和静注甘露醇。烧伤患儿可继发性地引起脑病、癫痫发作、幻觉和昏迷等。

（四）肝脏

在烧伤早期，继发于低血容量的低血压存在，常会损伤其肝功能，在烧伤抢救及去除坏死组织及整形手术过程中，因输血及血制品，常会引起肝炎及其他血源性疾病。肝功能可根据肝脏的灌注情况而不同，血清谷草转氨酶升高，解毒酶的功能降低，影响了药物的代谢，因此，药物的使用剂量相对降低。

（五）血液系统

由于血浓度增加引起血红蛋白和血细胞比积增加，血黏度增加，这些主要是烧伤时体液丢失引起的。给患者补液时会降低血红蛋白和血细胞比积，同时也会加重血浆凝血因子、血浆蛋白的低浓度情况，由于血小板在肺部的黏附、聚集，常会引起原发性血小板减少。在烧伤后的 10~14 天后，血小板计数可上升，在较长时间内保持一定的高水平。

（六）胃肠道及代谢功能的变化

在烧伤后的 48~72 小时，由于胃肠功能减弱，而引起胃肠道梗阻，应予以适当吸引以预防胃内容物被误吸入肺中。早期给予肠道营养，不仅可提供急救时所需的热卡，同时也可以减轻高代谢反应，防止糖异生，最后可减少应激性溃疡的发生。假如肠道营养不能耐受，可给予肠道外营养，但肠道外营养过度可改变代谢状况，增加氧耗量和二氧化碳产生量，故在患儿进行机械通气时应进行适当的调整。在肠外营养时应监测患儿的水、电解质状况，并根据计算予以适当地调整。在输注或滴注营养液时，应密切监测血糖水平。

（七）小儿烧伤泌尿系统的病理生理改变的变化

烧伤后泌尿系统的病变较多见，其中以肾脏病变最重要，泌尿系感染次之，晚期则可发生泌尿系结石。泌尿系统的病变继发于低血容量和低血压导致的低肾小球滤过率，尿少则预示着肾功能不全或肾衰竭。一般在烧伤面积占体表面积的 40% 以上时，就会产生肾小管功能不全，肾功能可由于心排血量降低及肾血管的收缩而受到影响。肾血流及尿量由于儿茶酚胺、抗利尿激素（ADH）、肾素、血管紧张素的释放而继发减少。烧伤患者对抗利尿激素和醛固酮不敏感，对于烧伤患者，不能依靠尿量来判定是否已补液充分，由于血浆儿茶酚胺升高，激活血管紧张素系统，引起继发的高血压，10 岁以下的儿童更易出现严重的高血压。电烧伤时肾小管被大量的肌红蛋白及血红蛋白阻塞，对肾功能影响更大。在烧伤后 3~5 天心输出量增加，会继发性的增加肾小球滤过率，此时会出现烧伤后多尿。

（八）皮肤

皮肤烧伤破坏了皮肤的正常生理功能如：体温调节、水和电解质的维持，及抗感染等。由于小儿的体表面积，体重之比较成人相对要大，故其皮肤生理作用尤为重要。保持病儿中心体温在适当水平，减少热量丢失的方法有热辐射：应用空气加热器、液体输入前予以预热等。

三、麻醉注意事项

（一）小儿烧伤患者的术前访视特点

术前一定要了解呼吸道情况，咽喉部水肿常见于吸入性烧伤、头面部烧伤以及大面积烧伤的患者，这种患者麻醉诱导时呼吸道不易保持通畅。面部、颈部水肿的患者使用面罩也受到不同程度的影响，为了预防咽喉部的水肿引起的呼吸道梗阻，对于此类患者常急诊下经口或经鼻气管插管或行气管造口术。

口腔及颈部烧伤使患儿张口及颈部活动困难，分析并记录张口大小（上下门齿的距离）及受限的原因，头颈部的活动度，特别是后仰程度。头颈部烧伤后瘢痕挛缩可导致插管时颈部活动受限，造成气管插管困难。

血红蛋白和红细胞比积必须高于100g/L和30%，近期的生化检查和血气分析结果很重要，同时也要了解患儿水、电解质及酸碱平衡问题。

为保证麻醉及手术过程的安全，防止呕吐及反流误吸而导致支气管痉挛、呼吸困难等哮喘样综合征的发生，小儿术前应禁食水6～8小时，以保持麻醉诱导前的胃排空状态，减少呕吐误吸的危险。但是幼儿禁食时间最好不要超过10～12小时，以免发生症状性低血糖等。

无论手术情况如何，对患儿最大的安慰是医护等人员熟悉的笑脸，它胜过任何术前药物来消除患儿的恐惧。

（二）小儿烧伤手术的麻醉用药特点

烧伤会使水、电解质平衡及多器官功能在短期或长时间内发生改变，从而影响了其药理学特点，由于烧伤患者白蛋白短期内会降低，从而增加了蛋白结合性药物的游离部分的浓度。由于 α_1 -酸-糖蛋白的增加，使镇痛药、非去极化肌松药等与此糖蛋白结合的药物游离部分浓度减低。烧伤患者的药物分布容积、血浆清除率、药物游离部分浓度都是变化不定的，其对药物的反应都是不可预知的。应谨慎用药及严密观察，药物的剂量随体内液体状况、代谢状态及心肌、肾脏及肝功能的不同而有变化。烧伤后，肝肾肺功能发生很多变化，在低血容量期由于器官灌注减少，药物的摄取及清除降低，烧伤后期，患儿进入高代谢状态，器官血流及酶诱导增加，药物清除能力增强，在烧伤局部及非烧伤区域大量的水肿使药物从创面渗出以及进入水肿组织。使药物中心室容积及总分布容积增大。

许多药物与血浆蛋白有较高亲和力，烧伤后，患儿体内 α_1 -酸-糖蛋白增加，而白蛋白降低，所以与这两种蛋白结合的药物的游离浓度则会分别降低或增高，如大面积烧伤患儿对吗啡及哌替啶的清除率比中等面积烧伤患儿的要低。但一般的趋势是烧伤患儿较没有烧伤的清除率高。

此外，烧伤还会引起组织受体数目改变，所以有时作用于肾上腺能及胆碱能的药物出现反常反应，这包括神经肌肉接头对琥珀胆碱的敏感性改变，肺循环对多巴胺的敏感性增强，非去极化肌松药的敏感性降低。

1. 阿片类和非阿片类止痛药物　对于烧伤的患儿来说镇痛处理是最重要的，此时多种药物动力学和药效学因素均可影响药物的镇痛效果，在烧伤镇痛过程中，因患儿对阿片类药物产生耐受性，故治疗时应适当增加药物剂量。安定类止痛辅助性药物，不仅可以起到抗焦虑作用，而且可与镇痛药物协同作用。吗啡、美沙酮等基础水平输注或口服硫酸吗啡和补充性地口服扑热息痛基础水平可提供有效稳定的血浆浓度，在烧伤的患儿中吗啡的半衰期要比未烧伤的相同年龄段的儿童中的半衰期要短1/3。随着镇痛的进行，阿片类的需要量也可逐渐减少。

2. 静脉诱导性药物　静脉诱导性药物种类及剂量的选择均很重要。由于白蛋白水平较低，故可继发性地引起药物游离部分浓度的升高。由于复苏时输注了大量液体，所以会使受体部位的药物浓度被稀释。容量正常的烧伤患儿，硫喷妥钠诱导时剂量为7～8mg/kg。由于氯胺酮有对心脏的正性作用，术后镇痛作用并可肌肉注射，故常被选作烧伤患者的麻醉诱导性药物。其缺点是快速耐受、增加唾液分泌及产生幻觉等。

3. 肌松药物

（1）去极化肌松药

1）从烧伤后24小时起到烧伤2年内不能选用琥珀酰胆碱。

2）当去极化肌松药发挥作用时，可产生高钾血症，而引起心脏停搏。

3）短效的非去极化类肌松药可代替琥珀酰胆碱，它可快速地保证呼吸道安全。

（2）非去极化肌松药

1）由于 α_1 - 酸 - 糖蛋白增加，为了能在神经肌肉突触处受体部位有合适的药物浓度以产生阻断目的，故需适当增加非去极化肌松药的剂量。

2）面积超过体表面积的 20%，此类患者较无烧伤患者所需非去极化肌松药要多 2～5 倍的剂量。

3）为烧伤患儿肾衰的危险性增加，故首先选用不经肾脏代谢的阿曲库胺或顺 - 阿曲库铵等非去极化肌松药。

4）快速插管时可选用起效比较快的去极化肌松药。然而，增加非去极化肌松药剂量时虽可在 1 分钟内达到较好的插管要求水平，但它会增加肌松药作用时间，此时如不能很好地插入合适的气管导管将会导致严重的并发症。

4. 抗焦虑药物　安定类药物在烧伤患者中不仅可以起到很好的抗焦虑作用，而且还可与阿片类药物起协同作用。由于血浆白蛋白浓度的降低，故在受体部位的药物游离部分浓度会继发性升高。经肝脏第 I 相代谢反应，地西泮增加了其活性，同时劳拉地西泮在第 II 相代谢，其消除速率增加，故表现为短效。

5. 外源性儿茶酚胺　在去痂和欲植皮的创面，常用浸过肾上腺素或异丙肾上腺素（新福林）的纱布、海绵等用来止血，此时儿茶酚胺被吸收入机体内，当用肾上腺素时心律失常并不常见，而用肾上腺素或异丙肾上腺素时血压均可升高，血压升高的假象使麻醉医师不能准确地估计失血量，同时因儿茶酚胺被降解后会导致严重的低血压。

（三）小儿烧伤的麻醉处理特点

小儿严重烧伤后可引起广泛而持久的生理功能紊乱，其病理生理改变常涉及全身各脏器系统，尤其是严重烧伤后的休克、感染、免疫力下降及脏器损伤等，均对麻醉安全构成一定的威胁。为使小儿在麻醉和手术期间能处于生理内环境的相对恒定状态，安全地度过麻醉和手术期，并在术后顺利恢复，麻醉医生必须全面地了解小儿的病理主理特点及烧伤小儿的手术特点，并在此基础上正确地选择麻醉方法和药物，细致地进行麻醉前准备，麻醉期间严密监测和管理，及时有效地预防和处理麻醉中出现的并发症，这样才能提高麻醉的安全性。

小儿尤其是婴幼儿头大颈短，舌和扁桃体相对较大，鼻腔、喉及上呼吸道较狭窄且主要经鼻腔呼吸，麻醉过程中上述呼吸腔道容易被呼吸道分泌物或黏膜水肿所阻塞。婴幼儿喉头位置较高，相当于颈 3～4 椎体平面，一般较成人高两个椎体。声带朝上后方倾斜，而会厌软骨较大，与声门约成 45° 角，因此会厌常呈下垂状态，妨碍声门显露。由于小儿胸廓软而不稳定，呼吸肌发育还很薄弱，肋骨呈水平位而使胸廓呈圆柱状，胸式呼吸不发达，克服气道阻力的能力很弱，如腹腔内容增加，可妨碍腹式呼吸，从而容易发生呼吸抑制。但是加压呼吸则很易使柔韧的胸廓扩张。

小儿气管较短、直径小，而且婴幼儿有效肺泡表面积约为成人的 1/3，但代谢率则为成人的 2 倍，故呼吸储备有限，换气效率不佳。全肺容量与残气量的比值较成人为高，提示呼气后肺部仍存在较大量的功能性残气，婴幼儿主要是通过呼吸频率的增加来满足代谢的需求，故容易发生低氧血症。

婴幼儿处于快速生长发育阶段，为适应生理代谢的高需求，往往需要增加心率和心排血量来满足。尤其是大面积烧伤早期，创面血管通透性增加，造成大量的蛋白质、电解质与水分的丢失，使血容量下降。由于小儿的总血容量与体表面积的比值小，同等烧伤面积而丢失的血容量却较成人多，而小儿的器官发育及功能还未完善，对创伤和休克的代偿能力较差，对麻醉及手术创伤的耐受力亦较低，所以烧伤后早期手术必须对小儿的具体情况及麻醉中可能发生的问题有足够的了解和准备，合理确定手术范围，尽量减少小儿所遭受的创伤打击，以保障手术的顺利进行和术后恢复。

婴幼儿对疼痛刺激可做出反应，但对疼痛的来源不能明确定位，所以手术时应采取麻醉镇痛措施，由于烧伤小儿的超高代谢，使心率和呼吸增快，组织耗氧明显增加，为避免麻醉和手术过程中低氧血症的发生，应常规吸氧并适当加大吸入的氧浓度。防止气道阻塞，控制呼吸时每分钟通气量应高于正常，以增加 CO_2 的排出。麻醉药物或肌肉松弛剂，均能抑制肌张力，降低基础代谢率，使组织产热减少，出现麻醉中后期的"低体温"，从而使麻醉清醒时间延长。并出现寒战、氧耗增加等，所以小儿麻醉和手术过程尤应注意保暖，避免热能大量丢失，减少耗氧量及机体消耗。

四、麻醉前准备

（一）纠正低血容量

小儿新陈代谢比较旺盛，年龄越小其体液总量所占体重的比例越高，组织间液差别越大，按单位体重计算，婴儿体液总量比成人多。2 岁以上小儿体液所占体重的比例与成人近似，约为 65%。细胞外液包括组织间液和血浆，血浆量与体重的增长基本上是平行的，年龄对血浆含量的相对值无较大的影响。但小儿的细胞外液中组织间液所占的比例较大，并且年龄越小，含量越高，这就是小儿体液总量较多的主要原因。小儿细胞内液的数值大约占体重的 35% ~ 40%。

如按体表面积计算细胞外液总量，不论年龄大小，细胞外液量均相当稳定，约为 $6\ 000ml/m^2$ 左右，组织间液主要分布于皮下组织。组织间液总量决定细胞外液总量，所以细胞外液总量间接地与体表面积成正比，小儿烧伤后补液量的计算就是基于此理论设定的，即烧伤面积越大，所丢失的细胞外液量越多，需补充的晶体液（细胞间液）和胶体液（血浆）等也就越多。小儿的需要量受诸多因素影响，如环境湿度与温度，体力活动、食物、某些疾病如发热、气喘等。

及时正确地纠正低血容量是麻醉前准备的重要内容。由于烧伤后体液丢失有其一定的规律性，所以要有计划地估算补液量和其成分布，预见性地根据烧伤面积和体重进行补液治疗。但是，要清楚影响烧伤休克发生和发展的因素很多，患儿也存在个体差异，利用烧伤补液公式估算的补液量只能作为参考，还要根据脉搏、尿量、精神神经状态、末梢循环情况、血压、口渴程度等指标，结合补液公式计算量来全面衡量，综合分析。

小儿补液公式

烧伤后第一个 24 小时补液量：

2 岁以下：烧伤面积 II 度 + III 度（%）×体重（kg）×2ml

2 岁以上：烧伤面积 II 度 + III 度（%）×体重（kg）×1.8ml

胶体液和电解质液的比例为 1 : 1

每日基础水分：

2 岁以下：100 ~ 150ml/kg

2 岁以上：50～100ml/kg

第一个 8 小时补入总量的一半，后 16 小时补入其余的一半。烧伤后第二个 24 小时胶体液和电解质液的总量是第一个 24 小时的一半，所需基础水分相同。

（二）纠正水、电解质与酸碱失衡

小儿细胞外液的主要电解质浓度与成人基本相近似，但新生儿血钾和血氯均偏高，且波动范围较大，血钾为 5～7mmol/L，血氯为 104～112mmol/L。严重的小儿烧伤所致的皮肤和组织器官损害，可引起急剧的水代谢紊乱，即第一次水平衡失调，同时伴随电解质尤其是钠的平衡失调和酸碱平衡失调。除了大量体液自创面丢失外，并有相当数量的体液留在创伤反应区域及其以外的组织内，成为无功能的"第三间隙液"，造成组织器官明显肿胀。经创面的细胞液丢失和进入第三间隙的细胞液丢失的结果，会造成细胞外液总量急剧减少，血容量锐减和血液浓缩等结局。加之组织器官肿胀，影响微循环和组织灌注不良，由此而发生代谢性酸中毒。

复方氯化钠溶液（林格液）除含有氯化钠外还有适量的氯化钾和氯化钙，与 0.9% 氯化钠溶液（生理盐水）一样都是等渗溶液。生理盐水与血浆比较，氯离子含量相对较多，大量输入可引起高氯血症及高氯性酸中毒。所以近年来小儿烧伤多选用乳酸钠林格液（平衡液），因为这种溶液的电解质浓度和渗透压与血浆相近。5% 碳酸氢钠和 11.2% 乳酸钠溶液为常用的纠正酸中毒的碱性溶液，因为乳酸钠需要经肝脏分解后才能发挥作用，因此肝功能不全、新生儿期、尤其在烧伤后以使用碳酸氢钠为好。小儿使用 10% 氯化钾溶液时，静脉补钾速度不宜过快，滴入时间不应少于 4～6 小时，剂量按每天（1～3）ml/kg 给予，含钾浓度为 0.3%，即每 10ml 溶液中加 10% 氯化钾不超过 3ml，新生儿不超过 2ml（0.2%），另外 10% 氯化钾绝对不能未经稀释而由静脉推注，以避免出现意外。

（三）麻醉前用药

一般烧伤患儿对疼痛敏感，术前给镇静的地西泮药物，可减少不良反射和氧耗，对抗麻醉药所引起的负反应及毒性。大面积烧伤或伴有呼吸道烧伤的小儿，术前禁忌使用抑制性麻醉药及强效的镇静药。对于已经反复使用小剂量镇痛药治疗的患儿，术前应继续使用该药物作为术前用药，经静脉注射镇静药物应尽量在常规有条件的环境下进行，比如手术室等。

小于 1 岁的婴儿，术前用药可仅用阿托品 0.01～0.02mg/kg，1 岁以上的小儿可加用镇痛药或镇静药，吗啡 0.1mg/kg 肌肉注射或口服地西泮 0.1mg/kg。

五、麻醉处理

（一）麻醉选择

1. 局部浸润麻醉　对于年龄较大的患儿，局部浸润麻醉可进行手术范围较小的手术。局麻药常用 0.5% 的普鲁卡因或 0.25%～0.5% 的利多卡因，一次用药剂量普鲁卡因不超过 10mg/kg，利多卡因下超过 5mg/kg，前者作用时间约 1 小时，后者则可达 2 小时左右。局麻药注射时应由点到线，由线到面，以利完善止痛效果，减少注射用量，防止过量中毒。

2. 神经阻滞麻醉　神经阻滞是将局麻药注射至神经干旁，暂时阻滞神经的传导功能，达到手术无痛的麻醉方注。若神经阻滞完善，麻醉效果要优于局部麻醉，常用的神经阻滞麻醉有臂丛、颈丛等，臂丛阻滞麻醉由于穿刺径路的不同又分腋路、锁骨下血管旁及肌间沟阻滞法。上肢的手术常用臂丛麻醉，下肢的手术可选用各种神经阻滞麻醉，如坐骨神经、股神经阻滞等，但对年龄小的婴幼儿则还以全麻为主。

3. 椎管内麻醉 椎管内麻醉主要是指蛛网膜下腔阻滞和硬膜外阻滞，其中还包括骶管阻滞麻醉。椎管内麻醉不论对成人还是年龄较大的小儿都是目前烧伤常用的麻醉方法之一。其优点是阻滞较完全，阻滞平面不宽，对血压的影响也较小。适合于下腹部、臀部、下肢、会阴部等焦痂切除或削除及烧伤后期整形手术。

4. 静脉麻醉 丙泊酚是小儿烧伤切削痂植皮和烧伤后期整形最常用且比较满意的静脉麻醉药之一，镇痛作用较强。麻醉过程中为减少其副作用或强化镇痛效果、延长手术麻醉时间等，一般辅助给予安定、阿托品、阿片类镇痛药等。

（二）术中输血输液

烧伤患儿，特别是严重烧伤患儿不易有良好输液途径，但必须开放至少一条18G或20G的静脉通道，以利于快速补液或输血。如果患儿入手术室前已有静脉通道，麻醉诱导可通过这条静脉通道完成，另一条静脉可以在麻醉引起周围血管扩张后开放。开放静脉一般选用前较粗的血管或踝部的隐静脉，也可选用肘静脉、股静脉或颈外静脉。必要时可行静脉切开置管，有特殊时可进行中心静脉置管。

烧伤患儿可根据尿量、血压等估计输液量，而且要根据禁食时间及手术过程的需要来计算液体的丢失量，进行补液。如果患儿手术前夜持续静脉输液，要注意每小时输液速度，如果手术前夜未进行补液，则要根据禁食时间计算出液体需要量，并在第一小时补充需要量的一半，另一半在接下来的时间内补充。大面积烧伤常伴有明显水电解质紊乱及酸中毒，水分自创面丧失量为正常皮肤的3倍。

对于脱水或低血容量的患儿在使用吸入麻醉后，常出现严重的低血压，因此在麻醉诱导前就必须首先考虑静脉开放及补液治疗，如手术前无电解质紊乱，对于禁食的患儿首先5%的葡萄糖与乳酸钠林格混合液，输入速度为 $4 \sim 6ml/$（kg·h），这一输液速度可在尿量达 $1ml$（kg·h）后进行适当的调节。

贫血（血红蛋白 $<10ml/kg$）或估计有明显的血容量丢失的患儿，术前输注 $5 \sim 10ml/kg$ 库存全血是很有必要的，这可以避免手术过程中出现早期的低血压。以后的输血量可根据出血量及红细胞比积进行调整。

无论切痂还是削痂手术出血均较多，且失血量很难准确估算，因此对于血容量正常的患儿，也应密切观察术野及末梢循环的变化，并根据术中测定的红细胞记数及红细胞比积来判断失血量并进行适当的输血。当失血量在10%～15%时，应先输入冰冻新鲜血浆或白蛋白，如果血流动力学发生变化或怀疑有凝血功能障碍时，应相应的进行成分输血。

六、麻醉恢复期处理

麻醉恢复期的患儿与手术期相似。在患儿苏醒过程中必须充分估计呼吸道的情况以及供氧是否充分。对于输血补液引起的软组织及肺的进一步水肿，要做到早期发现，并采取正确的治疗方法进行早期治疗。术前呼吸道有问题的患儿、术中出血量比较多并进行大量输血补液的患儿以及已经出现明显广泛组织水肿的患儿，在麻醉恢复过程中必须保留一段时间气管导管。夜间保留气管导管的患儿，无论是自主呼吸还是机械通气，都要注意呼吸的规则性及动脉血气分析的结果。

虽然烧伤患儿术后被大量的敷料和绷带包裹，热量丢失很少，但在麻醉恢复期也必须注意保暖。由于体温恢复需要的时间比较长，因此帮助恢复术中丢失的热量需要使用变温毯以及温暖的环境。

在麻醉恢复期要注意观察创面渗出丢失的血量，并给予补充，术后红细胞比积已经正常的患儿，也要注意创面的渗血。到手术结束几小时后，血容量和循环才稳定。

麻醉恢复期常见并发症有脑水肿、高热、惊厥、消化道出血等。

（一）低渗性脑水肿及其处理

水中毒对机体影响最大、危害最重的是脑神经组织，由于水能自由穿过血脑屏障，而钠穿透血脑屏障的速度缓慢，如果细胞外液渗透压在较短时间内急骤下降，由于渗透压的差异，水分很快开始流入脑组织和脑脊液，发生脑水肿。

急性脑水肿时因颅内高压，所以头痛剧烈，喷射性呕吐，惊厥，血压升高，呼吸和心率减慢，视物不清或模糊，定向力不清，嗜睡，烦躁，精神失常，共济失调，肌肉抽搐，严重者出现昏迷。如发生脑疝可出现心跳、呼吸停止。

由于低渗性脑水肿的主要矛盾是水潴留引起的一系列病理变化，因此，轻微低渗性脑水肿一般在严格控制水的摄入量，形成水的负平衡，即可防止低渗性脑水肿的发展。若稀释性低钠血症无额外损失，无明显症状时，可不必过多补钠，补钠只能暂时提高血清钠的浓度，使细胞外液容量继续扩张。

重症低渗性脑水肿小儿出现较明显的精神神经症状，限制水的摄入不能迅速奏效时，应采取积极的措施纠正低渗状态，最常用的是3%高渗氯化钠溶液，一般用量 5～10ml/kg，必要时可重复使用 1～2 次，开始时先给 1/8～1/4 量。在滴注过程中观察神志、精神神经及心肺功能的变化、尿量和血清钠情况，随时调节剂量及滴速，酌情输入剩余的高渗溶液。如果出现容量过多，超过心脏正常功能负担等现象时，可同时合并使用呋塞米等利尿剂，每次 1～2mg/kg，肌注或静注，以减少过度扩张的血容量，或者使用溶质性利尿剂 20% 甘露醇 5ml/kg，静脉推注或静滴。30～60 分钟内滴完，之后每 6 小时可重复使用 1 次。

肾上腺皮质激素可减少毛细血管通透性，从而减轻脑水肿，增加肾血流量和肾小球滤过率，抑制促肾上腺皮质激素的分泌和垂体后叶分泌 ADH 及减少醛固酮的分泌。常用药物有地塞米松，每次 1～2mg，每日 1～2 次静脉或肌肉注射；也可用氢化可的松，每日 5～10mg，分 1～2 次静脉注射。

适当给予血浆、白蛋白以提高胶体渗透压，对抽搐和惊厥者可给予 5% 氯化钙或 10% 葡萄糖酸钙等。

（二）高热及其处理

1. 原因
（1）家族遗传因素和诱发因素相结合而发病。
（2）患者有先天性骨骼肌异常，如脊柱侧弯、肌肉抽筋、眼睑下垂，斜视等肌肉疾病。
（3）麻醉药物如氟烷，琥珀胆碱、甲氧氟烷、恩氟烷等。
2. 症状　出现下列任何表现，应高度怀疑本病。
（1）肌肉僵直，用琥珀胆碱后肌肉抽搐强直，不松弛。
（2）心率增快，血压升高，室性早搏等心律失常，急性左心衰竭。

（3）颜面潮红，或皮肤干燥苍白。

（4）呼吸增快变深，碱石灰过热。

（5）体温急剧上升，在麻醉后数分钟或几小时出现体温升高，每15分钟可上升0.5℃，最高可达40℃以上，惊厥、凝血障碍、昏迷。高热是最后出现的症状，且预后不好。

（6）实验室检查血气$PaCO_2$升高，血清钾升高，血钙降低，血浆肌酸磷酸激酶（CPK）、乳酸脱氢酶（IDH）、谷草转氨酶（GOT）均增高。

3. 防治

（1）详细询问病史，有无先天性疾病，麻醉后高热等个人及家族史。

（2）对可疑有恶性高热史的患者，麻醉方法的选择尽量用局麻或神经阻滞，全麻用硫喷妥钠或神经安定镇痛等麻醉。

（3）纠正脱水、酸中毒及其他水电解质紊乱。

（4）全麻诱导用琥珀胆碱时，注意有无异常肌强直，麻醉手术过程中严密监测体温、脉搏、血压、心电图等变化。

（5）确诊后立即针对恶性高热进行有效治疗。

1）特殊治疗dantrolo，1~2mg静脉注射，直到肌肉不强直，体温正常。

2）充分供氧，进行过度换气。

3）积极降温，可用冰袋、冰水浴、乙醇搓澡等快速降温。冷生理盐水冲洗体腔（手术中切开的胸、腹腔）或经脏器内冷盐水灌注，有条件时，可采用体外循环降温。

4）对肌强直可用1%普鲁卡因静脉点滴，剂量为0.5~1ml（kg·min），在心电图监测下进行。

5）大剂量使用肾上腺皮质激素。

6）适当应用升压药，脱水利尿药等。

（三）惊厥及其处理

小儿烧伤手术并发症中的惊厥主要发生在麻醉恢复期。

1. 原因

（1）手术室温度过高，小儿机体散热受到影响。

（2）麻醉药物的影响。

（3）全麻时钠石灰过热，二氧化碳蓄积，恶性高热。

（4）水电解质紊乱、低血钙、低钠血症、低血糖。

（5）脑损伤、颅内出血、中枢神经疾病、脑水肿、脑缺氧后遗症、颅内感染。

（6）局部麻醉药中毒。

（7）不完全清醒状态下发生缺氧、疼痛、尿潴留。

（8）中枢性兴奋药物。

2. 症状

（1）高热，体温升高在40°C以上。

（2）肌肉抽搐，严重时强直。

（3）躁动、全身惊厥，角弓反张。

（4）心动过速或其他心律失常，血压升高。

（5）呼吸深快，屏气，发绀。

（6）高血钾、代谢性酸中毒。

（7）严重者循环衰竭死亡。

3. 防治

（1）麻醉前合并高热、感染患儿，应采取降温措施，积极降低体温。

（2）纠正脱水、酸中毒及其他水电解质紊乱。

（3）适当选择麻醉药物，控制用量，防止发生过量中毒。

（4）手术间通风换气降温。

（5）针对病因及对症治疗：高热时积极降温；预防低血钙，补充钙剂；适当应用镇静、镇痛药；控制抽搐惊厥，静脉注射地西泮、硫喷妥钠；输血补液，维护循环功能；提高吸入氧浓度，维持正常通气。

（四）消化道并发症及处理

消化道出血是小儿严重烧伤后的常见并发症之一，发生率明显高于成人。这主要是由于烧伤应激等因素而使胃肠道黏膜弥漫性浅表糜烂，形成单发或多发的急性溃疡，且烧伤越重，发病率越高。所以把烧伤后胃、十二指肠的急性糜烂及溃疡统称为 Curling 溃疡。轻度消化道出血的小儿，仅表现为大便潜血或柏油样便；严重者可有腹痛、腹胀、肉眼血便或呕血，甚至因此而发生出血性休克。虽然小儿严重烧伤后消化道出血的发病机制尚不确切，但肯定与严重烧伤的应激、早期休克、感染和其他烧伤并发症相关联，并通过神经、血管及体液等机制，破坏了胃肠道黏膜的完整性，从而发生消化道出血。小儿严重烧伤后消化道出血的可能病因有以下几方面。

1. **胃肠黏膜缺血缺氧** 小儿严重烧伤后体液的大量丢失使全身主要器官血液灌注不足，胃肠道只是缺血的主要脏器之一。严重烧伤休克期血容量减少，心排出血量下降，胃肠道黏膜的动静脉短路开放，分流增多，从而使胃肠黏膜血液灌注量在短时间内骤减，并引起黏膜的充血水肿、局灶性黏膜出血、表浅性糜烂和溃疡。另外因休克而产生的某些化学性血管活性物质，如儿茶酚胺、组织胺、乙酰胆碱、前列腺素等，可使黏膜下正常的微循环受到抑制，加重局部的缺血缺氧状态。除此之外胃肠道革兰阴性杆菌内毒素可直接使黏膜下毛细血管收缩，并能破坏其屏护作用。弥散性血管内凝血（DIC）等亦可使胃肠组织的血流量减少。

2. **黏膜细胞内代谢异常** 烧伤后胃黏膜的黏液分泌量明显减少，降低了胃黏膜的屏障作用，从而使胃黏膜细胞分泌黏液和碳酸氢钠等不能有效地缓冲和阻止胃酸中氢离子向胃黏膜的逆向弥散，而使胃黏膜在消化酶的作用下自我消化。同时在氢离子的刺激下，肥大细胞分泌的血管活性物质（组织胺、5-羟色胺、缓激肽等），又使胃酸分泌增加、黏膜下毛细血管扩张、胃肠道充血水肿，由此形成恶性循环，更加剧了胃肠组织的损害程度，大大增加了胃肠糜烂或溃疡形成的可能性。

3. **其他因素** 小儿严重烧伤后腹胀或肠麻痹，易使十二指肠及小肠中的活性消化酶和食糜反流入胃内，在胰蛋白酶、糜蛋白酶及其他水解酶的作用下，已缺血缺氧或损伤的胃肠黏膜细胞可发生溶解坏死。另外，烧伤后的负氮平衡和低蛋白血症，会妨碍黏膜细胞的更新并削弱细胞功能，使胃肠黏膜屏障功能降低，胃酸中的氢离子容易发生逆向弥散，从而出现胃黏膜自我消化后的糜烂和溃疡。

综上所述，小儿严重烧伤后消化道出血与休克期胃肠道组织灌注不足、胃肠黏膜缺血缺氧、局部抵抗力下降、氢离子逆向弥散等有关。

小儿严重烧伤后消化道出血轻症较多见，一般多能通过预防性或治疗性用药等措施控制并获治愈。只有极少数重症消化道出血小儿，内科治疗确实无明显效果，才慎重考虑行外科手术治疗。

七、手术后镇痛

烧伤患儿的手术后疼痛管理难度在于刺激的强度不一，从持续的不适到换药的剧痛，以及患儿精神上对疼痛的敏感。过去由于担心止痛药的成瘾而限制其应用，现在的研究发现，烧伤患者的成瘾率是非常低的。在烧伤早期的确对止痛药的需要量增加，晚期止痛药的需要明显减少。患者自控镇痛对烧伤患者是十分适用的，关键是根据具体患儿的情况配制镇痛液的药物浓度，并对患儿家属作好镇痛使用的解释说明工作。

吗啡是自控镇痛常常选用的药物。

（一）负荷量

正如用其他方式输注吗啡一样，总量应为 0.025 ~ 0.1mg/kg，并分次缓注，每隔 5 ~ 10 分钟之后可再给予 0.02mg/kg，直到舒适。有必要在给药之间提供足够长的间期，以便吗啡达到峰效应而避免过量。如果是在麻醉恢复室，患儿处于舒适的清醒状态，则不必使用负荷量。

（二）患儿用药量

即患儿每次启动微量泵时所应用的药量，必须设置妥当，该药量一般较小，处于 0.01 ~ 0.025mg/kg 范围之内。

（三）锁定时间

常为 6 ~ 12 分钟，亦须设置妥当，该时间与静脉注药到达峰效应的时间相对应，应于前次所给药物显效之前阻止患儿启用微量泵。

（四）最大用药量

医生可以结患儿所用累积药量设定一个限制范围，常为每小时 0.05 ~ 0.1mg/kg，该限量的选择依据是过去 24 小时内平均每小时的吗啡用量，或者对术后即刻开始自控镇痛的患儿，则选用剂量范围中的低限，一旦达到限量，则患儿不能再启动泵，直至这 1 个小时过去为止。

PCA 对阵发性剧烈疼痛的效果不可靠。对此类疼痛可加用背景连续输注的方法，推荐的方案为：吗啡负荷量 0.1mg/kg 静注后，每小时 0.02mg/kg 连续静脉维持，PCA 则每次泵注 0.01mg/kg，锁定时间 10min，每小时最大量为 0.1mg/kg。对烧伤手术后疼痛剧烈的患儿，连续输入量可加到每小时 0.03mg/kg，每小时最大量为 0.15mg/kg。背景连续输注可于夜间提供背景镇痛，以免患儿因用药之需按压而被惊醒，亦可用于在任何时间内提供一低速率的连续输注，以减少患儿所需启动装置的次数。

（杨卫华）

第八节　凝血障碍患者的麻醉

凝血障碍可导致术中及术后发生异常或意外出血，常危及生命。麻醉者应对凝血过程、出血性疾病及凝血因子缺陷的情况充分了解，便于术中紧急处理。

一、机体止血过程

人体止血机制包括血管、血小板、凝血三要素。三者之间关系密切。大血管出血可用机械压迫止血。而小血管的出血多能自动止血，主要通过局部血管收缩、局部血流变慢、停滞及血小板靠近血管壁，并黏附于损伤部位被暴露的内膜下胶原纤维新鲜表面上，释放出各种凝血因子，形成血小板血栓。血小板的各种凝血因子促使局部发生凝血及血块收缩，使血栓更为牢固，血管相互靠近，导致出血停止。整个止血过程大致可分为四期：第一期为血管期，第二期为血小板期，第三期为血浆期（血液凝固期），第四期为血栓动力学变化期。它们之间互相关联，不能截然分开。

二、凝血功能障碍的监测

由于凝血机制的复杂性及各个因素间的相互影响，目前还没有哪种方法能够全面反映患者的血小板功能和凝血状态——血气分析、血常规、凝血四项（包括 PT 和 INR、APTT、Fbg 及 TT）、生化全项和 D - 二聚体及 Sonoclot 凝血与血小板功能分析仪进行定性分析。

三、外科异常出血

外科手术过程出血过多时绝大多数为止血不细致引起，仅少数为凝血功能异常（blood-coagulation disturbance）。必须明确排除止血不够因素后，才考虑为凝血因子障碍，为数极少。可能出现凝血机制障碍的因素有：

1. 出血性素质　术前即有异常出血病史，从手术开始就会有过多出血。从详细询问病史就可了解到，如拔牙、刷牙是否好出血，出现皮肤瘀斑、月经过多等，这种异常出血可分两类，即先天性或后天性。

（1）先天性异常出血：①轻度血友病，以血友病甲多见，血友病乙、丙少见。其缺乏的凝血因子分别为第Ⅷ、Ⅸ、Ⅺ等因子。手术前应首先了解缺乏哪种因子及缺多少，为控制出血或手术出血所需凝血因子的最低水平，拟准备相应的治疗制剂或新鲜（当日）血液。在手术中如发现过度出血时，即可有针对性地进行治疗；②病态血小板，指血小板缺乏凝血物质功能。一种是先天性血小板第3因子缺乏，很少见，另一种是有血小板第3因子，但不能有效地释放出来。

（2）后天性异常出血：①肝脏疾病患者凝血机制障碍是多方面的，手术中常有异常出血倾向，如异常的血浆蛋白改变了血小板表面所吸附的蛋白，造成血小板功能异常以及纤维蛋白原、凝血酶原和第Ⅴ、Ⅶ、Ⅸ及Ⅹ因子缺乏。有时肝脏患者纤溶增强也是异常出血的原因之一。如肝移植患者，术中出血过多是肝移植成功的重要障碍，也是导致患者术后并发症及死亡的一个重要因素。既往肝脏疾病的严重程度、移植手术步骤和操作的需要、新肝功能的恢复等因素都决定了肝移植患者凝血功能障碍的病理生理。对凝血功能的监测和管理是肝移植麻醉管理的重要方面；②阻塞性黄疸、不能进食或进食不足患者常发生维生素 K 缺乏，引起凝血酶原和第Ⅶ、Ⅸ、Ⅹ因子缺乏，可产生异常出血；③血小板减少多因骨髓抑制、急性白血病、乳腺癌、前列腺癌、甲状腺癌的骨髓转移或脾功能亢进所致，某些药物过敏或特发性血小板减少性紫癜也可引起血小板减少。另外，血小板功能减退也可影响凝血机制。

2. 输血　由于输入血型不合、输入污染库血及大量输库存血，均可引起术中异常出血。

3. 麻醉与出血的关系　①血压高低与出血及组织灌注有密切关系，一般血压过高、组织灌注过多时渗血增多，另外，与麻醉深度也有关，如乙醚、硫喷妥钠浅麻醉时对毛细血管血流无影响，而深麻醉时毛细血管有充血现象，易渗血；②麻醉药对凝血功能可能有一定影响，硫喷妥钠、乙醚、氟烷等单独应用或并用 N_2O、筒箭毒碱、琥珀胆碱对纤维蛋白原和第Ⅴ、Ⅶ、Ⅷ、Ⅸ诸因子及血小板计数无明显影响。

4. 术后出血　术后出血也应首先考虑与止血不够有关，多半再次手术时发现出血点，但在体外循环手术后也可能有肝素反跳现象。中和肝素的鱼精蛋白过量也可产生凝血障碍及血小板、纤维蛋白原减少。因此，应测定激活凝血时间，根据其值的高低而追加鱼精蛋白较为安全。也可应用抑肽酶或巴曲酶（立止血）等止血药，另外应考虑到弥散性血管内凝血、维生素缺乏及先天性第Ⅹ、Ⅷ因子缺乏的患者，术中不出血而术后出血。产科羊水栓塞也可引起凝血障碍。

四、麻醉处理的一般原则

1. 麻醉前准备　肝脏疾病、维生素 K 缺乏及血小板减少的患者，术前应尽量纠正到手术所要求的最低水平。临床经验表明，只需 40% 的凝血因子有活性即可维持正常或接近正常的凝血功能。血友病患者手术前应适当补充缺乏的第Ⅷ凝血因子，输注单位可依据下列公式计算：输注单位 = 体重（kg）×0.4×所需要的第Ⅷ因子浓度（正常的%）。轻度外伤需将血中第Ⅷ因子浓度提高至正常的 10% ~ 20%，维持 24 ~ 72 小时；重度外伤及小手术时需提高至 20% ~ 30%，维持 48 ~ 96 小时；颅内出血、胸腔和腹腔出血、股骨骨折以及大手术时需提高到 30% ~ 50%，维持 4 ~ 14 天，心、胸手术时要求达 60% ~ 100%。第Ⅷ因子浓缩制剂在体内消除半衰期约 12 小时，两次输注的间隔时间亦应为 12 小时。

2. 麻醉的选择　血液患者的外科手术，包括择期手术和急症手术。例如，为治疗某些血液病的手术，如血小板减少性紫癜或再生障碍性贫血的脾切除等，以及血液病患者各种外科急症手术，如创伤、骨折、急腹症、剖腹产等，除具有急症手术特点外，还具有凝血功能障碍的特点。

局部麻醉需多次穿刺，易造成出血，有人报告血友病因施行局部麻醉而造成注射区局部巨大血肿达 1 000ml。连续硬膜外麻醉操作中易引起静脉丛损伤出血，可致硬膜外隙血肿，故应慎用。

全身麻醉是凝血障碍患者常用的麻醉方法，但气管插管及气管内吸引要注意不要损伤咽喉气管黏膜，避免经鼻腔插管或气管切开以防止大出血。曾有因气管插管及吸引管损伤气管黏膜，发生出血，血块阻塞支气管，导致窒息死亡的报告，不可不慎。拔管后甚至发生气道梗阻，紧急时应刺破血肿以减轻局部压迫，同时补充凝血因子。因此，此类患者术后要严密观察，注意呼吸情况。

（李江平）

第九节　急症手术的麻醉

大多数的急症手术患者的病情虽然都较急，但未必严重。如局部小的创伤、单纯性骨折、急性阑尾炎、嵌顿疝、一般的剖腹产、卵巢囊肿蒂扭转等都属急症，但患者周身情况都较良好，不致给手术或麻醉构成困难。然而也有一部分患者的病情极其严重，其中有的患者其外科疾患已显著影响周身情况；有的患者则外科疾患未必严重，但其并存病或并发病已足以影响其治疗；也有的患者则二者兼而有之。

急症危重患者系指患者病情已达濒死阶段，按 ASA 分类属第 V 类 E。

各种病因的危重患者，无例外地先后出现循环、呼吸、代谢等系统功能严重损害，因而构成病情复杂多变的特点。部分危重患者手术治疗原发病是挽救生命的唯一方法。危重患者的生理代偿功能多已消耗殆尽，麻醉非常危险，而危重患者的病理生理改变显著地影响麻醉药物的反应。所以麻醉前应尽可能使内环境的稳定重建，达到较为满意的程度。

一、急症手术患者的麻醉特点

（一）危重程度评估

创伤患者，可根据患者意识状态，血压、脉搏、呼吸状况，体温改变，以及身体各部位创伤性质与程度，将病情分为轻、重、严重、危重四级。

急性脑损伤的患者，可用 Glasgow 昏迷分级计分法（依患者睁眼反应，言语反应，运动反应）评估患者预后。

麻醉医师对患者病情的评估，除应参考上述评估指标，还应特别注意下列几个方面：循环功能；呼吸功能；水、电解质及酸碱平衡情况。

（二）准备不足

术前进行充分准备无疑将增加麻醉和手术的安全性，但这仅适用于常规手术患者，急症手术常常时间紧迫，术前难以做到完善的准备，故麻醉和手术的危险性、并发症和死亡率都相应增高。应在术前短暂的时间里，迅速全面地、有重点地做好术前准备，及早施行手术治疗。

二、麻醉前准备及治疗

麻醉前急救及治疗是提高麻醉、手术安全性的重要环节，若立即手术是挽救患者生命的唯一手段，则应在积极采取有效治疗措施的同时，立即进行手术。如无立即危及患者生命的病情，可先抓紧时间进行有效治疗，待患者一般情况改善后再行手术治疗，麻醉危险性可减少。

（一）保证气道通畅及供氧

急症危重患者常伴神志不清或昏迷，丧失调节呼吸道通畅能力，加上呼吸道分泌物不断增多，呕吐误吸及舌后坠等，很难使呼吸道通畅。通气障碍，经常加速病情恶化，使患者丧失救治时机。

深度昏迷或脑疝患者，以及颌面部严重创伤患者，可紧急气管内插管，吸净分泌物及呕吐误吸物，以确保气道通畅。因舌后坠阻塞咽部使呼吸道不畅，可置口腔通气道或喉罩。对估计长时间昏迷的患者，可考虑气管造口。

PaO$_2$ 8kPa 或 SaO$_2$ 90% 是氧治疗的指征，目的是通过提高吸入气体氧浓度提高 PaO$_2$ 到 10.7kPa 以上，即使 SaO$_2$ 达 96% 以上。由于 SpO$_2$ 监测与 PaO$_2$ 呈正相关，所以监测 SpO$_2$ 可指导氧治疗。当用鼻管吸氧甚或面罩吸氧都不能使 SpO$_2$ 达 96% 时，应考虑用 PEEP 通气以改善缺氧。

（二）保证静脉通路补充血容量

开放静脉通路是能够及时补充血容量的可靠保障。急症危重患者，由于血管床状态异常，不管有否体液及循环容量欠缺，充分补充循环容量对改善循环状态都是有益的。多数急症危重患者由于身体多处外伤，或内脏破裂出血、穿孔，使大量的细胞外液及血液存积于创伤部位或丢失体外，造成循环容量严重欠缺，使机体陷入低血容量性休克状态，如果不及时补充血容量，难以争取以手术救治的机会。

（三）纠正水、电解质与酸碱平衡紊乱

脱水及代谢性酸中毒是急症危重患者普通存有的病理生理改变，特别是烧伤、创伤、肠梗阻、胰腺炎及局部缺血引起的休克，由于毛细血管渗透性增加，血浆蛋白外渗，血容量减少。血生化检查呈现低 Na$^+$、Cl$^-$，高血 K$^+$。充分补充乳酸林格注射液，不仅可补充功能性细胞外液的体外丢失和体内转移，而且可以改善和恢复细胞膜电位，有利于细胞膜功能的恢复。乳酸林格注射液的补充量已能使脱水的临床症状消失、排尿量恢复正常、CVP 升到正常为准。液体补充速度以右心、左心功能能承受为依据，即 CVP 不超过 8.8kPa，随着液体的不断进入血压呈进行性升高，而不是降低。

此外，还应及时根据血气分析结果补给 5% NaHCO$_3$ 液纠正代谢性酸中毒。

（四）监测

急症危重患者还应进行呼吸功能、循环功能、体温、出凝血功能等监测，但需注意，切莫为完成某项监测而延误对患者的抢救。

三、麻醉处理原则

对急症危重患者，特别是严重创伤的患者，应给适量止痛、镇静药，消除患者紧张及恐惧，但应注意所用药以不使血压降低、不抑制呼吸为前提。对已昏迷或垂危患者只应用抗胆碱药。对处于休克状态患者，最好是小量、分次静脉给药。

此类患者的麻醉选择以采用气管内插管全麻为宜，它可保证充分吸氧，并能使麻醉医师全力处理术中循环方面的问题。

（一）气管内插管全身麻醉

危重急症患者对疼痛反应迟钝，常能在浅麻醉下完成较复杂手术。尽管如此，为清除手术创伤对机体的不良反应，不仅镇痛应完全，而且还应千方百计地阻断手术创伤对中枢的不良影响。为防止呕吐或胃液反流误吸，应常规置放胃肠减压管，应给一定量西咪替丁。采用气管表面麻醉清醒插管或静脉注射（安定 10mg + 芬太尼 0.1mg + 氟哌啶 5mg + 25% 葡萄糖稀释至 20ml）清醒健忘式插管，插管后给乙咪酯等行麻醉诱导。麻醉维持可采用安氟醚、异氟醚并用肌松药维持麻醉，麻醉中尽量减少麻药用量，麻醉深度要适宜。肌松药量要偏大些，以能保证进行手术的最浅麻醉，能保持机体的正常反应。术中采用呼吸机通气，维持呼

吸道通畅，术中保证充分供氧。必要时做好扶助呼吸或控制呼吸。防止特殊体位对呼吸的影响。要预防呕吐、反流导致误吸。若发生反流及误吸时，按误吸方案处理。

（二）麻醉药选择

急症危重患者的循环功能已处于崩溃边缘，为维护已经十分脆弱的循环功能，应慎用各种麻醉药。硫喷妥钠抑制循环作用显著，不宜应用。安氟醚、异氟醚、笑气等吸入麻醉药，如能妥善的控制吸入浓度，皆能取得满意麻醉效果。氯胺酮、乙咪脂、芬太尼等静脉麻醉药，为急症危重患者经常选用的麻醉药，咪唑安定及异丙酚的循环抑制作用与剂量及注药速度呈正相关，特别危重患者应控制使用。

（三）维持血流动力学平稳

从缺血、损伤及坏死组织中释放出的毒性物质对心脏及血管床的影响，细胞外液、特别是血液的大量丢失所致的有效循环量减少，以及脱水所致的血浓缩，是破坏血流动力学稳定的主要原因。使用洋地黄类药增强心脏功能，充分输血输液，特别是输入大量乳酸林格液，以及适当使用改善微循环灌流的药，如地塞米松、654－2等，是使血流动力学稳定的常用措施。麻醉中继续纠正休克，纠正水电解质紊乱，代谢性酸中毒、补充血容量。术中严密观察血压、脉搏和呼吸的变化，并维持在正常范围。只有尽可能地保持血流动力学平稳，才能为手术顺利完成提供保证。

（四）补充血容量

急症危重患者普遍存在血容量欠缺，它是循环功能不全的首要因素，用各种方法测得的血液亏损量都难以指导临床实践。因血管床状态及体内血液分布情况，难以做出定量性估计。因此，只能根据血流动力学的改善情况去估计血容量是否已补足。为能使血容量补充顺利进行，需监测 CVP，以免造成循环超负荷。

（李江平）

第十节 肾功能不全患者麻醉

一、急性肾功能不全患者的麻醉

（一）病情特点

1. 病因和分类 急性肾功能不全（ARF）的病因可以分为肾前性、肾性和肾后性三类。①肾前性主要是由于低血容量、心功能不全、血管床容积扩大等导致肾血流量急剧减少。常发生于休克、大面积烧伤、急性腹膜炎等；②肾性主要包括肾小管、肾小球、肾间质及肾血管疾患。临床上严重挤压伤、烧伤、持久低血容量性休克、严重感染、误输异型血等；③肾后性主要是肾以下尿路梗阻，源于肾结石、神经源性膀胱或前列腺疾病等。

2. 临床表现 可以分为三期：①少尿期：主要表现为水电解质紊乱、代谢性酸中毒和氮质血症。肾脏排尿量急剧减少，体内水钠潴留，容易导致水肿，严重者可并发脑水肿、肺水肿和心功能不全。电解质紊乱为高血钾、低血钠、低血钙、高血磷和高血镁，其中高血钾的危害最大。氮质血症容易引起中枢抑制和出血倾向；②多尿期：尿量大于每日 400ml 时标志患者进入多尿期，是肾功能恢复的信号。但是由于大量的水电解质随尿液排出，可出现脱水、低血钾、低血钠等电解质紊乱；③恢复期：恢复期为 6～12 个月，患者肾功能逐渐恢复。

（二）麻醉前评估

1. 病史与体检　①多尿、烦渴、水肿、排尿困难、呼吸困难等情况；②相关药物包括利尿剂、抗高血压药、钾剂、洋地黄制剂、并且注意有无接触肾毒性物质，如氨基糖苷类抗生素、重金属和放射性物质等；③是否接受过透析治疗，透析的时间安排、方式和效果等。另外，行动静脉瘘透析的患者，注意观察瘘口的感染情况，并在对侧开放静脉通路和测量血压。

2. 实验室检查

（1）尿常规：常可发现尿 pH 异常、蛋白尿、管型尿、脓尿等情况。一般肾脏浓缩尿的能力最先丧失，如果尿比重低于 1.018 或固定在 1.010～1.012，提示已有肾脏功能损害。

（2）肾小球滤过功能：①血肌酐（Scr）、内生肌酐清除率（Ccr）正常值：血肌酐，男：80～132μmol/L（0.9～1.5mg/dl），女：62～115μmol/L（0.7～1.3mg/dl）；内生肌酐清除率：80～120ml/（min·1.73m²）。血肌酐增高多见于肾性中重度损害，肾前性以及早期的肾损害一般不会使血肌酐增高。另外，肾外因素也可以导致血肌酐的升高，如进食大量的蛋白质、肌肉损伤、心力衰竭等。内生肌酐清除率的降低早于临床症状和血肌酐与尿素氮的升高。70～51ml/min 为肾功能轻度损害；50～31ml/min 为中度损害；<30ml/min 为重度损害；慢性肾功能不全患者清除率在 20～10ml/min 为早期肾功能不全；10～5ml/min 为晚期肾功能不全；5～1ml/min 为终末期肾功能不全；②血清尿素氮（BUN）正常值，2.9～6.4mmol/L（9～20mg/dl）。肾前性因素、肾性因素和肾后性因素均可导致 BUN 升高。但是BUN 一般不作为肾脏疾病早期的功能测定指标，但对肾功能不全尤其是尿毒症的诊断具有重要的意义；③尿素清除率（Cs）是指 1min 内从尿中清除含有尿素的血浆容积。尿量超过 2.0ml/min 时为尿素的最大清除率，正常值为：60～95ml/min；当尿量在 0.5～2.0ml/min 为尿素标准清除率，正常值为：40～65ml/min。尿素清除率低于正常值的 60% 时表示肾功能已经有损害；低于正常值的 20% 时血中有尿素潴留；低于 10% 时说明有严重的肾损害。

（3）反映肾小管功能的：①β₂ 微球蛋白（β₂-MG）：正常值血清：0.8～2.0mg/L；尿液：0.016～0.518mg/L。β₂-MG 是反映肾小管功能的敏感指标，一般在其他指标尚无变化时，β₂-MG 就已经反映出肾小管功能的改变；②α₁-微球蛋白（α1-MG）：正常值血清：20.5±5.6mg/L，尿液：3.0±1.8mg/L。当尿中的 α₁-MG 升高时应高度怀疑近端小管的损伤；③肾小管对氨基马尿酸最大分泌率（TmPAH）：正常值为：60～90mg/min。TmPAH 可以用来估价肾小管的主动分泌功能；④其他试验：酚红排泄试验、葡萄糖最大重吸收率（TmG）、尿液的浓缩和稀释试验等均能反映肾小管的功能。

（4）其他检查：主要包括血浆电解质、血液学检查、血气分析、胸部 X 线摄影和心电图等，在必要时应同时检查。

（三）围术期发生急性肾功能不全的危险因素

（1）年龄：随着年龄的增长，肾功能储备和肾小球滤过率均逐渐下降，年龄越大围术期发生急性肾功能不全的危险越大。

（2）原有肾脏疾病严重程度内生肌酐清除率 >50ml/min，不需要特殊的处理；内生肌酐清除率在 25～50ml/min，要引起一定的重视，在围术期注意调整患者的生理情况，保持肾脏有充足的血液供应；内生肌酐清除率＜20ml/min 表明患者的肾功能已经有较为严重的损害，通常需要透析。

（3）心功能不全或者要进行心脏方面的手术。

（4）高血压、糖尿病、心室功能不全、脓毒症或术前存在肝功能衰竭。

（5）主动脉钳夹阻塞、粥样斑块栓塞、低血压、低血流状态和血容量不足等造成的肾脏缺血再灌注损伤。

（6）全身炎症反应综合征。

（7）术中需要注射造影剂。

（8）存在较为严重的创伤，增加围术期发生急性肾功能功能不全的危险。

（9）肾毒性药物包括：肾素－血管紧张素系统阻滞药，如血管紧张素转化酶抑制剂和选择性的血管紧张素Ⅱ受体阻滞剂；抑肽酶；非甾体抗炎药；神经钙调蛋白抑制剂如他克莫司（tacrolimus）以及放射造影剂。

（四）麻醉前准备

1. 血液透析 血液透析能够纠正术前患者的大部分代谢紊乱，如高血钾、代谢性酸中毒、钠潴留等，心血管状态和高血压也能得到一定的改善。如果没有透析则会增加麻醉和手术的风险。一般要求术前应该达到血肌酐（Cr）＜130.20mmol/L；尿素氮（BUN）＜35mmol/L。

2. 控制感染 选用对肾功能影响较小的药物有效地控制感染。

3. 稳定循环 补足血容量、纠正贫血、控制心律失常，适量输入新鲜全血或红细胞悬液。

4. 限制钠、水的摄入量 存在高血压、水肿和稀释性低钠时要限水，如每日尿钠为60mmol/L，血压和水肿得到控制，可适当补充含钠液体。

5. 维持血钾平衡 术前血钾使之下降到 5mmol/L 以下。可以采用输入高渗糖、胰岛素、钙剂、碳酸氢钠或者透析等方法。

（五）麻醉药选择

1. 麻醉用药原则

（1）不宜选用全部或部分经肾脏以原型排出的药物。

（2）药物经肝脏代谢，其代谢产物要经过肾脏排泄，合并有严重不良反应时不宜选用。

（3）禁用肾毒性药物，如甲氧氟烷和氨基苷类抗生素。

（4）注意药物间的相互作用，如长期服用巴比妥类药物的患者，由于肝药酶的诱导作用，可促进和增加安氟醚的代谢，使血中的无机氟增加。

（5）注意低蛋白血症、体液和电解质紊乱、酸碱失衡等对药物作用强度和作用时间的影响。

2. 麻醉前用药

（1）镇静药：咪达唑仑减量，戊巴比妥慎用，苯巴比妥由肾排泄，不宜应用。

（2）酚噻嗪类：一部分由肾排除，轻症患者可用，重症患者慎用，切忌反复应用。

（3）阿托品和东莨菪碱：对肾功能的影响很小。但是如反复应用则作用时间延长。

（4）镇痛药：吗啡、哌替啶等由肾排除量在 15% 以下，可以使用。

3. 麻醉药和辅助用药

（1）吸入麻醉药：所有吸入麻醉药或多或少在体内生物转化后生成的代谢产物几乎全

部通过肾脏排除，安氟醚代谢产生无机氟很少超过 $33\mu mol/L$，对肾功能影响很轻（肾毒性氟离子水平 $>50\mu mol/L$）。吸入 $50\% \sim 60\%$ N_2O，对肾脏无毒性。对于轻中度肾功能不全的患者可选用异氟醚、七氟醚或地氟醚。异氟醚麻醉后的无机氟水平只有 $3 \sim 5\mu mol/L$，可以认为没有肾毒性。地氟醚的化学性质较为稳定，遇到碱石灰不分解，实验证明地氟醚麻醉后无机氟的水平 $<1\mu mol/L$，并且各种肾功能检查并未发现肾损害。七氟醚遇到碱石灰容易分解，其生物转化类似安氟醚，有实验表明长时间吸入七氟醚血浆中的无机氟可以达到肾毒阈水平 $50\mu mol/L$，但是目前还没有证据表明在临床条件下会影响肾功能。

（2）静脉麻醉药：硫喷妥钠在血浆中 $75\% \sim 85\%$ 与白蛋白结合，在肾功能不全患者其结合率大大下降，加之硫喷妥钠是弱酸性药，pKa 值接近生理水平，所以游离型硫喷妥钠由正常的 15% 上升到 28%，因此在肾功能不全患者应减量。苯二氮䓬类药特别是地西泮的半衰期较长，在体内容易蓄积，在应用时应该减量。

（3）肌松药和拮抗剂：①琥珀胆碱是由血浆假性胆碱酯酶分解，在肾功能不全患者血浆中的假性胆碱酯酶的量也会减少，因而可能有体内蓄积，此外，尿毒症患者肾功能不全患者应尽量避免应用琥珀胆碱；②潘库溴铵 $40\% \sim 50\%$ 以原型经尿液排除，其半衰期在肾功能不全患者显著延长。阿曲库铵和顺阿曲库铵在体内是通过霍夫曼消除，其半衰期在肾功能不全患者没有任何改变，是目前较为理想的应用于肾功能不全患者的肌松药。维库溴铵大约有 30% 经肾脏排泄，其半衰期在肾功能不全患者显著延长，临床上应该慎用。罗库溴铵的半衰期在肾功能不全患者也有所延长。肌松药的拮抗药新斯的明的 50%，吡啶斯的明、依酚氯氨的 70% 由肾脏排除。三种胆碱酯酶抑制剂的消除均慢于肌松药的消除。

（4）阿片类：肾功能不全的患者，吗啡的蛋白结合率下降 10% 左右，但由于吗啡的蛋白结合率很低（$23\% \sim 42\%$），并且分布容积很大，一般不会明显影响血中游离吗啡的浓度。吗啡完全在肝脏内代谢后和葡萄糖醛酸结合成为无毒的代谢产物由尿液排除，对于肾功能不全患者给予镇痛剂量一般不会引起长时间的抑制。哌替啶的分布、蛋白结合率和排除与吗啡非常相似，其代谢产物去甲哌啶能够兴奋中枢神经系统，在大剂量时甚至导致惊厥。芬太尼也是在肝脏内代谢，只有 7% 以原型由尿液排除，其血浆蛋白结合率较低，分布容积较大，舒芬太尼和阿芬太尼在肾功能不全患者和正常人相比没有显著性差异。瑞芬太尼由血浆和组织中的酯酶迅速消除，其药效动力学和药代动力学不会受到肾功能不全的影响。

（5）洋地黄：地高辛 72% 左右通过肾脏排除，用于肾功能不全的患者应慎重，最好进行地高辛的血药浓度监测，治疗量 $>0.8ng/ml$ 中毒量 $>1.8ng/ml$。

（6）血管收缩药和抗高血压药：噻嗪类和呋塞米各有 90% 和 70% 由肾脏排除，在肾功能不全患者其半衰期显著延长。对于肾功能不全的患者常用襻利尿药（呋塞米）治疗。然而，袢利尿药也可引起肾皮质血管扩张导致从已经缺血的肾髓质内"窃血"。临床证据认为大量应用呋塞米可能造成肾脏损伤。硝酸甘油能迅速代谢，且只有 1% 经肾脏排除。硝普钠由于其中间代谢产物是氰化物限制了在肾功能不全患者的应用，不应长时间的给药。肼屈嗪有 15% 经肾脏排除，所以在应用时要谨慎。α 肾上腺受体激动剂能升高血压，同时收缩肾血管而严重影响肾循环。"小剂量"即 $<3\mu g/$（$kg \cdot min$）的多巴胺由于其对肾脏的多巴胺能受体作用，引起肾血管扩张和阻碍肾小管对钠的重吸收（利钠作用），曾长期认为有肾脏保护作用，现在的观点认为不能改善患者的长期预后。

（六）麻醉方法的选择

1. 全身麻醉　由于静脉或吸入全麻药对肾血流和肾功能的影响较小，全身麻醉可以安全地用于急性肾功能不全患者的麻醉。全麻要点包括：①正确选择全麻诱导和维持药物，及主要不从肾排泄的肌松药；②避免缺氧和 CO_2 滞留；③避免高血压和低血压，维持血流动力学稳定。

2. 部位麻醉　连续硬膜外阻滞对肾血流的影响较小，肌肉松弛满意，麻醉效果确定，尤其对并发高血压、水钠潴留的患者，还可以减轻心脏前后负荷。但应严格控制阻滞平面，以防止低血压造成的肾灌流下降和肾小球滤过率减少。伴有明显出血倾向和尿毒症神经根炎的患者不宜选用。

（七）麻醉处理

1. 严格控制输液量　输液量应限制到每日 400ml，再加上所测得的液体丧失量。对于心肺功能较差的患者应该减慢输注速度，术中应该在 CVP 监测下。血钠低于 130mmol/L 时才可以补充钠盐，禁用人工代血浆。

2. 输血　出血较多应输血，但最好输新鲜血，防止血钾过高。因为肾功能不全患者血小板减少，毛细血管脆性增加，凝血酶原生成受到抑制，大量输入库血易引起广泛的渗血。

3. 纠正电解质紊乱　低钙、低钠、高钾、高镁和酸中毒对心脏的危险很大，出现高钾可及时静注葡萄糖酸钙，同时静注少量碳酸氢钠，持续高血钾、血容量负荷过高及高氮质血症则应积极进行透析治疗。

（八）注意事项

1. 防止缺氧　急性缺氧可使肾血流减少，出现少尿，同时肾实质也损害，产生蛋白尿。麻醉中要加强呼吸管理，保证氧合。同时应该注意间歇正压通气和 PEEP 对于循环和肾血流的影响。应用多巴胺 $5\mu g/$（kg·min）常可减轻 PEEP 对肾脏的不良影响。

2. 满意的镇痛　镇痛不全可使体内释放儿茶酚胺，减少肾血流，加重肾损害。

3. 维持肾血流　①椎管内麻醉阻滞平面在 T_5 以上时，肾血流量都有一定程度的降低，局麻药中加肾上腺素可以使肾血流减少 25%，并能影响肾滤过率。因此椎管内麻醉时应该控制平面在 T_5 以下，局麻药中不加肾上腺素，同时适当补充血容量，防止肾血流过低；②维持血压稳定：当血压降至 70mmHg 时，尿的生成停止，如持续低血压，可加重或引起肾功能损害；③慎用缩血管药物：缩血管药在常用剂量时都可以降低肾血流。异丙基肾上腺素具有兴奋 β 肾上腺素受体的作用，小剂量使用可以使肾血管扩张，肾血流量和尿量增加。

4. 应用保护肾功能药物　如甘露醇，抗氧化剂（N-乙酰半胱氨酸）和钙通道阻滞剂。

二、慢性肾功能不全患者的麻醉

（一）病因

各种原发性和继发性肾脏疾病都可以导致慢性肾功能不全。包括：肾小球肾炎、肾小管间质性疾病、肾血管性疾病、慢性尿路梗阻、结缔组织病、感染性肾损害、代谢性疾病、先天性和遗传性肾脏疾患等。目前在我国仍以原发性肾小球疾病占首位（60%），其次以高血压肾小球硬化、糖尿病肾病、慢性肾炎、多囊肾、系统性红斑狼疮肾炎较多。无论何种病因导致的 CRF，实际上都是肾单位不断的损伤继而失去功能，而残存的肾单位即所谓健存肾单位发生代偿性肥大但功能基本正常，随着病情的发展，健存肾单位逐渐减少，临床出现肾功能障碍，即由代偿转入失代偿，表现为肾功能不全。

（二）临床表现

1. 水电解质紊乱　CRF 患者尿液的浓缩和稀释能力下降，随着病情的推移依次出现夜尿、多尿和少尿症状。电解质紊乱主要包括高血钠、低血钠、高血钾、低血钾、高血磷、低血钙、高血钙、高血镁和铝蓄积等。

2. 代谢性酸中毒　原因：①于肾小球滤过率减，硫酸、磷酸等酸性物质在体内积聚；②多种原因引起的肾小管重吸收 HCO_3^- 的能力显著降低；③肾小管泌 H^+ 能力受损，体内 H^+ 潴留。

3. 心血管系统　包括动脉粥样硬化、高血压、心包炎和心衰等。

4. 呼吸系统　肺活量减低，肺功能轻度受损和 CO_2 弥散能力减低。在充血性心衰时容易发生肺水肿。

5. 血液系统　贫血、出血和血小板功能障碍。贫血的原因：①肾脏分泌促的红细胞生成素严重不足；②血浆中含有抑制红细胞生长的因子；③红细胞的寿命缩短；④造血原料缺乏；⑤各种原因导致的急、慢性失血。

6. 神经系统改变　在中枢称"尿毒症脑病"，表现为淡漠、乏力、抑郁、幻觉、精神错乱等精神症状，严重者可出现抽搐和昏迷；在外周称"尿毒症不安腿综合征"，表现为下肢感觉异常，如灼热感、蚁行感等表现。

7. 肾性骨营养不良　即肾性骨病，与维生素 D 代谢障碍、钙磷代谢障碍、继发性甲状旁腺功能亢进和铝蓄积聚有关。

8. 其他表现　包括胃肠道症状、皮肤瘙痒、感染和某些内分泌方面异常。

（三）麻醉前用药

慢性肾功能不全患者对中枢神经系统抑制药比较敏感，麻醉前用药应该谨慎。一般要减量或不用。患者胃内容增加及排空减慢，应并用抗胆碱药、抗酸药和组胺 H_2 受体拮抗药作为麻醉前用药，以防止术中的呕吐误吸。

（四）麻醉选择

尿毒症的患者如果没有进行透析治疗，纠正贫血，降低血尿素氮、肌酐，改善内环境和水电解质、酸碱失衡前，原则上禁止施行择期手术；如系急症手术，只宜施行局麻和部位麻醉。

1. 局麻及神经阻滞　适用于短小手术，适当使用辅助用药。

2. 硬膜外阻滞　如果没有明显的出凝血功能障碍、血压稳定、无尿毒症性脑病，可以选择硬膜外阻滞。局麻药的用量须减少，因在慢性肾功能不全时，局麻药药效会延长，控制阻滞平面，以免造成低血压和肾血流下降。

3. 全身麻醉　选用静吸复合麻醉。麻醉诱导时应注意避免发生恶心呕吐和误吸。诱导药物的剂量要减少并缓注。丙泊酚 1～1.5mg/kg 加咪达唑仑 2～3mg 是最常使用的诱导方法。依托咪酯 0.2～0.3mg/kg 可用于血流动力学不稳定患者，静注芬太尼、艾司洛尔和利多卡因以减轻气管插管高血压反应的作用。肌松药首选罗库溴铵或顺阿曲库铵，高血钾患者禁用琥珀胆碱。为保证组织供氧，严重贫血者（Hb＜70g/L）应给予高浓度氧，不用氧化亚氮。

（五）术中监测和处理

1. 维持循环稳定和足够尿量　尿量应维持在每小时 1ml/kg。小剂量多巴胺 1～3μg/（kg·min）能维持循环稳定，增加肾脏的血流，有效扩张肾血管。少尿时考虑应用甘露醇或小量呋塞米。

2. 呼吸管理　用间歇正压通气时，气道内的压力不能过高，否则会影响回心血量，血压降低致尿量减少。同时要避免过度通气，慢性肾功能功能不全患者长期处于酸中毒状态，过度通气造成低碳酸血症，氧解离曲线左移，加重肾缺氧。

3. 输血输液　在 CVP 监测下进行，维持灌注的前提下施行欠量补液，但是要防止欠量太多造成循环不稳。输血应尽量输新鲜血，大量库血容易引起高钾血症。

4. 纠正水、电解质、酸碱平衡　术中应该监测 Na^+、K^+、Na^{2+} 的浓度，以及行血气分析，了解酸碱平衡情况，并适当纠正。

5. 避免使用肾毒性药物　氨基苷类抗生素、非激素抗炎药如吲哚美辛等、第一代头孢菌素（除头孢噻吩）、四环素、两性霉素 B、多黏菌素等药物都有不同程度的肾脏毒性。

三、肾移植患者的麻醉

（一）麻醉前准备

（1）肾移植的患者都属于慢性肾功能不全、尿毒症晚期的危重患者。均有不同程度的贫血、低蛋白血症、水肿、肾性高血压、水电解质及酸碱代谢失衡、凝血功能障碍等。一般要求在术前 24～48h 行透析疗法，以降低麻醉和手术风险。术前应使血钾降到 5mmol/L 以下，尿素氮降到 7mmol/L 以下，血肌酐降到 140μmol/L 以下为宜。肾移植手术多为急诊手术，术前准备的时间有限。因此麻醉前的血气检查就非常必要，特别要注意血钾的水平。

（2）尿毒症患者术前有严重贫血，Hb 应纠正到 80～100g/L。

（3）治疗高血压，包括限制水盐摄入、利尿、应用血管扩张药等。伴有心衰的患者，宜用洋地黄纠正，但是要慎用地高辛。

（4）麻醉前用药：选用东莨菪碱，不用或慎用阿托品；镇静药可选用咪达唑仑，不宜选用巴比妥类药；阿片类可选用吗啡或哌替啶，但要注意防止呼吸抑制。

（二）麻醉选择

1. 全身麻醉　下列情况者可以考虑全麻：①供体和受体都有明显的心理创伤；②受肾者血小板功能不全，尿毒症性凝血酶原缺乏，加之受肾者在肾血管吻合时要使用肝素，所有这些都导致患者凝血功能障碍，硬膜外穿刺可能形成血肿，甚至导致患者截瘫；③由于肾移植多为亚急性手术，术前禁食时间有限，为安全起见，全麻患者术前应给予 H_2 受体拮抗剂和制酸药。全身麻醉多采用静脉麻醉药诱导，静吸复合麻醉维持。

2. 部位麻醉　肾移植可在连续脊麻、连续硬膜外阻滞下进行。连续硬膜外阻滞在无明显凝血障碍、无显著低血容量和无其他禁忌证的情况下均可采用。阻滞平面不宜超过 T_8。局麻药中不加或少加肾上腺素。

（三）术中监测和管理要点

（1）输液时要注意晶体液和胶体液的比例，在移植肾未恢复功能之前避免输液过多，术中连续监测 CVP。

（2）尽可能避免低血压，应维持在相对较高的血压水平，特别是在血管吻合完毕开放前后的一段时间，应确保血压不低于术前血压的 85%，必要时静滴多巴胺，使移植肾有足够的血流灌注。

（3）严密监测血清钾、钙等电解质及 ECG 的改变，如有高钾应立刻处理。

（4）在移植肾吻合的血管开放前，成人常规依次静注甲泼尼龙 6～8mg/kg（一般为500mg）、环磷酰胺 200mg、甘露醇 250ml 或呋塞米 100mg。若血压偏低视情况静滴小剂量多巴胺或适当加快输血输液速度。

（5）移植肾吻合血管开放建立循环后应重新记录尿量，少尿或无尿时可静注呋塞米并密切观察。

（6）术毕麻醉恢复期应注意维持血流动力学稳定，全麻患者待肌松药作用消退，呼吸恢复正常后拔除气管导管，完全清醒后送回病房。

（李江平）

第十一节　肝功能障碍患者麻醉

麻醉和手术可能使肝功能障碍患者的肝功能进一步损害。因此，应充分地进行术前肝储备功能的评估和必要的术前准备，包括：①了解麻醉药物在肝功能障碍患者体内过程的改变；②麻醉药物及麻醉操作对肝脏功能的影响。在此基础上选择最佳麻醉方案及麻醉和围术期管理。

一、肝功能障碍的病理生理

1. 心血管功能的改变　总的特点为高动力状态，心排血量和循环容量增加、外周血管阻力降低（外周血管扩张低），而灌注压、心率、动脉压则正常。动静脉分流增加，动静脉氧含量差降低及静脉氧含量升高，门静脉供肝血流减少。心血管对交感兴奋和儿茶酚的反应不敏感。

2. 呼吸功能及肺循环的改变　肝硬化门脉高压患者红细胞 2，3 - 二磷酸甘油酸（2，3 - DPG）含量升高，导致血红蛋白与氧的亲和力下降，氧离曲线右移，最终引起低氧血症（表 20 - 8）。终末期肝病由于肺循环容量增多及肺血管收缩，可能并发肺动脉高压。

表 20 - 8　肝硬化患者低氧血症的原因

氧离曲线右移
通气/血流比例失调（损伤肺缺氧性肺血管收缩反应）
腹水引起通气不足
细胞外液体增加导致肺弥散能力下降
肺内右向左分流增加
肺内蝴蝶痣
门肺静脉交通
激素物质（扩血管物质如胰腺高血糖素、铁蛋白、血管活性肠肽）

3. 血液及凝血功能改变 ①血细胞的比容由于血容量增加或由于胃肠道出血而下降；②白细胞及血小板减少，通常与脾功能亢进及乙醇诱导的骨髓抑制有关；③大多数肝硬化患者有凝血功能的改变。

4. 蛋白质代谢的改变 ①低蛋白血症；②甲胎蛋白（AFP）重现；③血浆氨基酸含量升高；④尿素合成减少。低蛋白血症，影响麻醉药的体内代谢过程，血中与血浆蛋白结合的药物浓度相对减少，游离药物浓度增多，从而增强药物的作用，所以术中应适当减少药物的用量。血浆氨基酸含量特别是芳香族氨基酸升高，尿素合成减少致血氨增加，是肝昏迷的主要原因。

5. 糖类代谢的改变 肝脏是维持血糖的重要器官，肝功能障碍患者易发生低血糖，糖耐量降低，血中乳酸和丙酮酸增多。肝功能障碍时，利用乳酸再合成糖原的能力降低，以致血中乳酸浓度增高。因此在肝病手术过程中。应监测调控血糖水平。

6. 脂类代谢的改变 肝功能障碍时脂肪代谢的突出改变为脂肪肝形成和胆固醇代谢障碍。临床上可根据血清胆固醇的含量推测肝功能损害的程度。

7. 激素代谢的改变 肝细胞功能障碍时，由于激素灭活能力减弱，对机体产生一系列影响。

8. 电解质代谢的改变 常发生低钾血症、低钠血症以及低钙血症。

9. 肝脏解毒功能的改变 药物在体内的分布、代谢或排泄发生改变，而易发生药物中毒。病变严重者可发生肝性脑病。

10. 肾血管阻力增加，肾血流灌注减少，肾功能减退和少尿。

二、麻醉对肝脏的影响

（一）麻醉对肝血流的影响（表 20 - 9）

表 20 - 9 麻醉药和麻醉方法对肝血流的影响

药物	心排血量	肝动脉血流	门静脉血流
异氟醚	→或↑	↑	↓
地氟醚	→或↓	↑	↓
七氟醚	→或↓	↑	↓
氟烷	↓	↓	↓
硫喷妥钠	↓	↑	↓
丙泊酚	→或↓	↑	↓
依托咪酯	→或↓	↑	↓
芬太尼	→	↑	↓
硬膜外阻滞	→或↓	→或↓	↓
蛛网膜下腔阻滞*	→或↓	→或↓	↓

注：*与阻滞平面及患者情况有关 ↑增加 ↓减少 →基本不变。

（二）麻醉药在肝内的代谢和对肝功能的影响（表20-10）

表20-10 麻醉药在肝内的代谢和对肝功能的影响

药物	体内代谢	肝功能影响
氧化亚氮	在体内几乎不分解	无毒性
氟烷	60%~80%原形由呼吸道排出，约20%在肝内代谢	代谢产物可引起氟烷性肝炎
安氟醚	80%以上以原形从呼吸道排出，2.5%在肝内代谢	对肝有轻度毒性，肝病患者应慎用
异氟醚	99%以上以原形从呼吸道排出，其余类似于安氧醚	对肝功能未见严重影响，但应用于肝病患者应慎重
七氟醚	生物转化程度很低，1%~5%在体内代谢	不具有肝毒性或肝毒性甚小
地氟醚	极少在体内代谢，其代谢率为0.01%~0.02%	肝毒性很低，肝功能损害患者无需调节剂量
硫喷妥钠	主要在肝代谢，只有极少部分在肾和其他部位代谢	诱导剂量对肝功能无明显影响，肝功能不全患者用药宜减量
丙泊酚	主要经肝脏代谢，可能存在肝外代谢	目前未见肝功能损害，肝硬化患者的时效延长有限
地西泮	主要经肝脏代谢	肝病患者半衰期加倍延长，用量要大大降低
咪达唑仑	主要经肝脏代谢	消除半衰期延长，故应减量
氯胺酮	主要在肝内代谢	代谢产物对肝无毒性，可用于肝病患者，但用量要酌减
依托咪酯	主要在肝脏和血浆被酯酶迅速水解	代谢产物对肝功能无不良影响，肝病患者可以使用
羟丁酸钠	主要在肝内代谢，最终降解成CO_2	和水对肝无毒性作用，即使黄疸患者也可选用
芬太尼	主要经肝脏代谢	肝病患者可使用该药，但宜减量
瑞芬太尼	主要通过血和组织中非特异的酯酶水解	用于肝病患者较安全
琥珀胆碱	被肝细胞合成的假性胆碱酯酶分解	肝病患者不宜长时间使用，以免发生难以逆转的呼吸抑制
简箭毒碱	主要经肾排泄，其次为肝胆系统	肝病患者用量应减少
潘库溴铵	主要经肾排泄，10%~20%经肝脏代谢	肝病患者其半衰期延长近1倍，应注意其后续作用
维库溴铵	主要经肝脏代谢，10%~20%经肾排泄	肝病患者不宜使用
阿曲库铵	主要通过Hoffmann清除反应，不受肝、肾功能、假性胆碱酯酶等生物学过程影响	肝病患者使用阿曲库铵无甚影响且不延长时效

三、术前评估和准备

（一）肝功能评估

Child（1964年）将血清胆红素、腹水、血清白蛋白浓度、凝血酶原时间及一般状况等5个指标的不同程度，分为三个层次（1，2，3）进行计分，5个指标的最低分为5分，最高分为15分，根据计分的多少分为A、B、C三级。由于一般状况常不易计分，其后Pugh将肝性脑病的有无及其程度代替一般状况，即Child-Pugh改良分级法（表20-11）。Child-Pugh改良分级法分三级，A级为5~6分，手术危险度小；B级为7~9分，手术危险度中等；C级为10~15分，手术危险度大。

表 20 - 11　Child - Pugh 肝病严重程度分级

变量	分值		
	1	2	3
白蛋白 (g/dl)	3.5	2.8 ~ 3.5	<2.8
胆红素 (mg/dl)	<2.0	2.0 ~ 3.0	>3.0
腹水	无	少量	较多
肝性脑病	无	分级Ⅰ and Ⅱ	分级Ⅲ and Ⅳ
凝血酶原时间 PT 延长秒数 (s)	<4.0	4.0 ~ 6.0	>6.0

（二）术前准备

1. 了解术前情况　①精神状态、营养状况、有无严重贫血、低蛋白血症、腹水、胸水、低血容量、电解质紊乱，特别是低钾血症；②有无阻塞性或限制性呼吸功能不全；③心脏功能；④血肌酐、尿肌酐以及尿浓缩情况。

2. 加强营养　高蛋白质、高碳水化合物、低脂饮食，口服多种维生素，因胃纳差，进食量少者，必要时可经静脉途径补充，以求改善肝功能。

3. 改善凝血功能　如口服维生素 K_3，静注维生素 K_1。

4. 纠正水电解质紊乱　纠正代谢性酸中毒和低血钾。

5. 补充白蛋白　如总蛋白低于 45g/L、白蛋白低于 25g/L 或白、球蛋白比例倒置，必要时应输给足量的血浆或白蛋白，使血清总蛋白达 60g/L，白蛋白达 30g/L 以上。

6. 纠正贫血　必要时可多次少量输血，争取血红蛋白高于 100 ~ 120g/L，红细胞在 3×10^{12}/L（330 万/mm³）以上。

7. 治疗腹水　应待腹水消退后稳定 2 周再行手术治疗，必要时手术前 24 ~ 48h 放出适量腹水，以改善呼吸功能，但量不宜过多。

8. 麻醉前用药　量宜小，情况差或肝性脑病前期的患者，术前仅给阿托品即可。

四、麻醉选择

不同的麻醉方法各有其优缺点，选用时应根据手术类型，结合患者肝功能不全等具体情况作全面考虑。

1. 局部浸润麻醉和肋间神经阻滞　局麻和神经阻滞对肝脏无甚影响，但局麻药的代谢可能减慢，只要此种麻醉适用于该手术，宜优先选用。

2. 椎管内麻醉　连续硬膜外阻滞适用于许多肝脏外科手术，但要注意凝血功能障碍和血压降低的影响。

3. 全身麻醉　吸入麻醉药用于肝脏手术或肝病的非肝脏手术不应列为禁忌。目前临床使用的异氟醚、七氟醚、地氟醚代谢率极低，肝毒性作用很小。静脉全麻药丙泊酚和芬太尼也适用于该类手术。

4. 硬膜外阻滞复合全身麻醉　两者结合，扬长补短，使麻醉能充分满足手术要求，又避免麻醉药物和手术创伤应激的危害。

五、术中管理

1. 保证通气和充分供氧　严重肝病患者往往存在低氧血症，为防止和纠正低氧血症，必须吸入高浓度氧，不宜用氧化亚氮。保证足够的通气，防止二氧化碳潴留。高碳酸血症可刺激交感神经系统兴奋，增加血管阻力，降低肝脏血流。此外，过度通气、潮气量太大、或使用呼吸末正压通气也可使肝脏血流减少。而呼吸性碱中毒能增高血氨浓度，还可加重低血钾。将通气控制在适当范围，防止肝脏缺血缺氧造成的肝细胞损害。PEEP 可减少肝血流，尽可能采用。维持正常通气，保证 $PaCO_2 = 30 \sim 40mmHg$。

2. 加强循环功能监测　围术期应使肝血流稳定在接近正常水平。大手术或术中出血多的患者，应用有创动脉压和中心静脉压监测。由于肝脏患者对低血压造成的缺血缺氧损害非常敏感，而且有时还伴有肾功能不全，术中出现低血压要及时纠正，但血管收缩药物要尽量少用，也不宜采用控制性降压。

3. 术中补液和输血　术中补液量应充足。严重肝脏疾病患者术中应控制输入含钠液体，晶体液的补充以醋酸林格液为最好，并保证术中尿量达到 $1ml/$（$kg \cdot h$）。对于施行大手术的患者由于术中出血较多，术前要纠正凝血功能障碍，术中出血多应及时输血，而且尽量用新鲜血，因为大量输注晶体液和代血浆，血液过度稀释，会进一步加重肝组织缺氧和凝血功能障碍。大量输库存血也存在影响凝血功能，并能引起高血钾。必要时可应用止血药或输入凝血因子和冰冻血浆。应维持正常的血容量和灌注压，血细胞比容≥25%。

4. 其他　长时间大手术可诱发肝昏迷，易被误诊为麻醉作用未消退，应注意鉴别。此外，因为肝脏疾病患者的胃排空延迟，还应警惕误吸的危险性。

六、术后处理

（1）麻醉后应密切观察患者的心、肺、肾、肝情况以及其他病情变化，注意血压、心率、呼吸、体温、ECG、血液生化和尿的变化，并注意有无出血或渗血，需及时处理，维持呼吸、循环以及其他脏器功能稳定。

（2）对切除半肝以上、合并肝硬化、或术前已有肝功能异常者，除术后积极加强保肝治疗外，还应给予适量的血浆或白蛋白。

（3）某些患者可能出现苏醒延迟，应分析原因及时处理。在患者呼吸、循环稳定的情况下，尽早拔管，因为控制呼吸可引起肝血流量的减少。

（4）术后适当给予镇痛药，避免使用对肝脏有损害的镇痛药。硬膜外腔注入吗啡比全身用药量小，加重肝性脑病的可能性也小，可以选用，但对凝血功能异常者禁用。

（5）术后应鼓励和帮助患者咳嗽，防止肺部并发症。

七、不同类型的肝病特点及麻醉处理

（一）黄疸

（1）黄疸患者常存在有凝血酶原时间延长，术前应用维生素 K 以提高凝血酶原活性，如同时输给新鲜冰冻血浆，可减少术中出血的危险。

（2）黄疸患者于手术麻醉后，肾衰发生率增高，因而宜在术前、术中及术后保护肾脏功能。

（3）胆盐可引起迷走神经兴奋，易发生胆心发射，可引起心动过缓和心跳骤停，同时胆囊抬高后腔静脉回流受阻及分离暴露胆囊时将横隔上抬，使其运动受限，影响呼吸功能，故主张气管内全麻更为安全，并且密切监测 ECG 和预防性应用阿托品。

（4）如患者体温超过 38℃，但心率超过 120 次/min，血压偏低可能发生中毒性休克。如术中有低血容量、心功能损害或水、电解质紊乱等，应及时处理，否则可能发生意外。

（二）肝硬化

（1）肝硬化的病理改变是肝细胞坏死、瘢痕形成压迫血窦和门脉小支，使中央静脉变形，减少肝血流供应，故肝脏经常处于低氧状态，因而对低血压、缺氧耐受极差，一旦外加手术出血等损害，就易导致术后实质性肝功能衰竭。

（2）应及时补充血容量，禁用内脏血管收缩的药物，多巴胺的药量要控制。麻醉药的选择要考虑对肝血流的影响和是否加重肝功能的损害。

（3）严重肝硬化，合并门静脉高压，病性更复杂，如脾功能亢进、黄疸、腹水、凝血功能障碍、食管静脉曲张破裂出血以及肝昏迷等。腹水的患者术中应注意限制盐水摄入，严重腹水影响膈肌运动，术前应放腹水提高肺功能，但应在48h内进行。麻醉中应辅助和控制呼吸。肝硬化患者的各种凝血因子常不足，如有出血倾向，手术前后应静脉注射维生素 K。术中最好输入部分新鲜血。疑有纤维蛋白原减少症或纤溶活性增加的患者，可应用纤维蛋白原制剂或氨基己酸。长时间和应激性大手术常继发肝昏迷，易误为麻醉的残留作用，用镇静药时要小心。

（三）肝癌

可分为原发和继发肝癌，一般肝功能尚好，但要注意有无肝硬化的存在。根据肿瘤的大小及是否靠近肝门选择麻醉方式。麻醉中注意以下几种情况。

1. 加强呼吸管理　防止缺氧和二氧化碳潴留，随时注意肺扩张情况。呼吸循环尚未稳定前，不宜过早拔除气管导管。

2. 补充血容量　术前应充分做好输血准备，输血要及时，宜用新鲜血，同时补充钙剂。

3. 防止气栓　肝静脉进入下腔静脉处一旦撕裂可发生气栓，同时做好各种准备，积极进行抢救。

4. 注意保温　因体腔暴露面广，手术时间长，输入大量库存冷血可致体温过低，可于胸腔或腹腔内灌注热盐水，同时采用加温输血等。

（四）肝脏外伤或肝癌破裂出血

一般都需急诊手术止血，情况较危急，大多处于休克状态，故首选气管内全麻，术中应及时输血维持血压。重度休克者以清醒插管或静注氯胺酮、肌松药快速插管，而后以少量芬太尼、肌松药、低浓度异氟醚维持麻醉。

（五）严重肝功能衰竭

手术都属于抢救性质，总死亡率可高达78%，如已出现昏迷，则生存率仅为17.6%，麻醉时要注意以下几种情况。

（1）昏迷患者对中枢神经系统抑制药特别敏感，药物减量。

（2）患者对麻醉药的耐受性差，心血管系统易遭受抑制，应小量多次注药。

（3）昏迷患者，特别是有胃肠道出血者有误吸的危险。

（4）大量出血及凝血障碍均使病情复杂化，应有动脉压、中心静脉压及尿量等监测，保证静脉通路，及时补充血容量，输血应尽量采用新鲜血。

（5）肝肾综合征患者，非常危险，尤应加倍注意。

（6）术后继续抢救，气管导管不应过早拔除，以利于继续给氧或机械通气。

（李江平）

第十二节　呼吸道疾患患者麻醉

呼吸疾患患者手术后肺部并发症发生率高，全麻或高位硬膜外阻滞对呼吸功能的影响非常明显，根据病情和手术慎重选择麻醉方法，并应严密监测并加强呼吸道管理。

一、病情特点

（一）阻塞性肺疾病的病理生理

1. 慢性支气管炎　常伴有阻塞性通气功能障碍。易继发感染。病变加重时可出现呼吸困难、高碳酸血症和低氧血症，甚至呼吸衰竭。

2. 肺气肿　肺气肿多继发于慢支，此时呼吸面积减少，余气量增加，肺功能减退，通气/血流比率失调，换气功能障碍。慢性支气管炎及肺气肿炎症反复发作，可导致肺动脉高压，严重者可致肺源性心脏病。

3. 支气管哮喘　广泛的支气管平滑肌痉挛、管腔变窄、呼气做功增加，再加上黏膜水肿，小支气管黏稠痰栓堵塞，导致阻塞性通气障碍。早期有缺氧、氧分压低，但 $PaCO_2$ 正常，随着病情加剧，$PaCO_2$ 升高，出现呼吸性酸中毒。

4. 支气管扩张　扩张的支气管腔可呈囊状，柱状或梭状，常反复发作炎症和溃破，可致大咯血。病变严重时出现呼吸困难、缺氧、发绀及杵状指。

（二）限制性通气障碍的病理生理

各种原因致胸部或肺组织扩张受阻，肺顺应性降低。阻塞性肺疾病与限制性通气障碍疾病的鉴别（表20－12）。

表20－12　阻塞性肺疾病与限制性通气障碍疾病的鉴别

项目	阻塞性肺疾病	限制性通气障碍疾病
肺活量（Vc）	正常或减少	减少
总肺容量（T_{Lc}）	正常或增加	减少
余气量（RV）	增加	减少
第一秒末用力呼气容积与用力肺活量比值（FEV_1/FVC）	减少	正常或增加
最大呼气中段流率（MMEFR）	减少	正常
最大通气量（MBC）	减少	减少
功能余气量（FRC）	增加	减少
肺顺应性（CL）	增加	减少

二、术前准备

（一）术前检查

1. 实验室检查和评估　血红蛋白在160g/L以上，血细胞比容超过50%，提示存在慢性缺氧。支气管哮喘患者嗜酸性粒细胞增多，血气分析有助于进一步了解病情和患者呼吸功能状态。

2. 肺功能检查

（1）简易估计：①屏气试验，屏气时间可持续20s以上者，麻醉无特殊困难，10s以下者提示心肺贮备功能很差，常不能耐受手术和麻醉；②吹气试验：患者尽力吸气后，能在3s内全部呼出者，表示用力呼气肺活量基本正常，若需5s以上才能全部呼出者，提示有阻塞性通气功能障碍。

（2）肺功能检测：①流量－容量环：可用于判断肺疾病和上呼吸道梗阻性疾病；②肺容积和肺活量：正常人肺活量为潮气量3倍，若接近潮气量，提示代偿能力低下，当最大通气量低于预计值60%，术后有发生呼吸功能不全的可能；③气体流量测定：气流阻塞是用第一秒钟用力呼气容积（PEV_1）与肺活量（VC）或用力肺活量（FVC）的比例减少来确定的。"COPD诊治规范（草案）"中COPD分级为I级（轻）：PEV_1%大于或等于70%；II级（中）：PEV_1%为50%～69%；III级（重）：PEV_1%小于或等于50%。当$PEV_{1.0} < 0.5L$，$PEV_{1.0} < VC70\%$时，手术后并发症和危险因素显著增高。当$PEV_{1.0} < 1L$时，FEF25%～75% < 14L/min时属高危患者，这些患者无法行肺切除术，上腹部手术后必须应用机械通气支持呼吸；当$PEV_{1.0} < 2L$，$PEV_{1.0}/FVC < 70\%$时属中度危险患者，这些患者若需行肺切除术，必须评价余留的肺功能，如行上腹部手术，则术前应给予充分肺功能保护，有利于术后呼衰的防治。

（3）肺动脉高压：如肺动脉压超过20mmHg时，容易由肺动脉高压发展为肺源性心脏病。

（二）术前准备

1. 一般准备　对胸腔积液或气胸患者术前应行胸腔闭式引流。长期吸烟者，术前应禁烟至少2周。支气管扩张伴有低蛋白血症、贫血者，术前应予以纠正。维持水电解质紊乱及酸碱平衡。

2. 控制呼吸道感染　根据痰液培养及药敏试验，明确致病菌后再合理用药。术前被动排痰治疗：①拍击胸背部有助于排痰；②鼓励患者咳嗽；③痰量多者可作体位引流；④药物治疗，如莫舒坦及氯化铵等痰液解聚药。

3. 哮喘患者术前准备　长期口服糖皮质激素或最近用过糖皮质激素的严重哮喘患者应该在术前用1次糖皮质激素来预防肾上腺皮质功能不全。难以控制症状的患者口服糖皮质激素的剂量应该增加，在有效控制症状之前可能有必要推迟择期手术。在手术日应备有药物吸入气雾器。

解除支气管痉挛药物：①β_2受体兴奋药：如沙丁胺醇100～200μg雾化吸入；②氨茶碱0.25g加葡萄糖上20～40ml中静脉缓注，注意有恶心、呕吐、心悸、血压下降、惊厥等不良反应；③抗胆碱类药：如溴化异丙基阿托品20～80mg雾化吸入；④色苷酸二钠20mg喷吸，可保护肥大细胞溶酶体膜，阻止生物活性递质释放，可预防哮喘发作；⑤肾上腺皮质激素：仅用于顽固性哮喘。

4. 呼吸锻炼　指导患者进行呼吸锻炼。在胸式呼吸不能有效增加肺通气量时，应练习深而慢的腹式呼吸，以增加膈肌的活动范围。让患者熟悉术后将使用的呼吸机。

（三）麻醉前用药

1. **镇痛镇静药**　禁用吗啡，因有兴奋迷走神经释放组织而诱发哮喘的不良反应，还能削弱咳嗽反射。哌替啶可松弛支气管平滑肌，芬太尼有抗组胺和抗 5 - HT 作用（但静注过快可致胸壁僵硬），都可缓解支气管痉挛。巴比妥类药物有良好的镇静作用，常规剂量不致抑制呼吸。咪达唑仑和氟哌利多的镇静作用较强，且有呼吸道舒张作用；异丙嗪有较强的镇静和抗组胺作用，宜与哌替啶合用。

2. **抗胆碱类药**　为减少呼吸道分泌物，解除迷走神经反射，阿托品或东莨菪碱的应用是必要的。但要防止剂量过大引起心动过速，呼吸道分泌物黏稠不易吸引和咳出等并发症。溴化异丙基阿托品优于阿托品。

3. **其他药物**　术前应用支气管扩张药或色甘酸吸入者无需停药。由于肾上腺皮质激素具有维护支气管黏膜正常功能作用，术前 1 周可考虑短期应用，直至手术前一日，如氢化可的松 100mg 加入 5% 葡萄糖 250ml 静滴术前晚及手术当天晨各 1 次。围术期小剂量激素治疗不影响伤口愈合，不增加伤口感染率。西咪替丁为 H_2 受体拮抗剂，可增强 H_1 受体收缩支气管的作用，还能减慢茶碱类在体内代谢，因此，主张术前停用西咪替丁。合用茶碱类时剂量应减少。

三、麻醉选择

（一）麻醉方法选择

急性呼吸道炎症，如鼻炎、咽喉炎、扁桃体炎及支气管肺炎，这些患者如需行择期手术则应延期 1~2 周，待炎症消退后才可考虑，若为急诊手术应尽量选择局部麻醉、神经阻滞或低位硬膜外阻滞。

1. **局部麻醉及神经阻滞**　局麻及神经阻滞对呼吸功能影响小，能主动咳出气管内分泌物，故于呼吸系统疾病患者较为安全，但因其止痛不够安全肌松也不够满意，故只适用于短小手术。

2. **椎管内麻醉**　椎管内麻醉止痛及肌松效果好，可用于下腹部、盆腔及下肢手术。椎管内麻醉阻滞平面控制在 T_8 以下，利多卡因浓度不超过 1.5% 时，一般对呼吸的影响不大。术中辅用镇痛镇静药时，必须注意其抑制呼吸的不良反应。

3. **气管内全麻**　全麻适用于病情重、呼吸功能差或低氧血症患者，也适用于手术复杂、时间较长的患者。气管插管可减少呼吸道无效腔，充分供氧和有利于呼吸管理，还可按需随时清除呼吸道分泌物。但全麻也有其缺点：①气管导管对呼吸道有一定的刺激，可能诱发支气管痉挛及分泌物增加；②吸入麻醉药对呼吸道有刺激作用，还可抑制呼吸道上皮细胞活动。全身麻醉应尽量采用全凭静脉麻醉，腹部大手术如病情允许，必要时可复合硬膜外阻滞，并行术后硬膜外镇痛，有助于术后改善呼吸功能；③短小手术可选用喉罩通气。

（二）麻醉药物的选择

1. **吸入麻醉药**　异氟醚及地氟醚低浓度吸入可抑制迷走神经兴奋所致的支气管痉挛。七氟醚可松弛组胺或乙酰胆碱引起的细支气管痉挛，故适用于哮喘病患者。吸入麻醉药抑制气管痉挛的强度依次是：氟烷 > 安氟醚 ≥ 异氟醚 > 七氟醚。

2. **静脉麻醉药**　硫喷妥钠有组胺释放作用，禁用于哮喘病患者。氯胺酮通过兴奋 β_2 受体使支气管扩张，但有增加肺血管阻力，使肺动脉压升高，禁用于慢性支气管炎继发肺动脉高压者。丙泊酚有扩张支气管作用，但对呼吸循环有抑制作用。依托咪酯对心功能抑制小，易维持循环稳定。

3. 镇痛药　阿片类镇痛药可延长呼吸抑制的时间，在呼吸系统疾病患者应减量。

4. 肌肉松弛药　应选不择释放组胺的肌松药。

四、术中管理

麻醉管理原则：①加强对呼吸的监测和管理，维持呼吸道通畅和足够的通气量，防止缺氧和二氧化碳蓄积；②维持循环稳定，预防心律失常，及时处理血压波动，掌握输血输液的量和速度，防止逾量或不足；③纠正水、电解质、酸碱平衡紊乱；④在符合手术要求的前提下，尽可能减少麻醉药用量，全麻不宜过深，椎管内阻滞范围不宜过广。

（一）局麻和椎管内麻醉的管理

必须做到镇痛完善，若有镇痛不全或肌松不满意时，不能盲目滥加镇静镇痛药，可更换麻醉方法。麻醉中要加强呼吸管理，备妥麻醉机和全麻气管插管、全麻所需的设备，因循环障碍将进一步加重呼吸功能不全的程度。

（二）全麻管理

1. 麻醉诱导　呼吸系统疾患患者吸入麻醉药的诱导和苏醒都较正常人为慢。插管前要重视完善的喉头及气管黏膜表面麻醉，预防插管诱发的呛咳和支气管痉挛。气管插管前即刻静注利多卡因 $1 \sim 2mg/kg$，有预防气管刺激反射性支气管痉挛的功效。急诊患者快速诱导插管时肌松药应足量，以保证顺利插管。支气管痉挛发作而需紧急快速插管时，无心血管病变者可首选氯胺酮，有心血管病变者，可给予丙泊酚和芬太尼，$2 \sim 3min$ 内注入，抑制插管引起的气道反应和循环变化。

支气管扩张患者宜选用双腔支气管插管，插管体位应是健侧肺在上的侧卧位或斜卧位，插管要迅速、轻柔、避免剧烈呛咳和大出血。

在诱导前即发生喘鸣，先给予负荷量的氨茶碱以缓解支气管痉挛，然后持续静脉输注，哮喘发作严重时，应静注激素（甲泼尼龙起效较快），可同时吸入沙丁胺醇。一般择期手术应延期，如果是急诊需待哮喘发作结束后才可进行，麻醉危险性大大增加。

2. 术中管理　对 COPD 患者要保持较正常偏高的 $PaCO_2$，借以稳定循环和保留呼吸中枢兴奋性。呼吸模式以间隙正压通气（IPPV）较适宜，必要时加用呼气末正压呼吸（PEEP），但压力不宜过大，否则会使肺气肿患者的肺泡破裂。呼吸模式的吸呼比（I：E）宜为 1：2.5 ~ 3.0，麻醉中将吸入气体湿化。支气管扩张患者麻醉中应特别注重保持健侧呼吸道通畅，术中需彻底清除呼吸道分泌物，为预防气管吸引缺氧，可采取以下措施：①吸痰前后应吸高浓度氧；②每次吸痰时间一般不应超过 10s；③吸痰前宜适当加深麻醉，以防引起呛咳和支气管痉挛。术中静脉补充足够晶体液，对维持水、电解质平衡很重要，并可使呼吸道分泌物较稀薄便于清除。

患者出现发绀、喘鸣、气道压升高等症状时，应采取以下紧急措施：①加深麻醉，提高吸入氧浓度。在全麻状态下，发生支气管痉挛的主要原因是麻醉过浅，增加吸入麻醉药浓度，加深麻醉可缓解支气管痉挛；同时提高吸入氧浓度，避免吸入麻醉时的通气不足；②减少机械刺激，及时清除痰液，了解气管导管是否有堵塞。有时气管导管插入过深，会刺激气管隆突引起支气管痉挛。可以先放松套囊，将导管后退 1～2cm 再固定。外科刺激如牵拉胃肠等，使迷走反射明显增强，此时应暂停手术，等加深麻醉后再进行；③及时用药：吸入 β_2 受体激动剂如沙丁胺醇等，疗效比静脉注射氨茶碱好，吸入麻醉药不影响沙丁胺醇的支气管舒张作用。常用的氨茶碱负荷量为 6.0mg/kg，先缓慢静注，然后维持量 0.5mg/（kg·h），吸烟者维持量 1.0mg/（kg·h），体弱或使用西咪替丁的患者为每小时 0.3mg/kg。支气管痉挛可静脉输注激素；④尽力维持良好通气，手法纯氧人工呼吸及使用 ICU 呼吸机；⑤以上措施对患者发绀无改善时应立即进行血气分析。组织缺 O_2、CO_2 潴留会导致混合性酸中毒，治疗支气管痉挛的同时应纠正酸中毒。

3. 术毕拔管　术毕应使患者尽早清醒，哮喘患者应避免使用新斯的明。拔管前应逐步降低吸 O_2 浓度，观察 10～15min，证明无缺 O_2 及呼吸困难后方可拔管。对于是否允许在较深麻醉下早期拔管，以及麻醉恢复后能否及时拔管，应进行具体评估。术后不能及时拔管者应早日送入 ICU 进行呼吸支持治疗。

五、麻醉后处理

麻醉后应鼓励患者咳嗽，保持呼吸道通畅，维持循环稳定，防治肺部感染，纠正水、电解质紊乱及酸碱平衡等，还应注重维护呼吸功能。使用呼吸机支持患者要及时清除呼吸道分泌物，静脉输注利多卡因和氨茶碱可防止患者发生支气管痉挛。已拔管患者要给予正确氧疗。COPD 患者呼吸中枢主要靠缺 O_2 驱动，吸氧浓度为 <40% 为宜。患者出现缺氧时要给予高浓度氧，通气不足时应进行辅助或控制通气，无创通气效果良好。

术后使用阿片类药物镇痛要谨慎，注意其对呼吸抑制作用。一般禁用吗啡。哌替啶可松弛支气管平滑肌，术后镇痛效果良好。尽量使用对呼吸无抑制的镇痛方法：椎旁及肋间神经阻滞、硬膜外阻滞等。通过适当处理伤口疼痛和氧疗对预防术后并发症减少手术死亡率有重要意义。

（李江平）

第十三节　心脏病患者非心脏手术麻醉

心脏病患者施行非心脏手术，多数为冠心病患者，先天性心脏病和风湿性心脏病患者相对较少，前者施行非心脏手术以腹部、泌尿、骨科手术为主，而后者以产科手术居多。急症、大手术、失血多和高龄患者的风险较大。

一、麻醉前病情估计

（一）危险因素预测

1. Goldman 心脏高危因素计分（表 20-13）

表 20-13　Goldman 心脏高危因素计分表

（1）年龄 >70 岁	10
（2）6 个月以内心肌梗死	5

续 表

（3）S3 奔马律和颈静脉怒张	11
（4）重度主动脉狭窄	3
（5）ECG 显示非窦性心律或房性早搏	7
（6）室性早搏＞5 次／mm	7
（7）全身情况差：PaO_2 ＜60mmHg 或 $PaCO_2$ ＞50mmHg，血钾 ＜3mmol/L，HCO_3 ＜29mmol/L，BUN ＞17.85mmol（50mg/dl）或 Cr＞265.2 μmol/L（3mg/dl），慢性肝病或 SGOT 升高	3
（8）腹腔、胸腔或主动脉手术	3
（9）急症手术	4

注：＊手术时间和血流动力学不稳定的患者更危险。

Goldman 计分共分 5 级，1 级：0~5 分，死亡率为 0.2%，2 级：6~12 分，死亡率为 2%，3 级：13~25 分，死亡率为 2%，4 级：26 分，死亡率为 ＞56%，3 级和 4 级的手术危险性较大，4 级患者只宜施行急救手术。

2. 2002 年美国心脏病学会（ACC／AHA）围术期心血管危险性估计

（1）围术期心血管高危因素（心肌梗死、心力衰竭或死亡）（表 20 - 14）。

表 20 - 14 围术期心血管高危因素

高危（心源性死亡 ＜5%）

1）不稳定型冠状动脉综合征：急性（7 日）或近期（1 个月）心肌梗死，不稳定型或严重心绞痛。

2）失代偿心力衰竭及严重心律失常：重度房室传导阻滞及心脏病伴症状明显的室性心律失常。心室率不能控制的室上性心律失常。

中危（心源性死亡 ＜5%）

1）轻度心绞痛（加拿大分级 1~2）。

2）心肌梗死病史或 Q 波异常。

3）代偿性心力衰竭或有心衰病史。

4）糖尿病（胰岛素依赖型）。

5）肾功能不全。

低危（心源性死亡 ＜1%）

1）高龄。

2）ECG 示左室肥大、左束支传导阻滞、ST - T 异常。

3）非窦性心律（房颤）。

4）心脏功能差（不能上楼）。

5）脑血管意外史。

6）不能控制的高血压。

3. 不同程度的代谢能量需要（表 20 - 15） 根据 Duke 活动指数（Duke Activity Status Index）和 AHA 运动标准估计不同活动程度代谢能量需要，以代谢当量（MET 为单位）。

表 20 - 15 不同活动程度所需代谢能量估计

1MET	能在室内活动，生活自理，以每小时 3.2~4.8km（2~3 英里）速度行走 1~2 条街
4METs＊	能在家中干活（清洁工作或洗衣服），平地行走 3.2~4.8km。

4METs	能上一楼或走上小山坡，以每小时6.4km（4英里）速度平地行走或每小时走6.4km。能短距离跑步或干重活（拖地板或搬家具等）。能参加中等度体育活动（打高尔夫球、保龄球、双打网球及打棒球等）。
10METs	参加较强运动（如游泳、单打网球、打篮球、踢足球或滑雪等）

注：*心脏患者施行非心脏手术＜4METs则患者耐受力差，手术危险性较大。＞4METs，临床危险性较少。

4. 手术范围大小的危险性（表20-16）

表20-16　手术范围大小的危险性

高危	中危	低危
急症大手术	颈动脉内膜剥脱术	内腔镜手术
心脏瓣膜手术	头颈部手术	白内障手术
大血管手术	胸腔手术	乳房手术
长时间手术（＞3h）	腹腔手术	电休克治疗
大量失液和失血	大关节置换术	体表手术
		前列腺活检

综上所述，具有高危因素、全身耐受能力较差的急症大手术属高危患者、死亡率较高。因此，下列情况应加强准备并推迟手术：①高危预测因素或伴有全身耐受力差的中危预测因素；②低危预测因素＋较差全身耐受力；③中危预测因素＋中等全身耐受力＋重危手术。

（二）心脏患者非心脏手术围术期心肌再梗死

文献报道心脏患者非心脏手术围术期心肌再梗死率及死亡率（表20-17）。另有文献报道所有外科手术患者心肌梗死率为0.2%，心肌梗死后3～6个月为1%～2%，＜3个月为15%，有GABG史为1%～2%。

表20-17　心脏患者非心脏手术围术期心肌再梗死率及死亡率

作者	心肌梗死手术患者死亡率			心肌再梗死率
	0～3个月	4～6个月	6个月	
Rao - Jacobs and El - Err（1983）	37%	16%	5%	66%
Shah，Kleinman and Sami et al（1990）	27%	11%	4.1%	69%
Steen and Tarhan（1978）	5%～8%	2.3%	1.5%	36%
Tarhan and Moffitta（1972）	4.3%	0%	5%～7%	23%

（三）并存症

1. 糖尿病　常与心血管病并存，CI较低，LVEDP和SVR升高，糖尿病与无糖尿病相比心肌梗死、高血压和周围血管疾病的发病比率较高，分别为：25%：10.5%，62.5%：38%和22.5%：12%。因此，必须在糖尿病得到良好控制（空腹血糖＜10mmol/L）后才能施行心脏或非心脏手术。

2. 高血压　冠心病与高血压常同时并存，高血压患者脑、肾血压自动调节限度上移，严重高血压 DBP >120mmHg，麻醉诱导和维持常易发生低血压，术前血压控制不好，血压 >170/90mmHg 术后高血压发生率为 35%，并有 23.8% 患者术后发生短暂神经精神障碍。

3. 肾功能不全 肾动脉硬化，肾血流灌注不足，可引起肾功能损害和水电解质紊乱。

4. 脑血管疾病 易发生脑缺血。

5. 甲状腺功能减退 可引起严重低血压，并易发生心动过缓。

二、麻醉前准备

（一）调整心血管用药

1. 抗高血压药 一般血压控制在 160/90mmHg。最好为 140/90mmHg 如术前 1 日血压仍较高，术晨应口服一次抗高血压药。

2. 洋地黄 主要用于控制房颤患者的心室率，根据心率决定用药时间和剂量，可用至术前或手术当天。

3. 利尿药 常用于高血压或心力衰竭的术前准备，如使用利尿药的时间较长，应特别注意发生低血钾，术前需补钾纠正，一般主张术前 2 日停药。

4. β 受体阻滞药和钙通阻滞药 这两类药对心肌有保护作用，术前不应停药，可用至手术当天。

（二）麻醉前用药

（1）咪达唑仑 0.05mg/kg 术前 1h 肌注。

（2）东莨菪碱 0.3mg 术前 1h 肌注，心动过缓者改用阿托品 0.4mg 肌注。

（3）哌替啶 0.5 ~ 1mg/kg 术前 1h 肌注。

（三）必要的检查

1. 病史和体检 ①生活和体力情况；②胸闷、心绞痛、夜间不能平卧史；③其他重要脏器疾病：糖尿病、高血压、脑血管病；④心率、心律、血压等。

2. 心电图 15% 冠心病患者常规心电图阴性，必要时做 24h 动态心电图检查及心电图运动试验。

3. 超声心动图 可了解心脏收缩和舒张功能，左心室射血分数（LVEF）<35% 指示心脏功能极差，心衰、心肌梗死发生率高。

4. 冠状动脉造影 指征：①休息时心绞痛，药物难以控制；②近期心绞痛加重；③心电图运动试验阳性；④双嘧达莫 – 蛇闪烁照相有逆向缺损；⑤超声心动图应激试验提示缺血。

5. 实验室检查 常规、血气分析和电解质测定。

6. 心肌钙蛋白 I 是应用最广泛的生物标记物，ACC/AHA2007 年非心脏手术患者 围术期心血管事件评估指南中的建议，推荐心肌钙蛋白用于有心电图改变或胸痛等典型急性冠脉综合征的患者。对于中危或高危患者进行中或高风险手术时，获得基础心电图并且在术后即刻、术后 2 天内每天进行心电图检查是最合算的监测手段。

（四）必要的准备

（1）内科治疗：①治疗心律失常；②控制高血压；③改善心脏功能。

（2）纠正水、电解质和酸碱紊乱，特别应纠正低血钾。

（3）急症手术：尽可能完成上述一些准备，同时在有限的时间内进行心电图、血气和电解质检查，处理心律失常（如快速房颤）或心力衰竭，支持心功能。

三、麻醉选择和应用

（一）椎管内阻滞

1. 骶管阻滞　对循环动力学无显著影响，阻滞完全适用于肛门、会阴区手术和膀胱镜检查。

2. 蛛网膜下腔阻滞　仅适用于会阴、肛门和下肢手术，且平面必须控制在 T_{10} 以下，但蛛网膜下腔阻滞用药量小，阻滞完全是其优点，若阻滞平面较广，对血流动力学影响大，会引起血压急剧下降，用于心脏病患者有一定危险。

3. 连续硬膜外阻滞　可分次小量经导管注入局麻药液，阻滞范围可以适当控制，对血压影响也较缓和。先心病晚期妊娠剖宫产也可选用连续硬膜外阻滞。术后可保留导管进行镇痛，效果确切，并有利于减少术后心、肺并发症。

（二）全身麻醉

1. 全麻诱导　静脉麻醉药如丙泊酚使外周阻力降低和心肌收缩性减弱，血压下降，但心率变化不明显。咪达唑仑使血压和外周阻力降低，氯胺酮兴奋交感神经，心率增快和血压升高，因而氧消耗增加，依托咪酯用 $0.2 \sim 0.3 mg/kg$ 诱导剂量，心率、外周阻力和心排血量的变化不明显。肌松药中潘库溴铵使心率增快，但与芬太尼合用时可保持心率和血压平稳。琥珀胆碱可致心律失常，阿曲库铵 $2 \sim 3$ 倍 ED_{95} 可致心率增快，而用维库溴铵、罗库溴铵或顺阿曲库铵则心率无明显变化。

2. 全麻维持　可采用静吸复合麻醉，调节适当的麻醉深度，吸入全麻药浓度一般不超过 1MAC，以免导致心肌抑制。一般以选择异氟醚或七氟醚。同时可间断或持续输注咪达唑仑和（或）丙泊酚，既维持一定深度麻醉，又可保持血流动力学稳定。

（三）全麻复合硬膜外阻滞

心脏患者施行胸、腹部手术，可应用全麻复合硬膜外阻滞，有利于稳定呼吸和循环功能。但容易发生低血压，需补充容量，维持 CVP 在正常范围，必要时应用升压药，防治严重低血压发生，详见硬膜外阻滞复合全麻部分。

（四）麻醉实施和管理原则

1. 维持氧供/需平衡　影响氧供需平衡的因素有：①心动过速；②血压升高；③前后负荷升高；④舒张压过低，冠状血流减少；⑤低碳酸血症；⑥冠状动脉痉挛；⑦贫血和低氧血症。因此，麻醉期间应避免上述心肌供氧减少和需氧增加的因素，减少发生心肌缺血。为了防治心肌缺血，可采用以下措施：①避免缺氧和二氧化碳潴留，同时 $PaCO_2$ 不低于 30mmHg；②维持血流动力学稳定，防治血压显著升高或降低；③及时纠正水、电介质和酸碱紊乱；④避免输血、输液过多，以免加重心脏负荷。

2. 确保麻醉诱导和维持稳定　不管是全麻或部位麻醉均应根据病情及监测指标恰当选用药物，调整剂量，既应维持稳定全麻深度和切实有效的部位麻醉作用，镇痛和肌松完全，满足手术要求，同时对重要脏器功能无明显影响，使患者尽快安全度过手术。

3. 加强监测和及时处理　老年心脏病患者施行非心脏手术麻醉期间，应加强呼吸和循环功能监测，包括常规 ECG、NIBP、SpO_2、$PETCO_2$ 及 CVP 和尿量，其中 ECG 监测中应包括 II 和 V_5 导联，以便较敏感地监测心肌缺血的心电图表现。对全身情况较差和病情较重的患者，选用有创血压监测，以便连续观察其变化。疑有左心功能不全患者，必要时可置入 Swan – Ganz 漂浮导管，测定 PCWP 和心排血量，以便指导心血管治疗。

四、各种心脏病麻醉的特点

（一）肺原性心脏病

慢性肺原性心脏病主要病理生理变化为阻塞性和限制性通气功能障碍及换气功能障碍，伴有低氧血症和高碳酸血症。左右心室，尤其是右心室负荷增加，心排血量降低、肺动脉高压，最后发展为右心衰竭。临床上有典型的 ECG 表现，包括 P 波高尖，称为"肺型 P 波"，P 波 >0.25mv，电轴极度右偏，显示高 R 波和 V5 深 S 波，右室肥大，并有右束支传导阻滞。此类患者在麻醉手术前，应尽可能充分准备，首先应控制呼吸道感染，改善呼吸功能，同时低浓度吸氧，应用利尿药及正性肌力药，有肺动脉高压考选用米力农，支持心脏功能。麻醉药选择，应注意避免引起支气管收缩及对心肌的进一步抑制，维持水和电解质平衡，以及血流动力学稳定，围术期必须加强呼吸和循环功能监测，术毕不能立即拔除气管导管，可用机械通气支持呼吸，并加强呼吸道管理，使呼吸和循环功能逐渐恢复。

（二）瓣膜性心脏病

应做好充分术前准备。房颤患者，可能术前洋地黄用量不足，应使用受体阻滞剂稀释后缓慢静注，控制心室率于 70～80 次/min。若用维拉帕米后心室率获得控制并转为窦性节律，可按需输注维拉帕米每分钟 0.6～1.2μg/kg，维持疗效。麻醉前即刻若患者出现肺水肿先兆，常与患者过度焦虑有关，伴心室率增快，外周血管收缩，除加用适量的洋地黄类药外，立即缓慢静注吗啡 10mg、面罩加压供氧、必要时可采用硝酸甘油和上述治疗药物。待情况稍稳定立即开始全麻诱导。术中注意调整输血补液量，预防术后肺水肿。瓣膜性心脏病患者进行非心脏手术麻醉要点（表 20–18），如能达到预期目标，则麻醉期间可维持血流动力学稳定。

表 20–18　瓣膜性心脏病患者进行非心脏手术麻醉要点

病变	前负荷	后负荷	目标	避免
主动脉瓣狭窄	增加	增加	保持窦性节律	心动过速、心动过缓、低血压
主动脉关闭不全	增加	正常	增加前向血流	心动过缓
二尖瓣狭窄	正常	降低	控制心室率	心动过速、肺血管收缩
二尖瓣关闭不全	增加		轻度心率过速	心肌抑制

（三）慢性缩窄性心包炎

心脏活动受限，心排血量常减少，血压偏低，脉压窄，常有呼吸困难，静脉压升高、肝肿大、胸腹水等。病情严重者应先解决缩窄之心包才能进行常规择期手术。慢性缩窄性心包炎患者麻醉的主要危险是动脉压下降，心率减慢和心肌抑制，特别是麻醉诱导期。当然如果作心包剥脱术，在解除缩窄后应注意容量负荷过多和心脏后负荷的增加，因为这会引起刚解除缩窄心肌负荷过重而发生心功能不全和肺水肿。

（四）冠状动脉心脏病

以往认为心肌梗死后6个月内不宜进行非心脏手术手术，主要由于围手术期间心肌再梗死机会多，且一旦再发后死亡率仍可达50%。但近年来临床资料发现非心脏手术患者，即使以往或6个月内有过心肌梗死史，围术期心脏并发症与死亡率则根据病变严重程度而定，一般认为心肌梗死后有下列情况者问题较严重：①多次心肌梗死；②心衰症状与体征；③左心室舒张末压 >18mmHg；④心脏指数 <2.2L/min/m²；⑤左心室射血分数 <40%；⑥左心室造影显示多部位心室运动障碍；⑦体能差。由于目前对急性心肌梗死已进行紧急溶栓治疗和冠状血管成形术。因此，以往提出再梗死的危险性同样可能不再适用于无上述严重问题的大多数患者。心肌梗死后普外科择期手术可延迟至梗死后6个月；急诊手术病情危及生命当需进行，应采用全面血流动力学监测，尽量维持循环动力稳定、缓和应激反应和保持心肌氧供需平衡；恶性肿瘤估计可切除，如患者属低危一般梗死后4~6周就可考虑进行外科手术，仅在高危患者则作心导管，超声心动图或心脏核素检查后再作出决定是否需要预先作经皮冠状动脉成型术，或同时作冠状动脉主动脉旁路吻合术。

冠心病患者进行非心脏手术，麻醉期间心肌缺血与心肌需氧增加有关，尤其是心率增快或收缩压与心率乘积增加，易发生ST段压低，因此应达到适当的深度，维持血流动力稳定，减少波动可避免心肌缺血、心肌梗死导致的不良结局。

（五）心脏传导阻滞

严重窦性心动过缓、充血性心衰，心律失常需药物治疗，而此类药物又会抑制心脏基本节律，当停搏期 >3.0s 或基本节律 <40 次/min，术前应安装心脏起搏器。此外，房室结功能不全，心动过缓已引起临床症状，急性心肌梗死后持续进行性Ⅱ度A-V阻滞伴有临床症状和有症状的双束支传导阻滞等亦应考虑术前安装起搏器，以保证术中安全。一般认为单纯双束支传导阻滞，患者无任何症状，麻醉期间很少会发展到完全性传导阻滞。因此，术前如心率不慢，一般不必插入临时起搏器。

五、围术期并发症及注意事项

（一）低血压

主要原因：①失血，血容量绝对或相对不足；②全麻过深或麻醉药对心血管的抑制作用；③心律失常；④体位改变；⑤缺氧和（或）二氧化碳潴留；⑥椎管内麻醉阻滞平面过高；⑦心衰或心肌梗死等。处理应针对原因加以纠正。参照CVP或PCWP补足血容量，调整麻醉深度和维持良好通气。至于低血压由于外周血管阻力降低所引起（全麻药的血管扩张作用、脊麻、硬膜外阻滞），可先适当补充血容量，然后应用去氧肾上腺素 0.1~0.3mg 或甲氧胺 2~3mg 静注，由于剂量小、作用时效短可按需重复。若同时伴有心率减慢可加用阿托品 0.2~0.3mg 静注或静注麻黄碱 5~10mg，疗效不够理想可改用多巴胺 1.0~1.5mg 静注。低血压因心功能不全引起，时常伴有血管阻力增加、心排血量低，除强心药外，合理调整血容量后，同时，静脉持续输注增强心肌收缩药和小剂量血管扩张药。

（二）高血压

原因：①患者原有高血压及精神紧张、术前用药量不足，入手术室时血压增高；②全身麻醉深度不够或部位麻醉止痛不全；③气管插管或外科操作引起强烈的交感应激反应；④早期缺氧、二氧化碳蓄积；⑤输血、输液过量等。处理：①针对原因预防为主；②调整速麻醉深度，保证完全止痛；③保持良好的通气，使动脉血气、pH 在正常范围；④应用降压药：高血压伴心率增快，可单次静注拉贝洛尔 2.5～5mg；亦可用短效 β 受体阻滞药艾司洛尔，尤适用于交感、肾上腺能应激引起的血压升高。乌拉地尔（urapidil）降压作用缓和，对心率影响甚小，极少将血压降至较低水平，无血压反跳，使用相对比较安全。尼卡地平是钙通道阻滞剂，也可用于降压。

（三）心功能不全

一般采用利尿、强心和改善心脏负荷等措施。具体步骤：①建立良好的通气，充分氧供，使用气道持续正压或呼气末正压；②静注吗啡 5～10mg（非全麻患者）；③心率快呈室上性心动过速或快速房颤等可应用洋地黄类药，必要时也可用胺碘酮或 β 受体阻滞药；④肺水肿伴可疑容量过荷时静注呋塞米；⑤应用多巴胺增加心肌收缩力，依据效应调节用量；⑥应用血管扩张药减轻心脏前、后负荷和心肌耗氧量。硝酸甘油扩张静脉、降低心脏前负荷为主，由于较少引起动脉舒张压下降，特别适用于冠心病患者。

（四）注意事项

（1）确保呼吸道通畅，加强气道管理，必要时进行呼吸支持，防治低氧血症和呼吸衰竭。

（2）维持血流动力学稳定，除了低血压之外，术后因疼痛或低氧等原因，常易发生高血压和心动过速，加重心肌缺血，甚至可并发心肌梗死。因此，必须加强监护，及时处理，如合理应用硝酸甘油或 β 受体阻滞药及抗高血压药物。

（3）补足血容量，避免脱水或液量过多，维持水、电解质平衡。

（4）维持体温正常，避免低温和寒颤。

（5）正确进行术后镇痛，确保患者基本无痛，但也应注意避免镇痛、镇静药过量。

（王莉娟）

第二十一章

小儿患者的麻醉

第一节　与麻醉有关的小儿生理解剖特点

小儿处于一个不断发育成长的移行过程，其解剖生理在不断地向成人方向发展、转变、新生儿、婴幼儿解剖生理特点最为突出，其他年龄段则介于新生儿与成人之间，年龄越大越接近成人。

（一）呼吸系统

胎儿一旦娩出，其呼吸器官必须在 1~2 分钟内接替胎盘功能，以保证组织的正常氧供，为此需排出肺内液体。经阴道分娩时产道压力达到 70cmH$_2$O，胎儿肺内液体 2/3 已被挤出，其余液体将在 24 小时之内经肺内淋巴系统吸收。剖宫产时缺少这一挤压过程，肺内液体吸收时间延长，因而常有短时间的呼吸功能不足。出生时由于缺氧、CO$_2$ 蓄积以及寒冷、钳夹脐带等刺激，第一次吸气肺泡张开，需要较大的压力（40~80cmH$_2$O）。呼吸数次后产生的功能残气量（FRC，正常 35~60ml）可以减少随后呼吸道开放所需压力。肺表面活性物质在维持功能残气量方面有重要作用，肺表面活性物质不足，如早产儿，则容易发生急性呼吸窘迫综合征（ARDS）。虽然在妊娠 16 周，终末支气管已发育完成，但大部分肺泡是生后形成的，最初几年肺泡数迅速增加，约在 4~6 岁达到成人水平，而肺功能的发育完成则需15~18 岁。婴儿肺弹性回缩压低，由于胸壁骨架部分未发育成熟，顺应性高，随年龄增长可逐步下降，15~18 岁肺功能完全成熟时降至最低，弹性回缩力增加，使二者达到最佳平衡。由于小呼吸道通畅的维持部分地取决于肺的弹性回缩，故婴幼儿小气道疾患较多。

小儿肺泡通气量与 FRC 之比为 5∶1，而成人为 3∶2，亦即肺内氧储备少，但耗氧量高，新生儿耗氧量［6~8ml/（kg·min）］较成人［3ml/（kg·min）］高 2~3 倍，特别在1~2 岁时最高，故对缺氧的耐受能力远不如成人，一旦供氧减少，将迅速出现低氧血症。由于 FRC 少，吸入麻醉诱导及苏醒均较快。婴幼儿呼吸调节功能与成人相似，对 CO$_2$ 反应正常，但新生儿 PaCO$_2$ 常保持在较低水平（35mmHg），此点可能与对代谢性酸血症的代偿有关。新生儿生后 1~2 周，对缺氧的反应是双相的，继短暂的呼吸增强之后，迅速转为抑制，且抑制 CO$_2$ 使呼吸增强的反应，常出现呼吸节律紊乱，进而呼吸停止（respiratory arrest）。新生儿血红蛋白（Hb）约 180~200g/L，出生时胎儿 Hb（fetal hemoglobin，HbF）占75%~84%，3~6 个月逐步减少至正常水平，因 HbF 与 O$_2$ 亲和力强，2，3-DPG 含量少，故氧离解曲线左移，半饱和氧分压（P$_{50}$）约 19mmHg，向组织释 O$_2$ 量较少。

P_{50}于出生后迅速增加，4~6个月时达成人水平（27.0mmHg），6~8个月2，3-DPG则保持在较高水平，以代偿因红细胞生成素少所致的Hb偏低（小儿生理性贫血），保证8个月~18岁期间血液向组织的释氧量不变。P_{50}为27mmHg的成人Hb100g/L相当于P_{50}为30mmHg的婴儿Hb82g/L和P_{50}为24.4mmHg新生儿Hb136g/L的释氧量，而拟手术的新生儿为满足氧运输需要，Hb最少需100~120g/L。

术中动脉血氧分压（PaO_2）必须维持在正常范围。应用脉搏血氧计监测SpO_2，可以随时发现动脉血氧的变化。但由于Hb的氧亲和力、P_{50}随年龄而变化，如新生儿亲和力高，生后3~6个月迅速下降，所以，SpO_2与PO_2关系也因年龄而异。小儿麻醉中保证不发生低氧血症和组织缺氧是完全必要的，但据最近报道，新生儿尤其是早产儿一般不宜吸入高浓度氧，氧供可以满足代谢需要即可，超需吸入即使是低浓度的氧，在新生儿期也会引起氧中毒。过量的氧通过氧化应激（oxydantstress）可以破坏膜、蛋白、DNA，对一些发育中的器官造成严重的病理改变，如早产儿视网膜病（premature newborn retinopathy）、支气管肺发育不良、儿童癌症等。因此，术中、术后以及新生儿复苏时首先是改善通气，使肺泡得到充分扩张，如SpO_2仍达不到需要水平，可在吸入空气中添加适当比例的氧，维持SpO_2在85%~88%到94%~95%之间即可。只有严重缺氧、发绀不能改善时才吸入纯氧。

（二）心血管系统

新生儿出生后由于卵圆孔和动脉导管闭合，循环走行由平行转为序列，心室做功明显增加，尤以左室最为明显，约增加到2.5倍，6周后开始逐渐达到正常水平。所以，生后短时间内左心处于超负荷状态，即使正常新生儿也面临着心衰的威胁，先天性心脏病患儿在此期间麻醉手术死亡率高。新生儿和早产儿心肌收缩力均较成人低，主要由于心肌肌原纤维排列顺序杂乱，数目少50%，可收缩体积明显小，导致心室顺应性低下，使心脏舒张期容积和心每搏量均少，心排血量（CO）的增加主要靠心跳次数的增加。小儿麻醉中心率波动范围大，虽然对心率增快耐受较好，但仍有一定限度，过快将使心肌氧耗增加，甚而导致心衰。反之，心动过缓将会直接导致CO降低，在婴幼儿，心率<100~120次/分即属心动过缓，表明心肌受抑制。小儿心脏每搏量少，动脉口径相对较大，管壁柔软，故年龄越小，动脉压越低。按年龄计算血压公式：年龄×2+80=收缩压. 此值的1/3~2/3为舒张压。

由延髓血管运动中枢和心脏抑制兴奋神经单位形成的调节血压和心率的反射弧，虽在新生儿出生后已初具功能，但其代偿常不充分，如咽喉反射引起的呼吸停止、心率减慢，持续时间稍久，即可因中枢缺氧而不能启动呼吸，甚而导致心跳停止（cardiac arrest），突然死亡。所有各种吸入麻醉药及静脉麻醉药对心血管均有抑制作用，且所需浓度较中枢抑制浓度为小，容易出现血压下降。出生时的血容量个体差异较大，例如，延迟夹脐带可使之增加25%，与此相反，在宫内，胎儿缺氧，常导致血管收缩，故窒息的新生儿多有血容量不足。由于出生时交感神经尚未发育成熟，使其血容量对动脉压的影响非常突出，故在临床上新生儿血压是反映其血容量的良好指标。出生后的低氧血症可使肺动脉阻力增加，有使动脉导管和卵圆孔重新开放，恢复胎儿型循环的危险。

（三）肾脏发育及功能

足月儿出生后肾小球滤过率（GFR）迅速增加，而早产儿GFR低且增速缓慢，可能与血管阻力高，滤过面积小和超滤压低等有关。由于GFR、肾血流（RBF）低，对水的排除能力受限，出生时由于肾小管发育不成熟而皮质肾单位袢长，排钠较多，而肾小管钠再吸收能力差，尿钠排泄率高，胎龄越小越明显。出生后钠排泄率迅速下降，成熟儿生后约3天降至1%以下，如胎龄不足37周的早产儿，同期继续维持在3%～9%高值。远位肾小管再吸收率低，可能与对醛固酮反应差以及心钠素（ANP）高等有关。为此，应适量补钠，但若输钠过多，又可招致高钠血症和浮肿。新生儿尿排钾少，此点与近位小管 $Na^+ - K^+ - ATP$ 酶活性低，远位肾小管对醛固酮反应差有关。因此，患病新生儿与未成熟儿出生后，由于酸中毒、低血压、肾灌注少等原因，易致钾潴留。新生儿尿浓缩功能差，尿渗透浓度最高仅700mOsm/（kg·H_2O），未成熟儿更低，而成人可高达1 200mOsm/（kg·H_2O）。其机制与肾髓质解剖学上发育不成熟，渗透压差小，集合管对醛固酮（ADH）反应差，前列腺素对尿浓缩的抑制有关。新生儿肾调节酸碱平衡能力较差，由于近位小管对 HCO_3^- 再吸收差，细胞外液多，导致 HCO_3^- 浓度相对较低，有机酸排泄少，而伴随发育及蛋白异化所产生的有机酸较多，以及骨代谢产生 H^+ 等原因，容易发生酸中毒。

（四）神经系统

出生时脑被数片颅骨包围，前囟通常在出生后20个月闭合，闭合前阶段前囟张力对判断脱水及颅内压有重要参考价值。新生儿脑与成人比较相对较大，新生儿脑重约占体重的1/10，而成人占1/50。生后增长迅速，6个月时脑重量增长1倍，1岁时增长2倍。小儿脑氧代谢率（$CMRO_2$）高，儿童平均需氧5.2ml/（min·100g），明显高于成人［3.5ml/（min·100g）］，任何原因所致的氧供不足，均易造成脑缺氧。成人脑血流量为50～60ml/（min·100g），早产儿及新生儿约为40ml/（min·100g），而年长儿可达100ml（min·100g）。小儿脑血流的自动调节范围也低于成人，麻醉中脑血流量易受血压剧烈波动的影响，早产儿和足月新生儿在急性窘迫时，其脑部自动调节机制会进一步受到损害，脑血流量可随动脉压变化而变化，导致脑室内或周围出血。小儿出生时神经细胞只有正常的1/4，1岁时皮质及脑干接近发育完全。而髓鞘的形成及树突的完善过程要持续到3岁，所以，婴儿常具有各种原始反射。与中枢神经不同，自主神经发育相对较好，出生时支配心血管的副交感神经功能发育已经完成，而交感神经则需到生后4～6个月。维持血压和心率的压力反射及延髓血管运动中枢（加压和减压）在出生时已具有功能，但未成熟，麻醉状态下易受抑制。由于传导通路的发育尚未完善及缺乏神经肌肉协调动作的训练，神经系统功能不够稳定，调节功能也较差，如呼吸、肌肉运动及体温调节等。新生儿出生时，血-脑屏障未发育成熟，再加上脑血流量丰富，许多药物在婴儿脑内浓度较成人高，如硫喷妥钠即容易通过血-脑屏障产生中枢抑制。脊髓末端出生时相当于椎管内第3腰椎水平，1岁以后才位于第1腰椎水平。

（五）体温调节（thermoregulation）

体温的产生是机体产生热和向环境散热之间平衡的结果，在低于体温的环境中，机体通过消耗氧和能量来保持正常体温。新生儿容易受周围环境影响，成人调节下限为环境温度0℃，而新生儿为22℃。其原因是体格小，产热不足，体表面积相对大，体表面积与体重之比是成人的3～5倍，单位体积的散热量约为成人的4倍，再加上传导快，散热容易，早产儿更明显。较大儿童能借寒战反应产生热量，而新生儿的产热全靠褐色脂肪（brown fat）的氧化，足月新生儿褐色脂肪占体重的5%，而早产儿只占1%，所以，正常新生儿应置于与皮肤温差 2 ~ 4℃ 的环境，在该温度下，代谢速度最慢，温度调节仅靠蒸发即中性环境温度 (neutral therml environment)。安静状态下腹部皮肤温度 36℃，环境温度 32 ~ 34℃，婴儿氧耗最少。体温越低，所需环境温度越高。通常在寒冷环境下，由于环境和皮肤温度差大，必然导致氧耗增加，若环境温度持续过低，极易造成低体温 (hypothermia)。体温下降到 35℃ 以下时，除对中枢及心血管的直接抑制外，还可因外周血管收缩，影响组织氧供，导致细胞缺氧，发生代谢性酸中毒，硬肿症，呼吸抑制，甚而由于增加肺动脉阻力导致恢复胎儿循环，加重低氧血症的危害。全身麻醉可使体温中枢调节阈值增加，尤其是低温阈值下降及末梢血管扩张，散热增加，体温下降。低体温对静脉及吸入麻醉药的药动学及药效学均有影响，可使吸入麻醉药 MAC 降低，组织可溶性增加，非去极化肌松药用量减少，作用时间延长，所以，小婴儿手术中保温极为重要。6 个月以上小儿代谢旺盛，若手术室环境温度偏高，再加上覆盖敷料，体温容易升高而引发高热。

（六）药理学的影响

小儿出生后早期因身体组成、蛋白结合、体温、心排血量的分配、心脏功能的发育程度、血–脑屏障的成熟情况、肝和肾的大小与功能，以及有无先天畸形等诸多因素，均影响其药代学和药动学。新生儿总含水量高，且随年龄增加而减少，而肌肉、脂肪则随年龄增加而增加，因而新生儿水溶性药物分布容积大，通常需要给予更大的首剂方能达到预期的血药浓度（如琥珀胆碱），而需要依赖脂肪再分布消除的药物药效将延长（如硫喷妥钠），在肌肉中再分布的药物药效也将延长（如芬太尼）。由于肝脏功能未发育完善，一些通过肝脏代谢为无活性产物的麻醉用药代谢较慢，作用时间较长。药物代谢大部分经两个途径：第 I 相或降解反应（氧化、还原及水解），第 II 相或合成反应（结合）。I 相反应大部分在肝微粒体酶进行，新生儿体内与药物代谢有关的酶系统发育不全，氧化药物的能力最差，而水解药物的能力与成人相仿。新生儿药物蛋白结合率低（白蛋白较少，α_1 酸性糖蛋白生成不足）而影响药物的血药浓度，以及由于血气分配系数、肺泡通气以及心脏排血分布的差异，影响吸入麻醉药的摄取和分布。由于各脏器系统的迅速发育，使麻醉及有关药物的摄取、分布、蛋白结合、代谢、排出在不断变化，从而导致小儿不同年龄段对麻醉药物等效剂量、起效时间、吸收、排出时间均有所不同，婴幼儿阶段以前最为明显。总体而言，早产儿 (prenatal)、新生儿大多数药物清除半衰期延长，2 ~ 10 岁儿童缩短，进入成年再度延长。此外，婴儿如患有脓毒症、充血性心衰、腹内压增加、营养不良和机械通气，均会影响其药代学及药效学，使个体差异更为明显。

（王 媛）

第二节 麻醉前检查、评估及准备

（一）麻醉前检查评估 (preanesthetic assesment)

1. 术前访视 麻醉前详细了解病情，对麻醉手术中可能出现的风险进行评估预测，并做好防治准备，是保护患儿平顺渡过围手术期的重要保证。小儿麻醉中所谓"意外"的多发，常常与术前评估的疏漏有关。

（1）病史：除了了解手术、疾病等有关病史外，还应从家长或患儿处询问并存病史、过敏史及住院后治疗经过，曾否用过与麻醉有关的药物。对曾经施行过麻醉手术者，应了解当时麻醉情况及手术中、后有无异常经过及曾经采取的治疗措施。

（2）体格检查："小儿"不能抽象理解，应有"定量"概念。入院后体重、身高测定应列为常规。应注意年龄与发育状况及是否与正常值相符。肥胖儿童应计算其体重指数（BMI），目前超重儿较多，注意判断其程度是否已达病理性肥胖（BMI > 30 ~ 35）。检查手术病变以外，重点放在呼吸、心血管状况及合作程度上，包括上呼吸道有无畸形、病变，听诊心、肺，测量血压、脉搏有无异常及代偿情况。较复杂的并存疾病应请相关科会诊共同评估。

（3）实验室影像及其他辅助检查结果：应熟悉小儿不同年龄各种实验室检查的正常值和影像学检查结果的意义，以判断有无异常。手术前应常规检查 Hb 及 HCT，小儿各年龄组间 Hb、HCT 正常值差异较大，必须参照正常值，确定患儿术中 Hb、HCT 的目标值，作为输血的依据。

（4）手术：应了解手术部位、体位、手术方式、主要操作步骤及其对麻醉管理的要求。

2. 并存病（preanestheticco morbites）　一般较成人为少，以下几种并存病较为常见。

（1）上呼吸道感染（infection of upper respiratory tract）：上呼吸道感染使小儿呼吸道敏感，麻醉时容易发生喉痉挛、支气管痉挛及低氧血症，术后有可能病情加重，尤其在长时间大手术和气管内麻醉之后。手术时机尚无统一的标准，通常对急性上呼吸道感染，有发热、咳嗽、脓性鼻涕的患儿，应考虑推迟手术。体温不超过 38℃ 的微热，无其他症状且手术较小者可以进行麻醉。术后呼吸系统并发症发生或加重的可能性增加，应得到家属的理解。尽可能选择用静脉麻醉或呼吸道刺激性小的吸入麻醉药，并准备好应对并发症的防治措施，如肌松药、气管插管、吸氧等。

（2）哮喘：有哮喘并应用支气管扩张药治疗病史者，术前应用支气管扩张药给予充分控制，插管前充分表面麻醉，术中选用有支气管扩张作用的麻醉剂如氯胺酮或（和）七氟烷吸入辅以机械通气，多数可以平稳渡过手术期。术后必须加强监测，发作时给予支气管扩张药雾化吸入，必要时给予呼吸支持。

（3）先天性心脏病：对并存先天性心脏病的患儿，首先要确定手术疾病与先天性心脏病哪一个是威胁生命或影响生活质量的主要问题。原则上对主要问题要优先解决。确定现手术疾病需要先进行治疗之后，要明确先天性心脏病的诊断，评估心脏功能及代偿情况。术前准备及术中管理原则同先天性心脏病手术，注意保护心功能，并做好应对心脏突发事件的准备，术后应加强监测及治疗。

（4）贫血：贫血的诊断必须对应各年龄的正常值。出生后 3 ~ 6 个月 Hb 可降至 90 ~ 100g/L，此为生理性贫血。SvO_2 也是贫血的敏感指标，< 30mmHg 表明红细胞生成素增高，红细胞生成不足。诊断为贫血的患儿，择期手术，术前应尽量予以纠正，以增加对术中出血的耐力。对肾衰所致慢性贫血的年长患儿，由于 2，3 - DPG 的增加，释氧增加，对贫血耐受较好，但术中 Hb 也不宜低于 60g/L。切记在 Hb 低于 50g/L 时，即使缺氧也不会出现发绀。

（5）胃饱满：小儿食管短，括约肌发育不成熟，屏障作用差，咽喉反射不健全，在麻醉状态下容易发生反流和误吸（regurgitation and aspiration）。择期手术饱食者，应在进食 6 小时后手术。急诊手术由于各种原因胃饱满者，首先考虑在非全身麻醉下手术，必须立即在全麻下手术者，处理的基本原则是尽量排空消化道内容和保护好呼吸道。急腹症胃内容潴留，饱食或少量进食（奶）后，应下粗胃管，尽可能吸净胃内容后再进行麻醉。对胃内容潴留量大，腹内压高，用胃管难以吸除者，可用粗胃管或气管插管经鼻插入食管，抽吸后保留导管，以随时引流或（和）吸引胃内容，再进行麻醉。诱导行快速插管时，取头高位，面罩通气压力适当减小，并由助手压迫环状软骨，避免过多气体进入胃内使胃内压增加和防止胃内容反流。依笔者经验，在充分表面麻醉下行清醒气管内插管后进行麻醉，较为稳妥，尤其在重症婴幼儿。应用脊椎及硬膜外麻醉或区域阻滞麻醉时，如辅用较大剂量的镇静药，仍有发生反流误吸的可能，不可放松观察和管理。

3. **麻醉及手术风险**（anethsetic risk&operative risk）　小儿年龄越小，发育成熟度越低，小儿特点越突出，风险也越大。麻醉是双刃剑，但以正面保护作用为主，体现在解除恐惧不安、疼痛，抑制创伤应激反应，抑制伤害性感受（noception）和麻醉药本身的保护作用等方面。负面作用与成人相比，则相对较大，安全界窄，与发育未成熟有关。呼吸系统问题最为多发，麻醉深浅把握困难，代偿机制不健全，病情变化快，突发不良事件多，麻醉管理是否到位与术中经过及预后有重要关系，"有小手术无小麻醉"这一论点，在小儿麻醉体现得最为突出。手术创伤是围手术期不能回避的风险源头，小儿各种应激反应均已存在，只是代偿能力和自身修复能力远不如成人。长时间大手术围手术期风险明显增加，如失血、失液相对较多，而代偿能力却绝对较小，监测比较困难，容量补充在量、速度、成分方面难以准确掌握。手术造成的器官功能紊乱，如开腹手术时间长、创伤大会导致体液丢失量大，间质水肿，低体温及其一系列后果等，均增加围手术期风险。至于继发于创伤、缺血、感染等的全身炎症反应综合征（SIRS）及器官功能损害，在小儿围手术期同样发生，对患儿不利影响的严重程度可能超过成人。

（二）麻醉前准备

1. **麻醉前禁食**（preoperative fasting）　小儿麻醉前既要保持胃排空，又要尽可能缩短禁食、禁水时间，所以，必须取得患儿双亲的理解与合作，在规定时限内按时禁食与禁水。因小儿代谢旺盛，体液丧失较快，禁食、禁水时间稍长，容易造成脱水和代谢性酸中毒，如新生儿禁食 12 小时就相当于成人禁食 24 小时。婴幼儿禁水时间允许缩短到 2~3 小时。禁食、禁水前尽量按时喂牛奶或糖水，以免脱水。万一手术延迟，应补充饮水或静脉输液。事实上，由于麻醉开始时间，尤其是第二台手术，常难以准确预定，在实际执行方面常遇到困难，有待与手术科室共同商讨改进。

2. **麻醉前用药**（premedication）　基本目的与成人类似。由于小儿心理发育不成熟，0~6 个月尚不知恐惧，麻醉前不需镇静。6 个月~6 岁因怕与父母分开，以及对手术室环境的生疏、恐惧，而导致哭闹挣扎，麻醉前必须给予镇静或催眠。学龄以后虽能理解和沟通，但大部仍心存恐惧和不安，应耐心解释麻醉过程、手术室环境和可能存在的不适或疼痛（如注射），亲切交流，以获得患儿的信任，必要时仍需给予镇静、催眠。使家长安心常是消除儿童恐惧和焦虑的另一重要途径，应予重视。家长陪伴进行麻醉诱导，可减少患儿的焦虑和不安，有利于小儿的心理保护，但也给麻醉工作带来不便，国内尚未见推广应用的经验报道。对术前剧痛的小儿，应给予适当剂量的镇痛药，包括吗啡类药物如哌替啶肌内注射。关于镇静药物的选择，苯二氮䓬类药物非常适合于麻醉前给药。地西泮毒性小、口服吸收完全而迅速，至今广为应用。但由于起效较慢及肌内注射给药的吸收不稳定，正在逐渐被咪达唑仑（DMC）所替代。DMC可经口服、肌内注射或静脉注射用于诱导，是比较理想的手术前用药，但不能用于新生儿。巴比妥类药除经直肠给药（硫喷妥钠、戊巴比妥、美索比妥）外已很少使用。吩噻嗪类药物如氯丙嗪＋异丙嗪肌内注射具有镇静、强化麻醉、减轻气道不良反射的作用，并能对抗氯胺酮及羟丁酸钠等药物的不良反应。但作用时间偏长，往往苏醒延迟，且咽喉反射的恢复较意识恢复为晚，术后容易发生反流、误吸。用神经安定药氟哌利多代替氯丙嗪，其镇静作用、抗呕吐作用作为麻醉前给药非常有利，且只需很小剂量，这一性能在眼科手术尤其需要。可乐定也可用于小儿术前给药。

抗胆碱能药物中以阿托品最为常用。其目的主要是为了减轻迷走神经反射及保持呼吸道干燥。需避免术中心跳增快的患儿，可用东莨菪碱或长托宁。关于给药途径，习惯上多采取肌内注射的方法，其优点是剂量准确，效果稳定（地西泮除外），但患儿常因扎针而引起恐惧、哭闹。现在提倡采用口服、直肠灌注、鼻腔点滴等非注射途径，而肌内注射是最后的选择。如氯胺酮口服，美索比妥20～25mg/kg或硫喷妥钠20～25mg/kg直肠灌注，咪达唑仑0.5～1.0mg/kg口服，多数患儿可进入睡眠状态而直接开始诱导。非注射给药的缺点是无标准配方，药液需自行配制，给药还需小儿配合，给药过程中还会有药物的损失，导致很难确定准确的剂量和起效时间。最近有学者研制三种药物混合液配方，每毫升含氯胺酮25mg、咪达唑仑2.5mg、阿托品0.15mg，再加调味剂制成口服混合液，小儿比较容易接受，用量0.2ml/kg，临床试用效果比较满意，可供进一步研制参考。

3. 麻醉选择　由于小儿不能合作，以全麻应用最为普遍，骶管阻滞、神经干阻滞的应用也日趋增加，但多辅以全身或镇静麻醉。由于麻醉药种类众多，即使同一方法，也有多种作用相近又有不同特点的药物可供选择。尤其是复合麻醉的推广应用，麻醉药物的选择空间更大，目前尚无统一的最佳配伍模式，通常根据病情、个人经验和其他条件决定。

（王　媛）

第三节　小儿的呼吸道管理

一、上呼吸道有关解剖的特点

婴儿头大、颈短、舌体肥大、咽腔狭窄、声门裂高，会厌短呈"V"形，位于声门中间，气管插管暴露声门比较困难。新生儿气管软骨非常柔软，早产儿尤其突出，头过度前屈即可导致软骨塌陷窒息。颈部肌肉较软弱，不能支持头部重量，婴儿仰卧位时，下颌明显内收，正常呼吸时舌肌及其他上呼吸道肌肉与膈肌同步收缩，上呼吸道内径扩大，麻醉状态下颏舌肌受抑制，易引起舌后坠，肩下垫以薄枕使肩部抬高，多可改善。提下颌时，婴儿无牙齿支持，舌体又大，咽部易为舌所阻，遇此情况，将下颌放松，略张开嘴或放牙垫或插入通气道，可使气道通畅。婴幼儿主要靠鼻呼吸，麻醉时不应压迫鼻部，麻醉前如有鼻塞现象，应清理鼻腔，或用3%麻黄碱溶液滴鼻。婴幼儿喉头组织脆弱、疏松，血管及淋巴管较丰富，喉头呈漏斗状，最狭部位在声门裂下方，环状软骨水平，由于内径较小，如水肿1mm，在婴幼儿就可造成较严重的呼吸道梗阻。所以，插管时必须注意导管内、外径的选择。婴幼儿肩窄、胸小、腹部膨隆致使膈肌上升，肋骨排列几近水平，且未与胸骨固定，所以，呼吸时胸廓运动幅度很小，主要靠腹式呼吸，致肺活量较小，当需要增加通气时，只能靠增加呼吸频率来代偿。因此，呼吸做功增加，而膈肌和肋间肌的 I 型肌纤维比例小，在 2 岁以后才达成人水平，容易引起呼吸肌疲劳（fatigue of respiratory muscle），甚者可导致呼吸衰竭。长时间麻醉时均应给予扶助或控制呼吸，以减少呼吸肌做功和克服因麻醉装置增加的负担。术者术中操作尽量不压胸、腹部，以减少呼吸肌负担。

二、小儿气管插管术的特点

小儿咽腔及总气管内径狭窄，容易发生梗阻，且因全身麻醉的广泛应用，适用气管内插管的病例较多。年龄越小，病情越重，加强呼吸管理的必要性越大，插管的适应证也就越多。

1. 器材准备　小儿因年龄、体格大小不同，所用器材的规格与类型也较成人繁杂，必须选择适当，包括面罩、呼吸囊、口咽导气管、喉镜片、气管内导管、接头以及吸痰管等，均应准备与患儿身高、年龄相适应的规格、型号。因小儿发育及个体差异较大，至少应准备相邻号导管 3 支供选用。新生儿、小婴儿还应准备同号导管 2 支，以备发生管腔堵塞时更换用。

2. 插管方法　途径与成人相同，但视野小且舌根容易向两侧滑动。经口明视插管时选用规格合适的喉镜片，右手稍推患儿前额，头稍后仰（此点与成人不同），使口张开，推开下唇，左手持喉镜沿右口角近垂直方向置入镜片，轻柔地将舌体推向左侧，使喉镜片移至正中，2 岁以下小儿用直镜片比较容易压住舌根，将会厌挑起，看清声门，轻轻插入。新生儿、早产儿或危重婴儿也可在充分表面麻醉下清醒插管，由助手双手固定头部在合适位置，用直镜片，窥喉时操作者以小指下按并固定喉节。如遇有先天性气管狭窄，表现为导管通过声门后不能前进，此时切不可贸然用暴力前插，可改用喉罩（laryngeal mask）或推迟手术。通过影像学或气管镜检查确定狭窄部位及性质，再根据手术需要决定呼吸道管理策略。如狭窄部位靠近总气管远端，可将导管插到管口紧对狭窄部上端进行麻醉。术前已诊断有气管狭窄者，处理原则相同。对于小儿困难呼吸道的处理，由于小儿不耐受缺氧，必须在具备保证插管过程中不发生严重缺氧条件下进行。插管困难主要见于颌面部先天畸形、小颌症（Pierre - Robin 综合征和 Treacher - Collins 综合征），缺少适用的设备是难点之一。对术前已诊断者，应准备好导管插不进时的第二和第三套备用方案，底线是遇有导管插不进而又出现明显缺氧的危急场面，保证随时能恢复自主呼吸和纠正缺氧。无插管成功的把握和保证条件下不得用肌松药。如适用喉罩，可能比较容易。若必须气管插管，可根据个人经验试插，用喉罩引导，逆行插管等方法解决。目前已有可用于内径 2.5~3.0mm 的气管导管的细光棒或纤维支气管镜做引导，可惜尚未能普遍应用。对诱导中临时发现插管困难，应立即停止操作，面罩供氧，请示上级医师，共谋对策。可视喉镜的问世，使大儿童的插管成功率获得改善，希望不久会研制出适用于婴幼儿的镜片。对于因急性会厌炎（Acute epiglottitis）、咽后壁脓肿等引起呼吸困难的患儿，则应尽量保持患儿安静，吸入无刺激性的麻醉气体，在患儿呼吸道梗阻不加重的条件下加深麻醉后行气管内插管。危急情况下导管不能插入，喉罩、通气道均未能使呼吸改善，且患儿缺氧进行性加重时，为挽救生命，可直接用环甲膜穿刺造口器置管或用气管造口器行气管造口置管。用粗穿刺针经环甲膜穿刺，吹入氧气，虽不能完全解决问题，但操作容易，可缓解缺氧，争取寻求救助的时间。气管切开应慎用，因小儿拔管后容易发生气管狭窄。

3. 导管选择及定位　关键问题有深、浅、粗、细四个方面。插入深度：小儿主气管短，新生儿声门至隆突的距离仅 4cm，通常以导管前端超过胸骨上缘（主气管中段）为宜。导管前端粗黑色标记线平声门为最适插管深度，插管后再常规听诊对比两侧呼吸音，确认与插管前相同即可，导管所标距尖端距离的刻度，是重要参照依据。①插入过深：导管前端如触及隆突，有类似喘鸣样杂音，呼气道不畅；或进入一侧支气管，与成人同样易入右支气管，造成严重通气不足，均应立即缓缓退出至听到清晰呼吸音处再稍退（不超 2cm）即可；②插入过浅：易致导管脱出和由于导管在口外部分的移动，使管口斜面与气管壁紧密接触，出现呼吸道梗阻，有怀疑时，观察管壁的刻度可立即判明。参考公式：插管深度（cm）= 12 + 年龄/2。管径：导管内、外径在管壁均有标明。①内径偏细：增加呼吸阻力和呼吸肌做功，根据伯肃叶定律，半径减至原有的 1/2，阻力增加 16 倍，自主呼吸时用指腹堵管口、控制呼吸时加压（< 30cmH_2O）呼吸囊，导管周围即出现明显的漏气，导管内径选择的参考公式：导管内径（mm）=（16 + 年龄）/4，应用带套囊的小儿气管导管时，切不可因无须担心漏气而忽视导管内径；②导管过粗：是术后并发喉水肿的主要原因，插管时可感到通过声门裂较紧，试提插导管有紧涩感，试堵管口或呼吸囊加压 30 ~ 40cmH_2O，导管周围无漏气，即属过粗。不论偏细、偏粗，一旦判明，必须立即更换合适的导管。小儿导管内径细，所以，吸痰管应稍细于导管半径，如偏粗，吸引时间稍长，容易造成缺氧，吸力过强，还可能造成肺萎陷。导管的插入深、浅，管径粗、细确认合适后，用两条胶布交叉牢固固定，以避免滑脱。

（三）小儿喉罩的应用

喉罩是小儿麻醉中新开发的一种保持呼吸道通畅的工具，小儿上呼吸道狭窄似乎更适合应用喉罩以保持其通畅，临床应用日益增加。

1. 适应证　①替代口咽通气道；②替代气管导管，如日间手术、镇静及其他短小手术麻醉时；③困难气道的维持或引导气管插管；④主气管狭窄，正常气管导管不能通过。

2. 禁忌证　①胃饱满，反流、误吸危险大；②咽喉部存在感染或其他病变，如肿瘤、脓肿、血肿等；③必须持续正压通气的手术，胸 - 肺顺应性小，通气压力需大于 25cmH_2O 和开胸手术；④呼吸道出血；⑤扁桃体异常肥大；⑥有潜在的呼吸道梗阻，如气管受压、气管软化；⑦术中需频繁变换头部位置。

3. 喉罩置入法　小儿基本上都在全身麻醉下实施。插入方法很多。①标准（正中）置入法：全麻至眼睑反射消失，嚼肌松弛，咽反射抑制（也可辅用表面麻醉），头轻度后仰，插前完全抽瘪气囊，罩口朝向下颌，沿口腔中线向下插入，贴咽后壁下插直至不能推进，气囊注气；②逆转法：先将喉罩口朝向硬腭置入至咽喉部后，旋转 180°（喉罩口对向喉头），再继续往下插直至不能推进；③部分充气侧入法：插前气囊按半量充气，按正中法插入至气囊全部进入口内，向外旋转 45°，罩口向舌，将舌推向一侧，用拇、示指持喉罩管深插至受阻，然后向回旋转 45°转回到中线，套囊充气，固定在右口角。接麻醉机验证喉罩位置，通气顺畅，无漏气，置入成功。据 Kundra 报道，此法用于 4 个月 ~ 6 岁小儿，从位置正确、咽部损伤率和耗用时间三方面比较均优于正中法；④喉镜直视下（用或不用探条引导；充气或不充气）置入法：如非困难呼吸道，均易顺利成功。喉罩置入最佳位置是喉罩进入咽腔，罩的下端进入食管上口，罩的上端紧贴会厌腹面的底部，罩内的通气口正对声门。罩套囊充气后，即在喉头部形成封闭圈，保证通气效果，< 10 岁的患儿置入喉罩的平均深度 =

$10cm + 0.3 \times$ 年龄（岁）。置入喉罩后正压通气，观察胸廓起伏，听诊两侧呼吸音，听诊颈前区是否有漏气音，纤维光导喉镜检查可看到会厌和声门。关于气囊充气量，根据最近一份对不同厂家小儿喉罩气囊充气量的研究指出，不同品牌、型号喉罩标明的最大气囊容量，按全量充气时囊内压均过高，达 $120cmH_2O$ 以上。过高的气囊内压可造成咽喉部疼痛、吞咽困难等并发症。因此，临床应试注用最小充气量达到密封呼吸道和消化道即可，实际只需最大量的 $1/3 \sim 2/3$ 已完全可以达到要求，以减少并发症的发生。若能监测气囊内压（<$40cmH_2O$）最为合适。

4. 小儿口咽通气道　其应用概率远较成人为多，小儿咽腔狭窄，侧壁无骨性支撑，麻醉后咽肌松弛，容易塌陷造成梗阻，常需通气道维持。最近又在喉罩基础上研制出新型的喉围通气道（perilaryngeal airway）和咽导管（pharyngeal tube），用以维持呼吸道通畅。前者由远端带多个裂隙样开口的柔软尖端通气，近侧靠套囊固定导管位置，置入方法与喉罩类似。后者是会厌上通气装置，带两个气囊，前端为卵圆形开口，远侧气囊封闭气道远端，以防误吸，近侧气囊封闭通气部上方口咽部，插入方法与喉罩相同。

（王　媛）

第四节　全身麻醉及并发症

（一）吸入麻醉（inhalation anesthesia）

1. 小儿与成人吸入麻醉药药理的不同点

（1）血气分配系数：新生儿血气分配系数低于成人，因而诱导及苏醒皆快。常用吸入麻醉药新生儿的分配系数见表 21-1。

表 21-1　新生儿吸入麻醉药分配系数与成人比较

	氟烷	恩氟烷	异氟烷	七氟烷	地氟烷
新生儿	2.14	1.79	1.19	0.59	0.51
成人	2.3	1.9	1.4	0.72	0.62

（2）肺泡最低有效浓度（minimum alveolar concentration，MAC）：MAC 因年龄而改变，不同年龄小儿 MAC 见表 21-2。

表 21-2　不同年龄小儿吸入麻醉药的 MAC

	氟烷	恩氟烷	异氟烷	七氟烷	地氟烷
新生儿	0.87	–	1.6	3.3	9.16
1~6 个月	1.2	2.4	1.87	3.2	9.42
6~12 个月	0.97	–	1.8	2.5	9.92
3~5 岁	0.91	2.0	1.6	2.5	8.62
成人	0.75	1.68	1.15	2.05	6.0

一般新生儿、早产儿的 MAC 随月龄增加而增大，1~6 个月最高，新生儿恩氟烷 MAC 较 1~6 个月婴儿小 25%，异氟烷、氟烷小 15%。此后，随年龄增长 MAC 逐渐下降，每 10 岁约下降 6%。

小儿心血管容易受麻醉药抑制，应用等量麻醉药浓度，新生儿低血压发生率为 1 ~ 6 个月婴儿的 2 倍多，而应用等效浓度氟烷（1MAC）其心率减慢及血压下降程度相同，地氟烷情况相似。各类麻醉药随吸入浓度（麻醉深度）之增加，均对小儿心血管及呼吸有相应程度的抑制作用，但大于成人，对新生儿、早产儿的影响可能更为严重。小儿吸入全麻诱导及苏醒的快，其原因与下列因素有关：①肺泡通气量与功能残气量的比值较大；②小儿心排血量大部分分布到血管丰富的组织，包括脑、肾、内脏及内分泌腺等；③小儿血/气分配系数较成人低。基于上述原因，新生儿达到与成人相等的脑内麻醉药水平所需时间仅为成人的 1/4。

2. 吸入全身麻醉的方法

（1）诱导

1）面罩吸入诱导：由于七氟烷的无刺激性香味，明显增加了其在吸入诱导中的应用。吸入 8% 七氟烷的患儿可在 1 分钟左右迅速入睡，小于 6 个月的婴儿 MAC 小，且循环容易遭受抑制，没特殊需要不必追求此高速度，加入 50% ~ 70% N_2O 适当减低七氟烷浓度，至嚼肌松弛窥喉表麻后插管，肌松药的应用可根据需要。对已进入基础麻醉状态的小儿，亦可直接吸入刺激性较小的麻醉剂诱导。婴幼儿诱导后应妥善固定和保护四肢。

2）静脉诱导：等效剂量的各种短效静脉麻醉药和肌松药皆可用于诱导，加用芬太尼类（如芬太尼 2μg/kg）可减轻插管应激反应。此类药物种类繁多，尚无固定的最佳组合方案，应根据具体情况酌定。一般入室后先开放静脉，缓慢静脉注射诱导药（如丙泊酚、硫喷妥钠或氯胺酮等），入睡后注入琥珀胆碱，或其他插管剂量的非去极化肌松药，选择合适的面罩给氧去氮后插管。如无合适的麻醉机，婴儿可用供氧管直接连接婴儿面罩，将氧流量调到 4L/min 左右，间断紧扣在小儿口鼻上以进行通气、供氧和去氮。面罩正压吸氧时要注意保持呼吸道通畅，尤其是无牙小儿。婴幼儿也可用羟丁酸钠稀释至 12.5% 浓度后缓慢静脉注射，全量（100 ~ 125mg/kg）5 分钟左右注完，过 3 ~ 5 分钟进入深睡后，咽喉反射抑制，再以 2% 利多卡因溶液表面麻醉后，不用肌松药直接插管。

3）肌内注射诱导：对不能合作的患儿，难以用通常方法诱导时，可在臀肌注射氯胺酮 5 ~ 8mg/kg，入睡后接用其他麻醉药诱导插管及维持。

（2）维持：小儿常用的麻醉装置有"T"形管法和紧闭法。Mapleson 环路系统及其改良型均属半开放法，麻醉气体浪费较大，环境污染较严重，操作管理也无特殊优点，国内少有应用。Bain 环路虽曾一度试用，并未得到推广，各种环路系统产品市场也少有供应。近来新型小儿与成人通用的麻醉机，潮气量最小可调至 20 ~ 30ml。配有多种呼吸参数及呼吸功能监测装置，可自动补偿通气系统因各种因素造成的死腔，使实际通气量与设置潮气量基本一致，适用于成人及各年龄小儿的紧闭法麻醉（closed circuit anesthesia），正在推广。随科技的进步，新机型会不断出现，但一切改进都是根据临床的需要。设计更加精确，使设定值与实际值更加接近，功能更全面，不仅附有监测部分，且监测指标可以随意扩展，使用更安全、方便，但不能代替管理者的决策。

1）"T"形管法：构造简单，在气源输出导管远端接一内径合适的"T"形管，纵臂一端接气管导管，一端开放，横臂接气源，需扶助或控制呼吸时，横臂与气源间加一小气囊（通常用乳胶手套可代替），属开放法，适用于婴幼儿手术。新生儿及小婴儿不必加气囊，自主呼吸时，吸入空气和氧的混合气体，做扶助或控制呼吸时，可以用拇指腹轻按呼出端口，根据听诊呼吸音（略强于正常呼吸音）及目测胸廓运动幅度，决定按管口时间及氧流量（通常 3 ~ 4L/min），控制呼吸时呼吸次数 20 ~ 30 次/分。2 ~ 3 岁以上需扶助或控制呼吸时，可在横臂加呼吸囊，但需双手同步操作，吸气时左拇指按呼出端口，右手握挤气囊，呼气时双手同时松开，供氧流量以加压时能维持气囊充盈为度，婴幼儿约需 3 ~ 5L/min。控制呼吸次数稍少于正常呼吸次数，可参照不同年龄正常呼吸次数（表 21 - 3）。

表 21 - 3 不同年龄小儿呼吸次数

年龄	0 ~ 24 小时	1 ~ 7 天	8 ~ 30 天	3 ~ 12 个月	1 ~ 3 岁	3 ~ 5 岁	8 ~ 12 岁	12 ~ 16 岁
呼吸（次/分）	40 ~ 50	30 ~ 50	30 ~ 50	25 ~ 35	25 ~ 35	25 ~ 30	20 ~ 25	16 ~ 25

缺点是需两手同时操作（加囊"T"形管），且麻醉药浪费较多，空气污染较重，操作不当易致通气不足或过度和肺损伤。在暂无新型麻醉机的基层医院，对 6 岁以内小儿，尤其婴幼儿，即使较大手术，因可做扶助及控制呼吸，在 SpO_2 监测下麻醉，仍不失为一种可供选择的方法。

2）循环紧闭法：新型小儿和成人通用的紧闭法麻醉机，控制呼吸操作方便，有空－氧混合器，F_IO_2 可随意调控，性能稳定，节省麻醉气体，减少环境污染，调控性好，备有定容、定压两种通气模式，可以根据需要选择和随时转换应用。配有多种呼吸参数及气体监测系统，可以实时监测呼吸情况。①定容法：设置潮气量 7 ~ 10ml/kg，呼吸次数可略少于正常，婴儿、新生儿在 20 ~ 30 次/分之间。开机后在保持气道压≤20cmH₂O 的前提下，通过调整使 $P_{ET}CO_2$ 保持在 35 ~ 40mmHg，$P_{ET}CO_2$ < 35mmHg 表明通气过度，应减少呼吸次数；$P_{ET}CO_2$ > 45mmHg，表明通气不足，应增加呼吸次数。如气道压明显低于 20cmH₂O，且呼吸次数已在正常范围，则应增加潮气量；②定压法：设置气道压≤20cmH₂O，呼吸次数参照正常值，开机后根据 $P_{ET}CO_2$ 判断，通气过度，减少呼吸次数，通气不足，增加呼吸次数，直至 $P_{ET}CO_2$ 稳定在 40mmHg 左右。由于小儿氧耗大，分钟通气量远大于成人，据笔者观察，成人约 100ml/kg，而婴幼儿可达到 150 ~ 200ml/kg。笔者所在单位对体重 3.0kg 的新生儿，应用这两种方式均顺利完成麻醉，初步体会定压法似比较容易调控。尽管国外在阻力、死腔等问题上还存在异议，但国内某家医院已应用 10 余年，均顺利完成麻醉，现已常规使用。但毕竟价格昂贵，暂未购置时，在能监测 $P_{ET}CO_2$ 和气道压的条件下，将成人麻醉机更换成小儿风箱和细螺纹管，以减少膨胀死腔影响，细心管理仍可替代使用。根据笔者所在单位以往的经验，在 10kg 以上小儿，均曾安全使用。吸气阻力靠机械或手法控制或扶助呼吸克服，呼出阻力（PEEP）在 3.0cmH₂O 以下，对小儿无明显不利影响。一般只能用定容法，呼吸参数设定、调整的原则及方法同上，只是机器显示各值不够精确，误差较大，$P_{ET}CO_2$ 与气道峰压的监测与调整是最关键的环节。尤其是手法操作更需要细心和经验，努力保持压力均衡和节律规整。由于患儿个体间差异，术中必须根据 $P_{ET}CO_2$ 值调整呼吸参数。Gadgwell 报告的死腔补偿公式，如不是固定使用一台麻醉机，因各台机间死腔差异明显，实际应用困难。

（3）麻醉用药：可用一种或数种吸入药复合吸入或吸入与静脉麻醉药复合。

（二）静脉麻醉（intravenous anesthesia）及静脉复合麻醉

由于小儿药代动力学的进展和新短效药物如丙泊酚和瑞芬太尼进入临床，使小儿全麻包括婴儿和儿童静脉麻醉已跨入一个全新阶段。新生儿和婴儿的分布容积大，清除率低，在生后早期各种药物受体的密度、血－脑屏障的通透性都未发育成熟，不同年龄间药效学有很大的差异，但都可以安全、有效地应用于婴儿和儿童。由于这些新药的开发，可以根据患儿需要在大范围内进行药物的选择和复合应用，明显地提高了麻醉效果和安全水平。

1. 硫喷妥钠麻醉　新生儿脑组织血流供应相对较高，脑摄取量远超过成人。一项研究报告，新生儿诱导 ED_{50} 为（3.4 ± 0.2）mg/kg，<6 个月为（6.3 ± 0.7）mg/kg，新生儿诱导量少的另一原因是因为血浆中与蛋白结合率低，游离部分较多，为成人的 $1.5 \sim 2.0$ 倍，故对硫喷妥钠特别敏感。1 个月后逐渐增加，但小儿清除较慢，不宜持续静脉滴入。其主要用于全麻诱导、基础麻醉（肌内注射或直肠灌注）、局麻药中毒（local anesthetic intoxication）和破伤风患儿的抗痉挛治疗以及单次剂量作用时间内能完成的小手术和处置。新生儿和婴幼儿用 $1\% \sim 1.25\%$，较大儿童用 $2\% \sim 2.5\%$ 溶液静脉缓慢注射 $4 \sim 6$mg/kg（新生儿 $3 \sim 5$mg/kg），可使患儿在短时间内意识消失，进行预定的操作。注射过快可引起明显的呼吸抑制和血压下降。

2. 氯胺酮麻醉（ketamine anesthesia）　由于其强效的镇痛和麻醉作用，成为小儿最常用的静脉麻醉药之一，也常用于手术室外的麻醉。可静脉注射、肌内注射和口服，后两种方法多用于手术前给药，术后幻觉、噩梦等副作用较少见。由于药代学的差别，等效剂量因年龄而异，按 mg/kg 计算，控制体动剂量不同，小于 6 个月婴儿为 6 岁儿童的 4 倍。适用于小儿诱导、各种短小的体表手术及诊断性检查，可与其他麻醉药复合应用于创伤刺激较强手术的麻醉维持，麻醉前需用抗胆碱能药物抑制呼吸道分泌。年长儿伍用苯二氮䓬类药物，以减少麻醉后的噩梦、幻觉等精神症状。精神分裂症、血压高、颅内高压的患儿禁用。静脉注射首次量 $1 \sim 2$mg/kg，$30 \sim 90$ 秒显效，维持 $5 \sim 10$ 分钟后可追加 $1 \sim 1.5$mg/kg。哭闹的患儿可肌内注射 $5 \sim 8$mg/kg，$3 \sim 5$ 分钟入睡，维持 $10 \sim 20$ 分钟，镇痛效果可维持 $20 \sim 40$ 分钟。追加时经静脉通路，剂量为 $1 \sim 1.5$mg/kg。用药后血压上升，心率增快。有时出现与手术刺激无关的无意识的体动，肌张力增强。剂量偏大或注药速度快时可出现呼吸抑制，要做好吸氧和辅助通气的准备。单独应用氯胺酮，苏醒时常有精神异常兴奋现象，如哭闹、躁动、呕吐等，可给予适量镇静剂。随着对氯胺酮药理学研究的深入，最近发现其对成人有抗痛觉敏化和抗前炎性因子作用 anti – proinflam – matory effect，在小儿是否存在还有待证实，其对人脑组织发育的促凋亡性质也尚需确定，大剂量应用于小儿的安全性有待进一步研究，所以不建议长时间持续滴注使用。

3. 羟丁酸钠（γ – OH）麻醉 ［sodiumhydroxybutyrate（γ – OH）anesthesia］　γ – OH 是 GABA 的中间代谢物，主要作用于大脑皮质的灰质、海马回和边缘系统。抑制经中枢和末梢突触的冲动传导，而无镇痛作用，是一种催眠性全麻药。通过血－脑屏障较慢，起效较慢，静脉注射 $20 \sim 30$ 分钟后达作用高峰，作用持续 $60 \sim 90$ 分钟。对脑血流量无影响，不增加颅内压。静脉注射后常出现心率减慢，收缩压轻度升高，脉压变大，心排血量无变化或略有增加。呼吸频率略减慢，潮气量增大，每分钟通气量略有增加。对肝、肾功能无影响。适用于婴幼儿和稍大儿童全麻的诱导和维持，尤其在危重患儿以及心脏手术患儿，优点比较突出。癫痫、惊厥患儿禁忌；心动过缓、低血钾症、房室传导阻滞者应慎用。诱导剂量 $100 \sim 125$mg/kg，缓慢静脉注射后 $5 \sim 10$ 分钟左右意识消失，下颌松弛，咽喉反射抑制，咽喉、气管黏膜表面麻醉后，进行气管内插管，年长儿常需复合其他麻醉药和（或）肌松药。麻醉后血压稍增高，心率减慢。首次用药后 1 小时左右，根据需要可补充首次剂量的 1/2 维持麻醉。本药无镇痛作用，常与氯胺酮复合应用。由于能抑制呼吸道反射，且维持时间较长，又常用于气管异物的取出。副作用是诱导和苏醒期可出现锥体外系症状，表现为四肢肌肉不自主的颤动，随麻醉加深或其他复合药的作用可自行消退；还可促使钾离子进入细胞内，血钾稍有降低，但在正常范围，一般不需处理。

4. 依托咪酯（乙咪酯）麻醉　依托咪酯主要加强 GABA 对中枢神经的抑制作用。作用方式与对呼吸的影响与巴比妥类相似，能降低呼吸频率和潮气量。依托咪酯主要被肝脏和血浆中的酯酶水解，分布半衰期（2.6 ± 1.3）分钟，消除半衰期略小于成人。静脉注射后约 30 秒，患者即可意识消失，一分钟时脑内浓度最高。在临床剂量范围内（$0.1 \sim 0.4mg/kg$）$7 \sim 14$ 分钟自然苏醒。依托咪酯无镇痛作用，可降低脑血流及代谢率，并与剂量相关。该药对心血管系统的影响很小，适合于心脏病及危重患儿的全麻诱导。其副作用为抑制肾上腺皮质醇的合成，不论是长时间持续滴注或单次注射，均可产生。小儿诱导剂量（$0.3mg/kg$）即可明显抑制手术应激引起的皮质醇增加。单次给药抑制作用短暂，但在儿童静脉滴注输入后，可持续数小时之久，故不建议持续滴注。

5. 丙泊酚麻醉（propofol anesthesia）　根据国内、外药代动力学和药效学方面的研究，尽管结果并不完全一致，但与成人比较，小儿丙泊酚的分布容积较大（小儿 $0.52L/kg$，成人 $0.27L/kg$）、中央室较大和清除率较高，这一认识结论是一致的，没有理论依据提示应该限制丙泊酚用于 3 岁以下小儿。由于丙泊酚诱导起效快，苏醒迅速，且功能恢复完善，术后恶心、呕吐发生率低等特点和越来越受瞩目的对机体的保护作用，包括抗氧化作用，保护脑血流自身调节功能，麻醉中婴儿体温随环境温度下降时氧耗并不增加以及能降低颅内压、眼内压和 $CMRO_2$，对脑可能产生的保护效应，胸壁顺应性增加等，使其在小儿全麻诱导、镇静麻醉、手术室外麻醉、复合麻醉和 PICU 镇静中的应用日益增加。按体重计算小儿丙泊酚的诱导剂量较大，但存在个体差异，一般 $10 \sim 15$ 岁的儿童 $1.5 \sim 2.0mg/kg$，$3 \sim 9$ 岁的儿童 $2.5mg/kg$，而 3 岁以下者则需 $3 \sim 3.5mg/kg$。由于小儿静脉注射后蓄积现象不明显，可反复静脉注射或静脉持续滴注用药，维持期的输注速率也较成人高，小儿年龄越小，按体重计算所需丙泊酚的剂量越大。适用于小儿麻醉诱导、镇静麻醉及复合麻醉中的辅助用药。诱导剂量 $2 \sim 3mg/kg$（<2 岁小儿诱导用量可超过 3mg），缓慢静脉注射（$>30 \sim 60$ 秒）$2 \sim 3$ 分钟左右加用肌松药，可顺利进行气管插管。注药快时血压下降，心率减慢，停药后多能自行恢复，必要时静脉注射麻黄碱。持续静脉滴注用于镇静麻醉、手术室外麻醉和复合麻醉，有两种给药方式：①静脉滴注或用输液泵持续静脉注射，大儿童诱导后，先以 $10mg/（kg \cdot h）$ 的速度输入，10 分钟后减为 $8mg/（kg \cdot h）$，然后根据各项临床指标调整输注速度，逐步减至 $6mg/（kg \cdot h）$ 左右。婴儿剂量可适当增加，参照 $15 \sim 13 \sim 11 \sim 10 \sim 9mg/（kg \cdot h）$ 原则递减至预期浓度。一般认为，用丙泊酚后意识恢复时的血药浓度为 $1\mu g/ml$，术中应维持大于该浓度，调整输注速度时应以血药浓度 $2.5 \sim 3\mu g/ml$ 为目标。如果与其他麻醉药合用或出现循环抑制时，应减少丙泊酚剂量，手术后 ICU 镇静用量应 $\leq 3mg/（kg \cdot h）$；②靶控输注时，输入患儿的年龄、性别和体重，即可输入相应靶浓度的丙泊酚。丙泊酚的副作用除与注射速度有关的呼吸，循环抑制外，与小儿关系密切的是注射痛，静脉越细越明显，可以用利多卡因 $0.1mg/kg$ 给药前静脉注射，或与丙泊酚混合后静脉注射，都可以缓解注射痛。还应引起注意的是，静脉滴注速度 $>4 \sim 5mg/（kg \cdot h）$ 持续 48 小时以上，有可能发生罕见的致死性丙泊酚输注综合征。据现有报道，此征小儿多于成人，高脂血症是主要病理生理改变，心力衰竭是最终死因，乳酸酸中毒是早期临床征象。急性感染和呼吸道感染者禁用。

6. 咪达唑仑麻醉　在小儿，除静脉注射外，肌内注射、口服及直肠给药都有研究报道。后三种途径给药后，血浆浓度达峰值时间分别为 15、30 和 53 分钟，其清除和生物利用率分别为 10.4、50.8 和 33.4ml/（kg·min）及 87%、18% 和 27%。用于儿童静脉诱导剂量高达 0.6mg/kg。其作用尚不及硫喷妥钠，故常复合其他麻醉药进行诱导。多用于辅助麻醉和手术前用药及手术后镇静。

7. 芬太尼类麻醉　主要作为镇痛和抗应激药用于复合麻醉，除作用时间与强度有所不同外，其药理作用类似。①芬太尼作为全麻药或辅助药可安全用于婴儿和儿童。复合其他麻醉药用于小儿诱导插管，由于不明显抑制循环而用于小儿心脏直视手术，20～50μg/kg（最大 100μg/kg）即可为新生儿和婴儿心脏手术提供全身麻醉。但容易发生心动过缓（对成人有利），使婴儿心搏量减少，可应用使心跳增快的迷走神经解药（vagolytic）如阿托品进行拮抗。呼吸抑制作用较强；②瑞芬太尼为超短效阿片类药，消除半衰期仅为芬太尼的 1/6，在婴儿有最大的分布容积和最快的清除率，但消除半衰期各年龄组相同（3.4～5.7 分钟），研究提示，新生儿和小儿瑞芬太尼的药代动力学特征与成人相仿，对早产儿、足月儿都是一种良好的复合麻醉成分，手术后恶心、呕吐少见。经静脉途径给药，负荷量 1μg/kg，继以 0.25～1μg/（kg·min）的速率输注，在静脉注射或输注的速度大于 0.5μg/（kg·min）时，可能发生低血压和心动过缓，当同时应用吸入麻醉药时，推荐输注瑞芬太尼的开始速度为 0.25μg/（kg·min），停药后痛觉迅速恢复，应在停药前开始术后镇痛。

8. 全凭静脉复合麻醉　即针对催眠、镇痛、肌肉松弛及减轻应激反应等四方面的基本要求，根据各麻醉药的主要药理作用选用几种静脉麻醉药和辅助药复合应用，进行全身麻醉。基本上是催眠与镇痛药的伍用，根据需要加用肌松药，充分发挥各药的优势作用，用最小有效剂量，合理利用药物相互之间的正面作用，剔除配伍禁忌，以达到能充分满足临床需要的全身麻醉。用肌松药者，呼吸管理同吸入麻醉。根据近年对应激反应的研究发现，芬太尼类除强效镇痛外还兼有较强的抗应激作用，尤其是短效的瑞芬太尼和短效且对机体有保护作用的丙泊酚在复合麻醉中的应用，备受青睐。药物的具体组合配伍多种多样，应根据病情需要、个人经验和条件选定。列举几种常用复合方式。

（1）氯胺酮与羟丁酸钠复合麻醉：是一种传统的常用复合方式。广泛用于小儿较小手术。麻醉前应给抗胆碱药和苯二氮䓬类药。麻醉诱导一般采用单次静脉注射氯胺酮 2mg/kg，可根据患儿情况酌情增减，缓慢推注 1～2 分钟后患儿入睡。应密切观察呼吸，注意保持呼吸道通畅，然后静脉注射羟丁酸钠 50～100mg/kg 作为背景催眠，还能加强并延长氯胺酮的作用。手术切皮时再追加氯胺酮 1mg/kg。以后每隔 30～60 分钟或麻醉转浅时再静脉注射 1mg/kg，直至术毕。氯胺酮容易蓄积，不适于长时间手术。

（2）神经安定镇痛麻醉：主要用于小儿局麻、神经阻滞和椎管内阻滞时的催眠镇静。氟哌利多与芬太尼按 50：1 混合，称为氟芬合剂，一单元内含氟哌利多 5mg 和芬太尼 0.1mg。用量一般按 0.05 单元/kg 分 2～3 次静脉注射。氟芬合剂催眠作用较弱，要达到全身麻醉，常需加用其他麻醉药。

（3）丙泊酚与多种镇痛性药物伍用，进行全凭静脉麻醉（total intravenous anesthesia）。此时，丙泊酚的主要作用为催眠和增强镇痛。例如，①与芬太尼类复合：先给芬太尼 2μg/kg，再静脉注射诱导量的丙泊酚。意识消失后可配合肌松药行气管内插管。维持时每 30 分钟追加芬太尼 0.5μg/kg 一次。丙泊酚的最适剂量因年龄而有所不同，大儿童为 6 ~ 10mg/（kg·h），婴幼儿、新生儿 9 ~ 15mg/（kg·h），伍用芬太尼加氧化亚氮时，丙泊酚可分别降至 4 ~ 6mg/（kg·h）和 9mg/（kg·h）以下，与更短效的阿芬太尼、瑞芬太尼等伍用行复合麻醉时，可控性更好；②丙泊酚和氯胺酮静脉麻醉。氯胺酮的诱导量 1 ~ 2mg/kg，维持 0.5 ~ 1mg/（kg·h），根据麻醉时的体征调整各自的输注速度，如血压下降时宜减慢丙泊酚，增加氯胺酮的输注剂量等。虽然由于靶控等先进技术进入临床，使全凭静脉麻醉跨上一个新的台阶，但由于小儿个体间差异，群体间差异包括健康儿和患儿间，不同疾病患儿间，同病种病情轻重患儿间的差异以及手术刺激强度的变化等，使麻醉深度仍需随时进行调整，静脉麻醉药的速度调整则远不及吸入药。所以，静吸复合成为现代最普遍应用的全身麻醉方法，也是小儿常用的麻醉方法。切记任何麻醉方法都不能以肌松药代替麻醉药来加深麻醉。

（三）肌肉松弛药在小儿的应用

在婴幼儿时期，神经肌肉接头发育未成熟，物理的、生化的变化都在发生，肌肉收缩性在变化，肌肉量在身体中的比例也在增加，因而，神经肌肉接头对肌松药的敏感性也随之在不断变化。此外，由于小儿体液分布特点中细胞外液比例较大，且随年龄增长变化，而肌松药是水溶性的，致使其表观分布容积、再分布、清除和代谢速度都在变化，影响作用部位的药物浓度，从而影响肌松药的药效（ED_{50}、ED_{95}）和阻滞时间。在生后早期，由于体内分布容积较大，临床上需要更大的负荷量才能达到预期的血药浓度。但由于神经系统的发育，肌松药受体和乙酰胆碱的释放逐渐增加，对肌松药的敏感性也在逐渐增加。反映在 ED_{95} 的变化上，应用于成人的肌松药基本都可用于小儿，基于上述特点，不同年龄，剂量有所不同。

琥珀胆碱是目前临床唯一应用的去极化肌松药。由于潜在的肌病，FDA 曾经提出警告，"小儿应用琥珀胆碱限于紧急插管或立即维持下呼吸道安全所必需"及其存在恶性高热的潜在危险，人们不能不有所顾忌，再加上短效非去极化新肌松药的不断出现，使其临床应用有所减少，但由于其速效、短效的优点，至今仍在应用。琥珀胆碱为水溶性，婴儿和儿童所需剂量较成人为大，通常 2mg/kg 静脉注射。在建立静脉通路前，紧急需要插管时，亦可肌内注射，起效时间需 3 ~ 4 分钟，剂量需增至 3 ~ 4mg/kg。最常见的副作用是房室结性或窦性心动过缓，也有心跳骤停的报道，为此，术前药中须给阿托品。

（四）全身麻醉深度的判断

近年来，对麻醉深度监测方法的研究取得了很多进展。如利用食管下段收缩性、额肌肌电图、心率变异性、诱发电位、脑电图能量谱分析、双频谱分析等，基本都是反映大脑皮质和脑干受抑制程度，难以于手术中在各种伤害性刺激存在的条件下可靠地反映临床麻醉深度。且目前多用于研究，尚不能适应小儿临床麻醉的要求。小儿麻醉的深浅变化快，反映麻醉深浅的临床征象较难把握。传统的乙醚分期征象，原本对小儿就不典型，对于新的吸入麻醉药及静脉麻醉更不适用，再加上不同年龄小儿其表现还有差异，特别是多种静脉和吸入麻醉药的复合应用，更增加了判断的难度。临床麻醉需要的是能达到催眠、镇痛、顺行遗忘、抑制应激反应和发挥麻醉药的保护作用而又使血流动力学稳定，不发生知晓的麻醉深度的客观指标。迄今尚没有一种仪器能满足上述要求。主要还是靠临床征象（包括意识、呼吸、循环、眼征、吞咽、肌肉张力、对刺激的反应等）及药物浓度或（和）给药速度、剂量

［mg/（kg·min）］进行综合判断。即使评价较高的双频谱仪，因小儿脑发育成熟度与年龄相关，且在不断发育，用于术中监测的意义远不如成人。从临床实际需要看，判断麻醉绝对深度的意义不太重要，深度对刺激强度而言是相对的，需要根据刺激强弱来随时调整，目标是在意识消失和充分镇痛的基础上减轻或抑制创伤或其他损伤刺激的感受和反应，且对正常生理活动的抑制最小，深度的下限是生理功能指标绝不能低于允许的生理范围。

1. 自主呼吸不插管麻醉　多为短小手术或镇静麻醉。主要根据给药速度、剂量，若眼睑反射消失，手指肌松弛（随意被动伸开），表明已达相当深度。呼吸抑制（频率减慢，幅度减小）、SpO_2 下降，表明麻醉偏深或给药偏快，手术刺激时体动，表明麻醉过浅。

2. 自主呼吸插管麻醉　多为中、小手术或需控制保护呼吸道的手术，如五官科手术。适宜深度的基本指标为能耐受气管导管。同时参照给药速度、剂量，呼吸抑制，手术刺激体动，除反射性（如眼心反射）原因外，一般血压、心率变化在生理范围内且波动较小。

3. 插管麻醉扶助呼吸　用于各部位长时间大或较大手术。因有自主呼吸存在，耐受导管仍属重要指标之一，除给药速度、剂量，手术刺激体动之外，泪腺分泌增加，血压、心率变化也有重要参考价值。非心脏原因的心率过快，往往是应激反应过强，麻醉偏浅。

4. 机械通气控制呼吸　用于各部位长时间大或较大手术。由于肌松剂的应用，耐受导管已无指标意义，给药速度、剂量，特别是复合应用数种药物的综合效应和血压、心率已成为最主要的指标。泪腺分泌增加仍有意义。所以，对吸入药的 MAC 值，静脉麻醉药的作用强度、等效剂量、单次量、输注速度、每小时剂量等，均应熟记。小儿心血管容易受抑制，且发生在脑中枢抑制之前，所以，血压已成为判断麻醉深浅的重要指标，这也是强调测量血压的理由之一。麻醉诱导和维持当中出现心跳过缓和血压下降，首先应想到麻醉"过"深，不论是否还有其他原因，一旦发现，均应立即停止或减浅麻醉。若属其他原因所致，在判明原因并得到解决或明显改善后，再重新加深麻醉。但更不能使之过浅，尤其在应用肌松药后呛咳、体动等反应都不能出现，为追求术后苏醒快，以肌松药解决麻醉偏浅，使伤害性感受得不到抑制，应激反应增强，甚而患儿知晓，不仅影响术中经过，增加患儿痛苦，还可影响术后恢复。总之，对小儿麻醉深度的判断主要有赖于施麻醉者的全面细心观察和经验积累，客观的监测手段有待进一步研究和探索。

（五）全麻苏醒期处理

苏醒期是小儿术后高危期，小儿全麻尽管苏醒较快，但在苏醒过程中呼吸道问题远较成人多发，发生率达 4%～5%。小儿围手术期心跳骤停近 50% 是由于苏醒期的呼吸问题。

1. 停止给麻醉药和肌松药的时间　应根据预计手术时间选择作用时间相适应的药物，术中注意观察手术的进度，决定停药时间。目前临床常用麻醉药多为短效，苏醒延迟已明显减少，如停药过早，麻醉太浅，小儿吞咽频繁，容易发生拔管前呕吐及拔管后喉痉挛，且影响手术后期处理，如敷料包扎，石膏固定等。苏醒不充分者，需在手术室或苏醒室观察，观察的时间还有赖于施行麻醉者判断。对小儿苏醒的评估，即使有些征象表明小儿已"清醒"，但并不说明小儿已恢复到正常生理状态。许多生理反射并未恢复正常，何况这些功能本来就未发育成熟，呼吸道梗阻随时都可能发生。

2. 拔管时机　拔管的必需条件是自主呼吸平稳时，呼吸空气 ≥5 分钟，SpO_2 稳定在 95% 以上。拔管后能在自己维持呼吸道通畅的条件下呼吸空气，观察 5 分钟左右 SpO_2 无下降，表明呼吸功能已恢复到可维持正常生理需要的通气和换气，方可送回。已留置胃管和疑有胃内容或大量气体潴留者，拔管前应用胃管吸净胃内容，以避免发生反流误吸和腹胀。拔管时机可有两种选择：①清醒拔管，即患儿已清醒或基本清醒，上呼吸道反射恢复的条件下拔管，临床多用。优点是拔管后可立即送回病房，节省在手术室停留时间。拔管前 2 ~ 3 分钟静脉注射利多卡因 1.0 ~ 1.5mg/kg，可以减轻呼吸道反应；②"深"麻拔管，是指自主呼吸恢复，已达拔管条件，但在意识未恢复状态下拔管。在有些手术需保证拔管前、后呼吸平稳及无躁动不安时采用，继续吸入麻醉药至拔管前，在患儿安稳状态下拔管，但拔管后必须观察到清醒，由于七氟烷或地氟烷等苏醒快，停药后清醒也很迅速。最好避免在"深"麻向清醒过渡期间拔管，此时呼吸道反应活跃，容易发生喉痉挛、呛咳、屏气、缺氧、呕吐、误吸，尤其在敏感呼吸道患儿。困难呼吸道和口腔颌面部手术，拔管后难以保持呼吸道通畅的患儿，应待完全清醒后拔管，必要时带导管送回 PICU 病房或特护病房。羟丁酸钠静脉麻醉时，作用时间长，容易发生苏醒延迟，应注意。危重症手术，心脏手术或手术后病情危重不能脱离呼吸机者，应在机械通气下送回 PICU 病房。

3. 全身状态综合评估 手术结束后小儿循环功能一般变化较小。但小儿全血量少对术中出血量的影响仍必须审慎估计，"小"量出血也可造成休克。对有心血管或（和）其他重要并存病的长时间、大手术、危重病、急诊手术等，应注意全面评估，对有器官功能受累、血压不稳定或需血管收缩药维持者，应送 PICU 病房进行呼吸、循环监测及治疗，无 PICU 病房则应给予特护。术后仍需继续输液及输入药物的患儿，手术结束后及运送途中既要保持输液通路通畅，更要避免速度过快和过量，以免发生超负荷肺水肿和药物过量。

4. 苏醒期谵妄、躁动 原因比较复杂，诸如麻醉前焦虑、恐惧，诱导不平稳，维持麻醉应用七氟烷、地氟烷或氯胺酮，低氧血症，瑞芬太尼停药后痛觉的迅速恢复和导尿管的刺激等均可引发，对小儿内环境稳定和术后恢复有诸多不利影响，应给予适量的镇痛、镇静药如芬太尼 1μg/kg，曲马多 1 ~ 2mg/kg，或在有效镇痛的基础上给予丙泊酚 0.5mg/kg 或咪达唑仑 0.2mg/kg 等，尽快使之安静。同时认真查明有无低氧血症、低血容量、低血糖等情况，并根据指征给予相应处理。术前给可乐定、芬太尼有一定预防作用。

5. 恶心、呕吐 可给予氟哌利多 20 ~ 75μg/kg，或恩丹西酮 0.05 ~ 0.1mg/kg 等防治。

（六）并发症

1. 呼吸系统并发症 呼吸系统并发症是小儿麻醉最常见的并发症，主要由于呼吸抑制、呼吸道梗阻及氧供应不足所致，可发生于术中及术后，处理原则包括清除呼吸道分泌物，进行辅助呼吸以及增加氧供。

小儿呼吸易受药物抑制，术前用药过量或对术前药有高敏反应即可引起呼吸抑制。应用肌松药后必须加强呼吸管理及监测，术后呼吸抑制可因全麻过深或（和）肌松药残余作用引起，应针对原因进行积极处理。

呼吸道梗阻在小儿麻醉很常见，舌后坠及分泌物过多是上呼吸道阻塞的常见病因。小儿即使施行气管内麻醉，仍有呼吸道梗阻的潜在危险，因气管导管可能被扭曲或导管管腔被稠厚分泌物阻塞。小儿气管插管后喉梗阻发生时间多在气管拔管后 2 小时以内，也可在拔管后即刻出现吸气性凹陷，严重的有典型的三凹征和氧饱和度下降。喉镜检查可见喉部充血，黏膜水肿，以杓状软骨部位最明显，处理包括①镇静、吸氧；②静脉注射地塞米松 2 ~ 5mg；③局部喷雾麻黄碱及地塞米松（喷雾液配方麻黄碱 30mg、地塞米松 5mg 加 0.9% 氯化钠液至 20ml），病情常可好转并逐渐消退。喉痉挛是小儿麻醉期间常见并发症，多因浅麻醉下局部刺激所致，经吸氧或加深麻醉而缓解，严重喉痉挛需行面罩加压氧辅助呼吸，如无效，应及时用肌松药静脉注射后进行气管插管。胃内容物误吸、支气管痉挛是下呼吸道阻塞的常见原因。支气管痉挛时有哮鸣音，气管导管常很通畅，但吹张肺脏时阻力很大，此时可试用阿托品、氨茶碱或地塞米松静脉注射，支气管痉挛可望获得改善，如仍未改善，可应用琥珀胆碱静脉注射。

拔除气管导管有时可产生拔管性喉痉挛，故拔管前应清除咽喉部分泌物，以减少刺激。拔管后可让病儿自主呼吸，不宜用强烈的加压呼吸，否则反而引起喉痉挛。严重喉痉挛可引起缺氧，如加压给氧无效，需用琥珀胆碱静脉注射后再作气管插管给氧，故小儿拔管时应准备好再行气管插管的准备。

2. 循环系统并发症　小儿麻醉期间，心率、心律及血流动力学改变较呼吸系统少见。正常婴儿应用阿托品后心率可增快至180次每分，一般情况下并无不良后果。麻醉期间心率减慢可因低氧血症、迷走神经刺激或心肌抑制所致。心动过缓在小儿麻醉期间往往提示有危险性因素存在。婴幼儿主要依靠心率维持心排血量，当心率减慢时，心排血量亦随之下降。术前阿托品剂量不足，氟烷麻醉时可引起明显心动过缓，静注琥珀胆碱也可引起心动过缓。心脏手术中心率减慢也可能因房室传导阻滞引起，可用异丙肾上腺素静脉持续输注或安装心脏起搏器治疗。小儿对缺氧、失血等代偿能力差，若未及时治疗，可导致心搏骤停。心搏骤停是麻醉期间最严重的并发症，麻醉期间心电图监测可早期发现各种心律失常，并及时诊断心搏骤停。发现心搏骤停时应立即停止麻醉，进行胸外按压，静脉注射肾上腺素，非气管插管全身内麻醉者应立即行气管插管，并用纯氧作过度通气。小儿胸壁弹性较好，胸外按压效果较好，这与成人有所不同。

3. 神经系统并发症　虽然，近年来麻醉监测技术和麻醉医师素质都有了长足的发展和提高，但是，与麻醉相关的损伤，小儿术后神经功能障碍亦时有报道。小儿术后中枢神经系统的并发症主要是由于围术期缺氧所致的。患儿一旦发生脑缺氧、昏迷或抽搐，必须及时用低温、脱水的方法治疗，并充分供氧，有抽搐时可应用地西泮或硫喷妥钠治疗，如治疗不及时，即使患儿清醒，也可造成智能低下、痴呆等后遗症。麻醉期间发生惊厥常因局麻药中毒或高热所致。恩氟烷及氯胺酮麻醉时可发生肌震颤，减浅麻醉后很快消失，通常无后遗症。小儿术后发现的周围神经损伤常因术中体位不当所致，如上肢过度外展可造成臂丛神经损伤，腓总神经也可因体位压迫而损伤，围术期应注意加强对患儿的保护。

（王　媛）

第五节　区域麻醉

局麻、区域阻滞、硬膜外及蛛网膜下隙阻滞等区域麻醉在小儿的应用与成人不同，一般是在全身麻醉下施行的。以往认为小儿不能合作，不是应用的对象。最近认识到，其不仅仅是解除疼痛，改善麻醉效果，更重要的是减少全身麻醉的负面作用，减轻创伤刺激的上传，从而减轻神经内分泌反应，既可使手术经过更平顺，还可用于术后镇痛，缩短住院时间，所以，其在小儿的应用已逐步得到认可。

（一）小儿局麻药药理特点

局麻药的选择不仅考虑起效时间和作用持续时间，更要考虑其安全性。小儿特别是新生儿在神经发育过程中面临直接神经毒性作用的最大危险，因此，要尽量避免高浓度局麻药的使用。酯类局麻药如丁卡因，由血浆中胆碱酯酶代谢，与年龄关系很小，故仍应用于新生儿、婴儿脊麻。酰胺类在肝脏代谢，在血液中首先与蛋白结合，其中左旋布比卡因和罗哌卡因90%以上与 α_1-酸性糖蛋白（高亲和力）和蛋白（高容量相对低亲和力）结合，故血药浓度较低。酰胺类的利多卡因与蛋白结合少，代谢产物抑制与其降解有关的内生酶，消除半衰期长，分布容积大，给药后血浆中游离部分占30%~40%，（而左旋布比卡因和罗哌卡因只有4%~7%），血浆浓度高。当血浆浓度在 2~4μg/ml 时有抗惊厥作用，10μg/ml 时则可致惊厥，脐带血浓度 2.5μg/ml 即可抑制 Apgar 评分，说明利多卡因对小儿毒性较大，现已基本不用于婴幼儿的硬膜外及蛛网膜下隙阻滞。

（二）麻醉方法

1. 硬膜外阻滞（epidural block）　小儿硬膜外阻滞对心血管的影响与成人不同，麻醉后交感神经阻滞所引起的低血压仅见于10岁以上较大儿童，可能与小儿血液主要集中于中心循环，下肢血容量较成人相对少，对血容量不足主要靠心脏代偿，以及小儿外周血管阻力低而稳定，血管扩张对血流动力学影响较小，交感神经发育未成熟等有关。如麻醉前已有低血容量，阻滞后仍可发生低血压。随骶管阻滞的推广，硬膜外阻滞在婴幼儿的应用已明显减少，多用于较大儿童。小儿皮肤至硬膜外隙的距离较短，黄韧带较薄，负压又不明显，判断进入硬膜外隙的突破感和气泡压缩试验均不如成人明显，所以需由有经验的医师穿刺。硬膜外隙注空气试验有引起空气栓塞的可能，故判断注射阻力以注射生理盐水为好。小儿硬脊膜外隙神经干细，鞘膜薄，麻醉作用较成人出现快。常用药物 0.25% 布比卡因或 0.2% 罗哌卡因溶液胸段 0.3ml/kg（最大 12ml），腰段 0.5ml/kg（最大 15ml）。利多卡因在婴幼儿允许剂量范围内有时难以达到满意的麻醉效果，已少使用，在大儿童的应用可参照成人。

2. 骶管阻滞（caudal block）　小儿硬脊膜末端距骶尾韧带 2~3cm，相当于第 2 骶椎水平，骶管穿刺比较安全易行。小儿骶管腔容积小，从骶管穿刺给药，麻醉药可向腰胸部硬脊膜外隙扩散。婴幼儿按 1ml/kg 经骶管给药，麻醉平面可达 $T_{4~6}$，所以，新生儿及婴幼儿经骶管阻滞完全可以满足腹部及下肢手术要求，术后还可用于镇痛，因此，骶管阻滞与浅全身麻醉的复合应用日益增加。小儿骶管穿刺时，骶尾韧带感觉比较明显，自尾骨尖向上摸到骶裂孔后用普通针头或套管针（便于留置术后镇痛用）在骶裂孔的正中央凹陷处与额状面呈 45°角进针，通过骶尾韧带有"突破"感后，气泡压缩试验阻力消失，反复抽吸无血液及脊脑液回流，即可连接装有相应剂量局麻药的注射器注药，先给试验剂量，以防误入血管或平面异常。常用药液为布比卡因 0.25%、左旋布比卡因 0.25%、罗哌卡因 0.2%，利多卡因 1% 与布比卡因或罗哌卡因的等量混合液，剂量 0.5~1.0ml/kg，根据手术需要达到的麻醉平面决定，为延长作用时间，可添加阿片类药。术后镇痛可减低浓度并添加阿片类或其他镇痛药。麻醉失败的主要原因是骶裂孔定位有误或局麻药容量不足。如果意外误入血管未被察觉，常用量的麻醉药注入也可引起局麻药的中毒。复合全麻时，中毒的神经症状常被掩盖，因此，心脏改变成为首先被发现的征象（QT 延长、心律不齐、心跳停止）。

3. 蛛网膜下隙阻滞（脊麻）［subarachnoid（spinal）block］　适用于腹部以下部位手术。早产儿、有支气管炎病史、呼吸暂停史或需要呼吸支持的婴儿，全麻后容易发生呼吸暂停和心血管功能不稳定，本法可减少这些并发症。穿刺点选择以 $L_{3~4}$ 或 $L_{4~5}$ 间隙最为安全。在基础麻醉下或小婴儿侧卧位穿刺时，头勿过度前屈，以免影响呼吸道通畅。麻醉药、浓度和容积，各家报告不完全一致，下述剂量可供参考。如 1% 丁卡因，0.5mg/kg 加等量 10% 葡萄糖溶液作用时间至少维持 90 分钟；或按体重给等比重或高比重布比卡因 0.5～0.6mg/kg；体重大于 5kg 者，因 CSF 减少，药量应减少，5～15kg 者．高比重布比卡因 0.4mg/kg，15kg 以上者，0.3mg/kg。左旋布比卡因毒性小，剂量与布比卡因相同。8 岁以下小儿头痛少见。

4. 神经干阻滞（nerve trunk block） 小儿 2 岁以前神经髓鞘尚未发育完成，髓鞘是酯类特性而局麻药是脂溶性的，所以，髓鞘的发育程度对局麻药的药效学有明显影响。解剖学上髓鞘疏松包绕神经，小儿年龄越小，注入的药液越容易沿神经走行弥散。由于在全身麻醉下穿刺，最好在神经刺激器或超声引导下操作。既能提高成功率，还可避免神经损伤。局麻药可用布比卡因、左旋布比卡因、罗哌卡因，单次注射 0.2%～0.25% 低浓度用于婴幼儿及 <5 岁儿童，0.375%～0.5% 浓度可用于 >5～8 岁以上儿童，药液应加 1：200 000 肾上腺素，以降低药物血浆浓度。1%～2% 利多卡因溶液在总剂量不超 5～7mg/kg 的条件下也可应用。臂丛阻滞应用最多，常用穿刺径路有腋路法和肌间沟法。坐骨神经、股神经、椎旁阻滞等，均值得推广应用。

5. 恩纳软膏（eutectic mixture of local arresthetic，EMLA） 唯一的皮肤表面麻醉剂，含 2.5% 剩多卡因和 2.5% 丙胺卡因，可透皮吸收。软膏涂在皮肤表面，60 分钟左右起效，只用于小儿，可使经皮穿刺无痛。皮肤外伤和炎症部位禁用。

（三）局麻药的毒性反应

基于小儿血浆蛋白低，局麻药代谢慢，剂量相对较大，血药达峰浓度较快，脑、心分配量较多，容易发生中毒，症状也较严重。直接原因有两个。①局麻药误注入血管内：给药前应反复回抽和硬膜外阻滞试验剂量是必需的；②局麻药过量或浓度过高：神经干阻滞时容易发生，麻醉前应计算准确浓度和剂量，全量注完如效果不满意，应改换麻醉方法，不可增加用量。处理：包括维持通气，充分供氧，无呼吸者面罩加压吸氧；惊厥、抽搐时给咪达唑仑或硫喷妥钠控制；心跳过缓给阿托品，血压低应用血管活性药；心跳停止者，立即应用肾上腺素及规范的复苏措施。其他并发症少见。

（王　媛）

第二十二章

术后镇痛技术

第一节 术后疼痛的评估及镇痛方法

术后疼痛是机体对疾病本身及手术造成的组织损伤的一种复杂的生理反应。国际疼痛研究会将疼痛定义为：疼痛是由于组织损伤或潜在损伤引起患者感觉或情绪上的不愉快经历；其结果是对患者术后恢复产生众多的不良影响，严重损害患者的身心健康，也是术后并发症和死亡率增多的重要因素。

一、术后疼痛影响因素及疼痛的评估

许多因素会影响手术后患者疼痛的性质、强度和持续时间，可概括为：①外科手术部位、性质和手术持续时间；②切口与外科创伤的类型及程度；③患者的生理与精神状态；④手术前患者的精神生理与药物准备状况；⑤术后是否发生与手术有关的并发症；⑥麻醉方式与麻醉用药；⑦术后监护质量；⑧术前消除疼痛刺激的程度等。这些因素结合手术患者的具体情况互有差别。一般而论，术后疼痛程度和应激反应的大小取决于患者所经历手术的大小和部位，局部麻醉或神经干阻滞下行体表或四肢较小外科手术，手术后疼痛程度一般较轻，引起的病理生理改变也较小。颅内手术相对而言手术范围较小，脑组织中又缺乏疼痛感受体，因此引起的应激反应也小。而胸腔、腹腔内上腹部手术常产生术后显著疼痛，并可诱发术后较显著的神经和内分泌应激反应。

为了获得比较客观的诊断疼痛的方法，医学家们曾做出了许多尝试。但迄今为止，尚没有一种堪称精确可靠的疼痛评估方法，这给疼痛的客观辨识造成困难。目前对疼痛强度的评估主要是依据患者的主观描述，常用的方法有以下几种。

1. 口述疼痛分级评分法 是由一系列描述疼痛的形容词组成，将痛分成无痛、轻微疼痛、中等度疼痛和剧烈疼痛，由患者选择每级为 1 分，若患者选择"剧烈疼痛"其疼痛评分为 4。此法虽不够精确，但很简单，患者容易理解。

2. 术后患者临床表现疼痛分级法 依据 WHO 标准和术后患者临床表现可将术后疼痛分为 4 级。

0 级：无痛，患者咳嗽时，伤口无痛。

1 级：轻痛，轻度可忍受疼痛，能正常生活，睡眠基本不受影响。咳嗽时感觉伤口轻度痛，但可保持有效的咳嗽。

2 级：中痛，中度持续的疼痛，睡眠受到干扰，需用镇痛药。患者怕咳嗽，怕轻微震动。

3级：重痛，强烈持续的剧烈疼痛，睡眠、咳嗽以及呼吸可受严重干扰，需用镇痛药治疗。

3. 数字疼痛评分法（NRS）：数字评分法要求患者用 0 - 10 这 11 个点（或 0 ~ 100 共 101 个点）来描述疼痛强度。0 表示无痛，疼痛较强时增加点数，10 表示最剧烈疼痛无法忍受。此是临床上最简单、最常使用的测量主观疼痛的方法，患者容易理解，可使疼痛的评分更加数据化，主要用于临床科研和镇痛药研究领域。

4. 视觉模拟疼痛评分法（VAS）　视觉模拟评分法是采用 1 条 10cm 长的直线或尺，两端标明有：0 代表无痛，10 代表最剧烈的疼痛，由患者在直线或尺上标出自己疼痛的相应位置，然后用尺测量出疼痛强度的数值或称评分。目前多使用正面为 0 ~ 10（或 0 ~ 100）的游离标尺，背面有 0 ~ 10（或 0 ~ 100）数字的视觉模拟评分尺，患者移动标尺达到自己疼痛的位置时，可立即在尺的背面看到具体数字，简单方便。目前认为本法是较敏感和可靠的测痛方法。

5. 小儿疼痛评估法　小儿疼痛评估比较困难。一般根据：①小儿的痛觉主诉；②家属、医护人员观察评估；③血压、心率和呼吸等生理参数改变；④哭、躁动等行为表现。但新生儿及 <5 岁小儿难以表达疼痛感觉，临床观察常不可靠，生理参数只在严重疼痛时才改变。一般认为对新生儿及幼儿术后疼痛评估时行为改变比较有价值，疼痛时可有躁动、肌张力增加明显、哭泣等表现。>6 岁能合作的小儿可应用视觉模拟尺，标尺刻度旁画有易为小儿理解的笑及哭的面谱示意图，让病儿在标尺上指出自己的疼痛程度，但应预先教会小儿理解不同图像的意义。临床研究已证实行为和生理改变与病儿疼痛主诉呈明显相关。

二、术后镇痛方法

1. 口服给药　一般认为对手术中度和重度疼痛的治疗不宜采用口服给药。目前尚有新的给药途径如经皮肤或口腔黏膜给药等用于临床。

2. 胃肠道外给药　是治疗术后中度、重度疼痛的主要方法。尤其是新镇痛药和新的镇痛技术的出现，使术后镇痛更为安全和有效。

（1）肌注：与口服给药相比肌注具有起效快、易出现峰值作用，但药物剂型和注射局部血流量会影响药物的吸收，且在不同患者之间应用同样药物，其血药浓度差异很大（3 ~ 5 倍），以及峰值作用时间长短不一。但目前仍是我国围术期镇痛的主要给药途径之一。常用的药物有哌替啶、曲马朵等。

（2）静注：静注麻醉性和非麻醉性镇痛药比肌注能够更快地达到镇痛的有效血药浓度，即起效时间短。对于术后患者已有静脉通路，应用较为方便、迅速。由于药物在体内很快重新分布，单次静脉应用时血药浓度达峰值后迅速下降，因而作用持续时间相对较短，要求反复用药。以静脉连续滴注的方法较好。

（3）患者自控止痛：是近年来应用于疼痛治疗学的一项新技术，它可以使用多种镇痛药物，经不同途径（包括静脉、硬膜外腔等）给药，治疗分娩性疼痛、术后疼痛和癌性疼痛。患者自控止痛法的最大优点是能做到用药剂量个体化。

3. 椎管内镇痛

（1）蛛网膜下腔镇痛：单次蛛网膜下腔注射阿片类药物可提供长时间镇痛作用，起效时间与药物脂溶性相关，作用持续时间取决于药物亲水成分。但单次注射药物有效剂量筛选困难。吗啡注入后因其脂溶性低与脊髓受体结合缓慢因而起效也较缓慢；从受体部位的缓慢释放表现为作用时间持久。此外，其亲水性易于在脑脊液中向头侧扩散，产生较广泛的镇痛平面，作用于脑部时可抑制呼吸。后者一般在给药后 6 ~ 10 小时内发生，23 小时左右呼吸功能可恢复正常。

（2）硬膜外镇痛：优点是不良反应少，药物有效剂量筛选容易，可以重复应用，而且安全、方便。由于药物必须透过硬脊膜产生作用，所以所用剂量和浓度比蛛网膜下腔镇痛量要大。

三、疼痛机理和镇痛新概念

1. 疼痛的新机理　　传统理论认为，疼痛的形成是由于伤害刺激被相应的感受器接受后，经中枢整合，传送至大脑而形成痛觉。但这种理论只能解释一般感受的伤害性疼痛，而对神经源性疼痛、特发性疼痛及临床疼痛的特异现象却很难解释。近几年研究证实，疼痛的形成和传导涉及许多复杂的机理。如末梢敏化、中枢敏化、传导通路的异常、神经可塑性及"卷扬"现象和"发条拧紧"效应等。

（1）末梢敏化：损伤及炎症反应释放的化学因子，如 K^+、H^+、5 – HT、缓激肽（BK）、组胺、神经生长因子、花生四烯酸代谢或环氧化酶或脂氧化酶途径产物以及降钙素基因相关肽、细胞因子及嘌呤等物质形成"炎症汤"（inflammatory soup）。它们不但是强烈的致痛物质，且相互间有明显的协同作用。如缓激肽（BK）可引起去极化和钙内流，导致神经肽（P 物质）释放，使组织对热和机械刺激敏感，并引起交感神经元兴奋。这所谓的"炎症汤"可激活高阈值的 Aγ 和 C 传入神经纤维，使感受器阈值下降，增强反应性和兴奋性，敏化伤害感受器（高阈值），从而产生痛敏即形成末梢敏化。敏化后损伤区出现痛觉过敏。伤口周围未损伤区阈下非伤害性刺激亦可变成阈上刺激而进一步加重痛觉。

（2）中枢敏化：由于末梢敏化，使伤害性刺激的传导径路发生改变。由低阈值的 Aβ 传入纤维传入，使神经元对伤害性刺激反应性增强，出现损伤放电、异位动作电位和交感神经异常作用，经 Aδ、C 纤维传入并释放谷氨酸、神经肽，激活 NMDA 及胸腺肽受体，使脊髓神经元产生长时程的去极化，导致脊髓背角传导易化和脊髓神经元致敏，脊髓后角神经元感受区扩大、阈值下降，对阈上刺激反应增强，时间延长，阈下刺激亦可形成痛觉。由此提示对正常的非伤害性刺激反应增强即所谓疼痛异常，对来自损伤区的伤害性刺激反应过强即所谓原发性痛觉过敏，以及对来自损伤区周围的未损伤区的机械刺激发生过强反应即所谓继发性痛觉过敏，都是由于脊髓背角神经元反应性及兴奋性增强所致，也就是中枢敏化。

（3）"卷扬"及"发条拧紧"效应：研究发现，机体受剧烈伤害之后，可反复地由 C 类纤维传入引起脊髓处于一种强化状态，称"卷扬"现象。表现为一系列刺激引起的背角神经进行性、越来越强的反应，并且其感受刺激的范围也越来越大。另外还发现足以激活 C 纤维的疼痛刺激不仅兴奋脊髓神经元，同时也使脊髓后角广动力范围（WDR）神经元的反应也随刺激而逐渐增强。提示中枢对疼痛刺激的可塑性。因此，伤害性刺激的传入不只是简单的刺激应答反应，还可使脊髓神经元呈现"发条拧紧"（wind – up）效应。表现为：①兴奋性感受野扩大，以至于脊髓神经元对非伤害性的区域刺激发生反应；②对阈上刺激的反应增强，持续时间延长；③神经元兴奋阈值下降，致使正常情况下非伤害性刺激也能激活传递伤害性信息的神经元。介入"卷扬"和"中枢致敏"的受体主要是 P 物质受体和 NMDA 类型的谷氨酸受体。

2. 镇痛的新概念

（1）超前镇痛（pre-emptive analgesia）：鉴于"中枢敏化"及"发条拧紧"效应，临床证实，感觉神经元持久性兴奋和疼痛行为一旦建立，尽管用同样的给药途径和剂量也难以奏效。因此提出"超前镇痛"的新观点，并提倡在术前、术中和术后采用以下方法：①采用区域阻滞方法以降低周围致敏；②预先用非甾体消炎药（NSAID）降低伤害感受器的活性和敏感化；③预先用中枢神经抑制药（阿片类）、NMDA 受体拮抗药，以降低中枢兴奋来阻止中枢敏化的形成，从而在外周水平、脊髓水平、中枢水平达到"超前镇痛"的目的。

（2）平衡（balanced）或多模式（multimodal）镇痛：是指联合应用不同类型镇痛药并通过不同部位给药以达到改善镇痛和减少不良反应的目的。实验和临床研究已证明，联合应用镇痛药能够改善镇痛效果。NSAID 与阿片类联合应用可增强术后镇痛效果。处理腹部大手术后急性严重疼痛，硬膜外局麻药与阿片类联合应用与单独用药相比可明显改善活动性疼痛。常用的联合方案为布比卡因与吗啡、芬太尼或舒芬太尼，究竟哪一种阿片类效果最佳尚无定论，因为随机研究的样本较小，而且对这 3 种阿片类的等效剂量没有统一认识。为进一步改善镇痛效果，还可联合应用 α_2 受体激动药可乐定或肾上腺素。肾上腺素可能无不良反应，但硬膜外应用可乐定时应注意其不良反应。在多模式镇痛中应用 NMDA 受体拮抗药也备受关注，其中对氯胺酮的研究最多，初步认为氯胺酮和阿片类全身联合应用或氯胺酮硬膜外或全身应用与硬膜外局麻药、吗啡联合应用具有相加的镇痛效果，但尚需进一步研究明确最佳剂量和不良反应，方可推广应用。在膝关节镜手术后，与关节腔内应用安慰剂或布比卡因-吗啡联合应用组相比，联合应用布比卡因、吗啡和泼尼松龙能提供更有效的镇痛，提示在某些手术中皮质类固醇可能成为多模式镇痛中的重要组成部分。

（3）新型镇痛药

1）肾上腺素受体激动药：可乐定和右美托咪啶能抑制脊髓后角水平伤害性刺激的传导，使突触前膜去极化，抑制突触前膜 P 物质及其他伤害性感受性肽类的释放，具有镇痛、镇静、抗焦虑、抗呕吐作用。局麻药液中加入可乐定可延长鞘内、硬膜外及某些外周神经阻滞的作用时间及镇痛效果。目前，值得推荐的给药途径是鞘内或硬膜外给药。

2）炎症递质抑制药：几种肽类 BK-β_2 受体拮抗药、NPCI6731、NPC567、CP0127 已在动物模型中显示镇痛作用。BK-β_2 受体拮抗药在慢性痛觉过敏中显示镇痛效应。细胞因子拮抗药（CSAID）抑制细胞因子合成，在急、慢性疼痛中也表现出镇痛活性。

3）离子通道调节药：抗惊厥药、局麻药及抗心律失常药在神经痛治疗中的有效性，是由于它们对钠离子通道的阻滞作用；钾离子通道激活引起的超极化可降低细胞兴奋性。所以钾离子通道激动药可能代表一类新型镇痛药。

4）具有外周作用的阿片类：实验表明，伤害感受器和交感神经末梢可能是阿片类外周作用的靶位。所以研制无中枢作用而只有外周作用的阿片类，以避免阿片类的依赖与成瘾，不但有临床意义，更具有重大的社会效益。

5）兴奋性氨基酸拮抗药：氯胺酮是良好的 NMDA 受体拮抗药。它能阻断与 NMDA 受体相关的离子通道，抑制伤害性刺激在中枢的短暂累积，发挥镇痛作用。临床用于传统治疗效果不佳的神经源性疼痛、对阿片类耐药的癌性疼痛。口服氯胺酮效果好且无致幻作用。还有镇咳药右甲吗喃和抗帕金森病药美金刚（memantine）均为竞争性 NMDA 受体拮抗药，有镇痛功效，并能增强吗啡的镇痛作用。

（尚书军）

第二节　患者自控镇痛技术

患者自控镇痛（patient controlled analgesia，PCA）是让患者自身参与疼痛管理的各种治疗方法的总称。标准 PCA 即是患者感觉疼痛时按压启动键通过由计算机控制的微量泵向体内注射设定剂量的药物，其特点是在医生设置的范围内，患者自己按需调控注射止痛药的时机和剂量，达到不同患者、不同时刻、不同疼痛强度下的镇痛要求。20 世纪 90 年代，随着微电脑技术的飞速发展，PCA 开始在临床上大量成功使用。PCA 镇痛方法迎合了患者的心理，患者能够参与镇痛治疗，在治疗疼痛的同时也进行了心理治疗。

一、概述

1. PCA 应用的优点　①符合镇痛药的药动学，容易维持药物在患者体内的最低有效止痛浓度（MEAC）；②能够做到及时迅速止痛；③基本上解决了患者对止痛药需求的个体差异，有利于患者在不同时刻、不同疼痛强度下得到最佳镇痛效果；④相对减少了用药量，从而降低了并发症的发生率，有利于维持循环、呼吸功能的稳定；⑤有利于患者充分配合治疗，有利于咳嗽、排痰、肠蠕动的恢复（尤其用于硬膜外腔 PCA 时）；⑥可抑制机体过于强烈的应激反应，加快患者免疫功能的恢复，促进早日康复；⑦上胸段 PCEA 对缺血性心脏病、急慢性心肌梗死患者有心肌保护作用；⑧显著减少医护人员工作量。

2. PCA 临床分类　常用方法可分为 4 类。①硬膜外腔 PCA（PCEA）：硬膜外腔阻滞最早使用局麻药利多卡因或布比卡因、罗哌卡因或左旋布比卡因，由于后者作用时间长、止痛效果确切，目前多选用 0.125% ~ 0.25% 浓度与阿片类药物联合使用。临床研究证明，局麻药与阿片类药物联合使用可降低两种药物用量，减少药物的毒性和不良反应。PCEA 用量小，止痛效果可靠，持续时间长久，且作用范围局限，对全身影响相对较小，适用于头颈部以下区域性疼痛的治疗，特别适用于术后镇痛、产科镇痛及癌性镇痛；②静脉 PCA（PCIA）：方法简单，起效快，适应证广泛，如癌痛、术后痛、创伤痛、烧伤后疼痛、炎症疼痛等，但其用药针对性差，对全身影响较大，其镇痛效果略差于 PCEA；③皮下 PCA（PCSA）：方法简单，但效果不够确切，用药注射量不宜太多，使用时间不能太长；④外周神经阻滞 PCA（PCNA）：常用于颈丛、臂丛、股神经、腰丛或坐骨神经处的 PCA。

3. PCA 常用药物　①麻醉性镇痛药，吗啡、哌替啶、芬太尼、舒芬太尼、丁丙诺啡、纳布啡、曲马朵等；②局麻药，0.1% ~ 0.2% 布比卡因、0.1% ~ 0.25% 罗哌卡因、0.1% ~ 0.2% 左旋布比卡因、0.1% ~ 0.15% 丁卡因、0.5% ~ 1% 利多卡因等；③其他药物，氟哌啶、咪达唑仑、氯胺酮、可乐定、皮质类固醇等；④治疗并发症药物，治疗恶心、呕吐、尿潴留、皮肤瘙痒等的药物。

4. PCA 使用禁忌症　①睡眠性呼吸暂停综合征的患者；②有药物成瘾史的患者；③神志不清、有觉醒障碍的患者；④循环功能不稳定，有低血容量、低氧血症的患者；⑤对 PCA 镇痛概念不理解的患者；⑥缺乏训练有素的医护人员的医疗单位。

二、PCA 专用设备

PCA 需要专用设备，即 PCA 泵。目前常用的 PCA 镇痛泵有电子驱动泵、弹簧泵、橡皮囊扩张泵。PCA 泵有多项指标的设定：

1. 药物浓度　在配制 PCA 的镇痛溶液时，以其中一种药物的剂量作为设置标准，其单位为 g/L 或 mg/L。

2. 负荷量　指 PCA 开始时首次用药剂量。PCA 原则上由患者根据自己的感觉自行用药，但为了减少操作，迅速止痛，负荷量多由临床医务人员给予。其用药方法及药物代谢规律与普通单次用药相似，但以较小剂量为宜，如 0.2% 罗哌卡因 5ml + 芬太尼 10mg/L，或 0.2% 罗哌卡因 5ml + 丁丙诺啡 15mg/L，或 0.2% 左旋布比卡因 5ml + 吗啡 0.1g/L 硬膜外注射，或氯诺昔康 8mg 静注等。临床椎管内麻醉的术后患者，其术终所用麻醉药亦可视为负荷量。

3. PCA 剂量或追加量或指令量　PCA 开始后，患者疼痛未能消除或疼痛复发时所追加的药物剂量称为 PCA 追加量（bolus）。理论上追加量应等于从血中或中央室的清除量，中央室或血中止痛药物浓度从而保持在最低有效水平。因此，追加量不可过大，以免造成血药浓度骤然升高，但剂量过小，必然会增加用药次数。以吗啡为例，其在硬膜外止痛中最适宜追加量为 0.1 ~ 0.5mg/次，静脉 bolus 量以 1mg/次为宜。

4. 锁定时间　即两次用药的时间间隔。设置锁定时间的目的在于防止在前一次所用药物完全起效之前重复用药而造成过量中毒。锁定时间的长短应根据所用药物的性质和施用途径而定。如吗啡静注自控止痛的锁定时间多定为 5 ~ 10 分钟，而硬膜外注射的锁定时间应延至 10 ~ 30 分钟，利多卡因和罗哌卡因硬膜外 PCA 的锁定时间分别为 10 分钟和 20 分钟。

5. 持续给药或背景剂量　为减轻患者的操作负担，在持续用药的基础上由患者酌情自行加药。然而实践证明，即使基础剂量长时间使用亦可引起某些敏感患者镇痛过量中毒，所以这种方法在某种意义上违反了 PCA 基本原则。但在一些特殊情况下，通过计算将此剂量控制在最低水平（0.5ml/h）或夜间睡眠时参照日间用量设定基础剂量，有利于保证患者良好的睡眠。

6. 单位时间最大剂量　由于患者间个体差异较大，为防止反复用药造成过量中毒，PCA 间期多以 1 小时或 4 小时为间隔限定最大单位时间的使用量，如国外吗啡静注最大剂量为 10 ~ 30mg/4h，或 PCEA 丁丙诺啡 0.12 ~ 0.2mg/h。本项可由医师自己选择 1 小时或 4 小时所进药物限量。

7. PCA 的注药速率　可依药物剂量、浓度、患者的实际需要随意设计调整，最快 100ml/h，也可调至 1 ~ 15ml/h；每次按压有效的 PCA 时，机器可经倒计数方式显示注药的百分数。

三、PCA 给药模式

1. 单纯 PCA（简称 P 模式）　患者全程自控，感疼痛时即按压镇痛泵上的控制开关 1 次，使一定量镇痛药注入体内，完全由患者自己控制给药。

2. 持续给药 + PCA（简称 CP 模式）　由镇痛泵持续输入一定量的镇痛药作为基础，病人感疼痛时可自控追加一定量的镇痛药。

3. 负荷量＋持续量＋PCA（简称 LCP 模式）　先给一个负荷药量使患者基本上达到无痛，再给持续剂量，患者感觉疼痛时再按压 PCA 启动键。LCP 模式的优点是：首先给予负荷剂量使尽快达到最低有效镇痛浓度（MEAC），然后用持续输注保证较稳定的血药浓度，通过间断 PCA 保证满意的止痛效果，而又可防止用药过量的并发症。其缺点是个体差异难以确定合适的持续给药剂量、速度，尤其睡眠状态时，可能出现用药过量。故在设定 PCA 泵的程序中必须精心构思，PCA 泵为达到安全用药的目的有时间锁定功能，在锁定时间内按压开关不能给予镇痛药。

4. 神经阻滞＋PCA　手术结束时先行区域性神经阻滞，然后使用上述模式的 PCA，这样可明显减少镇痛药物的用量。如开胸手术后，先用 0.25% 罗哌卡因行切口处的肋间神经阻滞，然后再接上 PCA 泵。有研究表明，用负荷剂量组明显优于无负荷剂量组，且更有利于维持患者所需的 MEAC。最新的研究认为，只要选择适当的负荷剂量和持续剂量（如 PCFA 用 0.001 5% 丁丙诺啡或 0.01% 吗啡溶液 5ml + 0.5ml/h）可使血药浓度更易维持在 MEAC 内，各年龄组亦无用药过量的现象。但是对不同药物，不同浓度的镇痛液是否用负荷剂量或持续剂量仍值得研究。

四、PCA 的管理新模式

未行规范化管理的 PCA 缺陷有：①并发症发生率较高，呼吸抑制为 0.1% ~0.99%，恶心呕吐 20% ~29%，瘙痒 12% ~14%，血压过低 0.5% ~5.1%；②特殊病例镇痛质量不高，术后 25% ~31% 小儿仍有中度以上疼痛，对尿潴留和瘙痒等不良反应以及未成熟儿呼吸抑制等的观察和处理，小儿硬膜外镇痛的护理等问题都较为特殊；③既往已使用阿片类治疗的慢痛患者的术后镇痛和高危患者的个体差异等特点，都对术后镇痛发展和管理提出了挑战。因此，Readg 等于 1988 年首次提出并描述了急性疼痛服务（APS）管理模式，该模式以麻醉医师为主体，培训护士并发挥其作用，在 APS 的正规管理和统一运作之下，取得了可喜成绩，并发症亦明显降低。APS 采用 24 小时负责制，每天 12 时交接班，所有接受疼痛治疗的患者由当天值班 APS 医师管理，处理报警及其他问题。APS 有专门的申请单、登记表和常规护理记录单，APS 医师每天定时巡视 4 次，巡视时进行 VAS 评分、BCS 舒适评分、镇静评级和用掌式仪测定 SpO$_2$，察看 PCA 泵运行情况，了解术后镇痛反应可能出现的并发症、高危或高龄患者特殊处理及有关数据登记。PCA 结束时由 APS 医师撤除 PCA 装置及拔出导管。但 APS 本身费用较高，目前对于 APS 能否降低 PCA 费用尚有不同观点，但通过 APS 的正规管理降低医疗费用无疑也是 APS 目的之一。随着 APS 的优化组合，其优越性越来越明显。

五、使用 PCA 镇痛应注意的问题

（1）同类药物（如吗啡与芬太尼）不要联合应用，不同类药物联合应用可增强镇痛效果，并可减少并发症，如镇痛药＋局麻药，镇痛药＋氟哌啶或氯胺酮，镇痛药＋可乐定。

（2）PCA 镇痛各种方法均优于口服或间断注射止痛药，PCEA 用药量小，效果最好，其次依次为 PCIA、PCSA、PCNA。

（3）PCA 镇痛效果的评定可采用 3 种方法综合评定：①镇痛效果采用视觉模拟评分（VAS）；②镇静程度采用 Ramsay 镇静评分；③D$_1$/D$_2$ 比值（按压次数/实际进药次数），反

应患者要求镇痛的程度。

（4）PCA 和常规注射止痛药一样，最易出现的并发症是呼吸抑制、恶心、呕吐、尿潴留，必须高度重视，加强监测，及时处理。

（5）加强宣传，提高医护人员、患者、家属的认识，掌握好注意事项，充分合作才能使 PCA 达到良好的治疗目的；有条件的单位可以开展 APS 模式，更加规范化的 PCA 管理。

六、镇痛泵异常情况的显示与报警

使用 PCA 泵时注意观察下列提示，并给予处理：①输液管闭塞请检查输注管道；②药盒是否装上；③输液管有空气或已注射完毕，请排气或交换药盒；④电池不足，低电压，请更换电池；⑤PCA 手键没有接上；⑥药盒没装药液或空药盒，请更换新药盒；⑦药量设定过低，重新设定；⑧药物剂量设定不相符，请检查；⑨PCA 泵在静止状态，开启后没有工作；⑩镇痛溶液注射即将完毕。

七、PCA 记录参数专用术语

1. 治疗参数　①单次给药总次数，是指在整个镇痛期间内患者按压远隔控制单次给药剂量按键，并且实际有效地注入单次给药剂量的次数，此也可称为"有效单次给药次数"或"有效注射"；②按键总次数，是指在镇痛过程中，患者按动远隔控制单次给药剂量按键的全部次数。在按键时不论有效给药或无效空转，都被记录；③经过时间，PCA 的使用时间；④总注射量，开始实施 PCA 以来的注射总药量；⑤单次给药总次数（有效注入次数）／按键总次数（实际按键次数）。

2. 使用中的实时记录　①患者总按压数与实际进药数，PCA 泵中记录患者按压（blous）的总次数（demand）和实际进药次数（delivery）。PCA 期间总按压次数可以反映患者用药需求的欲望，即镇痛越不满意的患者想改变这种痛苦愿望就越强烈，按压的次数就会越多，反之亦然。D_1/D_2（demand/delivery）比值可作为评价镇痛效果的一项客观指标，其比值 <2 的患者中，镇痛效果优良率（VAS <3）占 97%，提示 D_1/D_2 比值是一项评定镇痛效果有价值的参考指标；②所进药物的总量，在 PCA 泵的显示窗上，可随时显示治疗药物所进入机体的剂量（mg 或 ml），有利于了解和评价 PCA 效果；③所剩药液的容量，长时间 PCA 治疗后，泵盒中所剩余药液的容量（ml），为继续进行 PCA 可维持多长时间提供参考；④所有记录可清除，第 2 个病例启用 PCA 泵时应清除前 1 个患者应用所记录的有关数据，从零开始。此外 PCA 治疗整个过程中，泵的运行情况、治疗参数、异常现象、报警原因、暂停时间、重新启动时间等可查阅和打印，这对 PCA 的整体评定及总结极有价值，为临床科研提供了各种完整的数据。

八、PCA 进展

1. 新型 PCA 技术　计算机技术与静脉麻醉药物药动学的深入研究，两者结合产生了靶控输注（TCI）技术，使麻醉医师也如吸入麻醉药一样能预知患者体内静脉麻醉药物浓度及其相应的效应，可最大限度地实现个体化给药。国外学者尝试将 TCI 技术用于 PCA，并开展相应的研究工作。心脏手术后将阿芬太尼 TCI 技术应用于患者 PCA（PCA - TCI），其镇痛初始将浓度设定为较低的水平 20μg/L，再结合主观及客观指标进行镇痛镇静评分，如 VAS ≥4 时则增加血药浓度 10μg/L，直至满意；随后进入患者自控阶段，如 10 分钟内无需求则自动下降 5μg/L，如 1 秒内连续按压给药键 2 次则自动上升 5μg/L，锁定时间 5 分钟，计算机根据设定的血药浓度计算当时运行所达到的浓度，并每 10 分钟调整 1 次输注速率。结果显示与传统吗啡 PCA 相比镇痛效果好，患者拔管提前，满意度高。Checketts 研究显示阿芬太尼 PCA – TCI 与传统吗啡 PCA 方案相比各指标无显著差异，但 VAS 评分低于传统吗啡 PCA 组。矫形外科手术后实施瑞芬太尼 PCA – TCI，同样取得良好效果。TCI 理论上能部分解决 PCA 期间设置不合理包括背景输注的潜在风险，但目前仅处于实验阶段。相信随着药理学研究的进一步深入和 TCI 设备的改进，TCI 技术在 PCA 临床的结合应用将会为期不远。

2. PCA 选择的新型药物

（1）罗哌卡因：是一种新型长效酰胺类局麻药，其中枢神经及心脏毒性较低，具有感觉神经和运动神经阻滞分离的特点，近几年术后 PCEA 应用报道逐渐增多。Bertini 认为罗哌卡因运动阻滞低，比布比卡因更适宜于术后 PCEA。近期文献报道上腹部手术后采用 0.2% 罗哌卡因 4 ~ 6ml/h 背景输注能提供满意的镇痛效果，较早期用 8 ~ 10ml/h 剂量输注有所降低。国内研究 0.2% 罗哌卡因 4 ~ 6ml/背景剂量输注加 PCEA，能明显减少吗啡 PCA 消耗，同时运动阻滞较少。罗哌卡因运动阻滞程度小是其最大的优点，单独或联合芬太尼均能达到可行走的硬膜外镇痛（WFA）目的。

（2）左旋布比卡因：是布比卡因中的左旋镜像体纯提取物。实验表明，左旋布比卡因比布比卡因神经中枢和心脏毒性更低，而神经阻滞作用强度与布比卡因相仿，比罗哌卡因强（罗哌卡因与布比卡因两者效价比为 1：1.5）。Kopacz 等观察到硬膜外 0.75% 左旋布比卡因和 0.75% 布比卡因 20ml 在下腹部手术中麻醉效果相似，同时比较了两者的药动学变化，发现左旋布比卡因组血药浓度比布比卡因组大，Cmax 分别为 0.84 ± 0.31mg/L、0.611 ± 0.22mg/L，Tmax 分别为 24.0 ± 10.5 分钟、25.5 ± 10.1 分钟；在布比卡因组两种镜像体浓度分析发现其中左旋大于右旋，但因左旋布比卡因和蛋白结合率高而游离量很小，在 4 ~ 10 小时浓度时间曲线向上膨起，这表明硬膜外腔吸收呈双相变化，有第 2 个慢吸收相出现。由于左旋布比卡因毒性低，避免了在硬膜外阻滞或持续输注镇痛时神经中枢和心脏毒性潜在危险的发生。有研究发现，0.2% 左旋布比卡因和 0.2% 罗哌卡因 4ml/h 速度硬膜外持续输注 +0.01% 吗啡 PCA，能为下腹部手术患者提供良好的术后镇痛，可减少吗啡 PCA 的用量，降低了吗啡相关的不良反应、同等浓度的左旋布比卡因阻滞能力比罗哌卡因更强，患者运动恢复的时间较慢及下肢麻木不适感较重。

（3）曲马朵：是一种弱 μ 受体激动药，同时也能抑制去甲肾上腺素和 5 – HT 的再摄取，此两种机理共同发挥镇痛效应，而后者起主要作用，因此其用于术后镇痛中安全性较大，激动 μ 受体而引起呼吸抑制的可能性较小。已有文献报道曲马朵用于 PCIA 或术后 PCEA，用量较大，恶心呕吐不良反应较严重。采用恩丹西酮能有效地预防和治疗恶心呕吐，但有研究认为恩丹西酮同时能削弱曲马朵的镇痛作用，其原因可能因为恩丹西酮抗呕吐机理是中枢 5 – HT$_3$ 受体拮抗剂，而抑制 5 – HT 的再摄取是曲马朵起镇痛作用的主要机理之一。Grond 研究认为右旋曲马朵对映体镇痛效能较左旋对映体更强。

（4）可乐定：镇痛作用是通过直接刺激 α$_2$ 肾上腺素能受体，抑制 A 纤维和 C 纤维的诱发动作电位。Eledjam 等报道 150μg 可乐定比 200μg 肾上腺素更有效地延长局麻药的臂神经丛阻滞时间。可乐定是纯 α$_2$ 受体激动药，研究表明该药无神经毒性，可乐定 1μg/ml 可使局麻药的镇痛时间延长 50% ~ 100%，并且无明显不良反应。

（5）非甾体消炎药（NSAID）：具有加强阿片类药物镇痛作用，现在有采用 COX - 2 选择性（相对）抑制药氯诺昔康用于 PCIA 的报道。具体配方为氯诺昔康 2g/L，PCA 设置为 0.5ml/bolous，锁定时间 5 分钟，限量 32mg/d。但其同时也对 COX - 1 抑制，因此可引起轻度的胃肠道反应。

（朱雅萍）

第三节　椎管内患者自控镇痛

椎管内镇痛在临床疼痛治疗中占有极其重要的地位，椎管内（包括硬膜外腔和蛛网膜下腔）镇痛的效应如何与采用的药物和方法不同密切相关。自 20 世纪 90 年代患者自控镇痛开展以来，其技术渐趋成熟和完善，临床应用日益广泛，有关研究也更深入和细致。

一、阿片类药物于脊髓再分布的机理

硬膜外和蛛网膜下腔镇痛所有注射的阿片类药物的机理是：通过与阿片类受体偶联的 G 蛋白结合，引起继发性 cAMP 水平降低；通过激发神经元钾离子通道开放，引起钾离子外流；通过阻断电压门控的钙离子通道等途径，从而降低神经兴奋性，产生镇痛作用。既然有如此相同的作用机理，那为什么阿片类药物在临床应用中、在药动学和药效学方面有如此大的区别呢？原因在于不同阿片类药物在与相应受体的结合能力上有很大的差异。一般来说，阿片类药物所产生的镇痛作用是由 G 蛋白的激活而产生的一系列物理化学变化的最终结果，如硬膜外阿片类药物必须穿透硬脊膜和蛛网膜，扩散进入脑脊液，再穿透软脑膜到达脊髓，通过白质灰质最终到达背角阿片类受体。药物完成以上一系列扩散取决于该药的理化性能（其中很重要的一点是尽量避免硬膜外脂肪的吸附和组织的重吸收），也就是说，一种阿片类药物在脊髓背角上的生物利用度以及是否适合于椎管内应用很大程度上取决于该药的理化性能。

据研究报道和资料反映，所有的椎管内阿片类药物最终都会被吸收进入血浆，通过血液循环到达脑组织从而产生麻醉性镇痛作用。因此并不是所有的椎管内阿片类药物都在脊髓平面产生麻醉镇痛作用。

二、影响椎管内药物分布的因素

实验研究证明，药物是直接穿透脊膜从而完成从硬膜外向蛛网膜下腔的再分布。脊膜细胞的分子生物学特性决定了其在阻止药物向内扩散的屏蔽作用中起着重要的作用（约 95%），这一点解释了为什么中等脂溶性药物比高水溶性或高脂溶性的药物更具渗透性。

除了对药物的转移具有物理性的屏障作用外，蛛网膜还起着代谢抑制的作用，如蛛网膜上存在着大量的具有药物降解作用的各类酶系统（包括细胞色素 P450，葡萄糖醛酸转移酶等）；另外，还存在着各种具有神经递质降解作用的酶类，能降解包括肾上腺素、去甲肾上腺素、乙酰胆碱和其他多种神经肽。事实上乙酰胆碱在蛛网膜上的代谢活动与其在脊髓上一样活跃。由此关于"新斯的明镇痛作用至少有一部分可能被脊髓的代谢活动所调节"的这一学说可信性就得到了进一步的确认。

一旦药物进入了脑脊液，它们在其中停留的时间将取决于其相对水溶性。这就解释了为什么临床上吗啡比其他高脂溶性、高蛋白结合率的药物在椎管内具有更广的扩散范围。另外注射液的酸碱度对于硬膜外给药后药物在脑脊液中的分布并无影响，然而却显著影响蛛网膜下腔阿片类药物在脑脊液中最初的浓度。关于硬膜外和蛛网膜下腔给药的另一区别在于后者的给药量大部分将进入硬膜外腔，而这也是蛛网膜下腔药物消除的一个重要途径。

当药物扩散进脑脊液后还必须渗透进脊髓才能到达其在背角神经元上的作用位点。通过对阿片类药物在脑组织中分布的研究，发现增加药物的脂溶性将会降低药物对脊髓的亲和力，并使药物优先分布于白质，而非灰质。与此相类似，动物实验证明蛛网膜下腔注射芬太尼、舒芬太尼等高脂溶性药物在脊髓细胞间隙中的生物利用度远低于吗啡等水溶性药物。药物在脊髓细胞间隙中的生物利用度非常重要，因为这决定了药物与其相应受体的结合能力。近期的动物活体实验证明，增加药物的脂溶性将降低药物在脊髓的生物利用度，这与临床上硬膜外和蛛网膜下腔应用阿片类药物所得到的结果是一致的。

三、临床椎管内阿片类药物的用药原则

椎管内应用阿片类药物的准则是：药物的麻醉镇痛作用必须远大于（至少不小于）其不良反应，而且给药方法必须经济、简便、有效和安全。

1. 吗啡 无论硬膜外或蛛网膜下腔给药都能产生明确的脊髓平面的麻醉镇痛作用，因而被公认为是最古老与经典的椎管内阿片类药物。

2. 芬太尼 事实上芬太尼持续注射也曾一度被作为基本的椎管内麻醉方法。然而几位研究者对这一传统的观念提出了质疑。因为研究发现无论是硬膜外或蛛网膜下腔给药，当达到相同的麻醉作用时，需要相同的给药量，而其血药浓度与产生的不良反应在统计学上也无明显差异。短时间持续硬膜外单一给药所产生的麻醉作用是由组织的重吸收与药物向脑组织的再分布所产生的，且药物的作用具有一定的时限性。硬膜外给药与蛛网膜下腔给药初期在血浆中的药物浓度并不相同，而且要经历数小时后两者才能达到平衡。这反映单次或是短时间给药比起长时间持续给药更能产生脊髓调节的麻醉镇痛作用。因而现在并不主张将芬太尼单一用作硬膜外术后镇痛药物。但在个别情况下单次或蛛网膜下腔给药也有其必要性。

3. 舒芬太尼 与芬太尼相比舒芬太尼因组织的重吸收与药物向脑组织的再分布而产生麻醉作用的这一特点更加明显，可作为硬膜外镇痛药来使用。蛛网膜下腔注射在分娩镇痛中使用得相对普遍。但其作用机理仍与药物在脊髓外的再分布有关。值得一提的是，Mdliu 等的研究显示蛛网膜下腔给予 $12.5\mu g$ 的药量就足以产生术后镇痛所需的血药浓度，因其具有潜在的脊髓与脊髓上镇痛作用，相比之下吗啡就完全不具备这种能力；蛛网膜下腔 $10\mu g$ 舒芬太尼产生的麻醉作用相当于 $10mg$ 吗啡静脉给药的效果；舒芬太尼与吗啡相比其药效有显著差异，其原因可能是缘于其在脊髓内较低的生物利用度。舒芬太尼蛛网膜下腔用药的另一个特点是其具有封顶效应，$>10\mu g$ 的用药量并不能增加其药效，反而增加了不良反应（例如呼吸抑制、过度镇静等）的发生率，这可能是因为血药浓度的增加而引起的。

4. 阿芬太尼 证据显示阿芬太尼的麻醉性镇痛作用很大程度上是由于药物进入血浆而后转入大脑而产生。所以该药不适宜应用于硬膜外镇痛。关于人体蛛网膜下腔用药的研究目前还很少，在动物实验中阿芬太尼可显示出短时而强效的镇痛作用。

四、椎管内 PCA 的不同方式

近年来研究突出的特点是硬膜外 PCA（PCEA）不同模式逐渐增多，区域神经阻滞 PCA（PCRA）和蛛网膜下腔 PCA（PCSA）开始受到重视。

1. PCEA 方式　PCEA 与 PCIA 相比，药物用量小，止痛效果确切，作用时间持久且对全身影响相对较少，PCEA 效果优良率达 92.5% ~ 98.3%。Boylan 等比较研究了腹主动脉瘤手术后 PCEA 与 PCIA 的镇痛效果以及对呼吸和心血管的影响，结果显示 PCEA 组气管拔管时间、休息和运动时的视觉模拟评分（VAS）以及需要护士额外静脉追加吗啡的次数均比 PCIA 组少；但术后两组呼吸抑制，SpO_2 降低、心电图 ST 段降低和 ICU 逗留时间无明显差异。Sinatra 等比较舒芬太尼 PCEA 和 PCIA，结果显示两组的 VAS 评分相似，但 PCEA 组疼痛缓解更迅速；两组的舒芬太尼消耗量一致，但 PCIA 组呼吸抑制发生率更高。Wulf 等研究显示髋关节置换术后 0.2% 罗哌卡因 PCEA 与吗啡 PCIA 相比，认为罗哌卡因 PCEA 比吗啡 PCIA 更为优越，PCEA 组 VAS 评分低，术后恢复室逗留时间短，肛门排气排便时间提前，恶心、呕吐发生率低。

Schrug 等报道用生理盐水及 0.1%、0.2%、0.3% 罗哌卡因以 10ml/h 速率持续硬膜外输注，21 小时静脉吗啡 PCA 用量分别为 75mg、32mg、39mg 和 13mg，减少了吗啡 PCA 的用量，此种作用与罗哌卡因的剂量相关，而运动神经阻滞强度顺序为 0.3% > 0.2% > 0.1%。Sandler 等报道罗哌卡因 3 种剂量的血浆峰值浓度（C_{max}）、浓度 – 时间曲线下面积（AUC），随着罗哌卡因持续硬膜外输注剂量增加而增加，总清除率（CL）和半衰期（$t_{1/2}$）则相似；Frichsen 等报道 10 例择期子宫全切术的患者分别以罗哌卡因（2.5mg/ml）负荷剂量 7.5mg 和按压剂量 42.5mg 后持续硬膜外输注剂量 10mg/h 或 20mg/h，发现在罗哌卡因持续硬膜外输注期间，总血浆浓度增加，而游离血浆浓度则保持稳定 [8 小时和 24 小时分别为（0.019 ± 0.008 4）~（0.017 ± 0.005 9）mg/L，（0.032 ± 0.016）~（0.035 ± 0.015）mg/L]，潜在的系统毒性低。我们研究以罗哌卡因 4mg/h、8mg/h、12mg/h 持续硬膜外输注，其罗哌卡因游离血浆浓度较低，无蓄积作用，无潜在毒性的顾虑，以 0.2% 罗哌卡因 4 ~ 6ml/h 速率是国人术后患者镇痛的最佳方案，罗哌卡因硬膜外持续输注可减少吗啡 PCEA 的消耗量，可提高患者对镇痛的满意程度，降低不良反应，提示其可安全应用于临床。另外我们的经验有：①PCEA 的镇痛药液中加入小剂量可乐定可增强镇痛效应；②硬膜外采用 0.1% ~ 0.2% 罗哌卡因或左旋布比卡因持续输注 4ml/h，再以氯诺昔康 PCIA 来补充其镇痛效应的不足，效果良好，而并发症较低，胃肠功能恢复快，尿潴留程度轻；③对于大手术患者 PCEA，仍以吗啡加局麻药联合镇痛效果最佳。

2. CSEA 方式　腰麻 – 硬膜外联合（CSFA）分娩镇痛方法具有麻醉起效快、镇痛效果确切、用药量少等特点，结合硬膜外持续给药的优势，为产妇分娩和手术后患者提供了满意的镇痛，且运动神经阻滞较轻。Price 等在对比 CSEA 和 PCEA 分娩镇痛临床研究中，发现除了 CSFA 比 PCEA 第一产程更短外，其余与 PCEA 无差别；Burnstein 等调查发现目前英国 CSEA 分娩镇痛已占到 24%。CSEA 分娩镇痛目前采用铅笔尖和无创伤性腰麻针，这样大大减少甚至避免了有关硬脊膜穿破后的头痛；CSEA 应用方法一般在第一产程时经蛛网膜下腔注入阿片类药物或罗哌卡因，阿片类药物常用芬太尼或舒芬太尼；CSEA 后用 PCFA 维持给药产妇可达到 WEA。WEA 产妇在分娩镇痛期间可以下床自由活动，促进分娩，并能减少尿潴留，减少器械助产率和剖宫产率，提高产妇的满意度。CSEA 的优点受到临床的肯定，但对 CSFA 后较大剂量局麻药持续硬膜外输注加吗啡 PCA 的安全性还存在顾虑，经研究认为 CSEA 麻醉后罗哌卡因硬膜外持续输注（4ml/h），加吗啡 PCA 方法（0.01% 吗啡，以 LCP 模式给药，负荷剂量 5ml + 持续剂量 1ml/h + 按压 1ml/次，锁定时间 10 分钟，限量为 12ml/4h 是安全、有效的，吗啡的用量显著减少，恶心呕吐、瘙痒、嗜睡等不良反应明显减少。

3. PCRA 方式　PCRA 是将置入神经鞘内的硬膜外导管连接于标准的 PCA 泵进行给药，也可连接一持续给药泵镇痛，PCRA 在提供满意镇痛的同时，可避免阿片类药物的使用及其不良反应。在肩部手术后患者，经肌间沟置管 PCRA 与静脉 PCA 吗啡镇痛的比较研究表明：术后 12 小时、18 小时、24 小时和 30 小时的镇痛效果均以 PCRA 为更佳，患者满意更高，而恶心（25%）和皮肤瘙痒（25%）等并发症仅见于静脉 PCA 镇痛组的患者。由此可见，就术后镇痛途经而言，在四肢手术的患者外周给药镇痛比静脉给药更可取，全身不良反应较少，患者可早期下床活动，有利于患者尽快恢复出院。采用局麻药 PCRA 还可适用于外周血管性疾病的治疗，肌间沟臂丛置管用于肩部手术后 PCRA，镇痛效果比 PCIA 好，恶心呕吐等不良反应少，患者满意程度高。另一项研究显示，0.2% 罗哌卡因与 0.15% 布比卡因有相同的镇痛效果，但应用 0.2% 罗哌卡因能够更好地保持手臂肌力，减少手指麻痹症状。PCRA 主要适应于四肢镇痛或用于血管性疾病的治疗，可采用：①0.2% 罗哌卡因 5～10ml/h 或 0.3～0.4mg/（kg·h），按压 3～5ml/次，锁定时间 10～20 分钟。在急性疼痛治疗的同时，低浓度罗哌卡因 2.0mg/ml（0.2%）仅轻度非递增性阻滞运动神经，有利于病人早期活动，促进恢复；②0.125%～0.25% 布比卡因 5～15ml 或 0.25mg/（kg·h），按压 2～3ml/次，锁定时间 10～20 分钟；③临床上可乐定与局麻药合用，可延长镇痛作用时间和增强局麻药的镇痛作用。总之，PCRA 的优势在于对机体影响小，安全性大、镇痛效果确切，逐渐在临床广泛应用。神经刺激器在外周神经阻滞定位中的应用大大提高了外周神经阻滞的成功率，促进了临床上区域神经阻滞和术后 PCRA 的普及。该技术对于四肢手术后中度和重度疼痛的患者而言是安全有效的镇痛方法，可减少阿片类镇痛药的全身不良反应，促使术后早期康复。

4. PCSA 方式　蛛网膜下腔 PCA 是 PCEA 效果不佳的一种替代方式。Kshatri 报道了 1 例 38 岁女性患者因宫颈癌转移至骶尾部、肛周顽固性疼痛，长时间采用 PCEA 失效后采用 PC-SA，镇痛效果好，提高了生活质量。Vercauteren 则研究了 45 例患者采用不同配方 PCSA 取得了满意的临床效果。蛛网膜下腔置管后实施 PCA。单纯芬太尼用药 PCA 设置为：首次给药 10～20μg，起效 5～15 分钟，持续 1～5 小时；持续量 0.08μg/（kg·h），按压剂量 5～6μg，锁定时间 30～60 分钟。联合用药为 0.08% 布比卡因 + 0.000 2% 芬太尼，PCA 设置单次剂量 1ml/次，锁定时间 30 分钟，背景剂量 0.5ml/h，限量 3ml/h。其特点是药物用量少，恢复快，对有些顽固性疼痛尤其是其他方法镇痛不佳的患者有更好的效果。但在临床操作和护理中应加强无菌观念，特别警惕细菌感染的可能性。

阿片类药物在发挥镇痛作用的同时能产生呼吸抑制、恶心呕吐、尿潴留及皮肤瘙痒等不良反应；而局麻药硬膜外镇痛可能会导致低血压、心动过缓、运动受限和感觉障碍，应予以防治。

（杨卫华）

第四节　分娩镇痛

分娩镇痛是指应用各种镇痛方法减轻分娩时的疼痛，或将产痛降到最低程度。理想的分娩镇痛应具备下列特征：①对母婴影响小；②给药方便，起效快和作用可靠；③满足整个产程镇痛的需要；④避免运动阻滞、不影响宫缩和产妇运动；⑤孕妇清醒，可参与分娩过程；⑥必要时满足后续手术的需要。

一、分娩产程和疼痛传导途径（见图 22 - 1）

第一产程指从有规律的宫缩开始到宫口开全，一般不超过 16h。此期疼痛始于宫颈和子宫下段的扩张以及子宫体部的收缩。从宫颈、子宫而来的冲动经骨盆神经丛（下腹下神经丛）、中、上腹下神经丛，由腰交感神经链向头侧传导，经 $T_{10} \sim L_1$ 神经的白交通支传入脊髓。分娩初期只有 $T_{11 \sim 12}$ 神经根介入传导，但在后期 T_{10}、L_1 也介入传递。分娩第一产程痛主要是内脏痛，一般定位不明确，是一种钝痛。因此，感觉神经阻滞平面不超过 T_{10} 的椎管内麻醉均可产生良好的分娩镇痛效果。

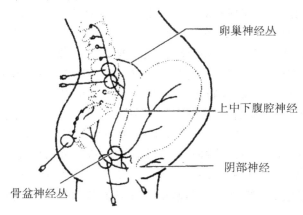

图 22 - 1　分娩中周围疼痛传导途径

第二产程指从宫口开全到胎儿娩出的过程，一般不超过 2h。此期疼痛由软产道、外阴部、会阴伸展时，通过感觉神经（阴部神经）传递而产生，阴部神经的感觉神经纤维主要来自 $S_{2 \sim 4}$ 骶神经。第二产程的疼痛性质与第一产程时不同，多为定位准确的躯体痛。

第三产程指胎盘娩出的过程，一般不超过 30min。此期痛主要为胎盘娩出时宫颈扩张和子宫收缩所引起的疼痛。

二、分娩疼痛的特点

多数产妇（约60%）认为分娩疼痛非常剧烈，甚至难以忍受。事实上，分娩疼痛的程度往往超过严重的背痛、癌痛、幻肢痛和疱疹后神经痛等慢性痛和骨折、撕裂伤等创伤后疼痛。而分娩产程的不同阶段，疼痛的性质、特点也有所不同（见表 22 - 1、图 22 - 2）。

表 22-1　分娩疼痛的特点

子宫收缩痛（第一产程）	娩出阶段痛（第二产程）
内脏痛	躯体痛
弥散，定位不明确	定位准确，由躯体神经传导
钝痛，模糊（绞痛、痉挛样或压榨样痛）	尖锐，明确
有牵涉痛，涉及内脏	无牵涉痛，可有皮肤表面痛
与宫内压力有关	与宫内压力无关
随收缩强度而变化，周期性	持续性疼痛，逐渐能够耐受
有恶心、呕吐的感觉	恶心只在严重躯体痛时才发生
引起全身自主神经反应	间断性的 Valsalva 手法引起全身循环改变
对中枢神经镇痛药敏感	对中枢神经镇痛药不敏感

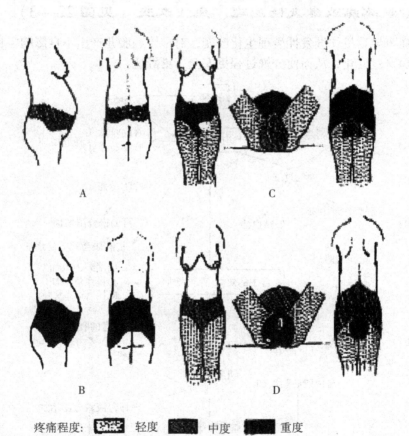

疼痛程度：▨ 轻度　▨ 中度　■ 重度

图 22-2　产程不同阶段疼痛的程度与分布

A. 第一产程早期，疼痛牵涉到 $T_{11\sim12}$ 皮肤表面

B. 第一产程晚期，疼痛还累及 $T_{10}\sim L_1$ 皮肤表面

C. 第二产程早期，疼痛以宫缩痛为主，胎先露压迫盆底产生中度疼痛

D. 第二产程晚期，疼痛主要集中在会阴部

三、分娩疼痛的影响因素

分娩疼痛的影响因素包括孕妇的生理、心理、情绪、人文和神经体液方面的因素。

（1）生理因素：高龄或低龄孕妇、第一胎、胎儿较大者疼痛较明显。第一产程宫口扩张速度快，子宫收缩间隔时间短，胎先露异常者产痛较剧。如果孕妇有痛经史，产痛也往往很明显。

（2）心理因素：对分娩的态度、以往疼痛的经历、对分娩过程的了解程度、对产痛的预计值、对自然分娩的自信心，以及周围环境、文化及受教育程度等都会使孕妇对产痛的耐受程度造成影响。

（3）神经体液因素：内源性阿片类物质的产生、妊娠过程中激素变化、胎盘内物质及体内 P 物质均是孕妇痛阈值提高和痛觉减退的神经体液因素。

四、分娩疼痛致继发性生理、生化改变（见图 22 - 3）

分娩疼痛可导致机体继发性生理生化改变，对母体和胎儿产生不良影响。良好的镇痛可以抑制及消除这些变化，从而使分娩过程更安全，更舒适。

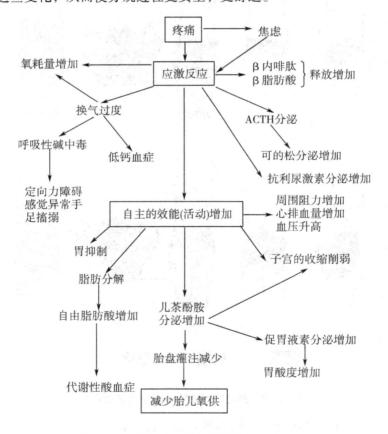

图 22 - 3　分娩疼痛引起的继发性生理改变

五、分娩镇痛的方法

分娩镇痛的方法有很多种，麻醉医师应在母婴安全的前提下，选择自己最熟悉的方法进行镇痛，目前认为椎管内阻滞的方法镇痛效果最好，明显优于非药物治疗、全身药物治疗及吸入麻醉镇痛。

（一）非药物治疗

主要包括：心理安慰、催眠术、按摩及抚摸、水中分娩、经皮电神经刺激、水针治疗、针刺、针压法及音乐疗法等。非药物镇痛仅适用于疼痛较轻的患者，如产痛较剧烈，则需加用药物或改用吸入麻醉镇痛或行椎管内阻滞镇痛。

孕妇的疼痛程度个体差异很大，其中有很大程度与孕妇的紧张和焦虑情绪有关。让孕妇了解分娩是一种自然的生理过程，以及分娩中可能要进行的操作或检查，可以让孕妇主动地配合产程的进展和分娩的进行。同时配合呼吸训练、营造宽松舒适的气氛以及让丈夫或家人陪同分娩，或由分娩经验的导乐陪护，给予孕妇最大程度的鼓励，均可以让孕妇减轻紧张和焦虑，增加自然分娩的信心。

经皮电神经刺激（TENS）是一种用于减轻分娩时子宫收缩痛的无创镇痛方法。作用机理是由无害的电刺激不断作用于较大的传入神经纤维（$A\alpha$ 和 $A\beta$），使疼痛传入通道关闭，同时低频高强度刺激可激活体内内啡肽的产生，从而起到镇痛作用。使用时将两个刺激电极分别置于 $T_{10} \sim L_1$ 和 $S_{2\sim4}$ 水平椎旁，孕妇可以自己调节刺激强度、频率和刺激方式。

（二）药物镇痛

（1）哌替啶：常用 $50 \sim 100mg$ 单独或配伍异丙嗪 $25mg$ 间断肌内注射。少量多次给药优于间隔较长时间大剂量给药。哌替啶也可以静脉用药，每次 $0.5mg/kg$，间断 $1 \sim 2h$ 重复注射，用药后几乎即刻起效，半衰期在母体为 $2.5h$，而在新生儿为 $13h$。建议胎儿娩出前 $2 \sim 3h$ 不宜使用。

（2）布托啡诺：$1 \sim 2mg$ 相当于哌替啶 $40 \sim 60mg$。研究显示其小儿呼吸抑制发生率较哌替啶为少，但需注意两药勿同时应用，避免布托啡诺拮抗哌替啶的镇痛作用，但有关于应用布托啡诺后出现胎儿心率变化的报道。

（3）芬太尼：常用 $50 \sim 100\mu g$ 静脉注射，根据需要 $1h$ 后重复给药，但很少使用。通常用 PCIA 每次按钮剂量为 $20\mu g$，锁定时间 $5min$，负荷剂量 $50\mu g$。注意事项：①镇痛效果有时不理想，孕妇在宫缩期仍疼痛，而间歇期嗜睡；②静脉用药过程中需避免药物过量引起孕妇通气不足以及胎儿、新生儿呼吸抑制，同时应加强监测。

（三）吸入麻醉镇痛

指经面罩或经口吸入亚麻醉浓度氧化亚氮、异氟醚或七氟醚，单独应用或与区域阻滞或局部阻滞合用，以达到良好的镇痛效果，此方法适用于有一定程度的疼痛而又拒绝椎管内镇痛的孕妇。较常用的吸入镇痛法是用 50% 氧化亚氮和 50% 氧气的混合气体，孕妇在宫缩痛时自己吸入，由于氧化亚氮的半衰期较短，吸入后很快随呼吸排出，混合气体氧浓度较高，能明显改善胎儿氧合，故在一些国家有一定的使用率。

（1）优点：①满意的镇痛效果及遗忘作用；②低浓度下孕妇清醒，可保持喉反射及咳嗽反射；③低浓度下无毒性，对胎儿无影响；④不抑制宫缩，疼痛减轻后有利于孕妇向下用力屏气；⑤吸入镇痛联合阴部神经阻滞可满足产钳助产时的镇痛需要；⑥高浓度氧可提高母体的 PaO_2；⑦非易燃易爆气体，价格较合理。

（2）缺点：①有些孕妇镇痛效果欠佳；②过量吸入后产妇可能产生意识消失，削弱气道保护性反射，有胃内容物反流致误吸的危险；③需要特殊的吸入装置；④可能会造成空气污染。

（四）椎管内阻滞镇痛

1. 硬膜外阻滞

（1）优点：①减少疼痛引起的内源性儿茶酚胺释放，增加胎盘灌注；②避免因孕妇疼痛致过度通气引起的呼吸性碱中毒；③减少全身镇痛药用量；④孕妇清醒，可配合产程的进展；⑤满足整个产程镇痛的需要，在剖宫产时直接改行硬膜外阻滞，满足手术的需要；⑥与全麻相比，误吸风险小。

（2）缺点：①低血压时可造成子宫胎盘灌注不足；②起效较慢，需 10～30min；③可能发生局麻药的毒性反应；④可能造成硬膜穿破后头痛。

（3）禁忌证：①孕妇拒绝；②凝血功能障碍（如血小板低、胎盘早剥或重度子痫前期等）；③置管部位感染；④低血容量。

（4）实施步骤：①产程进入活跃期，宫口开至 3cm，或产妇要求宫口开至 1cm 以上，孕妇无阴道分娩及硬膜外分娩镇痛禁忌证；②孕妇或家属签署分娩镇痛同意书；③建立静脉输液通道（18G 套管针），予 500～1 000ml 乳酸林格液预处理预防低血压；④孕妇侧卧位或坐位，取 $L_{2～3}/L_{3～4}$ 间隙常规消毒铺巾行硬膜外腔穿刺，到达硬膜外腔后，置入硬膜外导管 3～5cm；⑤监测包括：用药后最初 15min 内每 3min 测定 1 次母体血压，ECG、SpO_2、胎儿心率连续监测和注意观察产妇反应；⑥用药：试验量 1.5% 利多卡因 +1：200 000 肾上腺素 3ml，出现感觉平面阻滞后追加相应局麻药或局麻药配伍镇痛药使感觉阻滞平面达 T_{10}（对针尖或冰瓶感觉消失）。如果试验量无效，考虑重新置管。如果感觉平面改变不对称，将导管拉出 0.5～1cm 后追加 3～5ml 相应药物。如果平面仍旧不确切，建议重新置管；⑦产程中孕妇取侧卧位或半侧卧位，避免压迫主动脉或腔静脉，影响胎盘灌注；⑧平面固定后可每 5～15min 测定一次母体血压，每小时测定镇痛平面改变，ECG、SpO_2 和胎儿心率仍需连续监测；⑨药物的追加方法可为间断推注、连续输注或患者自控镇痛，直至分娩结束。

（5）常用药物：硬膜外分娩镇痛中常用局麻药或（和）阿片类药物，后者主要用于第一产程早期的内脏痛，对第二产程的躯体痛效果不明显，故于第一产程晚期或第二产程疼痛较剧烈时，需加用局麻药。

低浓度的局麻药配伍小剂量镇痛药，既可以降低局麻药浓度，减少低血压的发生，减少运动阻滞，有利于第二产程孕妇用力屏气，降低器械助产的发生率，又改善镇痛效果，减少大剂量镇痛药引起的瘙痒、呼吸抑制和恶心、呕吐等不良反应的发生。常用药物浓度为：0.062 5%～0.125% 布比卡因或 0.1%～0.2% 罗哌卡因 +1～2μg/ml 芬太尼或 0.2～0.33μg/ml 舒芬太尼，8～15ml 间断推注或持续输注。

（6）用药方法：持续输注硬膜外镇痛（CEIA）：与间断推注相比，其优点在于维持镇痛平面恒定，母婴耐受良好，可减少医务人员的工作量，并在很大程度上减少了由于单次推注大剂量药物产生的全脊麻或循环虚脱。缺点是产程中镇痛需求发生变化时难以及时调整给药量，实际用药量可能超过实际需要量。

自控硬膜外镇痛（PCEA）：指产妇可根据自己的疼痛程度按需追加药物，自己控制用药量，减少医护人员的工作负荷。但此方法的应用需要孕妇的理解与配合，而且 PCA 泵也较贵。用药方法：确定硬膜外镇痛起效后，设定单次用药量为 0.062 5% ~ 0.125% 布比卡因或 0.1% ~ 0.2% 罗哌卡因 + 1 ~ 2μg/ml 芬太尼 4 ~ 5ml，锁定时间 15min，或持续背景输注上述药物 4 ~ 8ml/h，PCA 3 ~ 4ml，锁定时间 15min，4h 最大允许剂量限于 80ml。

（7）并发症：①低血压：为压迫腔静脉或主动脉引起，可用乳酸林格液预处理，避免仰卧位，必要时给予麻黄碱 5 ~ 10mg 静脉注射或肌内注射 30mg；②硬脊膜穿破后头痛：首选治疗卧床休息，多进水及应用镇痛药，保守治疗 24 ~ 48h 无效者以硬膜外注入 20ml 生理盐水或血液补丁治疗。也有建议在发现穿破后，硬膜外拔除导管前预防性使用血液补丁效果较好；③药物误注入血管：可因药物中肾上腺素的作用引起心动过速而被发现。此时应立即停止注药，给予孕妇面罩吸氧，并观察胎儿心率变化。一过性症状之后如无特殊，孕妇同意，可重新放置硬膜外导管；④全脊麻：孕妇出现恶心、血压下降、意识丧失，如不及时处理，可继发呼吸、循环骤停。此时需面罩给氧作辅助/控制通气，并行气管插管，快速输液及给予麻黄碱纠正低血压。

（8）注意事项：①病史及体检：麻醉医师需对无痛分娩孕妇了解相关病史及进行针对性体检，包括母体健康情况、与麻醉有关的产科病史、气道检查、基础血压测量及穿刺部位检查等；②关于禁食：要求禁食固体食物，但无产科并发症的孕妇可进食中等量的清流质，如水、果汁（不含果肉）、碳酸饮料、清茶和咖啡（不加奶）等，液体的量不及液体的种类来得重要。但如果患者有误吸危险因素，如病态肥胖、糖尿病，或有可能要行剖宫产，则要求根据孕妇具体情况禁食；③急救设备及人员由于分娩镇痛大多情况下是在产房内进行，所以除了常规监护设备以外，必须配备相应的急救设备，并且保证在出现紧急情况时，相关人员要迅速到场进行处理；④对产程及分娩方式的影响目前对硬膜外分娩镇痛是否影响产程持续时间、器械助产及剖宫产率仍存在争议，但可以肯定，硬膜外分娩镇痛方法并不是影响这些问题的唯一的重要因素。

2. 脊麻—硬膜外阻滞联合镇痛（CSE） 是临床上可供选择的又一种安全有效的分娩镇痛方法，此方法可应用于产程的早期或晚期，用药后短时间即出现镇痛效果（3 ~ 5min），效果确切，血压波动小，运动阻滞少，硬膜外导管用药可持续至分娩结束。

（1）实施步骤：基本步骤与监测方法与硬膜外分娩镇痛基本相同，不同的是腰硬联合镇痛用"针套针"的方法，即孕妇取侧卧位或坐位，取 L_2 以下部位硬膜外腔穿刺成功后，从该针内放入 24 ~ 27G 蛛网膜下腔穿刺针，见脑脊液顺畅回流后注入药物，拔除腰麻针后，从硬膜外针内置入硬膜外导管 3 ~ 5cm。

（2）用药方法：产程早期单用蛛网膜下腔阿片类镇痛药，如短效脂溶性镇痛药舒芬太尼 5μg 或芬太尼 25μg，可维持镇痛 1 ~ 1.5h，如加用 0.25% 布比卡因 1ml，可延长作用时间 20 ~ 30min。可在蛛网膜镇痛药效果减退之后或尚未减退之时，从硬膜外导管内加入相应药物，作硬膜外腔镇痛，方法如上所述。但注药之前要仔细回抽，确认无血液或脑脊液回流后，才注入试验量药物，无异常后追加相应硬膜外腔镇痛药。

（3）可行走的硬膜外镇痛：指使用适当的药物配伍减轻孕妇的运动阻滞程度，使孕妇在产程早期能够下床活动，以提高孕妇的自控能力和自信心。对分娩来说直立体位较半卧位更自然，此体位可缓解疼痛，缩短产程，改善胎儿循环，减低因长时间镇痛后器械助产的机会，提高自然分娩率。同时孕妇下肢可活动，减少导尿管的置入概率。CSE 的方法使可行走的硬膜外镇痛成为可能，建议产程早期蛛网膜下腔给予镇痛药，之后硬膜外腔联合应用低浓度局麻药与小剂量镇痛药间断推注或患者自控给药，可避免或减少运动阻滞的发生。但目前此方法仍有待于进一步完善。必须注意的是，局麻药和镇痛药会引起孕妇低血压、头晕及行走能力减弱，在直立位/行走前时应仔细检查孕妇下肢肌力（见表22-2），且产妇行走一定要有人陪伴。

表22-2　临床运动神经及肌群测试

运动功能	所测试神经根
髋屈曲	$L_{1 \sim 3}$
直腿抬高	$L_{1 \sim 4}$
膝伸展	$L_{2 \sim 4}$
踝背曲	$L_{4 \sim 5}$
大脚趾背曲	L_5
踝及足前段背伸	$L_5 \sim S_1$
足外翻	$L_5 \sim S_1$
盆底肌及括约肌	$S_2 \sim S_1$

（4）缺点：①"针套针技术"可能增加硬膜外导管移位进入蛛网膜下腔的机会；②可能增加硬膜外腔药物渗入蛛网膜下腔的机会；③可能增加蛛网膜下腔感染的机会；④在"针套针"操作中，腰麻针在套入硬膜外针时可能将金属微粒带入蛛网膜下腔。

（尚书军）

第五节　儿童术后镇痛

一、儿童术后镇痛发展的若干问题

国际疼痛学会（ISAP）对疼痛的定义为，疼痛是一种与实际存在的或潜在的组织损伤有关的不愉快的感觉和情绪上的体验。消除疼痛对于儿童患者的康复具有重要的意义，随着对小儿疼痛的生理、解剖及疼痛反应的认识，在二十世纪八九十年代，小儿术后镇痛的问题就逐渐引起人们的重视。然而，在可提供的技术和临床实际应用方面一直存在着不足。1999年，有学者对200名行腹部大手术的儿科术后镇痛的患者进行了疼痛评估，61%的患者仍然感觉有严重的疼痛，30%的患者认为有中度疼痛，而仅9%的小儿患者认为只有轻度疼痛。这说明，小儿术后疼痛并没有得到充分、有效地处理。造成这种状况的原因包括对疼痛及其处理的错误的观念、个人和社会对疼痛的态度、对术后镇痛并发症的畏惧、儿童疼痛评估的复杂性和缺乏恰当的研究等。

（一）儿童开展术后镇痛的必要性

儿童对疼痛的表达方式跟成人不同，过去常常被错误地理解为婴儿对疼痛的感觉较轻甚至缺如。这种观点曾经导致了消极的治疗态度。

关于小儿疼痛的部分观点，如很小的婴儿时神经系统发育未达到可以感觉到疼痛的程度，逐渐被摒弃。神经解剖学的研究已经证实，妊娠29周以后疼痛的传播路径和皮层及皮层下疼痛感觉中枢已经发育完全，即对于痛觉的传播和调节系统已经存在。行为学和生理学的研究表明，即使是很小的婴儿也会对疼痛刺激产生反应。新生儿在很浅的麻醉下进行手术曾经是一种常用的方法，但是通过对激素和新陈代谢的测量的研究表明，它可以造成严重的应激反应，而且并发症发生率和死亡率显著高于在足够麻醉深度下进行手术的患儿。有人认为，很小的儿童即使经历疼痛也不会留下记忆，不会产生后期影响。然而有研究证实，疼痛和悲伤可以保持在小儿的记忆中，导致饮食、睡眠、觉醒状态稳定性等方面的紊乱。初步的研究甚至提示，早期的疼痛体验可能导致痛觉神经通路发育过程的改变，从而影响以后的痛觉体验。因此，即使很小的儿童也能感觉到疼痛并在较长时间内产生反应。不对这种减轻疼痛的需求进行处理会对儿童造成不合理的损害。

有些人认为疼痛有助于培养儿童勇气、自律、自强、自我牺牲等优秀品质。但是对于这些已经遭受疾病和痛苦的儿童，这种品质的培养在道德上是不适合的。出于培养性格的考虑而拒绝对儿童的疼痛进行治疗的做法忽视了儿童对减轻疼痛的现实需要。临床医生的道德责任在于尽力为患儿减轻痛苦，除非治疗的风险大于收益。但是有时也会出于经济情况的考虑而放弃疼痛治疗。

（二）对术后镇痛治疗并发症的忧虑

由于对镇痛药物的不良反应，如阿片类药物的呼吸抑制作用、成瘾性等的惧怕，小儿术后镇痛的安全性问题成为阻碍其发展的一大障碍。尽管在儿童术后镇痛的不良反应方面的争论不多，但当医生考虑这种风险是否大于减轻疼痛带来的益处时，会受到很多相关因素的影响。我们应当权衡风险和收益的关系，采取合理的治疗措施。

儿童在术后镇痛治疗中不会比成人更易出现呼吸抑制。在适当的监测和恰当剂量的应用的情况下，小儿呼吸抑制的发生率很低。而且当这种不良反应出现后，还可以通过使用阿片类药物的拮抗药来处理。但是在缺乏监测的情况下，阿片类药物可能会导致严重的并发症出现。考虑到这种风险，当我们做出治疗决定的时候，必须向家属告知这种潜在的风险，同时告知合理的镇痛治疗相对于对控制疼痛的不作为所带来的好处（较早的恢复、更好的睡眠、肺不张发生率的降低、减轻痛苦等）。

对镇痛治疗导致麻醉药成瘾的风险的高估反过来导致了对未经治疗的疼痛的危害性的低估。只要麻醉药物使用恰当，出现成瘾性的概率是很低的。关于儿童术后镇痛的研究已经发现，事变上不存在麻醉药物成瘾的风险。而且根据现有的知识，儿童不存在比成人更易于对阿片类药物成瘾的生理和心理学特点。

（三）对儿童疼痛评估的困难

临床上的决定通常会基于客观的数据。然而疼痛是一种主观体验，建立精确的定量评估方法较为困难。医生通常依靠行为的观察、对疼痛的特殊病理生理过程的认识和患自身的描述等方面来判断儿童对疼痛的体验。对小儿疼痛的治疗的缺乏表明这些评估方法有低估疼痛水平的倾向。导致这种错误的原因在于以为患儿对于特定的病理生理状况或疼痛刺激都会有相同的反应。儿童对疼痛的描述比成人存在较多不确定性。对儿童夸大疼痛程度的倾向的疑虑可以导致成人降低儿童的疼痛自我描述分数。

小儿疼痛的成功的预防和处理需要有可靠的评估技术。理想的心理测试工具要求具有可靠性、准确性、临床敏感性和实用性。自述评估可以说是评估技术的金标准，但它至少部分依赖于患者对疼痛的记忆，包括近期记忆和远期记忆。患儿倾向于低估他们的疼痛峰值，而高估他们的平均疼痛程度。但是多数学者认为，5 岁以上的儿童能够对自己的疼痛体验进行可靠的描述，当儿童对疼痛的描述和家长或医生的观察存在差异时，最好能以儿童的自我感受为参考。临床工作者应该相信儿童对疼痛的自我评估。脸谱评估法在术后疼痛评估中的应用得到肯定，它把皱眉、闭眼、张嘴、舌头紧张等各种特征脸谱与急性疼痛联系起来，这在 2～18 个月的小儿中能起到较好的评估作用，尽管在评估的精确度上有一定波动。

很多儿童在手术后很快出院，这就要求由家长去进行疼痛的评估和处理。这表明，术后镇痛的教育也是非常重要的。

二、儿童术后镇痛的临床方法

由于小儿在生理及心理上尚未成熟，因而在术后镇痛药物的应用途径及剂量、镇痛力法的选择上也与成人不同，但是追溯小儿术后镇痛技术的发展，同成人一样经历了由单纯间断肌注阿片类镇痛药物到静脉或其他胃肠外途径持续麻用阿片类药物、患者自控镇痛（PCA）、护士控制镇痛（NCA）、各种局部麻醉、非甾体类抗炎药的辅助应用再到多模式复合应用的平衡镇痛方式的过程。

（一）持续静注阿片类镇痛药

持续静注阿片类镇痛药可以提供比传统的间断肌注方式更为恒定的血药浓度水平。吗啡是较常用的阿片类镇痛药，对大于 1 个月的小儿，10～30μg／（kg·h）吗啡可以提供充分的镇痛效应，而且不良反应也不明显。大于 1 个月的足月产婴儿对吗啡的清除率与 1 岁以上的幼儿相当，而 1～7d 的新生儿对吗啡的清除率仅仅只有较大婴儿的三分之一，消除半衰期约为后者的 1 倍，因而输注的程度也应有所降低，一般降至 5μg/（kg·h）吗啡用于年纪较大的小儿其半衰期也至少 3 个小时，用于新生儿就更长，因此如果要通过加大静脉输注的程度来改善镇痛效果或碱性速度来消除不良反应，需要较长的时间，所以在临床上，如果出现镇痛效果欠佳时应及时给予负荷剂量，再调大维持量；而出现呼吸抑制时，应先停止用药直到不良反应消除再重新设置一个较低的剂量，通常改为原剂量的一半。纳布啡（nalbuphine）是阿片受体激动拮抗药，但其镇痛作用与吗啡相当，由于它主要激动 κ 受体，具有明显的镇静作用，也是小儿术后镇痛的常用药物。

阿片类药物镇痛效果较好，但是不良反应也较多，因此有时需要用各种方法减少它在平衡镇痛中的用量。纳布啡（宜昌人福药业有限责任公司生产）与同等镇痛剂量的吗啡产生相同程度的呼吸抑制作用，但是纳布啡具有天花板效应，到一定剂量呼吸抑制不随剂量进一步增加。并且与 μ 受体激动型镇痛药（如吗啡，羟吗啡酮，芬太尼）同时或之后使用，可部分逆转或阻断由这些药物引起的呼吸抑制。用于小儿术后镇痛更安全！

（二）持续硬膜外镇痛

在排除禁忌证的情况下，常规的区域阻滞是小儿术后镇痛的基本方法。尤其适于小儿腹部大手术，只要硬膜外导管的尖端位于合适的位置，低浓度的少量的局部麻醉药就可以产生良好的镇痛效果，也减少了局麻药中毒的危险及运动阻滞的程度。小儿硬膜外阻滞具有良好的血流动力学稳定性，尤其是在 7 岁以下的小儿，即便是高位胸段硬膜外阻滞也很少发生低血压。但是从小儿硬膜外穿刺的安全性出发，通常选用的穿刺点为 $L_{3\sim4}$。局麻药潜在的毒性反应，是小儿硬膜外给药中应注意的重要问题。持续硬膜外应用布比卡固时，其测得的血药浓度通常远远低于中毒浓度，但由于新生儿对局部麻醉药的清除较慢，持续应用布比卡因6～12h后，体内的布比卡因开始蓄积，因而绝大多数专家认为新生儿硬膜外持续应用布比卡因的时间应限制在24～36h以内。对于婴幼儿来说、单纯使用布比卡因即使镇痛效果完善，但由于缺乏镇静作用，患儿术后仍然存在一些小适，辅以小剂量的阿片类药物对患儿有益。且对于上腹部的大手术来说，放置在腰段的低位硬膜外导管若单独应用局部麻醉药即便加大剂量也难以达到良好的镇痛效果，反而会导致局麻药中毒的危险，合用少量水溶性的阿片类药物如吗啡可以完善镇痛效果。因为水溶性的药物的镇痛平面对穿刺部位的依赖性没有脂溶性的药物强，吗啡通过硬膜后在脑脊液中停留的时间较脂溶性的芬太尼要长，因而更容易向头侧扩散，使镇痛平面升高，但同时也带来一系列的不良反应，如呼吸抑制、恶心呕吐、皮肤瘙痒及尿潴留。也正是因为这种原因，对于镇痛平面要求比较低的手术，如下腹部、盆腔，尤其是下肢的骨科手术，合用较吗啡脂溶性高的芬太尼更为理想。

罗哌卡因复合阿片类药物硬膜外术后镇痛能达到良好的镇痛效果。运动阻滞程度的降低和安全范围的增大使这种局麻药成为硬膜外术后镇痛除了布比卡因以外的又一合适的选择。罗哌卡因可以增加小儿区域阻滞麻醉的安全性。然而它和布比卡因这一已应用于临床20年的药物在儿童中应用的比较的研究资料仍然不足。0.2%的罗哌卡因似乎是小儿骶管阻滞镇痛的理想的药物，但是它在运动阻滞方面与0.125%的布比卡因仍有待比较。许多人在使用布比卡因时仍倾向于使用低浓度，而由于罗哌卡因相对于布比卡因毒性和效能较低，可以使用较高的浓度。有学者建议在罗哌卡因小儿术后镇痛中不应加用肾上腺素。

（三）骶管内镇痛

小儿骶裂孔体表标志明显，便于穿刺，因此骶管给药镇痛比成人常用，适用于小儿下腹部手术，可采用单次注射法或持续给药法，但是对于小儿下腹部小手术常使用单次注射法。通常0.75～1ml/kg 0.25%的布比卡因可以提供达T_{10}水平的镇痛，可以满足下腹部、盆腔尤其是腹股沟区的镇痛要求。

尽管单纯0.25%的布比卡因的有效镇痛时间只有4～6h，但若同时使用阿片类药物或其他非阿片类药物，可以明显延长其作用时间。曲马多复合布比卡固骶管内镇痛能在不增加不良反应的情况下增加镇痛效果有研究证实，在疝修补术后骶管内单次注射0.25%的布比卡因1ml/kg复合曲马多1.5mg/kg不仅可以明显延长单次注射局麻药的镇痛时间，而且避免了复合阿片类药物所产生的不良反应。儿童腹股沟疝修补术应用曲马多2mg/kg骶管阻滞能产生与0.03mg/kg吗啡相似的镇痛效应。

在小儿骶管阻滞中常规使用。受体激动剂可乐定已经被广泛接受。有研究比较了2μg/kg可乐定复合0.1%罗哌卡因与单纯0.2%罗哌卡因骶管内镇痛的效果，发现前者的效能较高，而又不增加小儿术后的镇静深度。0.08～0.12μg/kg的可乐定加入低浓度罗哌卡因连续硬膜外应用可以增加术后镇痛效果且不会造成过度镇静等不良反应。有学者对46例尿道下裂手术患儿进行骶管布比卡因阻滞复合可乐定骶管或静脉内使用对术后镇痛的影响的随机、双盲研究，结果发现，0.25%布比卡因0.5ml/kg复合静脉或骶管内使用2μg/kg可乐定都能起到加强镇痛的作用，而且两种给药途径的效果相似。另外，通过对腹部手术患者硬膜外应用罗哌卡因复合吗啡或可乐定术后镇痛的比较，结果可乐定组的呕吐、瘙痒发生率低于吗啡组，但是前者的镇痛效果也不如后者。然而可乐定对于新生儿和小婴儿也许是不安全的，有报道，这种药物曾引起个两周岁大的新生儿的致命的呼吸暂停。

另外一些药物加氯胺酮、新斯的明等也已被用于骶管阻滞镇痛并取得了一定的效果。S（+）-氯胺酮1mg/kg骶管阻滞的术中和术后镇痛的效果与布比卡目无明显差别。S（+）-氯胺酮用于骶管阻滞能提供比肌注更好的术中和术后镇痛效果，但是两者吸收后的血药浓度相似。这些发现提示了小剂量氯胺酮在平衡镇痛中的应用价值。但是有研究发现，静脉注射氯胺酮并没有起到减少吗啡用量的作用，反而会增加幻觉等不良反应的发生率。新斯的明用于骶管阻滞在儿童尿道下裂手术中能产生与布比卡因相似的镇痛效应，而两者的复合物产生的镇痛作用则更强。新斯的明20~50μg/kg用于骶管阻滞可产生剂量依赖性镇痛效应，但是剂量超过30μg/kg时恶心呕吐的发生率增加。但是有研究发现，骶管内单次推注1μg/kg新斯的明并没有增加泌尿生殖系统手术的患儿术后镇痛的效果。

（四）周围神经阻滞

周围神经阻滞可以单独应用于术后镇痛，但通常是作为平衡镇痛的一种方法与全身给药联合应用。常用的方法有：髂腹股沟神经阻滞、髂腹下神经阻滞、坐骨神经阻滞、阴茎神经阻滞等适用于小儿下腹部、会阴部等部位的小手术。有学者对25例接受整形手术的患儿进行周围神经阻滞并放置导管，连接弹性镇痛泵进行术后镇痛，取得了良好的效果。连续髂筋膜间隙阻滞也能提供安全、有效的镇痛效果。

周围神经阻滞已经被广泛应用，它比中枢神经阻滞更能把镇痛局限于手术部位。这是一种比较安全的方法，但是也有发生并发症的报道，在小儿髂腹股沟神经阻滞中曾出现过穿破结肠的病例。利用周围神经阻滞进行超前镇痛未发现提高术后镇痛的质量或延长术后镇痛的时间，因而外周神经阻滞在超前镇痛方面的价值受到质疑。

（五）非甾体类抗炎药（NSAIDs）

通常非阿片类镇痛药是治疗中度以下程度术后疼痛的首选，这些药物没有阿片类药物常见的不良反应，如恶心呕吐、呼吸抑制。理想的镇痛治疗通常首选区域神经阻滞，但是局麻药的应用时间通常不会很长，而儿科门诊手术患者往往需要将镇痛治疗延续到出院后，这时候就需要继续给予辅助镇痛药物如NSAIDs。

NSAIDs现已广泛用于小儿各种手术的术后镇痛。NSAIDs用于小儿时，胃肠道症状较成人少见，且安全剂量范围大，故在小儿镇痛时可以积极使用。日前常用的NSAIDs有对乙酰氨基酚、布洛芬及酮洛酸。

对乙酰氨基酚（即扑热息痛）在小儿小手术的术后镇痛中的应用已经成为一种安全的基本治疗措施。然而，如果按照传统的推荐剂量20mg/kg给药，常常不能很快达到满意的镇痛效果，20世纪90年代后期，较高剂量（35~45mg/kg）的对乙酰氢基酚已被推荐用于门诊手术小儿直肠途径给药。但是使用的时机和途径需要根据不同的临床情况来决定。有些麻醉医生建议儿童手术无论术后是采用静脉应用阿片类药物还是硬膜外或其他局部麻醉技术进行镇痛，术前都可通过直肠给予对己酰氨基酚栓剂40mg/kg，可以减少术后对镇痛药的需要量，延长作用时间。对乙酰氧基酚急性的过量用药可以造成严重的肝损害。但是如果剂量不超过每天90mg/kg，并考虑到不同患者的特殊情况，这种药物造成肝毒性的危险非常小。酮洛酸是一种强效的镇痛药，其镇痛作用相当于中等剂量的阿片类药物，但是用于小儿大手术时仍然需要与阿片类药物合用，因此并不能完全取代阿片类药物。

NSAIDs之所以能成为术后镇痛重要的辅助用药，成为平衡镇痛中最常用的药物，主要是因为它与阿片类药物具有协同作用，合用时可以减少阿片类药物的用量，加快其撤药过程，从而降低其不良反应，如呼吸抑制、恶心、呕吐、皮肤瘙痒、尿潴留等的发生率。有研究表明，腹部手术使用酮洛酸行术后镇痛的患者比使用芬太尼的患者胃肠道功能恢复较快。

（六）儿童患者自控镇痛（PCA）

患者害怕疼痛，担心忙碌的医生护士们不能及时的为他解除疼痛，医生和护士畏惧疼痛治疗带来的呼吸抑制，而患者对镇痛药的需求量个体差异很大，这给术后镇痛带来了难题，PCA 在一定程度上解决了这些问题。由患者自己控制用药量达到自己满意的镇痛水平，实现剂量的个体化，既保证了镇痛效果，又减少了不良反应的发生。PCA 最初在成人中应用，现在已经成为儿童术后镇痛的常用方法。连续背景输注在儿童中经常应用，它可以增加镇痛效果，也有增加恶心呕吐、呼吸抑制等不良反应的可能性。术后镇痛的常规监测包括呼吸频率、氧饱和度和镇静程度的测量。镇痛效果的评估可以通过自我描述、视觉模拟量表、脸谱法等方法进行评估，而且最好能在安静和活动的状态下分别进行评估。在 PCA 中恰当的参数的选择如单次给药剂量、时间和剂量限定、背景输注速度可能比阿片类药物的选择更为重要。而且相对于镇痛效果而言。阿片类药物的选择依据更应基于不良反应的考虑。PCA 概念在儿童中的应用不断得到发展，出现了患者自控硬膜外镇痛（PCEA）、皮下 FCA、鼻内 PCA 等不同的使用方法。PCA 在适当的监测的基础上使用，是一种能够广泛接受的技术，它已被看做是年龄大于 5 岁的儿童术后镇痛的标准方法。

PCA 对于年龄大于 5 岁的小儿来说比持续恒速给药更为安全、有效。Antok 等对 48 例整形手术儿童患者进行了 0.2% 罗哌卡因 PCEA 和连续硬膜外镇痛的比较，发现两种方法都能提供有效安全的镇痛，但是使用 PCEA 的患儿的药物消耗量减少了 50%。

要使 PCA 更为有效首先应确立患儿对这种镇痛技术的信心，其次可以适当联合应用一些非阿片类镇痛药如非甾体类抗炎药，而且术后在进行可能会引起疼痛的操作如更换敷料前应追加一次自控量的阿片类药物。

护士控制镇痛（NCA）甚至家长控制镇痛也在开展，对于年龄小于 5 岁及不能合作的小儿，可以采取护士或家长控制镇痛的方法，但是其效能和安全性需要得到进一步验证。这种方法大多使用较高的背景输注速度［可以用到 20μg/（kg·h）］及较长的锁定时间，通常约 30min。家长往往低估小孩的疼痛程度，经常出现给药不足的情况。

三、小儿术后镇痛的监测与评估

完善而安全的镇痛不仅有赖于先进的技术方法的应用，更需要准确的疼痛评估、严密的观察和及时有效的处理。小儿术后镇痛的监测与评估包括两个方面的内容：一是对镇痛效果做出客观的评价，二是密切观察患者，及时发现并处理术后镇痛的不良反应。

大于 5 岁的小儿可以自己描述疼痛的程度，大于 2 岁而小于 5 岁的小儿虽然不能准确地描述疼痛，但医护人员可以通过小儿的行为反应，从有无哭闹、面部表情、语言、体位、触摸伤口的表现、腿部的运动来判断小儿有无疼痛、镇痛效果如何。小于 2 岁的婴幼儿既不能自己表达疼痛，行为反应与疼痛评分的相关性也较差，只能通过生理反应如心率的快慢、脉搏氧饱和度的高低、有无出汗来评价疼痛。如果疼痛评分仍然较高，说明镇痛效果欠佳，一定要做出迅速有效的处理。

在使用阿片类药物时必须牢记，所有的阿片类药物的镇痛效果与呼吸抑制作用就像一对孪生姐妹，满意的镇痛通常会伴随一定程度的高碳酸血症，将阿片类药物对呼吸的影响控制在可以接受的水平同时又保证良好的镇痛效果，有时需要复合其他药物。持续硬膜外镇痛如果加用了水溶性的阿片类药物，也应加强监测。所有的小于1岁的婴幼儿行持续硬膜外镇痛时都应有电子监测系统进行持续监测。

四、小儿术后镇痛的并发症

小儿术后镇痛的主要并发症如下。

1. 恶心呕吐 阿片类药物吗啡、芬太尼等都有致呕吐的作用，在术后镇痛中降低这类药物的用量可以减少恶心呕吐的发生率。5-羟色胺受体拮抗剂格雷司琼等有助于预防术后的恶心呕吐。中度以上恶心呕吐且反复无间歇期应通知医生处理。

2. 瘙痒 这种并发症也与阿片类药物的应用有关，有研究表明，硬膜外可乐定术后镇痛的瘙痒和恶心呕吐的发生率都比应用吗啡时低。轻微者无须处理，瘙痒影响睡眠应处理，难以忍受时需要纳洛酮拮抗。

3. 低血压 最常见原因为低血容量，其次为血管扩张，术后镇痛患儿两者可能同时存在。血压降低幅度超过术前10%可通过快速输液纠正，超过术前15%以上应及时通知医生查看，对因处理，必要时请麻醉科协助处理。

4. 呼吸抑制 呼吸频率低于10~12次/min，皮肤发绀为呼吸抑制表现，应予吸氧，及时请麻醉科处理（纳洛酮拮抗），必要时气管插管。

5. 过度镇静 镇静水平高，易出现呼吸抑制与呕吐误吸，应减少镇痛药剂量或暂停输入。长时间不清醒或镇静加重应请麻醉科会诊。

五、儿童术后镇痛进展及展望

（一）平衡镇痛和超前镇痛的概念和应用

平衡镇痛是给予不同种类镇痛药作用于不同系统来减轻围术期疼痛的一种综合性镇痛措施，其优点是提高镇痛效果，降低不良反应的发生率。它可以联合应用局麻药，阿片类药物、NSAIDs来达到消除疼痛的目的。这种概念已经被广泛接受。痛觉的传导可以通过以下药物在不同的作用部位进行阻断非甾体类抗炎药、甾体类药物或阿片类药物作用于外周伤害性感受器，降低其对伤害性刺激的敏感性；局部麻醉药在外周、硬膜外腔或蛛网膜下腔作用于传入神经通路；阿片类药物作用于脊髓或脊髓以上中枢的阿片受体。对于儿童的大手术，联合应用多种方法的平衡镇痛不仅可以达到最佳的镇痛效果，而且可以使不良反应的发生率减至最小。对于门诊的儿童小手术，可以采取以下的方法使术后镇痛做到安全有效：术前口服NSATDs，术始行局部神经阻滞及手术切口浸润麻醉，术中少量辅以阿片类药物，术后使用NSAIDs栓剂。术后患者疼痛的程度因手术的部位、手术的大小而有所不同，而这种根据手术的部位及大小联合使用作用部位及机理各不相同的药物和方法的平衡镇痛方式，不仅可以使镇痛效果更为确切、更为完善，而且可以减少各种药物的剂量，减少其不良反应。

超前镇痛在成人疼痛治疗中是一个有广泛争议的课题，但它在儿童中的研究较少。在损伤发生前给予镇痛在理论上能通过对疼痛传入中枢的阻断而对术后疼痛起到超前抑制的作用。目前没有确切的证据证实术前应用NSAIDs能起到超前镇痛的作用，考虑到达类药物的潜在的不良反应如肾功能损害、呼吸紊乱，它的术前应用应只限于短小手术。

（二）小儿术后镇痛方法和药物的研究进展

用于小儿术后镇痛的药物和方法很多，近年来的研究在术后镇痛中对乙酰氨基酚的应用、可乐定等药物在骶管内镇痛中的使用、罗哌卡因在区域阻滞镇痛中的效能和安全性问题、儿童 PCA 的应用、周围神经阻滞的术后镇痛效果等方面取得了较多的研究进展这些临床研究对于减少传统的阿片类药物在术后镇痛治疗中的用量、提高小儿术后镇痛的安全性等具有重要的意义。

如今，小儿术后镇痛的发展已经由传统的肌肉注射阿片类药物发展到持续静脉泵入阿片类药物或非甾体类抗炎药、局部或区域阻滞麻醉、患者自控镇痛及多模式的平衡镇痛阶段。近年来在小儿术后镇痛药物和方法方面的研究进展为这种平衡镇痛的实施提供了更好的技术支持。

（三）小儿镇痛治疗的展望

小儿疼痛的研究是一个持续发展的领域。麻醉医生在对这个问题的研究方面起主导作用，同时护士和儿科医生也起了非常重要的作用。尽管我们在过去 20 年里取得了较多的进展，但是仍然有很多方面有待于研究，麻醉医生的知识有待于更新。除了研究和熟悉药物的应用外，麻醉医生必须认识到疼痛评估和处理技术的重要性。

目前在儿童疼痛处理上有很多指导资料，但是这些指南并不一定能改变临床医生的医疗行为。因此有时需要管理部门的干涉。比如，医院可以把这些评估和治疗方案纳入医疗质量控制体系中。为了达到减轻儿童疼痛的目标，必须在各学科之间进行协调。

所有的医疗工作者都应该关注这一领域的技术研究进展。儿童疼痛的评情和治疗是儿科医疗工作的重要内容。对疼痛的恰当的治疗是道德的、标准的医疗实践的重要组成部分。我们有责任把最好的研究成果传授给临床医生和患者家属，并改进医院的医疗常规和实践，以期对儿童的疼痛进行可靠的预防、正确的评估和迅速的处理。

（王　媛）

第六节　癌痛的治疗

药物治疗是解除癌痛的主要手段，正确选择药物，合适的给药途径，个体化的正确剂量，规律性的间隔时间等是癌痛药物治疗的重要原则，按此原则进行治疗，镇痛有效率应当是相当高的。

一、癌痛的治疗原则

应用镇痛药物治疗癌痛，世界卫生组织提出了以下的原则。

（一）个体化原则

镇痛药物的剂量应因人而异，每个患者的有效镇痛剂量具有很大的差异。镇痛药物的合适剂量应保证在一定时间内达到镇痛效果，最好能维持 4h 以上。根据首次剂量的效果，可增加镇痛药物的剂量。吗啡等强效阿片类药的剂量可以不受限度地增加。大多数患者每 4h 仅需要吗啡 30mg 或更少，少数患者则需要吗啡 200mg 以上。

（二）最好采用口服给药

口服给药不需要别人的帮助，比较方便。有规律地口服吗啡已成为治疗慢性癌痛的主要手段。

（三）积极治疗失眠

疼痛经常在夜间加重，干扰患者的睡眠。这种情况可导致患者身体衰竭。夜间应用较大剂量的强效阿片类药物，可延长镇痛作用时间并使患者安睡。

（四）必须系统处理不良反应

强效阿片类药物的常见不良反应如便秘，恶心及呕吐，应给予镇吐药物和缓泻药物。几乎所有使用强效阿片类药物的患者均需应用缓泻药物，大部分患者需用镇吐药物。长期服用强效阿片类药物者，很少发生需要处理的呼吸抑制。

（五）仔细观察治疗效果

癌痛患者接受镇痛药物治疗时，无论采用哪种镇痛药物，都需要仔细地进行观察，以取得最好的治疗效果和最少的不良反应。在药物治疗的初期就应了解镇痛效果，并定时总结。当疼痛的性质发生变化时，应重新对疼痛进行评估，以此作为改变用药剂量与时间间隔的依据，而不是盲目的增加药物用量和缩短给药时间。

（六）掌握癌痛的性质

俗话说"对症下药"，治疗癌痛也不例外。要了解癌痛的性质及其社会的、家庭的和精神心理影响因素。判别癌症的各种疼痛综合征，骨痛包括脊柱、颅骨、骨盆和长骨；神经痛，有脑神经、周围神经、神经丛、脊髓受压以及脑膜受侵；内脏痛分空腔脏器痛和实质脏器痛；此外还有软组织受累的疼痛。其疼痛的性质及其伴随症状各异。治疗医师必须仔细检查区分癌本身引起的疼痛，其他治疗引起的疼痛（如手术、化学治疗等），并发症引起时疼痛（褥疮、感染），还是其他与癌症无关的疼痛。还要鉴别局部疼痛抑或牵涉痛，是周围神经痛或是神经丛与脊髓受侵的疼痛，持续性痛还是阵发性痛等，以及疼痛加重和缓解的因素有哪些。这是选择不同镇痛措施的基础。

二、给药途径的选择

给药途径是影响药物生物利用度的重要因素之一，由于各给药途径的生物利用度不同，所以产生的镇痛效果、维持时间、起效时间和使用的难易程度均不同。合理选择给药途径是提高和改善镇痛效果的因素之一。

（一）口服给药

口服给药是癌痛治疗的首选给药途径，患者可以自己服用，方便安全，剂型有片剂、胶囊、控释片和液体制剂。由于剂型和药物种类特性的不同，药物在肠道的吸收特性亦不同，并存在首过效应。即药物吸收后先经过肝脏代谢破坏，然后部分药物进入血液循环产生相应的药理作用。该给药途径主要适用于可以口服用药，并且不需要即刻镇痛的患者。

（二）舌下含服给药

口腔黏膜有丰富的淋巴管和血管，药物吸收后直接进入体循环，因此避免了药物的首过效应，对生物利用度差的药物具有重要意义。目前有丁丙诺啡、叔丁啡等舌下含片供临床使用。另外吗啡、美沙酮也可以舌下含服给药。

（三）直肠给药

可以用于不能口服用药的患者，效能与口服给药基本相同或更好，是替代口服给药的途径之一。直肠的吸收面积小，吸收后的药物有部分直接进入体循环，吸收率取决于直肠内有无粪便，药物在直肠内的位置（越接近直肠壁则越利于吸收）。

（四）皮下途径

皮下给药可不经过肠道，无药物的首过效应，摄入吸收的时间较口服用药方式明显缩短，镇痛作用产生快，生物利用度高，是患者自控镇痛（patient controlled analgesia，PCA）常用的给药途径之一。有资料表明，皮下给药具有静脉给药方式 80% 的效能。主要用于胃肠道功能障碍，顽固性恶心呕吐，严重衰竭需要迅速控制疼痛的临终患者。

（五）肌内注射

由于使用中有疼痛而且吸收也不可靠，血药浓度波动大，加快了患者对吗啡类药物耐受性的出现，镇痛效果不稳定，维持时间不可靠，仅用于急性疼痛时临时镇痛，临床不推荐用于长期的癌痛治疗。

（六）静脉给药

静脉给药是最有效的用药方式，给药后即刻产生镇痛作用。目前国内外多采用中心静脉插管或预埋硅胶注药泵，以连续静脉滴注或间断静脉推注的方式控制疼痛，其优点是血浆药物浓度稳定，镇痛效果可靠，可控制其他用药无效的疼痛。但有文献报道，患者对反复推注吗啡镇痛作用有明显的耐药性，而连续静脉滴注镇痛的方法可以推迟耐药性的出现。以往由于技术的原因，为保证患者的安全，静脉注射药物大多在住院患者中使用。随着 PCA 技术的推广和发展，家庭治疗的癌痛患者，也可以使用 PCA 泵，经静脉途径给药，安全地进行镇痛治疗。

（七）经皮吸收给药

经皮吸收给药是使镇痛药物透过皮肤，通过扩散作用进入皮下的微血管发挥镇痛效应。目前国内外仅有芬太尼透皮贴剂供临床使用。芬太尼透皮贴剂采用先进的控释技术，持续 72h 释放药物，在初次用药时，一般在 12h 左右达到有效血浆药物浓度，可用于疼痛相对稳定，不能口服用药的患者。

芬太尼透皮贴剂的优点是使用简单有效，对人体无创伤，血浆药物浓度稳定，透皮吸收后经血液循环到达中枢神经发挥药效而无首过效应，不良反应略低于口服吗啡片剂。

（八）鼻腔给药

该方法是采用芬太尼定量喷雾器在鼻腔喷洒用药，经鼻腔毛细血管吸收，达到控制疼痛的目的，但目前很少用于癌痛患者，主要是用于手术后镇痛治疗。

（九）硬膜外间隙和蛛网膜下隙给药

在脊髓后角存在高密度的阿片受体，这是在脊髓应用阿片类药物的理论基础。与常规给药途径相比，具有给药量小，作用时间长的特点。但若使用时间过长，容易产生耐药，并存在瘙痒，尿潴留和呼吸抑制等问题。硬膜外间隙给药时，还存在长期保留的硬膜外导管容易脱落，污染，硬膜外间隙脓肿和长期使用产生吗啡耐药等问题。

（十）脑室内注射

适用于全身多发性癌痛患者，与内分泌相关的癌症治疗效果更好，但安装脑室导管需较为复杂的穿刺，患者的管理需要更高的要求，目前尚不成熟。

三、三阶梯方案控制癌痛

癌痛的治疗必须建立在确切的诊断基础上。在正确评估疼痛的病因及性质后，首选药物三阶梯方案镇痛。

（一）首选药物——非阿片类药物（第一阶梯）

非甾体类抗炎药　如阿司匹林、对乙酰氨基酚（paracetamol）、双氯芬酸等。

（1）药理学作用：非甾类抗炎药主要针对轻度和中等度的周围性癌痛。这类药物的作用机理主要是影响胞质分裂和超氧化物基团的产物、嗜中性粒细胞的数量、黏附力和细胞膜的活力。另外，通过抑制环氧化酶而抑制花生四烯酸转换成前列腺素中间递质，从而减少前列腺素的合成。水肿细胞释放的前列腺素，在损伤时作为炎症递质进入组织内，能引起痛觉过敏。可以推断，这类药物是通过阻断前列腺素的合成而抑制炎症，达到镇痛效果。对于骨转移性癌痛常能镇痛。同时尚有解热抗炎等作用。这类药物对骨膜受肿瘤机械性牵拉，肌肉或皮下等软组织受压或胸腹膜受压产生的疼痛也有效。

这类药物最常见的毒不良反应有胃肠道溃疡、出血及出血时间延长，少见的有肝、肾、骨髓的毒性反应，也有变态反应，轻者鼻炎、荨麻疹，重者低血压、休克。应用这些药物时，出现不良反应的频率和严重性也有不同，如水杨酸钠、水杨酸镁、水杨酸胆碱不会抑制血小板，也很少引起胃肠道并发症。而吲哚美辛可损害血小板功能，常出现胃肠道并发症，并可能出现中枢神经系统不良反应（包括头痛、眩晕和紊乱），因而大多数胃肠系统、中枢神经系统疾病和精神病患者禁用此药。

（2）常用的药物

1）阿司匹林：是非阿片类镇痛药物中最为古老的药物，用于治疗各类疼痛性疾病已有100年的历史。目前多与其他镇痛药物制成复合剂。胃肠道功能紊乱是其主要的不良反应，少数患者可发生变态反应。其镇痛机理是通过抑制环氧化酶和酯氧化酶，减少前列腺素的生成，减少炎症，达到外周镇痛的作用。阿司匹林并不能够抑制已经释放前列腺素的作用。

阿司匹林在胃和小肠吸收迅速，大约2h达峰血药浓度。肝脏对阿司匹林的代谢能力有限，剂量≥1g时血中水杨酸浓度会急剧增高，可出现中毒症状。不良反应以胃肠道症状最为多见，可出现上腹不适、恶心呕吐、严重者可以引发胃肠道出血。小剂量阿司匹林即可抑制血小板聚集，有出血倾向的患者在应用阿司匹林时应特别注意此问题。

目前已经有阿司匹林新型制剂用于临床，如卡巴匹林钙、赖氨酸阿司匹林、精氨酸阿司匹林等，具有使用方便、不良反应较低等特点。阿司匹林：250～1 000mg，血浆半衰期0.25h，血浆峰值作用时间为2h，每4～6h时1次，总量为4g/d。

2）对乙酰氨基酚：本品又名扑热息痛，是非那西汀的体内代谢产物。口服吸收迅速而完全，30～60min达峰血药浓度，主要在肝脏内代谢。其解热镇痛作用强度与阿司匹林相似，抗炎作用较弱，无抗血小板的作用，胃肠道反应小。一般患者对药物的耐受性较好，最严重的不良反应是肝脏损伤，尤其是肝脏疾病的患者更容易发生，应用过量可以导致急性肝坏死。

本品的最大剂量为 $4g/d$，常用方法是每次 $500 \sim 1\,000mg$，每 $6 \sim 8h$ 服药 1 次，总剂量不超过 $4g/d$。剂量超过 $1\,000mg$ 后，镇痛作用几乎不增加。对乙酰氨基酚是临床常用的镇痛药物，一般常与可待因制成复合剂使用，如氨芬待因、路盖克等。

3）吲哚美辛：是人工合成的吲哚衍生物，口服吸收迅速而且完全，$3h$ 达到峰血药浓度。直肠给药比口服给药达到峰血药浓度的时间短，但浓度低。血浆半衰期为 $2 \sim 3h$，主要在肝脏内代谢。吲哚美辛是最强的前列腺素合成酶抑制剂，有明显的抗炎解热作用，癌性发热也有效。

常规剂量是 $25 \sim 50mg/$次，3 次/d。在用药患者中 35% ~50% 将发生不良反应，约 20% 需要停药。主要的不良反应是胃肠道反应、中枢神经系统反应、可使白细胞减少等。在临床不作为首选用药，且不作为长期用药。吲哚美辛缓释肠溶片能够减少胃肠反应等不良反应，增加患者的耐受性。

4）布洛芬：是苯丙酸的衍生物，口服吸收迅速，$1 \sim 2h$ 达到峰血药浓度。在肝脏内代谢，从肾脏排泄。布洛芬是有效的前列腺素抑制剂，具有抗炎、解热和镇痛的作用。布洛芬 $400mg$ 的镇痛效能相当于阿司匹林 $650mg$，常规用药量是 $200 \sim 400mg/$次，每日总量 $3\,200mg$ 以下。5% ~15% 服用布洛芬的患者出现胃肠反应，较阿司匹林或吲哚美辛不良反应小，患者耐受性好。临床试验表明，布洛芬 $200mg$ 比对乙酰氨基酚 $650mg$ 更有效。

5）双氯芬酸：是新型强效抗炎镇痛药物，可口服、也可制成乳剂外用于痛处。双氯芬酸的主要不良反应是胃肠道反应，发生率为 5% ~25%，15% 患者转氨酶上升，注意肝功能测定。

6）萘普生：是长效抗炎镇痛药物，每日仅需服药 2 次。该药吸收迅速而完全，尤其是以钠盐的形式给药时，出现镇痛作用更快。服用萘普生时胃肠道不良反应较轻，但患骨髓瘤的患者，在短时间服药后可以发生肾衰竭。

7）新型非阿片类镇痛药物：非阿片类镇痛药物具有抗炎镇痛作用，同时不良反应也多与抑制环氧化酶（COX）、减少前列腺素合成有关。COX 有两种异构体，COX_1 催化产生基础前列腺素，维持消化道、肝、肾和血小板的正常功能；COX_2 产生炎性前列腺素，介导疼痛和炎症。新型药物仅抑制 COX_2，减少了不良反应，提高患者的耐受性。目前国内上市的药物有塞来昔布（celecoxib）、罗非昔布（rofecoxib）等。

（二）弱效阿片类药物——第二阶梯

适用于非阿片类药物不能达到满意镇痛的患者。临床主要应用可待因、曲马朵和右丙氧酚，前者效果更好些。

1. 可待因　是阿片中的天然成分，其镇痛效能是吗啡的 $1/10 \sim 1/12$。可待因是弱效阿片类药物的典型代表，主要用于轻度至中度的镇痛。可待因口服吸收良好，生物利用度平均大约为 40%，与吗啡相似。目前在临床上常常使用的非管理的药物如氨芬待因、路盖克等均为可待因与对乙酰氨基酚的复合剂。可待因的不良反应与吗啡类似，最常见的不良反应是便秘，但较吗啡轻。恶心呕吐较少见。正常使用可待因很少发生呼吸抑制。

目前推荐将可待因 $30 \sim 130mg$ 与阿司匹林 $250 \sim 500mg$ 或对乙酰氨基酚 $500mg$ 联合应用，$4 \sim 6h$ 服 1 次。因为可使可待因的镇痛作用明显增强。

2. 右丙氧酚　$50 \sim 100mg$，每 $6h$ 服 1 次，也可与阿司匹林或对乙酰氨基酚联合应用。

3. 曲马朵　曲马朵是一种人工合成的中枢性镇痛药物，其对中枢的阿片受体具有较弱的亲和力，另外通过抑制脑内单胺递质的重摄取和激活脊髓内的胆碱能神经系统发挥镇痛作用，曲马朵的镇痛效果是复杂的综合作用的结果。口服吸收良好，生物利用度为70% ~ 80%，肌注用药的效价大约为吗啡的1/10，与哌替啶相仿，口服用药一般按吗啡的1/10效价使用，但曲马朵的生物利用度高些，有文献认为可以按吗啡的1/4效价使用。临床治疗剂量多不引起呼吸抑制，镇咳作用是可待因的1/2，一般不引起药物的耐受性和依赖性。每次口服50 ~ 100mg，每日3次，也可与阿司匹林或对乙酰氨基酚联合应用。

（三）强效阿片类药物——第三阶梯

强效阿片类药物是治疗中度和重度癌痛的主要方法，是在弱效阿片类药物与非阿片类药物（或并用辅助药）镇痛差时所选用的第三阶梯治疗药物。采用此种药物的大多数患者镇痛效果满意，但由于易产生身体对药物依赖性和耐药等问题。前者是连续用药后不能停药，迅速停药则产生明显的戒断症状；后者则是重复用药的效果逐渐降低，必须不断增加剂量，才能维持一定的镇痛作用。

强效阿片类药物的应用要考虑到许多因素，如年龄、性别、全身情况，癌的类型及疼痛严重和广泛程度等。药量个体差异很大，通常建议由小剂量开始，根据临床经验增至适宜剂量。

1. 口服吗啡　患者最易接受，且可避免注射给药的痛苦，特别是可以自己服用，可不依靠他人。吗啡剂量的个体差异很大，从5mg直至200mg不等。每4h服用1次，通常可从5mg开始，个别患者可用10mg或更多些。如果首次用量后患者已完全镇痛且嗜睡，则第2次可减量。反之镇痛不满意，第2次可加量或缩短间隔给药时间。吗啡缓释片可每12h服用1次。

2. 芬太尼缓释透皮贴剂（transdermal fentanyl，TDF）　为芬太尼的一种新制剂，商品名为多瑞吉（Durogesic）。TDF由芬太尼加透皮释放系统（transdermal therapeutic system，TTS）组成。TDF贴于皮肤后，芬太尼首先在表皮层存储，然后经过真皮层微循环到达全身，在皮肤中不发生代谢损失。贴用TDF后，大约2h血浆中即可检测出芬太尼浓度（0.2ng/ml），此后血药浓度缓慢上升。8 ~ 16h后达峰血药浓度，出现最充分的临床效果。有效血药浓度一般可维持大约72h。芬太尼在肝内代谢，其代谢产物正芬太尼无生物活性。

TDF用于癌痛治疗，对原来使用口服吗啡的患者转换为TDF治疗，取得满意疗效。各国学者对TDF的效果、安全性、不良反应进行了大量研究，证明其用于癌痛患者安全有效；TDF血浆浓度稳定后，患者用于急性爆发痛的临时救援药物总剂量相差不多。TDF长期用于癌痛治疗有效，可作为WHO第三阶梯的镇痛药物。

TDF引起的不良反应较口服吗啡所引起的轻。TDF较口服吗啡有较少的胃肠道反应（恶心、呕吐和便秘）以及患者有较好的警觉性和睡眠质量。

3. 丁丙诺啡　是天然阿片生物碱蒂巴因的衍生物，是 μ 型阿片受体激动剂、拮抗剂，由于对 μ 型阿片受体的结合力强，大约是吗啡的50倍，可置换结合于 μ 型阿片受体的麻醉性镇痛药物，从而产生拮抗作用。同时丁丙诺啡是部分 μ 型阿片受体激动剂，镇痛作用强，是吗啡的30倍（0.3mg相当于10mg吗啡的镇痛作用），而且从 μ 型阿片受体释放慢，作用持续时间长（7 ~ 8h）。

丁丙诺啡主要在肝脏代谢，首过效应明显，所以不能口服用药，临床大多使用注射剂，近年来也有口含片用于临床镇痛治疗。丁丙诺啡属长效强效镇痛药物，肌内注射的剂量为 0.15~0.3mg，每 6~8h 一次，肌内注射后大约 1h 达到峰值。口含的剂量为 0.2~0.6mg，每 6~8h 1 次，用药峰值时间明显延长 2~3h。应注意丁丙诺啡禁止与吗啡联合使用。

4. 美沙酮　是一种合成的阿片类药物，虽然在药物结构上与阿片类药物不同，由于其空间结构上的相似，所以可产生与吗啡相似的作用。美沙酮连续给药 3d，在体内脏器的分布达到饱和，血药浓度趋于平稳。长期用药的患者要注意蓄积中毒的问题，尤其是老年人和肝肾功能减退的患者，除减量给药外，更应注意随用药时间的延长，逐步降低用药量，减少给药次数。

5. 羟考酮　是一种半合成的蒂巴因衍生物，临床上应用已多年，常与非甾类药物制成复方镇痛剂，由于非阿片类药物成分的潜在毒性作用，限制了羟考酮的使用量。目前认为单独使用羟考酮是强阿片类药物的有效替代药。其血浆半衰期是 5h，为吗啡血浆半衰期的 1 倍。近年来国外渐渐广泛使用该药治疗剧烈癌痛。

羟考酮是阿片受体的纯激动剂，药理作用与吗啡相似，镇痛作用强度与吗啡相等或更高，镇痛作用无封顶效应。口服羟考酮的生物利用度为 60%~87%，在肝脏中的首过代谢较少，故口服用药更为经济和有效。镇痛疗效确切可靠，适用于各种中重度癌症疼痛。

6. 哌替啶　又名度冷丁，是一种人工合成的阿片类药物，镇痛效能是吗啡的 1/10。所有给药途径均可吸收。哌替啶是我国几十年来最为常用的药物，受传统观念的影响，很多患者和家属错误地认为，癌症剧烈疼痛的有效镇痛药物是哌替啶，应在临床工作中注意纠正这一错误观念，合理使用镇痛药物。

哌替啶与单胺氧化酶同时使用时，能引起兴奋、谵妄、惊厥及呼吸抑制，注意避免同时使用。对于慢性癌痛应首选其他药物，少用或不用哌替啶。

四、三阶梯治疗中的辅助药物

癌痛患者所面对的是"全方位疼痛"，诸如：社会地位的变更、职业职务的改变、在家庭中的作用、某些头面部癌瘤造成的毁容、对治疗效果的疑虑、失望甚至轻生、临终的恐惧以及对亲朋的安排等的忧郁、焦虑甚至愤怒。

辅助药物当然就意味着不是常规的用药，应当是有选择性的视患者特殊需要的用药。这种药物本身不是镇痛药物，但可辅助治疗某种癌痛，或针对治疗癌痛过程中的某些不良反应。如激素可减轻癌瘤周围组织的炎性水肿从而减轻癌痛。苯二氮䓬类药物和布洛芬类药物可解除横纹肌痉挛。东莨菪碱或氯苯酰胺可抑制肠痉挛。抗生素能减轻继发感染的疼痛。抗惊厥药物有时对稳定神经受压造成的疼痛有益。抗抑郁药物能解除忧虑和抑郁而增强镇痛效果。

五、癌痛的放射疗法

癌痛不仅使患者极端痛苦，而且也是导致患者死亡的重要因素之一。虽然药物治疗是主要的癌痛治疗方法，但是有些癌痛则必须考虑包括放射治疗在内的特殊治疗方法。放射治疗主要是针对癌痛进行的特殊治疗，可单独应用也可配合应用。

骨浸润的癌痛较为常见，放射治疗对组织学上转移瘤的疼痛比较有效。对最常见的乳腺癌、肺癌、前列腺癌、甲状腺癌及骨髓瘤等的骨转移瘤缓解疼痛率可达 80% 以上。骨转移癌患者发生病理骨折均有疼痛，条件允许时应实施手术行内固定，手术后局部再行放射治疗。放射治疗是头颈部癌症主要的根治方法，即使是相当晚期仍可采用大剂量放射治疗，因为如果不控制肿瘤的增长，癌瘤发展起来要比大剂量放射治疗反应更为痛苦。

无论是原发肿瘤或是继发肿瘤，由于其在颅内的部位不同，所产生临床症状与体征也各异。如果幕上肿瘤很大，或阻塞了脑脊液，即可使颅内压升高而产生高颅压性头痛。因此，无论原发性脑肿瘤的根治或脑转移瘤的姑息治疗，放射治疗均有其实用价值。

皮肤受癌瘤侵蚀后可因继发性溃疡或感染而引起疼痛，如乳腺癌局部浸润可腐蚀皮肤、破溃、恶臭，除对患者精神的巨大刺激外，常伴有明显的疼痛。要结合患者的全身情况和肿瘤局部病变合理地选择手术疗法、放射治疗、化学治疗和激素疗法。除非患者极度衰弱，均应首先设法控制局部病变。

六、癌痛的化学治疗

化学治疗是癌瘤的主要治疗方法之一，不同的癌瘤对化学治疗的反应不同，化学治疗后 1~3 月内肿瘤完全消失称完全反应率，消失 50% 以上称部分反应率。完全反应率的肿瘤包括非霍奇金淋巴瘤、卵巢肿瘤、乳腺癌和小细胞肺癌等。这些肿瘤引起的癌痛也均可采用化学治疗缓解，尤其是当局部姑息性放射治疗无法缓解的多部位疼痛，可考虑化学治疗。但选用化学治疗时应权衡其全身毒作用与治疗作用的关系。

动脉内注射 5 - 氟尿嘧啶和甲氨蝶呤对癌痛具有较好的治疗效果，例如 60% 肝癌患者的症状有缓解。头颈部癌痛也有效，但并发症的发生率较高，如造成动脉栓塞等，故未能广泛应用。肢体黑素瘤采用游离肢体化学治疗灌注，认为既无全身毒性作用又有较好的局部作用。同时可将灌注液加热以提高治疗效果。

七、癌的激素疗法

早已认识到，晚期乳腺癌患者应用激素治疗具有与卵巢切除相同的作用。前列腺癌应用外源性雌激素治疗的作用亦已受到人们的重视。其他癌瘤也有类似情况，对激素治疗有反应。应用激素治疗可使原有的内分泌功能丧失，称为该脏器的药物性脏器切除。因此，卵巢、肾上腺、垂体等这些内分泌器官可以应用相应的激素行药物性切除。氨基苯乙哌啶酮能阻滞肾上腺激素的合成，故也曾有人用于药物性肾上腺切除。

一般来讲，不同的癌瘤对不同的激素治疗有反应。例如，乳腺癌对多种激素有反应，包括雌激素、雄激素、抗雄激素、孕激素、氨基苯乙哌啶酮、皮质酮、卵巢切除、肾上腺切除及垂体切除等。前列腺癌对雌激素、抗雄激素、睾丸切除及垂体切除有反应。子宫内膜癌、肾癌和卵巢癌等对孕激素有反应。甲状腺瘤对甲状腺激素有反应。淋巴瘤和白血病对皮质激素有反应等等。因此，对癌痛所使用的激素治疗也即上述的种种激素，在应用时外源性的激素水平必须超过内生激素的浓度。毫无疑问，在应用激素治疗的过程中，肯定会引起体内内源性激素分泌的复杂改变。

八、神经外科手术控制癌痛

这是一种不得已的神经外科破坏性手段。从神经松解术、经皮或开放脊髓前侧柱切断术以及立体定向中枢神经的烧灼术等，也提供了癌痛镇痛的一种办法。但是，必须由丰富经验的神经外科专家实施。由于晚期患者多身体状况不佳，常难以接受手术。这类神经破坏性治疗方法应严格掌握适应证，主要用于顽固性癌痛患者。

九、癌痛的神经破坏性阻滞疗法

(一) 基本问题

大多数癌痛患者经三阶梯方案治疗原则，疼痛缓解率更加提高；但是，临床上仍有癌痛患者镇痛效果不满意，而不得不考虑其他控制癌痛的方法。另外有部分癌痛患者在严格应用"三阶梯方案"治疗后，仍有剧烈疼痛，或因不能进食、有药物禁忌；不能耐受镇痛药物等原因，无法充分接受"三阶梯方案"的治疗，迫切需要缓解癌痛的其他方法。这类无法接受"三阶梯方案"或用"三阶梯方案"治疗无效的癌痛称为顽固性癌痛或难治性癌痛，占癌痛患者的 10%～20%。由于对顽固性癌痛治疗的多方面进展，如癌症疼痛治疗的三阶梯方案的推广，口服阿片类药物剂型的改进，椎管内镇痛和脊髓镇痛技术的应用增多，目前需要采用神经破坏性治疗的病例已减少。对镇痛药物反应相当好的患者中，没有必要考虑应用神经破坏治疗技术。

神经破坏性阻滞的需求，在没有上述诸方面条件的地方，例如广大农村地区，顽固性癌痛患者难以获得口服阿片类药物，而且药物价格也很高，破坏性神经治疗经常会更需要。

一个局限性的破坏性措施总比全身应用阿片类药物要好些。患者会发现，少用吗啡而多用阻滞药物的好处多些，因为阻滞药物的镇痛质量要比吗啡好得多，患者使用阿片类药物后，一方面难以承受药物的不良反应；另一方面，由于行动受到限制，生活质量也很低。

由于某些原因，阿片类药物的作用被夸大了，许多治疗医师认为阿片类药物可以治疗一切癌痛，甚至有人把"三阶梯方案"神仙化。事实上，癌痛是非常复杂的，不是单一性质的简单痛，而是由于多种不同性质疼痛组成的复杂痛。阿片类药物对癌痛中的某些成分是难以控制的。例如，阿片类药物对于癌痛引起的神经病性疼痛无效。这也是世界卫生组织提出的通过推广"三阶梯方案"，"在 2000 年实现癌症患者无痛"的目标难于成功的原因之一。

当患者可能既有明显焦虑又有疼痛，而疼痛并不是势不可挡时，在疼痛明显缓解后，中等程度的焦虑通常亦会明显减轻，而且患者可讲出恐惧和担心。癌症对患者的影响通常是破坏性的，痛苦既可由疾病引起，也可由其治疗引起，而且痛苦不仅局限于躯体症状。为了确定痛苦的根源，需要从心理学上来评价患者，并询问未解决的问题。癌痛可扩展到对社会及私人生活各方面的威胁，患者不仅承受着疾病和治疗对其外貌及各种能力的影响，而且患者对未来的理解也是痛苦的。当无法迅速缓解疼痛时，患者的病情可急剧恶化。此时，一个局限性的神经破坏性措施会比全身痛使用阿片类药物效果更佳。

放射治疗引起的急性神经痛对阿片类药物治疗无效，属阿片类药物不反应性疼痛。对于此类患者，采用神经破坏性措施就显得非常重要。

神经病性痛（neuropathic pain）是由周围神经系统（PNS）或中枢神经系统（CNS）的功能障碍或损伤所致，它亦可与交感神经系统的过度活动有关。神经病性疼痛几乎均伴有感觉的改变。根据这种特性导出了现在的神经病性痛的定义，即感觉异常或缺失的部位发生的疼痛。神经病性痛是目前为大家所接受的术语。如前所述，神经病的定义是神经功能障碍或病理改变，这个定义重点放在功能障碍而不是损伤，意味着交感神经持续性痛是一种神经病性痛。神经压迫性痛在肿瘤患者中十分常见。它发生于神经丛病变的早期，是椎骨转移性病变的结果。如果一个患者存活时间足够长，可逆性神经压迫性病变会转变为不可逆的神经损伤。

神经压迫性痛是按神经支配的皮区分布的，可能还有其他一些神经症状和体征，但这些改变是功能性的、可逆的。神经压迫性痛对阿片类药物治疗不敏感，在使用神经破坏性措施的同时，可以应用糖皮质激素作为辅助镇痛药物。

交感神经持续性痛（SMP）是组织损伤或交感神经损伤后的一种不太常见的后遗症状，交感神经阻滞后疼痛缓解，感觉障碍逆转。在肿瘤患者中，SMP 在下肢更为常见。典型的交感神经持续性痛可伴有主动脉旁淋巴结肿大，并经常与颈部或直肠肿瘤有关。除了寒冷可以加重疼痛外，患者可能会有肌肉疲劳和无力的病史。在疾病晚期，常常可以看到一条冰凉、疼痛的下肢，并伴有交感神经过度活动的其他现象，这比自主交感神经切断术后所致的"热足"更为常见。

如果怀疑为交感神经持续性痛，就应采用局部麻醉药进行交感神经阻滞，这不仅能够明确诊断，而且能够缓解症状，使局部麻醉药的维持时间更长久。如果症状重新出现，在 X 线监视下进行腰交感神经切断术是一种安全且不良反应较小的治疗方法。

癌骨转移是骨痛的常见原因，肺癌、乳腺癌与前列腺癌易向骨转移。骨转移引起骨痛的原因有多种机理，包括机械压迫变形或化学递质释放所造成的骨内膜或骨膜伤害性刺激感受器的激活，以及肿瘤扩展至邻近的软组织或周围的神经。由于骨痛是阿片类药物半反应性疼痛，神经破坏性治疗更为需要。

由于晚期癌症患者忍受着剧烈的疼痛，身心状况恶化，甚至自杀或寻求"安乐死"。这种临床现状，呼唤在"三阶梯方案"之上构筑另一个有效的治疗"阶梯"，使顽固性癌痛患者平静地走向生命的终点。神经破坏性措施应能有效地治疗顽固性癌痛，能为衰弱的晚期癌痛患者所接受，可以作为"三阶梯方案"的有效补充。一般来讲，至少 10% 以上的癌痛患者需要采用神经破坏措施。

由于大量口服阿片类药物和硬膜外间隙置管反复注入局部麻醉药和阿片类药存在许多缺点，治疗癌痛的"神经破坏性措施"以破坏作用长久的神经阻滞为主要方法，即采用化学药物使与疼痛有关的神经组织变性，以获得较长时间的持续性镇痛效应。对于生存时间较长的患者，疼痛再次复发时可再次治疗。使用的方法主要有周围神经阻滞，神经根阻滞、蛛网膜下隙阻滞、交感神经阻滞和腹腔神经丛阻滞、垂体破坏术、神经外科手术控制癌痛等方法，基本上可满足顽固性癌症患者的镇痛需求。

当应用药物治疗效果不佳时，神经破坏性阻滞几乎是患者的唯一选择。神经破坏性阻滞的方法多种多样，应根据患者的具体情况来加以选择。在 X 线透视引导下穿刺并造影确认穿刺针的位置，可使神经破坏性阻滞的安全性大大提高。在治疗前应充分向患者及家属说明有关事项，取得理解并办理手术前签字手续，以避免纠纷。在应用神经破坏性阻滞治疗后效果不佳时，多与选择方法不妥和操作技术不熟练有关，疼痛治疗医师不应该一遇到困难就抱怨这种方法不好。熟练掌握有关知识和操作技术需要长时间的努力和训练。

（二）周围神经破坏性阻滞

癌症疼痛较局限，应用药物治疗效果不佳时，使用不同浓度的酚、乙醇、多柔比星和丝裂霉素溶液阻滞周围神经，常可获得满意的治疗效果。该治疗可在门诊或患者的家中进行，主要适用于疼痛较为局限或采用其他方法阻滞后残留局部疼痛者。常用的神经阻滞包括上颌神经、下颌神经、耳颞神经、枕大神经、肩胛上神经、股神经、闭孔神经、坐骨神经和腓神经阻滞等。具体的神经阻滞操作方法请参见有关书籍。

周围神经破坏性阻滞的操作方法与一般性周围神经阻滞相同，只是在应用局部麻醉药试验性阻滞后，确定好部位及阻滞的范围，再给予神经破坏性药物，以获得长时间的周围神经阻滞。周围神经单次破坏性阻滞的有效镇痛时间为16～94d，平均镇痛时间为30.4d。其中许多患者临终时无疼痛。主要不良反应为注射部位肿胀、阻滞区麻木及乏力。

对于范围较为局限的癌痛患者，可应用神经破坏药物选择性阻滞与癌痛有关的周围神经，从而缓解癌痛。优点是操作简单，除少数复杂的周围神经阻滞需要在X线透视引导下穿刺，并造影确认穿刺针的位置，大多数治疗在门诊或患者家中即可进行。缺点是镇痛作用时间较其他神经破坏性阻滞方法短。

（三）神经根破坏性阻滞

主要是使用乙醇和酚制剂进行神经根破坏性阻滞。少数病例可使用多柔比星（阿霉素）和丝裂霉素溶液，这些病例是指疼痛的部位有肿瘤侵蚀，使用多柔比星和丝裂霉素溶液可以同时毁损神经和肿瘤。

注射药物的部位主要在颈、胸、腰椎的椎间孔附近。大多需要在X线透视引导下穿刺并造影，确认椎间孔位置后，再注入药液。操作技术熟练后多可在门诊或患者家中进行。在椎旁注射的造影剂，可经椎间孔进入硬膜外间隙，有时经一个点注药可同时阻滞同侧的3～5个神经根。单次阻滞的镇痛时间从19～120d，平均46.1d。如果能够准确穿刺，应注意调整药物的剂量、浓度及注药速度，很少发生严重的运动神经功能障碍。部分患者在颈或腰神经根阻滞后可出现肢体乏力、活动不灵便和麻木等。

（四）蛛网膜下隙阻滞

1. 基本问题　蛛网膜下隙应用酚或乙醇阻滞的镇痛效果和持续时间均优于局部神经阻滞和神经根阻滞。虽然应用此方法控制癌痛有效，但需要有经验的麻醉医师进行操作。酚甘油阻滞目前比较常用，可作蛛网膜下隙注射，方法基本同无水乙醇，只是体位完全相异。根据病例统计，镇痛效果优者占50%～60%，良者占21%～30%，差者占18%～20%。镇痛效果的好坏与肿瘤位置、穿刺间隙、注药剂量与疼痛的评价方法具有密切的关系。作用持续时间，优者疼痛完全缓解在1个月以上，良者疼痛完全缓解短于1个月或疼痛减轻超过1个月，差者仅缓解数日或无效。大多数报道的疼痛缓解时间为2周至3个月，少数患者可持续4～12个月。神经破坏性阻滞偶尔有失败者，其原因有时难以解释，或许与解剖学及生理学因素有关。在笔者所随访的患者中，镇痛效果良好的（临终前无疼痛）占58%，较好的（残余疼痛，仅服用非甾类抗炎药物即可达到无痛）占26%，其余的效果较差或短期内复发。单次阻滞的镇痛作用时间从21～270d，平均为94.3d。阻滞后的并发症主要是非痛觉神经受损害所引起。治疗均应在手术室内进行。双侧阻滞的并发症包括尿潴留、直肠功能障碍和肌肉瘫痪，大多在1周内减轻或消失。一过性头晕，头痛多在数日内消失。

2. 蛛网膜下隙乙醇阻滞法　使患侧的脊神经后根处于最高点，利用轻比重乙醇在蛛网膜下隙脑脊液内上浮的特性，将其注射后集中到脊神经后根（感觉根），而不影响脊神经前根（运动根）。注射的部位最好是在脊神经根刚离开脊髓的部位，此处为较细的小根，乙醇能发挥最大作用。在脊神经后根进入硬脊膜之前，乙醇的浓度仍足以破坏脊神经后根，故在此处注射药物仍是较好选择。

（1）操作技术：患者取侧卧位，患侧在上。于此体位下做脊椎穿刺，脑脊液能自动流出。待穿刺成功后，旋转穿刺针的针尖斜面向患侧，患者改为侧俯卧位，与手术台呈45°，患侧在上。缓慢注射乙醇，以减少扩散，此时药液借轻比重上浮至蛛网膜下隙上部，集中在患区脊神经根，从而达到最佳的阻滞效果。注药后需测定皮肤的触觉和痛觉，判断阻滞范围是否准确和有无异常表现，必要时调整体位再继续注药。一般0.5ml乙醇可阻滞2个脊髓节段，疼痛区域范围较广的患者，需行多点穿刺，但用药量应控制在2ml以内，以避免累及脊神经前根或阻滞范围过广导致循环系统抑制。注药后保持原体位30min，目的也是减少乙醇的扩散，使高浓度的乙醇充分作用于欲阻滞的脊神经根。注入乙醇后，受损神经的分布区可出现灼痛或感觉异常，持续数秒，逐渐减弱。拔除穿刺针之前，注入少量生理盐水冲洗穿刺针内腔，以防止残存于穿刺针针腔内的乙醇在拔针过程中遗留在穿刺径路的组织内而造成刺激性疼痛。拔针后观察1~2h，如果循环系统不稳定，需静脉输液维持血压，无异常情况后将患者送回病房，继续卧床18~24h，密切观察。

（2）注意事项

1）穿刺点应选择在疼痛脊神经分布区中点的椎间隙。

2）由于胸段蛛网膜下隙狭窄，从蛛网膜到软膜成年人也只有2~3mm，故穿刺针抵达硬膜外间隙后应谨慎推进，以免穿刺时损伤脊髓。

3）在L_{3-4}椎间隙以下穿刺较为容易，且不会损伤脊髓，但此处的脊神经根是垂直向下，聚集成束，形成马尾，注射乙醇后，在感觉丧失的同时，有膀胱和直肠括约肌受累、排尿困难及大便失禁的可能性。

4）双侧疼痛时一般是先施行一侧阻滞，待2~3d后阻滞平面固定和病情稳定后再阻滞对侧。如果需同时进行两侧阻滞，在穿刺成功后可将患者置于俯卧位，使疼痛节段处于最高点，注入的乙醇即可散布到两侧的后根。

3. 蛛网膜下隙注射酚甘油溶液　临床应用的酚系配成5%~7.5%的甘油溶液。酚甘油溶液为重比重液，在脑脊液中酚甘油溶液下沉，到达神经组织，酚与神经具有亲和性，其有效成分酚可自甘油中缓慢释放，并被神经组织摄取，从而实现破坏性阻滞。

（1）操作技术：患者取侧卧位，疼痛侧在下。于该体位下做脊椎穿刺，脑脊液能自动流出。穿刺成功后，旋转穿刺针的针尖斜面朝向患侧，患者改为侧俯卧位，则一侧脊神经后根处于最低点，与手术台成45°，疼痛侧在下。缓慢注射酚甘油，开始注入时尚有局部麻醉作用，故受破坏的神经分布区有温热感和针刺感，并可测出阻滞平面。酚的浓度在脑脊液中逐渐降低，在此期间应将患者保持在原体位60min，以使阻滞部位固定在所需要的镇痛范围，治疗后患者应保持平卧12h。

（2）适应证：蛛网膜下隙神经破坏性阻滞适合较局限的躯体性疼痛、鞍区疼痛，尤其是已放置保留导尿管的患者。对肢体痛，可能导致肢体无力或轻瘫，应慎重。

（3）并发症

1）蛛网膜下隙穿刺固有的并发症，如头痛，还有较少见的神经损伤、感染与化学性蛛网膜炎。

2）神经破坏药对与疼痛传导无关神经纤维的损伤作用，例如运动麻痹、括约肌功能丧失、触觉与本体感觉受损，以及感觉异常所带来的不适感。一般说，这种并发症短期内可恢复。感觉异常与神经痛的发生率为0.3%～4%。

并发症持续的时间，28%患者在3d内所有并发症均恢复，23%患者1周内恢复，21%患者1个月，9%患者4个月，仅有18%患者持续4个月以上。

（五）硬膜外间隙神经破坏性阻滞

1. 基本问题 硬膜外间隙阻滞系将神经破坏药注入硬膜外间隙，阻滞脊神经传导，产生节段性镇痛的方法。与末梢神经阻滞相比较，硬膜外间隙阻滞可同时阻断躯体和自主神经，阻滞范围较大，而且效果确切；与蛛网膜下隙阻滞相比较，则可避免脑膜刺激与脊髓或脊神经损伤，而且因神经破坏药不直接接触神经根，系在硬脊膜外发挥作用，故膀胱与直肠括约肌受累的可能性较蛛网膜下隙阻滞时少，但其效果也不如蛛网膜下隙阻滞。此外，还可经硬膜外导管分次注入神经破坏药。

此法适用于双侧广泛性疼痛的患者。由于在硬膜外间隙不容易控制药物的流向，难以准确控制阻滞范围，不适合局限性疼痛。脊神经的前、后根通过硬膜外间隙时，在椎间孔处汇合，故硬膜外间隙注药不能单纯破坏后根。但采用适宜浓度的神经破坏药，例如5%～15%酚甘油，可阻滞感觉神经的传导，而运动神经功能不受或很少受影响。其临床应用较蛛网膜下隙阻滞少。

2. 硬膜外间隙酚甘油阻滞法

（1）操作技术：患者取侧卧位，疼痛侧在下方。选择与疼痛中心相对应的脊神经及棘突间隙为穿刺点，常规硬膜外间隙穿刺，正中法为宜。确认穿刺针的针尖在硬膜外间隙后，注入1%～2%利多卡因5ml作为试验剂量，观察5min，无蛛网膜下隙阻滞的征象后，将穿刺针的针尖斜面转向疼痛侧，缓慢注入7.5%～10%酚甘油溶液，按每对脊神经根需用2ml计算，1次注入3～6ml，10～15min疼痛逐渐消失。此溶液黏稠，可稍加温后再注入。硬膜外间隙所用酚甘油浓度为15%～25%时，能有效地控制某些癌痛。效果较好，但肢体无力或轻瘫，以及膀胱或直肠括约肌麻痹的发生率增加。虽为时短暂，持续不恢复者极少，仍不可不慎。

拔除穿刺针后，单侧疼痛者置患者于背侧斜卧位，与手术台成45°，疼痛侧在下；双侧疼痛者置患者于仰卧位，均保持体位1h。密切测量血压、呼吸，有异常者立即处理。回病房后继续保持卧位18～24h，并及时观察患者。

（2）适应证：主要适于颈、腰膨大部以外的脊神经分布区的癌痛。

（3）镇痛效果：镇痛有效期为1～3个月，有的数日后疼痛复发。硬膜外间隙置管法可重复注药，以增强其效果。

（4）并发症：主要有暂时性下肢麻痹、体位性头晕、大小便障碍等，一般均能恢复。

（5）应用注意事项：注入酚甘油后，有一过性痛觉消失平面过宽现象，一般1～2h后疼痛消失平面缩小到2～3个脊髓节段。此时应注意维持血压、呼吸的平稳，尤其是年老体衰者。大多在6h时以内出现明显的镇痛效果，个别患者需12h以上才达峰镇痛作用。注药后1～3d内可能出现腐蚀性脊神经痛，可给予镇痛药物进行治疗。镇痛效果不明显者，应在1周后重复阻滞。

酚甘油黏稠，很难经硬膜外导管注射，酚盐水溶液则较易。采用连续法或多点穿刺注射6%酚盐水溶液，每次1～5ml。此种溶液的镇痛作用起效较快，1～2min发挥作用。注射酚后2～3d应每日测定平面，必要时追加。2～3周内效果比较满意，逐渐恢复后再重复注射。

3. 硬膜外间隙乙醇阻滞法 硬膜外间隙穿刺后先注射 1% 利多卡因 3～5ml，间隔 5min 后再注射无水乙醇 5ml，观察处理方法与硬膜外间隙酚甘油阻滞法大致相同，其效果有时不确定，必要时间隔一定时间尚可重复注射。无水乙醇的流向难以控制，易发生阻滞区域不在计划区内的情况，临床少用。

（六）腹腔神经丛乙醇阻滞

1. 解剖与生理 腹腔神经丛也称为太阳丛，是人体最大的自主神经丛，位于 T_{12} 和 L_1 椎体前方和腹膜后的结缔组织内，在横膈与肾动脉之间并围绕腹主动脉的前面及其两侧。该丛的纤维互相连结成致密的网，丛内有一对较大的半月形腹腔神经节，另外包括主动脉肾神经节及肠系膜上神经节。腹腔神经丛接受来自内脏大、小神经，即下胸和上腰段椎旁交感神经节的节前纤维，并且尚有迷走神经纤维的加入。由此再向周围发出许多分支，形如太阳的光芒，这些神经分支又经许多小的副丛，如膈丛，肾上腺丛，肾丛，精索或卵巢丛，上、下胃丛，肝丛，脾丛及肠系膜丛等和大部分腹腔器官相联系。腹腔神经丛内含交感神经和副交感神经两种纤维，分布于许多重要的器官，并参与调节其各种复杂的功能。

2. 适应证 腹腔内恶性肿瘤引起的疼痛，用其他方法治疗效果不佳，应考虑采用腹腔神经丛阻滞。回顾文献可以发现，使用此阻滞最多、效果最好的是胰腺癌疼痛。但是与内脏神经传入纤维无关的疼痛，例如食管、胸壁、腹壁、腹膜、肠系膜根部、子宫颈部、膀胱等处病变产生的疼痛，采用本阻滞效果不佳或无效。已有报道指出，腹腔神经丛阻滞对结肠和直肠癌疼痛有效。有学者指出，凡是 $T_{5～10}$ 节段硬膜外间隙阻滞可消失的疼痛，均可采用腹腔神经丛阻滞。由于硬膜外间隙阻滞对躯体神经传导的疼痛有效，所以注入局部麻醉药后的镇痛效果对于决定是否使用腹腔神经丛阻滞显得十分重要。硬膜外间隙注入局部麻醉药后，腹部产生温暖感且疼痛消失，是本法的最佳适应证。

只要适应证选择合适，本阻滞方法的有效率非常高，在腹痛消失时并无严重不良反应，并发症的发生率也低。此外，使用本阻滞镇痛无效的病例，改用硬膜外间隙注射局部麻醉药及吗啡也同样无效。随着放射影像设备的发展，腹腔神经丛阻滞的适应证已经放宽。

采用该阻滞方法时，上腹部癌痛患者 56%～85% 可达到疼痛缓解，持续 1 个月至 1 年，而经主动脉穿刺者效果更为满意。如果不是主动脉旁已有广泛癌转移，使神经破坏药在主动脉前扩散的操作技术应予推荐。

此种阻滞适合于上腹部内脏癌痛、慢性胰腺炎原因不明的内脏神经痛。乙醇的镇痛效果好，且持久。对高龄、衰弱与晚期患者，神经破坏药的镇痛效果优于外科手术。与腰交感神经阻滞并用，可治疗腹腔或下肢因血管疾病引起的缺血性疼痛、幻肢痛与灼痛。

3. 操作技术 腹腔神经丛阻滞有三种径路，即后入路、前入路与开腹后在直视下注药。为减少神经破坏药向后扩散至腰丛导致截瘫，经主动脉穿刺法具有一定的优点，在 L_1 椎体中点平面，于其左侧穿刺，通过主动脉后进入腹腔神经丛，注药后向前扩散。

（1）后方入路阻滞法：操作前应做好充分的准备工作，有条件者应做 CT 照片讨论，因为腹腔神经丛与周围脏器之间的关系可随体位或因腹腔内肿瘤而变动。根据 CT 照片可以确定阻滞时的体位及穿刺途径，应力求穿刺针的前端刺到主动脉后缘的过程中不损伤周围的组织。经此照片不仅可测出穿刺点、穿刺角度和穿刺深度，而且可确定穿刺针在椎体投影的位置。原有的疼痛得到缓解是判断阻滞效果的重要指标，所以在实施阻滞前 2～3h 以内应尽可能不作任何镇痛处理。阻滞前 6～8h 禁食，建立静脉通路，适当补充液体，以防止低血压。手术前监测血压、心电图，并准备好升压药物及吸氧设备。

在穿刺操作中，患者可取健侧卧位，腰背后弓；也可取俯卧位（肘膝位），腹部垫枕。消毒前，根据 CT 片的数值或体表标志在皮肤上做出穿刺点的标记。穿刺点选在第 12 肋下缘，背正中线外侧 4～5cm。采用长 14cm 的 23 号穿刺针，与皮肤大约成 60°向内斜刺，先找到第 1 腰椎横突。然后将穿刺针拔至皮下，使其针尖稍向外、向上方 10°～15°重新刺入，紧靠第 1 腰椎横突上缘滑过，直达第 1 腰椎体的侧面。继之将穿刺针的针尖斜面转向朝内进针，使针尖沿椎骨面向前滑行，直到沿骨面的滑动感消失。如果阻力太大，可将穿刺针退回少许，并使穿刺针的针尖略向外倾斜再重新推入，即到达腹腔神经丛附近。

在穿刺成功后，经回抽试验无血，先注入局部麻醉药，腹腔神经丛阻滞成功的标志是腹部温热感、"轻松感"，疼痛消失，肠蠕动亢进和血压下降。如果注射局部麻醉药时阻力较大，说明针尖仍在腰肌或膈肌脚内，可再推进少许到达腹膜后间隙内。

在确认局部麻醉药出现明显的阻滞效果且无不良反应后，再注射乙醇行神经破坏性阻滞。注入乙醇的量与浓度依所用局部麻醉药的量来决定。例如，局部麻醉药用量在 20ml 以下即出现阻滞效果者，需用纯乙醇 10～20ml；如局部麻醉药用量为 20～40ml，则需应用 50%～75% 乙醇 20～40ml。两侧的操作方法基本相同。

治疗胰腺癌等腹部顽固性疼痛时，注射局部麻醉药的作用时间短，反复穿刺有痛苦，发生并发症的危险也较大，应采用乙醇注射阻滞腹腔神经丛。由于乙醇亦可损伤周围组织，故穿刺操作应在 X 线引导下进行，在侧面 X 线透视下进针，穿刺过程中采用局部麻醉药浸润各层组织。从穿刺点开始按 CT 照片确定的角度穿刺，此时穿刺针前端的斜面应对准外侧。在侧面透视下，先刺向第 1 腰椎体中央部，继而向前缘部进针。穿刺针的针尖到达椎体侧面时，暂停进针，将针尖斜面转向内侧（对准椎体），沿椎体滑向椎体腹侧。当穿刺针的前端位于椎体前缘附近，距腹主动脉后壁缘大约 1cm。连接内有生理盐水的注射器，判断注入阻力的大小，继续进针，动作应轻缓，当穿刺针的针尖抵达腹主动脉壁时，可感到穿刺阻力降低及注射盐水阻力突然降低。有时通过穿刺针可感到腹主动脉的搏动，表明未刺入主动脉。拔除注射器，并测量进针深度。换上内有造影剂的注射器，回抽试验无血后注入造影剂，于侧面透视下观察有无造影剂进入血管或脏器内扩散的阴影。在腹膜后间隙内造影剂的扩散阴影呈头尾方向的条索样阴影。

出现较满意的造影剂扩散阴影后，可注入 1% 普鲁卡因 3～5ml。数分钟后，如果阻滞效果良好，患者可发生血压下降，腹部出现温暖感，肠蠕动增强，原有的腹部疼痛减轻。虽然有些患者阻滞效果良好，但仅表现为血压下降。血压下降是评价腹腔神经丛阻滞效果的主要指标。如果试验性阻滞后患者的血压变化不明显，可再注入 1% 普鲁卡因 5ml。如果注入 15ml 局部麻醉药后血压下降仍不明显，表明阻滞无效。应再次移动穿刺针针尖的位置并再次行造影，直至获得满意的造影阴影和阻滞效果。阻滞无效的主要原因是局部麻醉药被误注入横膈内。

对造影和阻滞效果均满意的病例，每侧可注入 50%～100% 乙醇 10～20ml。然后拔除穿刺针。阻滞后患者应安静卧床 12～24h，监测血压、脉搏，并给予全身麻醉后护理。

（2）经椎间盘腹腔神经丛阻滞法：癌症疼痛患者，横隔背部区域的 CT 扫描显像不明显，以至于根据椎体与周围脏器的关系、椎体旁侧穿刺无法进行时，可考虑经 $L_{1\sim2}$ 椎间盘穿刺，试图从椎体的腹侧进入，进而阻滞腹腔神经丛。

操作方法：患者的体位同后方入路阻滞法。此操作应在 X 线透视下进行。穿刺点选在 L_{1-2} 椎体间隙水平，正中线外侧 3~4cm 处。选用长 12~14cm 的 21~22 号穿刺针。在 X 线透视引导下，先将穿刺针刺入椎间盘，然后向椎间盘前缘推进，到达椎间盘前缘时（不应超过椎间盘前缘），将内装有生理盐水的注射器与穿刺针连接（为防止椎间盘炎，生理盐水内应混有抗生素）。边进针边推注射器，检验注入阻力。

注入阻力消失时，注入少量造影剂，大多可见造影剂沿椎体前缘头尾方向扩散的阴影。如果没有得到椎体腹侧造影剂扩展的阴影，为确定这一特殊的阻力消失感，再向腹侧进针，进针过程中要反复推注生理盐水，直至再次出现阻力消失感。此时注入造影剂，可以得到理想的造影剂扩散影像。注入局部麻醉药进行试验性阻滞，效果满意后即可注射神经破坏性阻滞药物。

（3）前方入路穿刺法：在无法进行背侧入路穿刺的病例，可在开腹手术时从腹侧向腹腔神经丛穿刺，实现阻滞的目的。

操作方法：开腹后，由外科医师按压肝左叶上方，切开小网膜。在此处插入左手食指。于胃左动脉从腹主动脉起始处水平沿腹主动脉右缘向前触到腰椎体。一般不易分辨第 12 胸椎椎体和第 1 腰椎椎体，但不影响阻滞效果。

如果因腹腔内癌肿及淋巴结浸润等解剖学改变而无法触到椎体时，可经 X 线透视确认。如仍不能确认时，可考虑进行 CT 扫描检查。

将长 14cm 的 22 号穿刺针连接注射器，沿左手食指穿刺到椎体前方。当穿刺针的针尖触及骨面时可有明显的抵抗感。如有穿入感，则表明刺入了椎间盘，应后退穿刺针沿头尾方向移动针尖的位置，直至刺中椎体前缘的骨质。回抽无血后，缓慢注入局部麻醉药作试验性阻滞。如果注药阻力大，则注入前纵韧带的可能性大，可略进针后再注药。如果注入局部麻醉药后出现血压下降，即为阻滞有效的标志，可按需注入乙醇。乙醇的浓度和量应根据患者的疼痛范围和体质等确定。有条件时，可将造影剂与局部麻醉药混合注入，在获得满意的造影剂扩散阴影和血压下降这两项根据后，再注入乙醇。

4. 不良反应及并发症

（1）阻滞过程中的不良反应及并发症

1）低血压：注入局部麻醉药后即可出现血压下降，注入乙醇后更明显。一般在注药后 15~20min 血压下降最明显。如果出现休克水平的低血压，应及时给予补液和升压药物进行治疗。

2）呼吸抑制：注入乙醇后出现动脉血氧分压下降的患者，应注意呼吸的变化，必要时吸氧。有条件者可监测通气功能和血氧饱和度。

3）醉酒（一过性急性乙醇中毒症状）：主要发生在无饮酒经验或饮酒量少的患者。注入乙醇后，脉搏加快，面色潮红，有时出冷汗，呼吸急促、恶心、呕吐等。严重者出现急性乙醇中毒症状。

4）刺破血管引起出血：经穿刺针有血液回流时，可能已穿破腹主动脉或肾动、静脉，在操作中应注意加以避免。除了有出血倾向或手术前已服用抗凝药物者，采用 23 号穿刺针一般不会引起严重出血。

5）刺伤内脏：根据解剖学位置，易刺伤肾脏。

6）注入乙醇时疼痛：注入乙醇时，腰背部轻度烧灼感，也可仅伴有不愉快感而无疼痛。有的患者在注入乙醇时可出现肩和上肢的放射性痛，考虑穿刺针此时位于横膈内，<u>应立刻停止注射</u>。左侧穿刺也有刺入胸腔的危险，乙醇浸润胸壁可引起胸、背部疼痛。

7）局部麻醉药毒性反应：表现为肢体颤动，严重者出现抽搐。大多见于大剂量局部麻醉药阻滞时，恶病质及低蛋白血症患者易于发生局部麻醉药毒性反应。

8）下肢温暖感：可见于药液阻滞了腰交感神经节时。

（2）阻滞后的不良反应和并发症

1）腹部症状：腹腔神经丛被阻滞后可出现腹泻、腹痛和腹胀，可持续数日。系肠蠕动增强所致，可自行消失。腹痛是一过性，不应认为是阻滞无效。

2）安静时低血压：有的患者在腹腔神经丛被阻滞后可持续存在低血压，需补液并给予升压药物。除了阻滞后血管扩张外，还应注意排除出血的可能性。CT 扫描可帮助诊断腹膜后血肿。安静时低血压通常在 24h 内恢复正常，罕有超过 1 周者。如果血压较长时间不恢复，要检查血糖，以排除患者可能存在的低血糖。

3）起立性低血压：安静时低血压恢复正常后，当患者坐起、起立等体位变化时仍有可能发生低血压。常在阻滞后 2～3d 内，有的持续 1 周以上恢复正常。必要时可口服升压药物。在接受腹腔神经丛阻滞后的 1 年内，因各种原因接受全身麻醉、蛛网膜下隙阻滞或硬膜外间隙阻滞时，必须警惕严重低血压的发生。

4）胸痛、气胸：如果膈肌根部的胸腔受乙醇浸润，可引起胸痛和气胸。

5）其他神经被阻滞：因乙醇扩散阻滞了其他神经可引起相应的症状。躯体神经阻滞可引起腹痛伴感觉障碍。腰交感神经节阻滞时，可出现下肢温暖感。亦有发生硬膜外间隙和蛛网膜下隙阻滞的病例报道。因此，应在 X 线透视观察下进行穿刺操作。造影剂扩散的影像和局部麻醉药试验性阻滞的效果对于预防不良反应非常重要。

6）其他并发症：据文献报道，在腹腔神经丛阻滞后可发生排尿困难、性功能障碍或急性胃扩张。

7）截瘫：这是腹腔神经丛乙醇阻滞的最严重并发症。但发生率极低，在各国作者报道的大约 600 例腹腔神经丛阻滞患者中，仅有 4 例发生了截瘫。最可能的原因是乙醇损害了腰部脊髓供血的动脉。

应该指出的是，在进行腹腔神经丛阻滞时，严重并发症的发生率非常低。但在治疗前必须严格查验患者的生命体征，阻滞中和阻滞后密切观察。治疗医师应该掌握腹主动脉、肾脏和其他腹部器官之间的正常解剖关系，并具有实施腹腔神经丛阻滞操作的经验。

（七）颈交感神经节阻滞术

1. 概述　颈交感神经节阻滞术亦称星状神经节阻滞术，自 1920 年开始推广星状神经节阻滞疗法后，其很快成为了一种用途广泛的治疗方法。近年来，对星状神经节阻滞作用机理的研究表明，星状神经节阻滞的作用涉及自主神经系统、内分泌系统和免疫系统，对上述系统的功能具有调节作用。该阻滞方法有助于维持机体内环境的稳定，可使许多自主神经失调性疾病得到纠正。星状神经节阻滞的作用主要有中枢作用和周围作用两方面，其中枢作用是通过调理下丘脑维护内环境稳定而使机体的自主神经功能、内分泌功能和免疫功能保持正常；其周围作用是由于阻滞部位的节前和节后纤维的功能受到抑制，分布区内的交感神经纤维支配的心血管运动、腺体分泌、肌肉紧张、支气管收缩及痛觉传导也受到抑制，此周围作用一直被用来治疗头颈部、上肢、肩部、心脏和肺部的一些疾病和疼痛。

2. 解剖与生理　颈部交感神经节位于颈血管鞘的后方，颈椎横突的前方。一般每侧有三个交感神经节，分别称为颈上神经节、颈中神经节和颈下神经节。颈下神经节也称作星状神经节或颈胸节，其形状不规则，大于颈中神经节，位于第 7 颈椎横突基部和第 1 肋骨颈之间的前方，椎动脉的后方，斜角肌群的内侧，肺尖在其下方。

星状神经节呈卵圆形，长约 2cm，宽约 1cm。星状神经节下界位于胸膜后方，被疏松的蜂窝组织及脂肪组织所包裹。另外，星状神经节发出的灰交通支连接第 8 颈神经和第 1 胸神经，还发出分支围绕锁骨下动脉及其分支组成神经丛，并随该动脉到达腋动脉第 1 段。该节的另一些分支分别围绕椎动脉组成椎动脉丛，沿椎动脉上行，进入颅腔，围绕椎动脉及基底动脉，直到大脑后动脉，在此与起自颈内动脉的神经丛相会合。星状神经节发出的心下神经沿锁骨下动脉后方，气管的前方下降，加入心丛而参与支配心脏的活动。

3. 适应证　星状神经节阻滞的适应证很广泛，但是破坏性星状神经节阻滞仅用于癌痛和上肢反射性交感神经萎缩症、上肢幻肢痛、血液循环障碍性疾病（如雷诺病、急性动脉闭塞症等上肢血管痉挛性疾病）、重症心绞痛。

4. 操作方法

（1）前侧入路穿刺法（气管旁接近法）：患者取仰卧位，常规皮肤消毒，操作者位于左侧，先用左手的食指和中指将颈总动脉和胸锁乳突肌推向外侧。在食管旁和胸锁乳突肌前缘胸锁关节上方约两横指（环状软骨平面相当于第 6 颈椎横突）处用 7 号穿刺针与皮肤垂直进针。一般的患者用食指尖即可触及第 7 颈椎横突，引导进针。穿刺进针 2 ~ 3cm 即可触到骨质，表明穿刺针的针尖已到达第 7 颈椎横突的前外侧。退针少许（0.2 ~ 0.4mm），回抽试验无血后即可注入局部麻醉药液。应注意，穿刺针触及星状神经节时患者并无异感，故穿刺操作中不要寻找异感。阻滞成功的标志为注药侧出现霍纳综合征，表现为瞳孔缩小、眼睑下垂、眼球下陷、鼻塞、眼结膜充血、面微红、无汗、温暖感。患者常可感觉到上肢发热和疼痛明显减轻。

注入的药物浓度和剂量应视治疗需要而定。一般可注入无水乙醇 0.5 ~ 2ml。对于穿刺操作较困难的病例，可在 X 线引导下进行穿刺，经造影确认后再注入无水乙醇。

（2）高位侧入穿刺法：患者取仰卧位，头部转向对侧，皮肤常规消毒。操作者位于左侧，穿刺点取在胸锁乳突肌后缘与颈外静脉交叉处，相当于环状软骨或第 6 颈椎横突水平处。将 7 号穿刺针与皮肤垂直进针，使穿刺针的针尖触及第 6 颈椎的横突，然后将穿刺针退出少许，针尾再向头端成 45°倾斜，针尖在第 6 颈椎横突前侧通过，向着第 7 颈椎横突方向刺进大约 1cm，回抽试验无血及脑脊液，可注入局部麻醉药进行试验性阻滞，确认阻滞成功后可注入无水乙醇 0.5 ~ 2ml。

5. 并发症　星状神经节阻滞的并发症包括与局部麻醉药有关的并发症以及与操作技术有关的并发症。

（1）与局部麻醉药有关的并发症：局部麻醉药被误注入血管内可出现毒性反应；少数患者对局部麻醉药可发生敏感反应；尚有在局部麻醉药中加入糖皮质激素或其他药物，多次注射后可引起星状神经节损伤，有待于进一步研究和评价。

（2）与操作技术有关的并发症：穿刺针损伤颈部血管可引起局部血肿，如果在回抽试验时有回血，应拔除穿刺针并压迫止血。穿刺针进入蛛网膜下隙甚至注入药物是一种极其严重的并发症。穿刺角度不当或穿刺部位过低可导致气胸或血气胸。无菌操作不严格可引起感染造成深部脓肿。

对于应用乙醇进行永久性星状神经节阻滞治疗顽固性上肢血管痉挛性疾病的患者，要严格选择适应证，并向患者及家属详细说明可能发生的并发症，只有在征得同意后才可实施。在实施乙醇星状神经节阻滞时，可使用低浓度的乙醇和普鲁卡因溶液，乙醇浓度可从50%开始，剂量从0.3ml开始并反复观察，一旦出现阻滞效果即停止增加乙醇的浓度和剂量。在阻滞前后，反复观察患侧手指充血时间的变化，当手指充血时间缩短，表明产生了阻滞效果，不必再注入乙醇。

6. 注意事项　有出血倾向的患者应慎用星状神经节阻滞。阻滞后应观察30min，无不良反应后方可离院。注意不要同时阻滞双侧星状神经节，以防发生心肺意外。治疗颈、胸、腹部肿瘤特别是伴有骨转移者，或有交感神经持续性疼痛者，应尽可能在X线透视下进行。

（八）胸椎旁交感神经节阻滞术

星状神经节破坏性阻滞的并发症较多，故其应用受限。胸部交感神经阻滞若能避免刺破胸膜，危险性较小。将神经破坏药物与造影剂混合后注入有助于减少剂量。

1. 解剖与生理　胸部交感神经干位于肋骨小头的前方，有10~12对胸交感神经节，节上的分支如下：

（1）由白交通支连接肋间神经。

（2）从上5节发出小分支到胸主动脉、食管、气管和支气管，并加入心丛和肺丛。

（3）内脏大神经起自第5或第6~9或第10胸节，是穿过椎旁节的节前纤维，向下合成为干，沿椎体表面倾斜下降穿过膈脚，终止于腹腔主动脉根部的腹腔节，但是有一部分可终止于主动脉肾节和肾上腺髓质。

（4）内脏小神经起自第10~11或第12胸节，是节前纤维，穿膈脚后终止于主动脉肾节。

（5）内脏最小神经，起自最后胸节，与交感干一起进入腹腔，终止于主动脉肾节。

2. 操作方法　患者取健侧卧位，屈颈弓背。在头下和腋下部可加枕，尽可能使之舒适。可在下肢静脉输液，测量脉搏和血压。常规消毒皮肤。穿刺点选在脊椎正中线旁开3.5cm的棘突间隙。采用带有小皮块长8~10cm的22号穿刺针，与皮肤垂直进针，到达横突后使针尖向内侧偏斜，紧靠横突上缘缓慢进针，利用小皮块标记进针的深度，从横突表面再刺入大约4cm，遇有骨质阻力，表明已到达胸椎椎体的侧面，穿刺针的针尖位于交感神经节附近，回抽试验无血和无气后，可注入2%普鲁卡因3~5ml。如果数分钟后原有上肢疼痛或胸痛缓解，表明部位准确，可再次注入1%利多卡因10ml，并测量穿刺针与皮肤之间的角度，记录在病历，以便下次阻滞。如果注入试验剂量局部麻醉药后无治疗反应，表明穿刺针的针尖过于向内侧偏斜，可将穿刺针退至皮下，使角度向外偏斜少许后再刺入到胸椎体侧面，再次注入试验剂量的局部麻醉药。如此反复，直到取得满意的阻滞效果。应注意不可使穿刺方向过分向外侧偏斜，以免伤及胸膜。

如果在X线透视引导下进行此项操作，则可顺利穿刺到胸椎椎体的侧面，注入造影剂，如造影剂呈条索状扩散，表明穿刺部位正确，经注入试验剂量局部麻醉药验证后，可注入1%利多卡因10ml。对于某些因胸内肿瘤侵犯胸交感神经而剧烈疼痛的患者，可注入95%或无水乙醇1~2ml，以达到长时间的阻滞效果。

3. 适应证　胸部肿瘤引起的疼痛常需与胸神经阻滞同时使用。上肢顽固性疼痛或缺血性疾病，心绞痛及动脉瘤引起的胸痛，伴有内脏症状的肋间神经痛。

4. 并发症　气胸、血胸、局部血肿、药物误入蛛网膜下隙等均是可能发生的并发症，主要由操作不熟练所引起。采用乙醇阻滞者，少数可遗留有乙醇性神经炎，表现为剧烈的肋间神经痛，可行椎间孔处神经阻滞治疗。

（九）腰椎旁交感神经节阻滞术

1. 解剖与生理　腰交感神经干由 4~5 对腰交感神经节组成，位于腰椎椎体的前外侧，腰大肌的内侧缘。右侧被下腔静脉所掩盖，左侧与腹主动脉的外侧缘相毗邻。腰交感神经节的数目和位置多有变异，但位于第二和第四腰椎水平的两个节比较恒定，其中上一个节部分被腰肋内侧弓遮盖，下一个节多位于髂总动脉之后，可作为临床寻找的标志。

左、右腰交感干之间以横的交通支相连。节上的分支主要有：①灰白交通支：见于腰 1~3 节；②腰内脏神经：为起自腰段侧角的节前纤维，穿过腰节后主要终止于腹主动脉丛和肠系膜丛等，并在这些神经丛的神经节内交换神经元，其节后纤维分布到结肠左曲以下的消化道及盆腔器官，并有纤维伴随血管分布至下肢。当下肢血管痉挛时，阻滞或切断腰交感神经节可以缓解。

2. 适应证　盆腔及下肢肿瘤疼痛、血栓闭塞性脉管炎、下肢雷诺病、顽固性下肢缺血性溃疡、下肢多汗症、灼性神经病、断肢痛、幻肢痛、损伤性神经炎、外伤及手术后肿胀及疼痛、冻伤、冻疮、伯格病、红斑性肢痛、肢端发绀、网状青斑症、无脉症、静脉血栓形成、血栓性静脉炎等。

3. 操作方法　体位及消毒同胸椎旁交感神经节阻滞。对于下肢血液循环功能障碍的患者，应监测双下肢皮温。患者腰背后弓，双下肢屈曲。穿刺点可选在 L_2 或 L_3 椎体棘突上缘外侧，距中线 3.5~4cm 处。在对穿刺点的皮肤实施局部麻醉后，采用长 12cm 的 22 号穿刺针与皮肤矢状面成 45°，向内侧缓慢进针 3~4cm 到达横突，用套在针体上的小皮块标记后，越过横突上缘再进针 2~2.5cm，可刺到腰椎体侧面，退针 2~3mm，并将针头斜面对准椎体的侧面，针尖略偏向外侧少许，再次进针，滑过椎体，抽吸试验无血及脑脊液，可注入试验剂量的局部麻醉药。如果阻滞位置适当，患者下肢皮温会逐渐升高、肤色由苍白逐渐转为潮红。数分钟后可先向穿刺针内注入约 0.1ml 空气，以防止局部麻醉药将乙醇稀释，再注入 1% 利多卡因 10ml 或 95% 无水乙醇 1~2ml。然后拔除穿刺针。注射乙醇的病例，拔针前应再注入少量空气排空穿刺针，以防拔针过程中乙醇流入组织遗留疼痛。X 线透视下穿刺更容易成功。

4. 并发症　操作不慎可引起腰神经损伤、蛛网膜下隙阻滞及局部血肿。

（十）三叉神经破坏性阻滞术

三叉神经及其分支的破坏性阻滞对控制三叉神经痛十分有效，下颌神经与上颌神经阻滞常用于治疗其分布区的癌痛。除酚甘油、乙醇外，单纯甘油亦有较好效果。半月神经节注射乙醇的方法曾被广泛应用，近年来亦有注射多柔比星、丝裂霉素等方法，在阻滞神经镇痛的同时也破坏局部的肿瘤组织。注射神经破坏药前应先注射局部麻醉药 2ml，以判定感觉丧失的范围。三叉神经节注射乙醇的效果优良者大约占 70%，其余 30% 为差或无效，有效期数周至 1 年以上。注射甘油的疼痛缓解率为 86%，与乙醇相比较，不良反应少。上颌神经与下颌神经阻滞的优良率大约为 80%，有效期数周至 1 年。肿瘤扩展、转移或其他神经受累则效果受影响。面部癌痛施行神经阻滞前应先做 CT 检查排除颅底侵犯，若颅底受累则效果很不理想。

（十一）垂体破坏性阻滞术

1. 概述　垂体破坏性阻滞法是在乳腺癌行脑垂体摘除术后，无论肿瘤是否消失均能使疼痛消除这一事实的启发下提出的。虽然此法的镇痛机理尚未明了，但已被各国疼痛治疗医师所采用。很多研究认为是乙醇激活了垂体的疼痛抑制系统，从而达到了镇痛效果。垂体破坏术也称脑下垂体神经腺体溶解术或化学性垂体切除术。主要用于癌广泛转移与扩散的疼痛，对乳腺癌与前列腺癌患者的镇痛效果尤其好。经鼻腔穿刺进针，在 X 线引导下，注射纯乙醇 1~2ml，起效迅速而完全。

2. 适应证　垂体阻滞术适用于癌症疼痛，特别是采用其他方法不能解除疼痛的患者。但在选用垂体阻滞术时应注意到以下特点：①与外科手术相比较，因为侵袭少，短时间内就能实施，故晚期癌症患者也适用；②对包括头痛在内的全身各部位疼痛均有效；③用于激素依赖性癌比非激素依赖性癌的有效镇痛率高，镇痛持续时间也长；④骨转移癌性疼痛者效果好，癌症向软组织扩展，出现局部水肿者镇痛效果不佳；⑤同时需要进行适当的内分泌补偿疗法；⑥疼痛复发时可再次进行此阻滞，而且仍然有效；⑦有鼻腔、脊髓、蝶鞍内浸润者均不能实施此阻滞法；⑧对于激素依赖性肿瘤，此阻滞有时可使其消退。

3. 禁忌证

（1）临终前的患者，近期内可能死亡者。

（2）鼻腔、蝶窦内有感染者：阻滞前应仔细检查并拍摄头颅片，以明确诊断。

（3）蝶窦出血者。

4. 不良反应和并发症　垂体阻滞后即出现一过性头痛、食欲亢进、兴奋等症状，大约半数患者出现尿崩症状，一般持续大约 2 周后消失。上述额叶功能不全的症状是垂体阻滞难以避免的不良反应，由此出现的症状可经手术前给予氢化可的松并在手术后长期投予生理维持量而避免。手术后使用吲哚美辛栓剂，限制饮水，使尿量减少，可控制尿崩症。

垂体阻滞的并发症之一是继发感染。由于晚期癌症患者体质较差，阻滞前后又应用糖皮质激素，一旦操作中带入细菌极易发生感染。故应严格无菌操作，操作者应按外科手术要求穿戴手术衣和手套。患者面部及鼻腔内各处应用氯己定或苯扎溴铵认真进行消毒。

垂体阻滞合并眼外肌麻痹者，大多在数日后好转。这是由于穿刺针损伤动眼神经所致。在正中线穿刺可防止穿刺针引起的机械损伤。视交叉部受乙醇浸润而发生的视野不全约占 7.6%，一旦发生则难以治愈。

5. 垂体阻滞术的镇痛效果　垂体阻滞施行后即可显效。由于接受这一治疗方法的患者大多为剧烈癌痛并经多种镇痛方法治疗效果不理想，相比之下可以说垂体阻滞术的镇痛效果确属良好。武田文和曾对 130 例癌痛患者实施垂体阻滞术，其中因疼痛复发需施行第二次阻滞者为 34 例，三次阻滞者为 3 例。追踪 1 年，存活者中 72%~79% 维持了镇痛效果。这 130 例中，105 例（80%）疼痛消失，14 例（11%）疼痛减轻。11 例（9%）无效。其中激素依赖性癌的疼痛消失率为 94%~95%，非激素依赖性癌为 57%~70%。前者的无效率为 3.6%，后者为 12%。

Moricca 从 1963 年开始，对 2 000 例患者进行了 8 000 次以上的垂体乙醇阻滞术，镇痛有效率为96%，可惜没有远期的随访结果。与经颅手术切除术及经鼻冷探针术相比，其有效率相似，为60%～90%。立体定向与多穿刺针技术可使其治疗的准确性提高。必要时可重复注射，以延长其持续时间。与其他神经破坏性治疗方法相比，其缺点是操作技术复杂，危险性较大，并发症严重，死亡率较高，国内开展得不多。

（十二）蛛网膜下隙应用麻醉性镇痛药

在蛛网膜下隙注入麻醉性镇痛药，药物可直接进入脑脊液对神经系统发挥作用，较小剂量的麻醉性镇痛药物即可获得长时间的镇痛效果。一般选择 $L_{3～4}$ 或 $L_{4～5}$ 椎间隙穿刺置管。有三种留置注药导管的方法，这三种方法都是利用经皮肤穿刺将导管留置于蛛网膜下隙。

（1）经皮将一细给药导管放置于蛛网膜下隙内，另一端在皮肤外。此方法的缺点是给药导管固定不好，易随体位的变动而脱落。另外，皮肤的穿刺针眼距离蛛网膜下隙较近，一旦发生感染，易蔓延至蛛网膜下隙，故此方法不宜长时间使用。

（2）在皮下打一通道，将给药导管在体侧引出皮肤与外界相连，通过皮下通道的方式可以减少感染的发生。

（3）将给药导管及注药池均埋置于皮下。为了能长期使用，通过皮下通道的方式可减少感染的发生。

此法的缺点是一旦发生感染，后果严重。因而目前在临床尚未广泛开展。

（十三）硬膜外间隙连续应用麻醉性镇痛药控制癌痛

近年来，应用硬膜外导管经 PCA 泵或缓释泵向硬膜外间隙持续注入吗啡、芬太尼、曲马朵等药物控制癌痛取得了满意的长期镇痛效果。与蛛网膜下隙阻滞相同，有三种留置给药导管注药的方法，这三种方法都是利用经皮肤穿刺将给药导管埋置于硬膜外间隙。在皮下打一通道，将给药导管在体侧引出皮肤与外界相连，通过皮下通道的方式可以减少感染的发生；将硬膜外导管的外端与肝素帽相连接，既便于分次给药，又避免感染。另外，患者和家属亦可很快学会自己给药，患者也可以带给药导管活动。

此法的缺点是给药导管难以长期保留，虽然有的疼痛治疗医师已报道将给药导管保留了两个月以上，但这是在精心负责地由专科治疗医生努力实现的。难以推广普及。长期保留硬膜外导管的患者如不住院，每日注射药物，一旦发生感染，后果严重。而长期住院又难以被患者接受。

十、癌痛的心理治疗

（一）心理治疗对癌痛患者的作用

对癌痛患者给予良好的心理治疗可以发挥如下作用。

1. 改善不良情绪　许多研究考察了心理治疗对改善患者不良情绪的作用，其中绝大部分都证明心理治疗对改善患者的不良情绪具有明显的作用。

2. 增加积极应对反应　一些研究发现，对癌症相关问题的应激反应与患者具有的应对策略有关，不同的应对策略又与患者的心理社会适应有关，如利用社会支持的应对策略可以降低情感困惑，而逃避一回避应对策略导致情绪困惑增加。

3. 促使日常活动丰富多彩　患病之后患者的日常活动会发生很大改变。癌症患者由于缺乏精力，由于他们的许多时间用于治疗，脱离工作岗位而感到社会孤独，其结果使得他们将注意力更多地转向自身，更多地去体验心身症状。心理行为干预可帮助患者改变这些不合适的日常生活方式。

4. 积极寻求社会支持 实际上，在正常生活中强大的社会支持系统特别有利于人们事业的发展和保持心理健康，尤其是来自家庭成员的情感支持和必要的物质支持。心理治疗能够帮助患者正确地认识到社会支持的作用，并主动地寻求各种社会支持，营造良好的社会环境，较多地表达情感，共同讨论解决问题的方法。

5. 改善自我认知 在癌症患者患病后，由于社会角色及社会作用都发生了变化，加上各种治疗带来的躯体形象变化，对患者的自尊感即自我概念可产生严重影响。研究证明，对癌痛患者的个别咨询或集体咨询能够改善和增强他们的自尊感和完善自我概念。

6. 改善性功能 对于乳腺癌患者、妇科恶性肿瘤患者及良性生殖器肿瘤患者来说，性功能障碍的发生率相当高，并常常与自尊、情绪困惑等联系在一起。从心理角度来讲，从事性活动这种人体特殊的本能活动可较大地影响患者的心理感受，一次成功的性生活会让患者感到自己还行。研究发现，心理治疗能帮助患者科学地理解性生活，纠正此方面的误区，并授之以恰当的方法。

7. 增进食欲 肿瘤患者由于受种种因素的影响，饮食往往成为影响其康复的重要障碍。如消化道肿瘤患者在手术前受症状的影响不能正常进食，手术后受自我认知的影响不能正常进食；接受化学治疗的患者，由于受药物不良反应的影响不能正常进食；疼痛较重的患者由于疼痛而无法进食。在治疗中，除了采取针对性措施如镇吐，助消化，镇痛等措施以外，良好的心理治疗是改善患者进食情况的基本措施。首先要消除患者的紧张不良心理状态。研究证实，在紧张状态下任何生物体消化液的分泌均会显著减少，食欲也同时处于抑制状态。

8. 提高机体免疫力 研究证明，心理治疗能改善肿瘤患者的免疫功能，如放松想象训练可使乳腺癌患者有分裂原反应，NK 细胞活性、IL－2 红细胞玫瑰花结测定以及血清 IgG 和 IgM 水平增加或提高。另外，美国癌症协会认为，大约有 10% 的癌症患者出现了戏剧性的自愈现象，之所以出现自愈主要是心理神经免疫的作用。

9. 减轻疼痛和治疗的不良反应 疼痛是心身综合反应的结果，疼痛体验与患者的心理社会因素具有一定的关系，而癌症治疗引发的恶心、呕吐等不良反应也与患者的心理状况具有关系，良好的心理治疗技术如放松想象训练、催眠治疗、音乐治疗、生物反馈等能够不同程度地缓解患者的疼痛，如能和正规的疼痛治疗同时进行会更好。实际上，如果不同时进行心理治疗，有的疼痛治疗是很难完成的。

10. 延长生存时间，提高生活质量 实践证明，凡是那些性格豁达，不在意癌症，反应策略积极，负性情绪少的癌痛患者生存时间就长，反之生存时间就短。

（二）以语言为主的心理治疗

心理治疗又称精神治疗，是运用心理学的原则和方法，治疗患者的心理、情绪、认知与行为有关的问题，治疗的目的在于解决患者所面对的心理困难和生活事件，以减少焦虑、忧郁、恐慌等精神症状以及这些精神症状所造成的躯体症状。改善患者的非适应行为，包括对人对事的看法和人际关系，并促进人格的成熟，能以较适当的方式来处理心理问题及适应生活。以语言为主的心理治疗主要采用言语交谈的会诊形式，经由若干期间进行心理上的治疗工作。

1. 支持性心理治疗 我们把对患者的指导、劝解、疏导、鼓励、安慰、心理保证均作为支持性精神治疗的内容，应用范围极广。支持疗法的目的是加强精神活动的防御能力，控制和恢复对环境的适应平衡。即使疾病已到晚期阶段，或已成残疾也可通过支持疗法，引导他们面对现实，心安理得，想到有意义而愉快起来。在患者临终时也用支持疗法，使他们平静地离去。

进行支持疗法时，治疗医师必须热心对待患者，对他们的痛苦寄于高度同情，即使他们的想法和做法不对，也要尊重他们。

2. 认知疗法　认知疗法是最近20年来发展的一种心理治疗系统，它是通过改变人的认知过程和由这一认知过程所产生的观念来纠正本人的不良情绪和行为。治疗的目标不仅仅是针对行为和情绪的外在表现，而且分析患者的思维活动，找出错误的认知，加以纠正。认知疗法在实践和方法上吸取了行为科学的理论和方法，强调要发现并解决当前存在的现实问题。

建立良好的医患关系是整个治疗过程中的关键，因为没有良好的医患关系就不可能纠正患者的错误观点，就像朋友的话容易听得进去一样，应平等地对待患者，让癌痛患者能够积极地参与治疗，共同努力纠正错误的认知。而不要让癌痛患者总是处于被动接受的地位，更不要让患者总是处于一种受批评的感觉状态。

首先应充分了解癌痛患者的主要症状、有关的情绪、行为及思维表现，以及个人内在的因素和环境因素。自始至终耐心地倾听，在取得充分信任的基础上让患者了解认知治疗的基本原则与方法，结合病情指导患者如何自我监察，如何安排自己的行为；学会如何辨别自己特殊的错误认知，如何逐步建立正确的和合乎常理的认知并改善情绪的行为。

在治疗开始，应让患者充分列出他存在的症状及其思维和情绪反应。治疗医师应根据患者反应的具体情况，依次由易到难，逐步深入，分阶段地合理安排治疗进程时间表。逐步分析患者认知的歪曲，并与患者共同讨论合理化的思维模式。每次治疗完毕要布置一周的家庭作业。

（三）操作性心理治疗

操作性心理治疗主要是指行为疗法，这种治疗方法是基于实验心理学的原理，帮助患者消除旧的不良行为模式，并建立起新的行为模式。行为疗法的基本原理如下。

1. 条件反射理论　条件反射有时对人体有利，有时则是对人体不利，如晚期胃癌患者，在几次进食后呕吐胃痛以后，很快地建立了不良的条件反射，进食时甚至一看到食物就会发生呕吐和胃痛。在治疗过程中要注意发现哪些症状可能和条件反射有关。

2. 学习理论　无论是简单的还是复杂的行为，都是学习的结果，其规律如下。①频因律：对某一刺激发生行为反应的次数越多，那么这一行为反应就有可能被固定下来，并在以后遇到相同刺激时发生；②近因律：某一行为反应发生的时间与某一刺激越接近，那么这一行为反应就越有可能被固定下来，并在以后遇到相同刺激时发生。学习理论强调学习的作用，认为无论任何行为，都可以通过学习而获得，这一理论指导我们要鼓励患者向抗癌明星学习，组织一些抗癌明星在一起交流经验，起到良好的示范和学习作用；③强化作用：一些学者认为行为的目的不是为了奖赏就是为了逃避惩罚。最初，动物对同一刺激可能会做出几种不同的反应，但只有那些给自身带来好处的反应更容易与这一刺激相连结，并在这一刺激重现时更有可能再发生。利用强化作用的原理，在给患者进行心理治疗时，只要患者取得进步，就要给予精神上和物质上的奖励。

（四）药物性心理治疗

抗抑郁药是一种主要用于治疗各种抑郁状态的药物，以往仅有单胺氧化酶抑制剂（MAOI）和三环类抗抑郁药（TCA）两大类。由于精神药物的发展，一些化学结构和药理作用与经典三环类不同的非典型新型抗抑郁药相继问世。不典型抗抑郁药包括新的三环类及一、二、四环结构的化合物，统称环类或杂环类抗抑郁药（HCA），他们对单胺类递质摄取的抑制作用更具有特异性。

1. 三环类抗抑郁药　是目前治疗抑郁症的首选药物。

（1）体内过程：TCA 的吸收、分布和代谢与酚噻嗪类药物相类似，口服吸收快，血药浓度 2～8h 达峰值，主要分布于脑、心、肝等组织，脑中以新皮质、旧皮质，海马和丘脑的药物含量较高。

大约 90% 的 TCA 与血浆蛋白紧密结合，仅 10% 是游离的，故急性中毒时，用血液透析难以清除。50% 的丙咪嗪是通过胆汁再经过肝肠循环，最后大约 2/3 从尿中排出，其余从肠道排出。TCA 的血浆清除半衰期（$t_{1/2}$）平均为 30～48h，仲胺类较长，其中普罗替林最长，大约 80h。某些新的非三环类药物则较快。

TCA 的药理作用和机理较为复杂，涉及中枢神经系统很多重要生理作用的递质以及受体。

（2）药理作用：神经递质在神经元内合成，释放后又重返神经末梢，称摄取和重摄取过程，是防止受体过度兴奋的一种机理。如此机理被药物阻断，则可急性加强神经传导。如摄取过程持续阻断，最终将减慢神经传导。这是因为受体密度代偿性下调（即低敏）。很多抗抑郁药物通过不同机理使受体对儿茶酚胺发生低敏。

（3）临床应用：TCA 有提高心境、缓解焦虑、增进食欲、改善睡眠等作用，是当前治疗抑郁症的首选药物，对内源性抑郁、非内源性抑郁和各种抑郁状态均有效，有效率是80%。如能辅以心理治疗或者锂盐、T_3 等，可能使治愈率和有效率进一步提高。

（4）剂量和用法：TCA 的治疗指数低，尤其是叔胺类 TCA，剂量范围因受镇静、抗胆碱能和心血管毒不良反应的限制，要比吩噻嗪类药物狭窄的多。一般为 50～250mg/d，个别患者的用量可能稍大，但是超过此剂量效果不一定更好，相反毒不良反应更多。一般从小剂量 25mg 开始，以后酌情每隔 2～3d 增加 25～30mg。有振奋激活作用的去甲丙咪嗪和普罗替林应在早、午服，适用于迟滞性抑郁症患者。镇静作用强的阿密替林、多塞平，可在午、晚服用，适用于焦虑、激动、失眠的患者。大多数 TCA 因 $T_{1/2}$ 长，可每日服 1 次，如剂量大可分 2～3 次服。如剂量不大，可晚间 1 次服用。

（5）过量与急性中毒：TCA 类药物如丙咪嗪 1 次吞服 1.25g 以上（25mg×50 片，大约为最高有效剂量的 5 倍）可致死，尤其是老年人和儿童。致死率远远比酚噻嗪类药物高，占药物死亡的第三位。各种 TCA 包括多塞平过量均可致死，非 TCA 类药物如麦普替林、异戊塞平也如此。

2. 抗焦虑药　抗焦虑药主要是用以减轻焦虑、紧张、恐惧、稳定情绪，兼有镇静催眠作用的药物，一般不引起自主神经系统症状和锥体外系反应。

（1）常用的药物：抗焦虑药以往称为弱安定药，属于这一类的主要有：苯二氮䓬类，其次为丙二醇类，抗组胺的二苯甲烷类，抗抑郁药的三环类和 MAOI，β 肾上腺素能阻滞剂和近年发现的苯二氮䓬类抗焦虑药布斯哌隆。

（2）临床应用：抗焦虑药不仅用于精神科，也作为辅助用药用于癌痛患者，以缓解焦虑、紧张、稳定情绪、安眠、镇静。对于多种原因引起癌痛患者的失眠均有效，入睡困难者可选用 $T_{1/2}$ 短的苯二氮䓬类药物，如阿普唑仑、三唑仑、替马西泮；早醒者可选用硝西泮、艾司唑仑和氟西泮。

本类药物的最大缺点是其多种药理作用均易产生耐受性。另一缺点是长期应用可产生依赖性，包括精神依赖性和躯体依赖性。突然停药可引起戒断症状如失眠和焦虑加重、肌肉颤搐、震颤、头痛、恶心、多汗、视力模糊。在一些患者突然停药甚至可诱发癫痫。

（王言武）

第二十三章
局部麻醉与神经阻滞

第一节　概述

　　局部麻醉也称部位麻醉（regional anesthesia），是指在患者神志清醒状态下，局麻药应用于身体局部，使机体某一部分的感觉神经传导功能暂时被阻断，运动神经传导保持完好或同时有程度不等的被阻滞状态。这种阻滞应完全可逆，不产生明显的组织损害。局部麻醉优点在于简便易行、安全性大、患者清醒、并发症少和对患者生理功能影响小。

　　成功地完成一项局部麻醉，要求麻醉医师掌握局部解剖结构及局麻药药理学知识，并能熟练进行各项局麻操作，另一方面，麻醉医师应加强与患者的沟通，在麻醉前给患者介绍此类麻醉的优缺点，选用的原因及操作步骤，使患者有充分思想准备，从而能够更好配合。

一、局部麻醉分类

　　常见的局部麻醉有表面麻醉（topical anesthesia）、局部浸润麻醉（infiltration anesthesia）、区域阻滞（field block）、神经阻滞（nerve blockade）四类。后者又可分为神经干阻滞、硬膜外阻滞及脊麻。静脉局部麻醉（intravenous regional anesthesia）是局部麻醉另一种形式。整形科医师在吸脂术中应用的肿胀麻醉（tumuscent anesthesia）实际上也是一种局部麻醉技术。

二、局部麻醉的特征

　　与全身麻醉相比，局部麻醉在某些方面具有其独特的优越性。首先，局部麻醉对神志没有影响；其次，局部麻醉还可起到一定程度的术后镇痛的作用；此外，局部麻醉还有操作简便、安全、并发症少、对患者生理功能影响小、可阻断各种不良神经反应、减轻手术创伤所致的应激反应及恢复快等优点。

　　但是临床上局部麻醉与全身麻醉往往相互补充，我们不能把这两种麻醉方式完全隔离开来，而应该视之为针对不同患者所采取的具有个性化麻醉方案的一部分。如对于小儿、精神病或神志不清患者，不宜单独使用局部麻醉完成手术，必须辅以基础麻醉或全麻；而局部麻醉也可作为全身麻醉的辅助手段，增强麻醉效果，减少全麻药用量。

三、术前用药及监测

（一）术前用药

局部麻醉前用药主要包括镇静催眠药、镇痛药，抗组胺药及抗胆碱能药等。其主要目的在于消除患者紧张情绪；减轻操作时的不适感，尤其在置入穿刺针、寻找异感或使用神经刺激仪时；镇静催眠使患者遗忘掉围手术期经历；并可提高局麻药惊厥阈值。

常规镇静剂量的苯二氮䓬类药物及巴比妥类药物并不能达到提高惊厥阈的效果，只有当其剂量足以使神志丧失时方能达到此目的，但此时常出现呼吸、循环抑制，并可能掩盖局麻药试验剂量反应及局麻药（如丁哌卡因）心脏毒性的早期症状。

（二）监测

局部麻醉下患者需要与全麻相同的监测手段，诸如 ECG、无创血压计及脉搏氧饱和度仪。更重要的是注意观察潜在局麻药中毒症状，麻醉医师在用药后应经常与患者交谈以判断患者精神状态，并始终保持高度警觉。同时也应监测阻滞范围，尤其是椎管内注射神经毁损性药物时。

四、设备

局部麻醉需要准备好穿刺用品及抢救用品。穿刺用品主要包括消毒液、敷料、穿刺针、注射器、局麻药液、神经刺激仪及连接穿刺针与注射器的无菌连接导管。若须连续阻滞，尚需准备专用穿刺针及其相配的留置导管。抢救用品包括简易呼吸器、面罩、吸引器、通气道、气管导管、喉镜及抢救药品。

（一）穿刺针（图 23-1）

穿刺针长度与阻滞部位深度有关，穿刺针粗细则与穿刺时疼痛和组织损伤等有关，为减轻穿刺时疼痛，尽量选用细的穿刺针，同时短斜面穿刺针较长斜面穿刺针损伤神经几率小。尚有一种绝缘鞘穿刺针在神经刺激仪定位时使用。

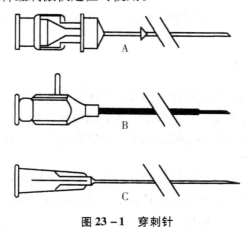

图 23-1 穿刺针

（二）神经刺激仪

1. 机制 神经刺激仪是利用电刺激器产生脉冲电流传送至穿刺针，当穿刺针接近混合神经时，就会引起混合神经去极化，而其中运动神经较易去极化出现所支配肌肉颤搐，这样就可以通过肌颤搐反应来定位，不必通过穿刺针接触神经产生异感来判断。

2. 组成 包括电刺激器、穿刺针、电极及连接导线（图 23-2）。

（1）电刺激器：电刺激器要求电压安全、电流稳定、性能可靠。理想的电刺激器采用直流电，输出电流在 0.1～10.0mA 间，能随意调节并能精确显示数值，频率为 0.5～1Hz。

（2）两个电极，负极通常由鳄鱼夹连接穿刺针，使用前须消毒，正极可与心电图电极片连接，粘贴于肩或臀部。

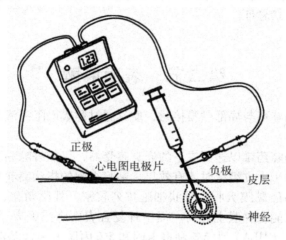

图 23-2 神经刺激仪

（3）穿刺针最好选用带绝缘鞘穿刺针，以增强神经定位的准确性，一般穿刺针亦可应用。

3. 定位方法 神经刺激仪用于神经定位时和常规神经阻滞一样须摆放体位、定位、消毒铺巾，进针后接刺激器。开始以 1mA 电流以确定是否接近神经，1mA 电流可使距离 1cm 范围内的运动神经去极化，然后调节穿刺针方向、深度及刺激器电流，直至以最小电流（0.3～0.5mA）产生最大肌颤搐反应，说明穿刺针已接近神经，此时停针，回抽注射器无血和液体后注入 2ml 局麻药，若肌颤搐反应减弱或消失，即得到进一步证实。如果注药时伴有剧烈疼痛提示有可能为神经内注射，此时应退针并调整方向。

4. 适用范围 神经刺激器多用于混合神经干定位，除可用于一般患者外，更适用于那些不能合作及反应迟钝的患者，但操作者仍须掌握局部解剖及操作技巧，以确定穿刺部位及穿刺方向，只有在穿刺针接近神经时神经刺激仪才能帮助定位。

五、局部麻醉并发症

每一种局部麻醉方法因其解剖结构不同，而相应有特殊并发症，下面主要介绍使用穿刺针穿刺及注射局麻药而引起的具有共性的问题。

（一）局部麻醉药的不良反应

主要涉及局麻药过敏、组织及神经毒性、心脏及中枢神经系统毒性反应。

（二）穿刺引起的并发症

1. 神经损伤 在进行穿刺时可直接损伤神经，尤其伴异感时。Slender（1979）及

Winchell（1985）报道经腋路臂丛阻滞时神经损伤发生率分别为 2% 和 0.36%，而有异感时发生率更高。使用短斜面穿刺针及神经刺激仪定位可减少神经损伤发生率。穿刺时还应避免神经束或神经鞘内注射。

2. 血肿形成　周围神经阻滞时偶可见血肿形成，血肿对局麻药扩散及穿刺定位均有影响，因而在穿刺操作前应询问出血史，采用尽可能细的穿刺针，同时在靠近血管丰富部位操作时应细心。

3. 感染　操作时无菌原则不严格或穿刺经过感染组织可将感染进一步扩散，因此有局部感染应视为局部麻醉禁忌证。

（尚书军）

第二节　表面麻醉

将渗透作用强的局麻药与局部黏膜接触，使其透过黏膜而阻滞浅表神经末梢所产生的无痛状态，称为表面麻醉。

表面麻醉使用的局麻药难以达到皮下的痛觉感受器，仅能解除黏膜产生的不适，因此表面麻醉只能在刺激来源于上皮组织时才有效果。黏膜细胞的指状突起与邻近细胞交错形成功能性表面，局麻药容易经黏膜吸收；皮肤细胞排列较密，外层角化，吸收缓慢而且吸收量少，故表面麻醉通常只能在黏膜上进行。但一种复合表面麻醉配方恩纳软膏（eutectic mixture of local anesthetics，EMLA）为 5% 利多卡因和 5% 丙胺卡因盐基混合剂，皮肤穿透力较强，可用于皮肤表面，可以减轻经皮肤静脉穿刺和置管的疼痛，也可用于植皮，但镇痛完善约需 45～60 分钟。

一、表面麻醉药

目前应用于表面麻醉的局麻药分两类：羟基化合物和胺类。

临床上应用的羟基化合物类表面麻醉药是芳香族和酯类环族醇，如苯甲醇、苯酚、间苯二酚和薄荷醇等，制成洗剂、含漱液、乳剂、软膏和铵剂，与其他药物伍用于皮肤病、口腔、肛管等治疗，与本章表面麻醉用于手术、检查和治疗性操作镇痛的目的并不一致。

本章讨论的胺类表面麻醉药，分为酯类和酰胺类。酯类中有可卡因、盐酸己卡因（cyclaine）、苯佐卡因（benzocaine）、对氨基苯甲酸酯（butamben）和高水溶性的丁卡因（tetracaine）。酰胺类包括地布卡因（dibucaine）和利多卡因（lidocaine）。另外尚有既不含酯亦不含酰胺的达克罗宁（dyclonine）和盐酸丙吗卡因（pramoxine）。达克罗宁为安全的可溶性表面麻醉药，刺激性很强，注射后可引起组织坏死，只能作表面麻醉用。

混合制剂 TAC（tetracaine，adrenaline，cocaine）可通过划伤的皮肤而发挥作用，由 0.5% 丁卡因，10%～11.8% 可卡因，加入含 1:200 000 肾上腺素组成，在美国广泛用于儿童皮肤划伤须缝合时的表面麻醉，成人最大使用安全剂量为 3～4ml/kg，儿童为 0.05ml/kg。TAC 不能透过完整皮肤，但能迅速被黏膜所吸收而出现毒性反应。为避免毒性反应及成瘾性，研究不含可卡因的替代表面麻醉剂，发现丁卡因-去氧肾上腺素的制剂与 TAC 一样可有效用于皮肤划伤。

表面麻醉用的局麻药较多，但常见表面麻醉药主要有以下几种（表 23-1）。

表 23-1　常见的表面麻醉药

局麻药	浓度	剂型	使用部位
利多卡因	2%～4%	溶液	口咽、鼻、气管及支气管
	2%	凝胶	尿道
	2.5%～5%	软膏	皮肤、黏膜、直肠
	10%	栓剂	直肠
	10%	气雾剂	牙龈黏膜
丁卡因	0.5%	软膏	鼻、气管、支气管
	0.25%～1%	溶液	眼
	0.25%	溶液	
EMLA	2.5%	乳剂	皮肤
TAC	0.5% 丁卡因，11.8% 可卡因及 1∶200 000 肾上腺素	溶液	皮肤

二、操作方法

（一）眼科手术

角膜的末梢神经接近表面，结合膜囊可存局麻药 1～2 滴，为理想的给药途径。具体方法为患者平卧，滴入 0.25% 丁卡因 2 滴，嘱患者闭眼，每 2 分钟重复滴药 1 次，3～5 次即可。麻醉作用持续 30 分钟，可重复应用。

（二）鼻腔手术

鼻腔感觉神经来自三叉神经的眼支，它分出鼻睫状神经支配鼻中隔前 1/3；筛前神经到鼻侧壁；蝶腭神经节分出后鼻神经和鼻腭神经到鼻腔后 1/3 的黏膜。筛前神经及鼻神经进入鼻腔后部位于黏膜之下，可被表面麻醉所阻滞。

方法：用小块棉布先浸入 1∶1 000 肾上腺素中，挤干后再浸入 2%～4% 利多卡因或 0.5%～1% 丁卡因中，挤去多余局麻药，然后将棉片填贴于鼻甲与鼻中隔之间约 3 分钟。在上鼻甲前庭与鼻中隔之间再填贴第二块局麻药棉片，待 10 分钟后取出，即可行鼻息肉摘除、鼻甲及鼻中隔手术。

（三）咽喉、气管及支气管表面麻醉

声襞上方的喉部黏膜、喉后方黏膜及会厌下部的黏膜，最易诱发强烈的咳嗽反射。喉上神经侧支穿过甲状舌骨膜，先进入梨状隐窝外侧壁，最后分布于梨状隐窝前壁内侧黏膜上，故梨状隐窝处施用表面麻醉即可使喉反射迟钝。

软腭、腭扁桃体及舌后部易引起呕吐反射，此处可以使用喷雾表面麻醉，但应控制局麻药用量，还应告诫患者不要吞下局麻药，以免吸收后发生毒性反应。咽喉及声带处手术，施行喉上神经内侧支阻滞的方法是：用弯喉钳夹浸入局麻药的棉片，慢慢伸入喉侧壁，将棉片按入扁桃体后梨状隐窝的侧壁及前壁 1 分钟，恶心反射即可减轻，可行食管镜或胃镜检查。

咽喉及气管内喷雾法是施行气管镜、支气管镜检查，或施行气管及支气管插管术的表面

麻醉方法。先令患者张口，对咽部喷雾 3~4 下，2~3 分钟后患者咽部出现麻木感，将患者舌体拉出，向咽喉部黏膜喷雾 3~4 下，间隔 2~3 分钟，重复 2~3 次。最后用喉镜显露声门，于患者吸气时对准声门喷雾，每次 3~4 下，间隔 3~4 分钟，重复 2~3 次，即可行气管镜检或插管。

另一简单方法是在患者平卧头后仰时，在环状软骨与甲状软骨间的环甲膜作标记。用 22G 3.5cm 针垂直刺入环甲膜，注入 2% 利多卡因 2~3ml 或 0.5% 丁卡因 2~4ml。穿刺及注射局麻药时嘱患者屏气、不咳嗽、吞咽或讲话，注射完毕鼓励患者咳嗽，使药液分布均匀。2~5 分钟后，气管上部、咽及喉下部便出现局麻作用。

（四）注意事项

（1）浸渍局麻药的棉片填敷于黏膜表面之前，应先挤去多余的药液，以防吸收过多产生毒性反应。填敷棉片应在头灯或喉镜下进行，以利于正确放置。

（2）不同部位的黏膜吸收局麻药的速度不同。一般说来在大片黏膜上应用高浓度及大剂量局麻药易出现毒性反应，重者足以致命。根据 Adriani 及 Campbell 的研究，黏膜吸收局麻药的速度与静脉注射相等，尤以气管及支气管喷雾法局麻药吸收最快，故应严格控制剂量，否则大量局麻药吸收后可抑制心肌，患者迅速虚脱，因此事先应备妥复苏用具及药品。

（3）表面麻醉前可注射阿托品，使黏膜干燥，避免唾液或分泌物妨碍局麻药与黏膜的接触。

（4）涂抹于气管导管外壁的局麻药软膏最好用水溶性的，应注意其麻醉起效时间至少需 1 分钟，所以不能期望气管导管一经插入便能防止呛咳，于清醒插管前，仍须先行咽、喉及气管黏膜的喷雾表面麻醉。

（尚书军）

第三节　局部浸润麻醉

沿手术切口线分层注射局麻药，阻滞组织中的神经末梢，称为局部浸润麻醉。

一、常用局麻药

根据手术时间长短，选择应用于局部浸润麻醉的局麻药，可采用短时效（普鲁卡因或氯普鲁卡因）、中等时效（利多卡因、甲哌卡因或丙胺卡因）或长时效局麻药（丁哌卡因或依替卡因）。表 23-2 简介了各时效局麻药使用的浓度、最大剂量和作用持续时间。

表 23-2　局部浸润麻醉常用局麻药

	普通溶液			含肾上腺素溶液	
	浓度（%）	最大剂量（mg）	作用时效（min）	最大剂量（mg）	作用时效（min）
短时效：					
普鲁卡因	1.0~2.0	500	20~30	600	30~45
氯普鲁卡因	1.0~2.0	800	15~30	1 000	30

续 表

	普通溶液			含肾上腺素溶液	
浓度（%）	最大剂量（mg）	作用时效（min）		最大剂量（mg）	作用时效（min）

中时效：

	浓度（%）	最大剂量（mg）	作用时效（min）	最大剂量（mg）	作用时效（min）
利多卡因	0.5~1.0	300	30~60	500	120
甲哌卡因	0.5~1.0	300	45~90	500	120
丙胺卡因	0.5~1.0	350	30~90	550	120

长时效：

丁哌卡因	0.25~0.5	175	120~240	225	180~240
罗哌卡因	0.2~0.5	200	120~240	250	180~240
依替卡因	0.5~1.0	300	120~180	400	180~410

二、操作方法

取 24~25G 皮内注射针，针头斜面紧贴皮肤，进入皮内以后推注局麻药液，造成白色的橘皮样皮丘，然后取 22G 长 10cm 穿刺针经皮丘刺入，分层注药，若需浸润远方组织，穿刺针应由上次已浸润过的部位刺入，以减轻穿刺疼痛。注射局麻药液时应加压，使其在组织内形成张力性浸润，与神经末梢广泛接触，以增强麻醉效果（图 23-3）。

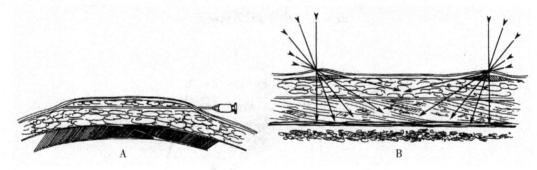

图 23-3 局部浸润麻醉

三、注意事项

（1）注入局麻药要深入至下层组织，逐层浸润，膜面、肌膜下和骨膜等处神经末梢分布最多，且常有粗大神经通过，局麻药液量应加大，必要时可提高浓度。肌纤维痛觉神经末梢少，只要少量局麻药便可产生一定的肌肉松弛作用。

（2）穿刺针进针应缓慢，改变穿刺针方向时，应先退针至皮下，避免针干弯曲或折断。

（3）每次注药前应抽吸，以防局麻药液注入血管内。局麻药液注毕后须等待 4~5 分钟，使局麻药作用完善，不应随即切开组织致使药液外溢而影响效果。

（4）每次注药量不要超过极量，以防局麻药毒性反应。

（5）感染及癌肿部位不宜用局部浸润麻醉。

（尚书军）

第四节　区域阻滞

　　围绕手术区，在其四周和底部注射局麻药，以阻滞进入手术区的神经干和神经末梢，称为区域阻滞麻醉。可通过环绕被切除的组织（如小囊肿、肿块活组织等）作包围注射，或在悬雍垂等组织（舌、阴茎或有蒂的肿瘤）环绕其基底部注射。区域阻滞的操作要点与局部浸润法相同。主要优点在于能避免穿刺病理组织，适用于门诊小手术，也适于健康情况差的虚弱患者或高龄患者（图23－4，图23－5）。

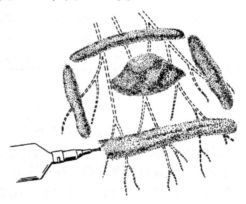

图23－4　小肿瘤的区域阻滞

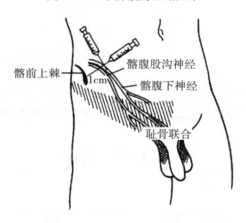

图23－5　髂腹股沟及髂腹下神经阻滞

（尚书军）

第五节　静脉局部麻醉

　　肢体近端上止血带，由远端静脉注入局麻药以阻滞止血带以下部位肢体的麻醉方法称静脉局部麻醉。静脉局部麻醉首次由August Bier于1908年介绍，故又称Bier阻滞，主要应用于成人四肢手术。

一、作用机制

肢体的周围神经均有伴行血管提供营养。若以一定容量局麻药充盈与神经伴行的静脉血管，局麻药可透过血管而扩散至伴行神经发挥作用。在肢体远端缚止血带以阻断静脉回流，然后通过远端建立的静脉通道注入一定容量局麻药以充盈肢体静脉系统即可发挥作用，通过这种方法局麻药主要作用于周围小神经及神经末梢，而对神经干的阻滞作用较小。

二、适应证

适用于能安全放置止血带的远端肢体手术，受止血带安全时限的限制，手术时间一般在1~2小时内为宜，如神经探查、清创及异物清除等。如果合并有严重的肢体缺血性血管疾患则不宜选用此法。下肢主要用于足及小腿手术，采用小腿止血带，应放置于腓骨颈以下，避免压迫腓浅神经。

三、操作方法

（1）在肢体近端缚两套止血带。

（2）肢体远端静脉穿刺置管。据Sorbie统计，选择静脉部位与麻醉失败率之间关系为肘前＞前臂中部、小腿＞手、腕、足。

（3）抬高肢体2~3分钟，用弹力绷带自肢体远端紧绕至近端以驱除肢体血液（图23-6）。

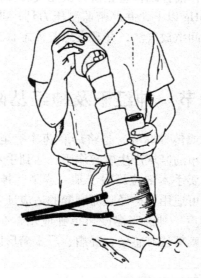

图23-6　局部静脉麻醉

（4）先将肢体近端止血带充气至压力超过该侧肢体收缩压100mmHg，然后放平肢体，解除弹力绷带。充气后严密观察压力表，谨防漏气使局麻药进入全身循环而导致局麻药中毒反应。

（5）经已建立的静脉通道注入稀释局麻药，缓慢注射（90秒以上）以减轻注射时疼痛，一般在3~10分钟后产生麻醉作用。

（6）多数患者在止血带充气 30~45 分钟以后出现止血带部位疼痛。此时可将远端止血带（所缚皮肤已被麻醉）充气至压力达前述标准，然后将近端止血带（所缚皮肤未被麻醉）放松。无论在何情况下，注药后 20 分钟内不可放松止血带。整个止血带充气时间不宜超过 1~1.5 小时。

若手术在 60~90 分钟内尚未完成，而麻醉已消退，此时须暂时放松止血带，最好采用间歇放气，以提高安全性。恢复肢体循环 1 分钟后，再次充气并注射 1/2 首次量的局麻药。

四、局麻药的选用与剂量

利多卡因为最常用的局麻药，为避免药物达到极量又能使静脉系统充盈，可采用大容量稀释的局麻药。以 70kg 患者为例，上肢手术可用 0.5% 利多卡因 60ml，下肢手术可用 0.25% 利多卡因 60~80ml，一般总剂量不要超过 3mg/kg。丙胺卡因和丁哌卡因也成功用于静脉局部麻醉。0.25% 丁哌卡因用于 Bier 阻滞，松止血带后常可维持一定程度镇痛，但有报道因心脏毒性而致死亡的病例。丙胺卡因结构与利多卡因相似，且入血后易分解，故其 0.5% 溶液亦为合理的选择。氯普鲁卡因效果亦好，且松止血带后氯普鲁卡因可被迅速水解而失活，但约 10% 患者可出现静脉炎。

五、并发症

静脉局部麻醉主要并发症是放松止血带后或漏气致大量局麻药进入全身循环所产生的毒性反应。所以应注意：①在操作前仔细检查止血带及充气装置，并校准压力计；②充气时压力至少超过该侧收缩压 100mmHg 以上，并严密监测压力计；③注药后 20min 以内不应放松止血带，放止血带时最好采取间歇放气法，并观察患者神志状态。

（尚书军）

第六节　神经干及神经丛阻滞

神经干阻滞也称传导阻滞或传导麻醉，是将局麻药注射至神经干（丛）旁，暂时阻滞神经的传导功能，使该神经分布的区域产生麻醉作用，达到手术无痛的方法。神经阻滞是较普遍采用的麻醉方法之一，只要手术部位局限于某一或某些神经干（丛）所支配范围并且阻滞时间能满足手术需要者即可适用。神经阻滞麻醉的适应证主要取决于手术范围、手术时间、患者的精神状态及合作程度。神经阻滞既可单独应用，亦可与其他麻醉方法如基础麻醉、全身麻醉等复合应用。穿刺部位有感染、肿瘤、严重畸形以及对局麻药过敏者应作为神经阻滞的绝对禁忌证。

神经阻滞过程中的注意事项如下：

（1）神经阻滞多为盲探性操作，要求患者能及时说出穿刺针触及神经干的异感并能辨别异感放射的部位。也可使用神经刺激器准确定位。

（2）神经阻滞的成功有赖于穿刺入路的正确定位，正确利用和熟悉身体的定位标志。

（3）某些神经阻滞可以有不同的入路和方法，一般宜采用简便、安全和易于成功的方法。但遇到穿刺点附近有感染、肿块畸形或患者改变体位有困难等原因时则需变换入路。

（4）施行神经阻滞时，神经干旁常伴行血管，穿刺针经过的组织附近可能有体腔（如胸膜腔等）或脏器，穿刺损伤可以引起并发症或后遗症，操作力求准确、慎重及轻巧。

关于局麻药物的选择，见表23－3，表23－4。

表23－3　粗大神经干阻滞时局麻药的选择

含1：200 000 肾上腺素溶液的局麻药物	常用浓度（%）	常用体积（mL）	最大剂量（mg）	平均起效时间（min）	平均持续时间（min）
利多卡因	1~2	30~50	500	10~20	120~240
甲哌卡因	1~1.5	30~50	500	10~20	180~300
丙胺卡因	1~2	30~50	600	10~20	180~300
丁哌卡因	0.25~0.5	30~50	225	20~30	360~720
罗哌卡因	0.2~0.5	30~50	250	20~30	360~720
左旋丁哌卡因	0.25~0.5	30~50	225	20~30	360~720

表23－4　细小神经干阻滞时局麻药的选择

药物	常用浓度（%）	常用体积（mL）	剂量（mg）	普通溶液 平均持续时间（min）	含肾上腺素溶液 平均持续时间（min）
普鲁卡因	2	5~20	100~400	15~30	30~60
氯普鲁卡因	2	5~20	100~400	15~30	30~60
利多卡因	1	5~20	50~200	60~120	120~180
甲哌卡因	1	5~20	50~200	60~120	120~180
丙胺卡因	1	5~20	50~200	60~120	120~180
丁哌卡因	0.25~0.5	5~20	12.5~100	180~360	240~420
罗哌卡因	0.2~0.5	5~20	10~100	180~360	240~420

一、颈丛阻滞技术

颈神经丛由颈1~4（$C_{1~4}$）脊神经前支组成。第1颈神经主要是运动神经，支配枕骨下角区肌肉，后3对颈神经均为感觉神经，出椎间孔后，从后面横过椎动脉及椎静脉，向外延伸，到达横突尖端时分为升支及降支，这些分支与上下相邻的颈神经分支在胸锁乳突肌之后连接成网状，称为颈神经丛（图23－7）。

每一条神经出椎间孔后，越过椎动、静脉在各横突间连接成束至横突尖端。横突尖端约距皮肤1.3~3.2cm，靠下方的颈椎横突较浅，以第6颈椎横突尖端最易触及。颈神经丛分为深丛及浅丛，还形成颈袢，与C_5部分神经纤维形成膈神经。颈深神经丛主要支配颈前及颈侧面的深层组织，亦有分支通过舌下神经到舌骨下肌群。颈浅神经丛在胸锁乳突肌后缘中点形成放射状分布，向前即颈前神经，向下为锁骨上神经，向后上为耳大神经，向后为枕小神经，分布于颌下、锁骨、整个颈部及枕部区域的皮肤浅组织，呈披肩状。

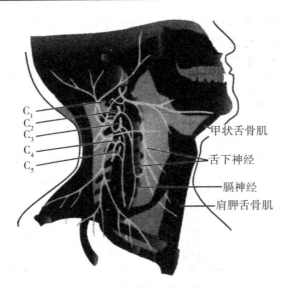

图23-7　颈神经丛

（一）颈丛阻滞的适应证、禁忌证和并发症

1. 颈丛神经阻滞的适应证　适用于颈部一切手术，如甲状腺大部切除术或颈动脉内膜剥脱术。对于难以保持上呼吸道通畅者应禁用颈丛阻滞麻醉。双侧颈深丛阻滞时，有可能阻滞双侧膈神经或喉返神经而引起呼吸抑制，尤以年迈体弱者为甚，因此双侧颈深丛阻滞应慎用或禁用。

2. 颈丛神经阻滞并发症

（1）药液误入硬膜外间隙或蛛网膜下隙：可引起高位硬膜外阻滞，而更严重的并发症是药液误入蛛网膜下隙引起全脊麻。穿刺针误入椎管的原因之一是进针过深，二是进针方向偏内向后，多由于注射过程中针头固定欠佳而逐渐推进所致。预防措施在于使用短针（或5、7号头皮针），进针切勿过深，注药2~3ml后观察无全脊椎麻醉反应，然后再注入余药。

（2）局麻药毒性反应：主要是穿刺针误入颈动脉或椎动脉而未及时发现所致。因此注药前应抽吸，证实针尖深度应在横突部位。由于颈部血管丰富，药物吸收迅速，也会导致中毒。故穿刺针切勿过深，注速切勿太快，药物不可过量。在应用两种局麻药的混合液时，两种局麻药各自的毒性有相加作用或协同作用，特别要警惕丁哌卡因的心脏毒性，严格控制药量。

（3）膈神经麻痹：膈神经主要由第4颈神经组成，同时接受第3、5颈神经的小分支。颈深丛阻滞常易累及膈神经，可出现呼吸困难及胸闷，此时立即吸氧多可缓解。双侧膈神经麻痹时呼吸困难症状严重，必要时应进行人工辅助呼吸，故应避免双侧颈深丛阻滞。

（4）喉返神经阻滞：主要是针刺过深，注药压力太大使迷走神经阻滞。患者声音嘶哑或失音，甚至出现呼吸困难。单侧喉返神经阻滞者症状在0.5~1小时内多可缓解。

（5）霍纳综合征（Homer's syndrome）：系颈交感神经节被阻滞所致，表现为患侧眼裂变小、瞳孔缩小、眼结膜充血、鼻塞、面微红及无汗等。短期内可自行缓解。

（6）椎动脉损伤引起出血、血肿。

（二）颈丛阻滞的操作技术

1. 颈浅丛神经阻滞　颈浅神经丛阻滞可用于锁骨上颈部表浅手术，而颈部较深手术，如甲状腺手术、颈动脉内膜剥脱术等，尚须行颈深神经丛阻滞。但由于颈部尚有后四对颅神经支配，故单纯行颈神经丛阻滞效果不完善，可用辅助药物以减轻疼痛。

（1）定位：于第4颈椎横突处作标记，或采取颈外静脉与胸锁乳突肌后缘交点，常规消毒后在标记处作皮丘（图23-8）。

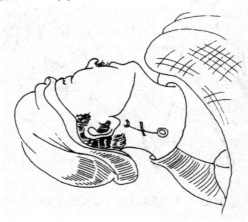

图23-8　颈浅丛阻滞的定位

（2）操作：患者去枕仰卧，头偏向对侧。常规消毒皮肤，操作者戴无菌手套，用22G针（5~6cm）由胸锁乳突肌后缘中点垂直刺入皮肤，若胸锁乳突肌触不清楚，可先嘱患者抬头使胸锁乳突肌绷紧，则可见其后缘。缓慢进针遇一刺破纸张样的落空感后表示针头已穿透颈阔肌，将局麻药注射到颈阔肌下。也可在颈阔肌表面（胸锁乳突肌浅表）再向乳突、锁骨和颈前方向作浸润注射，以分别阻滞枕小、耳大、颈前和锁骨上神经，一般用2%利多卡因5ml加0.5%丁哌卡因或0.3%丁卡因5ml及0.1%肾上腺素0.1ml（甲亢患者禁用），于两侧各注5ml即可。亦可用较低浓度药物或其他配方，视手术情况而定（图23-9）。

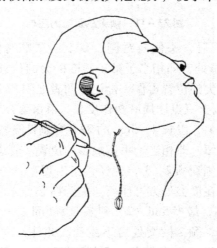

图23-9　颈浅丛阻滞的操作方法

2. 颈深丛神经阻滞

（1）定位：第 6 颈椎横突结节（又称 chassaignac 结节）是颈椎横突中最突出者，位于环状软骨水平，可以扪及。由乳突尖至第 6 颈椎横突作一连线，在此连线上乳突下约 1.5cm 为第 2 颈椎横突，第 2 颈椎横下约 3cm 为第 4 颈椎横突，位于颈外静脉与胸锁乳突肌后缘交叉点附近，第 3 颈椎横突位于颈 2、4 横突之间（图 23 -10，图 23 -11）。

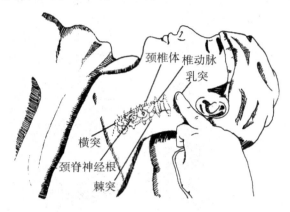

图 23 -10   颈深丛阻滞相关解剖结构

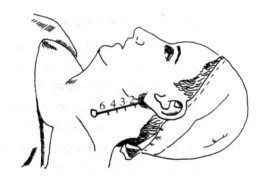

图 23 -11   颈深丛阻滞的定位

（2）操作：患者去枕仰卧，头偏向对侧，双上肢紧贴身体两侧，在乳突尖的下方约 1.5cm，并在胸锁乳突肌后缘处，即相当于第 2 颈椎横突的位置作一标记。并于胸锁乳突肌后缘中点，相当于颈 4 横突尖的位置再作一标记。两者之间的中点即为颈 3 横突尖。每两标记之间相距约 2~3cm。在以上三点用局麻药作皮丘，麻醉者站在患者的头侧，左手食、中、无名指触得颈 2、3、4 横突尖，以长 4~5cm 的 22G 穿刺针自各皮丘处呈垂直方向稍向足倾斜刺入直达颈 2、3、4 横突面，即相当于手指触得的位置。若患者有异感，则更为确切。若异感出现在头后方，即表示刺到颈 2、3 脊神经，当出现在颈下方或肩部，则为刺到颈 4 神经。穿刺针的位置必须确实在横突处方可注药。注药前必须先回吸确定无血和脑脊液后，每处注射局麻药混合液 2~3ml，最多 5ml（2% 利多卡因 5ml 加 0.5% 丁哌卡因或 0.3% 丁卡因 5ml）。若手术范围在颈中部，颈 2 横突处可不注药。此外，改良颈丛神经阻滞技术已为临床广泛应用，即以第 4 颈椎横突作穿刺点，穿刺针抵达第 4 颈椎横突后一次性注入局麻药 10~15ml（注射前最好找到异感），药物扩散依赖椎旁间隙，可阻滞整个颈丛，满足颈部手术需要（图 23 - 12）。有经验的麻醉医师可慎用双侧颈深丛神经阻滞，注意在一侧颈深阻滞后观察 15～30 分钟，如无呼吸抑制再行对侧颈深阻滞，否则应放弃对侧颈深阻滞。

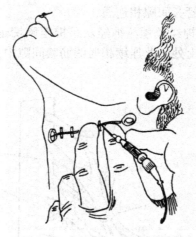

图 23 - 12　改良颈丛神经阻滞技术

二、臂丛阻滞技术

（一）解剖

1. 臂丛神经组成（图 23 - 13）　臂神经丛由 $C_{5\sim8}$ 及 T_1 脊神经前支组成，有时亦接受 C_4 及 T_2 脊神经前支发出的小分支，主要支配整个手、臂运动和绝大部分手、臂感觉。组成臂丛的脊神经出椎间孔后在锁骨上部，前、中斜角肌的肌间沟分为上、中、下干。上干由 $C_{5\sim6}$ 前支，中干由 C_7 前支，下干由 C_8 和 $T_{1,2}$ 脊神经前支构成。三支神经干从前中斜角肌间隙下缘穿出，伴随锁骨下动脉向前、向外、向下方延伸，至锁骨后第 1 肋骨中外缘每个神经干分为前、后两股，通过第 1 肋和锁骨中点，经腋窝顶进入腋窝。在腋窝各股神经重新组合成束，三个后股在腋动脉后方合成后束，延续为腋神经及桡神经；上干和中干的前股在腋动脉的外侧合成外侧束，延续为肌皮神经和正中神经外侧根；下干的前股延伸为内侧束，延续为尺神经、前臂内侧皮神经、臂内侧皮神经和正中神经内侧根（图 23 - 14，图 23 - 15）。

2. 臂丛神经与周围组织的关系　臂丛神经按其所在的位置分为锁骨上、下两部分。

（1）锁骨上部：主要包括臂丛的根和干。

1）臂丛各神经根分别从相应椎间孔穿出走向外侧，其中 $C_{5\sim7}$ 前支沿相应横突的脊神经沟走行，通过椎动脉的后方。然后，臂丛各根在锁骨下动脉第二段上方通过前、中斜角肌间隙，在穿出间隙前后组成三干。

2）臂丛三干在颈外侧的下部，与锁骨下动脉一起从上方越过第 1 肋的上面，其中上、中干行走于锁骨下动脉的上方，下干行走于动脉的后方。臂丛三干经过前中斜角肌间隙和锁骨下血管一起被椎前筋膜包绕，故称为锁骨下血管周围鞘，而鞘与血管之间则称为锁骨下血管旁间隙。臂丛干在颈外侧区走行时，表面仅被皮肤、颈阔肌和深筋膜覆盖，有肩胛舌骨肌下腹、颈外静脉、颈横动脉和肩胛上神经等经过，此处臂丛比较表浅，瘦弱者可在体表触及。臂丛三干至第 1 肋外侧缘时分为六股，经锁骨后进入腋窝，移行为锁骨下部。

（2）臂丛锁骨下部：臂丛三束随腋动脉行于腋窝，在腋窝上部，外侧束与后束位于腋动脉第一段的外侧，内侧束在动脉后方。到胸小肌深面时，外侧束、内侧束与后束分别位于第二段的外、内侧面和后面。三束及腋动脉位于腋鞘中，腋鞘与锁骨下血管周围鞘连续，腋鞘内的血管旁间隙与锁骨下血管旁间隙相连通。

（3）臂丛鞘：解剖上臂丛神经及颈丛神经从颈椎至腋窝远端一直被椎前筋膜及其延续的筋膜所围绕，臂丛神经实际上处于此连续相通的筋膜间隙中，故从腋鞘注入药液，只要量足够便可一直扩散至颈神经丛。

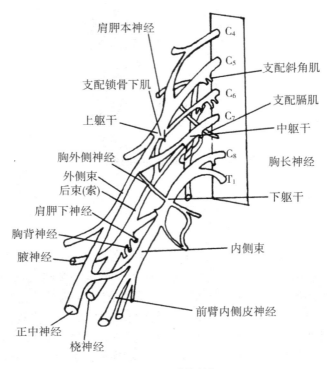

图 23 - 13　臂丛神经

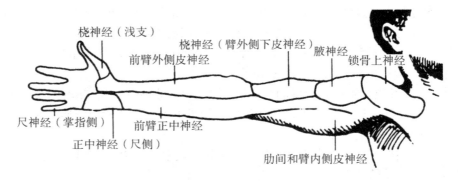

图 23 - 14　臂丛神经分支在皮肤上的分布（前面）

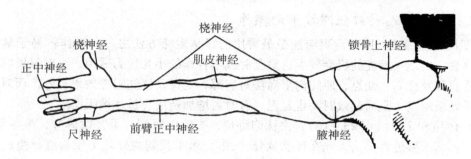

图 23 – 15 臂丛神经分支在皮肤上的分布（后面）

（二）臂丛阻滞的适应证、禁忌证和并发症

1. 臂丛阻滞方法　常用的臂神经丛阻滞方法有肌间沟阻滞法、腋路阻滞法、锁骨上阻滞法、锁骨下阻滞法和喙突下阻滞法。

2. 适应证　臂神经丛阻滞适用于上肢及肩关节手术或上肢关节复位术。

3. 药物　1% ~1.5%利多卡因加用 1 ∶ 200 000 肾上腺素可提供 3h ~ 4h 麻醉，若手术时间长，罗哌卡因（0.3% ~ 0.5%）或丁哌卡因（0.25% ~ 0.5%）可提供 8h ~ 12h 麻醉。臂丛阻滞药物不必用太高浓度，而较大容量（40 ~ 50ml）便于药物鞘内扩散，30 ~ 50ml 的 1% ~ 2%利多卡因或 0.25% ~ 0.5%丁哌卡因是成人的常用剂量。

4. 臂丛神经阻滞常见并发症

（1）气胸：多发生在锁骨上或锁骨下阻滞法，由于穿刺方向不正确且刺入过深，或者穿刺过程中患者咳嗽，使肺过度膨胀，胸膜及肺尖均被刺破，使肺内气体漏到胸膜腔。此类气胸发展缓慢，有时数小时之后患者才出现症状。当有气胸时，除双肺听诊及叩诊检查外，作 X 线胸部透视或摄片有助于明确诊断。根据气胸的严重程度及发展情况不同，可行胸腔抽气或胸腔闭式引流。

（2）出血及血肿：各径路穿刺时均有可能分别刺破颈内、外静脉、锁骨下动脉、腋动脉或腋静脉引起出血。如穿刺时回抽有血液，应拔出穿刺针，局部压迫止血，避免继续出血或血肿形成。然后再改变方向重新穿刺。锁骨上或肌间沟径路若引起血肿，还可引起颈部压迫症状。

（3）局麻药毒性反应：多因局麻药用量过大或误入血管所致。

（4）膈神经麻痹：发生于肌间沟法和锁骨上法，可出现胸闷、气短、通气量减少，必要时予吸氧或辅助呼吸。

（5）声音嘶哑：因喉返神经阻滞所致，可发生于肌间沟法及锁骨上法阻滞，注药时压力不要过大，药量不宜过多，有助于避免此种并发症。

（6）高位硬膜外阻滞或全脊麻：肌间沟法进针过深，穿刺针从椎间孔进入硬膜外间隙或蛛网膜下隙，使局麻药注入硬膜外或蛛网膜下隙所致。故穿刺针方向应指向颈椎横突而不是椎体方向。注药时应回抽有无脑脊液。一旦出现，应按硬膜外腔阻滞麻醉中发生全脊髓麻醉意外处理。

（7）霍纳综合征：多见于肌间沟法阻滞，为星状神经节阻滞所致，不需处理。可自行恢复。

(三) 各种臂丛神经阻滞技术的操作

1. 肌间沟阻滞法 肌间沟阻滞法是最常用的臂丛阻滞方法之一。操作较易于掌握，定位也较容易，出现并发症的机会较少，对肥胖或不合作的小儿较为适用，小容量局麻药即可阻滞上臂肩部及桡侧。缺点，肌间沟阻滞法对肩部、上臂及桡侧阻滞效果较好，而对前臂和尺侧阻滞效果稍差，阻滞起效时间也延迟，有时需增加药液容量才被阻滞。

(1) 体位和定位 (图 23-16)：去枕仰卧位，头偏向对侧，手臂贴体旁，手尽量下垂，显露患侧颈部。嘱患者抬头，先在环状软骨 (颈$_6$) 水平找到胸锁乳突肌后缘，由此向外可触摸到一条小肌腹即为前斜角肌，再往外侧滑动即可触到一凹陷处，其外侧为中斜角肌，此凹陷即为肌间沟 (图 23-16)。臂神经丛即由此沟下半部经过，前斜角肌位于臂丛的前内方，中斜角肌位于臂丛的后外方。斜角肌间隙上窄下宽，沿该间隙向下方逐渐触摸，于锁骨上约 1cm 可触及一细柔横向走行的肌肉，即肩胛舌骨肌，该肌与前、中斜角肌共同构成一个三角形，该三角形靠近底边 (肩胛舌骨肌) 处即为穿刺点。在该点用力向脊柱方向重压，患者可诉手臂麻木、酸胀或有异感。若患者肥胖或肌肉欠发达，肩胛舌骨肌触不清，即以锁骨上 2cm 处的肌间沟为穿刺点。

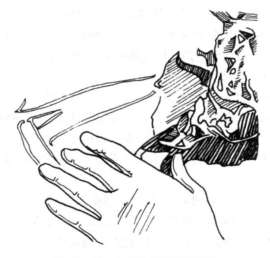

图 23-16 肌间沟阻滞法的定位

(2) 操作 (图 23-17)：颈部皮肤常规消毒，右手持一 3~4cm 长 22G 穿刺针 (或 7 号头皮针) 垂直刺入皮肤，略向对侧足跟推进，直到出现异感或手指 (手臂) 肌肉抽动，如此方向穿刺无异感，以此穿刺针为轴扇形寻找异感，出现异感为此方法可靠的标志，可反复试探 2~3 次，以找到异感为好。若反复多次穿刺无法寻找到异感，可以触及横突 (颈 6) 为止。穿刺成功后，回抽无血液及脑脊液，成人一次注入局麻药液 20~25ml。注药时可用手指压迫穿刺点上部肌间沟，迫使药液向下扩散，则尺神经阻滞可较完善。

(3) 并发症及其防治：肌间沟阻滞法的主要并发症有：误入蛛网膜下腔引起全脊麻；高位硬膜外阻滞；局麻药毒性反应；损伤椎动脉；星状神经节、喉返神经和膈神经阻滞。为了预防全脊麻或血管内注药而引起全身毒性反应，注药前应回吸，每注入 5ml 局麻药亦应回吸一次。

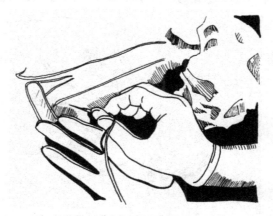

图 23 - 17　肌间沟臂丛阻滞的操作方法

2. 腋路臂丛阻滞法　腋路阻滞法也是最常用的臂丛神经阻滞方法之一。其优点为：①臂丛神经分支均在血管神经鞘内，位置表浅，动脉搏动明显，故易于阻滞；②没有气胸、膈神经、迷走神经或喉返神经阻滞的危险；③无误入硬膜外间隙或蛛网膜下腔的危险。禁忌证包括：①上肢外展困难或腋窝部位有感染、肿瘤或因骨折无法摆放体位的患者不能应用此方法；②上臂阻滞效果较差，不适用于肩关节手术及肱骨骨折复位等。

（1）体位与定位（图 23 - 18）：患者仰卧，头偏向对侧，患肢外展 90°，屈肘 90°，前臂外旋，手背贴床或将患肢手掌枕于头下。在腋窝顶部摸到腋动脉搏动最高点，其上方即为穿刺点。

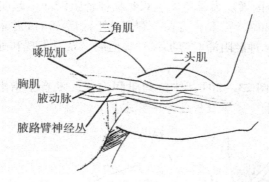

图 23 - 18　腋路阻滞法相关的解剖结构

（2）操作（图 23 - 19）：皮肤常规消毒，用左手触及腋动脉，右手持 22G 针头（7 号头皮针），沿腋动脉上方斜向腋窝方向刺入，穿刺针与动脉呈 20°夹角，缓慢推进，在有穿过鞘膜的落空感或患者出现异感后，右手放开穿刺针，则可见针头固定且随动脉搏动而摆动，表明针头已刺入腋部血管神经鞘，也可借助神经刺激器证实针头确实在血管神经鞘内，但不必强求异感。连接注射器回抽无血后，即可注入 30～40ml 局麻药。腋路臂丛神经阻滞成功的标志为：①穿刺针头固定且随动脉搏动而摆动；②回抽无血；③注药后呈梭形扩散；④患者自述上肢发麻；⑤上肢尤其前臂不能抬起；⑥皮肤表面血管扩张。

（3）并发症及预防：腋路臂丛神经阻滞局麻药毒性反应发生率较高，可能是局麻药量大或误入血管引起，故注药时要反复回抽，确保穿刺针不在血管内。

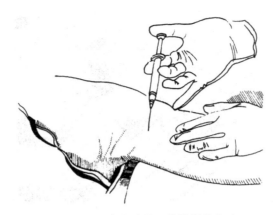

图 23 - 19　腋路臂丛阻滞的操作方法

3. 锁骨上阻滞法

（1）体位与定位：患者平卧，患侧肩垫一薄枕，头转向对侧，患侧上肢紧贴体旁。其体表标志为锁骨中点上方 1 ~ 1.5cm 处为穿刺点。

（2）操作：皮肤常规消毒，用 22G 穿刺针经穿刺点刺入皮肤，针尖向内、向后、向下推进，进针约 1 ~ 2cm 可触及第 1 肋骨表面，在肋骨表面上寻找异感或用神经刺激器方法寻找臂丛神经，当出现异感后固定针头，回抽无血液、无气体，一次性注入局麻药 20 ~ 30ml。

（3）并发症及其预防：主要并发症有局部血肿、气胸、膈神经及喉返神经阻滞。膈神经阻滞后是否出现窒息或呼吸困难等症状，取决于所用药物浓度，膈神经阻滞深度以及单侧（一般无症状）或双侧等因素。为避免发生双侧膈神经阻滞而引起明显的呼吸困难，不宜同时进行双侧臂丛阻滞。如临床需要，可在一侧臂丛阻滞后 30min 并未出现膈神经阻滞时，再行另一侧阻滞。双侧臂丛神经阻滞时应加强呼吸监测，及时发现和处理呼吸并发症。

4. 锁骨下阻滞法

（1）体位与定位（图 23 - 20）：体位同肌间沟法，术者手指沿前中斜角肌间沟向下，直至触及锁骨下动脉搏动，紧靠其外侧作一标志。

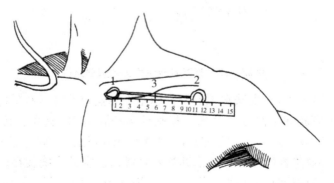

图 23 - 20　锁骨下血管旁阻滞法的定位

（2）操作（图 23 - 21）：皮肤常规消毒，左手手指放在锁骨下动脉搏动处，右手持 2 ~ 4cm 的 22G 穿刺针，从锁骨下动脉搏动点外侧朝下肢方向直刺，方向不向内也不向后，沿中斜角肌的内侧缘推进，刺破臂丛鞘时有突破感。通过神经刺激器或异感的方法确定为臂丛神经后，注入局麻药 20～30ml。

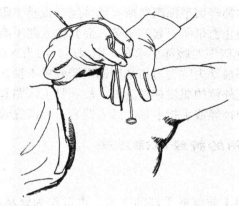

图 23 - 21　锁骨下血管旁阻滞法的操作方法

（3）优点：①较小剂量即可得到较高水平的臂丛神经阻滞效果；②上肢及肩部疾病者，穿刺过程中不必移动上肢；③局麻药误入血管的可能性小；④不致发生误入硬膜外间隙或蛛网膜下腔的意外。

（4）缺点：①有发生气胸的可能；②不能同时进行双侧阻滞；③穿刺若无异感，失败率可高达 15%。

5. 喙突下臂丛阻滞法　臂丛神经出第 1 肋后，从喙突内侧走向外下，成人臂丛距喙突最近处约 2.25cm，儿童约 1.19cm，于喙突内下方通过胸小肌深面时，迂回绕腋动脉行于腋鞘，位置较集中，走行方向与三角肌、胸大肌间沟基本一致。

（1）定位：测量喙突至胸外侧最近距离（通常为第 2 肋外侧缘），并作一连线为喙胸线。喙胸距离（mm）×0.3 + 8 所得数值即为喙突下进针点。

（2）操作：由上述穿刺点垂直刺入，刺破胸大、小肌可有二次突破感，当针尖刺入胸小肌与肩胛下肌，患者可感有异感向肘部传导。小儿则以突破感及针头随动脉搏动为指征。

（3）优缺点：避免损伤肺及胸膜，但穿刺角度过于偏内或肺气肿患者亦有可能发生气胸；可用于上臂、肘及肘以下手术。由于穿刺部位较深，有误入血管可能。

上述五种臂丛入路阻滞效果因各部位解剖不同而异，而上肢各部位神经支配亦各异，因此应根据手术部位神经支配选择最恰当的阻滞入路。

（四）上肢手术臂丛阻滞入路的选择

1. 肩部手术　肩部神经支配为 C_3 至 C_6 神经根，来自颈神经丛 $C_{3,4}$ 发出分支支配肩项皮肤；其余皮肤和深层组织受 $C_{5,6}$ 支配，故肩部手术应阻滞 C_3 至 C_6，包括颈神经丛和臂神经丛，故又称颈臂丛阻滞（cervicebrachial plexus block），可进行植皮、裂伤缝合等浅表手术。由于颈丛和臂丛相互连续阻滞，局麻药可以在第 6 颈椎平面向上向下扩散，故肌间沟入路为肩部手术首选。由于 $C_{3,4}$ 在锁骨上和锁骨下入路之外，故较少选用此两种入路。行锁骨上肩区深部手术（含肩关节手术），需阻滞 $T_{1,2}$ 神经，故常需在腋后线加第 2 肋间神经阻滞。

2. 上臂及肘部手术　该部手术须阻滞 $C_{5\sim8}$ 和 T_1 神经，故最佳入路为锁骨上或锁骨下入路。肌间沟入路常不能阻滞到 C_8 和 T_1，腋入路常不能阻滞肌皮神经和肋间臂神经，均为失当选择。

3. 前臂手术　前臂手术需阻滞 $C_{5\sim8}$ 和 T_1 神经根形成臂丛的所有分支，以锁骨下入路为最佳选择，因为局麻药可在神经束平面阻滞所有的神经，也易于阻滞腋部的肋间臂神经，有助于缓解上肢手术不可少的止血带所引起的痛苦，而其他入路不能达到此效果。

4. 腕及手部手术　臂丛阻滞对腕部手术有一定困难，因为支配该区域的神经非常丰富，而且相互交叉支配，腋入路最常失败为拇指基底部阻滞效果不良，此处有来自前外侧的正中神经、后外侧的桡神经及上外侧的肌皮神经支配，故锁骨上入路和肌间沟入路为拇指基底部手术首选。而腕尺侧、正中神经或手指手术，腋入路常可阻滞完善。

三、其他临床常用的神经阻滞方法

（一）上肢神经阻滞

上肢神经阻滞主要适用于前臂或手部的手术，也可作为臂丛神经阻滞不完全的补救方法。主要包括正中神经阻滞、尺神经阻滞和桡神经阻滞，可以在肘部或腕部阻滞，若行手指手术，也可行指间神经阻滞。

1. 尺神经阻滞

（1）解剖：尺神经起源于臂丛内侧，在腋动脉内侧分出，主要由 C_8 和 T_1 脊神经纤维组成。尺神经在上臂内侧沿肱二头肌与三头肌间隔下行，于肱中段穿出间隔，向内向后方入肱骨内上髁与尺骨鹰嘴间沟内（尺神经沟），然后在尺侧腕屈肌二头之间进入前臂，再下行至腕部，位于尺侧腕屈肌与指深屈肌之间，在尺动脉内侧进入手掌。尺神经具有运动支和感觉支。

（2）尺神经阻滞后出现：①环指尺侧及小指掌面，并由此上沿至肘关节以下，又自中指尺侧、环指及小指背面并上沿至肘关节以下，感觉减退，以手内侧缘感觉缺失为最明显（腕部阻滞时，无前臂麻木）。②手指不能分开并拢，环指、小指的指间关节只能屈不能伸，掌指关节过伸。

（3）肘部尺神经阻滞

1）标志：前臂屈曲90°，在尺神经沟内可扪及尺神经，按压尺神经患者多有异感。

2）操作：在尺神经沟下缘相当于尺神经部位作皮丘，取23G穿刺针刺入皮肤，针保持与神经干平行，沿沟向心推进，遇异感后即可注入局麻药 5～10ml。

（4）腕部尺神经阻滞（图23－22）

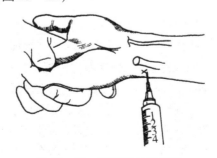

图23－22　腕部尺神经阻滞

1）定位：从尺骨茎突水平横过画一直线，相当于第2腕横纹，此线与尺侧腕屈肌桡侧交点即为穿刺点，患者掌心向上握掌屈腕时该肌腹部最明显。

2）操作：在上述穿刺点作皮丘，取23G穿刺针垂直刺入出现异感即可注入局麻药5ml，若无异感，在肌腱尺侧穿刺，或向尺侧腕屈肌深面注药，但不能注入肌腱内。

2. 正中神经阻滞

（1）解剖：正中神经主要来自于 $C_6 \sim T_1$ 脊神经根纤维，于胸小肌下缘由臂丛神经的内侧束和外侧束分出，两束的主支形成正中神经的内、外侧根。正中神经开始在上臂内侧伴肱动脉下行，先在肱动脉外侧，后转向内侧，在肘部从肱骨内上踝与肱二头肌腱中间，穿过旋前圆肌进入前臂，走行于屈指浅肌与屈指深肌之间，沿中线降至腕部，在掌横韧带处位置最表浅，在桡侧腕屈肌与掌长肌之间的深处穿过腕管，在掌筋膜深面到达手掌。

（2）正中神经阻滞出现：①大鱼际肌、拇指、示指、中指及环指桡侧感觉消失；②手臂不能旋前，拇指和示指不能屈曲，拇指不能对掌。

（3）肘部正中神经阻滞

1）标志：肘部正中神经在肱二头肌筋膜之下，肱骨内上踝与肱二头肌腱内侧之中点穿过肘窝。肱骨内、外上踝之间画一横线，该线与肱动脉交叉点的内侧 0.7cm 处即为正中神经所在部位，相当于肱二头肌腱的外缘与内上踝间的中点，在此处作皮丘。

2）操作：取 22G 穿刺针经皮丘垂直刺入，直至出现异感，或作扇形穿刺以探及异感，出现异感后即可注入局麻药5ml。

（4）腕部正中神经阻滞（图23-23）

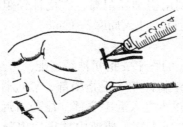

图 23-23　腕部正中神经阻滞

1）标志：腕部桡骨茎突平面横过腕关节画一连线，横线上桡侧腕屈肌腱和掌长肌腱之间即为穿刺点，握拳屈腕时，该二肌腱更清楚。

2）操作：取 22G 穿刺针经穿刺点垂直刺入，进针穿过前臂深筋膜，继续进针约0.5cm，即出现异感，并放射至桡侧，注局麻药5ml。

3. 桡神经阻滞

（1）解剖：桡神经来自臂神经丛后束，源于 $C_{5 \sim 8}$ 及 T_1 脊神经。桡神经在腋窝位于腋动脉后方，折向下外方，走入肱骨桡神经沟内。达肱骨外上踝上方，穿外侧肌间隔至肱骨前方，在肘关节前方分为深、浅支。深支属运动神经，从桡骨外侧穿旋后肌至前臂背面，在深浅伸肌之间降至腕部；浅支沿桡动脉外缘下行，转向背面，并降至手臂。

桡神经阻滞后出现：①前臂前侧皮肤、手背桡侧皮肤、拇指、示指及中指桡侧皮肤感觉减退（腕部阻滞时无前臂麻木）；②垂腕。

（2）肘部桡神经阻滞

1）标志：在肱骨内、外上踝作一连线，该横线上肱二头肌腱外侧处即为穿刺点。

2）操作：取 23G 穿刺针经穿刺点垂直刺入，刺向肱骨，寻找异感，必要时行扇形穿刺，以寻找异感，探及异感即可注入局麻药 5ml。

（3）腕部桡神经阻滞（图 23 - 24）：腕部桡神经并非一支，分支细而多，可在桡骨茎突前端作皮下浸润，并向掌面及背面分别注药，在腕部形成半环状浸润即可。

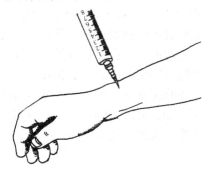

图 23 - 24　腕部桡神经阻滞

4. 肌皮神经阻滞

（1）解剖：肌皮神经来自臂神经丛外侧束，由 $C_{5 \sim 7}$ 神经纤维组成，先位于腋动脉外侧，至胸小肌外侧缘脱离腋鞘，穿过喙肱肌到肌外侧，在肱二头肌与肱肌之间降至肘关节上方，相当于肱骨外上髁水平穿出臂筋膜延续为前臂外侧皮神经，沿前臂外侧行至腕部。

（2）肘部肌皮神经阻滞：利用桡神经阻滞，在桡神经阻滞完毕后，将穿刺针稍向外拔出，刺向肱二头肌腱与肱桡肌之间，注入局麻药 10ml。

5. 指间神经阻滞

（1）解剖：手指由臂丛神经的终末支指间神经支配，可从手指根部阻滞指间神经。

（2）操作：在指间以 25G 穿刺针刺入手指根部，靠近骨膜缘边抽边注，缓慢注药 2 ~ 3ml。一般针由手指侧部穿入再逐步进入近手掌部，注药由近掌部到手背部，在穿刺时避免感觉异常，因感觉异常是神经受压表现。药液中禁止加用肾上腺素，以防止血管收缩导致缺血。

（3）应用指征：可用于手指手术或单个手指再造术，也可用于臂丛阻滞不全时的辅助阻滞。一般需 10 ~ 15 分钟阻滞完善。

（二）下肢神经阻滞

支配下肢的神经主要来自腰神经丛和骶神经丛。腰丛由 T_{12} 前支的一部分，$L_{1 \sim 3}$，前支和 L_4 前支的一部分组成。腰丛上端的三支神经是髂腹下神经（L_1）、髂腹股沟神经（L_1）和生殖股神经，这三支神经向前穿过腹肌，支配髋部和腹股沟区皮肤；腰神经丛下端的三支神经为股外侧皮神经（$L_{2 \sim 3}$）、股神经（$L_{2 \sim 4}$）和闭孔神经（$L_{2 \sim 4}$）。骶丛由腰骶干（L_4 的余下部分及 L_5 前支合成）及骶尾神经前支组成，重要分支有臀上神经（$L_4 \sim S_1$）、臀下神经（$L_5 \sim S_2$）、阴部神经（$S_{2 \sim 4}$）、坐骨神经（$L_4 \sim S_3$）及股后皮神经。下肢神经支配为：大腿外侧为股外侧皮神经，前面为股神经，内侧为闭孔神经和生殖股神经，后侧为骶神经的小分支；除前内侧小部分由股神经延续的隐神经支配，小腿和足绝大部分由坐骨神经支配。

1. 下肢神经阻滞的适应证　全部下肢麻醉需同时阻滞腰神经丛和骶神经丛。因需注药量大且操作不方便，故临床应用不广。然而，当需要麻醉的部位比较局限或禁忌椎管内麻醉时，可以应用腰骶神经丛阻滞。另外，腰骶神经丛阻滞还可作为全身麻醉的辅助措施用于术后镇痛。

（1）虽然腰神经丛阻滞复合肋间神经阻滞可用于下腹部手术，但临床很少应用。髂腹下神经与髂腹股沟神经联合阻滞是简单而实用的麻醉方法，可用于髂腹下神经与髂腹股沟神经支配区域的手术（如疝修补术）。

（2）髋部手术需阻滞除髂腹下和髂腹股沟神经以外的全部腰神经，最简便的方法是阻滞腰神经丛（腰大肌间隙腰丛阻滞）。

（3）大腿手术需麻醉股外侧皮神经、股神经、闭孔神经及坐骨神经，可行腰大肌间隙腰丛阻滞联合坐骨神经阻滞。

（4）大腿前部手术可行股外侧皮神经和股神经联合或分别阻滞，亦可采用"三合一"法，单纯股外侧皮神经阻滞可用于皮肤移植皮区麻醉，单纯股神经阻滞适用于股骨干骨折术后止痛、股四头肌成形术或髌骨骨折修复术。

（5）股外侧皮神经和股神经联合阻滞再加坐骨神经阻滞，通常可防止止血带疼痛，这是因为闭孔神经支配皮肤区域很少。

（6）开放膝关节手术需要阻滞股外侧皮神经、股神经、闭孔神经和坐骨神经，最简便的方法是实施腰大肌间隙腰神经丛阻滞联合坐骨神经阻滞。采用股神经、坐骨神经联合阻滞也可满足手术要求。

（7）膝远端手术需阻滞坐骨神经和股神经的分支隐神经，踝部阻滞可适用于足部手术。

2. 腰神经丛阻滞

（1）解剖（见图23-25）：腰神经出椎间孔后位于腰大肌后内方的筋膜间隙中，腰大肌间隙前壁为腰大肌，后壁为第1~5腰椎横突、横突间肌与横突间韧带，外侧为起自腰椎横突上的腰大肌纤维及腰方肌，内侧是第1~5腰椎体、椎间盘外侧面及起自此面的腰大肌纤维。腰大肌间隙上界平第12肋，向下沿腰骶干至骨盆的骶前间隙。其中有腰动静脉、腰神经前支及由其组成的腰丛。将局麻药注入腰大肌间隙以阻滞腰丛，称为腰大肌间隙腰丛阻滞。

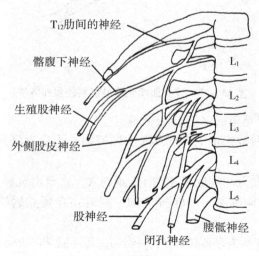

图23-25 腰神经丛结构

包裹腰丛的筋膜随脊神经下行，延伸至腹股沟韧带以下，构成股鞘。其内侧壁为腰筋膜，后外侧壁为髂筋膜，前壁为横筋膜。在腹股沟股鞘处注药以阻滞腰丛，称为腹股沟血管旁腰丛阻滞。可通过一次注药阻滞腰丛三个主要分支（股外侧皮神经、股神经及闭孔神经），故又称三合一阻滞（3 in 1 block），但闭孔神经常阻滞不完善。

（2）腰大肌间隙腰丛阻滞（图23－26）

1）定位：患者俯卧或侧卧，以髂嵴连线中点（相当于L_4的棘突），脊柱外侧4cm处为穿刺点。

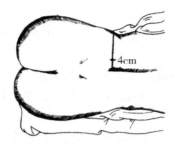

图23－26　腰大肌间隙腰丛阻滞的定位

2）操作（图23－27）：经皮垂直刺入，直达L_4横突，然后将针尖滑过L_4横突上缘，再前进约0.5cm后有明显落空感后，表明针已进入腰大肌间隙，或用神经刺激器引发股四头肌颤搐确认腰丛，注入局麻药35ml。

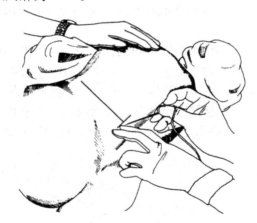

图23－27　腰大肌间隙腰丛阻滞的操作方法

（3）腹股沟血管旁腰丛阻滞（三合一阻滞）

1）定位：仰卧在腹股沟韧带下方扪及股动脉搏动，用手指将其推向内侧，在其外缘作皮丘。

2）操作：由上述穿刺点与皮肤呈45°向头侧刺入，直至出现异感或引发股四头肌颤搐，表明已进入股鞘，抽吸无血可注入局麻药30ml，同时在穿刺点远端加压，促使局麻药向腰神经丛近侧扩散。

3. 骶神经丛阻滞　骶丛为腰骶干及$S_{1～3}$神经组成（图23－28），在骨盆内略呈三角形，尖朝向坐骨大孔，位于梨状肌之前，为盆筋膜所覆盖，支配下肢的主要分支为坐骨神经和股后皮神经。坐骨神经是体内最粗大的神经，自梨状肌下孔出骨盆后，行于臀大肌深面，经股骨大转子和坐骨结节之间下行到大腿后方，在腘窝处浅行，在该处分为胫神经和腓总神经。

胫神经沿小腿后部下行，穿过内踝后分为胫前、胫后神经，支配足底及足内侧皮肤。腓总神经绕过腓骨小头后分为腓浅、深神经，腓浅神经为感觉神经，行走于腓肠肌外侧，在外踝处分为终末支，支配足前部皮肤；腓深神经主要是足背屈运动神经，行走于踝部上缘，同时也分出感觉支支配趾间皮肤；腓肠神经为胫神经和腓总神经发出的分支形成的感觉神经，在外踝之下通过，支配足外侧皮肤。股后皮神经前段与坐骨神经伴行，支配大腿后部的皮肤，坐骨神经阻滞麻醉同时也阻滞该神经。

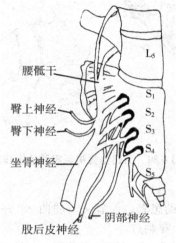

图 23 – 28　骶神经丛结构

4. 坐骨神经阻滞

（1）传统后侧入路

1）定位：置患者于 Sims 位（侧卧，阻滞侧在上，屈膝屈髋）。由股骨大转子与髂后上棘作一连线，连线中点作一条垂直线，该垂直线向尾端 4～5cm 处即为进针点（见图 23 –29）；或该垂直线与股骨大转子和骶裂孔连线的交点为穿刺点。

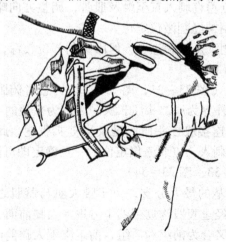

图 23 – 29　后路坐骨神经阻滞的穿刺点定位

2）操作（图 23 –30）：10cm 22G 穿刺针由上述穿刺点垂直刺入至出现异感，若无异感而触及骨质（髂骨后壁），针可略偏向内侧再穿刺，直至滑过骨面而抵达坐骨切迹。出现异感后退针数毫米，注入局麻药 20ml，或以神经刺激仪引起坐骨神经支配区肌肉的运动反应（腘肌或腓肠肌收缩，足屈或趾屈）作为指示。

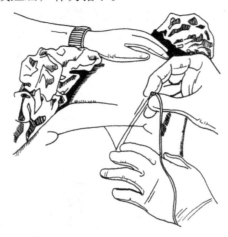

图 23 - 30　后路坐骨神经阻滞的操作方法

（2）膀胱截石位入路

1）定位：仰卧，由助手协助患者，使髋关节屈曲 90°并略内收，膝关节屈曲 90°，股骨大转子与坐骨结节连线中点即为穿刺点。

2）操作：由上述穿刺点刺入，穿刺针与床平行，针向头侧而略偏内，直至出现异感或刺激仪引起运动反应后，即可注药 20ml。注药时压迫神经远端以促使药液向头侧扩散。

（3）前路

1）定位：仰卧，将同侧髂前上棘与耻骨结节作一连线（称为上线），并将其三等分，然后由股骨大转子作一平行线（称为下线）。由上线中内 1/3 交界处作一垂直线，该垂直线与下线交点处即为穿刺点。

2）操作：由上述穿刺点垂直刺入直至触及股骨，调整方向略向内侧以越过股骨，继续刺入约 2～3cm 出现异感或用神经刺激仪定位。

3）该入路适用于不能侧卧及屈髋患者，但因穿刺部位较深，穿刺成功率低于以上两种入路。

（4）腘窝坐骨神经阻滞（图 23 - 31，图 23 - 32）：患者俯卧，膝关节屈曲，暴露腘窝边缘，其下界为腘窝皱褶，外界为股二头肌长头，内侧为重叠的半膜肌腱和半腱肌腱。在腘窝皱褶上 7cm 处做一水平线连接股二头肌肌腱及半腱肌肌腱，此连线中点即为穿刺点，穿刺针与皮肤呈 45°～60°角度刺入，以刺激仪定位，一旦确定即可注入局麻药 30～40ml。

5. 股神经阻滞（图 23 - 33，图 23 - 34）

（1）解剖：股神经是腰丛的最大分支，位于腰大肌与髂肌之间下行到髂筋膜后面，在髂腰肌前面和股动脉外侧，经过腹股沟韧带的下方进入大腿前面，在腹股沟韧带附近，股神经分成若干束，在股三角区又合为前组和后组，前组支配大腿前面沿缝匠肌的皮肤，后组支配股四头肌、膝关节及内侧韧带，并分出隐神经伴随着大隐静脉下行于腓肠肌内侧，支配内踝以下皮肤。

（2）定位：在腹股沟韧带下面扪及股动脉搏动，于股动脉外侧 1cm，相当于耻骨联合顶点水平处作标记为穿刺点。

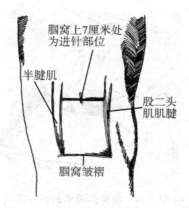

图 23 - 31 腘窝坐骨神经阻滞的穿刺点定位

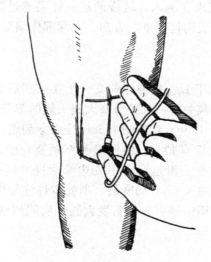

图 23 - 32 腘窝坐骨神经阻滞的操作方法

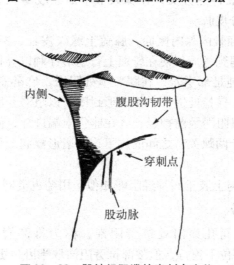

图 23 - 33 股神经阻滞的穿刺点定位

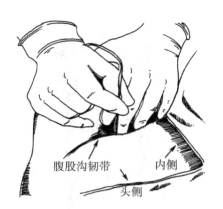

腹股沟韧带　　　内侧

头侧

图 23 - 34　股神经阻滞的操作方法

（3）操作：由上述穿刺点垂直刺入，缓慢前进，针尖越过深筋膜触及筋膜下神经时有异感出现，若无异感，可与腹股沟韧带平行方向，向深部作扇形穿刺至探及异感，即可注药 5 ~ 7ml。

6. 闭孔神经阻滞

（1）解剖：闭孔神经起源于 $L_{2~4}$ 脊神经前支，于腰大肌后下方下行经闭孔出骨盆而到达大腿，支配大腿外展肌群、髋关节、膝关节及大腿内侧的部分皮肤。

（2）定位：以耻骨结节下 1.5cm 和外侧 1.5cm 处为穿刺点。

（3）操作：由上述穿刺点垂直刺入，缓慢进针至触及骨质，为耻骨下支，轻微调节穿刺针方向使针尖向外向脚侧进针，滑过耻骨下支边缘而进入闭孔或其附近，继续进针 2 ~ 3cm 即到目标。回抽无血后可注入 10ml 局麻药，退针少许注局麻药 10ml，以在闭孔神经经过通道上形成局麻药屏障。若用神经刺激仪引发大腿外展肌群颤搐来定位，可仅用 10ml 局麻药。

7. 隐神经阻滞

（1）解剖：隐神经为股神经分支，在膝关节平面经股薄肌和缝匠肌之间穿出至皮下，支配小腿内侧及内踝大部分皮肤。

（2）操作：仰卧，在胫骨内踝内侧面，膝盖上缘作皮丘，穿刺针由皮丘垂直刺入，缓慢进针直至出现异感。若遇到骨质，便在骨面上行扇形穿刺以寻找异感，然后注药5 ~ 10ml。

8. 踝关节处阻滞　单纯足部手术，在踝关节处阻滞，麻醉意外及并发症大为减少，具体方法为：①先在内踝后 1 横指处进针，作扇形封闭，以阻滞胫后神经；②在胫距关节平面附近的蹬伸肌内侧进针，以阻滞胫前神经；③在腓骨末端进针，便能阻滞腓肠神经；④用不含肾上腺素的局麻药注射于两踝关节之间的皮下，并扇形浸润至骨膜，以阻滞许多细小的感觉神经。

9. 足部趾神经阻滞　与上肢指间神经阻滞相似，用药也类同。

（三）椎旁神经阻滞

在胸或腰脊神经从椎间孔穿出处进行阻滞，称为椎旁脊神经根阻滞（paravetebral block）。可在俯卧位或侧卧位下施行，但腰部椎旁阻滞取半卧位更便于操作。

1. 解剖　胸椎棘突由上至下逐渐变长，并呈叠瓦状排列，胸脊神经出椎间孔后进入由椎体、横突及覆盖其上的胸膜在肋间围成的小三角形内，胸椎旁阻滞时注药入此三角内，穿刺方向偏内可避免损伤胸膜。胸部棘突较长，常与下一椎体横突位于同一水平。腰椎棘突与同一椎体横突位于同一水平。

2. 胸部椎旁阻滞

（1）定位（图23－35）：标记出需阻滞神经根上一椎体棘突，在此棘突上缘旁开3cm处作皮丘。

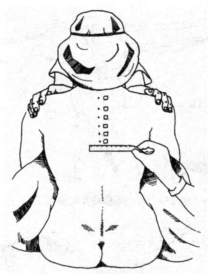

图23－35 胸部椎旁阻滞的定位

（2）操作（图23－36）：以10cm 22G穿刺针经皮丘垂直刺向肋骨或横突，待针尖遇骨质感后，将针干向头侧倾斜45°，即向内向下推进。可以将带空气的注射器接于针尾，若有阻力消失感则表明已突破韧带进入椎旁间隙，回抽无血、液体及气体即可注入局麻药5～8ml。

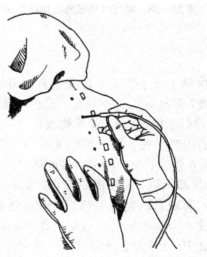

图23－36 胸部椎旁阻滞的操作方法

3. 腰部椎旁阻滞

（1）定位（图 23 - 37）：标记出需阻滞神经根棘突，平棘突上缘旁开 3 ~ 4cm 处作皮丘。

（2）操作（图 23 - 38）：取 10cm 22G 穿刺针由皮丘刺入，偏向头侧 10°~ 30°，进针 2.5 ~ 3.5cm 可触及横突，此时退至皮下，穿刺针稍向尾侧刺入（较前方向更垂直于皮肤），进针深度较触横突深度深 1 ~ 2cm 即达椎旁间隙，抽吸无血或液体即可注入局麻药 5 ~ 10ml。

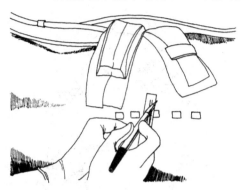

图 23 - 37　腰部椎旁阻滞的定位

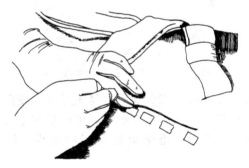

图 23 - 38　腰部椎旁阻滞的操作方法

（四）交感神经阻滞

1. 星状神经节阻滞

（1）解剖：星状神经节由颈交感神经节及 T_1 交感神经节融合而成，位于第 7 颈椎横突与第 1 肋骨颈部之间，常在第 7 颈椎体的前外侧面。靠近星状神经节的结构尚有颈动脉鞘、椎动脉、椎体、锁骨下动脉、喉返神经、脊神经及胸膜顶。

（2）操作：患者仰卧，肩下垫小枕，取头部轻度后仰。摸清胸锁乳突肌内侧缘及环状软骨，环状软骨外侧可触及第 6 颈椎横突前结节，过此结节作一条直线平行于前正中线，线下 1.5 ~ 2cm 作一标记，该标记即为第 7 颈椎横突结节。取 22G 5cm 穿刺针由该标记处垂直刺入，同时另一手指将胸锁乳突肌及颈血管鞘推向外侧，进针约 2.5 ~ 4.0cm 直至触到骨质，退针 2mm，回抽无血后注入 2ml 局麻药，观察有无神志改变，若无改变即可注入 5 ~ 10ml 局麻药。若阻滞有效，在 10 分钟内会出现 Horner 综合征，上臂血管扩张，偶有鼻塞。

（3）适应证：可用于各种头痛、雷诺氏病、冻伤、动静脉血栓形成、面神经麻痹、带状疱疹、突发性听觉障碍、视网膜动脉栓塞症等。

（4）并发症：①药物误注入血管引起毒性反应；②药液误注入蛛网膜下腔；③气胸；④膈神经阻滞；⑤喉返神经麻痹；⑥血肿。

2. 腰交感神经阻滞

（1）解剖：交感神经链及交感神经节位于脊神经之前，椎体前外侧。腰交感神经节中第2交感神经节较为固定，位于第2腰椎水平，只要在 L_2 水平注入少量局麻药即可阻滞支配下肢的所有交感神经节。

（2）直入法

1）定位：俯卧，腹部垫枕，使腰部稍隆起，扪清 L_2 棘突上、下缘，由其中点作一水平线，中点旁开5cm即为穿刺点，一般位于第2、3腰椎横突。

2）操作：取 10~15cm 22G 穿刺针由上述穿刺点刺入，与皮肤呈45°，直到触及横突，记录进针深度。然后退针至皮下，调整方向，使针更垂直于皮肤刺入，方向稍偏内，直至触及椎体，此时调整方向，使针稍向外刺入直到出现滑过椎体并向前方深入的感觉，即可停针，回抽无血和液体，注入试验剂量后3分钟，足部皮温升高3℃左右，然后注入 5~10ml 局麻药。

（3）侧入法：为减少以上操作方法对 L_2 脊神经根的损伤可采取侧入法。取 15cm 22G 穿刺针由 L_2 棘突中点旁开10cm朝向椎体刺入，触及骨质后，调整方向，稍向外刺入，直到出现滑过椎体而向前方深入的感觉，即可停针。用药方法同上。

（4）适应证：可用于治疗下肢、盆腔或下腹部恶性肿瘤引起的疼痛。

（5）并发症与椎旁阻滞相同。

3. 腹腔神经节阻滞

（1）解剖：自 $T_{5~12}$ 的交感神经节发出的节前纤维沿自身椎体外侧下行，分组组成内脏大神经、内脏小神经，各自下行至第12胸椎水平，穿膈脚入腹腔形成腹腔神经节。

（2）定位：摸清第1腰椎及第12胸椎棘突并作标记，摸清第12肋，在其下缘距正中线7cm处为穿刺点。

（3）操作：取 22G 15cm 穿刺针自上述穿刺点刺入，针尖朝向第12胸椎下方标记点，即穿刺点与标记点连线方向，与皮肤呈45°，缓慢进针，遇到骨质感后，记下进针深度，退针至皮下，改变针与皮肤角度，由45°增大到60°，再次缓慢进针，若已达前次穿刺深度，继续进针 1.5~2.0cm，滑过第1腰椎椎体到达椎体前方，回抽无血液，即可注入试验剂量，若无腰麻症状出现即注入 20~25ml 局麻药。由于穿刺较深，最好在 X 线透视下进行。阻滞完成后，容易出现血压下降，应作血压监测，并及时处理。

（4）适应证：可用于鉴别上腹部疼痛来源，缓解上腹部癌症引起的疼痛。

（尚书军）

第七节　神经刺激仪在神经阻滞中的应用

一、神经刺激仪的性能和原理

神经刺激仪（peripheral nerve stimulator，PNS）的出现使神经阻滞麻醉的临床应用范围进一步扩展。成功的 PNS 临床实践需要基于渊博的解剖学知识；其次，正确了解神经电刺激的原理并对其合理应用。采用神经刺激器定位技术已日渐普及，其原理是电刺激肢体的感觉运动混合神经，引发肢体相应肌群的运动反应，据此定位特定的外周神经。虽然神经刺激器主要用于定位运动神经，但其也能用于定位感觉神经，在这种情况下，需将刺激时间调节至 200～400ms。

应用神经刺激器并不要求穿刺针一定要与神经直接接触或穿透动脉来进行特定神经的定位。从理论上讲，应用神经刺激器可减少创伤性神经损伤、出血和局部麻醉药中毒的可能性。另外，应用神经刺激器能增加周围神经阻滞的特异性。刺激神经所诱发的反应可产生特定的肌肉运动，因此各神经能够被定位和阻滞，从而增加了神经阻滞的可靠性。目前人们已逐渐认识到，在周围神经阻滞时应用神经刺激器要比异感法更有价值。目前已有专门为周围神经阻滞而设计的神经刺激器，并配备有数字显示器。在刺激频率为 1～2Hz 时，可输出范围很宽的刺激电流（0～5mA），并能在低电流范围内进行精确的调控。神经刺激器并不像一般所认为的那样需要两个人来进行操作（其中一个人手持绝缘穿刺针来定位神经，另一位助手控制神经刺激器，并在确定被阻滞的神经后注入局部麻醉药），其实一位训练有素的操作者就足够了。为定位神经，在神经阻滞穿刺初期应将神经刺激器的刺激电流设定在 1～2mA，在诱发出所需的肌肉运动反应后，首先需要通过改变穿刺针的方向使运动反应的强度达到最大程度。随后逐步将神经刺激器的刺激电流降低至尽可能低的强度（≤0.6mA）。

神经刺激器定位外周神经的优点包括：①定位精确；②神经损伤小；③使神经阻滞麻醉的应用范围进一步扩展（腰丛，股神经，坐骨神经，肌间沟术后镇痛）；④提高阻滞成功率；⑤适合于麻醉初学者；⑥可在镇静或基础麻醉下进行阻滞，效果可靠（特别小儿、聋哑儿等）；⑦可行多点神经定位，提高麻醉效果；⑧可用于教学示教。

二、神经刺激仪在局部麻醉中的应用

神经刺激仪在局部麻醉中的作用主要是用于对神经干或神经丛定位，以弥补穿刺经验的不足，提高穿刺成功率。它的基本原理是将电刺激器产生的脉冲电流传送至穿刺针，当穿刺针接近神经干或神经丛时，就会引起神经纤维去极化。其中运动神经去极化表现为所支配肌肉收缩，根据肌肉收缩的强度和刺激电流强度的大小就可以判断穿刺针和神经干、丛的相对位置，从而在穿刺时无须寻找异感。

实际操作时按常规神经阻滞摆放体位、定位、消毒铺巾，进针后接刺激器。开始以 2mA 电流以确定是否接近神经。2mA 电流可使距离 1cm 的运动神经去极化。然后调节穿刺针方向、深度及刺激器电流，直至以最小电流（0.5～1mA）产生最大肌颤搐反应，说明穿刺针已接近神经，此时停针，回吸无血和液体后注入局麻药。

迅速成功定位神经主要取决于：能否保持穿刺针的位置稳定（即便是有经验的操作者也不容易做到）；首次操作能否将穿刺针定位于合适的深度，并找到其正确的方位。在很多情况下，此操作过程属试验性的，常会有错误发生。随着穿刺针和神经之间位置的改变，需要增加或降低刺激电流的强度。关键要记住的是，每次仅能改变其中一项参数，如穿刺的深度、穿刺针的角度或刺激电流的强度。一旦穿刺针位置正确，即可考虑注入局部麻醉药。此时，操作者应通过回抽试验来确定穿刺针是否在血管内。若回抽无血，注入局部麻醉药 1～2ml，此时肌肉颤动反应停止。注射局部麻醉药的操作通常是无痛的。若患者感觉到疼痛，则应停止在此点注入药物，因为将药物注入神经内可造成神经损伤。完成神经阻滞所需的时间不仅与操作者的经验有关，而且还与患者的自身情况（如病态性肥胖，运动受限）以及神经位置与解剖学标志之间关系的个体差异等有关。

在应用神经刺激器技术进行神经阻滞时，大多数情况下适合应用 B 型斜面绝缘穿刺针。负极与 B 型斜面绝缘穿刺针相连接（N－N：负极－穿刺针）；正极与患者相连接，并作为地线（P－P，正极－患者）。目前已有多种不同大小的穿刺针，需要根据神经的位置（深度）来选择所需穿刺针的型号。目前仅有为数不多的几个厂商生产采用神经刺激器进行神经阻滞所需的 B 型斜面绝缘穿刺针。在单次神经阻滞中运用神经刺激器时，最常使用 B 型斜面 Stimuplex 绝缘穿刺针，长度分别为 2.5cm、5cm、10cm 和 15cm。此外，采用连续注入法时，可应用 Contiplex Stimuplex 套管进行腋部、肌间沟、锁骨上、锁骨下、腕部、股部、腰丛和坐骨神经的定位。Contirtex 绝缘套管带有长度为 5cm、8.9cm 和 15cm 的穿刺针。为了满意控制穿刺针的方向以使其刺向正确的位置，认真选择穿刺针的型号非常重要。如果选择的穿刺针比实际要求的长，就会增加控制穿刺针方向的难度。

神经刺激器除可用于一般患者的神经干或神经丛定位外，更适用于那些不能合作及反应迟钝的患者，也能弥补初学神经干或神经丛阻滞的麻醉医师之经验欠缺。但也不能对它过分依赖，操作者仍须掌握局部解剖及操作技巧，以确定穿刺部位及穿刺方向，只有在穿刺针接近神经时神经刺激仪才能帮助定位。下面介绍几种常用的神经刺激仪引导下的神经阻滞方法。

（一）神经刺激仪引导下肌间沟臂丛阻滞（图 23－16，图 23－17）

连接在神经刺激仪上的穿刺针应该在锁骨上约 1cm 处，两触诊手指间，垂直于皮肤进针。神经刺激仪的初始刺激强度应设定在 0.8mA（2Hz，100～300μs）。穿刺针缓慢刺入，直到臂丛受到刺激（多数刺入深度约为 1～2cm）。以下肌肉的颤搐均表明刺激成功：胸肌、三角肌、肱三头肌、肱二头肌、手和前壁的任何颤搐。一旦臂丛的颤搐被引出的电流强度调低到 0.2～0.4mA，可缓慢注入 20～35ml 局麻药，注药过程中间断回抽，以防误入血管。

注意事项：

（1）关于神经刺激和异感在臂丛的定位上哪个更好、更安全、更精确的争论已经持续多年。事实上，由于臂丛在肌间沟处比较表浅，二者均未显示何者更有优势。

（2）以更大的电流（＞1mA）刺激臂丛会给患者带来更大的反应及不适。另外，某些无法预料的强烈反应会导致刺激针移动。

（3）关于臂丛神经刺激的最佳运动反应仍然存在争论。在我们的临床操作中发现，只要在同样的电流强度（0.2～0.4mA）下观察到刺激反应，前述各种颤搐在判断成功率上没有显著差异。

（4）当在 0.2mA 的电流强度下观察到刺激反应，就可以注入局麻药。但快速、大量注入局麻药可能导致药物进入硬膜外腔，甚至扩散进入蛛网膜下腔（全脊麻）。

（5）进行臂丛神经刺激时，要注意避免引起膈肌和斜方肌的颤搐。对这些颤搐的误判是导致阻滞失败的最常见原因。

（二）神经刺激仪引导下锁骨下臂丛阻滞（图 23－20，图 23－21）

神经刺激仪的初始刺激强度设定为 1.5mA。当穿刺针穿过皮下组织时，会观察到典型的胸肌局部颤搐。一旦这些颤搐消失，进针就要减慢直到观察到臂丛受刺激后产生的颤搐。

在 0.2 ~ 0.3mA 的刺激下观察到手部的颤搐（最好是正中神经受刺激后的颤搐）。

注意事项：

（1）肱二头肌或三角肌的颤搐不可取，因为腋神经分出的肌皮神经会在喙突处离开臂丛神经鞘。

（2）手的稳定和精准在这种阻滞中非常重要，因为在这个部位的臂丛神经鞘很薄，轻微的移动就可能导致局麻药注入到鞘外，从而导致阻滞起效慢且效果差。

（3）胸肌的颤搐表明针刺入过浅。一旦胸肌的收缩消失，就要缓慢进针，直至观察到臂丛受刺激引起的颤搐。这时进针的深度常常为 5 ~ 8cm。

（4）在胸肌颤搐发生后，刺激强度应减低至 1.0mA 以下，以减轻患者的不适。穿刺针要缓慢刺入或退出直至在 0.2 ~ 0.3mA 刺激下观察到手部颤搐。

（5）当电流强度在 0.3mA 以上，观察到颤搐后即注入局麻药会降低这种阻滞的成功率。

（6）当出现正中神经受刺激的反应后，只要手部颤搐被清楚引出，常常可同时观察到桡神经和尺神经受刺激的反应。

（三）神经刺激仪引导下腋路臂丛阻滞（图 23 – 18）

1. 体表标志 臂丛在腋窝的体表标志包括：腋动脉搏动、喙肱肌和胸大肌。

2. 操作 连接在神经刺激仪上的穿刺针在触诊手指的前方以 45° 向头侧刺入。神经刺激仪强度设定为 1mA。穿刺针缓慢进入，直至观察到臂丛受激的反应或出现异感。在大多数患者，刺入深度约为 1 ~ 2cm。一旦出现反应，可缓慢注入 35 ~ 40ml 局麻药并间断回抽，以防误入血管。

注意事项：

（1）臂丛的大概位置可以通过经皮神经刺激来确定。神经刺激仪电流设定为 4 ~ 5mA，神经探头固定在触诊手指前方的皮肤上，直至引出臂丛受刺激后产生的颤搐。

（2）我们使用神经刺激仪寻找单一的神经反应（即 0.2 ~ 0.4mA 刺激下的手部颤搐）。一旦观察到相应的颤搐就可以注入全量的局麻药。

（3）尽管多处刺激技术（即刺激寻找并阻滞臂丛每一个主要神经）可以提高成功率，但同时也增加了阻滞的时间和复杂性。

（4）当腋动脉在出现神经受刺激反应之前就被误入，此时不要继续寻找神经受刺激反应，而是直接刺穿血管并在动脉后方注入总量 2/3 的局麻药，并在动脉前方注入总量 1/3 的局麻药。

（四）神经刺激仪引导下股神经阻滞（图 23 – 33，图 23 – 34）

麻醉医师站在患者一侧，触及股动脉搏动。穿刺针沿股动脉外缘刺入。神经刺激仪设定为 1.0mA（2Hz，100 ~ 300μs）。如果穿刺位置正确，在穿刺针刺入的过程中不应引起任何局部颤动，首先出现的反应常常就是股神经本身。股神经支配数个肌群。0.2 ~ 0.5mA 刺激下观察到或触及股四头肌颤搐是最可靠的定位反应。

注意事项：

（1）股神经受刺激后最常见的反应是缝匠肌的收缩：表现为髌骨没有活动的情况下大腿上出现条状的收缩带。

（2）必须注意缝匠肌的颤动并不是可靠的定位征象，因为支配缝匠肌的分支可能已经位于股神经鞘外。

（3）当观察到缝匠肌颤动时，穿刺针只需要向外侧稍移动并继续进针数厘米即可。

（五）神经刺激仪引导下腰神经丛阻滞（图23-26，图23-27）

触诊手指固定好定位点的皮肤肌肉，并向下轻压以减少皮肤和神经的间距。在整个阻滞过程中，触诊手指不能移动，以便在必要的情况下精确地改变穿刺针的深度和方向。穿刺针以垂直皮肤的方向刺入。神经刺激仪设定为1.5mA。穿刺针刺入约数公分时，首先会观察到脊柱旁局部肌肉的颤动。穿刺针继续刺入，直至观察到股四头肌的颤动（通常刺入深度为6~8cm）。观察到这些颤动后，刺激电流需减小至0.3~0.5mA。此时如仍有明显股四头肌颤搐，缓慢注入约25~35ml局麻药，并间断回抽，以防误入血管。

注意事项：

（1）在0.3~0.5mA的刺激下观察到或触及股四头肌的颤动。

（2）由于神经根位于腰肌筋膜表面，因此成功的腰丛阻滞取决于局麻药在筋膜表面的扩散。由此，神经刺激的目的就是通过刺激某一个神经根来确定筋膜平面。

（3）腰丛阻滞时不应使用0.3mA以下的电流刺激　由于腰丛神经根表面包裹有比较厚的硬脊膜，因此在较低的电流下进行神经刺激会导致穿刺针误入硬脊膜。此时注入局麻药会使药物沿硬脊膜进入硬膜外甚至蛛网膜下腔，导致硬膜外麻醉或全脊麻。

（六）神经刺激仪引导下后路坐骨神经阻滞（图23-29，图23-30）

触诊手指必须稳定地固定在臀肌上并向下轻压以减少皮肤和神经间的距离。同时，食中两指间的皮肤应展平以保证阻滞过程中的精确性。由于臀部皮肤和软组织有很大的活动性，即使手指很小的移动都会造成穿刺针位置的变化，因此在整个阻滞过程中，该手都要固定不动。穿刺针以垂直于皮肤的方向刺入。神经刺激仪设定为1.5mA（2Hz，100~300μs），注意观察臀肌的颤动及坐骨神经受刺激的表现。随着穿刺针刺入，首先观察到臀肌的颤动。这表明针的位置仍然比较表浅。一旦臀肌颤动消失，就会观察到坐骨神经对刺激的敏锐表现（股后部肌群、腓肠肌、脚或足趾的颤动）。当观察到坐骨神经受刺激的初始表现后，可逐渐降低刺激电流，直至在0.2~0.5mA刺激下仍可观察到或触及颤动。此时刺入深度常常为5~8cm。回抽没有血液，可缓慢注入15~20ml局麻药。注射过程中有任何阻力都需将针拔出1mm，重新注射。如果存在持续的阻力，需将针完全拔出并冲洗，以免再次穿刺时针管堵塞。

注意事项：在0.2~0.5mA刺激下观察到或触及股后部肌群、腓肠肌、脚或足趾的颤动。

（七）神经刺激仪引导下前路坐骨神经阻滞（图23-39）

连接同侧髂前上棘与耻骨结节，过股动脉与该连线交点处作该连线垂线，该垂线远端3~4cm即为穿刺点。一只手固定住穿刺点皮肤并向下按压，以减少皮肤和神经间的距离。穿刺针垂直于皮肤刺入：神经刺激仪设定为1.5mA。当刺入约10~12cm深时，会出现典型的脚或足趾的颤动。回抽无血液，可缓慢注入20ml局麻药。出现任何注药阻力都必须立即停止注射，稍退后再重试。如出现持续的阻力则需拔出穿刺针，冲洗后再次穿刺。

注意事项：

（1）由于穿刺针要穿过肌肉，因此偶尔会被肌纤维堵塞。然而，当注射时出现阻力，不应总认为针被堵塞。正确的做法应该是退出穿刺针，冲洗后重新穿刺。

（2）在0.2~0.5mA刺激下观察到或触及腓肠肌、脚或足趾颤动。

（3）穿刺针刺入时股四头肌常常会出现局部颤动，此时穿刺针应该继续刺入。

（4）尽管穿刺针继续刺入时会担心损伤股神经，但这种忧虑只是理论上的。在这个穿刺水平上，股神经已经分成了细小、可移动的分支，不太可能被缓慢刺入的针尖斜面穿透。

（5）将足跟放置在床面上可能会影响脚的颤动，即使坐骨神经已经受到刺激仍无法表现出来。这一点可以通过将踝关节放在搁脚凳上或由助手不断按摩腓肠肌或跟腱来预防。

（6）由于支配股后部肌肉的分支会在穿刺水平上离开坐骨神经主干，因此股后部肌肉的颤动不能作为坐骨神经定位的可靠征象。

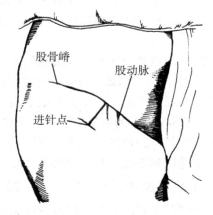

图 23-39　前路坐骨神经阻滞的穿刺点定位

（尚书军）

第二十四章

椎管内神经阻滞

第一节　蛛网膜下腔神经阻滞

蛛网膜下腔神经阻滞系把局麻药注入蛛网膜下腔，使脊神经根、背根神经节及脊髓表面部分产生不同程度的阻滞，常简称为脊麻。脊麻至今有近百年历史，大量的临床实践证明，只要病例选择得当，用药合理，操作准确，脊麻不失为一简单易行、行之有效的麻醉方法，对于下肢及下腹部手术尤为可取。

一、适应证和禁忌证

一种麻醉方法的适应证和禁忌证都存在相对性，蛛网膜下腔神经阻滞也不例外。在选用时，除参考其固有的适应证与禁忌证外，还应根据麻醉医师自己的技术水平、患者的全身情况及手术要求等条件来决定。

（一）适应证

1. 下腹部手术　如阑尾切除术、疝修补术。

2. 肛门及会阴部手术　如痔切除术、肛瘘切除术、直肠息肉摘除术、前庭大腺囊肿摘除术、阴茎及睾丸切除术等。

3. 盆腔手术　包括一些妇产科及泌尿外科手术，如子宫及附件切除术、膀胱手术、下尿道手术及开放性前列腺切除术等。

4. 下肢手术　包括下肢骨、血管、截肢及皮肤移植手术，止痛效果可比硬膜外神经阻滞更完全，且可避免止血带不适。

（二）禁忌证

（1）精神病、严重神经官能症以及小儿等不能合作的患者。

（2）严重低血容量的患者：此类患者在脊麻发生作用后，可能发生血压骤降甚至心搏骤停，故术前访视患者时，应切实重视失血、脱水及营养不良等有关情况，特别应衡量血容量状态，并仔细检查，以防意外。

（3）止血功能异常的患者：止血功能异常者包括血小板数量与质量异常以及凝血功能异常等，穿刺部位易出血，可导致血肿形成及蛛网膜下腔出血，重者可致截瘫。

（4）穿刺部位有感染的患者：穿刺部位有炎症或感染者，脊麻有可能将致病菌带入蛛网膜下腔引起急性脑脊膜炎的危险。

（5）中枢神经系统疾病，特别是脊髓或脊神经根病变者，麻醉后有可能后遗长期麻痹，疑有颅内高压患者也应列为禁忌。

（6）脊椎外伤或有严重腰背痛病史以及不明原因脊神经压迫症状者，禁用脊麻。脊椎畸形者，解剖结构异常，也应慎用脊麻。

（7）全身感染的患者慎用脊麻。

二、蛛网膜下腔神经阻滞穿刺技术

（一）穿刺前准备

1. 急救准备　在穿刺前备好急救设备和物品（麻醉机和氧气、气管插管用品等），以及药物（如麻黄碱和阿托品等）。

2. 麻醉前用药　用量不宜过大，应让患者保持清醒状态，以利于进行阻滞平面的调节。可于麻醉前 1h 肌肉注射苯巴比妥钠 0.1g（成人量），阿托品或东莨菪碱可不用或少用。除非患者术前疼痛难忍，麻醉前不必使用吗啡或哌替啶等镇痛药。氯丙嗪或氟哌利多等药不宜应用，以免导致患者意识模糊和血压剧降。

3. 无菌　蛛网膜下腔穿刺必须执行严格的无菌原则。所有的物品在使用前必须进行检查。

4. 穿刺点选择　为避免损伤脊髓，成人穿刺点应选择不高于 $L_{2～3}$，小儿应选择在 $L_{4～5}$。

5. 麻醉用具　穿刺针主要有两类：一类是尖端呈斜口状，可切断硬膜进入蛛网膜下腔，如 Quincke 针；另一类尖端呈笔尖式，可推开硬膜进入蛛网膜下腔，如 Sprotte 针和 Whitacre 针。应选择尽可能细的穿刺针，24～25G 较为理想，可减少穿刺后头痛的发生率。笔尖式细穿刺针已在临床上广泛应用，使腰麻后头痛的发生率大大降低。

（二）穿刺体位

蛛网膜下腔穿刺体位，一般可取侧卧位或坐位，以前者最常用（图 24 - 1）。

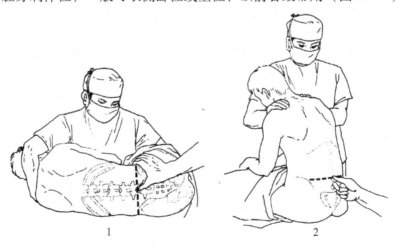

图 24 - 1　脊麻穿刺体位
1. 侧卧位；2. 坐位

1. 侧卧位　侧卧位时应注意脊柱的轴线是否水平。女性的髋部常比双肩宽，侧卧位时脊柱水平常倾向于头低位。男性相反。因此应该通过调节手术床使脊柱保持水平。取左侧或右侧卧位，两手抱膝，大腿贴近腹壁。头尽量向胸部屈曲，使腰背部向舌弓成弧形，以使棘突间隙张开，便于穿刺。背部与床面垂直，平齐手术台边沿。采用重比重液时，手术侧置于下方；采用轻比重液时，手术侧置于上方。

2. 坐位 臀部与手术台边沿相齐，两足踏于凳上，两手置膝，头下垂，使腰背部向后弓出。这种体位需有助手协助，以扶持患者保持体位不变。如果患者于坐位下出现头晕或血压变化等症状，应立即改为平卧，经处理后改用侧卧位穿刺。鞍区麻醉一般需要取坐位。

（三）穿刺部位和消毒范围

成人蛛网膜下腔常选用腰$_{2\sim3}$或腰$_{3\sim4}$棘突间隙，此处的蛛网膜下腔较宽，脊髓于此也已形成终丝，故无伤及脊髓之虞。确定穿刺点的方法是：取两侧髂嵴的最高点作连线，与脊柱相交处，即为第4腰椎或腰$_{3\sim4}$棘突间隙。如果该间隙较窄，可上移或下移一个间隙作穿刺点。穿刺前须严格消毒皮肤，消毒范围应上至肩胛下角，下至尾椎，两侧至腋后线。消毒后穿刺点处需铺孔巾或无菌单。

（四）穿刺方法

穿刺点可用1%～2%利多卡因作皮内、皮下和棘间韧带逐层浸润。常用的蛛网膜下腔穿刺术有以下两种。

1. 直入法 用左手拇、示两指固定穿刺点皮肤。将穿刺针在棘突间隙中点，与患者背部垂直，针尖稍向头侧作缓慢刺入，并仔细体会针尖处的阻力变化。当针穿过黄韧带时，有阻力突然消失"落空"感觉，继续推进常有第二个"落空"感觉，提示已穿破硬膜与蛛网膜而进入蛛网膜下腔。如果进针较快，常将黄韧带和硬膜一并刺穿，则往往只有一次"落空"感觉。这种"落空感"在老年患者常不明显。

2. 旁入法 于棘突间隙中点旁开1.5cm处作局部浸润。穿刺针与皮肤约成75°对准棘突间孔刺入，经黄韧带及硬脊膜而达蛛网膜下腔。本法可避开棘上及棘间韧带，特别适用于韧带钙化的老年患者或脊椎畸形或棘突间隙不清楚的肥胖患者。

针尖进入蛛网膜下腔后，拔出针芯即有脑脊液流出，如未见流出可旋转针干180°或用注射器缓慢抽吸。经上述处理仍无脑脊液流出者，应重新穿刺。穿刺时如遇骨质，应改变进针方向，避免损伤骨质。经3～5次穿刺而仍未能成功者，应改换间隙另行穿刺。

三、常用药物

（一）局麻药

蛛网膜下腔神经阻滞较常用的局麻药有普鲁卡因、丁卡因、布比卡因和罗哌卡因。其作用时间取决于脂溶性及蛋白结合力。短时间的手术可选择普鲁卡因，而长时间的手术（膝或髋关节置换术及下肢血管手术）可用布比卡因、丁卡因及罗哌卡因。普鲁卡因成人用量为100～150mg，常用浓度为5%，麻醉起效时间为1～5分钟，维持时间仅45～90分钟。布比卡因常用剂量为8～12mg，最多不超过20mg，一般用0.5%～0.75%浓度，起效时间需5～10分钟，可维持2～2.5小时。丁卡因常用剂量为10～15mg，常用浓度为0.33%，起效缓慢，需5～20分钟，麻醉平面有时不易控制，维持时间2～3小时，丁卡因容易被弱碱中和沉淀，使麻醉作用减弱，须注意。罗哌卡因常用剂量为5～10mg，常用浓度为0.375%～

0.5%，多采用盐酸罗哌卡因，甲磺酸罗哌卡因用于脊麻的安全性尚有待进一步证实，故而不推荐使用。

（二）血管收缩药

血管收缩药可减少局麻药血管吸收，使更多的局麻药物浸润至神经中，从而使麻醉时间延长。常用的血管收缩药有麻黄碱、肾上腺素及去氧肾上腺素（新福林）。常用麻黄碱（1：1 000）200~500μg（0.2~0.5ml）或新福林（1：100）2~5mg（0.2~0.5ml）加入局麻药中。但目前认为，血管收缩药能否延长局麻药的作用时间与局麻药的种类有关。丁卡因可使脊髓及硬膜外血管扩张、血流增加，将血管收缩药加入至丁卡因中，可使已经扩张的血管收缩，因而能延长作用时间；而布比卡因和罗哌卡因使脊髓及硬膜外血管收缩，药液中加入血管收缩药并不能延长其作用时间。麻黄碱、新福林作用于脊髓背根神经元 α 受体，也有一定的镇痛作用，与其延长麻醉作用时间也有关。因为剂量小，不会引起脊髓缺血，故血管收缩药被常规推荐加入局麻药中。

（三）药物的配制

除了血管收缩药外，尚可加入一些溶剂，以配成重比重液、等比重液或轻比重液以利药物的弥散和分布。重比重液其比重大于脑脊液，容易下沉，向尾侧扩散，常通过加5%葡萄糖溶液实现，重比重液是临床上常用的脊麻液。轻比重液其比重小于脑脊液，但由于轻比重液可能导致阻滞平面过高，目前已很少采用。5%普鲁卡因重比重液配制方法为：普鲁卡因150mg溶解于5%葡萄糖液2.7ml，再加0.1%肾上腺素0.3ml。丁卡因重比重液常用1%丁卡因、10%葡萄糖液及3%麻黄碱各1ml配制而成。布比卡因重比重液取0.5%布比卡因2ml或0.75%布比卡因2ml，加10%葡萄糖0.8ml及0.1%肾上腺素0.2ml配制而成。

四、影响阻滞平面的因素

阻滞平面是指皮肤感觉消失的界限。麻醉药注入蛛网膜下腔后，须在短时间内主动调节和控制麻醉平面达到手术所需的范围，且又要避免平面过高。这不仅关系到麻醉成败，且与患者安危有密切关系，是蛛网膜下腔神经阻滞操作技术中最重要的环节。

许多因素影响蛛网膜下腔神经阻滞平面（表24-1），其中最重要的因素是局麻药的剂量及比重、椎管的形状以及注药时患者的体位。患者体位和局麻药的比重是调节麻醉平面的两个主要因素，局麻药注入脑脊液中后，重比重液向低处移动，轻比重液向高处移动，等比重液即停留在注药点附近。所以坐位注药时，轻比重液易向头侧扩散，使阻滞平面过高；而侧卧位手术时（如全髋置换术），选用轻比重液可为非下垂侧提供良好的麻醉。但是体位的影响主要在5~10分钟内起作用，超过此时限，药物已与脊神经充分结合，体位调节的作用就会消失。脊椎的四个生理弯曲在仰卧位时，腰$_3$最高，胸$_6$最低（图24-2），如果经腰$_{2~3}$间隙穿刺注药，患者转为仰卧后，药物将沿着脊柱的坡度向胸段移动，使麻醉平面偏高；如果在腰$_{3~4}$或腰$_{4~5}$间隙穿刺，患者仰卧后，大部药液向骶段方向移动，骶部及下肢麻醉较好，麻醉平面偏低。因此腹部手术时，穿刺点宜选用腰$_{2~3}$间隙；下肢或会阴肛门手术时，穿刺点不宜超腰$_{3~4}$间隙。一般而言，注药的速度愈快，麻醉范围愈广；相反，注药速度愈慢，药物愈集中，麻醉范围愈小（尤其是低比重液）。一般以每5s注入1ml药物为适宜。穿刺针斜口方向（Whiteacare针）对麻醉药的扩散和平面的调节有一定影响，斜口方向向头侧，麻醉平面易升高；反之，麻醉平面不易过多上升。局麻药的剂量对阻滞平面影响不大，Lambert（1989）观察仰卧位时应用不同剂量的局麻药，由于重比重液的下沉作用，均能达到相同的阻滞平面，但低剂量的阻滞强度和作用时间都低于高剂量组。

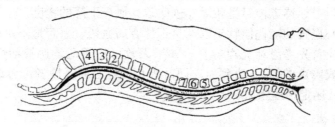

图 24 - 2　脊柱的生理弯曲与药物移动的关系

表 24 - 1　影响蛛网膜下腔神经阻滞平面的因素

一、患者情况	抽液加药注射
年龄	三、脑脊液因素
身高	脑脊液组成
体重	循环
性别	容量
腹内压	压力
脊柱的解剖结构	密度
体位	四、局麻药因素
二、穿刺技术	局麻药比重
穿刺点	局麻药体积
针头方向	局麻药浓度
斜面方向	局麻药注入量
注射速度	辅助用的血管收缩药

　　具体实际操作中，有人建议以腰$_1$阻滞平面为界：阻滞平面在腰$_1$以上，应选择重比重液，因这些患者转为水平仰卧位时，由于重力作用局麻药下沉到较低的胸段（胸$_6$），可达满意的阻滞效果；而需阻滞腰$_1$以下平面，可选用等比重液，因局麻药停留在注药部位，使阻滞平面不致过高。在确定阻滞平面时，除了阻滞支配手术部位的皮区神经外，尚需阻滞支配手术的内脏器官的神经，如全子宫切除术，阻滞手术部位皮区的神经达胸$_{12}$即可，但阻滞支配子宫的神经需达胸$_{11}$、胸$_{10}$，而且术中常发生牵拉反射，要阻滞该反射，阻滞平面需达胸$_6$，所以术中阻滞平面达胸$_6$，方能减轻患者的不适反应。

五、麻醉中的管理

　　蛛网膜下腔神经阻滞后，可能引起一系列生理扰乱，其程度与阻滞平面有密切关系。平面愈高，扰乱愈明显。因此，需切实注意平面的调节，密切观察病情变化，并及时处理。

（一）血压下降和心率缓慢

　　蛛网膜下腔神经阻滞平面超过胸$_4$后，常出现血压下降，多数于注药后 15～30 分钟发生，同时伴心率缓慢，严重者可因脑供血不足而出现恶心呕吐、面色苍白、躁动不安等症状。这类血压下降主要是由于交感神经节前神经纤维被阻滞，使小动脉扩张，周围阻力下降，加之血液淤积于周围血管系，静脉回心血量减少，心排血量下降而造成。心率缓慢是由于交感神经部分被阻滞，迷走神经呈相对亢进所致。血压下降的程度，主要取决于阻滞平面的高低，但与患者心血管功能代偿状态以及是否伴有高血压、血容量不足或酸中毒等情况有密切关系。处理上应首先考虑补充血容量，如果无效可给予适量血管活性药物（苯肾上腺素、去甲肾上腺素或麻黄碱等），直到血压回升为止。对心率缓慢者可考虑静脉注射阿托品 $0.25 \sim 0.3$ mg 以降低迷走神经张力。

（二）呼吸抑制

因胸段脊神经阻滞引起肋间肌麻痹，可出现呼吸抑制，表现为胸式呼吸微弱，腹式呼吸增强，严重时患者潮气量减少，咳嗽无力，不能发声，甚至发绀，应迅速有效吸氧。如果发生全脊麻而引起呼吸停止、血压骤降或心搏骤停，应立即施行气管内插管人工呼吸、维持循环等措施进行抢救。

（三）恶心呕吐

主要诱因包括：①血压骤降，脑供血骤减，兴奋呕吐中枢；②迷走神经功能亢进，胃肠蠕动增加；③手术牵引内脏。一旦出现恶心呕吐，应检查是否有麻醉平面过高及血压下降，并采取相应措施；或暂停手术以减少迷走刺激；或施行内脏神经阻滞，一般多能收到良好效果。若仍不能制止呕吐，可考虑使用异丙嗪或氟哌利多等药物镇吐。

六、连续蛛网膜下腔神经阻滞

连续蛛网膜下腔神经阻滞现已少有。美国食品品监督管理局（FDA）于 1992 年停止了连续硬膜外导管在蛛网膜下腔神经阻滞中的临床应用。

（朱雅萍）

第二节　硬膜外间隙神经阻滞

将局麻药注入硬脊膜外间隙，阻滞脊神经根，使其支配的区域产生暂时性麻痹，称为硬膜外间隙神经阻滞，简称为硬膜外神经阻滞。

硬膜外神经阻滞有单次法和连续法两种。单次法系穿刺后将预定的局麻药全部陆续注入硬膜外间隙以产生麻醉作用。此法缺乏可控性，易发生严重并发症，故已罕用。连续法是在单次法基础上发展而来，通过穿刺针，在硬膜外间隙留置一导管，根据病情、手术范围和时间，分次给药，使麻醉时间得以延长，并发症明显减少。连续硬膜外神经阻滞已成为临床上常用的麻醉方法之一。

根据脊神经阻滞部位不同，可将硬膜外神经阻滞分为高位、中位、低位及骶管阻滞。

一、适应证及禁忌证

（一）适应证

1. 外科手术　因硬膜外穿刺上至颈段、下至腰段，通过给药可阻滞这些脊神经所支配的相应区域，所以理论上讲，硬膜外神经阻滞可用于除头部以外的任何手术。但从安全角度考虑，硬膜外神经阻滞主要用于腹部及其以下部位的手术，包括泌尿、妇产及下肢手术。颈部、上肢及胸部虽可应用，但管理困难。此外，凡适用于蛛网膜下腔神经阻滞的手术，同样可采用硬膜外神经阻滞麻醉。

2. 镇痛　包括产科镇痛、术后镇痛及一些慢性疼痛的镇痛常用硬膜外阻滞。硬膜外神经阻滞是分娩镇痛最有效的方法，通过腰部硬膜外神经阻滞，可阻滞支配子宫的交感神经，从而减轻宫缩疼痛；通过调节局麻药浓度或加入阿片类药物，可调控阻滞强度（尤其是运动神经）；而且不影响产程的进行；即便要行剖宫产或行产钳辅助分娩，也可通过调节局麻药的剂量和容量来达到所需的阻滞平面；对于有妊娠高血压的患者，硬膜外神经阻滞尚可帮助调控血压。硬膜外联合应用局麻药和阿片药，可产生最好的镇痛作用及最少的并发症，是术后镇痛的常用方法。硬膜外给予破坏神经药物，可有效缓解癌症疼痛。硬膜外应用局麻药及激素，可治疗慢性背痛，但其长远的效果尚不确切。

（二）禁忌证

蛛网膜下腔神经阻滞的禁忌证适用于硬膜外腔神经阻滞。

二、穿刺技术

（一）穿刺前准备

硬膜外神经阻滞的局麻药用量较大，为预防中毒反应，麻醉前可给予巴比妥类或苯二氮䓬类药物；对阻滞平面高、范围大或迷走神经兴奋型患者，可同时加用阿托品，以防心率减慢，术前有剧烈疼痛者可适量使用镇痛药。

硬膜外穿刺用具包括：连续硬膜外穿刺针（一般为 Tuohey 针）及硬膜外导管各一根、15G 粗注射针头一枚（供穿刺皮肤用）、内径小的玻璃接管一个以观察硬膜外负压、5ml 和20ml 注射器各一副、50ml 的药杯两只以盛局麻药和无菌注射用水、无菌单两块、纱布钳一把、纱布及棉球数个，以上物品用包扎布包好，进行高压蒸气灭菌。目前，硬膜外穿刺包多为一次性使用。此外，为了防治全脊麻，须备好气管插管设备，给氧设备及其他急救用品。

（二）穿刺体位及穿刺部位

穿刺体位有侧卧位及坐位两种，临床上主要采用侧卧位，具体要求与蛛网膜阻滞法相同。穿刺点应根据手术部位选定，一般取支配手术范围中央的相应棘突间隙。通常上肢穿刺点在胸$_{3\sim4}$棘突间隙，上腹部手术在胸$_{8\sim10}$棘突间隙，中腹部手术在胸$_{9\sim11}$棘突间隙，下腹部手术在胸$_{12}$至腰$_2$棘突间隙，下肢手术在腰$_{3\sim4}$棘突间隙，会阴部手术在腰$_{4\sim5}$间隙，也可用骶管麻醉。确定棘突间隙，一般参考体表解剖标志。如颈部明显突出的棘突为颈$_7$棘突；两侧肩胛岗联线交于胸$_3$棘突；两侧肩胛下角联线交于胸$_7$棘突；两侧髂嵴最高点联线交于腰$_4$棘突或腰$_{3\sim4}$棘突间隙。

（三）穿刺方法及置管

硬膜外间隙穿刺术有直入法和旁入法两种。颈椎、胸椎上段及腰椎的棘突相互平行，多主张用直入法；胸椎的中下段棘突呈叠瓦状，间隙狭窄，穿刺困难时可用旁入法。老年人棘上韧带钙化、脊柱弯曲受限制者，一般宜用旁入法。直入法、旁入法的穿刺手法同蛛网膜下腔神经阻滞的穿刺手法，针尖所经的组织层次也与脊麻时相同，如穿透黄韧带有阻力骤失感，即提示已进入硬膜外间隙。

穿刺针穿透黄韧带后，根据阻力的突然消失、推注无菌注射用水或盐水无阻力、负压的出现以及无脑脊液流出等现象，即可判断穿刺针已进入硬膜外间隙。临床上一般穿刺到黄韧带时，阻力增大有韧感，此时可将针芯取下，用一内含约 2ml 无菌注射用水或盐水和一个小气泡（约 0.25ml）的 3～5ml 玻璃注射器与穿刺针衔接，当推动注射器芯时即感到有弹回的阻力感（图 24－3）且小气泡受压缩小，此后边进针边推动注射器芯试探阻力，一旦突破黄韧带则阻力消失，犹如"落空感"，同时注液毫无阻力，表示针尖已进入硬膜外间隙。临床上也可用负压法来判断硬膜外间隙，即抵达黄韧带后，拔出针芯，于针尾置一滴液体（悬滴法）或于针尾置一盛有液体的玻璃接管（玻管法），当针尖穿透黄韧带而进入硬膜外间隙时，悬滴（或管内液体）被吸入，这种负压现象于颈胸段穿刺时比腰段更为明显。除上述两项指标外，临床上还有多种辅助试验方法用以确定硬膜外间隙，包括抽吸试验（硬膜外间隙抽吸无脑脊液）、正压气囊试验（正压气囊进入硬膜外间隙而塌陷）及置管试验（在硬膜外间隙置管无阻力）。试验用药也可初步判断是否在硬膜外间隙。

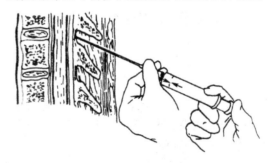

图 24－3　用注射器试探阻力

确定针尖已进入硬膜外间隙后，即可经针蒂插入硬膜外导管。插管前应先测量皮肤至硬膜外间隙的距离，然后即行置管，导管再进入硬膜外腔 4～6cm. 然后边拔针边固定导管，直至将针退出皮肤，在拔针过程中不要随意改变针尖的斜口方向，并切忌后退导管以防斜口割断导管。针拔出后，调整导管在硬膜外的长度，使保留在硬膜外的导管长度在 2～3cm；如需要术后镇痛或产科镇痛时，该硬膜外导管长度可为 4～6cm。然后在导管尾端接上注射器，注入少许生理盐水，如无阻力，并回吸无血或脑脊液，即可固定导管。置管过程中如患者出现肢体异感或弹跳，提示导管已偏于一侧而刺激脊神经根，为避免脊神经损害，应将穿刺针与导管一并拔出，重新穿刺置管。如需将导管退出重插时，须将导管与穿刺针一并拔出。如导管内有全血流出，经冲洗无效后，应考虑另换间隙穿刺。

（四）硬膜外腔用药

用于硬膜外神经阻滞的局麻药应该具备弥散性强、穿透性强、毒性小，且起效时间短、维持时间长等特点。目前常用的局麻药有利多卡因、丁卡因、布比卡因和罗哌卡因等。利多卡因起效快，5～10 分钟即可发挥作用，在组织内浸透扩散能力强，所以阻滞完善，效果好，常用 1%～2% 浓度，作用持续时间为 1.5 小时，成年人一次最大用量为 400mg。丁卡因常用浓度为 0.25%～0.33%，10～15 分钟起效，维持时间达 3～4 小时，一次最大用量为 60mg。布比卡因常用浓度为 0.5%～0.75%，4～10 分钟起效，可维持 4～6 小时，但肌肉松弛效果只有 0.75% 溶液才满意。

罗哌卡因是第一个纯镜像体长效酰胺类局麻药。等浓度的罗哌卡因和布比卡因用于硬膜外神经阻滞所产生的感觉神经阻滞近似，而对运动神经的阻滞前者则不仅起效慢、强度差且有效时间也短。所以在外科手术时为了增强对运动神经的阻滞作用，可将其浓度提高到 1%，总剂量可用至 150 ~ 200mg，10 ~ 20 分钟起效，持续时间为 4 ~ 6 小时。鉴于罗哌卡因的这种明显的感觉 - 运动阻滞分离特点，临床上常用罗哌卡因硬膜外神经阻滞作术后镇痛及无痛分娩。常用浓度为 0.2%，总剂量可用至 12 ~ 28mg/h。

氯普鲁卡因属于酯类局部麻醉药，是一种相对较安全的局部麻醉药，应用于硬膜外腔阻滞常用浓度为 2% ~ 3%。其最大剂量在不加入肾上腺素时为 11mg/kg，总剂量不超过 800mg；加入肾上腺素时为 14mg/kg，总剂量不超过 1 000mg。

左旋布比卡因属于酰胺类局部麻醉药，作用时间长。应用于硬膜外的浓度为 0.5% ~ 0.75%，最大剂量为 150mg。

局麻药中可加用肾上腺素，以减慢其吸收，延长作用时间。肾上腺素的浓度，应以达到局部轻度血管收缩而无明显全身反应为原则。一般浓度为 1：200 000 ~ 400 000，如 20ml 药液中可加 0.1% 肾上腺素 0.1ml，高血压患者应酌减。

决定硬膜外神经阻滞范围的最主要因素是药物的容量，而决定阻滞强度及作用持续时间的主要因素则是药物的浓度。根据穿刺部位和手术要求的不同，应对局麻药的浓度作不同的选择。以布比卡因为例，用于颈胸部手术，以 0.25% 为宜，浓度过高可引起膈肌麻痹；用于腹部手术，为达到腹肌松弛要求，常需用 0.75% 浓度。此外，浓度的选择与患者全身情况有关，健壮患者所需的浓度宜偏高，虚弱或年老患者，浓度要偏低。

为了取长补短，临床上常将长效和短效局麻配成混合液，以达到起效快而维持时间长的目的，常用的配伍是 1% 利多卡因和 0.15% 丁卡因混合液，可加肾上腺素 1：200 000。

穿刺置管成功后，即应注入试验剂量如利多卡因 40 ~ 60mg，或布比卡因或罗哌卡因 8 ~ 10mg，目的在于排除误入蛛网膜下腔的可能；此外，从试验剂量所出现的阻滞范围及血压波动幅度，可了解患者对药物的耐受性以指导继续用药的剂量。观察 5 ~ 10 分钟后，如无蛛网膜下腔神经阻滞征象，可每隔 5 分钟注入 3 ~ 5ml 局麻药，直至阻滞范围满足手术要求为止；此时的用药总和即首次总量，也称初量，一般成年患者需 15 ~ 20ml。最后一次注药后 10 ~ 15 分钟，可追求初量的 20% ~ 25%，以达到感觉阻滞平面不增加而阻滞效果加强的效果。之后每 40 ~ 60 分钟给予 5 ~ 10ml 或追加首次用量的 1/2 ~ 1/3，直至手术结束。

三、硬膜外神经阻滞的管理

（一）影响阻滞平面的因素

1. 药物容量和注射速度　容量愈大，阻滞范围愈广，反之，则阻滞范围窄。临床实践证明，快速注药对扩大阻滞范围的作用有限。

2. 导管的位置和方向　导管向头侧时，药物易向头侧扩散；向尾侧时，则可多向尾侧扩散 1 ~ 2 个节段，但仍以向头侧扩散为主。如果导管偏于一侧，可出现单侧麻醉，偶尔导管进入椎间孔，则只能阻滞数个脊神经根。

3. 患者的情况　婴幼儿、老年人硬膜外间隙小，用药量需减少。妊娠后期，由于下腔静脉受压，硬膜外间隙相对变小，药物容易扩散，用药量也需减少。某些病理因素，如脱水、血容量不足等，可加速药物扩散，用药应格外慎重。

（二）术中管理

硬膜外间隙注入局麻药 5～10 分钟内，在穿刺部位的上下各 2、3 节段的皮肤支配区可出现感觉迟钝；20 分钟内阻滞范围可扩大到所预期的范围，麻醉也趋完全。针刺皮肤测痛可得知阻滞的范围和效果。除感觉神经被阻滞外，交感神经、运动神经也被阻滞，由此可引起一系列生理扰乱。同脊麻一样，最常见的是血压下降、呼吸抑制和恶心呕吐。因此术中应注意麻醉平面，密切观察病情变化，及时进行处理。

四、骶管神经阻滞

骶管神经阻滞是经骶裂孔穿刺，注局麻药于骶管腔以阻滞骶脊神经，是硬膜外神经阻滞的一种方法，适用于直肠、肛门会阴部手术，也可用于婴幼儿及学龄前儿童的腹部手术。

骶裂孔和骶角是骶管穿刺点的重要解剖标志，其定位方法是：先摸清尾骨尖，沿中线向头端方向摸至约 4cm 处（成人），可触及一个有弹性的凹陷，即为骶裂孔，在孔的两旁可触到蚕豆大的骨质隆起，是为骶角。两骶角联线的中点，即为穿刺点（图 24－4）。髂后上棘联线在第二骶椎平面，是硬脊膜囊的终止部位，骶管穿刺针如果越过此联线，即有误入蛛网膜下腔而发生全脊麻的危险。

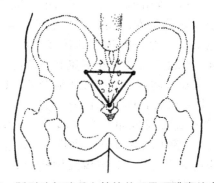

图 24－4　骶裂孔与髂后上棘的关系及硬膜囊终点的部位

骶管穿刺术：可取侧卧位或俯卧位。侧卧位时，腰背应尽量向后弓曲，双膝屈向腹部。俯卧位时，髋部需垫厚枕以抬高骨盆，暴露骶部。于骶裂孔中心作皮内小丘，将穿刺针垂直刺进皮肤，当刺到骶尾韧带时有弹韧感觉，稍作进针有阻力消失感觉。此时将针干向尾侧方向倾倒，与皮肤呈 30°～45°，顺势推进约 2cm，即可到达骶管腔。接上注射器，抽吸无脑脊液，注射带小气泡的生理盐水无阻力，也无皮肤隆起，证实针尖确在骶管腔内，即可注入试验剂量。观察无蛛网膜下腔神经阻滞现象后，可分次注入其余液。

骶管穿刺成功的关键，在于掌握好穿刺针的方向。如果针与皮肤角度过小，即针体过度放平，针尖可在骶管的后壁受阻；若角度过大，针尖常可触及骶管前壁。穿刺如遇骨质，不宜用暴力，应退针少许，调整针体倾斜度后再进针，以免引起剧痛和损伤骶管静脉丛。

骶管有丰富的静脉丛，除容易穿刺损伤出血外，对局麻药的吸收也快，故较易引起轻重不等的毒性反应。此外，当抽吸有较多回血时，应放弃骶管阻滞，改用腰部硬膜外神经阻滞。约有 20% 正常人的骶管呈解剖学异常，骶裂孔畸形或闭锁者占 10%，如发现有异常，不应选用骶管阻滞。鉴于传统的骶管阻滞法，针的方向不好准确把握，难免阻滞失败。近年来对国人的骶骨进行解剖学研究，发现自骶$_4$至骶$_2$均可裂开，故可采用较容易的穿刺方法，与腰部硬膜外神经阻滞法相同，在骶$_2$平面以下先摸清骶裂孔，穿刺针自中线垂直进针，易进入骶裂孔。改进的穿刺方法失败率减少，并发症发生率也降低。

（朱雅萍）

第三节　腰－硬联合神经阻滞

联合蛛网膜下腔与硬膜外腔麻醉（combined spinal and epidural anesthesia，CSEA），也简称为腰－硬联合神经阻滞或腰硬联合麻醉，是将蛛网膜下腔阻滞与硬膜外腔阻滞联合使用的麻醉技术。CSEA 既具有脊麻起效快、效果确切、局麻药用量小的优点，又有硬膜外腔阻滞可连续性、便于控制平面和可用作术后镇痛的优点。主要用于下腹部及下肢手术的麻醉与镇痛，尤其是产科麻醉与镇痛。

一、适应证与禁忌证

（一）适应证

CSEA 适用于分娩镇痛、剖宫产手术以及其他下腹部与下肢手术。

（二）禁忌证

凡有脊麻或（和）硬膜外腔阻滞禁忌证的患者均不适合选用 CSEA。

二、常用的 CSEA 技术

CSEA 技术主要有两种：两点穿刺法与单点穿刺法：两点穿刺技术（double－segment technique DST）是在腰段不同间隙分别实施硬膜外穿刺置管和蛛网膜下腔阻滞，是由 Curelaru 于 1979 年首先报道，目前已很少使用。单点穿刺技术（single－segment technique，SST）于 1982 年用于临床，该技术使用硬膜外穿刺针置入硬膜外腔，然后从硬膜外穿刺针头端侧孔（也称为背眼，back eye）或直接从硬膜外穿刺针内腔插入细的脊髓麻醉针穿破硬膜后进入蛛网膜下腔实施脊髓麻醉。SST 是目前实施 CSEA 的通用方法。

目前国内外市场供应有一次性 CSEA 包，其中有 17G 硬膜外穿刺针，有的针距其头端约 1cm 处有一侧孔，蛛网膜下腔穿刺针可经侧孔通过。蛛网膜下腔穿刺针一般为 25～26G，以尖端为笔尖式为宜，如 Sprotte 针或 Whitacre 针。蛛网膜下腔穿刺针完全置入硬膜外穿刺针后突出硬膜外穿刺针尖端一般约 1.1～1.2cm。

穿刺间隙可为 $L_{2～3}$ 或 $L_{3～4}$。常规先行硬膜外腔穿刺，当硬膜外穿刺针到达硬膜外腔后，再经硬膜外穿刺针置入 25～26G 的蛛网膜下腔穿刺针，后者穿破硬膜时多有轻微的突破感，此时拔出蛛网膜下腔穿刺针针芯后有脑脊液缓慢流出。经蛛网膜下腔穿刺针注入局麻药至蛛网膜下腔后，拔出蛛网膜下腔穿刺针，然后经硬膜外穿刺针置入硬膜外导管，留置导管 3～4cm，退出硬膜外穿刺针，妥善固定导管。

三、CSEA 的用药方案

CSEA 的用药方案可因分娩镇痛或手术要求而有所不同。CSEA 用于分娩镇痛，以下介绍 CSEA 用于成人下腹部和下肢手术的用药方案。

(一) 脊髓麻醉的用药

可选用 0.5% ~0.75% 布比卡因，宜控制在 10mg 以内，可加入芬太尼 25μg。

(二) 硬膜外阻滞的用药

当脊髓麻醉 15 分钟以后，如果平面低于 T8 或未达到手术要求的阻滞水平、或单纯脊髓麻醉不能满足较长时间手术的要求或考虑硬膜外镇痛时，则需要经硬膜外导管给药。

(1) 试验剂量：脊髓麻醉后 15 分钟，平面低于 T8 或未达到手术要求的阻滞水平，可经硬膜外导管给予 2% 利多卡因 1.5ml，观察 5 分钟。

1) 如果平面上升仅为约两个脊椎平面，提示硬膜外导管位置合适。

2) 如果导管在蛛网膜下隙，则阻滞平面升高明显，但该试验剂量一般不会引起膈肌麻痹。

(2) 确认硬膜外导管在硬膜外腔后可每 5 分钟给予 2% 利多卡因 3ml，直至阻滞达到理想平面。一般每次升高 1 ~2 个脊椎平面。

(3) 90 ~ 120 分钟后可考虑经硬膜外导管追加局麻药，如 2% 利多卡因或 0.5% ~ 0.75% 布比卡因 5 ~8ml。

四、注意事项

(1) 如果脊髓麻醉平面能满足整个手术要求，则术中硬膜外腔不需要给药，或仅作为术后镇痛。

(2) 硬膜外导管可能会经脊髓麻醉穿刺孔误入蛛网膜下腔，此时可能有脑脊液经导管流出。上述试验剂量可初步判断导管是否在蛛网膜下腔，因此启用硬膜外阻滞或镇痛时必须给予试验剂量，并且每次经硬膜外导管给药时均须回抽确认有无脑脊液。

(3) CSEA 时脊髓麻醉用药量以及硬膜外阻滞用药量均较小，但是阻滞平面往往较单纯脊髓麻醉或硬膜外阻滞的范围广。主要原因可能包括：①硬膜外腔穿刺后硬膜外腔的负压消失，使脊膜囊容积缩小，促使脑脊液内局麻药易于向头侧扩散；②注入硬膜外腔的局麻药挤压硬脊膜，使腰骶部蛛网膜下腔的局麻药随脑脊液向头侧扩散；③注入硬膜外腔的局麻药经硬脊膜破损孔渗入蛛网膜下腔（称为渗漏效应）；④体位改变等。研究提示，前两个因素可能是 CSEA 时平面容易扩散的主要原因。

(4) 硬膜外腔置管困难，导致脊髓麻醉后恢复仰卧位体位延迟，结果出现单侧脊髓麻醉或脊髓麻醉平面过高或过低。一般要求蛛网膜下腔注药后 3 ~4 分钟内应完成硬膜外腔置管。

(5) CSEA 时可出现单纯脊髓麻醉或硬膜外阻滞可能出现的并发症，同样需引起高度重视。

（朱雅萍）

第二十五章

吸入全身麻醉技术

第一节 吸入麻醉的实施

一、吸入麻醉的诱导

（一）良好的麻醉诱导要求

（1）用药简单无不良反应。

（2）生命体征平稳。

（3）具有良好的顺行性遗忘、止痛完全、肌肉松弛。

（4）内环境稳定、内分泌反应平稳。

（5）利于麻醉维持等。

（二）吸入麻醉的诱导方法

1. **慢诱导法** 即递增吸入麻醉药浓度。具体实施：麻醉诱导前常规建立静脉通道；将面罩固定于患者的口鼻部，吸氧去氮后打开麻醉挥发罐，开始给予低浓度的吸入麻醉药，每隔一段时间缓慢增加全麻药的浓度至所需麻醉深度 MAC，同时检测患者对外界刺激的反应。如果需要可插入口咽或鼻咽通气导管，以维持呼吸道通畅。浓度递增式慢诱导法可使麻醉诱导较平稳，但同时诱导时间延长，增加兴奋期出现意外的可能性。

2. **快诱导法** 即吸入高浓度麻醉药。具体实施：建立静脉通道，使用面罩吸纯氧去氮，然后吸入高浓度气体麻醉药，在患者意识丧失后可用呼吸气囊加压吸入麻醉气体，但压力不宜过高，避免发生急性胃扩张引发呕吐甚至导致误吸。直至达到所需麻醉深度。快速诱导中若使用高浓度、具有刺激性（如异氟醚）吸入麻醉药，可出现呛咳、分泌物异常增加以及喉痉挛等反应，伴有脉搏血氧饱和度（SpO_2）一过性下降。

3. **诱导时间的长短** 主要取决于新鲜气流的大小及不同个体对麻醉气体和氧的摄取率。起始阶段可因下列因素缩短。

（1）适当大的新鲜气流以加速去氮及麻醉药的吸入。

（2）选择合适的吸入麻醉药（对呼吸道刺激小、血/气分配系数低者）。

（3）快速增加吸入麻醉药浓度，以加速其达到预定浓度。

（4）逐步减少新鲜气流量。

4. **小儿吸入麻醉诱导** 吸入麻醉药在小儿诱导中有避免肌肉及静脉注射时的哭闹，诱导平稳、迅速等优点；但在诱导过程中，由于小儿合作性差，故诱导时需特殊处理。

（1）术前用药可使小儿较容易接受面罩诱导，可保持患儿在安静状态下自主呼吸吸入麻醉药。

（2）药物选择：七氟烷血/气分配系数低，诱导迅速，且无明显气道刺激性，气味较易被小儿接受，麻醉诱导迅速，是目前进行小儿吸入全麻诱导的较佳选择。地氟烷血/气分配系数较七氟烷低，但对呼吸道有刺激性，单独诱导时容易发生呛咳，屏气，甚至喉痉挛。异氟烷对呼吸道刺激性最大，同样可引起呛咳，屏气，喉或支气管痉挛，不宜用于小儿麻醉诱导。恩氟烷与异氟烷是同分异构体，其为强效吸入全麻药，对呼吸道刺激性较小且能扩张支气管，哮喘患儿亦可选择。但恩氟烷对呼吸、循环抑制程度较重，且高浓度下可诱发脑电图棘波，故诱导时尽量避免。氟烷无刺激性，药效强，在早期常用于小儿诱导，但其血/气分配系数高，起效慢，且对器官存在毒性作用，故已少用。

（3）注意事项

1）小儿合作性差，对面罩扣压存在恐惧感，术前用药可使其较易接受；较大患儿则在实施过程中给予安慰以及提示。

2）在患儿进入深度镇静状态下，可适当手控加压通气，使其迅速进入麻醉状态，避免兴奋期躁动及呕吐等不利因素加重诱导风险。

3）小儿宜选择快诱导法，缩短诱导时间，减少诱导期间出现的各种并发症。

二、吸入麻醉的维持和苏醒

（一）吸入麻醉的维持

应注意吸入麻醉诱导与维持间的衔接，并力求平稳过渡。气管插管后立即给予肌松药，同时可吸入 30%～50% N_2O 及 0.8～1.3MAC 挥发性麻醉药。吸入麻醉期间应保持患者充分镇静、无痛、良好的肌松，遏制应激反应，血流动力学平稳。吸入麻醉药本身虽具有肌松作用，但为满足重大或特殊手术所需的良好肌松，如单纯加深吸入麻醉深度以求达到所需的肌松程度，可能导致麻醉过深、循环过度抑制。此时需静脉定时注射肌松药以维持适当肌松。挥发性麻醉药与非去极化肌松药合用时可产生协同作用，明显强化非去极化肌松药的阻滞效应，故二者合用时应适当减少肌松药的用量。

（二）因人按需调控吸入麻醉深度

术中应根据术前用药剂量与种类及个体反应差异、患者基础情况、手术特点与术中对手术伤害性刺激的反应程度予以调控麻醉深度，维持平稳的麻醉需以熟练掌握麻醉药理学特性为基础，并充分了解手术操作步骤，能提前 3～5min 预测手术刺激强度，及时调整麻醉深度，满足手术要求。目前低流量吸入麻醉是维持麻醉的主要方法。在不改变患者分钟通气量时，深度麻醉的调控主要通过调节挥发罐浓度刻度和增加新鲜气流量。

（三）吸入麻醉后苏醒

术毕应尽快促使患者苏醒，恢复自主呼吸及对刺激的反应，尤其呼吸道保护性反射，以达到拔除气管导管的要求。麻醉后恢复速度主要取决于麻醉药的溶解度。在麻醉后恢复过程中，随着通气不断清除肺泡中的麻醉药，回到肺部的静脉血与肺泡之间可逐渐形成麻醉药分压梯度，此梯度驱使麻醉药进入肺泡，从而对抗通气使肺泡内麻醉药浓度降低的趋势。溶解度较低的吸入麻醉药如异氟烷，对抗通气清除麻醉药的作用比溶解度较高的氟烷更为有效，因为溶解度较高的氟烷在血液中的储存量更大，而在同一麻醉时间及分压下可有更多的异氟烷被转运回肺泡。肺泡内氟烷的分压下降速度较七氟烷慢，而后者又慢于地氟烷。吸入麻醉诱导及加深麻醉的速度亦受此特性的影响，其速度为地氟烷 > 七氟烷 > 异氟烷。吸入麻醉药的清除速度决定患者苏醒的快慢，因此目前常用吸入全麻药在手术结束前大约 15min 关闭挥发罐，N_2O 可在手术结束前 5～10min 停用。但此（15min）仅为相对的时间概念，需根据手术时间长短、年龄、性别、体质状况等个体差异灵活调整。手术结束后，应用高流量纯氧迅速冲洗呼吸回路内残余的吸入麻醉药。当肺泡内吸入麻醉药浓度降至 0.4MAC（有报道为 0.5 或 0.58MAC）时，约 95% 的患者可按医生指令睁眼，即 MAC awake$_{95}$。吸入麻醉药洗出越快越彻底越有利于患者平稳的苏醒，过多的残留不仅可导致患者烦躁、呕吐、误吸，且抑制呼吸。在洗出吸入性麻醉药时，静脉可辅助给予：①镇痛药（如氟比洛酚脂）等，以增加患者对气管导管的耐受性，有利于尽早排除吸入麻醉药，减轻拔管时的应激反应；②5 - HT$_3$ 受体拮抗剂（如恩丹西酮和阿扎西琼），防止胃内容物反流；③肾上腺素能受体阻断剂和选择性 β$_2$ 受体拮抗剂（如美托洛尔、艾司洛尔），减轻应激反应所致的不良反应；④钙离子拮抗剂（如尼卡地平、硝苯地平、尼莫地平），改善冠脉循环、扩张支气管、抑制心动过速。力求全麻患者苏醒过程安全、迅速、平稳、舒适，减少并发症及意外。

三、吸入麻醉深度的判断

麻醉深度是麻醉与伤害性刺激共同作用于机体而产生的一种受抑制状态的程度。术中应维持适度的麻醉深度，防止麻醉过深或过浅对患者造成不良影响，满足手术的需要，保证患者围术期的安全，因此如何正确判断吸入麻醉的深度显得至关重要。

（一）麻醉深度临床判断

Plomley 于 1847 年首先明确提出"麻醉深度"的概念，并将其分为三期：陶醉（lntoxication）期、兴奋（Excitement）期和深麻醉（the deeper levels of narcosis）期。1937 年 Guedel 根据乙醚麻醉时患者的临床表现描述经典乙醚麻醉分期：痛觉消失期（Analgesia）、兴奋谵妄期（Delirium）、外科手术期（Surgical stage）、呼吸麻痹期（Respiratoryanalysis）。对于乙醚麻醉而言，Guedel 的麻醉分期临床实用，可明确地界定患者的麻醉深度。而随着现代新型吸入麻醉药、静脉全麻药、镇痛药及肌松药的不断问世及广泛使用，Guedel 的麻醉深度分期便失去其临床意义，麻醉深度的概念及分期与临床中使用的不同麻醉药物密切相关。

（二）麻醉深度分期

现临床通常将麻醉深度分为浅麻醉期，手术麻醉期和深麻醉期，如表 25 - 1 所示，对于掌握临床麻醉深度有一定参考意义。术中密切观察患者，综合以上各项反应作出合理判断，并根据手术刺激的强弱及时调节麻醉深度，以适应手术需要。

表 25 - 1　临床麻醉深度判断标准

麻醉分期	呼吸	循环	眼征	其他
浅麻醉期	不规则	血压上升	睫毛反射（-）	吞咽反射（+）
	呛咳	脉搏↑	眼球运动（+）	出汗

麻醉分期	呼吸	循环	眼征	其他
	气道阻力↑		眼睑反射（＋）	分泌物↑
	喉痉挛		流泪	刺激时体动
手术麻醉期	规律	血压稍低但稳定，	眼睑反射（－）	刺激时无体动
	气道阻力↓	手术刺激无改变	眼球固定中央	黏膜分泌物消失
深麻醉期	膈肌呼吸	血压、脉搏↓	对光反射（－）	
	呼吸浅快	循环衰竭	瞳孔散大	
	呼吸停止			

（三）麻醉深度的临床检测

麻醉中可应用脑电图分析麻醉深度，但因其临床实施中影响因素较多，并未推广应用，为克服其缺陷，近年发展形成的双频指数（bispectral index，BIS）脑电图分析，认为其对判断麻醉深度有较大实用价值。BIS 的范围为 0～100，数字大小表示大脑抑制程度深浅，脑电双频指数虽来自于大脑神经细胞的自发性电活动，但很多因素均可影响 BIS，所以用其判断麻醉深度并不十分可信。将体感诱发电位（somatosensory evokedpotential，SEP）、脑干听觉诱发电位（brainstem auditory evoked potential，BAEP）用于麻醉深度监测亦为研究热点。利用中潜伏期脑干听觉诱发电位监测全麻下的意识变化，以手术刺激下的内隐记忆消失作为合适麻醉深度的监测标准均正在研究中。人工神经网络（artificial neural networks，ANN）是近年发展起来的脑电分析技术，根据 EEG 4 个特征波形 α、β、γ、δ 的平均功率作为其频谱的特征参数，再加上血流动力学参数如血压、心率以及 MAC 等数据，利用 AR 模型、聚类分析和 Bayes 估计理论，最终形成 ANN 参数代表麻醉深度，其临床应用有待进一步探索。2003 年 Datex－Ohmeda 公司推出 S/5T MM－Entropy 模块，第一次将熵值数的概念作为监测麻醉深度的一种手段，并在临床麻醉中应用。其他如复杂度和小波分析法、患者状态指数（the patientstate index，PSI）、功率谱分析（power spectral analyses，PSA）、唾液 cGMP 含量分析等方法，均处在临床研究阶段，可能具有良好的发展前景。

（四）麻醉深度的调控

在手术过程中随着麻醉与伤害性刺激强度各自消长变化，相对应即时麻醉深度处于动态变化之中。麻醉深度调控目的是使患者意识丧失，镇痛完全，无术中知晓，但也不能镇静过度；同时需保持血压、心率、酸碱、电解质、血糖、儿茶酚胺等内环境正常稳定；提供满足手术要求的条件。因此，临床麻醉中需及时、实时监测，依据个体差异，按需调控麻醉深度，达到相对"理想麻醉深度"。

四、吸入全麻的优缺点

吸入全麻具有作用全面、麻醉深度易于监控、保护重要生命器官等优点。但同时兼有污染环境、肝肾毒性、抑制缺氧性肺血管收缩、恶心、呕吐及恶性高热等缺点。静脉全麻诱导迅速、患者舒适、对呼吸道无刺激、苏醒迅速、无污染、不燃不爆、操作方便及不需要特殊设备，但可控性不如吸入麻醉药。当药物过量时不能像吸入麻醉药那样通过增加通气予以

"洗出"，而只能等待机体对药物的代谢和排除，对麻醉深度的估计往往依赖于患者的临床表现和麻醉医生的经验，而缺乏如监测体内吸入麻醉药浓度相类似的直观证据，二者优缺点对比如表25－2所示。

表 25 －2 吸入麻醉与静脉麻醉对比

吸入麻醉	静脉麻醉
起效慢、诱导过程有兴奋期	起效快、诱导迅速、无兴奋期
有镇痛效应	基本无镇痛作用
有肌松作用	无肌松作用
无知晓	术中可能知晓
术后恶心呕吐多见	术后呕吐、恶心发生率低
需要一定复杂的麻醉设备	设备简单
操作简单，可控性好	操作可控性差
有环境污染	无环境污染
基本不代谢	代谢物可能有药理活性
个体差异小	个体差异大
可用 MAC 代表麻醉深度	尚无明确的麻醉深度指标（最小滴注速率 MIR）

（朱雅萍）

第二节　紧闭回路吸入麻醉

一、紧闭回路吸入麻醉的技术设备要求

紧闭回路麻醉为在紧闭环路下达到所需的麻醉深度，严格按照病人实际消耗的麻醉气体量及代谢消耗的氧气量予以补充，并维持适度麻醉深度的麻醉方法。

麻醉过程中整个系统与外界隔绝，麻醉药物由新鲜气体及重复吸入气体带入呼吸道，呼出气中的 CO_2 被碱石灰吸收，剩余气体被重复吸入，对技术设备要求如下。

1. 专用挥发罐　挥发罐应能在 <200ml/min 的流量下输出较精确的药物浓度，即便如此，麻醉诱导仍难以在短时间内达到所需肺泡浓度。因此诱导时采用回路内注射给药或大新鲜气流量，以期在短时间内达到所需的肺泡浓度。

2. 检测仪　配备必要的气体浓度监测仪，其采样量应小，且不破坏药物，并能将测量过的气样回输入回路。

3. 呼吸机　只能应用折叠囊直立式呼吸机，使用中注意保持折叠囊充气适中，不宜过满或不足，以此观察回路内每次呼吸的气体容量。

4. 流量计　流量计必须精确，以利于低流量输出。

5. CO_2 及麻醉气体吸收器　确保碱石灰间隙容量大于患者的潮气量；同时碱石灰应保持湿润，过干不仅吸收 CO_2 效率降低，且可吸收大量挥发性麻醉药，在紧闭回路中配备高效麻醉气体吸附器，可在麻醉清醒过程中快速吸附麻醉气体，缩短患者清醒时间。

6. 回路中避免使用橡胶制品　因橡胶能吸收挥发性麻醉药，可采用吸收较少的聚乙烯

回路。回路及各连接处必须完全密闭。

如 Drager PhsioFlex 麻醉机，其为高智能、专用于紧闭吸入麻醉的新型麻醉机。机内回路完全紧闭，含有与传统麻醉机完全不同的配置，如膜室、鼓风轮、控制计算机、麻醉剂注入设备、麻醉气体吸附器、计算机控制的 O_2、N_2、N_2O 进气阀门等，以实现不同的自控工作方式。上述配置有机组合可自动监测各项参数，并通过计算机伺服反馈控制设备的工作状态。其特点如下。

（1）吸入麻醉药通过伺服反馈注入麻醉回路，而不是通过挥发罐输入。

（2）输入麻醉回路的新鲜气流量大小通过伺服反馈自动控制。

（3）自动控制取代手动调节。

（4）具有本身独特的操作流程，现有麻醉设备的许多操作理念和习惯在 Phsio Flex 麻醉机上均不适用。

计算机控制紧闭回路麻醉是在完全紧闭环路下以重要生命体征、挥发性麻醉药浓度及肌松程度为效应信息反馈控制麻醉药输入，以保证紧闭回路内一定的气体容积和挥发性麻醉药浓度，达到所需麻醉深度的一项技术，其出现代表吸入全身麻醉的发展方向。

二、紧闭回路麻醉的实施

紧闭回路麻醉通常需要补充三种气体，即 O_2、N_2O 和一种高效挥发性麻醉药，每种气体的补充均受不同因素影响。氧气的补充应保持稳定，但应除外刺激引起交感系统兴奋性反应、体温改变或寒战使代谢发生变化。N_2O 的补充相对可予以预测，部分原因是其吸入浓度一般不经常变动。溶解度很低（特别是在脂肪中）以及最易透皮丢失（丢失量稳定）的麻醉药在补充时同样可预测。

（一）麻醉前准确计算氧耗量及吸入麻醉药量

（1）机体对 O_2 的摄入为恒量，根据体重 kg3/4 法则可计算每分钟耗氧量（VO_2，单位 ml/min）：$VO_2 = 10 \times BW$（kg）3/4（Brody 公式），其中 BW 为体重（单位 kg）。$VT = VA/RR + VD + Vcomp$，其中 VT 为潮气量；VA 为分钟肺泡通气量；RR = 每分钟呼吸次数；VD = 解剖无效腔，气管插管时 =1ml/kg；Vcomp = 回路的压缩容量。当 VO_2 确定后，在假设呼吸商正常（0.8）和大气压 101.3kPa 条件下，通过调节呼吸机的 VT 达到所要求的 $PaCO_2$ 水平。$PaCO_2$（kPa）= $[570 \times VO_2/RR \times (VT - VD - Vcomp)] /7.5$，570 = $[(760 - 47) \times 0.8]$。紧闭回路麻醉平稳后麻醉气体在麻醉系统中所占比例保持不变，麻醉气体摄取率符合 Lowe 公式：$QAN = f \times MAC \times \lambda B/G \times t - 0.5$（ml/min），其中 QAN = 麻醉气体摄取率（ml 蒸汽/min）；$f = 1.3 - N_2O$（%）/100；MAC = 最低肺泡有效浓度（ml 蒸气/dl）；$\lambda B/G$ = 血/气分配系数；t = 麻醉任意时间。麻醉气体的摄取率随时间推移成指数形式下降，即 QAN 与 $t - 0.5$ 成比例，此即为摄取率的时间平方根法则，其意为各时间平方根相同的间隔之间所吸收的麻醉药量相同。例如：0～1、1～4、4～9min 等之间的吸收麻醉药量相同，其剂量定义为单位量（unit dose）。蒸气单位量（ml）= $2 \times f \times MAC \times \lambda B/G \times Q$，$f = 1.3 - N_2O$（%）/100。液体单位量约为蒸气单位量的 1/200。由于 N_2O 的实际摄取量仅为预计量的 70%，因此 N_2O 的计算单位量应乘以 0.7。根据以上公式，即可计算各种吸入麻醉药的单位量和给药程序。

（2）为便于临床医师计算，可在表25-3、表25-4、表25-5中查找，如体重与表内数值不符，可取相邻的近似值。

表25-3　体重与相应的生理量

体重（kg）	$kg^{3/4}$	VO_2（ml/min）	VCO_2（ml/min）	VA（dl/min）	Q（dl/min）
5	3.3	33	26.4	5.28	6.6
10	5.6	56	44.8	8.96	11.2
15	7.6	76	60.8	12.16	15.2
20	9.5	95	76.0	15.20	19.0
25	11.2	112	89.6	17.92	22.4
30	12.8	128	102.4	20.48	25.6
35	14.4	144	115.2	23.04	28.8
40	15.9	159	127.2	25.44	31.8
45	17.4	174	139.2	27.84	34.8
50	18.8	188	150.4	30.08	37.6
55	20.2	202	161.6	32.32	40.4
60	21.6	216	172.8	34.56	43.2
65	22.9	229	183.2	36.64	45.8
70	24.2	242	193.6	38.72	48.4
75	25.5	255	204.0	40.80	51.0
80	26.8	268	214.4	42.88	53.6
85	28.0	280	224.4	44.80	56.0
90	29.2	292	233.6	46.72	58.4
95	30.4	304	243.2	48.64	60.8
100	31.6	316	252.8	50.56	63.2

表25-4　吸入麻醉药的物理特性

麻醉药	MAC（%）	AB/G	蒸气压（20℃）kPa	37℃时液态蒸发后气压体积（ml）
氟烷	0.76	2.30	32.37	240
恩氟烷	1.70	1.90	24	210
异氟烷	1.30	1.48	33.33	206
N_2O	101.00	0.47	5 306.6	-

表25-5　吸入麻醉药的单位量（ml）

体重（kg）	相	氟烷	恩氟烷	异氟烷	65% N_2O
10	气	50	92	55	475
	液	0.21	0.44	0.27	
20	气	86	160	95	813

体重（kg）	相	氟烷	恩氟烷	异氟烷	65% N$_2$O
	液	0.36	0.76	0.46	
30	气	116	215	128	1 095
	液	0.48	1.02	0.62	
40	气	145	269	160	1 368
	液	0.61	1.28	0.78	
50	气	172	319	190	1 625
	液	0.72	1.52	0.92	
60	气	195	361	215	1 839
	液	0.81	1.72	1.04	
70	气	218	403	240	2 053
	液	0.91	1.92	1.16	
80	气	241	445	265	2 267
	液	1.00	2.12	1.29	
90	气	264	487	290	2 481
	液	1.10	2.32	1.41	
100	气	286	529	315	2 694
	液	1.20	2.52	1.53	

注：表中剂量为不加 N$_2$O 的剂量，如加用 65% N$_2$O，则剂量应减半。

（二）紧闭回路麻醉的实施

紧闭回路麻醉前，对患者实施充分吸氧去氮。此后每隔 1~3h 采用高流量半紧闭回路方式通气 5min，以排除 N$_2$ 及其他代谢废气，保持 N$_2$O 和 O$_2$ 浓度的稳定。给药方法包括直接向呼吸回路注射液态挥发性麻醉药和依靠挥发罐蒸发两种。注射法给药可注射预充剂量，以便在较短的时间内使之达到诱导所需的麻醉药浓度，然后间隔补充单位剂量维持回路内麻醉药挥发气浓度。采用注射泵持续泵注液态挥发性麻醉药可避免间隔给药产生的浓度波动，使吸入麻醉如同持续静脉输注麻醉。以挥发罐方式给药仅适合于麻醉的维持阶段。而在诱导时应使用常规方法和气体流量，不仅有利于吸氧去氮，且加快麻醉药的摄取。

（三）紧闭回路麻醉应注意的问题

（1）在使用 N$_2$O 时，应监测 O$_2$ 浓度、血氧饱和度、P$_{ET}$CO$_2$ 以及麻醉气体的吸入和呼出浓度，及时检查更换 CO$_2$ 吸附剂，如发现缺氧和 CO$_2$ 蓄积应及时纠正。

（2）确保气体回路无漏气。

（3）气体流量计要准确。

（4）密切注意观察呼吸囊的膨胀程度，调节气流量，使气囊膨胀程度保持基本不变，不必机械地按计算给药。

（5）如有意外立即转为半开放式麻醉。

（朱雅萍）

第三节　低流量吸入麻醉技术

一、低流量吸入麻醉的技术设备要求

（一）设备要求

施行低流量吸入麻醉必须使用满足相应技术条件的麻醉机，该麻醉机应具备下述配置。

（1）精密或电子气体流量计：麻醉机必须能进行精确的气体流量监测，一般要求流量的最低范围达 $50 \sim 100ml/min$，每一刻度为 50ml，并定期检测其准确性。

（2）高挥发性能和高精度的麻醉挥发器。

（3）能有效监测麻醉机内部循环气体总量并实行机械控制/辅助通气的呼吸回路目前常用的呼吸回路分为带有新鲜气体隔离阀的悬挂式风箱回路（代表机型为 Drager 系列麻醉机），以及不带新鲜气体隔离阀的倒置式风箱回路（代表机型为 Ohmeda、Panlon 系列麻醉机及国内大多数麻醉机型）。

（二）密闭性要求

为保证低流量吸入麻醉的有效实施，麻醉前应进行麻醉机密闭性和机械顺应性的检测（目前部分国际先进机型具备自我检测能力）。多数麻醉机型要求内部压力达 $30cmH_2O$ 时，系统泄漏量小于 $100ml/min$，若其超过 $200ml/min$，则禁止使用该机施行低流量吸入麻醉。系统机械顺应性不作强制性检测要求。

（三）CO_2 吸收装置

由于低流量吸入麻醉中重复吸入的气体成分较大，因而可增加 CO_2 吸收剂的消耗量。在施行低流量吸入麻醉前，应及时更换 CO_2 吸收剂，采用较大容量的 CO_2 吸收装置和高效能的 CO_2 吸收剂。必要时监测呼气末二氧化碳（$P_{ET}CO_2$）浓度。

（四）气体监测

在施行低流量吸入麻醉并进行气体成分分析监测时，必须了解气体监测仪的工作方式为主流型或旁流型采样方式。主流型气体采样方式不影响麻醉机内部循环气体总量，对低流量吸入麻醉无不利影响；旁流型气体采样方式需由麻醉回路中抽取气样（$50 \sim 300ml/min$ 不等），应在新鲜气体供给时适当增加此部分流量，以满足气体总量平衡的要求。

（五）废气排放问题

低流量吸入麻醉减少麻醉废气的排放较其他方法虽具有一定优势，但在使用过程中仍有麻醉废气自麻醉机中源源不断地排出，仍需使用废气清除系统，以保障手术室内部工作人员的身体健康。

二、低流量吸入麻醉的实施

低流量吸入麻醉是在使用重复吸入型麻醉装置系统、新鲜气流量小于分钟通气量的一半（通常少于 $2L/min$）的条件下所实施的全身麻醉方法。此法具有操作简单，费用低，增强湿化、减少热量丢失、减少麻醉药向环境中释放，并可更好评估通气量等优点。实施麻醉中应

监测吸入 O_2、$P_{ET}CO_2$ 及挥发性麻醉气体浓度。

（一）低流量吸入麻醉的操作过程

（1）在低流量输送系统中，麻醉药的溶解度、新鲜气流量等可影响蒸发罐输出麻醉药（FD）与肺泡内麻醉药浓度（FA）之间的比值。同时为节省医疗花费，要求对麻醉实行相对精确地控制，麻醉医师可根据气流量、麻醉时间和所选的麻醉药估计各种麻醉在费用上的差别。

（2）根据上述各因素可采取以下麻醉方案：在麻醉初期给予高流量，而后采取低流量；在麻醉早期（摄取量最多的时间段）给予较高的气流量（4~6L/min），继而随着摄取量的减少逐渐降低气流量；麻醉诱导后 5~15min 内给予 2~4L 的气流量，随后气流量设定在 1L/min。如果平均气流量为 1L/min，用表 25-6 中的 4 种麻醉药实施麻醉达 1h 需要的液体麻醉药为 6.5ml（氟烷）至 26ml（地氟烷）。此类麻醉药的需要量相差 4 倍，而效能却相差 8 倍，其原因为输送的麻醉药量要超出达到麻醉效能的需要量，输送的麻醉药量尚需补充机体摄取量以及通过溢流阀的损失量。难溶性麻醉药如地氟烷和七氟烷的摄取和损失相对较少，此为效能弱 8 倍，而需要量仅多 4 倍的原因，当气流量更低时差距可更小。此阶段除应根据麻醉深度调节挥发器输出浓度外，尚应密切观察麻醉机内部的循环气体总量和 $P_{ET}CO_2$ 浓度，使用 N_2O-O_2 吸入麻醉时，应连续监测吸入氧浓度，必要时进行多种气体成分的连续监测。

表 25-6 在不同气流量下维持肺泡气浓度等于 1MAC 所需液体麻醉药 ml 数

麻醉时间（min）	麻醉药（ml）	气流量 L/min（不包括麻醉药）				
		0.2	1.0	2.0	4.0	6.0
30	氟烷	3.0	4.1	5.4	8.0	10.5
60		4.6	6.5	9.0	13.9	18.8
30	异氟烷	4.0	5.8	8.0	12.3	16.7
60		6.3	9.6	13.9	22.3	30.7
30	七氟烷	3.3	6.3	10.1	17.6	25.2
60		4.9	10.9	18.2	33.0	47.8
30	地氟烷	6.7	14.8	25.0	45.2	65.4
60		10.1	26.1	46.0	85.8	126.0

（二）麻醉深度的调控

在低流量吸入麻醉过程中，当新鲜气流量下降后，新鲜气体中和麻醉回路内吸入麻醉药浓度之差增加。回路内与新鲜气流中麻醉气体浓度平衡有一定的时间滞后，可用时间常数 T 表示，如表 25-7 所示。新鲜气流量越小，时间常数越大。回路内麻醉气体的成分比例发生变化达到稳定越滞后，此时应采取措施及时调控麻醉深度，如静脉注射镇静、镇痛药及增加新鲜气流量等。在麻醉过程中呼吸回路内 O_2 的浓度可下降，其原因有：①新鲜气体成分不变而流量减少时；②新鲜气体流量不变而 N_2O 浓度增加时；③成分和流量不变而麻醉时间延长时。因而在麻醉中必须提高新鲜气流中的氧浓度并予以连续检测。为保证吸入气中的氧浓度至少达到 30%，采取：①设定低流量：50vol.% O_2（0.5L/min），最低流量：60vol.%

O_2（0.3L/min）；②快速调整氧浓度至最低报警限以上：将新鲜气流中的氧浓度提高 10vol.% 及 N_2O 浓度降低 10vol.%。

表 25 - 7　时间系数 T 与新鲜气流量的关系

新鲜气流量（L/min）	0.5	1	2	4	8
时间常数（min）	50	11.5	4.5	2.0	1.0

（三）苏醒

低流量吸入麻醉时间较长，在手术即将结束时，关闭挥发器和其他麻醉气体的输入，同时将新鲜气体流量加大（4L/min 以上，纯氧），便于能迅速以高流量的纯氧对回路系统进行冲洗，降低麻醉气体浓度，尽早让患者恢复自主呼吸，必要时采用 SIMV 模式以避免通气不足或低氧血症，促使患者尽快苏醒。

三、低流量吸入麻醉的安全性

（一）实施低流量吸入麻醉的并发症

1. 缺氧　低流量麻醉时，如果吸入混合气体，吸入气中新鲜气流越少，气体重复吸入的比例越高，而实际吸入氧浓度降低。因此为确保吸入气中氧浓度在安全范围内，新鲜气体流速降低时，新鲜气中的氧浓度应相应提高。机体对 N_2O 的摄取随时间的延长而减少，$N_2O : O_2$ 为 1:1，麻醉 60min 后，N_2O 的摄取量为 130ml/min，而氧摄取量保持稳定，为 200~250ml/min。在麻醉过程中，血液中释放出的氮气因麻醉时间的延长亦可导致蓄积，从而降低氧浓度。

2. CO_2 蓄积　进行低流量麻醉时，回路中应有效清除 CO_2，此为必不可少的条件。钠石灰应用时间长短主要取决于重复吸入程度和吸收罐容积。因此在实施低流量麻醉时应先观察吸收罐中钠石灰的应用情况，及时更换，以避免 CO_2 蓄积，同时应连续监测 $P_{ET}CO_2$ 浓度，及时发现并纠正 CO_2 蓄积。

3. 吸入麻醉药的过量和不足　挥发性麻醉药的计算与新鲜气体容量有关，现已很少将挥发罐置于环路系统内。因其在低新鲜气流时，较短时间内可使吸入麻醉药浓度上升至挥发罐设定浓度的数倍，易导致吸入麻醉气体的蓄积。同时如果新鲜气体的成分不变，由于 N_2O 的摄取呈指数性下降，吸入气体的 N_2O 和 O_2 的浓度可持续性变化，此时若 N_2O 的摄取处于高水平，其浓度则下降；如摄取减少，则浓度升高；若新鲜气流提早减少，同时氧浓度提高不当，则可能出现 N_2O 不足。挥发罐设置于环路外时，挥发气与吸入气中吸入麻醉药的浓度有一定梯度，后者取决于新鲜气体的流速。如使用低流量新鲜气流，以恒定的速度维持麻醉 30min 后，肺泡中氟烷的浓度仅为挥发罐设定浓度的 1/4。因而必须向通气系统供应大量的麻醉气体以满足需要。在麻醉早期，用低流量新鲜气流无法达到此目的，可应用去氮方法清除潴留的氮，因此在麻醉的初始阶段 15~20min 内，应使用 3~4L/min 以上的新鲜气流，此后在气体监测下可将新鲜气流调控至 0.5~1L/min，以策安全。当新鲜气流量少于 1L/min 时，应常规连续监测药物浓度，应用多种气体监测仪对麻醉气体成分进行监测，可增加低流量吸入麻醉的安全性，便于该技术的掌握和推广。

4. 微量气体蓄积

（1）存在于人体和肺部的氮气约为 2.7L。以高流量新鲜气体吸氧去氮，在 15~20min 内可排出氮气 2L，剩余量则只能从灌注少的组织中缓慢释放。在有效去氮后麻醉系统与外界隔离（即紧闭循环式），1h 后氮气浓度大于 3%~10%。长时间低流量麻醉，系统内氮气可达 15%。甲烷浓度的大量升高可影响红外分光监测氟烷浓度。但只要不存在缺氧，N_2 与甲烷的蓄积可不损害机体或器官功能。

（2）具有血液高溶解度或高亲和力的微量气体，如丙酮、乙烯醇、一氧化碳等，此类气体不宜用高流量新鲜气流短时间冲洗清除。为保证围术期安全，在失代偿的糖尿病患者、吸烟者，溶血、贫血、紫质症以及输血的患者中进行低流量麻醉时，新鲜气流量不得低于 1L/min。

（3）吸入性麻醉药的降解产物在长时间低流量麻醉时，如七氟烷的降解复合物 CF_2 [$=C$（CF_3）OCH_2F] 估计可达 60ppm，其最大值易导致肾小管组织的损害。七氟烷是否引起潜在性的肾损害尚需进一步研究，目前建议吸入七氟烷或氟烷时流速不应低于 2L/min，以确保可持续缓慢冲洗潜在的毒性降解产物。

（朱雅萍）

第二十六章

静脉麻醉技术

第一节 与静脉麻醉相关的基本概念

一、基本定义

1. 静脉全身麻醉（intravenous general anesthesia） 静脉全身麻醉是指将全麻药物注入静脉，通过血液循环作用于中枢神经系统而产生全身麻醉作用的麻醉方法。全凭静脉麻醉也称作全静脉麻醉（TIVA，total intravenous anesthesia） 是指完全采用静脉麻醉药及静脉麻醉辅助药的麻醉方法。理想的静脉全身麻醉药应当具备以下条件：①麻醉诱导迅速、平稳，经过一次臂－脑循环时间即可发挥麻醉效应，在麻醉过程中不引起肌肉活动或肌张力增高。②不抑制呼吸和循环功能。③亚麻醉剂量即可发挥镇痛效应。④麻醉复苏平稳。⑤无高敏反应发生。⑥对机体重要器官、系统的生理机能无明显扰乱作用。但是，迄今为止，尚未发现任何一种已进入临床应用的静脉全麻药完全具备以上条件。

2. 平衡麻醉（balanced anesthesia） 平衡麻醉的观念是 1926 年由 Lundy 首先提出，当时指麻醉用药、区域阻滞和全身麻醉进行联合应用。随着新的麻醉药物的不断出现，平衡麻醉的概念有所改变，即同时联合应用多种不同药理作用的麻醉药物，主要是将全身麻醉药物、阿片类药物和肌松药进行联合应用，以达到提高疗效，减少不良反应的目的。

3. 神经安定镇痛（neuroleptanalgesia） 1954 年 Laborit 和 Huguenard 等提出了人工冬眠状态的技术，联合使用精神抑制药（如氯丙嗪和异丙嗪）和阿片类药（如哌替啶）。其目的在于阻断引起机体内分泌和自主神经系统变化的伤害性刺激。DeCastro 等首先在神经安定镇痛术联合应用 phenoperidine（哌替啶的衍生物）和精神抑制药物氟哌啶醇，后来改用芬太尼和氟哌利多联合应用。通过使用较大剂量的静脉麻醉药或同时使用吸入麻醉药，最终使神经安定术变为神经安定镇痛麻醉（neuroleptanesthesia）。

4. 理想麻醉状态 所谓理想麻醉状态是指满足以下条件的全身麻醉状态：①无意识、无知晓、无术后回忆：如 BIS < 50，或 AEP < 30；②抗伤害反应抑制适度：包括血压、心率的标准：BP 90 ~ 110/60 ~ 80mmHg、HR 55 ~ 80 次/min；心脏应激反应的标准：ST < 0.2mV；组织灌注的标准：Pleth（灌注指数），目前还未确定具体的数值标准，只能定性描述为指脉波波幅宽大、波幅高、尿量 > 2ml/（kg·h）或 > 100ml/h，血气分析无酸中毒；抗逃避反射抑制适度，即肌肉松弛良好。

二、药物代谢动力学概念

药物代谢动力学（pharmacokinetics）是定量研究药物及其代谢产物在体内吸收、分布、生物转化（或代谢）及排泄的科学，简称药代动力学。

1. 房室模型（compartment model）与效应室　房室模型是将体内药物转运和分布特性相似的部分抽象看成一房室。经过适当的数学处理，用药代学参数来反映药物分布及代谢特性的方法。认为机体有一个处于中心的房室（中央室），药物首先进入中央室，并在中央室和其他外周各室之间进行药物的分布和转运。中央室代表血流丰富的，药物能迅速混合的部分（如血浆或肺循环）；外周室则代表内脏或肌肉及脂肪组织。理论上，房室越多，越符合生理特征，但是过多的房室会增加数学运算的复杂性，而运用二室或三室模型均可以对静脉麻醉药达到满意的描述。从药理上讲，效应室同中央室，周边室一样，都是理论上的抽象空间组合，是用来指药物作用的靶部位，如受体，离子通道或酶等，是反映药物临床效果的部位。

2. 首过消除（first pass elimination）和生物利用度（bioavailability）　某些药物口服后，经肠壁或（和）肝内药物代谢酶的作用，进入体循环的药量减少，这一现象称为首过清除。严格地说，除动脉给药外，其他各种给药途径皆有首过清除。生物利用度的含义应包括吸收速率和吸收程度。但实际工作中生物利用度常常只用来说明药物吸收的程度或药物进入血液循环的量。

3. 表观分布容积（apparent volume of distribution，V_d）与峰效应时分布容积（V_d峰效应）　分布容积 = 所给药物的总量/该药的血药浓度（$V_d = X_0/C_0$），其单位是 L 或 L/kg。V_d 的大小取决于该药物的理化性质、在组织中的分配系数及与血浆蛋白或组织的结合率等因素。

4. 血浆清除率（clearance，CL）、消除/转运速率常数（K）与消除半衰期（half-life-time，$t_{1/2}$）　药物的消除速率（rate of elimination，RE）是指单位时间内被机体消除的药量。血浆清除率（CL）是指单位时间内血浆中的药物被完全清除的血容量。血浆清除率 = 药物的消除速率/血药浓度（CL = RE/C），其单位是 ml/min，消除或转运速率常数（K），是药物在单位时间内消除或转运的百分率（K = CL/V_d）。消除半衰期（$t_{1/2}$）为机体消除一半药物所需要的时间，一级消除动力学中，$t_{1/2} = 0.693/K$，可以看出，$t_{1/2}$ 的大小与 CL 成反比，而与 V_d 成正比。

5. ke0 与 $t_{1/2}$ke0　ke0 本指药物从效应室转运至体外的一级速率常数，而目前通常用来反映药物从效应室转运至中央室的速率常数。$t_{1/2}$ ke0 是血浆与效应室之间平衡发生一半的时间。药物的 ke0 越大，其 $t_{1/2}$ ke0 越小，说明该药物峰值效应出现快。

6. 持续输注即时半衰期（context sensitive half time，CSHT）　Hughes 等提出了 CSHT 概念，将药代学参数与临床有机结合，预测稳态（保持血浆浓度恒定）输注某一药物不同时间后血浆浓度下降一半所需要的时间。Hughes 等原意是某种药物维持恒定的血浆浓度输注不同时间后中央室浓度（血浆浓度）降低 50% 所需要的时间，实际上这仅在靶控输注的情况下才有理论上的可能。后来部分作者（包括部分国外文献）等均意指静脉输注某种药物不同时间后药物血浆浓度下降 50% 所需要的时间，虽然长期输注的情况下（达到稳态）两者可能相同，但实际上两者有较大的差别，图 26-1 以芬太尼为例指出了两种概念的差异。

7. Cp50 与 Ce50　Cp50 是指防止 50% 患者对伤害刺激产生反应的血浆药物浓度。但这个概念没有考虑到血浆与效应室之间的延迟，在两者浓度达到平衡以前，Cp50 有很大的误差。Ce50 是指防止 50% 患者对伤害刺激产生反应的效应室药物浓度。当输注时间足够长时，血浆与效应室药物浓度可以达到平衡，此时 Cp50 = Ce50。Ce/p50 是静脉用药的概念，反映了药物作用的相对强度，相当于吸入麻醉药的 MAC。与 MAC 不同，当同时吸入几种吸入麻醉剂时，其 MAC 值呈相加性；而不同类静脉麻醉药由于具有不同的作用受体和机制，所以静脉麻醉药联合应用时，其麻醉强度不可能呈简单的相加。

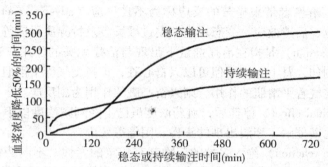

图 26 - 1　稳态输注和持续输注后血浆浓度降低 50% 时间的差异

8. 联合用药　是指同时或先后应用两种以上麻醉药物，以达到完善的术中和术后镇痛和满意的外科手术条件。联合用药时除了应了解每一种药物的药代和药效动力学外，还必须考虑到药物之间可能存在的相加，协同，敏感化和拮抗作用。相加作用（addictive action）是指两种药物合用时的代数和。合用药物作用于同一部位或受体，并对这个部位或受体作用的内在活性相等时，才能产生相加作用。例如同时吸入两种不同挥发性麻醉药时，最终所产生的麻醉强度（以 MAC 来衡量），为各药物吸入 MAC 值的代数和。协同作用（synergism）是指两种药物分别作用于不同的部位或受体，结果使合用时效用大于各药物单用效应的总和。例如在行异氟烷吸入麻醉时，如果再以硝普钠行控制性低血压，此时硝普钠的降压作用将得到显著加强，甚至出现严重的循环抑制。敏感化作用（sensitization）是指同时合用两种药物时，其中一种药物可以使受体或组织对另一种药物的敏感性增强。例如氟烷增加心肌对儿茶酚胺敏感性，在合用肾上腺素时，易导致心律失常。拮抗作用（antagonism）是指两种药物竞争性作用于同一受体，如纳洛酮可以与吗啡竞争性结合机体内的吗啡受体从而拮抗吗啡的药理作用，这也是临床上用纳洛酮来拮抗过量阿片类药物引起的呼吸抑制的机制。

三、药物效应动力学概念

药物效应动力学（pharmacodynamics）简称药效学，是研究药物对机体作用的规律，以阐明药物的效应、作用机制、治疗作用和不良反应等。

（一）药物的基本作用

1. 药物作用和药物的效应　药物作用（action）的确切含义是指药物与机体组织间的初始作用。药物的效应（effect）是指药物引起机体功能或形态上改变。例如肾上腺素激动心脏 β_1 受体，使心肌收缩力增加，心率增快，传导加速，心脏兴奋。肾上腺素与 β_1 受体相结合是药物的作用，引起心脏兴奋是药物的效应。

2. 药物的选择性 由于药物理化性质不同，不同组织器官细胞的生化特点不同，某些药物对一些组织器官有作用，对另外一些器官组织无明显的作用，这种性质称为药物的选择性（selectivity）。药物的选择性大多呈剂量依赖性，即在一定剂量范围内表现出选择性，剂量增加到一定程度，药物的选择性则不复存在。例如美托洛尔小剂量选择性地阻滞 β_1 受体，表现为心脏抑制作用；当大剂量时，不但阻滞 β_1 受体，同时也明显阻滞 β_2 受体，使气道阻力增加。

3. 不良反应 用药的目的在于防治疾病，凡能达到防治效果的药物作用称为治疗作用。不符合用药目的的，给患者带来痛苦的反应称为不良反应（adverse reaction）。不良反应包括副反应、毒性反应、后遗效应、变态反应、类过敏反应及特异质反应等。

副反应（side reaction）是指在治疗剂量下出现与治疗无关的作用。这是由于药物的药理作用广泛所致。例如，肾上腺素不但可以兴奋心脏，扩张支气管平滑肌，还有升高血糖等作用。如用其扩张支气管平滑肌的作用，则兴奋心脏的作用为副反应。

后遗效应（residual effect）停药后，血药浓度虽已下降到阈浓度以下，但仍残留的生物效应。例如用苯巴比妥催眠，翌晨出现的头昏、困倦等效应。

毒性反应（toxic reaction）绝大多数的药物都有一定的毒性，不同药物的毒性可有很大不同。毒性反应是药物的药理作用的集中或延伸。由于剂量过大引起的即时发生的毒性反应称为急性毒性反应，例如局麻药剂量过大或误注血管，可引起惊厥、循环抑制等；长期用药，药物在体内蓄积逐渐发展起来的毒性反应称为慢性毒性反应，例如长期服用氯丙嗪，可导致肝功能损伤甚至肝小叶坏死。

变态反应（allergic reaction）个体对药物的反应在质的方面不同于正常人的反应，且有免疫机制参与者称药物变态反应。例如青霉素引起某些患者异常的过敏反应，甚至过敏性休克。

类过敏反应（anaphylactoid reaction）亦称过敏样反应，不需预先接触抗原，也无抗体参与，可能与药物促进组胺释放有关。例如某些局麻药、静脉麻醉药、麻醉性镇痛药或肌松药等可直接促进肥大细胞和嗜碱性细胞释放组胺；也可能由于药物（局麻药等）通过补体旁路途径激活 C_3，释放炎性介质；还有一些药物（右旋糖酐等）注射速度过快或与其他药物混合使蛋白质与循环中的某些免疫球蛋白（lgM 或 IgG）发生沉淀。类过敏反应的临床表现与变态反应相似。

特异质反应（idiosyncratic reaction）目前认为特异质反应指少数遗传缺陷的人，表现为特定生化（蛋白质、酶等）功能的缺陷，造成对药物反应的异常。例如遗传性血浆胆碱酯酶缺陷者，常规剂量的琥珀胆碱可引起长时间呼吸麻痹。特异质反应无免疫机制参与，故与药物的变态反应相区别。

（二）药物的量效关系

在一定的剂量范围，随着药物剂量的增减，药物的效应也相应增减，这种剂量和效应的关系称为量效关系。

量反应及质反应：以数值表示药理效应时，称为量反应；不以数值表示而以有或无、阴性或阳性等表示者称为质反应。半数有效量（50% effective dose，ED50）系指引起 50% 的实验动物阳性反应的药物剂量。半数致死量（50% lethal dose，LD50）指引起 50% 的实验动物死亡的剂量。治疗指数（therapeutic index，TI）是 LD50 与 ED50 的比值，即 TI = LD50/ED50，亦指半数有效量增加若干倍可使半数动物死亡，其意义在于指出该药的安全性。TI

越大，药物的安全性越大。以 LD50/ED50 表示的药物安全性仅适用于治疗效应与致死效应的量－效曲线相互平行的药物。对于治疗效应与致死效应的量－效曲线不平行或两条曲线平行，但收尾有重叠的药物，应以 ED_{95} ~ LD5 范围表示，即 ED_{95} 至 LD5 范围越大越安全。

（三）药物的构效关系

只有极少数药物是因其理化性质产生药理作用，大多数药物的药理作用取决于它们的化学结构，包括其基本骨架、立体构型、活性基团及其侧链性质等。化学构象的专一性就形成了药物的特异性和选择性。

受体（receptor）是指存在与细胞膜或细胞内，能够识别和结合周围环境中极微量的某种化学物质并引起一系列物理化学反应的大分子化合物。大多数药物与受体相作用，改变细胞相应成分的功能，进而触发药物所特有的一系列生理、生化效应。

配体（ligand）系指能与受体特异性结合的具有生物活性的物质。机体内有内源性配体，如神经递质、激素及自身生物活性物质等。受体与配体的结合具有专一性、特异性、选择性、饱和性及可逆性。配体与受体的亲和力决定结合的程度，亲和力大的配体与受体结合则多。配体与受体结合后激发继发反应的能力称为内在活性。能与受体特异性结合并产生效应的配体称为激动剂（agonist），它既与受体有亲和力，又具有较高的内在活性；对特异性的受体具有亲和力，但缺乏内在活性的配体称为拮抗剂（antagonist），它与受体结合后不能产生效应，同时妨碍激动剂与受体作用。

（尚书军）

第二节 临床常用静脉麻醉药物

静脉麻醉药有几十种，但目前临床上用于静脉麻醉的仅几种，按化学性质分为巴比妥类和非巴比妥类，各种静脉麻醉药的各自的药理学特性见表 26 - 1。硫喷妥钠、依托醚酯、咪达唑仑和丙泊酚起效时间快，由于硫喷妥钠排泄慢，反复用药患者苏醒时间长，所以一直不用于连续静脉滴注。

静脉麻醉药的药代动力学指标，可以指导药物的合理应用，提高疗效，减少不良反应，丙泊酚的清除率显著大于其他三种药物，因此，更适合连续静脉滴注（表 26 - 2）。

静脉麻醉药对血流动力学均有一定的影响，在等效剂量时，硫喷妥钠和丙泊酚降低血压最为显著，前者以抑制心肌收缩为主，后者以外周血管扩张为主（表 26 - 3）。

表 26 - 1 常用静脉全麻药的性质和应用

项目	硫喷妥钠	依托咪酯	咪达唑仑	丙泊酚
起用（年份）	1934	1972	1976	1977
pH 值	10 ~ 11	6.9	3.5	7.0
起效（min）	1	1	1/2 ~ 1	1
作用时间（min）	5 ~ 8	5	15 ~ 17	1
诱导剂量（mg/kg）	2.5 ~ 4.5	0.2 ~ 0.6	0.1 ~ 0.2	1 ~ 2.5
维持剂量 [μg/（kg·min）]	不用	不用	0.15	80 ~ 150

续　表

项目	硫喷妥钠	依托咪酯	咪达唑仑	丙泊酚
镇静剂量 [μg/（kg·min）]	不用	不用	0.5～1.0	10～50
术后恶心呕吐（%）	10～20	30～40	8～10	1～3

表26-2　常用静脉全麻药的药代动力学

项目	硫喷妥钠	依托醚酯	咪达唑仑	丙泊酚
$t_{1/2}\alpha$（min）	2.5～8.5	2.8	6～15	1.8～8.3
$t_{1/2}\alpha$（min）	5.6～17.6	68～75	102～156	35～45
V_d（L/kg）	1.4～3.3	2.2～4.5	1.1～1.7	2～10
CL［ml/（kg·min）］	3.4	18～25	6.4～11.1	20～30
敏感度 sensitive	＞100	0	50	＜40
半衰期（min）	0	0	2～3	1～2
$t_{1/2}ke0$（min）	72～86	76	97	96.8～98

注：0 无资料。

表26-3　常用静脉全麻药对血流动力学影响

参数	硫喷妥钠	依托醚酯	咪达唑仑	丙泊酚
HR	0～36	－5～10	－14～12	－10～10
MAP	－18～8	0～－17	－12～26	－10～－40
CI	0～24	－20～14	0～－25	－10～－30
SV	－12～35	0～－20	0～－18	－10～－25
PVR	0	－18～6	0	0～－10
dp/dt	－14	0～－18	0～－12	－15～－40

注：－下降；＋增加；0 无变化。

一、硫喷妥钠

（一）作用机制

硫喷妥钠（thiopental sodium）是临床上较常用的巴比妥类静脉全麻药。其作用机制有以下几个方面：主要作用于 γ-氨基丁酸（GABA）受体，增加 GABA 与受体的亲和力，并延长氯离子通道开放时间。较高浓度的巴比妥类药物也可直接激活氯离子通道，产生镇静和催眠作用，抑制兴奋性神经递质的敏感性，提高大脑皮层的神经元的兴奋阈，故有抗惊厥作用。

（二）理化特性及作用特点

1. 理化特点　其钠盐可溶于水，2.5%～5% 水溶液 pH 为 10.6～10.8，水溶液不稳定，生理盐水稀释后一般不超过 72h，溶液混浊不透明者不宜使用，不可以乳酸林格液或其他酸性溶液稀释，因硫喷妥钠 pH 降低后可因游离酸产生而致沉淀。

2. 作用起效快,苏醒迅速 硫喷妥钠脂溶性高,静脉注射后极易透过血脑屏障,经过一次臂脑循环就可发挥作用。临床常用剂量静脉注射后,10～20s 患者意识消失,30s 脑组织内既达峰浓度,随即进行重分布,约经过 5min 后脑组织药物浓度下降一半,30min 后,仅剩余 10%。因此,硫喷妥钠注射后 40s 左右麻醉即开始变浅,约 15～20min 后初步清醒。

3. 脑保护作用 硫喷妥钠可以使脑血管收缩,减少脑血流,降低颅内压;降低脑代谢,减少脑组织耗氧,脑代谢降低的程度超过脑血流的减少。因此,硫喷妥钠尤适用于颅脑外科手术的麻醉。

4. 麻醉效果不完善,清醒不完全 硫喷妥钠基本没有镇痛作用,小剂量反而使痛阈降低;无肌松作用;脂肪中药物浓度可比血浆中高 11 倍,在全麻苏醒期,脂肪组织中储存的硫喷妥钠可重新释放入血,并再次透过血脑屏障,使患者发生"再抑制"。

5. 循环和呼吸抑制 硫喷妥钠可选择性的抑制交感神经节的传导,产生中枢性的血压下降,还可以抑制离体心脏的心肌收缩;硫喷妥钠能抑制延髓和脑桥的呼吸中枢,对呼吸系统有剂量相关性的抑制作用。硫喷妥钠对呼吸的影响主要表现为潮气量减少,与阿片类麻醉药合用时,两者对呼吸系统的抑制作用会发生叠加。

硫喷妥钠浅麻醉时由于交感神经抑制而使副交感神经相对占优势,可以引起喉部和支气管平滑肌的应激性增高,诱发喉肌痉挛和支气管痉挛以及呼吸道分泌物增多,因此在应用硫喷妥钠之前抗胆碱药的用量一定要足够。

（三）临床应用

一般用于全身麻醉的诱导和日间短小手术的麻醉,如手法关节脱位复位、表浅手术活检和小儿刀口拆线等。常用浓度为 2.5% 的硫喷妥钠溶液,剂量为成人 2.5～4.5mg/kg,儿童 5～6mg/kg,缓慢推注。患者呼唤不应或睫毛反射消失时表示麻醉深度基本足够。成人男性用药量一般不超过 15ml,女性不超过 12ml,总量以 20ml 为限。当患者入睡,睫毛反射消失,眼球固定,钳夹皮疼痛反应不敏感时开始手术。注意密切观察患者生命体征。

而连续给药法仅用于下列情况:①局麻、蛛网膜下隙和硬膜外阻滞时的辅助麻醉,以保持患者安静和对抗内脏牵拉反应;②破伤风、高热和癫痫等引起的惊厥。使用时配制成 0.33% 硫喷妥钠溶液静脉滴注,但现在较少应用。

（四）禁忌证

婴幼儿;产妇分娩或剖宫产术;心功能不全者;休克和低血容量患者;呼吸道阻塞性疾病、呼吸道不通畅和有肺部疾患者,如:哮喘、喉水肿或外界压迫导致呼吸道狭窄阻塞等患者;严重肝、肾功能不全者;营养不良、贫血、电解质紊乱、氮质血症者;肾上腺皮质功能不全或长期使用肾上腺皮质激素者;紫质症先天性卟啉代谢紊乱者;高血压、动脉粥样硬化和严重糖尿病者;以及巴比妥类药物过敏史或疑似过敏者。

（五）不良反应

硫喷妥钠引起的不良反应有:局部刺激、动脉炎、循环抑制、呼吸抑制、过敏反应、毒性反应（严重毒性反应主要发生在潜在性紫质症患者）等。与吩噻类药合用可增强对循环抑制,与阿片类药合用增强呼吸抑制作用。

二、氯胺酮

(一) 作用机制

氯胺酮（ketamine）对中枢神经系统有特异的抑制和兴奋双重选择作用，与多个结合位点相互作用，包括 N－甲基－D－天冬氨酸（NMDA）及非 NMDA 谷氨酸受体、烟碱和毒蕈胆碱、单胺和阿片受体等，并与 Na^+、Ca^{2+} 通道产生作用，从而表现出复杂的药理学特征。

(二) 理化特性及作用特点

1. 氯胺酮进入循环后，很少与血浆蛋白结合，其脂溶性比硫喷妥钠大 5~6 倍，易于透过血－脑屏障。静注 2mg/kg 氯胺酮 15s 后即有意识模糊感，30s 意识消失，作用时间 10~15min。其主要通过肝脏转化，由肾脏排出。口服氯胺酮生物利用度为 16.5%，口服 300mg 可使意识消失。小儿直肠灌注 10mg/kg 加氟哌利多 0.012 5mg/kg，可达较好的麻醉效果。

2. 镇痛作用强　氯胺酮通过阻滞脊髓网状结构对痛觉的传入信号，产生很强的镇痛作用，是目前临床所用的静脉麻醉药中唯一可以产生镇痛作用的药物。

3，呼吸抑制作用轻微　单独使用氯胺酮静脉麻醉时，一般不会产生严重的呼吸抑制。氯胺酮麻醉时支气管平滑肌松弛，可以拮抗组胺、乙酰胆碱和 5－羟色胺的支气管收缩作用，可以有效缓解支气哮喘状态。临床上可用于支气管哮喘患者的麻醉。

4. 循环兴奋作用　氯胺酮对循环系统的作用包括两个方面：直接抑制心肌和通过兴奋交感神经中枢间接兴奋心血管系统。具体的临床表现则是两种作用的综合。在一般情况下，可使心率加快、血压升高、心脏指数、外周血管阻力增加，有利于循环功能的维持。但对于心脏代偿能力低下或交感神经活性减弱的患者，则表现为心血管系统抑制。

5. 氯胺酮无肌松作用、增加脑组织血流，使颅内压升高，并可使脑代谢增高；口腔和支气管分泌物增加、眼压、颅内压升高，对循环代偿功能差或交感神经兴奋性低下的患者可导致循环功能抑制。麻醉苏醒期精神副反应发生率高，不能单独用于成人全身麻醉。

(三) 临床应用

1. 单纯氯胺酮麻醉

（1）肌肉注射法：主要用于小儿短小手术，或者作为其他麻醉方法的基础麻醉。常用剂量为 4~6mg/kg，对于年龄在 2 岁以内的婴幼儿剂量可增大至 10mg/kg。一般给药后 2~5min 起效，维持 30min 左右，可满足一般小手术的需要。术中还可根据情况追加首次剂量的 1/2~1/3。

（2）静脉注射法：首次剂量 1~2mg/kg，在 1min 内缓慢静脉注射。药物注射完毕就可手术。作用维持时间 10~15min，追加剂量为首剂的 1/2。该法适用于小儿或个别成人不需肌松的短小手术。

（3）静脉滴注法：先将氯胺酮配制成 0.1% 的溶液，麻醉时先以氯胺酮 1~2mg/kg 静脉注射作为麻醉诱导，然后持续滴入 0.1% 溶液维持麻醉。滴入速度掌握先快后慢的原则并据临床所需调整滴速。

2. 临床复合麻醉　常将氯胺酮伍用丙泊酚、咪达唑仑、度氟合剂等联合使用作麻醉诱导和维持。尤其对不合作的小儿，肌注氯胺酮 4~5mg/kg 可产生基础麻醉，用于 CT、磁共振、腔镜等检查和诊断性操作；为了配合建立静脉通道也常常采用此方法，如先天性心脏病、疝气、隐睾等。对心包填塞和缩窄性心包炎、联合瓣膜病变心功能较差者可选用氯胺酮作为麻醉诱导用药，以维持交感神经张力，保护缺氧性肺血管收缩以减少分流，提高氧合能力，但氯胺酮用于此类患者剂量为常人的 1/2 或 1/3，且复合其他镇静、镇痛、肌松等药物。

氯胺酮也可作为其他静脉麻醉或吸入全麻的辅助成分或椎管麻醉及神经阻滞不全的辅助用药，抑制过高的应激反应。此外，氯胺酮已成功用于治疗哮喘持续状态，其解痉、抗炎作用在治疗哮喘中发挥作用，但其使得气道松弛的作用机制尚未明确。

（四）禁忌证

严重的高血压、颅内压、眼压增高者，或是眼球开放损伤，手术需要眼球固定不动者；甲状腺功能亢进、嗜铬细胞瘤患者；心功能代偿不全者，冠状动脉硬化性心脏病，心肌病或有心绞痛病史者；咽喉口腔手术，气管内插管或气管镜检查时严禁单独使用此药以及癫痫和精神分裂症患者。

（五）不良反应

呼吸道梗阻和喉痉挛、呼吸、循环抑制、精神神经症状、暂时失明等；眼内压、颅内压增高以及急性胃扩张、恶心呕吐等。

三、依托咪酯

依托醚酯（etomidate）又名甲苄咪唑，为强效、安全的非巴比妥类静脉催眠药物，1965年 Dodefroi 合成，1972 年 3 月 Doenicke 试用于临床，1979 年国内试制成功，并用于临床。

（一）作用机制

该药作用于类似中枢性 GABA 受体，镇痛效果不明显，催眠量时产生皮下抑制，出现新皮质样睡眠、脑干网状结构激活和反应处于抑制状态。

（二）理化特性和作用特点

1. 理化特点　依托咪酯仅右旋体具有镇静、催眠作用，该药为白色结晶粉末，但目前临床上使用的依托咪酯为其脂肪乳剂和水剂两种，其 pH 约 6.0 ~ 8.1。

2. 麻醉可控性好　依托咪酯是强效、安全、超短时效的非巴比妥类的静脉麻醉药，脂溶性强，静脉注射后很快通过血 – 脑屏障，约 1min 作用达到高峰。依托咪酯麻醉效能强，是硫喷妥钠的 12 倍。其清醒时间依赖于从脑组织重新分布，临床常用剂量单次注射维持时间 10min 左右。增加剂量可能使其作用持续时间相应延长。

3. 对生理干扰小　循环功能的稳定，血流动力学平稳是依托咪酯时最显著特点。单次剂量的依托咪酯静脉注射后动脉血压稍有下降，冠脉扩张。因此它适合冠心病等心脏储备功能差的患者，对不适合用硫喷妥钠麻醉的患者也可安全使用。依托咪酯单独注射时呼吸抑制作用也较硫喷妥钠为轻。此外，它不影响肝肾功能，也不引起组胺释放。

4. 无镇痛和肌松作用

5. 肾上腺皮质功能抑制　这是限制依托咪酯在临床上广泛应用的最主要的特点，依托咪酯麻醉下皮质醇和醛酮分泌明显减少，ACTH 分泌显著增加。无论短期或长期使用均会发生，因此，临床上一般不用它来做 ICU 患者的镇静。

6. 其他　依托咪酯能减少脑耗氧，降低脑血流，对缺氧性脑损害有一定保护作用。

（三）临床应用

1. 全麻诱导　剂量 0.1~0.4mg/kg，为避免局部刺激作用，可先给予芬太尼等镇痛药。入睡后再给予肌松药做气管插管。

2. 全麻维持　给药速度为 0.12~0.2mg/（kg·h），可以静脉滴注或泵注，同时给予麻醉性镇痛或肌松药，也可以吸入低浓度挥发性麻醉药。

3. 短小手术　如内镜检查、扁桃体摘除和人工流产以及心脏电复律等。成人剂量一般为 0.3mg/kg，可用芬太尼辅助，加强镇痛，但术后恶心、呕吐发生率较高。

4. 其他　有时也用作部位麻醉的辅助措施，但应用较少。

（四）禁忌证

对该药过敏和肾上腺皮质功能不全者；有免疫抑制、脓毒血症，器官移植后的患者；卟啉症（紫质症）的患者。

（五）不良反应

1. 术后恶心呕吐　发生率较高，可达 30%~40%，是患者对依托咪酯麻醉不满意最重要的原因。与芬太尼合用时发生率还可进一步增加。

2. 注射部位疼痛　发生率为 10%~80%，表现为注射局部疼痛，甚至发生静脉炎，疼痛的发生率与注射部位血管大小和药物溶剂有关，数日可以自行好转。选择较大静脉穿刺注药，注药前 1~2min 先静注芬太尼，或缓慢静脉注射少量利多卡因可以减轻疼痛。目前有新剂型采用脂肪乳剂为溶媒，该并发症的发生率已明显下降。

3. 抑制肾上腺皮质功能　依托咪酯抑制 11-β 羟化酶，临床需时较长的手术不宜选用依托咪酯麻醉，对于肾上腺皮质功能低下者使用依托咪酯麻醉时应给予适量的糖皮质激素。

4. 其他　过敏反应、溶血作用以及心律失常等，均较少见。

四、咪达唑仑

（一）作用机制

咪达唑仑（midazolam）是咪唑苯二氮䓬类衍生物，其作用部位在苯二氮䓬类（BZ）受体，为其特异性激动剂。它具有苯二氮䓬类药物所共有的作用，如镇静、催眠、抗焦虑、抗惊厥、肌松和顺行性遗忘以及作用可被特异性拮抗等。

（二）理化特性和作用特点

1. 理化特性　咪达唑仑是临床上一种新型的静脉麻醉药，临床上常用其盐酸盐或马来酸盐，其 pH3.5 供静注或肌注，局部刺激小，也可以加入 5% 葡萄糖、生理盐水或乳酸林格液中，与吗啡、东莨菪碱、阿托品无配伍禁忌。

2. 作用特点　与传统苯二氮䓬类相比，咪达唑仑静脉麻醉还具有以下独特的特点。

（1）刺激性小：咪达唑仑是唯一一个可溶于水的苯二氮䓬类药物。临床应用者为其碱性水溶液，可直接静脉注射，也可用生理盐水或 5% 葡萄糖稀释后静脉滴注。

（2）作用时间短：咪达唑仑静脉注射后消除半衰期只有地西泮的 1/10 左右，作用时效 2~3h，较地西泮清醒快速。

（3）效能强：咪达唑仑与苯二氮䓬类受体的亲和力是地西泮的 2~3 倍，其麻醉效能大约是地西泮的 2 倍。

（4）循环呼吸抑制：临床麻醉剂量下，对心肌无抑制，仅表现为轻度外周血管阻力降低伴心率轻度增快，但大剂量也可引起血压明显下降。咪达唑仑对呼吸动力无影响，但对呼吸中枢有轻度抑制作用，表现为潮气量稍降低，呼吸频率代偿性增快，偶可见呼吸暂停。

（5）呼吸道梗阻及舌后坠：尤其对俯卧位、体胖颈短、打鼾者慎用，一般在静注 3 ~ 5min 内发生，15min 后减轻；发生时使得患者头后仰，并托起下颌，仍无效可放置鼻咽通气道，此时仍不能维持良好的血氧饱和度则采用面罩供氧或静注氟马西尼 0.2mg 注射。

（三）临床应用

1. 麻醉诱导　咪达唑仑用于麻醉诱导，起效较硫喷妥钠慢，多数患者在 120s 内进入睡眠状态。诱导剂量为 0.05 ~ 0.4mg/kg，15 ~ 20s 内静注，速度不可太慢，否则药物难以在中枢神经系统达到有效浓度。老年患者、慢性肾衰及危重患者应减量。咪达唑仑和丙泊酚、麻醉性镇痛药以及肌松药联合用于全麻诱导，是目前临床上常用的方法，具有麻醉诱导平稳，术后苏醒快速等优点。

2. 麻醉维持　咪达唑仑可有效消除术中知晓，而且能加强麻醉性镇痛药和肌松药的作用，减少这些药物的用量，因此常用于全麻的辅助成分。间断给药时追加剂量为诱导量的 1/4 ~ 1/3。连续给药可采用静脉滴注或泵注。

3. 门诊手术的麻醉　通常与氯胺酮、芬太尼、瑞芬太尼等镇痛作用强的药物联合，主要用于脓肿切开、骨折复位、人工流产以及镜检查等短小手术，也可配合局麻或表面麻醉下进行。

4. 镇静　咪达唑仑常用于 ICU 患者的靶控镇静，尤其需要维持较长时间机械通气者。一般采用微量泵给药，负荷剂量为 0.03 ~ 0.1mg/kg。维持速度为 0.03 ~ 0.2mg/（kg·h）。还可用于部位麻醉的镇静，消除患者的紧张焦虑情绪。

（四）禁忌证

对咪达唑仑高度敏感者，对苯二氮䓬类药物交叉过敏者，闭角型青光眼患者和严重疼痛未能控制的患者。

（五）不良反应

咪达唑仑常见的不良反应有：注射部位刺激；血栓形成和血栓性静脉炎；呼吸抑制。但发生率均较低。值得注意的是，咪达唑仑可以通过胎盘屏障，注药后 5min 内脐静脉血的浓度达到高峰，用于剖宫产的患者应该谨慎。

五、丙泊酚

（一）作用机制

丙泊酚（propofol）是一种静脉麻醉药，口服给药无活性，可能是由于胃肠道破坏所致。其确切作用机制尚不十分清楚。有研究表明，丙泊酚麻醉、抗惊厥和神经保护等特性与其对电压依赖性钠离子通道有关。在监测其电生理和生物化学方面的研究表明，丙泊酚可能与其他麻醉剂相似，与 GABA 受体复合物发生相互作用而产生麻醉作用。

（二）理化特性和作用特点

1. 理化特性　丙泊酚是一种新型快速短效静脉全麻药，其化学名为双丙泊酚。临床所用制剂为1%的水溶性溶液，溶媒包括10%（w/v）大豆油、1.2%卵磷脂和2.5%甘油。目前已广泛应用于临床麻醉和ICU患者的镇静。其强度为硫喷妥钠的1.8倍，pKall。新型制剂中包括EDTA，可降低乳剂内细菌生长，对该药的药代动力学无明显影响。

2. 作用特点

（1）麻醉可控性强：丙泊酚起效快，诱导迅速平稳，作用时间短，单次给药麻醉维持5~10min。静脉注射后98%与血浆蛋白结合，麻醉深度与血浆药物浓度相关性好。麻醉苏醒有赖于患者的肝肾功能。丙泊酚麻醉最显著的特点是清醒完全，无硫喷妥钠等其他全麻药的"宿醉感"，不引起噩梦、幻觉等精神症状。

（2）麻醉效能强：与巴比妥类药物硫喷妥钠相比，丙泊酚的麻醉效能为其1.8倍，无镇痛效应。

（3）具有脏器保护功能：丙泊酚能够抑制氧自由基的产生或拮抗其氧化效应，对缺血-再灌注损伤有预防或治疗作用。而且能降低颅内压和脑代谢率，用于神经外科手术的麻醉具有显著的优点。

（4）有一定程度的循环功能抑制：丙泊酚麻醉时外周血管总阻力降低，动脉血压有所下降。

（5）呼吸抑制：丙泊酚麻醉一般对呼吸功能影响不大，仅表现为潮气量轻度降低。当剂量过大或注射速度过快，也可表现呼吸暂停，持续约30~60s。

（6）局部刺激：清醒患者用丙泊酚麻醉诱导时，会有静脉疼痛。

（三）临床应用

1. 麻醉诱导　丙泊酚是目前临床上最优秀的静脉麻醉诱导药之一，适合各类手术和全麻诱导，尤其是需要术后快速清醒的患者。健康成年人丙泊酚的诱导剂量为1.5~2.5mg/kg，对体质强壮者剂量可适当增加1/3，也可与依托咪酯、咪达唑仑等联合应用，但应减量。老年或血浆蛋白浓度降低的患者，剂量应相应减少。小儿表现分布容积较大，清除率高，诱导用量可适当增加。

2. 麻醉维持　可以单次静脉注射也可连续泵注，连续给药时血浆药物浓度稳定，心血管稳定性。并且停止用药后，血药浓度迅速下降，患者苏醒迅速。成人连续静脉给药的剂量为4~12mg/（kg·h），TCI时1~3μg/ml，若伍用芬太尼，可减量。老年人、ASAⅢ~Ⅳ级和低血容量者剂量应当较成人减半。同时应用镇痛药和肌松药。

3. 区域麻醉的镇静　应用丙泊酚以达到镇静、抗焦虑、消除牵拉反射、消除患者不适和减少术后呕吐的目的。椎管内阻滞辅助用药时可首先给予0.2~0.7mg/kg的负荷量，然后以3~6mg/（kg·h）静滴维持，在镇静的过程中，应当注意监测生命体征。

4. ICU患者的镇静　是目前ICU靶控镇静或患者自控镇静的常用药物。

5. 门诊及日间手术和无痛内镜检查、无痛人流、介入治疗等。

（四）禁忌证

对丙泊酚过敏者；严重循环功能不全者；妊娠与哺乳期的妇女；3岁以下的小儿；高血脂患者；有精神病史、癫痫病史和家族史者。

（五）不良反应

常见的不良反应有：注射部位疼痛、过敏反应、呼吸和循环功能抑制以及诱导时偶见患者精神兴奋、癫痫样抽动、肌痉挛。可用地西泮、咪达唑仑和毒扁豆碱等药物控制。

六、羟丁酸钠

（一）作用机制

γ-氨基丁酸是中枢神经系统中主要的抑制递质，但是其不能通过血-脑屏障，因此，不能从血浆进入脑组织。γ-羟基丁酸是γ-氨基丁酸的中间代谢产物，其中枢抑制作用明显强于后者。γ-羟基丁酸静脉注射后可通过血脑屏障作用于中枢神经系统，γ-羟基丁酸转化为γ-丁酸内脂而其催眠作用，静脉注射后起效缓慢。

（二）理化特性和作用特点

1. 理化特性 临床上所用的羟丁酸钠为 25% 的水溶液，稳定、无色透明，对静脉无刺激，可以直接静脉注射而无须稀释。

2. 作用特点

（1）毒性低：羟丁酸钠（sodium hydroxybu Ayrate）是体内 γ-氨基丁酸（GABA）的中间代谢产物，通过干扰突触部位电活动而发挥作用。它引起的麻醉状态类似生理性的睡眠过程。羟丁酸钠静脉注射后代谢最终产物为二氧化碳和水，对机体无毒副作用。即使黄疸患者也可安全使用。

（2）对循环呼吸系统抑制轻微：羟丁酸钠麻醉下，患者可以保留自主呼吸，不影响呼吸中枢对 $PaCO_2$ 的正常反应。麻醉过程中，呼吸频率可能稍有减慢，潮气量有轻度增加，因此，肺泡有效通气量基本不受影响。患者的循环功能轻度兴奋；心排出量、收缩压维持不变或稍有增高；心肌对缺氧的耐受性增高；末梢循环良好。可用于老年、小儿等体质衰弱的患者以及处于休克状态患者的麻醉。

（3）应用羟丁酸钠麻醉时，患者下颌松弛，咽喉敏感性降低，有利于气管插管和气管导管的保留，减少其他全麻药物的用量，增加麻醉安全性。

（4）安全范围广：羟丁酸钠的总量没有严格限制。

（5）起效较慢、镇痛作用弱：羟丁酸钠进入体内后代谢为 γ-丁酸内酯才能发挥麻醉作用，一般需要 2min，偶见有长达 10min 才起效者。而且，注射速度不能太快，应该在 1g/min 左右，否则有可能引起一过性呼吸抑制。羟丁酸钠镇痛作用很弱或基本没有。

（6）气道分泌物增多：羟丁酸钠能兴奋副交感神经，麻醉中呼吸道分泌物较多。

（三）临床应用

1. 氯胺酮羟丁酸钠静脉复合麻醉 广泛应用于小儿，先以氯胺酮 4~6mg/kg 肌肉注射或 1~2mg/kg 静脉注射作为麻醉诱导，然后静脉给予羟丁酸钠。剂量根据手术的大小和时间的长短可为 50~120mg/kg。麻醉中应注意保持呼吸道干燥、通畅。

2. 全麻诱导 羟丁酸钠引起生理样睡眠，患者感觉舒适，易于接受。下颌松弛和咽喉敏感性降低，更有利于保留呼吸情况下的气管插管操作。成人剂量为 50~80mg/kg，婴幼儿可以用至 100~120mg/kg，年老、体弱、脱水以及休克患者应酌情减量。诱导过程中循环平稳，对各类心脏手术的患者也可选用。

3. 麻醉维持 单次剂量的羟丁酸钠作用时间可以持续 60~90min，对长时间手术可 1~2h 追加一次，追加剂量为麻醉诱导的 1/2，总量无严格限制，但应尽量集中在手术前半段时间给予，以免术后苏醒延迟。

（四）禁忌证

各种呼吸道难于维持的尤其急诊患者、严重高血压、低血钾、严重心脏传导阻滞、心动过缓以及有癫痫、哮喘等特殊病史的患者，均不宜接受羟丁酸钠麻醉。

（五）不良反应

1. 上呼吸道梗阻　主要见于小儿和肥胖患者，由于舌根后坠，咽喉分泌物增多等因素引起。一般可采用使患者下颌托起、头后仰或偏向一侧、放入口咽通气道等方法来处理。

2. 全麻苏醒期躁动及锥体外系症状　羟丁酸钠对网状激活系统的抑制作用较弱，在全麻苏醒期由于疼痛和呼吸清理等刺激可使患者发生躁动，手、臂、肩和面部肌肉颤动，甚至阵挛，尤其在静脉注射速度过快或用药量过大时。术后锥体外系症状也与此有关，但发生率较低。复合使用苯二氮䓬类或巴比妥类药物对之有预防和治疗作用。

3. 术后苏醒延迟　羟丁酸钠与麻醉性镇痛药或其他全麻药有协同作用，合用时这些药物的用量应该减少。

4. 降低血钾　羟丁酸钠的代谢过程中会使血浆钾离子进入细胞内，因此能产生一过性血钾降低。

5. 其他　恶心、呕吐，甚至大小便失禁。

七、常用的阿片类药物及衍生物

（一）芬太尼（fentanyl）

1. 作用机制及特点　芬太尼是人工合成的阿片受体激动剂，属于苯基哌啶衍生物，是目前临床上最主要的强效镇痛药。芬太尼的镇痛效应是吗啡的 75～125 倍，与其高脂溶性有关；它首次静脉注射后很快分布到非效应组织，如脂肪和肌肉，使血药浓度很快降低，因而作用时间较短。芬太尼的肺脏首过效应明显，首次剂量的 75% 经肺首过摄取。芬太尼代谢后生成去甲芬太尼，无镇痛作用，与吗啡相比，大剂量（50～100μg/kg）的芬太尼不会引起组胺释放，故不会出现血管扩张而发生低血压。

2. 麻醉方法　临床上常将芬太尼作为全身麻醉的镇痛成分，与静脉全麻药、肌松药一起用于静脉全麻的诱导和维持。

（1）大剂量芬太尼麻醉：单纯大剂量芬太尼麻醉主要用于心脏、大血管手术，对循环抑制较小，有利于术后恢复。一般用芬太尼 20μg/kg 缓慢静脉注射行麻醉诱导，配合使用肌松药完成气管插管操作。术中间断静脉注射芬太尼维持麻醉，术中芬太尼总用量可达 50～100μg/kg。为加强镇静作用，也可在麻醉诱导和维持时给予适量地西泮等中枢性镇静药。

（2）芬太尼静脉复合麻醉：这是临床上最常用的静脉复合麻醉方式。芬太尼在复合麻醉中提供镇痛成分。一般诱导时用芬太尼 0.2～0.4mg，同时联合静脉全麻药和肌肉松弛药，充分给氧去氮后行气管插管。术中维持追加 0.1～0.2mg/h。

3. 不良反应

（1）循环系统：芬太尼兴奋延髓迷走神经核，使心率减慢，可以用阿托品纠正。大剂量芬太尼麻醉时血压下降，与迷走神经兴奋，心动过缓以及血管扩张而导致循环容量相对不足有关，此时应减慢输注速度，适当扩容。当手术刺激增强和麻醉减浅时，患者会出现高血压。

（2）肌肉僵硬：较常见。肌肉僵硬包括胸壁和腹壁肌肉，可引起肺动脉高压、中心静脉压和颅内压上升，严重者妨碍通气，需用肌松药才可以解除，纳洛酮可以拮抗肌肉僵硬，但镇痛作用也同时被拮抗。预防和减弱僵硬的方法是在给药前给予非去极化肌松药，减慢静注速度和给予巴比妥类或苯二氮䓬类药物。

（3）呼吸抑制：反复或大剂量的使用芬太尼的，可以在用药后 3~4h 出现延迟性呼吸抑制。其中的原因是储存在胃液中的芬太尼到了小肠的碱性环境中再次被摄取进入循环，出现二次血药浓度高峰；此外，在肺脏中蓄积的芬太尼释放也导致浓度升高。

（二）舒芬太尼（sufentanil）

1. 作用机制及特点　舒芬太尼于 1974 年合成，舒芬太尼是高选择性 μ 受体的激动剂，因此在阿片类药物中其镇痛效应最强，其强度为吗啡的 2 000~4 000 倍，为芬太尼的 10~15 倍。其脂溶性高，极易透过血-脑屏障，迅速在脑内达到有效血药浓度，起效时间短。舒芬太尼分布容积小，消除半衰期短，清除率高，作用持续时间及苏醒时间均短于芬太尼，反复应用后很少蓄积。主要通过肝脏代谢，它在肾小管有较高的重吸收率且极易进入肝微粒体酶，由于被肝脏大量摄取使得其清除率主要受肝血流量的影响。舒芬太尼对于循环系统的影响与芬太尼相似，对于呼吸系统的影响呈剂量依赖性，抑制应激反应效果较芬太尼更佳。舒芬太尼可以用于麻醉诱导和维持。

2. 临床应用　舒芬太尼作为平衡麻醉的组成部分，以大剂量用于心脏手术的麻醉具有一定的优势，其诱导剂量一般为 1.3~1.8μg/kg 可使患者意识消失。在气管插管之前1~3min 给予 0.3~1.0μg/kg 可降低患者的插管反应。如同阿片类药物，诱导时易发生肌肉僵直。维持剂量为 0.1~0.5μg/kg 间断静注或以 0.3~1.0μg/（kg·min）持续输注。舒芬太尼稳态血药浓度为 0.15~0.2ng/ml。在心脏手术时，单一舒芬太尼麻醉的血药浓度增加到 6~60ng/ml，因此，无论采用何种剂量，都应当与其他麻醉药物复合使用更为安全合理。

3. 不良反应　舒芬太尼具有一般阿片类药物相似的不良反应，主要有肌肉强直和紧张性痉挛，呼吸抑制，恶心呕吐，大剂量应用可以导致心动过缓和低血压。

（三）阿芬太尼（alfentanil）

1. 作用机制及特点　阿芬太尼是一种新型、超短效、强效的阿片类镇痛药，于 1976 年合成。它的镇痛效价和作用时间分别为芬太尼的 1/4 和 1/3，起效快，蓄积作用微弱，安全界限较大。静脉注射后，阿芬太尼主要和 $α_1$-酸性蛋白结合，几乎全部经过肝脏代谢，其代谢产物无阿片类作用。由于肝脏代谢阿芬太尼的酶活性存在很大个体差异，故阿芬太尼药代动力学个体差异大，应当个体化给药。阿芬太尼主要和中枢的 μ 受体结合发挥作用，但亲和力较弱，很快解离，作用时间短暂；阿芬太尼可以明显抑制脑干细胞网状核对于强刺激的反应，此作用可被纳洛酮迅速拮抗。阿芬太尼对于循环系统的影响轻微。与芬太尼相比，大剂量的阿芬太尼麻醉术后呼吸恢复迅速，无呼吸遗忘和再发性呼吸抑制，且不延长拔管和机械通气的时间。

2. 临床应用　阿芬太尼可用于麻醉诱导，当给予 120μg/kg 时，可于 2~2.5min 内达到意识消失。当与苯二氮䓬类合用时，剂量相应减少。短小手术用量为 5~10μg/kg。对于较长时间手术者，可给予阿芬太尼静脉输注：在 $10\sim50\mu g/kg$ 静脉推注后每小时给予 $25\sim100\mu g/kg$ 持续输入，并同时给予镇静药。

阿芬太尼具有起效快、作用时间短、无蓄积、心血管稳定等优点，可以应用于各科手术的麻醉诱导和维持，也适用于门诊手术和各种短小手术的麻醉。

3. 不良反应　常见的不良反应有全身肌肉僵直，呼吸抑制，麻醉恢复期常有恶心呕吐。

（四）瑞芬太尼（remifentanil）

1. 作用机制及特点　瑞芬太尼是继阿芬太尼后新合成的又一种超短时效的阿片类镇痛药。瑞芬太尼的化学结构中含有酯键，可被血液和组织中的非特异性酯酶迅速水解为无药理活性的代谢产物，此代谢方式使它具有作用时间短、恢复迅速、无蓄积作用等优点。应用瑞芬太尼后脑血管收缩，颅内压明显降低，它是纯粹的 μ 型阿片受体激动剂，镇痛作用与芬太尼相似。对呼吸呈剂量依赖性的抑制，可被纳洛酮拮抗。瑞芬太尼使收缩压和心率呈剂量依赖性降低，麻黄碱可逆转此效应。

瑞芬太尼的药效学和药代学特性使其用于临床具有下列优点：①可以根据药效精确调整剂量，作用可以预测，麻醉平稳，并易于逆转；②副作用较其他阿片类药物减少；③不依赖肝肾功能；④重复或持续应用无蓄积。但是瑞芬太尼也有一些不足之处，作用时间较短，注射停止后镇痛作用很快消失；具有同其他阿片类相似的不良反应，常见的有呼吸抑制、恶心呕吐和肌肉僵直等。

2. 临床应用

（1）麻醉诱导及维持：瑞芬太尼用于麻醉诱导的剂量一般为 $1\sim2\mu g/kg$，维持量0.25～$1\mu g/$（$kg\cdot min$）。应用瑞芬太尼可以应用丙泊酚和给维库溴铵后，先静注瑞芬太尼 $1\mu g/kg$，然后以 $0.6\mu g/$（$kg\cdot min$）静滴或靶控输注，5min 后可行气管内插管；术中可以静滴瑞芬太尼维持麻醉，当与丙泊酚或异氟烷合用时，静滴 $0.05\sim2\mu g/$（$kg\cdot min$），具体应根据术中刺激调节。当应激反应增强，可追加 $0.5\mu g/kg$，或者增加滴速50%。

（2）门诊手术的镇痛：瑞芬太尼适合于门诊手术。在非气管插管麻醉下实施门诊手术的患者，瑞芬太尼也可以与丙泊酚或咪达唑仑合用。

此外，瑞芬太尼用于神经外科麻醉，可以降低颅内压，患者术后苏醒迅速。

3. 不良反应　应用瑞芬太尼最常见的不良反应是呼吸抑制、恶心呕吐和肌肉僵直。所有患者均可以出现轻度的高碳酸血症和低氧血症。恶心呕吐的发生率分别为8%和5%。肌肉僵直的发生率和严重程度取决于给药剂量和速度。其他的并发症较少见。由于瑞芬太尼的作用消失快，术后可持续给予亚麻醉剂量瑞芬太尼或即刻注射长效阿片类药进行术后镇痛。

（齐志温）

第三节　静脉全身麻醉技术的分类

1. 单次输注　单次输注指一次注入较大剂量的静脉麻醉药，以迅速达到适宜的麻醉深度，多用于麻醉诱导和短小手术。此方法操作简单方便，但容易用药过量而产生循环、呼吸抑制等副作用。

2. 分次输注　先静脉注入较大量的静脉麻醉药，达到适宜的麻醉深度后，再根据患者的反应和手术的需要分次追加麻醉药，以维持一定的麻醉深度，具有起效快、作用迅速及给药方便等特点。静脉麻醉发展的 100 多年来，分次注入给药一直是静脉麻醉给药的主流技术，至今广泛应用于临床。但是易导致血药浓度波动，从而可影响患者的麻醉深浅的变化，并且可能因体内药物蓄积而导致不同程度的循环、呼吸功能抑制。

3. 连续输注 连续注入包括连续滴入或泵入，是指患者在麻醉诱导后，采用不同速度连续滴入或泵入静脉麻醉药的方法来维持麻醉深度。本方法避免了分次给药后血药浓度高峰和低谷的跌宕波动，不仅减少了麻醉药效的周期性的波动，也有利于减少麻醉药的用量。滴速或泵速的调整能满足不同的手术刺激需要。然而单纯的连续注入的直接缺点是达到稳态血药浓度的时间较长，因此在临床上可以将单次注入和连续注入结合起来使用，以尽快地达到所需要的血药浓度，并以连续输注来维持该浓度。

4. 靶控输注（target controlled infusion，TCI） 靶控输注是指在输注静脉麻醉药时，以药代动力学和药效动力学原理为基础，通过计算机技术调节目标或靶位（血浆或效应室）的药物浓度来控制或维持适当的麻醉深度，以满足临床麻醉的一种静脉给药方法。

TCI 可以为患者快速建立所需要的稳定血药浓度，而麻醉医生也可以因此估计药物对患者产生的效果，这一点尤其见于 $t_{1/2}$ ke0 较小的药物浓度。在临床麻醉中，TCI 技术也可以用于巴比妥类、阿片类、丙泊酚、咪达唑仑等药物的诱导和麻醉维持。复合双泵给予丙泊酚与短效镇痛药，可满意地进行全凭静脉麻醉。TCI 迅速实现稳定血药浓度的特点，将有利于进行药效学、药物相互作用的实验研究。将 TCI 系统输注阿芬太尼应用于术后镇痛，与 PCA 技术相比，该系统不但同样可以由患者反馈控制，而且提供更为稳定的血药浓度。这对于治疗指数较小的阿片类药物无疑提供了更为安全的使用途径。此外还有 TCI 系统也可用于患者自控的镇痛和镇静。总之，TCI 技术为麻醉医师应用静脉麻醉药的可控性增强且操作简单。

（齐志温）

第四节 静脉全身麻醉的实施

一、静脉全麻前的准备和诱导

（一）静脉全麻前的准备

与其他全身麻醉相同，主要包括患者身体与心理的准备、麻醉前的评估、麻醉方法的选择、相应麻醉设备的准备和检查以及合理的麻醉前用药。而麻醉诱导前期，是麻醉全过程中极重要的环节。应于此期间要做好全面的准备工作，包括复习麻醉方案、手术方案及麻醉器械、监测设备等准备情况，应完成表 26-4 中的项目，对急症、小儿、老年人或门诊患者尤其重要。

表 26-4 麻醉前即刻应考虑的项目

病人方面	健康情况，精神状态，特殊病情，治疗史，病人主诉要求
麻醉方面	麻醉实施方案及预案，静脉输液途径，中心静脉压监测途径等
麻醉器械	氧源，麻醉机，监护、除颤仪，气管插管、喉罩用具，一般器械用具
药品	麻醉药品，辅助药品，肌松药，急救药品

病人方面	健康情况，精神状态，特殊病情，治疗史，病人主诉要求
手术方面	手术方案，手术部位与切口，手术需时，手术对麻醉特殊要求，手术体位，预手术方面防手术体位损伤的措施，术后止痛要求等
术中处理	预计可能的意外并发症，应急措施与处理方案，手术安危估计

（二）静脉全麻的诱导

1. 静脉麻醉诱导剂量的计算 静脉麻醉诱导剂量或称负荷剂量（loading dose）计算公式：

$$dose = C_T \times V_{peak\ effect}$$

其中 C_T 是效应部位的靶浓度，具体由麻醉医生根据临床经验在一定范围内选定。$V_{peak\ effect}$ 为峰效应时的分布容积，其计算公式为：

$$V_{peak\ effect} / V_1 = C_{p,\ initial} / C_{p,\ peak\ effect}$$

V_1 为中央室分布容积；$C_{p,\ initial}$ 为最初血浆药物浓度；$C_{p,\ peak\ effect}$ 为峰效应时血浆药物浓度。

计算静脉诱导剂量的公式中之所以选用 $V_{peak\ effect}$（峰效应时的分布容积）。是因为从三室模型出发，如果选用 V_1（中央室分布容积），在药物达到效应室之前已发生再分布和排除，以致计算出的药物剂量偏低。图 26 - 2 显示再次注射芬太尼，阿芬太尼，苏芬太尼后，达峰效应时血浆药物浓度与最初血浆药物浓度的关系。前者分别为后者的 17%、37%、20%。

由于在临床浓度范围内，这一比率是恒定的，因此根据上述公式很容易计算出 $V_{peak\ effect}$（表 26 - 5）。

根据表 26 - 5 芬太尼的 $V_{peak\ effect}$ 是 75L，假如要达到 $4.0ng/ml \times 75L = 300\mu g$，而达峰效应时间为 3.6min。如果要达到 $5\mu g/ml$ 的丙泊酚效应浓度，计算出的丙泊酚剂量 $= 5\mu g/ml \times 24L = 120mg$，达峰效应时间为 2min。

表 26 - 5　单次给药后药物的峰效应分布容积和达峰时间

药物	峰效应分布容积 $V_{peak\ effect}$（L）	达峰效应时间（min）
丙泊酚	24	2.0
芬太尼	75	3.6
阿芬太尼	5.9	1.4
舒芬太尼	89	5.6
瑞芬太尼	17	1.6

2. 诱导的步骤

麻醉前：

（1）检查麻醉机、监护仪、吸引器、通气设备及维持呼吸道通畅用具、各类常规和急救药物；

（2）面罩给 100% O_2 1～3min，

（3）给予镇静、止痛剂和抗胆碱药物：鲁米那钠、咪达唑仑、吗啡、地西泮、阿托品、东莨菪碱等；

诱导药物　硫喷妥钠　3～5mg/kg，iv

丙泊酚　1.5~2.5/kg，iv

依托咪酯　0.2~0.4mg/kg，iv

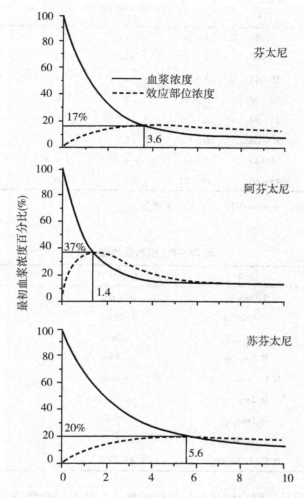

**图26-2　芬太尼、阿芬太尼和舒芬太尼注射后血浆浓度
与效应部位浓度的关系**

芬太尼、肌松药等（详见表26-6，7，8）

表26-6　阿片类用于全身静脉麻醉的使用方案

药物	负荷剂量（μg/kg）	维持输注速率	单次剂量
芬太尼	4~20	2~10μg/（kg·h）	25~100μg
舒芬太尼	0.25~2	0.25~1.5μg/（kg·h）	2.5~10μg
阿芬太尼	25~100	1~3μg/（kg·h）	5~10μg/kg
瑞芬太尼	0.5~1.0	0.25~2μg（kg·h）	0.25~1.0μg/kg

表 26 - 7　目前常用的静脉镇静 - 催眠药的诱导特点及用量

药名	诱导剂量 （mg/kg）	起效时间 （s）	作用时间 （min）	兴奋作用	注射痛	心率	血压
硫喷妥钠	3 ~ 6	< 30	5 ~ 10	+	0 ~ +	↑	↓
米索比妥	1 ~ 3	< 30	5 ~ 10	+ +	+	↑ ↑	↓
丙泊酚	1.5 ~ 2.5	15 ~ 45	5 ~ 10	+	+	0 ~ ↓	↓
咪哒唑仑	0.2 ~ 0.4	30 ~ 90	10 ~ 30	0	0	0	0/↓
地西泮	0.3 ~ 0.6	45 ~ 90	15 ~ 30	0	+/ + + +	0	0/↓
劳拉西泮	0.03 ~ 0.06	60 ~ 120	60 ~ 120	0	+ +	0	0/↓
依托咪酯	0.2 ~ 0.3	15 ~ 45	3 ~ 12	+ + +	+ + +	00	0
氯胺酮	1 ~ 2	45 ~ 60	10 ~ 20	+	0	↑ ↑	↑ ↑

注：0 = 无；+ = 轻度；+ + = 中度；+ + + = 重度。

↑：增加；↓：降低。

表 26 - 8　肌松药用量

药物	剂量	起效时间	持续时间
琥珀胆碱	1.0mg/kg	30 ~ 60s	4 ~ 6min
维库溴铵	0.1mg/kg	2 ~ 3min	24 ~ 30min
	0.2mg/kg（迅速起效）	< 2min	45 ~ 90min
泮库溴铵	0.1mg/kg	3 ~ 4min	40 ~ 65min
米库氯铵	0.1 ~ 0.2mg/kg	1 ~ 2min	6 ~ 10min
阿曲库铵	0.2mg/kg	2min	40 ~ 80min
简箭毒碱	0.5mg/kg	3 ~ 5min	30min
哌库溴铵	0.07 ~ 0.09mg/kg	2 ~ 3min	45 ~ 120min
罗库溴铵	0.6 ~ 1.2mg/kg	45 ~ 90s	30 ~ 120min

3. 静脉麻醉联合诱导　联合诱导是指采用两种或多种不同麻醉药物联合应用于诱导期，以达到速效、强效、副作用小、对患者生理干扰小等优点。如咪唑达仑 0.02mg/kg 与丙泊酚联合诱导，此量仅相当于咪唑达仑产生意识消失时 ED50 的 1/10，二者具有协同作用。而用阿芬太尼 0.02mg/kg 与丙泊酚联合诱导，虽也减少丙泊酚的用量，但两药呈相加作用，如将咪唑达仑 0.02mg/kg、阿芬太尼 0.02mg/kg 与丙泊酚联合诱导，可将丙泊酚诱导意识消失的用量平均减少 86%。

4. 诱导期非麻醉性药物应用　为了减少麻醉诱导时麻醉诱导药物对机体各器官的影响以及气管插管、喉罩插入等操作刺激，常常采用一些预防和维持机体生理稳定的一些药物，尤其对患有心肌缺血、高血压、脑血管意外或梗塞病史者、房室传导阻滞等患者尤为重要。常采用的药物有 β - 受体抑制药物，如短效、速效的艾司洛尔，对心率较快者在诱导前 1 ~ 5min 内，静注艾司洛尔 30 ~ 80mg，可显著减慢心率、缓解插管刺激诱发的血压增高。还有较为经典的可乐定，也可达到同样的效果，而且经循证医学得知其可以减少诱导期的心律失常、高血压等，对麻醉诱导可更加平稳。再有在患者鼻咽部、口腔内、会厌处喷洒少许 1%

利多卡因或采用利多卡因凝胶涂抹管道等均可减少操作的刺激，减少并发症，以保证麻醉诱导的平顺。

5. 诱导期的注意事项 静脉麻醉的过程中由于麻醉药物、患者的生理病理状况以及麻醉操作等因素的影响，患者易出现各种并发症，如低血压、心律失常、呼吸道梗阻、呕吐物反流误吸、气管内插管困难、高血压、甚至心脏骤停等。静脉麻醉的诱导过程时间短、病情变化快、并发症多，如处理不当易引起严重后果。因此，必须谨慎行事，尽力预防可能发生的各种并发症。应注意以下事项：

（1）做好麻醉前的访视和评估：这是预防并发症的前提和基础，必须做好麻醉前患者耐受能力的评估。

（2）做好麻醉前的准备工作（见表26-4）。

（3）静脉麻醉诱导过程中按操作程序进行。

（4）静脉麻醉诱导用药应强调个体化用药，按需给药：药量应以达到诱导需要为标准，根据患者的耐受能力调整全麻用药的种类、药量和给药速度。对循环影响大的药物，应分次给药，注药过程中观察患者的反应。

（5）保持呼吸道通畅，维持有效通气：全麻诱导期易出现呼吸道梗阻和呼吸抑制，应采用托下颌、口咽或鼻咽通气管、喉罩或气管内插管等方法保持呼吸道通畅，并用辅助或控制呼吸维持有效通气。

预防和及时处理诱导期的并发症。诱导期低血压是常见的并发症，应用快速输液扩容，必要时给予血管活性药能有效预防和治疗低血压。气管插管时易引起心血管反应如血压升高、心率增快等，诱导时给予芬太尼 $2 \sim 4\mu g/kg$，或插管前给予短效降压药如硝酸甘油、乌拉地尔，或喉气管内表面麻醉等均能预防和减轻此时的心血管反应。

静脉麻醉诱导适合多数常规麻醉情况（包括吸入性全身麻醉），特别适合需要快速诱导的患者。可以利用单次静脉注射麻醉药物来实现，也可利用 TCI 技术来完成静脉麻醉的诱导。

二、静脉全麻的维持和恢复

（一）静脉全麻的维持

1. 静脉麻醉维持期间给药速率的计算 理论上静脉麻醉维持给药速率应等于药物从体内的总清除率（CLs）乘以血浆浓度。为了维持一个稳定的靶浓度（C_T），给药速率应与药物从体内排除的速率相等：

静脉麻醉维持的给药速率 $= C_T \times CLs$

此计算公式概念浅显易懂，但它不适用于多室模型的静脉麻醉药长时间持续输注时的药代动力学特征。药物的吸收和消除在以血液为代表的中央室，而药物的分布在一个或多个假定的周边室，消除和分布是同时进行的，且随着给药时间的延长，药物从中央室分布到周边室的量逐渐减少，其给药量也应随之减少，即以指数衰减形式输注给药：

维持给药速率 $= C_T \times V_1 \times (K_{10} + K_{12} e^{-K_{21} t} + K_{13} e^{-K_{13} t})$

临床医师显然不会用此公式去计算给药速度，但有依据公式提供的计算好的给药模式，例如维持 1.5ng/ml 芬太尼血药浓度，给药速率可按下列步骤：最初 15min 速率为 4.5μg/（kg·h）；15~30min 速率为 3.6μg/（kg·h）；30~60min 速率为 2.7μg/（kg·h）；60~

120min 速率为 2.1μg/（kg·h）。尽管此模型也可提供较精确的血药浓度，但显然不如 TCI 系统计算机控制给药速率来得更为方便。

2. 静脉全麻的维持及注意事项　连续输注（包括连续静滴或泵入）是临床上应用最广泛的方法。是临床上应用最广泛的方法。靶控输注（TCI）可以快速建立所需的稳定的血药浓度，而麻醉医生也可据此估计药物对患者产生的效果，尤见于 $t_{1/2}$ ke0 较小的药物；而且可控性好，操作简单，逐渐应用于临床。

全麻维持方法的选择取决于麻醉医生所具有的设备条件和手术时间长短。全麻维持是在确保患者安全的前提下维持满足手术需要的麻醉水平，同时密切观察病情变化和及时处理术中各种情况。应注意以下事项：

（1）确保麻醉过程平稳：应根据具体情况（手术的大小、刺激的程度及患者的反应等）选择合适的靶浓度，使全麻深度在确保患者安全的前提下维持在满足手术需要的水平。预先的主动调节靶浓度以适应即将出现的强刺激比等到出现伤害性刺激后才去被动调节其效果要好得多。

（2）做好呼吸管理：全麻过程中应保持呼吸道通畅，按照脉搏氧饱和度、呼气末二氧化碳或血气分析结果调节通气参数。通气参数调节还应考虑患者的病情，如颅内手术患者，动脉血二氧化碳分压（$PaCO_2$）应在正常低限或略低于正常值，有利于降低或控制颅内压力；冠心病患者的 $PaCO_2$ 应在正常高限或略高于正常值，以避免呼吸性碱血症可能导致的冠状动脉收缩或痉挛而加重心肌缺血。

（3）密切观察病情变化，并及时处理术中出现的各种情况全麻维持中，患者的情况由于麻醉、手术操作、输液输血等因素的影响，易发生变化，如出现高血压、低血压、失血性休克、心律失常、过敏性休克、呼吸道梗阻、呼吸抑制等，应及时发现和处理，尽可能地保持内环境的稳定和器官功能正常。

（4）麻醉药的合理应用：TIVA 的维持强调联合用药。完善的麻醉在确保患者生命体征稳定的前提下，至少应做到意识消失、镇痛完全、肌肉松弛以及自主神经反射的抑制。为了实现这四个目标，单一药物是不可能的，这就需要麻醉药的联合。联合用药不仅可以最大限度地体现各类药的药理作用，而且还可以减少各药物的用量和副作用。完善的静脉全麻主要涉及三大类药物：静脉麻醉药、麻醉性镇痛药（见表 26-6）、肌松药。麻醉药的用量在诱导和维持的开始要大，维持中间适中，结束前适当减量，即在保证麻醉深度平稳的同时兼顾麻醉苏醒。

（二）静脉全麻的恢复

全麻后患者及早地苏醒有利于患者器官功能自主调节能力的恢复，有利于病情的观察（特别是神经外科患者）和术后护理。全麻苏醒一般为 30~60min，超过 3h 则为苏醒延迟。全麻苏醒期间易于发生心律失常、高血压、低血压、心肌缺血。呼吸功能不全、烦躁、疼痛等并发症。苏醒期应注意以下问题：

1. 加强呼吸管理　判断自主呼吸功能是否恢复到能满足肺的有效通气和换气的指标，是指安静状态下脱氧 15min 以上，患者的脉搏氧饱和度大于 95%（老年或特殊病人达到麻醉前水平）。气管插管患者应在自主呼吸恢复满意时拔管，过早易出现呼吸抑制和呼吸道梗阻，过晚患者难以耐受，易发生意外。

2. 及早处理各种并发症　患者恢复期烦躁应首先排除缺氧、CO_2 蓄积、伤口疼痛及肌松药残余。根据具体情况，合理应用镇痛药、镇静药、非去极化肌松药拮抗剂等，对中老年男性要考虑前列腺肥大者尿管刺激、长时间体位性不适等因素引起的烦躁。

3. 麻醉催醒药的应用　一般尽量不用麻醉催醒药，如果需要使用，应从小剂量开始。

4. 患者恢复期间，有条件的地方应将患者放入麻醉后恢复室，进行严格监护和治疗，待患者麻醉恢复完全后离室。

三、静脉全麻深度的监测技术

在现代麻醉方法下，麻醉深度的定义非常复杂，难以统一，但临床麻醉中有已达成共识的临床麻醉目标（goals），即无意识、无痛、无体动和自主反射等。

（一）基本概念

1. 记忆（memory）　记忆是把过去体验过的或学习过的事物铭记脑内保持认识，以便能够回忆、推理和反映再现。又分为清楚记忆和模糊记忆。

（1）清楚记忆（implicit memory）或称有意识记忆（conscious memory）：是指经回忆和识别试验评定的有意识的对以往经历的清楚回忆。

（2）无意识记忆（unconscious memory）：是指经测试由以往经历产生的行为或表现的改变。无须任何有意识地对以往经历的回忆，但要用催眠术才能回忆。

2. 知晓（awareness）　知晓的生理学和心理学基础是大脑的记忆（贮存）和回忆（提取）的全过程。相当于回忆或清楚记忆，亦有人认为其包括清楚记忆和模糊记忆。

3. 回忆（recall）　是对麻醉中发生的事情保持记忆，相当于清楚记忆。

4. 觉醒状态（wakefullness）或称听觉输入的反应　是对术中和术后患者对言语指令的反应，但对刺激没有记忆。有时看来麻醉很充分，可能患者不能明确地回忆某一件事或一项刺激，但听觉输入可能在脑中记录下来，不过输入的听觉和语言必须是对患者有意义的才能记录下来，且可能要用催眠术才能回忆，相当于模糊记忆。

（二）临床症状和体征

患者的临床症状和体征的变化是判断麻醉深度最常用的有效方法，但是不精确。

1. 意识状态　在全麻中，意识状态分为清醒和麻醉（睡眠）状态。在全麻状态下应达到对手术或其他刺激无体动反应，无流泪、出汗等表现。

2. 循环系统　血压和心率是反应全麻深度常用的指标，血压和心率稳定常表示麻醉深度适中。但血压和心率易受血容量的影响，脑干和心脏的手术也使血压和心率波动较大。在排除影响因素后，根据血压和心率的变化可以对麻醉深度做出较准确的判断。

3. 呼吸反应　在保留自主呼吸的全麻患者中，呼吸频率、节律和潮气量的变化也能反应麻醉深度。但易受麻醉药、呼吸道梗阻、缺 O_2 和 CO_2 蓄积的影响。

4. 其他　瞳孔的大小、出汗、体动、尿量等也能反应麻醉的深度，但易受麻醉药及其他药物的影响。

（三）静脉全麻麻醉深度监测技术

理想的麻醉深度监测技术应具有以下几点：①能灵敏而特异性的反应记忆存在或缺失、意识存在或缺失；②无创，性能稳定；③监测实时数据；④使用方便；⑤受外界环境影响小。

在临床麻醉和实验研究中发现了一些新的监测技术，包括双频谱指数、熵、听觉诱发电位指数、Narcortrend 和脑成像技术（包括 PET 和功能磁共振成像）。

1. 双频谱指数（bispectral index，BIS）监测　BIS 是近年发展起来的利用功率谱分析和双频分析对脑电图进行分析处理的技术。1996 年美国 FDA 批准将其应用于临床麻醉深度监测。BIS 是一个复合指数，范围从 0 ~ 100。BIS 可以较好地反映患者的镇静和意识状态。但是不同的药物或者不同的药物配伍均会对利用 BIS 值判断镇静程度和意识状态带来影响。一般来讲，BIS 值在 90 ~ 100 时，患者清醒，60 ~ 90 则处于不同程度的镇静和意识抑制状态，40 ~ 60 处于意识消失的麻醉状态，40 以下则为抑制过深。

2. 脑电熵（entropy of the EEG）的监测　Datex – Ohmeda 熵模块（M – Entropy）是很有前途的监测麻醉深度的新工具，在欧洲已有应用。该模块可以计算近似熵（estimateof the entropy of the EEG，EE）。已经证实 EE 至少可以和 BIS 一样有效地预测麻醉意识成分的变化。还需要进一步的研究来了解 EE 能否像 BIS 一样有效地用于指导麻醉给药以及 EE 所提供的评价麻醉深度的信息和成分。

3. 听觉诱发电位（auditory evoked potential，AEP）的监测　中潜伏期听觉诱发电位（MLAEP）在清醒状态下个体间及个体本身差异较小，且与大多数麻醉药作用剂量相关的变化。因此，中潜伏期听觉诱发电位较 AEP 中其他成分更适于判断麻醉深度的。Mantzaridis 等提出听觉诱发电位指数（AEP index）的概念，它使 AEP 波形的形态得以数量化一般 AEP index 在 60 ~ 100 为清醒状 40 ~ 60 为睡眠状态，30 ~ 40 为浅麻醉状态，30 以下为临床麻醉状态。许多学者已将 AEP index 应用于临床知道麻醉用药。

4. 脑电 Narcotrend 分级监测　Narcotrend 是由德国 Hannover 大学医学院的一个研究组发展的脑电监测系统。Narcotrend 能将麻醉下的脑电图进行自动分析并分级，从而显示麻醉深度。最新的 Narcotrend 软件（4.0 版本）已经将 Narcotrend 脑电自动分级系统转化为类似 BIS 的一个无量纲的值，称为 Narcotrend 指数，范围为 0 ~ 100，临床应用更加方便。Schmidt 等的研究表明 Narcotrend 分级和 BIS 可作为丙泊酚、瑞芬太尼麻醉期间评价麻醉状态的可靠指标，但 Narcotrend 分级和 BIS 不能反映麻醉深度中的镇痛成分。

5. 研究全身麻醉效应成分的新手段——正电子发射断层扫描（PET）、功能磁共振成像（fMRI）　PET 和 fMRI 能将脑功能成像，为全身麻醉药物效应的研究提供了新的手段。与脑电图相比，它们可以提供药物效应的解剖定位和通路信息。近年来，PET 和 fMRI 的研究已经确定了在全麻效应（意识、遗忘、无体动等）中起重要作用的关键脑结构。现代 PET 配体技术还为我们提供了一个了解麻醉药调制脑内不同受体功能的途径。可以预见脑功能成像技术将在全身麻醉机理及麻醉深度监测的研究中发挥重要作用。

四、静脉全身麻醉优缺点

静脉全身麻醉是临床常用的麻醉方法，与吸入麻醉相比，静脉麻醉药物种类繁多，可根据不同病情特点选择使用。静脉麻醉具有以下特点。

（一）静脉麻醉的优点

（1）静脉全身麻醉起效迅速，麻醉效能强：多数静脉全麻药经过一次臂脑循环时间即可发挥麻醉效应。采用不同静脉麻醉药物的相互配伍，有利于获得良好的麻醉效果。静脉麻醉的麻醉深度与给药的剂量有很好的相关性，给予适当剂量的麻醉药物可以很快达到气管插管和外科操作所要求的麻醉深度。

（2）患者依从性好：静脉全麻不刺激呼吸道，虽然部分静脉麻醉药静脉注射时会引起一定程度的不适感，但大多持续时间短暂且程度轻微。

（3）麻醉实施相对简单，对药物输注设备的要求不高。

（4）药物种类齐全，可以根据不同的病情和患者的身体状况选择合适的药物搭配。

（5）无手术室污染和燃烧爆炸的潜在危险，有利于保证工作人员和患者的生命安全。

（6）麻醉效应可以逆转：现代新型静脉全麻药的突出特点是有特异性拮抗剂。如氟马西尼可以特异性拮抗苯二氮䓬类的全部效应，纳洛酮可以拮抗阿片类药物的全部效应，非去极化肌松药可用新斯的明拮抗。

（二）静脉麻醉的缺点

（1）静脉全麻最大的缺点是可控性较差。静脉输注后其麻醉效应的消除严重依赖患者的肝肾功能状态及内环境稳定，如果由于药物相对或绝对过量，则术后苏醒延迟等麻醉并发症难以避免。

（2）静脉全麻主要采用复合给药方法，单种药物无法达到理想的麻醉状态，一般要复合使用镇痛药和肌松药。药物之间的相互作用有可能引起药动学和药效学发生变化，导致对其麻醉效应预测难度增大，或出现意外效应。

（3）静脉全麻过程中，随着用药速度及剂量的增加以及复合用药，对循环和呼吸系统均有一定程度的抑制作用，临床应用应高度重视。

（4）需要有专门的静脉通道，一些静脉麻醉药对血管及皮下组织有刺激性而引起注射时疼痛。

（齐志温）

参考文献

［1］韩如泉，李淑琴．神经外科麻醉分册．北京：北京大学医学出版社，2011．

［2］郑方，范从源．麻醉设备学．北京：人民卫生出版社，2000，177－181．

［3］姚尚龙．临床麻醉基本技术．北京：人民卫生出版社，2011．

［4］李天佐，范雪梅，岳建英．右美托咪啶镇静在成人局麻眼底手术中的应用．北京医学，2011，33（8）：643－645．

［5］薛富善．麻醉科特色治疗技术．北京：科学技术文献出版社，2003，10：32－38．

［6］吴新民．麻醉学高级教程．北京：人民军医出版社，2015．

［7］田玉科．小儿麻醉．北京：人民卫生出版社，2013．

［8］陈斌，刘斌．全身麻醉深度监测研究的新进展．《国外医学》麻醉学与复苏分册，2004，25（5）：298－301．

［9］邓小明，姚尚龙，于布为，等．现代麻醉学．北京：人民卫生出版社，2014．

［10］黄宇光．北京协和医院麻醉科诊疗常规．北京：人民卫生出版社，2012．

［11］盛卓人，王俊科，等．实用临床麻醉学．第四版．北京：科学出版社，2010．

［12］郭曲练．普外科及泌尿外科手术麻醉．北京：人民卫生出版社，2011．

［13］李李，常业恬，等．临床麻醉常见问题与对策．北京：军事医学科学出版社，2009．

［14］彭婕娜．重症颅脑损伤伴急性肺水肿的麻醉处理．河北医学，2001，7：549．

［15］王士雷，曹云飞．麻醉危象急救和并发症治疗．北京：人民军医出版社，2006：27－43．

［16］杭燕南．当代麻醉学．第二版．上海：上海兴界图书出版社，2011．

［17］庄心良，曾因明，陈伯銮．现代麻醉学．第3版．北京：人民卫生出版社，2004：961－976．

［18］（美）郎格内克（Longnecker，D. E.），等．范志毅主译．麻醉学（上、下册），北京：科学出版社，2010．

［19］陈斌，刘斌．全身麻醉深度监测研究的新进展．《国外医学》麻醉学与复苏分册，2004，25（5）：298－301．

［20］Yanccy MK. Observations on labor epidural analgesia and operative dclivery rates. Am J obstet Gynecol, 2009, 2：353－359.

［21］Cappuzzo KA. Treatment of postherapetic neuralgia：focus on pregabalin Clin Interv Aging, 2009, 4：17－23.

［22］White PE. Textbook of Intravenous Anesthesia Baltimore：William&Wikins, 2007：10－26.

［23］Tiren C, Anderson RE, Barr G, et al. Clinical comparison of three different anaesthetic depth monitors during cardiopulmonary bypass, Anaesthesia, 2005, 60: 189 – 193.

[24] Schraag S, Kenny GN, Mohl U, et al. Patient – maintained remifentani target – controlled infusion for the transition to early postoperative analgesia Br J Anaesth, 2008, 81: 365 – 368.

[25] Schwemmer U, Arzet HA, Trautner H, et al. Ultrasound – guided arterial cannulation ininfants improves success rate. European Journal of Anaesthesiology, 2006; 3: 476 – 480.

[26] Graham AS, Ozment C, Tegtmeyer K, et al. Central Venous Catheterization. N Engl J Med. 2007; 357: 944 – 945.

[27] Iedonne J. Complications of central venous catheterization J Am Coll Surg. 2007, 205: 517.

[28] Feller – Kopman D. Ultrasound – guided internal jugular access: a proposed standardized approach and implications for training and practice. Chest. 2007; 132: 302 – 309.

[29] Hemandez M, Allan P, Ovassapian A. Eveolution of the extra – glottic airway: a review of its history, applications, and practical tips for success. Anesth Analg, 2012, 114: 349 – 368.